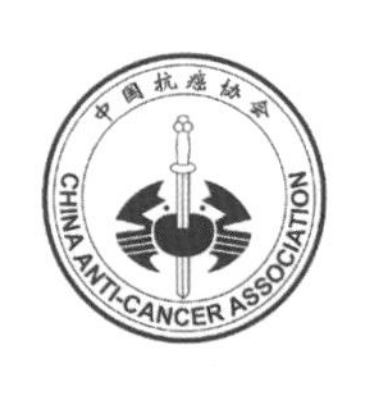

Holistic Integrative Oncology

整合肿瘤学

临床卷

血液骨科及其他肿瘤分册

总 主 编　樊代明

副总主编　郝希山　詹启敏　于金明
王红阳　赫　捷　张岂凡
季加孚　李　强　郭小毛
徐瑞华　朴浩哲　吴永忠
王　瑛

分册主编　徐瑞华　石远凯　崔久嵬

科学出版社

北　京

内 容 简 介

本书由中国抗癌协会组织各专业委员会专家编写，是整合医学在临床肿瘤学领域应用的大型原创专著。全书分3个分册，分别介绍了神经系统肿瘤、头颈部肿瘤、眼部肿瘤、胸部肿瘤、乳腺肿瘤、胃肠道肿瘤、肝胆胰肿瘤、腹膜及腹膜后肿瘤、泌尿生殖系统肿瘤、妇科系统肿瘤、血液系统肿瘤、骨及软组织肿瘤、神经内分泌肿瘤、皮肤恶性肿瘤、家族遗传性肿瘤等的发病情况及诊治现状概述，相关诊疗规范、指南和共识，全面检查、整合评估，整合决策，康复随访及复发预防，相关肿瘤临床诊疗整合的思考与发展；各章附有多学科整合诊疗模式解决临床实际问题的典型案例。

本书可供临床肿瘤相关临床科室、辅助诊疗科室的医护人员借鉴，也可供相关医药卫生管理人员、基层社区卫生人员阅读参考。

图书在版编目（CIP）数据

整合肿瘤学.临床卷：全三册/樊代明主编.—北京：科学出版社，2021.6
ISBN 978-7-03-067018-2

Ⅰ.①整… Ⅱ.①樊… Ⅲ.①肿瘤学 Ⅳ.① R73

中国版本图书馆 CIP 数据核字 (2020) 第 234281 号

责任编辑：李 玫 姚 磊 / 责任校对：张 娟
责任印制：赵 博 / 封面设计：吴朝洪

科学出版社 出版
北京东黄城根北街 16 号
邮政编码：100717
http://www.sciencep.com

三河市春园印刷有限公司印刷

科学出版社发行 各地新华书店经销

*

2021 年 6 月第 一 版 开本：889 × 1194 1/16
2022 年 6 月第二次印刷 印张：102 1/4
字数：2 678 000

定价：998.00 元（全三册）

（如有印装质量问题，我社负责调换）

《整合肿瘤学》主编名单

总 主 编 樊代明

副总主编 郝希山 詹启敏 于金明 王红阳 赫 捷
张岂凡 季加孚 李 强 郭小毛 徐瑞华
朴浩哲 吴永忠 王 瑛

基础卷

基础分册主编

詹启敏 应国光 曹广文

诊断分册主编

王红阳 邢金良 王 哲

治疗分册主编

于金明 石汉平 姜文奇

临床卷

头胸部肿瘤分册主编

李 强 刘 巍 刘 红

腹部盆腔肿瘤分册主编

季加孚 聂勇战 陈小兵

血液骨科及其他肿瘤分册主编

徐瑞华 石远凯 崔久嵬

《血液骨科及其他肿瘤》编委会名单

邵　群（哈尔滨医科大学附属肿瘤医院）
邵以琳（复旦大学附属肿瘤医院）
武春涛（复旦大学附属肿瘤医院）
林建华（福建医科大学附属第一医院）
罗志国（复旦大学附属肿瘤医院）
孟　斌（天津医科大学肿瘤医院）
赵　曙（哈尔滨医科大学附属肿瘤医院）
胡夕春（复旦大学附属肿瘤医院）
姜文奇（中山大学肿瘤防治中心）
秦　燕（中国医学科学院肿瘤医院）
聂勇战（空军军医大学第一附属医院）
桂　琳（中国医学科学院肿瘤医院）
贾淑芹（北京大学肿瘤医院）
徐　卫（南京医科大学第一附属医院/江苏省人民医院）
徐　近（复旦大学附属肿瘤医院）
徐　晔（北京大学肿瘤医院）
徐海荣（北京积水潭医院）
徐瑞华（中山大学附属肿瘤医院）
高天晓（中山大学肿瘤防治中心）
高玉环（河北医科大学第四医院）
郭　卫（北京大学人民医院）
黄　纲（中山大学附属第一医院）
黄莉玲（中国医学科学院肿瘤医院）
黄慧强（中山大学附属肿瘤医院）
曹军宁（复旦大学肿瘤医院）
崔久嵬（吉林大学肿瘤医院）
商冠宁（辽宁省肿瘤医院）
董昉奕（上海交通大学医学院附属瑞金医院）
景红梅（北京大学第三医院）
谢显彪（中山大学附属第一医院）
解云涛（北京大学肿瘤医院）
蔡建强（中国医学科学院肿瘤医院）
廖智超（天津医科大学肿瘤医院）
谭煌英（中日友好医院）
魏　辉（中国医学科学院血液病医院）

前 言

《整合肿瘤学·临床卷》是由中国抗癌协会倾全协会之力，历时两年，组织近千人编撰的一部有关肿瘤医学如何实现整体整合的鸿篇巨制。该卷书共含三个分册，本分册属于第三分册。

全书从整合医学角度出发，在发挥学科交叉整合的基础上，不仅全面介绍了相关肿瘤的基本诊治理论和处理规范，强化了知识的整体性、先进性和实用性，还精选出典型病例并呈现出多学科整合诊疗的讨论分析情景，为创建整合肿瘤学的临床应用模式做了有益的尝试。书中除了体现国内外近年来最新的前沿进展外，每章还特别辟出专门一节针对各自领域存在的问题及如何实现该学科的整体整合提出了丰富的思考意见。对推动我国肿瘤学界提高有关肿瘤学整体整合重要性的认识，进一步促进相关学科的交叉整合，创建中国在国际领先的整体整合肿瘤学具有重要意义。

本分册共分七章，包括血液系统肿瘤、骨与软组织肿瘤、神经内分泌肿瘤、皮肤恶性肿瘤、家族遗传性肿瘤、整合肿瘤心脏病及多原发和原发不明肿瘤；其中不乏一些少见、罕见肿瘤或近年来才认识较为清楚的肿瘤。本书涉及的肿瘤虽然种类较多，但展开阐述时并非泛泛而谈，而是对常见且重要的肿瘤有的放矢、重点介绍，对少见、罕见或独特性强的肿瘤则加强论述的针对性和选择性。

例如，血液系统肿瘤，它在全球肿瘤总发病率中排名第六，居青少年恶性肿瘤死亡原因之首，近年来发病率呈上升趋势。骨及软组织肿瘤包括原发恶性骨肿瘤和软组织肉瘤两大类，尽管成人中发病罕见，但占儿童恶性肿瘤发病的15%，严重危害儿童和青少年的健康。这两类肿瘤名目繁多、病情凶险、分类和诊疗方式独特。我们根据血液系统肿瘤的特点，重点介绍了急性白血病和淋巴瘤，强调基因组及蛋白质组等多组学的崛起，以及在生物信息学与高通量测序技术迅速发展的前提下对疾病发病机制和生物学行为的深入认识，治疗上强调个体化精准施治。骨及软组织肿瘤将重点放在发病率较高的原发恶性肿瘤上，对骨转移瘤进行了专节介绍。强调影像学的鉴别诊断和多学科团队在整合诊疗、疗效评价和预后监测等诊疗过程中的全程管理，以及如何利用放化疗、手术、靶向治疗、免疫治疗等多种手段的相互补充作用，提高治疗效果。

神经内分泌肿瘤是一类来源于神经内分泌细胞的异质性肿瘤，好发于胃、肠和胰腺等消化器官，临床表现各不相同。近年来，随着内镜等检查技术的发展，尽管神经内分泌肿瘤的检出率明显提高，但精确诊断及治疗仍是难题。因此，我们重点介绍分子生物学和临床诊断技术的进展，强调通过整合医学研究和大数据分析来研究神经内分泌肿瘤的生物学特性，探索诊断和治疗新技术，开展有效的个体化治疗。

皮肤恶性肿瘤在北美是最常见的恶性肿瘤，我国近年来的发病率也呈上升趋势，我们重点介绍了占比较大的恶性黑色素瘤，根据其易转移复发、预后差、治疗手段受限等特点，强调我国患者发病和分子遗传学特征与西方患者的不同，规范外科手术的治疗原则及如何坚持个体化修复重建策略等内容。

本分册还囊括了家族遗传性肿瘤、多原发和不明原发肿瘤等一些少见、罕见的恶性肿瘤，其中许多肿瘤病因至今仍不清楚或发病机制颇为复杂。本书论述重点在现有认识及学科进展上，突出如何实现患者疾病的有效控制、延长生命和提前预防。

本分册收入了日益受到关注的新型交叉学科——整合肿瘤心脏病学，突出介绍了常见抗肿瘤药物与心力衰竭、恶性肿瘤与血栓性疾病的关系，还有抗血管生成治疗与高血压、免疫检查点抑制剂所致心肌炎等临床实践中出现的问题及其解决方案。

总之，本分册全方位、多角度地展示了整合医学理念在相关肿瘤诊疗过程中的作用，内容十分丰富、重点突出、实用性强。全面反映了我国现阶段相关肿瘤最新的诊疗现状和前沿进展，对指导临床实践具有重要意义，对未来学科的发展方向具有启迪作用。

本分册主要由徐瑞华、石远凯、崔久嵬三位主编进行整体掌控和规划，在编写过程中受到总主编樊代明院士的悉心指导和中国抗癌协会及中国抗癌协会青年理事会的鼎力相助，在此表示最诚挚的感谢。我们还要衷心感谢所有参加编写的各位专家和编委，他们在百忙中抽出时间给予了大力支持，所提供的真知灼见和宝贵经验组成了本书的精髓和亮点。同时也恳请广大读者在阅读过程中提出宝贵的意见和建议。

徐瑞华　石远凯　崔久嵬

2021 年 3 月

目　录

第 11 章　血液系统肿瘤

第 12 章　骨与软组织肿瘤

第 13 章　神经内分泌肿瘤

第 14 章　皮肤恶性肿瘤

第 15 章　家族遗传性肿瘤

第 16 章　整合肿瘤心脏病

第 17 章　多原发和原发不明肿瘤

第 11 章 血液系统肿瘤

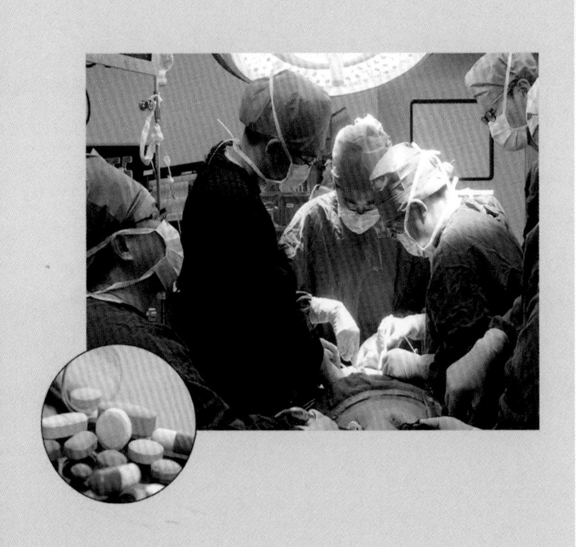

第一节　急性髓系白血病

• 发病情况及诊治研究现状概述

急性髓系白血病（acute myeloid leukemia，AML）是一类起源于髓系造血干/祖细胞的血液系统恶性肿瘤，发病时骨髓中异常的原始细胞及幼稚细胞（白血病细胞）大量增殖并抑制正常造血，可广泛浸润肝、脾、淋巴结等各种脏器。临床表现为贫血、出血、感染和浸润等征象。AML细胞分化停滞在较早阶段，病情进展迅速，自然病程仅数周或数月。AML年发病率为（2～4）/10万，中位发病年龄为64～70岁，并随着年龄的增长而发病率增加。美国AML年死亡率为2.2/10万，我国缺乏相关统计数据，估计高于西方发达国家。

AML治疗主要以化疗为主，但其总体治疗效果欠佳，5年无病生存（disease-free survival，DFS）率仅为30%～40%。AML具有高度异质性，因此诊断分型和治疗要充分考虑患者年龄、体能状态、疾病预后不良因素及危险度分层等各种要素。近年来，基因组学、蛋白质组学、代谢组学和生物信息学等技术迅速发展，有效提高了诊断分型准确率，为AML的精准治疗提供了重要指导。因此，从整合医学的角度揭示AML细胞的异质性，识别白血病易感基因，开发疾病诊断、分型的新方法，提供疾病治疗的新药物靶标，探索靶向治疗的新手段，是现今白血病治疗的发展趋势，也是最终攻克白血病的关键所在。

• 相关诊疗规范、指南和共识

- NCCN肿瘤临床实践指南：急性髓性白血病（2020.V3），美国国家综合癌症网络
- 成人急性髓系白血病诊疗规范（2018年版），中华人民共和国国家卫生健康委员会
- 成人急性髓系白血病（非急性早幼粒细胞白血病）中国诊疗指南（2017年版），中华医学会血液学分会白血病淋巴瘤学组
- 复发难治性急性髓系白血病中国诊疗指南（2017年版），中华医学会血液学分会白血病淋巴瘤学组
- 急性白血病化疗所致血小板减少症诊疗中国专家共识（2019年版），中国临床肿瘤学会抗白血病联盟
- 老年急性髓系白血病（非急性早幼粒细胞白血病）中西医结合诊疗专家共识（2019年版），中国中西医结合学会
- The 2016 revision to the World Health Organization classification of myeloid neoplasms and acute leukemia，世界卫生组织
- 多参数流式细胞术检测急性白血病及浆细胞肿瘤微小残留病中国专家共识（2017年版），中国免疫学会血液免疫分会临床流式细胞术学组

- 二代测序技术在血液肿瘤中的应用中国专家共识（2018 年版），中国抗癌协会血液肿瘤专业委员会 中华医学会血液学分会 中华医学会病理学分会
- 中国蒽环类药物在白血病治疗中的临床应用专家共识（2018 年版），中国抗癌协会肿瘤临床化疗专业委员会
- BCSH 指南：妊娠期急性髓性白血病的诊断和管理（2015 年版），英国血液学标准委员会
- CAP/ASH 指南：急性白血病初始诊断检查（2017 年版），美国病理学家协会
- ESMO 临床实践指南：成人急性髓性白血病的诊断、治疗与随访（2013 年版），欧洲肿瘤内科学会
- 血液病细胞 - 分子遗传学检测中国专家共识（2013 年版），中华医学会血液学分会实验诊断血液学学组

【全面检查】

（一）病史特点及体检发现

AML的病史采集及体征检查重点放在两部分。

1.AML 发病相关因素　主要包括：①生物因素，主要是病毒感染和免疫功能异常；②物理因素，包括 X 射线、γ 射线等电离辐射；③化学因素，主要是苯及含有苯的有机溶剂，如乙双吗啉，抗肿瘤药物中烷化剂和拓扑异构酶Ⅱ抑制剂等；④遗传因素；⑤其他血液病，某些血液病最终可能发展成 AML，如骨髓增生异常综合征（myelodysplastic syndrome，MDS）、淋巴瘤、多发性骨髓瘤、阵发性睡眠性血红蛋白尿等。

2.AML 相关临床表现　起病急缓不一，急性者可突发高热，类似“感冒”，也可能是有严重的出血。缓慢者常为脸色苍白、皮肤紫癜、月经过多或拔牙后出血难治而就医时被发现。

（1）正常骨髓造血功能受抑制表现：①贫血，部分患者因病程短，可无贫血。50% 的患者就诊时已有重度贫血，尤其是继发于 MDS 者。②发热，50% 的患者以发热为早期表现，可为低热，亦可高达 39 ～ 40℃及以上，伴有畏寒、出汗等。高热往往提示有继发感染，感染可发生在各个部位，以口腔炎、牙龈炎、咽峡炎最常见，可发生溃疡或坏死；肺部感染、肛周炎、肛旁脓肿亦常见，严重时可有血液感染。最常见的致病菌为革兰氏阴性杆菌，如肺炎克雷伯菌、铜绿假单胞菌、大肠埃希菌等；革兰氏阳性球菌的发生率有所上升，如金黄色葡萄球菌、表皮葡萄球菌、肠球菌等。长期应用抗生素及粒细胞缺乏者，可出现真菌感染，如念珠菌感染、曲霉菌感染、隐球菌感染等，因患者伴有免疫功能缺陷，可发生病毒感染，如单纯疱疹病毒感染、带状疱疹病毒感染、巨细胞病毒感染等。偶见卡氏肺孢菌病。③出血，主要为皮肤和黏膜出血，也可见消化道、呼吸道、泌尿道、眼底甚至中枢神经系统出血，严重时威胁生命。

（2）白血病细胞增殖浸润表现：①淋巴结和肝脾大；②骨骼和关节，常有胸骨下段局部压痛，可出现关节、骨骼疼痛，尤以儿童多见。发生骨髓坏死时可引起骨骼剧痛；③眼部，2% ～ 14% AML 可伴粒细胞肉瘤，或称绿色瘤，常累及骨膜，以眼眶部位最常见，可引起眼球突出、复视或失明；④口腔和皮肤，AML 尤其是 M4 和 M5，由于白血病细胞浸润出现牙龈增生、肿胀，皮肤出现局限性或弥漫性紫色凸起硬结或斑块；⑤中枢神经系统，是白血病最常见的髓外浸润部位，多数化疗药物难以通过血 - 脑屏障，不能有效杀灭隐藏在中枢神经系统中的白血病细胞，因而引起中枢神经系统白血病（CNSL），AML 以 M4 、M5 和 M2 多见。临床上轻者表现为头痛、头晕，重者可见呕吐、颈项强直，甚至抽搐、昏迷。可能存在视盘水肿、视网膜出血、脑神经麻痹，常侵及软脑膜，脑实质损伤少见。

（二）实验室检查

1. 血常规　可见贫血、血小板减少，白细胞数目可高可低。血涂片分类检查可见数量不等的原始细胞和幼稚细胞。

2. 骨髓细胞形态学和活检　主要用于急性白血病的诊断。骨髓增生多明显活跃或极度活跃，也可以增生减低。少数甚至出现骨髓“干抽”，主要见于白血病细胞显著增高或合并骨髓纤维化的患者，需骨髓活检明确诊断。Auer 小体是 AML

的特征。

3. 细胞化学染色　是形态诊断的重要组成部分，可以用于协助形态鉴别各类白血病（表 11-1-1）。近年来随着流式细胞免疫表型的广泛开展，细胞化学染色逐渐被免疫表型代替。

表 11-1-1　急性白血病的细胞化学染色

	急性淋巴细胞白血病（ALL）	急性粒细胞白血病	急性单核细胞白血病
髓过氧化物酶（MPO）	（-）	分化差的原始细胞（-）～（+） 分化好的原始细胞（+）～（+++）	（-）～（+）
糖原染色（PAS）	（+） 成块或粗颗粒状	（-）或（+） 弥漫性淡红色或细颗粒状	（-）或（+） 弥漫性淡红色或细颗粒状
非特异性酯酶（NSE）	（-）	（-）～（+） NaF 抑制＜ 50%	（+） NaF 抑制≥ 50%

4. 免疫学检查　流式细胞仪的免疫学检查主要用于急性白血病的分型。既往急性白血病的分型依赖于欧洲白血病免疫学分型协作组（EGIL）标准，见表 11-1-2。急性混合细胞白血病包括急性双表型（白血病细胞同时表达髓系和淋系抗原）白血病和双克隆（两群来源于各自干细胞的白血病细胞分别表达髓系和淋系抗原）白血病，其髓系和一个淋系积分均＞ 2 分。目前世界卫生组织（WHO）分型用于系列模糊的急性白血病的诊断，且使用了新的标准，见表 11-1-3。

表 11-1-2　白血病免疫学积分系统（EGIL，1998）

分值	B 系	T 系	髓系
2	CyCD79a	CD3	CyMPO
	CyCD22	TCRα/β	
	CyIgM	TCRγ/ δ	
1	CD19	CD2	CD117
	CD20	CD5	CD13
	CD10	CD8	CD33
		CD10	CD65
0.5	TdT	TdT	CD14
	CD24	CD7	CD15
		CD1a	CD64

Cy 为胞质内；TCR 为 T 细胞受体。

表 11-1-3　WHO 的混合表型白血病诊断标准

系列认定标准
髓系
MPO（流式，免疫组化或细胞化学）
或者单核系（至少下面中的两个：细胞化学染色的非特异性酯酶，CD11c，CD14，CD64，溶菌酶）
T 细胞
强表达胞质 CD3（用 CD3 ε 链抗体）
或者膜 CD3
B 细胞
强表达 CD19，同时强表达 CD79a、胞质 CD22 或 CD10 中的至少一个
弱表达 CD19，同时强表达 CD79a、胞质 CD22 或 CD10 中的至少两个

5. 染色体核型和分子生物学检查　主要用于检查白血病的遗传学异常，用于诊断分型和预后评估。初级检查：PML- RARα、AML1- ETO、CBFβ- MYH11、MLL 重排、*BCR-ABL* 融合基因及 *C-Kit*、*FLT3-ITD*、*NPM1*、*CEBPA*、*TP53*、*RUNX1*（*AML1*）、*ASXL1* 基因突变，这些检查是 AML 分型和危险度分组的基础；次级检查：IDH1、IDH2、DNMT3a、TET2 及 RNA 剪接染色质修饰基因突变（包括 *SF3B1*、*U2AF1*、*SRSF2*、*ZRSR2*、*EZH2*、*BCOR*、*STAG2*），这些检查对于 AML 的预后判断及治疗药物选择具有一定的指导意义。

6. 血液生化改变　血清尿酸浓度增高，特别在化疗期间，尿酸排泄量增加。血清乳酸脱氢酶（LDH）可增高。

7. 脑脊液检查　出现 CNSL 时，脑脊液压力升高，白细胞数增加，蛋白质增多，糖定量减少，涂片中可找到白血病细胞。

8.HLA 配型　有意愿行异基因造血干细胞移植（allo-HSCT）的患者可以行 HLA 配型。

（三）影像学检查

影像学检查主要包括胸部 X 线片或 CT、腹部 B 超，必要时行颅脑 CT 检查以评估中枢神经系统出血情况，行颅脑 MRI 检查以评估白血病脑膜炎情况，如若临床怀疑出现髓外浸润行 PET/CT 检查。在 AML 的整个治疗过程中应特别注意化疗药物的心脏毒性问题，注意监测心功能（包括心电图、超声心动图等）。

要点小结

◆ 抓住主要特征：贫血、出血、感染和浸润。
◆ 注意病史采集：年龄、既往有无血液病史、是否为治疗相关性、有无髓外浸润。
◆ 完善精准诊断：骨髓细胞形态学和免疫分型是诊断的基础，细胞遗传学、分子生物学为诊断分型、预后分层及制订有针对性的个体化整合治疗方案提供重要依据。

【整合评估】

（一）评估主体

AML 特别需要多学科整合诊治团队讨论评估，其组成多包括肿瘤内科、神经内科、心内科、呼吸内科、诊断科室（形态室、流式细胞室、染色体分析室、分子生物学室、病理科、影像科等）、护理部、心理学专家等。人员组成及资质：①医学领域成员（核心成员），肿瘤内科医师 2 名、神经内科医师 1 名、心内科医师 1 名、呼吸内科医师 1 名、形态学医师 1 名、组织病理学医师 1 名、放射诊断医师 1 名、其他专业医师若干名（根据 MDT 需要加入），所有参与 MDT 讨论的医师应具有副高级以上职称，有独立诊断和治疗能力，并有一定学识和学术水平。②相关领域成员（扩张成员），临床护师 1 ～ 2 名和协调员 1 ～ 2 名。所有 MDT 参与人员应进行相应职能分配，包括牵头人、讨论专家和协调员等。

（二）诊断分类

为了提高急性白血病诊断的精确性，目前国际上通用的是细胞形态学（morphology）、免疫学（immunology）、细胞遗传学（cytogenetics）和分子生物学（molecular biology）的整合分型，即常说的 MICM 分型。白血病的诊断主要依赖骨髓涂片计数原始细胞比例。白血病的分型早期主要依赖细胞形态学和细胞化学染色，目前白血病的分型主要依赖以流式细胞仪为基础的免疫学。AML 的诊断标准参照 WHO（2016 年）造血和淋巴组织肿瘤分类标准，诊断 AML 的外周血或骨髓原始细胞比例下限为 20%。当患者被证实有克隆性重现性细胞遗传学异常 t（8;21）（q22; q22）、inv（16）（p13q22）或 t（16; 16）（p13; q22）及 t（15; 17）（q22; q12）时，即使原始细胞＜ 20%，也应诊断为 AML。

临床上白血病的分类主要有两大标准，一个是 FAB 标准，临床重要性逐渐下降，见表 11-1-4。FAB 标准将原始细胞≥ 30% 作为急性白血病的诊断标准，按照细胞形态学和细胞化学染色分为 AML 和急性淋巴细胞白血病（ALL），AML 分为 M0 ～ M7 型。另一诊断分型标准是较新的 WHO 标准，2008 年和 2016 年 WHO 髓系肿瘤及系列不明白血病的比较见表 11-1-5。WHO 将原始细胞≥ 20% 作为急性白血病的诊断标准，仍根据重要的细胞遗传学和分子基因定义特殊类型的 AML。

表 11-1-4 AML 的 FAB 分型

分型	中文名	骨髓特点
M0	急性髓系白血病微分化型	原始细胞＞ 30%，无嗜天青颗粒及 Auer 小体，MPO 及苏丹黑 B 阳性细胞＜ 3%，CD33 及 CD13 阳性，淋巴抗原及血小板抗原阴性
M1	急性粒细胞白血病未分化型	原始粒细胞占非红系有核细胞（NEC）＞ 90%，其中 MPO 阳性细胞＞ 3%
M2	急性粒细胞白血病部分分化型	原始粒细胞占 NEC30% ～ 89%，其他粒细胞≥ 10%，单核细胞＜ 20%
M3	急性早幼粒细胞白血病（APL）	早幼粒细胞占 NEC ≥ 30%
M4	急性粒细胞 - 单核细胞白血病	原始细胞占 NEC ≥ 30%，各阶段粒细胞≥ 20%，各阶段单核细胞≥ 20%
M5	急性单核细胞白血病	原单核细胞、幼单核细胞占 NEC ≥ 30%，且原单核细胞、幼单核细胞及单核细胞≥ 80%
M6	红白血病	有核红细胞≥ 50%，原始细胞占 NEC ≥ 30%
M7	急性巨核细胞白血病	原始巨核细胞≥ 30%，血小板抗原阳性，血小板过氧化物酶阳性

表 11-1-5　2008 年和 2016 年 WHO 髓系肿瘤及系列不明白血病的比较及基因亚型与预后意义分类

WHO 分类（2008 年）	WHO 分类（2016 年）
AML 及相关肿瘤	AML 及相关肿瘤
AML 伴重现性遗传学异常	AML 伴重现性遗传学异常
AML 伴 t（8；21）（q22；q22）；RUNX1-RUNX1T1	AML 伴 t（8；21）（q22；q22.1）；RUNX1-RUNX1T1
AML 伴 inv（16）（p13.1q22）或 t（16；16）（p13.1；q22）；CBFB-MYH11	AML 伴 inv（16）（p13.1q22）或 t（16；16）（p13.1；q22）；CBFB-MYH11
APL 伴 t（15；7）（q22；12q）；PML-RARA	APL 伴 PML-RARA
AML 伴 t（9；11）（p22；q23）；MLL-MLLT3	AML 伴 t（9；11）（p21.3；q23.3）；MLLT3-KMT2A
AML 伴 t（6；9）（p23；q34）；DEK-NUP214	AML 伴 t（6；9）（p23；q34.1）；DEK-NUP214
AML 伴 inv（3）（q21.3q26.2）或 t（3；3）（q21.3；q26.2）；RPNI-EVI1	AML 伴 inv（3）（q21.3q26.2）或 t（3；3）（q21.3；q26.2）；GATA2，MECOM
AML（原始巨核细胞）伴 t（1；22）（p13；q13）；RBM15-KL1	AML（原始巨核细胞）伴 t（1；22）（p13.3；q13.3）；RBM15-MKL1
AML 伴 NPM1 突变（暂命名）	AML 伴 BCR-ABL1（暂命名）
AML 伴 CEBPA 突变（暂命名）	AML 伴 *NPM1* 突变
	AML 伴 *CEBPA* 双等位基因突变
	AML 伴 *RUNX1* 突变（暂命名）
AML 伴骨髓增生异常相关改变	AML 伴骨髓增生异常相关改变
治疗相关髓系肿瘤	治疗相关髓系肿瘤
非特殊类型 AML	非特殊类型 AML
AML 微分化型	AML 微分化型
AML 未分化型	AML 未分化型
AML 部分分化型	AML 部分分化型
急性粒单核细胞白血病	急性粒单核细胞白血病
急性单核细胞白血病	急性单核细胞白血病
急性红白血病	纯红白血病
红白血病	急性巨核细胞白血病
纯红白血病	急性嗜碱性粒细胞白血病
急性巨核细胞白血病	急性全髓增生伴骨髓纤维化
急性嗜碱性粒细胞白血病	
急性全髓增生伴骨髓纤维化	
髓系肉瘤	髓系肉瘤
唐氏综合征相关的髓系增殖	唐氏综合征相关的髓系增殖
短暂性异常骨髓增殖（TAM）	短暂性异常骨髓增殖（TAM）
唐氏综合征相关的髓系白血病	唐氏综合征相关的髓系白血病
母细胞性浆细胞样树突细胞肿瘤	
系列不明的急性白血病	系列不明的急性白血病
急性未分化细胞白血病	急性未分化细胞白血病
混合表型急性白血病伴 t（9；22）（q34.1；q11.2）；BCR-ABL1	混合表型急性白血病伴 t（9；22）（q34.1；q11.2）；BCR-ABL1
混合表型急性白血病伴 t（v；11q23.3）；KMT2A 重排	混合表型急性白血病伴 t（v；11q23.3）；KMT2A 重排
混合表型急性白血病伴 B 系或髓系特征（NOS）	混合表型急性白血病伴 B 系或髓系特征（NOS）
混合表型急性白血病伴 T 系或髓系特征（NOS）	混合表型急性白血病伴 T 系或髓系特征（NOS）
NK 细胞淋巴母细胞白血病 / 淋巴瘤（暂命名）	

WHO. 世界卫生组织；AML. 急性髓系白血病。

AML 的 WHO 分类（2016 年）更新或新增内容包括：

（一）AML 伴重现性遗传学异常

1. WHO（2016 年）分类中更新的基因名称

（1）“MLL”更新为“KMT2A”。

（2）“AML 伴 inv（3）（q21.3q26.2）或 t（3；3）（q21.3；q26.2）；RPN1-EVI1”更新为“AML 伴 inv（3）（q21.3q26.2）或 t（3；3）（q21.3；q26.2）；GATA2，MECOM”：研究发现 inv（3）（q21.3q26.2）或 t（3；3）（q21.3；q26.2）并非融合基因，而是通过复位远端 GATA2 增强子激活 MECOM 的表达，同时引起 GATA2 单倍剂量不足，因此新分类中将“AML 伴 inv（3）（q21.3q26.2）或 t（3；3）（q21.3；q26.2）；RPN1-EVI1”重新命名为“AML 伴 inv（3）（q21.3q26.2）或 t（3；3）（q21.3；q26.2）；GATA2，MECOM”。

（3）“APL 伴 t（15；17）（q22；q12）；PML-RARA”更新为“APL 伴 PML-RARA”：因 PML-RARA 融合基因可隐匿或产生于除 t（15；17）（q24.1；q21.2）以外的复杂基因重排，这样更改是为了突显 PML-RARA 融合基因的重要性。

（4）“AML 伴 *CEBPA* 突变（暂命名）”更新为“AML 伴 *CEBPA* 双等位基因突变”：研究发现，改善预后相关的 AML 伴 *CEBPA* 突变与双等位基因相关，而与过去认为的单基因无关。

2. WHO（2016 年）分类中新增的亚型

（1）AML 伴 BCR-ABL1（暂命名）：即新诊断 AML 伴 BCR-ABL1，该亚型患者可能会从酪氨酸激酶抑制剂（TKI）治疗中获益。研究显示抗原受体基因（*IGH*、*TCR*）、*IKZF1* 和（或）*CDKN2A* 的缺失支持初发 AML 伴 BCR-ABL1 的诊断，有助于伴 BCR-ABL1 的 CML 鉴别。

（2）AML 伴 *RUNX1* 突变（暂命名）：该亚型与 MDS 相关的细胞遗传学异常无关，因此在分类中增加了“AML 伴 *RUNX1* 突变（暂命名）”。相比较 AML 其他亚型而言，它代表了生物学上一种特殊的亚型，提示可能存在较差的预后。

（二）AML 伴骨髓增生异常相关改变

新的 WHO 分类保留了“AML 伴骨髓增生异常相关改变”（myelodysplastic-related changes，MRC）亚型，且对该亚型进行了完善，使其更好地体现预后不良的病例。当伴 *NPM1* 突变或 *CEBPA* 双等位基因突变时，如果只有骨髓多系发育不良，则不能诊断为“AML-MRC”。但在缺乏这些基因突变，伴有多系发育异常的形态学表现（定义为至少两系以上存在≥ 50% 增生异常细胞）时，就可以做出“AML-MRC”的诊断，且预后不良。MDS 病史和 MDS 相关的细胞遗传学异常仍然作为该分类的一个纳入标准，但 MDS 相关的细胞遗传学异常 9q- 例外，因为该异常被发现与 *NPM1* 或 *CEBPA* 双等位基因突变有关，因此不再认为是 AML 伴 MDS 相关的细胞遗传学异常。WHO（2016 年）定义的“AML-MRC 细胞遗传学改变”亚型见表 11-1-6。

表 11-1-6 WHO（2016 年）AML-MDS 细胞遗传学改变

复杂核型（≥ 3 种异常）
非平衡性遗传异常
-7/del（7q）
Del（5q）/t（5q）
i（17q）/t（17p）
-13/del（13q）
del（11q）
del（12p）/t（12p）
idic（X）（q13）
平衡性遗传异常
t（11；16）（q23.3；p13.3）
t（3；21）（q26.2；q22.1）
t（1；3）（p36.3；q21.2）
t（2；11）（p21；q23.3）
t（5；12）（q32；p13.2）
t（5；7）（q32；q11.2）
t（5；17）（q32；p13.2）
t（5；10）（q32；q21.2）
t（3；5）（q25.3；q35.1）

（三）治疗相关髓系肿瘤（t-MNs）

WHO（2016 年）仍保留“t-MNs”亚型。t-MNs 可进一步细分为治疗相关的 MDS 或治疗相关的 AML（t-MDS 或 t-AML），由于相关的细胞遗传学异常对治疗决策和预后至关重要，所以应该在最终的诊断中被识别出来。研究证实，多数 t-MNs 患者的胚系细胞存在易感癌基因的突变。因此，发现癌基因的易感性，详细询问家族史是非常必要的。

（四）非特殊类型 AML

在红白血病分类中，仅保留“纯红白血病”

亚型（骨髓中幼稚细胞＞80%，原粒细胞＜20%）而去除了“急性红白血病”分型。在新的分类中，原粒细胞被记入骨髓总细胞百分数，当原粒细胞＜20%时，应被诊断为MDS；当骨髓中幼稚细胞≥50%，原粒细胞≥20%且通常伴有AML伴骨髓增生异常相关改变时，应诊断为“AML”。原粒细胞≥20%但不符合“AML伴骨髓增生异常相关改变”诊断或AML伴重现性遗传学异常，应诊断为“AML非特殊类型”中的其他亚型。

（五）髓系肉瘤

髓系肉瘤仍作为AML中一种独特的临床亚型。髓系肉瘤可能是初发的，也可能伴外周血和骨髓的浸润，还可能是AML复发或MDS、骨髓增殖性肿瘤（myeloproliferative neoplasm，MPN）或MDS/MPN前期的一个进展。虽然在分类中单独列出了髓系肉瘤，但是为了更加明确AML亚型，对于没有骨髓浸润证据的髓系肉瘤应进行全面检查后才能诊断。

（六）唐氏综合征相关的髓系增殖

唐氏综合征相关的髓系增殖包括短暂性异常骨髓增殖（TAM）和唐氏综合征相关的髓系白血病。两者通常都是巨核细胞增生，在出生时或出生后数天内发生TAM，多在1～2个月确诊，其后（通常在3岁内）出现髓系白血病，伴或不伴有前期的TAM和未经治疗持续存在的TAM。唐氏综合征相关的髓系肿瘤具有相似的特点，即不依赖原始细胞计数且不再细分为MDS或AML。TAM和唐氏综合征相关的髓系白血病均以*GATA1*突变和JAK-STAT通路突变及髓系白血病中额外基因突变为特征。

（七）预后分层评估

1.AML不良预后因素

（1）年龄≥60岁。

（2）此前有MDS或MPN病史。

（3）治疗相关性/继发性AML。

（4）高白细胞计数（WBC≥100×10^9/L）。

（5）合并CNSL。

（6）伴有预后差的染色体核型或分子遗传学标志。

（7）诱导化疗2个疗程未达完全缓解（complete remission，CR）。

2.细胞遗传学/分子遗传学指标危险度分级　目前国内主要是根据初诊时白血病细胞遗传学和分子遗传学的改变进行AML预后危险度判定。具体见表11-1-7。

表11-1-7　AML患者的预后危险度分级

预后等级	细胞遗传学	分子遗传学
预后良好	inv（16）（p13q22）或t（16；16）（p13；q22） t（8；21）（q22；q22）	*NPM1*突变但不伴有FLT3-*ITD*突变 *CEBPA*双突变
预后中等	正常核型 t（9；21）（p22；q23） 其他异常	inv（16）（p13q22）或t（16；16）（p13；q22）伴有*C-Kit*突变 t（8；21）（q22；q22）伴有*C-Kit*突变 *NPM1*突变同时伴有*FLT3-ITD*突变
预后不良	单体核型 复杂核型（≥3种），不伴有t（8；21）（q22；q22）、inv（16）（p13q22）或t（16；16）（p13；q22）或t（15；17）（q22；q12） -5 -7 5q- -17或abn（17p） 11q23染色体以为，除外t（9；11） inv（3）（q21q26.2）或t（3；3）（q21；q26.2） t（6；9）（p23；q34） t（9；22）（q34.1；q11.2）	*TP53*突变 *RUNX1*（AML1）突变[a] *ASXL1*突变[a] *FLT3*突变不伴有*NPM1*突变[a]

a这些异常如果发生于预后良好组时，不应作为不良预后标志。DNMT3a、RNA剪接染色质修饰基因突变（*SF3B1*、*U2AF1*、*SRSF2*、*ZRSR2*、*EZH2*、*BCOR*、*STAG2*），这几种基因突变在同时不伴有t（8；21）（q22；q22）、inv（16）（p13q22）或t（16；16）（p13；q22）或t（15；17）（q22；q12）时，预后不良。

（八）老年综合评估

老年综合评估（comprehensive geriatric assessment，CGA）是将老年患者作为社会一员，全面关注与其健康和功能状态相关的所有问题，对老年患者的体能状态、营养状况、并发症、认知、心理、社会支持及多重用药等多个层面进行全面评估。一个详细的CGA评估结果，可以帮助血液科医生预测患者的预后并为患者选择恰当的治疗方案。

1. 体能状态评估　体能状态评估工具诸如Karnofsky功能状态评分（KPS评分）或美国东部肿瘤协作组（Eastern Cooperative Oncology Group，ECOG）体能评分，是癌症患者评估体能状态及对治疗耐受性的重要指标，并试图量化肿瘤患者的总体健康状况，以评估是否可安全地耐受化疗。KPS评分≥80%或ECOG评分＜2分时，可认为患者体能状况较好。不过这些评估方法缺乏敏感性，不具有特定意义。在老年人白血病的CGA中，对住院老年白血病患者体能状态评估通常使用自我评估和客观测量。自我评估使用Pepper评估工具，其中包括日常活动能力量表（ADL）和工具性日常生活活动能力量表（IADL）。ADL由躯体生活自理量表（PSMS）和IADL组成，共有14项，包括两部分内容：① PSMS，共6项，如厕、进食、穿衣、梳洗、行走和洗澡；② IADL，共8项，打电话、购物、备餐、做家务、洗衣、使用交通工具、服药和自理经济。按4级评分：1级为自己完全可以做；2级为有些困难；3级为需要帮助；4级为根本没办法做。评定结果可按总分、分量表分和单项分进行分析。总分最低为14分，为完全正常；＞14分表现有不同程度的功能下降，最高为56分。单项分1分为正常，2～4分为功能下降。凡有2项或2项以上单项分≥3分，或总分≥20分，为功能有明显障碍。ADL受多种因素影响，如年龄，视、听或运动功能障碍，躯体疾病，情绪低落等，均影响日常生活功能。对ADL结果的解释应谨慎。评定时如被试者因故不能回答或不能正确回答（如痴呆或失语），则可根据家属或护理人员等知情人的观察评定。如无从了解或从未做过的项目，假如没有电话也从未打过电话，记为9分，以后按具体研究规定处理。自我评估的时间定义为治疗前6个月内，受试者使用同一调查问卷及调查时间，得分高者提示更差的功能状态。客观测量包括手握力和简易体能状态量表（SPPB）。手握力能够预测老年人的死亡率及功能缺陷，可使用双手液压握力测力计测量。SPPB评估下肢功能，用来预测住院率和死亡率。SPPB包括走一小段路（4m）试验，反复进行从椅子上的起坐试验和平衡试验。每个测试为0～4分（0分为无法完成测试，4分为完成的最高水平），总分数为0～12分。得分高者提示功能状态良好。

2. 营养状态评估　老年AML患者在诊断和治疗过程中营养不良的发生率较高，故进行营养评估是十分必要的。营养不良发生可能与化疗的副作用或与疾病本身有关，良好的营养对于减少治疗并发症及提高机体免疫力都具有一定益处。研究显示，大多数AML患者需要营养干预，营养不良的患者诱导缓解率更低，无病生存期更短，化疗的毒副作用也更明显。因此，AML患者存在营养不良状态并且具有一定的预后意义。营养状态的评估应与肿瘤病情、治疗效果、体力状态及生活质量评估同时进行。微型营养评估量表（MNA）也称简易营养评估量表，其操作简单易行，短时间内就可以完成营养状况的评定，尤其适用于老年营养不良的早期筛查。MNA评价内容如下。

（1）人体测量评定：①体重指数（BMI），0=BMI ＜ 19kg/m^2；1=19kg/m^2 ≤ BMI ＜ 21kg/m^2；2=21kg/m^2 ≤ BMI ＜ 23kg/m^2；3=BMI ≥ 23kg/m^2。②上臂中点围（MAC），0=MAC ＜ 21cm；0.5=21cm ≤ MAC ＜ 22cm；1=MAC ≥ 22cm。③小腿围（CC），0=CC ＜ 33cm；1=CC ≥ 33cm。④近3个月体重丢失，0= ＞ 3kg；1 = 不详；2=1～3kg；3= 体重无丢失。

（2）整体评定：①患者是否独居，0= 否；1= 是。②每日是否服用超过3种药物，0= 否；1= 是。③在过去的3个月内患者是否遭受心理应激和急性疾病，0= 否；1= 是。④活动能力，0= 卧床；1= 可下床但不能外出活动；2= 可外出活动。⑤是否有精神 / 心理问题，0= 重度痴呆；1= 轻度痴呆；2= 无精神 / 心理问题。⑥是否有压痛或皮肤溃疡，0= 否；1= 是。

（3）膳食评定：①每日食用几餐正餐，0= 1 餐；1= 2 餐；2= 3 餐。②患者消费情况，包括每日至少 1 次消费，是 / 否；每周食用 2 次或更多豆类或蛋类，是 / 否；每日食用肉类、鱼类或禽类，是 / 否，0= 1 个是；0.5= 2 个是；1= 3 个是。③患者是否每日食用 2 次或更多水果或蔬菜，0= 否；1= 是。④该患者在过去的 3 个月内是否因为食欲减退、消化问题、咀嚼或吞咽等导致摄食减少，0= 食欲严重降低；1= 食欲中度下降；2= 没有变化。⑤每日消费几杯饮料，0= ＜ 3 杯；0.5=3 ～ 5 杯，1= ＞ 5 杯。⑥摄食方式，0= 完全需要他人帮助；1= 可自行进食但稍有困难；2= 可自行进食无任何困难。

（4）主观评定：①该患者是否认为自己有任何营养问题，0= 重度营养不良；1= 中度营养不良或不清楚；2= 无任何营养问题。②与同龄人比较，该患者认为自己的健康状况如何：0= 不好；0.5= 不清楚；1= 一样好；2= 更好。

（5）MNA 评分分级标准：MNA ≥ 24，营养状况良好；17 ≤ MNA ≤ 23.5，存在营养不良的危险；MNA ＜ 17，有确定的营养不良。

3. 合并症评估　合并症通常使用标准化指数来评估疾病的负荷和严重程度，最常用的为 Charlson 合并症指数（CCI）和造血干细胞移植前指数（HCT-CI）。CCI 不仅能有效预测患者死亡风险，而且适用于老年肿瘤患者的合并症危险程度的评价。HCT-CI 评分是除了遗传学指标外可以用于临床的简单可行的评估标准，临床医师可以根据患者一般状况和疾病生物学特征对患者进行分层治疗，给予老年 AML 患者最佳治疗方案。

4. 认知能力评估　使用简易精神状态检查量表（MMSE），包括定向力、记忆力、注意力、回忆力、语言能力，总分 30 分。27 ～ 30 分正常，＜ 27 分为认知障碍。

5. 情绪健康评估　采用较多的是老年抑郁量表（GDS）评估。该量表共有 30 个条目，包括以下症状：情绪低落、活动减少、容易激惹、退缩痛苦的想法，对过去、现在与未来消极评分。量表的临界值仍存在疑问，建议用于一般筛查目的：总分为 0 ～ 10 分属正常；11 ～ 20 分为轻度抑郁；21 ～ 30 分为中重度抑郁。亦有研究采用流调用自评抑郁量表（CES-D），按过去 1 周内出现的相应情况或感觉频度进行评定，不足 1 天者为“基本没有或没有”，1 ～ 2 天为“少有”，3 ～ 4 天为“常有”，5 ～ 7 天为“几乎一直有”，依次评分为 3、2、1、0 分。将得分相加，0 ～ 15 分为无抑郁状态，16 ～ 19 分为可能有抑郁状态，≥ 20 分为肯定有抑郁状态，建议看心理医生。

6. 社会和经济支持　评估内容包括要了解患者的经济基础、家庭成员等社会支持系统，明确可以照顾和支持患者的人员，了解照料者的心理和经济负担情况。

7. 多重用药评估　老年白血病患者多伴有多种慢性病，极易发生多重用药。多重用药的诊断标准目前尚未达成共识，当前临床应用最为广泛的标准通常是将应用 5 种及以上药品视为多重用药。推荐使用 2015 年美国老年医学会颁布的老年人不适当用药 Beers 标准和我国老年人不适当用药目录，评估老年人潜在不适当用药的情况。

（九）鉴别诊断

根据外周血或者骨髓中原始细胞≥ 20%，诊断白血病一般不难。进一步根据骨髓细胞形态学，尤其是流式免疫表型确定为急性髓系白血病。初诊患者应尽力获得全面的 MICM 分型资料，以全面评估预后，有利于治疗方案的制订。应注意排除下述疾病：

1. 类白血病反应　类白血病反应表现为外周血白细胞增多，血涂片可见中、晚幼粒细胞；骨髓粒系左移，有时原始细胞增多。但类白血病反应多有原发病，血液学异常指标随原发病的好转而恢复。

2. 骨髓增生异常综合征　表现为血细胞减少（尤其是白细胞减少）的 AML 患者需与骨髓增生异常综合征相鉴别。主要鉴别点在于，骨髓增生异常综合征原始细胞小于 20%，一般没有脾、淋巴结肿大及其他浸润症状。

3. 再生障碍性贫血　表现为全血细胞减少，骨髓增生减低的患者需与该病相鉴别。该病原始细胞少见，无肝脾大。

4. 其他原因引起的白细胞异常　EB 病毒感染

如传染性单核细胞增多症，百日咳、传染性淋巴细胞增多症、风疹等病毒感染时及幼年特发性关节炎，也可表现为发热，脾、淋巴结、腺体肿大或全血细胞减少。但此类疾病病程短呈良性经过，骨髓象原始幼稚细胞均不增多。

5. 巨幼细胞贫血　有时可与红白血病混淆。但巨幼细胞贫血骨髓中原始细胞不增多、幼粒细胞过碘酸希夫（PAS）反应常为阴性。

6. 急性粒细胞缺乏症恢复期　在药物或某些感染引起的粒细胞缺乏症的恢复期，骨髓中原、幼粒细胞增多，但该病多有明确病因，血小板正常，原、幼粒细胞中无 Auer 小体及染色体异常，短期内骨髓粒细胞成熟度恢复正常。

要点小结

- ◆ 急性髓系白血病的精准诊断依赖于完整的 MICM 分型。
- ◆ 老年整合评估在预后判断、治疗选择中发挥重要作用，应该有意识地对老年患者进行动态评价。

【整合决策】

AML 的治疗分为诱导缓解治疗和缓解后治疗两个阶段。第一阶段诱导缓解治疗主要方法是联合化疗、小分子靶向治疗和去甲基化治疗，目标是使患者迅速获得 CR，体内白血病细胞数量由发病时 10^{10} ～ 10^{12}/L 降至 10^{8} ～ 10^{9}/L。理想的 CR 为初诊时免疫学、细胞遗传学和分子生物学异常标志均消失。达到 CR 后进入抗白血病治疗的第二阶段缓解后治疗，主要方法为联合化疗、小分子靶向治疗、免疫治疗和造血干细胞移植。目的是使体内残留的白血病细胞，即微小残留病（minimal residual disease，MRD）进一步下降至 ＜ 10^{6}/L，甚至完全消失，以达到治愈的目的。

近年来，随着对 AML 相关分子机制的深入研究及全基因组测序技术的应用，AML 治疗靶点的研究已经有许多新的发现和进展，特别在新型细胞毒药物、小分子靶向药物及免疫靶向药物方面的研究成果众多。其中，新型靶向药物均有显著的抗 AML 临床疗效，与传统诱导化疗联用，为患者提供了针对性的治疗，极大地提高了 AML 患者的总生存时间（overall survival，OS）且降低了药物的毒性。同时，部分靶向药物还具有单一治疗白血病的疗效，也为不能耐受大剂量化疗的 AML 患者提供了可能的治疗选择。这些都预示着靶向治疗将成为 AML 治疗的理想新时代。

（一）化学治疗

1. 标准剂量化疗　标准剂量阿糖胞苷（Ara-C）100 ～ 200mg/（m^2·d）×7 天联合去甲氧柔红霉素（IDA）12mg/（m^2·d）×3 天或柔红霉素（DNR）60 ～ 90mg/（m^2·d）×3 天。

2. 中大剂量化疗　蒽环（包括 IDA、DNR 等）类药物联合中大剂量 Ara-C，Ara-C 用量为 1.0 ～ 2.0g/（m^2·q12h）×（3 ～ 5）天（第 1、3、5 天或 1 ～ 5 天）。或单药 Ara-C 2.0 ～ 3.0g/（m^2·q12h）×3 天（第 1、3、5 天或 1 ～ 3 天）。

3. 低剂量化疗　小剂量 Ara-C（20mg q12h×10 天）或小剂量化疗 ± 粒细胞集落刺激因子（G-CSF）（如小剂量 Ara-C 为基础的 C 为阿糖胞苷，A 为阿柔比星，G 为 G-CSF，H 为高三尖酯碱。CAG、CHG 等方案）。

4. 新型细胞毒药物 CPX-351　是 Ara-C 和 DNR 以 5 ∶ 1 的比例混合包裹于脂质体而制成的纳米数量级新药。体外研究已表明，该配比的药效最强且毒性最小。2017 年 4 月，美国 FDA 批准 CPX-351 成为治疗特定类型的 AML 患者的上市药物。对年龄 60 岁以上的继发性 AML 患者（具有血液病史或有治疗相关 AML 病史）开展了一项随机Ⅲ期临床试验，结果显示 CPX-351 治疗组相比于传统的“7+3”方案组具有更高的无事件生存率和缓解率，并显著延长老年 AML 患者的中位 OS（9.56 个月 vs. 5.95 个月），改善老年 AML 患者的不良预后。虽然 CPX-351 对骨髓的造血功能抑制时间较长，但并未增加感染导致的相关性死亡事件。与标准“7+3”方案组相比，CPX-351 治疗组在 60 天内的死亡率较低（13.7% vs. 21.2%）。在此基础上，开展了一项 CPX-351 与标准“7+3”方案诱导联合治疗的Ⅱ期临床研究，以 60 ～ 75

岁的AML患者（包含伴有骨髓增生异常相关改变的AML患者和MDS特征性细胞遗传学异常的AML患者）作为研究对象，结果显示CPX-351可显著提高老年AML患者的疗效并改善其不良预后，具有较高的临床价值。此研究结果为CPX-351成为AML的临床一线治疗药物提供了理论参考。

（二）去甲基化治疗

全基因组分析显示在AML疾病病程中，DNA过度甲基化非常普遍，可能是AML的预后不良因素。甲基化影响患者生存期，甲基化程度越高，患者生存期越短。一项前瞻性、随机对照的Ⅲ期临床试验AZA-AML-001，共纳入488例老年AML患者（骨髓原始细胞比例＞30%），研究发现阿扎胞苷组患者的中位OS为10.4个月，优于传统治疗组患者的6.5个月。同时，阿扎胞苷还能减少患者输血依赖，提高患者生活质量，且不良反应发生率与发生程度也更低。因此，去甲基化药物如地西他滨或阿扎胞苷与传统治疗方法相比可提高老年AML患者的总生存率，是不适合高强度化疗的老年AML患者的治疗基石。

去甲基化药物单药治疗面临反应率低、持续时间短及治疗失败后再治疗效果差等问题。因此，临床尝试将去甲基化药物与其他药物联合应用以期提高其疗效，包括CAG方案、BCL2抑制剂、FLT3抑制剂、IDH抑制剂、组蛋白去乙酰化酶抑制剂、免疫检查点抑制剂等。结果显示，对于无法接受高强度化疗的AML患者，去甲基化药物联合给药具有良好OS获益，不良反应发生率低。综上所述，对于≥60岁的老年AML患者，无论是否耐受高强度的化疗，美国国家综合癌症网络（NCCN）指南均推荐使用去甲基化药物进行诱导治疗。

（三）小分子靶向治疗

适用范围：具有特异性突变靶点的AML患者。靶向药物用于复发/难治（relapse or refractory，R/R）AML患者的挽救性治疗，虽然能获得一定的缓解率，但中位有效时间较短，患者OS延长并不理想。而越来越多的研究者倾向于更早期使用靶向药物。多项研究证实，早期联用靶向药物可以使AML患者获得更深入、更持续的缓解，从而转化为生存优势，使患者获益。

1. FLT3抑制剂　第一代FLT3抑制剂主要包括索拉非尼和米哚妥林。其为多靶点抑制剂，单药治疗对FLT3-ITD突变R/R AML患者的生存改善并不显著，现多与化疗联合使用。全球多中心前瞻性RATIFY研究证实，米哚妥林与标准化疗联合可以显著提高FLT3-ITD突变成人AML患者的OS（74.7个月 vs. 25.6个月，HR=0.78，*n*=717）。基于这项研究，美国食品药品监督管理局（FDA）于2017年批准米哚妥林用于FLT3-ITD突变初治AML患者的治疗。最新欧洲白血病网络（ELN）和NCCN指南中，米哚妥林联合化疗也被推荐作为FLT3-ITD突变成人AML患者的一线治疗方案。由于第一代FLT3抑制剂可以抑制多种不同受体酪氨酸激酶，对FLT3野生型AML患者也具有一定的治疗作用。

第二代FLT3抑制剂如奎扎替尼（AC220）、克拉尼布（Crenolanib）（CP-868596）和吉瑞替尼（ASP-2215）的临床试验取得了较好的进展。第二代FLT3抑制剂对FLT3-ITD突变具有高选择性抑制作用，其单药治疗FLT3-ITD突变R/R AML的总体有效率可达50%左右。全球多中心QuANTUM-R临床试验显示，奎扎替尼单药治疗FLT3-ITD突变R/R AML患者与挽救化疗相比，中位生存时间分别为6.2个月与4.7个月，是首次证实FLT3抑制剂能够延长FLT3-ITD突变R/R AML患者总体生存时间的Ⅲ期临床研究。Ⅰ期临床研究的中期结果显示，化疗联合吉瑞替尼治疗*FLT3*突变，初治AML的总体CR率为71.4%，其中*FLT3*突变和野生型受试者完全缓解率分别为91.3%和56%。Crenolanib联合标准诱导化疗治疗*FLT3*突变初治AML的临床试验证实，联合Crenolanib诱导治疗，尤其是后期接受造血干细胞移植的患者，复发率较低。研究显示，吉瑞替尼和Crenolanib对ITD及活化环D835点突变均表现出较强的抑制作用，而对野生型C-KIT的活性较弱，可能是其耐药减少、骨髓抑制较轻的主要机制。

2. IDH抑制剂　艾伏尼布（AG-120）或恩西地平（AG221）治疗*IDH1*或*IDH2*突变的R/R

AML 患者的Ⅰ/Ⅱ期临床试验结果显示，其客观缓解率分别为 41.6%、40.3%。基于其良好的治疗效果及耐受性，艾伏尼布及恩西地平均获 FDA 批准用于治疗 *IDH1* 或 *IDH2* 突变 R/R AML 的成年患者。最新结果显示，艾伏尼布或恩西地平联合标准柔红霉素 + 阿糖胞苷（DA）方案治疗 *IDH1* 或 *IDH2* 突变初诊 AML 患者取得较好的疗效。*IDH1* 或 *IDH2* 突变初诊 AML 患者接受艾伏尼布或恩西地平治疗，原发 AML 患者的总体 CR 率分别为 93%、73%，继发性 AML（secondary AML，s-AML）患者总体 CR 率分别为 46%、63%。值得关注的是，在接受艾伏尼布或恩西地平治疗的患者中均观察到分化综合征，且分化综合征的发生与患者治疗反应无明显相关性，是临床治疗过程中需要重视的问题。

3. BCL2 抑制剂　研究显示，BCL2 抑制剂维奈克拉联合地西他滨 / 阿扎胞苷治疗 65 岁以上不能耐受标准化疗初治 AML 患者的 CR/ 计数恢复不完全 CR（CRi）率分别为 71% 及 76%，中位生存时间分别为 14.2 个月及未达到。高危细胞遗传学及年龄至少 75 岁的患者 CR/CRi 率分别为 60% 和 65%。CR+CRi（所有患者）的中位持续时间为 11.3 个月，中位总生存期（mOS）为 17.5 个月。同时研究结果显示，其主要毒性为造血系统毒性和消化道毒性。虽然小部分患者发生肿瘤溶解综合征，但总体安全性良好。该研究表明，维奈克拉联合地西他滨 / 阿扎胞苷可成为无法耐受强化疗老年患者的有效治疗选择。2018 年 11 月，美国 FDA 批准靶向抗癌药维奈克拉一个新适应证，即联合一种低甲基化药物（阿扎胞苷、地西他滨或低剂量阿扎胞苷）一线治疗新确诊的 2 类 AML 成人患者，其中 2 类 AML 成人患者指年龄在 75 岁或以上的成年人，或患有合并症但不适宜强化诱导化疗的成年人。

4. SMO 抑制剂　Ⅱ期 BRIGHT1003 临床研究结果显示，接受 SMO 抑制剂格拉斯吉布（Glasdegib）联合低剂量阿糖胞苷化疗的初诊老年 AML 患者的中位生存时间为 8.8 个月，显著高于低剂量阿糖胞苷单药组（4.9 个月），且死亡风险降低了 49.9%，从临床上证实 SMO 抑制剂（Glasdegib）对 AML 的确切疗效。2018 年 FDA 批准 Daurismo（Glasdegib）用于治疗新诊断的年龄≥ 75 岁或者不能耐受高强度化疗的 AML 患者。Ⅰb 期 BRIGHT MDS & AML 1012 研究发现，Glasdegib 联合阿扎胞苷治疗老年 AML 患者的中位生存时间为 9.2 个月，不低于 Glasdegib 联合低剂量阿糖胞苷（8.8 个月），且 Glasdegib 联合治疗用于不适合接受高强度化疗的初诊 AML 患者，耐受性良好，毒性可控。此外，Glasdegib 联合标准 DA 方案治疗高危 MDS/AML 的临床试验亦显示其安全性良好，且具有一定的治疗潜力。

（四）免疫靶向治疗

1. 抗体药物偶联物（antibody-drug conjugate，ADC）　CD33 抗原表达于绝大多数 AML 细胞表面，在正常造血干细胞表面少有表达，因此 CD33 抗原成为 AML 治疗的重要靶点之一。目前，针对 CD33 抗原开发的单克隆抗体（monoclonal antibody，mAb）有多种形式，其中最具代表性的两种 mAb 为吉姆单抗 / 奥唑米星（gemtuzumab ozogamicin，GO）和 SGN-CD33A。GO 是人源化抗 CD33 IgG4 单抗与细胞毒药物刺孢霉素的偶联物，对 CD33 抗原具有靶向作用。美国 FDA 于 2017 年 9 月批准 GO 用于初诊及复发难治性的 CD33 阳性 AML 患者。

2. 双特异性 T 细胞单链抗体（bispecific T cell engager，BiTE）　是设计用于识别恶性细胞表面上的靶抗原同时能结合并激活免疫细胞的抗原分子。这些分子能够理想地促进功能性免疫突触的形成，其分子量小，易穿透肿瘤组织，缺乏 Fc 段，免疫原性低，不受 MHC Ⅰ类分子的约束及不需要共刺激分子的参与等，是一种极具发展潜力的新型抗体形式。FDA 于 2014 年批准了首款 BiTE 药物博纳吐单抗（blinatumomab），用于治疗包括 Ph 染色体阴性的急性 B 淋巴细胞白血病在内的急性白血病。利用靶向 CD33XCD3 或 CD123XCD3 的双特异性抗体的成人试验已经完成或正在进行中。最近靶向 AML 原始细胞上 C 型外源凝集素样分子 -1（CLL-1）的双特异性抗体，在临床前研究中显示出颇有前景的抗肿瘤活性。

3. 免疫检查点抑制剂　针对 AML 治疗，免疫检查点抑制剂（CPI）作为免疫反应的调控点，是近年来治疗实体肿瘤的热点。AML免疫治疗中所涉及的CPI主要为CTLA-4单抗、PD-1/PD-L1单抗、TIM-3单抗、KIR单抗、LAG-3单抗、CD137单抗、CD27单抗、NKG2A/CD94单抗等。目前正在临床试验中评估CPI治疗成人AML或MDS的疗效，这些研究中引入了CPI与诱导化疗联合，或作为化疗后维持方案，或与阿扎胞苷联合使用，以增加免疫标志物的表达，从而增强CPI的药物敏感性。

4. 嵌合型抗原受体T细胞疗法　嵌合型抗原受体T（chimeric antigen receptor T，CAR-T）细胞是通过基因工程技术，人工改造T细胞，在体外大量培养后生成肿瘤特异性CAR-T细胞，再将其回输入患者体内用以攻击白血病细胞。这种CAR转染的T细胞具有抗体的特异性和效应T细胞的细胞毒作用。CAR一旦与肿瘤相关抗原结合，可通过由CD3或高亲和性受体Fc ε RI的胞内区使T细胞活化发挥效应功能。

CAR-T的临床疗效首先在B细胞恶性肿瘤中得到证实。目前CD33-CAR成为治疗AML的热点，在体外和临床前试验中证实CD33-CAR-T细胞具有较好的疗效。针对AML治疗的CAR-T细胞抗原靶点主要有CD33、CD123、CD44v6、CLL1、FLT3、FRβ、NKG2D及PR1/HLA-A2等。临床研究证实，LeY CAR-T细胞在体内可持续长达10个月，单次输注经修饰的T细胞后产生最低抗肿瘤疗效。

（五）造血干细胞移植

适用范围：具有预后不良的遗传学标志，1个疗程以上诱导化疗才获得缓解，伴有与t（8;21）或inv16相关的c-kit突变或核型正常伴有*FLT3*突变的标危及中危AML患者。

1. 异基因造血干细胞移植（allogeneic hematopoietic stem cell transplantation，allo HSCT）　是治疗中、高危急性髓系白血病的最有效方法。化疗首次缓解的中危急性髓系白血病病例在allo-HSCT后可获得长期生存，高危和复发AML病例只有接受allo-HSCT才有可能治愈。近几年，随着allo-HSCT治疗技术的不断改进和发展，移植对象年龄已从既往＜60岁升到＜70岁。同时，因单倍体移植的成功和广泛应用，已明显改变了既往因无合适供体而无法进行移植的困境，移植的成功率也有了大幅度的提高。

2. 自体造血干细胞移植（autologous hemato-poietic stem cell transplantation，auto-HSCT）　其并发症少、移植相关病死率低、移植后患者生活质量高，并且经清髓性预处理后行auto-HSCT，可获得比化疗更好的抗肿瘤效应，是年龄偏大、缺乏异基因供者的重要治疗手段。对于常规化疗，auto-HSCT能够提高患者DFS率，但复发率较高，因此通常应用于低、中危AML患者。根据NCCN标准，低危AML患者有inv（16）、t（8;21）和t（15;17），染色体核型正常但*NPM1*基因突变或*CEBPA*双等位基因突变。这些低危AML患者巩固治疗可选择大剂量化疗（10年OS率为69%）、造血干细胞移植。对于AML低危患者，auto-HSCT具有与allo-HSCT相似的疗效，甚至疗效优于allo-HSCT。对于中、高危组AML患者NCCN指南及国内AML治疗共识均推荐在疾病缓解后首选allo-HSCT，但由于受到患者的年龄、移植并发症、药物的不良作用、HLA匹配来源缺乏及费用高昂等因素影响，allo-HSCT的临床应用受到一定限制。一项Meta研究分析显示，auto-HSCT可显著延长第1次完全缓解（CR1）中等预后AML患者的OS和DFS。国际血液及骨髓移植研究报道，auto-HSCT和allo-HSCT的AML患者（90%以上为低中危）5年生存率基本一致，但allo-HSCT患者的移植相关死亡率显著增加。因此，NCCN指南及中国成人AML诊疗指南规定，中、高危AML患者在无合适条件行allo-HSCT时可选择auto-HSCT。

（六）顶层设计

所有AML患者，可以参加临床研究的情况下，均建议首选参加临床研究。在没有临床研究的情况下，可以根据患者的年龄、危险度分层及体能状态等参照下述建议进行整合治疗。

1. 年龄＜60岁的AML患者

（1）诱导缓解治疗

1）细胞遗传学预后良好组：推荐采用标准剂量Ara-C联合蒽环类药物治疗，其中CD33阳性患者可在标准剂量Ara-C联合蒽环类药物基础上再联合 GO 单抗治疗。

2）CD33 阳性或伴有 *FLT3* 突变的细胞遗传学预后中等组：推荐在标准剂量 Ara-C 联合蒽环类药物基础上联合 GO 单抗或米哚妥林口服治疗。

3）治疗相关 AML、MDS/CMML 转化的 AML 或 AML-MRC 组：推荐采用标准剂量 Ara-C 联合蒽环类药物化疗，或采用新型细胞毒药物 CPX-351。

4）其他的细胞遗传学预后中等和不良组：推荐采用标准剂量 Ara-C 联合蒽环类药物治疗，或标准剂量 Ara-C 联合蒽环类药物及克拉屈滨，或蒽环类药物联合中大剂量 Ara-C，或氟达拉滨联合中大剂量 Ara-C 及蒽环类药物。

（2）缓解后治疗

1）存在 inv（16）（p13q22）或 t（16；16）（p13；q22）或 t（8；21）且不合并 *KIT* 突变的患者：可采用大剂量 Ara-C3g/m^2，每 12h 一次 ×3 天，或者 CD33 阳性患者可在 Ara-C 1g/m^2，每 12h 一次 ×4 天联合 DNR 60mg/m^2 基础上联合 GO 单抗治疗。

2）细胞遗传学预后中等组合并或不合并分子遗传学异常的患者：可选同胞相合供者或无关供者的造血干细胞移植，或者可采用中大剂量 Ara-C 1.5 ～ 3g/m^2，每 12h 一次 ×3 天，或者 *FLT3* 突变患者采用中大剂量 Ara-C 1.5 ～ 3g/m^2，每 12h 一次 ×3 天联合口服米哚妥林治疗，或者 CD33 阳性患者可在 Ara-C 1g/m^2，每 12h 一次 ×4 天联合 DNR 60mg/m^2 基础上联合 GO 单抗治疗。

3）对于治疗相关的 AML 或者细胞遗传学预后不良的患者：可选同胞相合供者或无关供者的造血干细胞移植，或者可采用中大剂量 Ara-C 1.5 ～ 3g/m^2，每 12h 一次 ×3 天，或者 *FLT3* 突变患者采用中大剂量 Ara-C 1.5 ～ 3g/m^2，每 12h 一次 ×3 天联合口服米哚妥林治疗，或者治疗相关 AML、MDS/CMML 转化的 AML 患者或 AML-MRC 患者若诱导期间使用 CPX-351，则可继续使用。

2. 年龄≥ 60 岁的 AML 患者

（1）诱导缓解治疗

1）可接受强烈化疗的老年患者

①细胞遗传学预后良好和中等组：采用标准剂量 Ara-C 联合蒽环类药物或米托蒽醌，或者 CD33 阳性患者可在标准剂量 Ara-C 联合蒽环类药物基础上联合 GO 单抗治疗。

②伴有 *FLT3* 突变的细胞遗传学预后中等组：采用标准剂量 Ara-C 联合蒽环类药物基础上联合米哚妥林口服治疗。

③治疗相关 AML、MDS/CMML 转化的 AML 或 AML-MRC 组：推荐 CPX-351 治疗；或者采用标准剂量 Ara-C 联合蒽环类药物或米托蒽醌。

④细胞遗传学预后不良组（除外 AML-MRC）：采用维奈克拉联合阿扎胞苷 / 地西他滨 / 小剂量 Ara-C 化疗，或者单用阿扎胞苷 / 地西他滨，或者标准剂量 Ara-C 联合蒽环类药物或米托蒽醌。

⑤其他的预后中等和不良组：采用标准剂量 Ara-C 联合蒽环类药物或米托蒽醌。

2）不能接受强烈化疗的老年患者

①没有特异性突变的 AML 患者：推荐单用阿扎胞苷 / 地西他滨，或者维奈克拉联合阿扎胞苷 / 地西他滨 / 小剂量 Ara-C 化疗，或者 Glasdegib 联合小剂量 Ara-C，或者小剂量 Ara-C，或者 GO 单抗，或者最佳支持治疗。

② *IDH1* 突变患者：采用艾伏尼布，或者单用阿扎胞苷 / 地西他滨，或者维奈克拉联合阿扎胞苷 / 地西他滨 / 小剂量 Ara-C 化疗。

③ *IDH2* 突变患者：采用恩西地平，或者单用阿扎胞苷 / 地西他滨，或者维奈克拉联合阿扎胞苷 / 地西他滨 / 小剂量 Ara-C 化疗。

④ *FLT3* 突变患者：采用阿扎胞苷 / 地西他滨联合索拉非尼，或者维奈克拉联合阿扎胞苷 / 地西他滨 / 小剂量 Ara-C 化疗。

（2）缓解后治疗

1）可接受强烈化疗的老年患者。每 4 ～ 6 周行骨髓穿刺活检监测 MRD。

①若达到 CR：行异基因造血干细胞移植，或者标准剂量 Ara-C 加或不加蒽环类药物，或者中剂量 Ara-C（体能状态好，肾功能正常，预后良好的患者），或者中剂量 Ara-C 联合米哚妥林，或者 CPX-351（诱导治疗时使用过 CPX-351 的治疗相关 AML、MDS/CMML 转化的 AML 或者 AML-MRC 患者），或者 CD33 阳性患者可在标准剂量 Ara-C 联合蒽环类药物基础上联合 GO 单抗治疗，

或者每4～6周使用去甲基化药物维持治疗指导疾病进展；或者等待观察。

②若诱导治疗失败：采取包含去甲基化治疗的低剂量化疗或异基因造血干细胞移植，或最佳支持治疗。

2）不能接受强烈化疗的老年患者。依据治疗强度，定期行骨髓穿刺活检监测MRD。

①若治疗有效：行异基因造血干细胞移植，或者单用阿扎胞苷/地西他滨，或者艾伏尼布（*IDH1*突变），或者恩西地平（*IDH2*突变），或者维奈克拉联合阿扎胞苷/地西他滨/小剂量Ara-C化疗，或者Glasdegib联合小剂量Ara-C，或者阿扎胞苷/地西他滨联合索拉非尼（*FLT3*突变），或者GO单抗治疗（CD33阳性AML）。

②若治疗无反应：采用复发/难治AML治疗方案，或者最佳支持治疗。

要点小结

- 急性髓系白血病确诊后，应根据患者意愿、年龄、一般状况及疾病危险度和特异性基因突变，进行个体化分层治疗。
- 抗白血病治疗应包括两个阶段：诱导缓解治疗和缓解后治疗。
- 化疗仍是急性髓系白血病治疗的基石，造血干细胞移植是治愈本病的有效手段。

【康复随访及复发预防】

（一）总体目标

随访/监测的主要目的是更早发现白血病复发，并及时干预处理，以提高患者的总生存时间，改善生活质量。

（二）整合管理

1. 化疗前对患者积极的心理干预　AML是一种基因型、表型、临床特征及预后都表现出异质性的疾病，治疗周期长，需要患者密切合作。采取循序渐进和迂回策略向患者透露AML的诊断，用亲切和蔼的言语缓解患者得知患白血病后的恐惧、否认、愤怒等负性情绪，与患者有效交流，使患者从原有的社会角色转换到患者角色。详细讲解AML的病因、病理变化、治疗方案、治疗不良反应、常见并发症等，帮助患者提高对AML的正确认识。引导患者与医务人员合作，以积极的心态来面对疾病带来的影响。对化疗带来的副作用（如疼痛、恶心、呕吐、发热、出汗、食物味道改变、身体肿胀等）要有足够的心理准备；大多数患者会出现脱发，医务人员一定要告知患者此时脱发是化疗药物加速了毛囊的退行性变，化疗结束后会重新长出新发。引导患者树立战胜疾病的信心，并做好持久战的准备。

2. 骨髓抑制期优质护理干预　感染与出血是AML的常见死因，AML患者免疫力低下，保证环境的卫生至关重要。粒细胞缺乏期患者要戴消毒口罩，病室内定期定时进行消毒，环境保持卫生洁净，减少探视，必要时住层流病房。进食洁净饮食，有效减少感染。病室内温度、湿度要适宜，避免患者鼻黏膜出血。嘱患者要严格卧床，避免头部大幅度活动，动作要轻缓，预防颅内出血。长时间卧床导致便秘者，可服用首荟通便胶囊。嘱患者避免接触尖锐物，严防划伤刺伤。提醒患者每日早晚2次应用复方氯己定含漱液漱口，防止口腔感染。饮食宜软而细，避免粗糙坚硬的食物。饭后用盐水漱口，避免用牙刷刷牙。穿柔软棉质衣裤，床单整洁。为患者洗脸洗手避免用刺激性肥皂，注意保持大小便通畅。取1∶5000高锰酸钾溶液每日在睡前、便后坐浴，预防肛周感染。输液拔针后一定要按压血管5 min以上。要高度警惕患者有无恶心、呕吐症状，有无消化道及呼吸道出血情况。经常注意查看患者皮肤有无瘀点、瘀斑，以及出现的部位、时间，要有详细记录。一旦出现异常情况，及时积极处理。

3. 骨髓抑制期心理干预　耐心倾听患者主诉，对患者的不适症状进行准确、动态的评估，并给予高效的心理疏导，加强安全方面的宣传教育，预防摔伤、烫伤、扎伤等不良事件发生。帮助患者正确应对疾病和治疗所带来的忧伤、沮丧、焦躁等负性情绪，并引导患者尽自己的能力帮助其他患者。

4. 持续完全缓解期维持治疗时心理疏导　由

于维持治疗时间持续长，患者易出现无所谓情绪，而致依从性欠佳甚至中断治疗，应随时掌握患者的心理状况，积极亲切地同患者沟通，耐心讲解维持治疗对预防复发的重要性，鼓励患者坚持下去，积极主动地配合治疗。患者出院后，医务人员定期电话询问及家访，随时掌握患者身心状况，进行解答指导，与患者建立沟通互动联络，使患者保持稳固、积极、科学、乐观的应对疾病态度。

（三）严密随访

动态监测 MRD 对于识别高危患者、有效预测复发、针对复发采取有效措施具有十分重要的意义，检测 MRD 成为白血病治疗过程中的重要环节。MRD 持续阴性患者有望获得长期无病生存甚至治愈，因此必须定期监测 MRD。在 AML 中，RT-PCR、流式细胞术等技术可以有效地检测出 MRD。

1.RT-PCR 检测　是监测 MRD 最敏感的方法，其敏感度可以达到 10^{-3} ～ 10^{-5}，甚至可以达到 10^{-5} ～ 10^{-6}，在临床上通常作为诊断和监测残留病变的金标准，但其适用范围限于特异性融合基因标记的患者，如 *AML1-ETO*、*CBFB-MYH11*、*MLL*、*FLT3* 等，然而超过 50% 的 AML 病例缺乏特异性融合基因标记。

2. 流式细胞术　AML 有多种亚型，单一抗原或某一亚型难以准确检测 MRD，使用多参数单抗进行标记，可全面、特异地检测 AML 异常抗原的分布情况，使 AML 细胞和正常骨髓细胞区分更为客观准确，进一步明确白血病细胞的起源及分化程度，为临床诊断、治疗及判断预后提供重要依据。研究显示，约 90% 的 AML 患者可以采用 FCM 技术检测 MRD。

MRD 监测时间点包括诱导治疗开始后 2 周，第 1、2 个疗程治疗结束后，以及巩固治疗结束后、复发后和骨髓移植后。分析 AML 患者诱导治疗后第 15 天、第 29 天、第 60 天、第 96 天的 MRD 数据，发现早期时间点（第 15 天、第 29 天）MRD 就开始具有预后意义。治疗后期如果存在 MRD，提示白血病对既往的治疗耐药，高度提示复发，这种情况需要进行 allo-HSCT 或者尝试新药治疗。ELN 指南推荐巩固治疗前、治疗结束后均应检测 MRD，巩固治疗结束后 2 年内应每 3 个月监测 1 次。鉴于 MRD 阳性者的中位复发时间影响监测频率，3 个月监测 1 次 MRD 更适用于 AML1-ETO 和 CBF-MYH11。在 AML 患者移植前及标危患者移植后的第 1、2、3、4.5、6、9、12 个月监测患者的 MRD，发现移植前 MRD 阴性患者复发率更低，移植后 1 年内 MRD 检测持续阴性的患者复发率和 DFS 率更低。这些研究提示，不同亚型、不同危险分组、不同治疗阶段可能存在不同的最佳监测时间点。

（四）常见问题处理

1. 复发、难治性 AML 治疗选择　在化疗方案选择时，应整合考虑患者细胞遗传学、免疫表型改变、复发时间、患者个体因素（如年龄、体能状况、合并症、早期治疗方案）等，以及患者的治疗意愿。另外，建议完善分子表达谱的检测（包括 *FLT3*、*IDH1/2* 等突变）以帮助患者选择合适的临床试验。

复发患者的治疗选择要按照年龄来分层：

（1）年龄＜ 60 岁：早期复发者（≤ 12 个月）建议临床试验（强烈推荐）；挽救化疗，继之 HLA 配型相合同胞或无关供者，或单倍体 HSCT。晚期复发者（＞ 12 个月）建议临床试验（强烈推荐）；挽救化疗，继之相合同胞或无关供者、单倍体 HSCT；重复初始有效的诱导化疗方案（如达到再次缓解，考虑进行异基因 HSCT）。

（2）年龄≥ 60 岁：早期复发者建议临床试验（强烈推荐）；最佳支持治疗；挽救化疗，体能状况佳者继之相合同胞或无关供者 HSCT。晚期复发者建议临床试验（强烈推荐）；重复初始有效的诱导化疗方案；挽救化疗，继之相合同胞或无关供者 HSCT；最佳支持治疗（用于不能耐受或不愿意进一步强烈治疗的患者）。

2.CNSL 的防治　一般化疗药物很难通过血 - 脑屏障，以致中枢神经系统成为白血病细胞的“庇护所”，是白血病复发的原因之一。任何类型的成人 AML 均应强调 CNSL 的早期预防。鞘内化疗：诱导治疗过程中没有中枢神经系统症状者可以在血细胞计数安全水平后行腰椎穿刺、鞘内注射（如 PLT ≥ 50×10^9/L）。鞘内注射主要用药包括地塞米松、甲氨蝶呤、Ara-C。常用剂量为甲氨蝶呤每次 10 ～ 15mg、Ara-C 每次 30 ～ 50mg、地塞米松三联（或两联）用药。巩固强化治疗中也应进行积极的 CNSL 预防，主要方式有腰椎穿刺、鞘内注射（鞘内注射次数一般应达 2 ～ 4 次以上），鞘内注射频率一般不超过 2 次 / 周。确诊 CNSL 的患者，尤其是症状和体征较明显者，建议先行腰椎穿刺、鞘内注射：甲氨蝶呤（每次 10 ～ 15mg）+Ara-C（每次 30 ～ 50mg）+ 地塞米松三联（或两联），每周 2 次，直至脑脊液正常；以后每周 1 次，4 ～ 6 周。也可以在鞘内注射化疗药物至脑脊液白细胞数正常、症状体征好转后再行放疗（头颅 + 脊髓放疗）。建议头颅放疗剂量 2000 ～ 2400cGy、脊髓放疗剂量 1800 ～ 2000cGy，分次完成。进行过预防性头颅放疗的患者原则上不进行二次放疗。

3. 高白细胞血症的处理　化疗前预处理，AML 应用羟基脲降低白细胞水平。当外周血白细胞数＞ 100×10^9/L 时，患者可产生白细胞淤滞，表现为呼吸困难，甚至呼吸窘迫、反应迟钝、言语不清、颅内出血等。除 APL 外，可采用白细胞分离术清除过高的白细胞，同时给予化疗药物和水化，并预防高尿酸血症及电解质紊乱，给予血制品积极纠正凝血功能异常。

4. 防治感染　白血病患者常伴有粒细胞减少，应注意口腔、鼻腔及肛周护理。化疗、放疗后，粒细胞缺乏将持续较长时间，可住层流病房。化疗后可使用 G-CSF 促进粒细胞恢复。发热应进行细菌培养和药敏试验，并及时予经验性抗生素治疗。

5. 成分输血　严重贫血者可给予吸氧、输浓缩红细胞。血小板计数过低时，需输注单采血小板悬液，维持血小板计数≥ 10×10^9/L，合并发热感染时应维持血小板计数≥ 20×10^9/L。

6. 防治尿酸性肾病　由于白血病细胞大量破坏，特别在化疗时，血清和尿中尿酸浓度增高，积聚在肾小管，引起阻塞而发生尿酸性肾病。应适量输液饮水，碱化尿液，可给予别嘌醇抑制尿酸形成。

7. 出凝血障碍的纠正　患者因血小板减少或合并感染，可引起凝血功能紊乱，严重者可并发 DIC。应严密监测出凝血时间、适当补充凝血因子。

8. 维持营养　注意补充营养，维持水、电解质平衡，嘱患者少食多餐，进食清淡、易消化食物，避免辛辣刺激、油腻食物，同时营养要充足，合理膳食搭配，要确保蛋白质、维生素、能量的摄入。

要点小结

- 随访监测的主要目的是早期发现 AML 复发，及时干预，以延长患者生存期。
- 动态监测微小残留病对于识别高危患者、有效预测复发、针对复发采取有效措施具有重要意义。
- 复发、难治性 AML 治疗选择应整合考虑患者细胞遗传学、免疫表型改变、复发时间、患者个体因素等，以及患者的治疗意愿。

AML 是造血系统的恶性疾病，随着患者年龄的增长，AML 发病率逐渐上升。患者预后较差，严重威胁国人健康，造成沉重医疗负担。近年来，二代测序技术的发展使我们对 AML 有了更深入的认识，促进了 AML 分类和危险分层的更新；MRD 检测技术的进展及临床应用丰富了 AML 的预后预测体系；单倍体相合移植体系的建立及免疫治疗、靶向治疗手段的不断涌现使 AML 治疗有了更多选择。在 AML 诊疗方面有如下展望：

AML 亚型众多，具有异质性强、临床表现多样、诊断及分型复杂等特点。近年来，基因组学、蛋白质组学、代谢组学和生物信息学等高新技术迅速发展，如何有效提高 AML 精准诊断、危险分层、预后评估的准确率，进一步为血液肿瘤的精准治疗提供指导是目前迫切需要解决的难题。

AML 好发于老年人，中位发病年龄为 65 ～ 70 岁。老年患者一般状况差、多伴有并发症及疾病本身因素，如高不良细胞遗传学频率、分子学改变、白血病细胞多药耐药等，往往治疗效果差，早期病死率高，预后不佳。因此，筛选出不同治疗方案的适用人群，探究患者基因特征及疾病克隆演化模式，研发出具有精准靶向性的药物是治疗老年 AML 的研究方向。

随着对白血病细胞遗传学、分子生物学、免

疫调节等机制研究的不断深入，为新药的研发带来了新的方向，各种基于不同机制的 AML 新药不断涌现。寻找低毒副作用、作用靶点明确且高效的新型药物已成为临床上急需解决的关键问题。

建立 AML 队列，加强全国性的 AML 临床数据收集，建立 AML 大数据分析平台，完善临床生物标本库的建立，同时应用互联网远程医疗、健康大数据、人工智能、云计算等，加强多中心临床医疗数据的交流与共建共享，将助力 AML 诊疗中心的建立，有助于 AML 的精准诊疗。

总之，要坚持转化医学和精准医疗的新理念，整合白血病的分子分型和危险度分层，将分层治疗和个体化治疗整合起来，制订个体化科学精准的整合治疗方案，改善 AML 患者预后。我们有理由相信，随着研究的不断深入，新的整合治疗策略能够为 AML 患者的治疗带来曙光。

（纪春岩　魏　辉）

【典型案例】

急性髓系白血病整合性诊疗 1 例

（一）病例情况介绍

1. 基本情况　男性，52 岁，主因“胸痛伴轻度喘憋 20 天”经门诊收入院。患者 20 天前出现劳动后胸痛，伴轻度喘憋，无肩背部放射痛，无发热，无恶心、呕吐，无胸闷、心慌，就诊于当地医院，给予双氯芬酸二乙胺乳胶外用，自觉症状无缓解，遂自服止痛片 2 天，疼痛较前减轻。此后胸痛症状仍存在。2018 年 9 月 11 日血常规示白细胞 $20.8\times10^9/L$、血红蛋白 112g/L、血小板 $24\times10^9/L$。2018 年 9 月 11 日骨髓细胞学提示白血病待查。为求进一步诊疗就诊于我院急诊，2018 年 9 月 12 日血常规示白细胞 $26.74\times10^9/L$、血红蛋白 121g/L、血小板 $33\times10^9/L$。患者为进一步诊疗以“急性白血病”转入我科。患“2 型糖尿病”20 年。

2. 入院查体　中年男性，神志清，精神可，ECOG 评分 1 分。全身皮肤黏膜未见黄染、皮疹及出血点，浅表淋巴结未触及肿大。胸骨轻度压痛，双肺呼吸音粗，未闻及明显干、湿啰音。心率 82 次 / 分，律齐，各瓣膜听诊区未闻及病理性杂音。腹部平坦，未见胃肠型及蠕动波，触及柔软，全腹未及压痛、反跳痛，肝脾肋下未及，Murphy 征阴性，移动性浊音阳性。双下肢无水肿。

3. 辅助检查

（1）实验室检查：2018 年 9 月 11 日骨髓细胞学示增生极度活跃。①粒系占 94.5%，其中原粒细胞占 91.5%，核染色质细颗粒状，核仁明显，胞质深蓝色，可见 Auer 小体，POX 染色大多数原粒细胞阳性。②红系减少，红细胞形态未见明显异常。③巨核细胞少见，血小板减少。外周血：白细胞增多，分类以原粒细胞为主，可见 Auer 小体。红细胞形态未见明显异常，血小板减少。

（2）影像学检查：2018 年 9 月 12 日胸部 CT 示双肺炎症，建议治疗后复查；双肺纤维灶，双侧胸腔积液，心影增大；心腔密度减低，提示贫血；脾大。

4. 入院诊断　①急性白血病；② 2 型糖尿病；③肺部感染。

（二）整合性诊治过程

1. 关于诊断及评估

（1）MDT 团队组成：血液内科、血液病研究室（细胞形态室、流式细胞室、分子遗传室）、内分泌科、呼吸科、感染科、影像科。

（2）讨论意见：AML 整合性诊断首先参考血常规，包括血细胞数量的计数及白细胞的分类计数。血常规在急性白血病诊断的过程中主要起提示诊断的作用，提示是否存在 AML 的可能。AML 可能出现白细胞升高，在外周血可能看到原始细胞，也有可能存在贫血或血小板减少。部分患者外周血白细胞分类的原始细胞数大于 20%，则依靠血常规即可诊断急性白血病，若是髓系来源则可诊断 AML。本例患者血常规示 WBC $26.74\times10^9/L$、NEU# $7.40\times10^9/L$、LYM# $4.52\times10^9/L$、MON# $14.79\times10^9/L$、HGB 121g/L、PLT $33\times10^9/L$，提示可能诊断为急性白血病。

AML 整合性诊断可进一步行骨髓检查。首先为骨髓涂片，即形态学检查，是目前绝大多数甚至所有急性白血病诊断的标准。骨髓涂片的原始细胞计数大于 20% 即可诊断急性白血病，进一步根据免疫表型分析来确定是不是髓系来源。如个别患者由于经济原因或技术原因不能做免疫表型分析，可以做细胞化学分析，即从形态学上鉴定是髓系还是淋巴细胞白血病。Auer 小体是 AML 的特征。本例患者于 2018 年 9 月 14 日行骨髓细胞学检查提示增生明显活跃。①粒系：异常增生，原粒（Ⅰ+Ⅱ）型占 94%，胞体圆形或椭圆形，细胞核呈圆形、椭圆形或不规则形，部分可见凹陷、折叠、切迹等畸形，染色质致密，着紫红色，部分可见清晰核仁，胞质量少，着灰蓝色，部分细胞质内颗粒增多；MPO 强阳性，AS-DCE（+），PAS（+），ANAE（–）。②红系、淋巴系增生受抑。③全片见巨核细胞 25 个 /HP，PLT 少见。外周血：WBC 升高，原粒（Ⅰ+Ⅱ）型占 91%，形态同骨髓片，PLT 少见；结论：急性白血病，形态学支持急性髓系白血病。并且，骨髓免疫分型显示：原始细胞占有核细胞的 58.32%，为异常细胞群；表达：CD117，CD38，CD13，CD33，CD64dim，MPO，CD45dim；不表达：CD34，HLA-DR，CD11b，CD14，CD15，CD16，CD10，CD19，CD20，CD22，CD5，CD7，CD56，CD3；符合异常髓系幼稚细胞表型。因此，本例患者骨髓形态学、免疫分型支持急性髓系白血病诊断。

最后的两项为遗传学检查，包括细胞遗传学和分子遗传学。遗传学的检查与诊断、分型的相关性不高，更多应用于已诊断的 AML 患者预后判断，包括预后、缓解率、复发率等。骨髓染色体核型分析：46，XY。骨髓白血病融合基因 BCR-ABL、SIL-TAL1、E2A-HLF、TEL-AML1、MLL-AF4、E2A-PBX1、AML1-ETO、MLL-AF9、PML-RARa、MLL-（AF6、AF10、ELL、ENL）、PLZF-RARa、NPM-MLF1、SET-CAN、TEL-PDGFRB、FIP1L1-PDGFRA、AML1-MDS1、CBFB-MYH11、DEK-CAN、TEL-ABL、ETV6-PDGFRA、NUP98-（HoxA13、HoxC11、HoxD13、HoxA9、HoxA11、PMX1）、TEL-JAK2、MLL-（AF17、AF1q、AF1p、AFX、SEPT6）、（NPM、FIP1L1、PRKAR1A、NUMA1）-RARa、NPM-ALK、TLS-ERG 筛查均为阴性。骨髓基因突变检测：FLT3-ITD 突变阳性、比例 10.98%，*NPM1* 突变阳性、比例 35.91%，*IDH2* 突变阳性、比例 47.10%，*SRSF2* 突变阳性、比例 43.40%。其余基因 *KIT*、*CEBPA*、*DNMT3A*、*IDH1*、*TET2*、*EZH2*、*AML1*、*ASXL1*、*PHF6*、*TP53*、*SF3B1*、*U2AF1*、*ZRSR2*、*NRAS*、*CBL*、*SETBP1*、*ETV6*、*JAK2* 突变均为阴性。本例患者为中年男性，此前又无血液病史和非治疗相关，根据遗传学结果分析该患者无克隆性染色体异常，分子遗传学突变属于预后中等组。

患者既往有 2 型糖尿病史 20 年，经饮食及口服降糖药物控制血糖欠佳，近期血糖波动较大（8～16mmol/L），糖化血红蛋白 9.4%，说明患者持续存在高血糖，易发生糖尿病肾病、动脉硬化、白内障等并发症，同时也是心肌梗死、脑卒中死亡的一个高危因素。患者因“胸痛伴轻度喘憋 20 天”，入院时前降钙素原升高，查体示双肺呼吸音粗，胸部 CT 提示双肺炎症、双肺纤维灶、双侧胸腔积液。整合分析诊断为急性髓系白血病（预后中等组），合并 2 型糖尿病、肺部感染。

2. 关于治疗方案

（1）MDT 团队组成：血液内科、内分泌科、心内科、呼吸科、感染科、影像科。

（2）讨论意见：AML 确诊后，应根据患者意愿和疾病特点，以及患者合并症，进行整合性治疗。对于年龄小于 60 岁的遗传学预后中等组患者，常规诱导缓解方案为标准剂量 Ara-C 100～200mg/（m^2·d）×7 天联合去甲氧柔红霉素 12mg/（m^2·d）×3 天或柔红霉素 60～90mg/（m^2·d）×3 天。因患者存在 2 型糖尿病病史且血糖控制欠佳，糖化血红蛋白 9.4% 提示患者持续存在高血糖，需胰岛素强化治疗，警惕相关并发症发生。患者持续胸痛，评估患者心脏功能尚可，心肌酶结果正常，心脏彩超提示心室射血分数 63%，24h 动态心电图提示偶发房性期前收缩，尚无使用蒽环类药物的禁忌。患者体温正常，无咳嗽、咳痰，轻度胸闷憋喘，肺部感染情况采用哌拉西林钠他唑巴坦钠抗细菌治疗。整合性评估后，采用去甲氧柔红霉素联合标准剂量 Ara-C ⅠA 方案诱导化疗 1 周期［去甲氧柔红霉素 12mg/（m^2·d）×3天、标准剂量 Ara-C 150mg/（m^2·d）×7天］。

患者入院第20天出现高热，体温最高38.6℃，咳嗽、咳白色黏痰，伴胸闷、憋喘加重。查体双肺呼吸音粗，闻及明显干、湿啰音及哮鸣音。胸部CT示双肺纤维灶，右肺大疱；双肺炎症；双侧胸腔积液并邻近肺组织膨胀不全。（1，3）-β-D-葡聚糖试验（G试验）和半乳甘露聚糖试验（GM试验）检测阴性。整合考虑该患者既往2型糖尿病病史，化疗后持续粒细胞缺乏达10天以上，存在宿主因素；入院20天时持续高热，有下呼吸道感染的症状、体征、肺部CT（靠近胸膜多发病变、空洞形成），应用多种广谱抗菌药物（哌拉西林钠他唑巴坦钠、左氧氟沙星、头孢哌酮钠舒巴坦钠、盐酸莫西沙星及盐酸万古霉素）效果不佳。临床表现拟诊断侵袭性肺真菌病（IFD），开始经验性抗真菌治疗。血液病患者侵袭性肺真菌病病原体中曲霉菌多见，且念珠菌感染中非白色念珠菌比例渐增多，因此经验性抗真菌治疗药物一般选择覆盖曲霉菌的广谱抗真菌药物，目前可选择药物包括伊曲康唑、卡泊芬净、脂质体两性霉素B、两性霉素B、米卡芬净和伏立康唑。给予该患者伏立康唑0.2g静脉滴注、每12h一次，首日剂量加倍。患者体温有下降趋势，体温波动于36.5～37.8℃。

入院第24天血培养结果显示热带念珠菌，确诊侵袭性肺真菌病。2016年美国感染病学会（IDSA）指南对于中性粒细胞减少伴念珠菌血症患者有如下建议：①任意一种棘白菌素类药物被推荐用于初始治疗。②脂质体两性霉素B是一种有效的药物，但由于其潜在毒性不被青睐。③氟康唑可用作非危重症患者和未使用唑类药物治疗患者的替代治疗，以及作为持续中性粒细胞减少且病情稳定患者降阶梯治疗的选择。④伏立康唑可用于需要覆盖曲霉菌的情况，且患者病情稳定、念珠菌已经在血液中被清除，并且分离的念珠菌对伏立康唑敏感，伏立康唑被推荐作为降阶梯治疗。该患者确诊念珠菌血症，已应用伏立康唑后仍有发热，故换用棘白菌素类药物抗真菌感染，给予卡泊芬净首日70mg静脉滴注，以后50mg/d静脉滴注。念珠菌血症患者抗真菌治疗应持续至临床症状和体征恢复且确认血培养转阴性后2周以上。2周后患者体温正常，无咳嗽、咳痰，胸闷、憋喘较前明显缓解，血培养阴性。

化疗第28天，患者血常规恢复正常。评价骨髓细胞学提示获得CR。骨髓免疫残留：未见异常髓系原始细胞（检测灵敏度0.01%）。骨髓基因突变检测：FLT3-ITD突变阴性，*NPM1*突变阴性，*IDH2*突变阳性、比例26.80%，*SRSF2*突变阳性、比例13.73%。其余基因*KIT*、*CEBPA*、*DNMT3A*、*IDH1*、*TET2*、*EZH2*、*AML1*、*ASXL1*、*PHF6*、*TP53*、*SF3B1*、*U2AF1*、*ZRSR2*、*NRAS*、*CBL*、*SETBP1*、*ETV6*、*JAK2*突变均为阴性。

随后，该患者进入缓解后治疗。根据遗传学预后危险度分层进行CR后的治疗选择：本例患者系中年男性，ECOG 1分，遗传学预后中等组，可采用allo-HSCT或多疗程大剂量Ara-C进行缓解后治疗。根据患者个人意愿，选用大剂量Ara-C（3g/m^2 q12h×3天）治疗3个周期。治疗后复查骨髓细胞学提示获得CR。骨髓免疫残留：未见异常髓系原始细胞（检测灵敏度0.01%）。骨髓基因突变检测：FLT3-ITD突变阴性，*NPM1*突变阴性，*IDH2*突变阳性、比例18.98%，*SRSF2*突变阳性、比例5.84%，*TP53*突变阳性、比例6.54%。其余基因*KIT*、*CEBPA*、*DNMT3A*、*IDH1*、*TET2*、EZH2、*AML1*、*ASXL1*、*PHF6*、*SF3B1*、*U2AF1*、*ZRSR2*、*NRAS*、*CBL*、*SETBP1*、*ETV6*、*JAK2*突变均为阴性。以上结果说明患者骨髓象持续缓解，微小残留病（MRD）阴性，随后进入随访阶段。

3. 关于后续随访

（1）MDT团队组成：血液内科、内分泌科。

（2）讨论意见：通过RT-PCR和流式细胞术动态监测MRD对于识别高危患者、有效预测复发、针对复发采取有效措施具有十分重要的意义，检测MRD成为AML治疗过程中的重要环节。本例患者治疗期间密切监测FLT3-ITD及*NPM1*突变频率、AML微小免疫残留。患者第1个疗程诱导化疗后流式细胞术未查见髓系原始细胞表型，大剂量Ara-C巩固1个疗程后监测*NPM1*、*FLT3-ITD*突变均阴性。之后每疗程化疗前监测*FLT3-ITD*及

NPM1 突变均为阴性，未查见残留髓系原始细胞表型。末次化疗时间为 2019 年 6 月 12 日，之后进入随访阶段，结束化疗后 1 个月、3 个月及 6 个月复查骨髓细胞学均示 CR，*FLT3-ITD* 及 *NPM1* 突变阴性，MRD 监测未见异常髓系原始细胞表型（检测灵敏度 0.01%）。

患者患有 2 型糖尿病，血糖控制欠佳是侵袭性肺真菌病的易感因素，故需长期检测并很好地控制血糖。若是通过改变生活方式和使用口服降糖药仍然不能很好地控制住血糖，建议使用胰岛素。目前胰岛素不能口服，只能利用注射器或胰岛素笔等装置通过皮下注射。不同胰岛素制剂的起效时间和作用持续时间也不同。为了达到最好的血糖控制效果，有时也可能将多种胰岛素预混后进行注射。通常，胰岛素注射的频率为 1 ～ 4 次 / 天。

（三）案例处理体会

AML 评估要通过 MDT 协作组合作完成，建立合理的 AML 诊疗流程，有助于实现最佳、个体化的整合治疗。AML 精准诊断依赖于完整的 MICM 分型，预后分层评估应考虑各项不良预后因素。最终，根据患者的意愿、年龄、危险度分层及体能状态等制订整合治疗策略。本例患者为中年男性，体能状态好，遗传学危险度分层中危，不存在高白细胞，中枢神经系统白血病，治疗相关 AML、MDS/MPN 病史等高危因素。整合评估为预后中等组，诱导治疗采用标准剂量 Ara-C 联合蒽环类药物，缓解后结合患者意愿采用大剂量 Ara-C 巩固治疗 3 个周期，诊疗经过符合指南诊疗规范。

患者恶性血液病初次诱导缓解化疗过程中，粒细胞缺乏持续达 3 周以上，且有糖尿病病史，存在宿主因素，易继发真菌感染。患者入院时即存在肺炎，免疫功能低下，感染不易控制，长期应用广谱抗菌药物导致机体菌群失调，易发生条件致病菌感染。念珠菌为人体正常菌群之一，主要存在于口腔、黏膜、消化道、阴道及其他脏器中，正常情况下呈酵母细胞型，一般不致病。当机体免疫力低下及菌群失调时，念珠菌大量繁殖为菌丝型，侵犯组织，引起临床症状。G 试验和 GM 试验推荐为侵袭性肺真菌病早期诊断的重要筛选指标。高分辨率 CT 是目前侵袭性肺真菌病诊断的重要手段，有助于判断感染部位、感染类型、病灶数量和大小、局部浸润。此外，医院感染患者采集标本的正确时间和方法非常重要，是否能够成功培养出致病的病原微生物，是合理抗感染治疗的关键。本例患者血培养结果提示热带念珠菌，可据此诊断采取抗真菌治疗。

（纪春岩　魏　辉）

参考文献

Alfayez M, Borthakur G, 2018. Checkpoint inhibitors and acute myelogenous leukemia: promises and challenges. Expert Rev Hematol, 11(5): 373-389.

Arber DA, Orazi A, Hasserjian R, et al, 2016. The 2016 revision to the World Health Organization classification of myeloid neoplasms and acute leukemia. Blood, 127(20): 2391-2405.

Arcangeli S, Rotiroti M, Bardelli M, et al, 2017. Balance of anti-CD123 chimeric antigen receptor (CAR) binding affinity and density for the targeting of acute myeloid leukemia. Cytotherapy, 19(5): S8.

Chang YJ, Wang Y, Liu YR, et al, 2017. Haploidentical allograft is superior to matched sibling donor allograft in eradicating pre-transplantation minimal residual disease of AML patients as determined by multiparameter flow cytometry: a retrospective and prospective analysis. J Hematol Oncol, 10: 134.

Cheng Z, Wei RH, Ma QL, et al, 2018. In vivo expansion and antitumor activity of coinfused CD28-and 4-1BB-engineered CAR-T cells in patients with B cell leukemia. Mol Ther, 26(4): 976-985.

Cortes JE, Goldberg SL, Feldman EJ, et al, 2015. Phase II, multicenter, randomized trial of CPX-351 (cytarabine: daunorubicin) liposome injection versus intensive salvage therapy in adults with first relapse AML. Cancer, 121(2): 234-242.

Cortes JE, Heidel FH, Hellmann A, et al, 2019. Randomized comparison of low dose cytarabine with or without glasdegib in patients with newly diagnosed acute myeloid leukemia or high-risk myelodysplastic syndrome. Leukemia, 33(2): 379-389.

Cortes JE, Khaled S, Martinelli G, et al, 2019. Quizartinib versus salvage chemotherapy in relapsed or refractory FLT3-ITD acute myeloid leukaemia (QuANTUM-R): a multicentre, randomised, controlled, open-label, phase 3 trial. Lancet Oncol, 20(7): 984-997.

DiNardo CD, Pratz K, Pullarkat V, et al, 2019. Venetoclax combined with decitabine or azacitidine in treatment-naive, elderly patients with acute myeloid leukemia. Blood, 133(1): 7-17.

DiNardo CD, Stein EM, de Botton S, et al, 2018. Durable remissions with ivosidenib in IDH1-mutated relapsed or refractory AML. N Engl J Med,

378(25): 2386-2398.

Döhner H, Estey E, Grimwade D, et al, 2017. Diagnosis and management of AML in adults: 2017 ELN recommendations from an international expert panel. Blood, 129(4): 424-447.

Döhner H, Weisdorf DJ, Bloomfield C D, 2015. Acute myeloid leukemia. N Engl J Med, 373(12): 1136-1152.

Friberg G, Reese D, 2017. Blinatumomab (Blincyto): lessons learned from the bispecific T-cell engager (BiTE) in acute lymphocytic leukemia (ALL). Ann Oncol, 28(8): 2009-2012.

Fry TJ, Shah NN, Orentas RJ, et al, 2018. CD22- targeted CAR T cells induce remission in B-ALL that is naive or resistant to CD19-targeted CAR immunotherapy. Nat Med, 24(1): 20-28.

Giotopoulos G, Huntly BJP, 2018. Intratumoral heterogeneity: tools to understand and exploit clone wars in AML. Cancer Cell, 34(4): 533-535.

Godwin CD, Gale RP, Walter RB. 2017. Gemtuzumab ozogamicin in acute myeloid leukemia. Leukemia, 31(9): 1855-1868.

Gordon MJ, Tardi P, Loriaux MM, et al, 2017. CPX-351 exhibits potent and direct ex vivo cytotoxicity against AML blasts with enhanced efficacy for cells harboring the FLT3-ITD mutation. Leuk Res, 53: 39-49.

Huls G, 2015. Azacitidine in AML: a treatment option?. Blood, 126(3): 283-284.

Kim MY, Yu KR, Kenderian SS, et al, 2018. Genetic inactivation of CD33 in hematopoietic stem cells to enable CAR T cell immunotherapy for acute myeloid leukemia. Cell, 173(6): 1439-1453.e19.

Lancet JE, Uy GL, Cortes JE, et al, 2018. CPX-351 (cytarabine and daunorubicin) liposome for injection versus conventional cytarabine plus daunorubicin in older patients with newly diagnosed secondary acute myeloid leukemia. J Clin Oncol, 36(26): 2684-2692.

Leonard JP, Martin P, Roboz GJ, 2017. Practical implications of the 2016 revision of the world health organization classification of lymphoid and myeloid neoplasms and acute leukemia. J Clin Oncol, 35(23): 2708-2715.

Palmieri R, Paterno G,De Bellis E, et al, 2020. Therapeutic choice in older patients with acute myeloid leukemia: a matter of fitness. Cancers (Basel), 12(1): 121.

Perl AE, Altman JK, Cortes J, et al, 2017. Selective inhibition of FLT3 by gilteritinib in relapsed or refractory acute myeloid leukaemia: a multicentre, first-in-human, open-label, phase 1-2 study. Lancet Oncol, 18(8): 1061-1075.

Petrov JC, Wada M, Pinz KG, et al, 2018. Compound CAR T-cells as a double-pronged approach for treating acute myeloid leukemia. Leukemia, 32(6): 1317-1326.

Schuurhuis GJ, Heuser M, Freeman S, et al, 2018. Minimal/measurable residual disease in AML: a consensus document from the European LeukemiaNet MRD Working Party. Blood, 131(12): 1275-1291.

Siegel RL, Miller KD, Jemal A, 2019. Cancer statistics, 2019. CA: A Cancer J Clin, 69(1): 7-34.

Stein EM, DiNardo CD, Pollyea DA, et al, 2017. Enasidenib in mutant IDH2 relapsed or refractory acute myeloid leukemia. Blood, 130 (6): 722-731.

Stein EM, Walter RB, Erba HP, et al, 2018. A phase 1 trial of vadastuximab talirine as monotherapy in patients with CD33-positive acute myeloid leukemia. Blood, 131(4): 387-396.

Stone RM, Mandrekar SJ, Sanford BL, et al, 2017. Midostaurin plus chemotherapy for acute myeloid leukemia with a FLT3 mutation. N Engl J Med, 377(5): 454-464.

Tallman MS, Wang ES, Altman JK, et al, 2019. Acute myeloid leukemia, version 3.2019, NCCN clinical practice guidelines in oncology. J Natl Compr Canc Netw, 17(6): 721-749.

Wang Y, Liu FR, Wang QT, et al, 2017. A novel immunoliposome mediated by CD123 antibody targeting to acute myeloid leukemia cells. Int J Pharm, 529(1/2): 531-542.

第二节　急性早幼粒细胞白血病

• 发病情况及诊治研究现状概述

急性早幼粒细胞白血病（acute promyelocytic leukemia，APL）是急性髓系白血病（acute myeloid leukemia，AML）中一种特殊的亚型，在同期初发AML中占10%～15%，发病率为0.23/10万。形态学上属于AML FAB分型中的M3型；细胞遗传学上，APL大多以15号和17号染色体平衡易位形成的PML-RARα融合基因为特征。相较其他AML，APL多发于中青年人,在中国,平均发病年龄为44岁。

20世纪70年代，中国对于APL的治疗主要限于化学治疗，完全缓解（complete remission，CR）率为30%～40%，5年总体生存（overall survival，OS）率为10%～15%，同时期，西方国家选择以蒽环类药物和阿糖胞苷为主的化疗为APL的一线方案，CR率和5年OS率分别为55%～80%和35%～45%。1985年，上海血液学研究所王振义首次使用全反式维A酸（all-trans retinoic acid，ATRA）成功救治了一例传统治疗失败的患儿，并发现ATRA作用于PML-RARα融合基因的RARα部分，诱导APL细胞分化。在随后的基础研究中，上海血液学研究所陈竺院士等成功探索到砷剂可靶向于融合基因的PML部分。二者共同作用于PML-RARα融合基因，干扰其功能，在诱导APL细胞的分化、凋亡和降解PML/RARα蛋白方面存在协同作用，2001年起，上海瑞金医院ATRA与三氧化二砷（arsenic trioxide，ATO）为基础的治疗方案，取得了非常好的疗效，其临床试验中CR率达到94.1%，5年OS率为91.7%，成为APL治疗的一线方案，国内称为“上海方案”。国际多个血液学研究组也证实和肯定了ATRA与ATO联合治疗APL的疗效，使APL从高度致命的疾病转变成第一种能够治愈的急性白血病。通过对初治患者外周血白细胞和血小板计数进行预后分层，再针对性进行分层治疗是当前APL治疗的基本理念。这种根据血常规区分低、中、高危患者的方法，简单易行，为个体化治疗理念下的治疗方案选择及辅助治疗提供了极大便利。而规律的微小残留病（minimal residual disease，MRD）检测，亦是及早发现复发信号的有效手段。然而远期复发和早期死亡仍是APL治疗方面的遗留难题。随着精准医疗时代的到来，更多的生物标志物被发现，以此建立新的危险度分层及优化精准治疗，将会为新的整合治疗方案提供帮助。

• 相关诊疗规范、指南和共识

- 中国急性早幼粒细胞白血病诊疗指南（2018年版），中华医学会血液学分会 中国医师协会血液科医师分会
- 欧洲白血病网（ELN）急性早幼粒细胞白血病诊疗指南（2019版），欧洲白血病网专家小组
- 美国国家综合癌症网络（NCCN）急性髓系白血病诊疗指南（2020版）

【全面检查】

（一）病史特点及体检发现

APL患者的中位发病年龄相较于其他类型的AML患者更年轻，未成年患者发病比例高于AML，各年龄段中APL发病率较一致，不随年龄增长而上升。APL发病原因不详，某些与从事密切接触有害化学物质的职业相关，或有明确的毒物、放射线接触史。某些可有既往肿瘤史及放化疗治疗史，部分患者有特定疾病（如银屑病）及其药物（乙双吗啉等）治疗史。

APL临床表现为不明原因的出血、发热、贫血和感染。与其他AML不同的是，APL具有更为明显的出血症状，也是其主要特点，包括鼻出血，皮肤瘀点瘀斑，牙龈出血，月经过多，泌尿道、呼吸道、消化道出血，甚至颅内出血。红细胞和血红蛋白减少，患者可有乏力、食欲缺乏、头晕、心悸、胸闷、耳鸣等症状，严重者出现心功能不全。白细胞减少则易出现感染和发热。白血病本身可有肿瘤热，但患者出现高热时往往提示有继发感染，感染的部位常见于口腔、上呼吸道及肺部、皮肤、肛周，严重者可出现败血症、感染性休克。另外，高白细胞患者可有白细胞淤滞综合征，如细胞栓塞引起的头晕、头痛、腹痛、呼吸困难、意识障碍等，以及肿瘤溶解综合征，如水肿、急性肾功能不全等。

极少数患者起病时伴有髓外浸润，可出现粒细胞肉瘤引起的骨膜或皮下结节、骨关节疼痛等，甚至出现中枢神经系统浸润而引起颅内高压等症状，轻者表现为头痛、头晕，重者表现为呕吐、颈项强直，甚至抽搐、昏迷，需与颅内出血相鉴别。

（二）实验室检查

1. 初筛检查　主要包括血常规（包括外周血涂片）、凝血功能检查和其他血液检查。

（1）血常规：APL患者外周血白细胞（white blood cell，WBC）常为（3～15）$\times 10^9$/L，大多数低于5×10^9/L，可伴红细胞和（或）血小板（platelet，PLT）降低。WBC＞10×10^9/L称为高白细胞血症，占20%～25%，此类患者可有白细胞淤滞、血管栓塞和重要脏器出血等风险，早期死亡率高，治疗风险大，预后差。部分患者可表现为全血细胞减少。外周血涂片分类中常见异常早幼粒细胞，但部分病例（尤其是低白细胞患者）可缺如。

（2）凝血功能检查：APL细胞溶解所释放的促凝物质可诱发凝血功能异常，表现为弥散性血管内凝血（disseminated intravascular coagulation，DIC）或原发性纤维蛋白溶解亢进。DIC时3P试验、纤维蛋白降解产物（fibrin degradation products，FDP）和D-二聚体阳性，纤维蛋白原（fibrinogen，Fg）因消耗而降低，但纤维蛋白原降解产物（fibrinogen degradation products， FgDP）为阴性。当出现原发性纤溶亢进时，3P、FDP、D-二聚体均为阴性，但FgDP为阳性，伴随Fg降低。

若外周血可见异常早幼粒细胞，结合临床症状、血常规和凝血指标，即可初步诊断APL。即使外周血未见或不能明确为早幼粒细胞（如与M2难以区分），如有明显出血倾向及典型的急性白血病之血象，伴随Fg＜1.5g/L或进行性下降，仍需高度怀疑为APL。然而APL的确诊尚需骨髓穿刺检查。

（3）其他血液检查：包括血型、生化、输血前相关传染性病原学检查等。

2. 确诊检查　APL的确诊需要通过骨髓穿刺术，取骨髓样本进行细胞形态学和组织化学、免疫学、细胞遗传学和分子生物学（即MICM）的检查，这使诊断更为科学、有效和客观，不仅极大提高了诊断准确性，还有助于指导治疗、判断预后、监测MRD。

（1）细胞形态学和组织化学：骨髓涂片是诊断急性白血病必不可少的检查。迅速便捷，可以确诊85%～90%的APL。由于各型急性白血病的原始、幼稚细胞有时根据形态学尚难以鉴别，因此需同时做细胞化学染色。

APL骨髓象中以颗粒增多的异常早幼粒细胞增生为主，占有核细胞的30%～90%。其他形态大小不一，胞核呈类圆形、肾形或双叶形，可见凹陷、折叠，染色质粗细不等，核仁显隐不一。胞质丰富，按胞质中所含颗粒的大小，又可分为 M3a（粗颗粒型）和 M3b（细颗粒型）。M3a 型胞质中深紫红色嗜苯胺蓝颗粒粗大、密集或融合，常遮盖胞核，致使核形及核仁不清；M3b 型胞质中嗜苯胺蓝颗粒密集而细小。部分异常早幼粒细胞胞质可呈蓝色，无颗粒，呈伪足状凸起，形成"内、外质"。胞质中常有 Auer 小体，数量多时交叉排列，形似柴捆，称为柴捆状细胞，是 APL 细胞形态特征之一。少数变异型 APL，其早幼粒细胞胞质中颗粒微小，光镜下有时不易见到，核形常呈双叶形，易与幼稚的单核细胞相混淆，需借助于化学染色来鉴别。

异常早幼粒细胞过氧化物酶（peroxidase，POX）和苏丹黑（Sudan black B，SBB）染色均呈强阳性或阳性反应，非特异性酯酶（non-specific esterase，NSE）染色为阳性，但不能被氟化钠抑制，此为与单核细胞白血病的鉴别要点之一。中性粒细胞碱性磷酸酶（neutrophil alkaline phosphatase，NAP）积分明显降低。

（2）免疫表型：利用多参数流式细胞仪对细胞表面抗原进行检测。

APL 细胞的典型表型为：强表达 CD33，异质性表达 CD13；绝大部分病例表达 CD117；不表达或弱表达 CD34、HLA-DR、CD11a、CD11b 和 CD18；粒细胞分化抗原 CD15 和 CD65 通常阴性；CD64 弱表达较常见。细颗粒型多见于 Bcr3 型 PML-RARα，常表达 CD34、CD2，有时也表达 CD11c。10% 的患者表达 CD56，提示预后较差。在 ATRA 诱导治疗过程中，流式细胞技术还可以捕捉表达逐渐增强的 CD45RO 和 CD11b。这是粒细胞分化成熟的标志，但它对各 AML 亚型的鉴别仍有局限性，目前只有 M0、M6、M7 可通过表型确诊。对 APL 而言，免疫表型分析虽只能作为辅助确诊手段，但有助于从造血干细胞克隆进化过程中分化抗原表达的角度来认识异常早幼粒细胞的克隆源性及分化阶段。

需要说明的是，虽然流式细胞术在 AML 的 MRD 监测中发挥重要作用，但对于 APL 的 MRD 敏感性显著小于定量聚合酶链反应（polymerase chain reaction，PCR）（详见后文），因此不建议单纯采用流式细胞术对 APL 进行 MRD 监测。

（3）细胞遗传学：目前检查技术主要有染色体核型分析、荧光原位杂交（fluorescence in situ hybridization，FISH），常规细胞遗传学分析是先进行染色体制备，再参照《人类细胞遗传学国际命名体制（ISCN）1985》进行分析及描述照相。但其相对敏感性仅 1%，且难以发现小于 5MB 的染色 DNA 结构和数目的畸变。FISH 具有直观、准确且不受染色体质量影响的优点。缺点是灵敏度较低，实用性有待优化。

典型的 APL 表现为平衡易位 t（15;17）（q22;q21）。5% 的患者具有不典型易位，如 t（11;17）、t（5;17）、17q21 等。5% 的 APL 患者核型正常。

常规染色体检测还可发现其他附加染色体异常，三体 8（+8）最为常见，其次为 ider（17q），其他如 del（9q）、del（7q）、del（17p）等相对少见。

（4）分子生物学：分子生物学检查技术主要为实时定量 PCR（real-time quantitative PCR，RQ-PCR）。目前应用最广泛的是 TaqMan 技术，可通过标准曲线对未知模板进行定量分析。主要关注如下基因变化。

1）PML-RARα 融合基因：98% 以上的 APL 患者存在着 PML-RARα 融合基因。位于 15 号染色体上的早幼粒细胞白血病基因（promyelocytic leukemia，*PML*）和 17 号染色体上的维 A 酸受体基因 α（retinoic acid receptor α，*RARα*）发生基因重排，形成 PML-RARα 融合基因，导致 APL 的发生。根据 *PML* 的不同断裂点分为三种不同的融合转录本：L 型、S 型和 V 型。前两者 ATRA 治疗反应好，但有研究表明 S 型的白细胞总数明显高于 L 型，且早期较易发生 DIC 和（或）颅内出血，无病生存（disease-free survival，DFS）率低，可作为独立的预后危险因素。而 V 型对 ATRA 敏感性差，常伴其他细胞遗传学异常，预后最差。

检测 PML-RARα 融合基因是诊断 APL 的特异、敏感的方法之一，也是治疗方案选择、疗效及预后分析和复发监测最可靠的指标。RQ-PCR 的检出率可达 99%，1% 的 APL 患者可出现假阴性。

2）其他类型融合基因：另有 2% 不到的

APL 患者具有 PLZF- RARα、NuMA- RARα、*NPM-RARα*、*STAT5b- RARα*、*FLP1L1- RARα*、*PRKAR1A-RARα*、*BCOR-RARα* 等分子生物学改变。变异型融合基因对 ATRA 和（或）传统化疗耐药，临床预后凶险。

3）基因突变：*FLT3* 基因在部分 APL 患者中可伴有内部串联重复（ITD）或第二酪氨酸激酶结构域（TKD）点突变，发生率为 30% 左右。目前研究认为，FLT3-ITD 的存在与初治白细胞高，细颗粒型细胞及短型融合基因相关。但其与 APL 预后的相关性仍有争议，尤其是砷剂的普遍应用，或可弥补原本 FLT3-ITD 的不良预后。

与 *FLT3* 相比，在非 APL 的 AML 中常见的突变，如 *NPM1*、*KIT*、*CEBPA*、*NRAS/KRAS*、*TET2*、*RUNX2*、*TP53*、*DNMT3A*、*IDH1/IDH2*、*WT1*、*PTPN11*、*JAK1/JAK2* 等，在 APL 中发生率很低，除少数基因正在探讨中外，尚无有力证据提示与预后明显相关。

细胞遗传学和分子生物学相互补充，成为确诊 APL 必不可少的条件之一，尤其是很多形态学并不完全符合 M3 的 APL 患者，均通过染色体和基因检查得到了确诊。

（三）影像学检查及其他检查

APL 患者出血风险极大，入院后所需检查首选床旁进行。怀疑存在心脏基础疾病时可行心电图和超声心动图，评估患者胸部病变则建议行床旁胸片。B 超或 CT 检查仅限于必要时。当存在髓外病变如髓外肉瘤时，PET/CT、CT 及 B 超可协助髓外病变的诊断。

（四）病理学检查

与实体肿瘤不同的是，APL 骨髓活检较骨髓液 MICM 检查并未发挥更多的诊断价值，并且，临床疑似 APL 的患者，凝血功能较差，应避免骨髓活检造成的医源性出血。当然，极少部分患者会存在髓外浸润情况，甚至有些髓外复发的 APL 患者，其血常规及 DIC 无特征性提示，无骨髓象的改变，此时在明确出血风险较小的情况下，可行髓外病灶的活检协助明确病理诊断。

要点小结

- APL 的临床表现相较其他类型的急性白血病而言，出血倾向更为明显，该特征与 DIC 及纤溶亢进相关。
- 检验诊断是白血病诊断中最为重要的一部分，可反映其最本质的生物学特点。它为血液病的诊断、分型与治疗方案的选择提供强有力的依据，其中筛查检验主要包括血常规和凝血指标，确诊检验包括骨髓 MICM 分型，其中，以骨髓细胞形态学、分子生物学、细胞遗传学最为重要，这也成为多年来白血病机制研究的核心环节。

【整合评估】

（一）评估主体

APL 评估相关的 MDT 团队学科组成包括血液内科、检验科、神经内科、心内科、消化科、呼吸科、感染科、肾内科、眼科、影像科、临床输血科、核医学科、放疗科、外科、超声介入科。诊断科室包括检验诊断学中骨髓细胞学、流式细胞学、细胞遗传学及分子生物学亚专科，有时包括病理科，也包括营养学科、护理学科及临床心理学科。

人员组成：血液科医师 2 名，检验科医师 2 名，神经内科、心内科、消化科、呼吸科、感染科、肾内科、眼科、临床输血科医师各 1 名。髓外病变存在时，根据具体病变部位需要影像科、核医学科、放疗科、超声介入科或外科医师各 1 名，病理科医师 1 名。

（二）分层评估

APL 在国际上目前统一采用的是 Sanz 分层评估标准，是由西班牙血液学家 Sanz 在 2000 年提出的，其基于 ATRA 联合化疗作为一线治疗模式下，采用初治患者的 WBC 和 PLT 计数进行的预后危险分层，低危：WBC $\leqslant 10\times10^9$/L，PLT $> 40\times10^9$/L；中危：WBC $\leqslant 10\times10^9$/L，PLT $\leqslant 40\times10^9$/L；高危：WBC $> 10\times10^9$/L。高危患者的早期死亡

（early death，ED）和复发风险均明显高于低中危患者，故临床医生会根据不同的预后分层拟定相应治疗方案，避免早期死亡的发生。

早期死亡即治疗开始 30 天内死亡。目前研究表明，初发时高白细胞计数（即 Sanz 分层高危组）是早期死亡的独立危险因素，但仍不能很好地预测早期死亡的发生，文献报道的其他常见危险因素包括以下几个层面：临床指标、免疫表型、细胞遗传学和分子生物学。临床研究认为血小板及纤维蛋白原减少，外周血原始细胞比例增高，ECOG 评分较高，凝血时间延长，肌酐和乳酸脱氢酶增高是早期死亡的危险因素。而表达 CD2、CD34、CD56，PML-RARα 融合基因 bcr3 型，FLT3-ITD 及某些表观修饰基因的改变与初诊高白细胞计数可能存在一定的相关性，亦同早期死亡关系密切，并且可能会影响 ATRA 对异常早幼粒细胞的分化作用，但上述研究并没有得到国际上大规模临床试验的一致认可，仍有待大样本验证（图 11-2-1）。

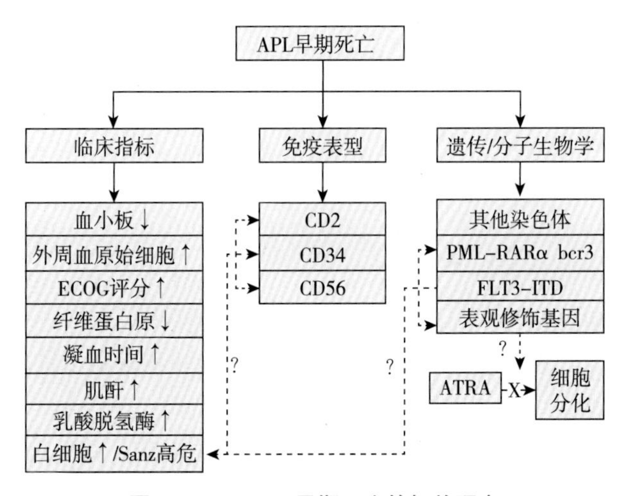

图 11-2-1 APL 早期死亡的相关研究

-X→表示上述遗传 / 分子学特征可能会影响 ATRA 对异常早幼粒细胞的分化作用；？表示这些指标与初诊高的细胞计数可能存在一定相关性，但还需要大规模临床研究来验证

（三）系统评估

1. 血液系统评估　每日查血常规、凝血指标。通过患者症状、化验结果，评估出血、DIC 及血栓栓塞风险。必要时行 B 超、CT 等评估内脏出血或血栓情况。患者绝对卧床，避免情绪激动、用力排便。

2. 感染及呼吸系统评估　注意体温、热型、血常规、C 反应蛋白、降钙素原，必要时行病原学检查，包括体液培养及药物敏感性试验、DNA/RNA 定量检测等。治疗过程中如有较长时间的骨髓抑制和广谱抗生素使用，需注意防治耐药菌及真菌感染。呼吸道及肺部是 APL 常见的感染部位，胸部 CT 可协助明确感染情况。存在胸腔积液的患者，因血小板及纤维蛋白原较低，应尽量采取对症治疗和严密观察，避免置管。

3. 心脏评估　治疗前完善心电图检查，有条件者完善心脏超声检查，老年患者可持续监测脑钠肽水平。如心电图 QTc 间期明显延长（大于 450ms），则减量或暂时避免使用砷剂，并关注电解质，纠正低钾低镁等电解质紊乱。心功能不全或心律失常的患者，应减少或避免使用蒽环类细胞毒药物。

4. 消化及泌尿系统评估　完善肝肾功能检查，肝酶升高者慎用砷剂，或在保肝治疗肝功能恢复后使用。高白细胞血症或大量血尿者可出现急性肾功能不全，少尿、无尿及肌酐进行性升高的患者，需充分评估血液透析获益和出血风险之间的平衡，尽量非手术治疗。

5. 神经系统评估　患者出现头痛、剧烈呕吐、视物模糊、口角歪斜、饮水呛咳、声音嘶哑、口齿不清、偏瘫，甚至癫痫发作时，应行神经系统检查。若考虑脑出血及蛛网膜下腔出血的可能，须在告知患者及其家属外出检查风险并取得其同意的前提下查头颅 CT，明确颅内病变情况。

（四）精确诊断

目前诊断多采用 2016 年 WHO AML 分型标准，将原始 + 异常早幼粒细胞 ≥ 20% 作为 APL 的细胞形态学诊断标准，同时注意 MICM 分型。对于 APL 而言，即使原始 + 异常早幼粒细胞未达 20%，但如有 APL 的重现性细胞遗传学或分子生物学异常，仍可诊断为 APL。

1. t（15;17）APL 的诊断标准　PML-RARα 融合基因阳性或染色体 /FISH 证实 t（15;17）时可确诊。

2. 变异型 APL 的诊断标准　具有 APL 的临床特征、细胞形态学表现，细胞遗传学或分子生物学检测发现 t（11;17）（11q23;q12）/PLZF-RARα、t（5;17）（5q35;q12）/NPM- RARα、t（11;17）（q13;q21）/NuMA- RARα、der（17）/STAT5b-

RARα、t（17;17）（q24;q12）/PRKAR1A-RARα、t(4;17)(q12;q21)/FIP1L1-RARα、t(X;17)（p11;q21）/BCOR-RARα、t（2;17）（q32;q21）/OBFC2A-RARα、t（3;17）（q26;q21）/TBLR1-RARα、t（7;17）（q11;q21）/GTF2I-RARα、t（1;17）（q42;q21）/IRF2BP2- RARα、t（17;17）（17q21;q12）/STAT3- RARαt（1;17）（q42;q21）/FNDC3B-RARα。

要点小结

- 诊断标准：具有典型 APL 形态学表现，细胞遗传学检查 t（15;17）和（或）分子生物学检查 PML-RARα 阳性者，可诊断为典型 APL。
- APL 治疗的多学科评估中，须兼顾感染、呼吸、循环、消化、泌尿、神经系统的多学科整合评估，实现个体化的整合治疗。

【整合决策】

以 ATRA 和 ATO 为主的联合治疗是 APL 治疗的主要手段，也是肿瘤学历史上靶向治疗和诱导分化治疗取得成功的经典案例。临床高度疑似 APL 时，即应给予 ATRA 口服，降低患者出血风险和早期死亡率。APL 的治疗分为诱导、巩固和维持治疗三个阶段。

（一）诱导治疗

1. 低 / 中危组（诱导前外周血 WBC ≤ 10×10^9/L）治疗方案　① ATRA+ATO 或口服砷剂（首选）。② ATRA+ATO 或口服砷剂 + 蒽环类或蒽醌类药物。③ ATRA+ 柔红霉素（daunorubicin，DNR）或去甲氧柔红霉素（idarubicin，IDA）（砷剂不耐受或无砷剂药品时）。

选择以 ATRA+ATO 为基础的去化疗方案时，需密切监测患者白细胞计数。治疗前 WBC（4 ～ 10）$\times10^9$/L，给予羟基脲 1.0 g，每日 3 次，口服，应用天数按白细胞计数而定；治疗前 WBC ＜ 4×10^9/L，待治疗中 WBC ＞ 4×10^9/L 时加羟基脲 1.0 g，每日 3 次，口服，应用天数按白细胞计数而定；治疗中 WBC ＞ 10×10^9/L 时，酌情加用蒽环类药物或 Ara-C。

2. 高危组（诱导前外周血 WBC ＞ 10×10^9/L）治疗方案　ATRA+ATO 或口服砷剂 + 蒽环类药物。ATRA+ 蒽环类药物 ± Ara-C（砷剂不耐受或无砷剂药品时）。

剂量：ATRA 25mg/（m^2·d）口服至血液学 CR；ATO 0.16mg/（kg·d）静脉滴注或口服砷剂 60mg/（kg·d）至 CR；总计约 1 个月；DNR 45mg/（m^2·d）静脉注射，第 1 ～ 3 天（或第 2 天、第 4 天、第 6 天 ± 第 8 天）；IDA 8mg/（m^2·d）静脉注射，第 1 ～ 3 天（或第 2 天、第 4 天、第 6 天 ± 第 8 天）；Ara-C 150mg/（m^2·d）静脉注射，第 1 ～ 7 天。

诱导阶段评估：诱导治疗后较早行骨髓评价不一定能反映实际情况，一般在第 4 ～ 6 周、血细胞恢复后进行骨髓评价。此时细胞遗传学一般正常，分子学反应在巩固 2 个疗程后判断。

（二）缓解后巩固治疗

1. ATRA+ 砷剂达到 CR 者，一般仍继续采用 ATRA+ 砷剂为主的巩固治疗。

（1）低 / 中危组：ATRA+ATO 或口服砷剂 ×14 天，共巩固治疗 4 ～ 6 个疗程。

（2）高危组：ATRA+ATO 或口服砷剂 ×14 天 + 蒽环类药物 ×3 天，共巩固治疗 3 个疗程。

2.ATRA + 化疗达到 CR 者，一般为砷剂不耐受或无砷剂药品，巩固治疗中继续采用化疗为主的方案，低中危组 2 ～ 3 个疗程，高危组 3 个疗程，可选方案包括：

（1）HA 方案：高三尖杉酯碱 2mg/（m^2·d），第 1 ～ 7 天；Ara-C 100mg/（m^2·d），第 1 ～ 5 天。

（2）MA 方案：米托蒽醌 6 ～ 8mg/（m^2·d），第 1 ～ 3 天；Ara-C 100mg/（m^2·d），第 1 ～ 5 天。

（3）DA 方案：DNR 40mg/（m^2·d），第 1 ～ 3 天；Ara-C 100mg/（m^2·d），第 1 ～ 5 天。

（4）IA 方案：IDA 8mg/（m^2·d），第 1 ～ 3 天；Ara-C 100mg/（m^2·d），第 1 ～ 5 天。

巩固治疗结束后进行骨髓融合基因的定性或定量 PCR 检测。阴性者即达到分子学缓解进入维持治疗；阳性者 4 周内复查，复查阴性者进入维持治疗；复查阳性者按复发处理或进入临床试验。

（三）维持治疗

1. 含砷剂的诱导治疗者，一般采用 ATRA+ 砷剂的维持治疗，每 3 个月为 1 个周期：ATRA 25mg/（m^2・d）× 14 天，间歇 14 天（第 1 个月）；ATO 0.16mg/（kg・d）× 14 天或口服砷剂 60mg/（kg・d）× 14 天，间歇 14 天后同等剂量 × 14 天（第 2 ～ 3 个月）。低 / 中危组完成 3 个循环周期（为期 9 个月），高危组完成 5 个循环周期（为期 15 个月）。如巩固治疗中未使用含砷剂的方案，可增加维持治疗至 8 个周期（为期 2 年）。

2. 如患者对砷剂不耐受或无砷剂药品时，采用 ATRA+ 小剂量化疗的维持治疗，每 3 个月为 1 个周期：ATRA 25mg/（m^2・d），第 1 ～ 14 天；6- 巯基嘌呤 50 ～ 90mg/（m^2・d），第 15 ～ 90 天；甲氨蝶呤 5 ～ 15mg/m^2，每周 1 次，共 11 次。共 8 个周期，维持治疗期总计约 2 年余。

维持治疗期间每月复查血细胞计数及分类，确定为血常规异常后立即行骨髓穿刺检查。建议用定量 PCR 监测 PML-RARAα 转录水平。每 2 ～ 3 个月进行一次分子层面反应评估，持续监测 2 年。融合基因持续阴性者继续维持治疗，阳性者 4 周内复查。复查阴性者继续维持治疗，阳性者按复发处理。

（四）支持和其他治疗

凝血功能障碍和出血症状严重者的支持治疗如下：输注单采血小板以维持 PLT ≥（30 ～ 50）× 10^9 /L；输注冷沉淀、纤维蛋白原、凝血酶原复合物和冷冻血浆以维持 Fg ＞ 1.5mg/L 及凝血酶原时间（prothrombin time，PT）值和活化部分凝血活酶时间（activated partial thromboplastin time，APTT）值接近正常。每日监测 DIC 相关指标直至凝血功能正常。如有纤溶异常，应快速给予 ATRA。器官大出血可给予重组人凝血因子Ⅶ a。对高白细胞的患者，不推荐行白细胞分离术，可给予水化及化疗药物。

治疗中须注意避免分化综合征（differentiation syndrome，DS），其临床表现为不明原因发热、呼吸困难、胸腔或心包积液、肺部浸润、肾衰竭、低血压、体重增加大于 5 kg，符合 2 ～ 3 个者属于轻度分化综合征，符合 4 个或更多个者属于重度分化综合征，多发生于初诊或复发患者。WBC ＞ 10 × 10^9/L 并持续增长者，应考虑减量或停用 ATRA 或砷剂，并密切关注体液容量负荷和肺功能状态，尽早使用地塞米松（10mg，静脉注射，每日 2 次）直至低氧血症解除。

砷剂不良反应监测：心电图评估有无 QTc 间期延长，外周血的肝肾功能相关检查；同时要注意口服砷剂患者的消化道反应。

APL 诱导治疗期间不主张应用 G-CSF 检测手段。对于有高凝及血栓形成的患者可应用抗凝药物进行治疗。治疗中应注意肺功能及肝肾功能损害。

要点小结

- 以 ATRA 和 ATO 靶向治疗为主、加或不加化疗的整合治疗是目前 APL 治疗的主要手段。
- 治疗分诱导、巩固、维持三个阶段，每个阶段骨髓评价达到血液学或分子学缓解后进入下一个治疗阶段。维持治疗期间应每 2 ～ 3 个月进行一次分子层面反应评估，持续监测 2 年。有序规范的治疗，严密的监测，是达到尽快缓解，预防复发的有力保障。

【康复随访及复发预防】

（一）总体目标

定期监测根治效果，尽早发现疾病复发或第二肿瘤的发生，为治疗赢得契机和时间，也是提高总体生存率的重要手段。随访应以标准化、个体化为基本原则，为患者制订个体化、人性化的随访 / 监测方案。

（二）整合管理

为患者建立完善的病史档案；建立广泛的 APL 规范化治疗医疗联合体，信息共享，为患者的规范随访提供可行条件。加强多学科合作，整合现有医疗资源，为患者提供个体化治疗方案。对患者及其家人进行健康教育，努力实现多方配合下的规范化整合治疗。

（三）严密随访

随访的最大目的是监测复发。目前研究报道较多的复发相关危险因素包括：①发病年龄 60 岁以上；②高白细胞和低血小板；③变异型 APL；④表达 CD56、CD34、HLA-DR、CD2 等；⑤染色体变异易位，附加染色体异常；⑥ PML-RARα 的融合方式，PLZF-RARα 等其他融合基因，*FLT3-ITD*、*WT1*、*NRAS*、*KRAS* 等基因突变；⑦分子学缓解的持续时间、*PML-RARα* 持续阳性或由阴转阳。近期结果提示，若 *WT1* 基因在巩固治疗完成之后或维持治疗初期仍然高表达，则提示复发风险提高。

目前认为复发的主要根源是患者体内（包括髓内或髓外）仍存在常规检测手段不能检测或辨别的白血病细胞，即 MRD。监测 MRD 是彻底治愈白血病的关键，也是决定缓解后治疗何时终止的主要依据。而区分正常造血细胞，检出混杂其中的残留白血病细胞，是 MRD 检测的主要目标，检测方法主要为 RQ-PCR。

患者治疗结束后建议进行至少为期 2 年的 MRD 监测，第 1 年建议每 3 个月一次，第 2 年建议每 6 个月一次。

（四）复发患者的治疗

首次明确血液学或分子学复发的患者，采用 ATO ± ATRA ± 蒽环类化疗进行再次诱导治疗，二次诱导治疗时可考虑尽量选用先前未使用过的药物。诱导缓解后必须进行鞘内注射，以预防中枢神经系统白血病。达再次缓解（细胞形态学）者进行 PML-RARα 融合基因检测，阴性者行 auto-HSCT 或 ATO 巩固治疗（不适合移植者）6 个疗程，阳性者和再诱导未缓解者进入临床研究或行 allo-HSCT。2018 年 Gill H 等经过为期 15 年的对 APL 复发患者的随访研究发现，以包含砷剂的方案进行初发治疗的复发患者，再次给予砷剂治疗仍然有效。并且，最新研究表明，硼替佐米作为 ATRA 相关方案治疗前的辅助治疗，可以显著提高 APL 复发患者的总体生存率，并且在一定程度上有望替代自体移植治疗。相信有更多的新型治疗方案将被采用。

少数 APL 患者会有中枢复发。2018 年 APL 中国诊疗指南建议：低中危 APL 患者，ATRA 联合砷剂作为一线治疗方案的，建议进行预防性鞘内治疗；高危 APL 或复发患者，因发生中枢复发的风险增加，应进行至少 2 ～ 6 次预防性鞘内治疗。对于已诊断的患者，按照中枢神经系统白血病常规鞘内方案执行。高危患者在诱导缓解后需考虑鞘内注射化疗：甲氨蝶呤 10mg，Ara-C 50mg，地塞米松 5mg。

极少数 APL 患者会出现中枢之外的髓外复发，形成粒细胞肉瘤，可伴或不伴骨髓象复发。粒细胞肉瘤的诊断需结合临床症状、体征、影像学或核医学检查，对病灶行粗针穿刺或活检，完善病理检查方可明确。治疗方案基本同血液学 / 分子学复发患者，病灶局部缩小不明显者可考虑放疗，诱导缓解者也须进行预防性鞘内治疗。CR 者行自体造血干细胞移植或 ATO 巩固治疗（不适合移植者）6 个疗程，未达 CR 者进入临床研究或行 allo-HSCT。

要点小结

- 随访目标是定期监测根治效果，尽早发现疾病复发或第二肿瘤的发生。用 RQ-PCR 等技术定期监测 MRD 非常重要，后者往往是复发的第一信号。该方法为新一轮治疗方案的尽早实施，以及靶向药物的提早筛选提供可能。
- 复发患者的诱导治疗后，融合基因阴性者行 auto-HSCT 或 ATO 巩固治疗（不适合移植者），融合基因阳性者进入临床研究或行 allo-HSCT。

过去 20 年中，细胞遗传学和分子生物学技术的快速发展为 APL 的诊断提供了便利，同时基础与临床研究成果的转化和整合、相互反馈，使 ATRA 和 ATO 两个靶向药物能够极大地改善 APL 患者的预后。国际研究小组之间的合作及多学科的共同发展进一步完善了诊疗策略，APL 已从最为凶险的白血病变成可治愈的白血病，其规范化诊疗也为其他血液肿瘤甚至实体肿瘤的治疗起到了模范和启发的作用。

APL 早期拟诊和及时干预非常重要。为了在获得更好疗效的同时减少药物毒副作用，提高患者生活质量，以危险分层为基础的 APL 优化治疗已日益受到关注，尤其是在增加 ATO、减少甚至去除化疗等方面。目前在低中危患者中，ATRA+ATO 的去化疗方案已成为首选方案，高危患者中 ATO 的应用也可减少细胞毒药物带来的血液学不良反应。将化疗药物用量最小化，探讨口服砷剂的家庭治疗模式，寻求 APL 最佳治疗方案将成为未来发展的目标。

早期死亡和复发难治仍是当前 APL 面临的两大难题。目前认为，尽早给予 ATRA、积极输注血制品、控制白细胞等措施可改善出血症状，降低早期死亡率。MRD 的监测有助于早期发现复发，复发患者应尽量选用先前未使用过的药物进行再诱导和巩固治疗，再次获得分子学 CR 时 auto-HSCT 是目前最好的选择。

而对于 APL 的早期死亡和复发的机制研究也成为当前临床和科学研究的热点。近期在 APL 患者尤其是复发患者中，发现了一些新的基因突变，预示着分子生物学研究在 APL 中的地位越来越重要。既往从临床现象、细胞形态学和免疫表型等特征出发，追溯相关分子生物学改变的研究模式已经不能满足当下对 APL 的深入研究，未来的研究方向应更注重从探索 APL（尤其是早期死亡和复发难治 APL）的分子生物学改变出发，解释其相应的生物学特性，从而找到治疗突破口，创立 APL 新的个体化整合治疗方案。

（陈 丽 董昉奕 李军民）

【典型案例】

急性早幼粒细胞白血病的整合性诊疗 1 例

（一）病例情况介绍

1. 基本情况 女性，24 岁，急性早幼粒细胞白血病 21 个月，牙龈出血，发现血象异常 4 天。

病史：患者 21 个月前因“月经增多、牙龈出血、皮肤瘀斑、头晕乏力、发热”就诊。查血常规：WBC 2.17×10^9/L，HGB 60g/L，PLT 20×10^9/L，幼稚细胞 24%；DIC：Fg 1.0g/L，D- 二聚体 29.66mg/L，纤维蛋白降解产物 59.5mg/L，PT、APTT 正常。门诊疑似 APL，立即予以 ATRA 口服并收入病房。入院后查骨髓形态学示增生活跃，异常早幼粒细胞 85.5%。流式：原幼细胞 85.8%，表达 CD13、CD33、CD117、MPO、CD38。染色体培养失败。PML-RARα 融合基因定性阳性。诊断为 APL 伴 PML-RARα（中危）。予以 ATRA+ATO 双诱导治疗，住院第 5 天 WBC>10×10^9/L，加用 IDA 化疗。诱导缓解后予 ATRA 14 天 +ATO 28 天巩固 3 个疗程。巩固结束获得分子生物学缓解（mCR）后进入维持治疗：ATRA、ATO、ATO 序贯治疗 3 个疗程。缓解期共给予腰椎穿刺 6 次预防中枢神经系统白血病。3 个多月前治疗结束时复查骨髓仍为 mCR。4 天前因牙龈出血就诊，查血常规示白细胞升高、血小板减少。考虑 APL 复发可能，立即给予 ATRA 联合羟基脲口服，并收入病房。

2. 入院查体 神清，精神可，无发热。无贫血貌，皮肤巩膜无黄染，四肢皮肤见少量瘀点、瘀斑，浅表淋巴结无肿大。胸骨无压痛，心肺听诊无殊。腹软，无压痛，肝脾肋下未及。双下肢无水肿。神经系统检查阴性。

3. 辅助检查 血常规示 WBC 12.3×10^9/L，HGB 136g/L，PLT 44×10^9/L。DIC 示 APTT 35.2s，PT 15.3s，Fg 0.8g/L，FDP 9.0mg/ml，D-二聚体 26.75mg/L。

4. 入院诊断 急性早幼粒细胞白血病复发可能。

5. 入院后骨髓检查 骨髓形态学：异常早幼粒细胞占 92.5%，APL 复发之骨髓象。流式：复发异常细胞 71.7%，$CD15^-$，$CD34^-$，$CD117^+$，$CD33^+$，$CD13^+$，HLA-DR^-，$CD11B^-$，CD45dim。染色体：48，XX，+13，t（15;17），16q-，+21/46，XX，t（15;17）。基因检测：PML-RARα（+），FLT3-ITD、FLT3-TKD 突变（–）。

（二）整合诊治过程

1. 关于诊断及评估

（1）MDT 团队组成：血液科，检验科，影像科，骨髓细胞室，免疫、遗传、分子生物学诊断室。

（2）讨论意见：急性早幼粒细胞白血病的诊

断主要依赖于骨髓穿刺基因学的诊断。骨髓基因学检查不仅有助于明确诊断，还能监测疾病复发。本例患者起病时骨髓中可以看到大量的异常早幼粒细胞，基因检测发现 PML-RARα 融合基因，故明确为经典 APL。根据 Sanz 危险分层，被划分为中危组。治疗结束 3 个多月后患者出现出血表现和血象异常，高度怀疑疾病复发，且极有可能为血液学复发。入院后骨髓穿刺涂片、流式、染色体和基因检测证实了血液学复发的诊断。

血液学复发的患者，危急程度不亚于初次起病，必须尽快予以再诱导治疗。同样，再诱导期间患者死亡风险高，容易出现严重出血、感染、分化综合征等各种并发症，需高度重视。

2. 关于治疗方案

（1）MDT 团队组成：血液科、检验科、影像科、临床输血科、呼吸科、感染科、心内科、肾内科、消化科、神经内科、眼科。

（2）讨论意见：患者入院前疑似 APL 复发时即给予 ATRA，并给予羟基脲控制白细胞进一步升高。患者既往使用 ATRA 联合 ATO 为基础的治疗方案虽然有效，但在治疗结束 6 个月之内会复发，蒽环类药物使用较少，仅在诱导期使用，说明原方案治疗效果欠佳。根据指南推荐，首次复发患者建议采用 ATO ± ATRA ± 蒽环类化疗进行再诱导治疗，同时尽可能选择先前未使用过的药物。讨论后决定使用 ATRA+ATO+IDA 进行再诱导治疗。

APL 血液学复发患者再诱导时容易出现和初发患者类似的各种合并症，如危及生命的严重出血、严重感染、分化综合征、心肺功能及多脏器功能衰竭。本例患者复发时有明显的出血表现，同时存在高白细胞，血小板减少，Fg 明显减少，再诱导期间发生上述合并症的风险高。应尽可能完善各种临床检查，并需要检验科、影像科、眼科、各个内科系统共同评估主要脏器功能及有无治疗禁忌。经过上述多个学科会诊，排除治疗禁忌后，建议尽快给予再诱导治疗，同时加强对症支持治疗，如积极补充血小板、纤维蛋白原、冷沉淀或新鲜冷冻血浆，防治感染和分化综合征，并监测各项化验指标和脏器功能。

（3）病情发展：入院后患者出现头部胀痛，无明显呕吐和视物模糊。查体可见双下肢肌力轻度减退，病理征阴性。查头颅 CT 提示双侧顶叶、左侧额颞叶皮质区多发结节状高密度影，出血性病变可能，伴双侧额叶及左顶叶局部蛛网膜下腔出血可能。请神经内科会诊后建议一方面积极治疗原发病，另一方面绝对卧床，脱水、降颅压及营养神经治疗。若头痛加重，调整脱水剂剂量，并随时复查头颅 CT，并加强和临床输血科的联系，尽可能保证患者的血制品输注。3 天后患者出现眼周青紫，视物模糊，颜面水肿，头痛加重，喷射性呕吐，复查头颅 CT 提示颅内出血和肿胀较前略加重。请眼科会诊，提示患者存在眼底出血。再次请神经内科会诊给予加强脱水、补充血小板及纤维蛋白原等治疗，维持血容量与电解质平衡。经过数日积极治疗，颅内出血逐渐吸收，视物模糊好转，治疗 1 个月血象恢复出院。

3. 关于后续治疗和随访

（1）MDT 团队组成：血液科（包括血液移植科）、检验科、影像科、神经内科、康复科、眼科。

（2）讨论意见：患者诱导治疗结束后获 CR，未获 mCR，颅内出血基本吸收。经结合患者既往未使用过 Ara-C，且中大剂量 Ara-C 可以通过血 - 脑屏障，有助于预防中枢神经系统复发，故后续选择 ATRA 联合含有 Ara-C 的化疗进行 1 ～ 2 个疗程的巩固治疗，并根据患者是否获 mCR 选择 auto-HSCT/allo-HSCT。患者巩固 1 个疗程后获 mCR，再予以 ATRA+IDA+Ara-C 巩固 1 个疗程后行 auto-HSCT。移植后予以 ATRA、ATO、甲氨蝶呤序贯维持 5 个疗程。CR2 后共给予腰椎穿刺 8 次预防中枢神经系统复发。巩固治疗期间复查头颅 CT 提示出血完全吸收，会同神经内科医师评估后，康复科医师开始进行肢体康复训练，双下肢肌力恢复正常。其间定期眼科随访，观察眼底出血吸收情况。患者现已结束治疗，定期复查骨髓象提示持续 mCR。

（三）案例处理体会

在 APL 的治疗过程中，监测 MRD 是非常重要的，目的在于尽早发现复发，为患者后续治疗获得长期生存争取更多机会。有研究表明分子学复发并给予抢先治疗的患者较血液学复发患者治疗耐受性好，生存时间更长，获益更多。根据国内外 APL 指南，对于巩固治疗结束后获得 mCR

的患者2年内应每3个月监测一次PML-RARα融合基因。不幸的是，本例患者在治疗结束3个多月后就出现了血液学复发，并且出现了致命性的颅内出血。我们在使用ATRA+ATO+IDA治疗原发病的同时通过与各个学科之间的协作与会诊，从患者实际问题出发，因地制宜地选择相应的对症支持治疗措施，成功地救治了本例患者。

再诱导获得缓解的患者，应尽可能再次获得分子缓解。考虑到患者复发时存在严重的颅内出血，日后发生中枢白血病的概率高，并且患者在治疗结束短时间内就发生了血液学复发，因而我们选择了从未使用过的中大剂量Ara-C联合ATRA进行第一个疗程的巩固，并且定期腰椎穿刺预防中枢浸润。患者在获得基因转阴后很快进行了auto-HSCT。关于auto-HSCT后是否还需要维持治疗，目前尚没有前瞻性的研究报道。考虑到ATRA和ATO安全、经济、有效，故推荐患者进行3～5个周期的维持治疗。此外，由于神经内科、康复科、眼科的及时跟进和随访，患者除疾病本身一直处于mCR状态外，颅内出血完全吸收，下肢肌力完全恢复正常，视力恢复，又重新回到正常的生活和工作中。

APL早期拟诊和及时干预非常重要，按照危险度分层进行治疗可以减少低中危患者的药物不良反应，提高患者生活质量。针对患者不同的情况，在治疗过程中应加强与相关科室的协作与会诊，因地制宜地制订最适合患者的治疗方案。同时应定期监测MRD，在分子学复发时即给予干预措施，避免血液学复发及复发带来的严重并发症。复发患者应尽量选用先前未使用过的药物进行再诱导和巩固治疗，再次获得mCR时尽快行auto-HSCT，而对于未获mCR的患者，则考虑行allo-HSCT。

（陈　丽　董昉奕　李军民）

参考文献

Breccia M, Stefania de Propris M, Molica M, et al, 2015.Introducing biological features at diagnosis improves the relapse risk stratification in patients with acute promyelocytic leukemia treated with ATRA and chemotherapy. Am J Hematol,90(9): E181-182.

Brunetti C, Anelli L, Zagaria A, et al, 2017. Droplet digital PCR is a reliable tool for monitoring minimal residual disease in acute promyelocytic leukemia. J Mol Diagn, 19(3): 437-444.

Burnett AK, Russell NH, Hills RK, et al, 2015. Arsenic trioxide and all-trans retinoic acid treatment for acute promyelocytic leukaemia in all risk groups (AML17): results of a randomised, controlled, phase 3 trial. Lancet Oncol, 16(13): 1295-1305.

Cicconi L, Divona M, Ciardi C, et al, 2016. PML–RARα kinetics and impact of FLT3–ITD mutations in newly diagnosed acute promyelocytic leukaemia treated with ATRA and ATO or ATRA and chemotherapy. Leukemia, 30(10): 1987-1992.

Fasan A, Haferlach C, Perglerova K, et al,2017. Molecular landscape of acute promyelocytic leukemia at diagnosis and relapse. Haematologica, 102(6): e222-e224.

Gill H, Kumana CR, Yim R, et al, 2019. Oral arsenic trioxide incorporation into frontline treatment with all-trans retinoic acid and chemotherapy in newly diagnosed acute promyelocytic leukemia: a 5-year prospective study. Cancer, 125(17): 3001-3012.

Gill H, Yim R, Lee HKK, et al, 2018. Long-term outcome of relapsed acute promyelocytic leukemia treated with oral arsenic trioxide-based reinduction and maintenance regimens: a 15-year prospective study. Cancer, 124(11): 2316-2326.

Kulkarni U, Ganesan S, Alex AA, et al, 2020. A phase II study evaluating the role of bortezomib in the management of relapsed acute promyelocytic leukemia treated upfront with arsenic trioxide. Cancer Med, 9(8): 2603-2610.

Madan V, Shyamsunder P, Han L, et al,2016. Comprehensive mutational analysis of primary and relapse acute promyelocytic leukemia. Leukemia,30(12): 2430.

Russell N, Burnett A, Hills R, et al, 2018. Attenuated arsenic trioxide plus ATRA therapy for newly diagnosed and relapsed APL: long-term follow-up of the AML17 trial. Blood, 132(13): 1452-1454.

Shen Y, Fu YK, Zhu YM, et al, 2015. Mutations of epigenetic modifier genes as a poor prognostic factor in acute promyelocytic leukemia under treatment with all-trans retinoic acid and arsenic trioxide. E Bio Medicine, 2(6): 563-571.

Sobas M, Montesinos P, Boluda B, et al, 2019. An analysis of the impact of CD56 expression in de novo acute promyelocytic leukemia patients treated with upfront all-trans retinoic acid and anthracycline-based regimens. Leuk Lymphoma, 60(4): 1030-1035.

Yoon JH, Kim HJ, Kwak DH, et al, 2017. High WT1 expression is an early predictor for relapse in patients with acute promyelocytic leukemia in first remission with negative PML-RARa after anthracycline-based chemotherapy: a single-center cohort study. J Hematol Oncol, 10: 30.

Zhu HH, Wu DP, Du X, et al, 2018. Oral arsenic plus retinoic acid versus intravenous arsenic plus retinoic acid for non-high-risk acute promyelocytic leukaemia: a non-inferiority, randomised phase 3 trial. Lancet Oncol, 19(7): 871-879.

Zhu HM, Hu J, Chen L, et al, 2016. The 12-year follow-up of survival, chronic adverse effects, and retention of arsenic in patients with acute promyelocytic leukemia. Blood, 128(11): 1525-1528.

第三节　成人急性淋巴细胞白血病

• 发病情况及诊治研究现状概述

白血病是起源于造血干、祖细胞的造血系统恶性肿瘤，急性淋巴细胞白血病（acute lymphoblastic leukemia，ALL），是最常见的成人急性白血病之一，以骨髓、外周血或其他组织中淋系原始和幼稚细胞克隆性增殖为主要的临床疾病特点，包括 B-ALL 及 T-ALL，其中 B-ALL 中 20% ～ 30% 患者伴 t（9；22）（q34；q11.2）/BCR/ABL 重现性遗传学异常，称为 Ph^+ALL。美国 1997 ～ 2002 年调查人群共诊断白血病 144 559 例，急性白血病 66 067 例（占 46%）、慢性白血病 71 860 例（占 50%），其中 ALL 19 619 例（占 14%，居第三位），年发病率男性为 2.31/10 万，女性为 1.54/10 万。我国 1986 ～ 1988 年由中国医学科学院血液学研究所杨崇礼教授牵头在全国 22 个省（市、自治区）48 个调查点进行全国白血病发病情况调查。调查 61 576 044 人次，ALL 发病率为 0.69/10 万。ALL 在 0 ～ 9 岁存在发病高峰，30 岁前随年龄增长发病率下降，30 岁后发病率相对稳定。之后，未再进行全国范围内的白血病发病情况调查。

白血病的治疗按照作用机制大致分为：①传统的细胞毒化疗；②诱导分化治疗；③造血干细胞移植；④分子靶向治疗；⑤免疫治疗。近年来白血病的化疗逐渐向化疗为主、靶向免疫治疗为辅，甚至以靶向免疫治疗为主的整合治疗方向发展。ALL 化疗方案是多药整合方案，需要持续的、长时间的用药，大部分成人 ALL 患者仍需造血干细胞移植获得治愈。近年来，分子靶向药物酪氨酸激酶抑制剂（tyrosine kinase inhibitor，TKI）成为 Ph^+ALL 治疗的重要组成部分，CD20 单抗（利妥昔单抗）、CD22 免疫毒素、CD3CD19 双功能抗体和 CAR-T 细胞免疫治疗等也逐渐用于 ALL 的一线或者二线治疗。MRD 检测水平不断提高，使用更敏感的 MRD 检测和纳入基因组数据的研究，将进一步完善对成人 ALL 的预后和缓解后个体化的分层治疗决策。科技改变生活，科技也将通过新药、新技术的问世使 ALL 的治疗走向整合治疗模式。

• 相关诊疗规范、指南和共识

- 中国成人急性淋巴细胞白血病诊断与治疗指南（2016 年版），中国抗癌协会血液肿瘤专业委员会、中华医学会血液学分会白血病淋巴瘤学组
- WHO 淋巴组织肿瘤分类（2016 版），世界卫生组织
- NCCN 肿瘤临床实践指南：急性淋巴细胞白血病（2020.V2），美国国家综合癌症网络

【全面检查】

（一）病史特点

ALL 的临床表现可基本概括为两点，一是白血病骨髓浸润、正常造血受抑制所致的贫血、出血和感染，二是白血病髓外浸润引起的组织器官结构和功能的异常。

ALL 起病可急骤或缓慢。起病急骤的病例，尤其是年轻的患者，症状在几天或 1 ～ 2 周出现，往往以发热、进行性贫血、显著出血倾向或骨关节疼痛等为早期症状。起病缓慢的病例，则往往以较长时间（数周至数月）的乏力、虚弱、苍白、劳动后气短、体重减轻、食欲缺乏或体内某处疼痛或肿胀等症状开始。少数病例可以抽搐、失明、牙龈肿胀、面神经麻痹、心包积液等为首发症状。

白血病可能的致病因素包括物理因素、化学因素、生物因素及遗传因素等，因此病史采集时需注意询问是否有相关因素，例如，是否有电离辐射、电磁场暴露史，苯、甲醛、既往化疗药物接触史，病毒感染史，家族成员肿瘤史等。

（二）体检发现

查体的重点主要和以上临床表现相关：①贫血可见皮肤、面色、睑结膜苍白，老年患者或病史较长的患者可发生严重贫血，出现心血管和呼吸系统症状，表现为心动过速、呼吸困难，甚至心绞痛和晕厥。②出血量可少、可多，病情严重时出血可遍及全身，以皮下、口腔、鼻腔为常见，妇女月经过多也较多见。有时有致命的出血，如颅内出血、消化道或呼吸道的大出血。颅内出血出现较突然，轻者诉头痛，出现瞳孔大小不等和其他脑神经瘫痪表现，重者神志模糊，昏迷而死。视网膜出血可致视力减退或出现盲点。③感染常会出现发热，常见的感染有牙龈炎、咽峡炎、呼吸道感染、肛周感染、皮肤感染等，严重感染例如败血症时高热尤其多见。④白血病浸润最常见的体征是肝、脾、淋巴结肿大，淋巴结部位多为颌下、颈侧、腋下、腹股沟等处。除体表外，还可有深部淋巴结肿大，如纵隔、腹膜后、肝门、脊椎旁，并可压迫邻近器官或组织，而引起相应的症状。T-ALL 常有纵隔肿块。中枢神经系统成为白血病细胞的“庇护所”，脑实质浸润者的表现与脑瘤患者临床相似，脑膜浸润较为常见，临床表现类似脑膜炎，有颅内压增高的表现，如头痛、呕吐、视盘水肿等。白血病的细胞浸润引起的骨血管阻塞、骨膜张力增高或骨髓腔压力增大可导致骨、关节疼痛，骨痛常发生于有造血功能的骨骼，尤以胸骨多见，胸骨体下端以压痛多见，具有诊断意义。白血病细胞的皮肤浸润可表现为白血病细胞真皮结节，常为多发或遍及全身皮肤，少数患者病损可为散发。皮肤浸润往往高出皮肤表面，通常为粉红色，与小的丘疹相似，一般无瘙痒症状。睾丸白血病患者多为儿童及青年。其表现为睾丸无痛性肿大，坚硬，不红，无压痛，大多为一侧性，另一侧虽不肿大，但活检通常显示有白血病细胞浸润。

（三）实验室检查

1. 常规检查　血常规，尿常规，粪常规，肝、肾、心功能，电解质，包括乙肝、丙肝、HIV 等在内的感染标志物，凝血功能，血型等。这些检测是为了了解患者一般状况便于及时对症支持处理，血常规检查可了解患者血红蛋白、血小板水平，需要时则及时进行成分输血改善患者临床症状；白细胞水平高的患者应及时给予糖皮质激素 ± 环磷酰胺降低肿瘤负荷；白细胞计数明显升高或合并高黏滞血症者，应同时积极进行白细胞单采术协助降低肿瘤负荷；尿、粪常规有助于了解是否存在消化系统、泌尿系统的小量出血；凝血功能有助于了解患者是否存在凝血功能紊乱；肝肾功能、电解质检测可了解患者是否存在肝肾基础疾病及电解质紊乱，改善肝肾功能状况和电解质紊乱对于 ALL 的治疗得以顺利进行具有重要意义；输血前感染性疾病的筛查可为安全输血及化疗的顺利进行提供保障。这些检测同时也对制订个体化的整合治疗方案具有参考意义。

2. 骨髓相关检查　急性白血病类型是通过分析检查白血病细胞特征确定的，包括分析形态学（M）、免疫表型（I）、细胞遗传学（C）和分子生物学（M）等，完善的检查除了提供诊断的依据，还为预后危险度分组提供依据，指导今后整合治疗策略的选择。

（1）骨髓形态学：骨髓淋系原始和幼稚细胞比例20%以上即可明确ALL的诊断。多数病例骨髓象有核细胞显著增多，主要为白血病性的原幼细胞增多，偶有患者先表现全血细胞减少，骨髓增生低下，但细胞成分以淋系原始幼稚细胞为主。组织化学染色示原始幼稚细胞过氧化物酶（POX）阴性，糖原阳性。细胞形态学和细胞化学染色以原始细胞计数及系别定向、成熟水平为主要指标在显微镜下进行分型。因此，在一定程度上受检验者主观判断的影响，检测灵敏度较低，其诊断准确率一般为60%～80%。如需对白血病患者进行准确分型，应结合细胞免疫学、细胞遗传学和分子生物学等多方面整合考虑判断。

（2）细胞免疫分型：目前常用流式细胞术进行检测。不同起源、不同发育阶段的细胞膜表面及胞质内具有不同的特异标志（抗原、分子或受体），异常细胞的标志与相应起源及分化阶段的造血细胞类似，但存在异常表达。流式细胞术能识别这些特定标志，将细胞分为不同亚群并计数，相比于形态学和化学染色，其对细胞的识别能力大大增强。在血液病中常用于白血病的分型和MRO的检测。

（3）染色体分析：ALL常伴随染色体异常。细胞遗传学可用染色体核型和荧光原位杂交（FISH）技术配合进行检测，其通过荧光标记的核苷酸片段探针与待测DNA或RNA互补配对，对待测核苷酸进行定位和相对定量分析以发现染色体异常。

（4）基因检测：ALL常伴随融合基因、基因突变。常用PCR技术进行检测，其反应特异性强，灵敏度高，极微量的目的基因可扩增得到大量片段而被探测并计数，常用于检测白血病的基因突变及MRO的检测等。而二代测序可以一次检测许多基因突变，目前已被更多地应用于临床。

3. 病原微生物培养　发热或疑有感染者需做病原微生物培养，无发热或者感染的患者也建议对化疗后常见感染部位如咽、牙龈、肛周等进行拭子培养以了解定植菌，对化疗后骨髓抑制期出现感染时抗生素选择具有参考意义。

（四）影像学检查

ALL患者中性粒细胞减少，易合并不同部位感染发热，尤其化疗抑制期感染易加重，病原微生物培养和影像学检查（CT等）有助于明确感染部位、可能的病原菌。ALL患者常有肝、脾、淋巴结肿大，B超有助于评估，除浅表淋巴结外，还可有深部淋巴结肿大，如纵隔、腹膜后、肝门、脊椎旁，T-ALL常有纵隔肿块，CT检查有助于治疗前后的评估。如患者出现中枢神经系统症状时，头颅CT或MRI是必要的检查。

（五）病理学检查

白血病的诊断主要通过抽取骨髓液进行形态学、免疫学、遗传学、分子生物学检查整合判断，不过仍需骨髓活检病理与骨髓和外周血涂片相互补充，整合使用能显著提高血液病诊断的准确性，防止漏诊和误诊，例如，对于低增生性急性白血病和伴纤维化急性白血病的诊断，骨髓活检与免疫组化的整合应用更有优势。如果出现髓外浸润，如皮肤、睾丸等，加用活检病理检查则对诊断有重要价值。

要点小结

- 白血病基本诊断手段是骨髓穿刺，采取骨髓液进行形态学（M）、免疫学（I）、细胞遗传学（C）和分子生物学（M）等检查，提供诊断和预后危险度分组的依据，同时有助于整合治疗策略的选择。
- 白血病发病及治疗过程中并发症较多，尤其是感染、发热或疑有感染者需做病原微生物培养和影像学检查（CT等），有助于明确感染部位、可能的病原菌。除此之外，新入院患者也建议对化疗后常见感染部位如咽、牙龈、肛周等进行拭子培养以了解定植菌，对化疗后骨髓抑制期出现感染时抗生素的选择具有参考意义。

【整合评估】

（一）评估主体

成人ALL的MDT团队学科组成包括血液内科、诊断科室（血液病理检测中心，包含细胞形态、组织化学、病理、流式细胞、分子生物、细胞遗传等检测小组；影像科；超声科等）、护理部、心理学专家等。

人员组成及资质：

1. 医学领域成员（核心成员） 血液内科医师3名，细胞形态学检验医师1名，组织化学检验医师1名，病理医师1名，流式细胞检验医师1名，分子生物学检验医师1名，细胞遗传学检验医师1名，其他专业医师若干名（根据MDT需要加入），所有参与整合诊治讨论的医师应具有中级以上职称，有独立诊断和治疗能力，并有一定学术水平。

2. 相关领域成员（扩张成员） 临床护师1～2名和协调员1名。所有MDT参与人员应进行相应职能分配，包括牵头人、讨论专家和协调员等。

（二）分型评估

1.FAB分型 1976年法国、美国和英国三国血细胞形态学专家讨论、制订了关于急性白血病的分型诊断标准，简称FAB分型。据此标准，ALL可分成L1～L3共三个亚型。虽然FAB分型有些方面已过时，但FAB分型以形态学为主要依据，易于掌握和临床应用，尤其是对基层医生；通常情况下可于数小时内确诊，有利于尽快实施治疗；诊断名称简洁明了，方便医师之间及医师与患者之间交流使用。因此，目前仍有必要介绍和掌握FAB分型。

FAB将ALL分为L1、L2和L3亚型，其是根据白血病细胞（原淋巴细胞）的形态学差异（细胞大小、核染色质、胞核形状、核仁、胞质嗜碱性和量）及白血病细胞的构成比例差异定义的。对于每一型的细胞特征可以有10%的细胞不符。细胞大小以小淋巴细胞直径的2倍作为衡量标准，大于2倍者为大原淋巴细胞，否则为小原淋巴细胞；或大于12μm者为大原淋巴细胞，小于12μm者为小原淋巴细胞。排除ALL需POX阳性率＞3%。苏丹黑（SBB）染色与POX的意义相同，但阳性呈现的细胞阶段较POX早，程度较POX强。有核红细胞SBB阴性，原淋巴细胞偶可呈弱阳性，尤其是胞质有颗粒者。显示糖原颗粒的过碘酸-碱性复红（PAS）染色，原淋巴细胞往往呈粗大颗粒或团块状。

（1）L1型：原淋巴细胞和幼淋巴细胞以小细胞为主，直径约为12μm，大小一致，核型规则偶有凹陷或折叠，染色质较粗，核仁不明显或小而不显眼。胞质量少，轻或中度嗜碱。

（2）L2型：原淋巴细胞和幼淋巴细胞以大细胞为主，大小不一，核型不规则常见凹陷或折叠，染色质较疏松，结构不一致，核仁清晰，一个或多个，胞质量较多，有些细胞核深染。

（3）L3型：原淋巴细胞和幼淋巴细胞以大细胞为主，大小一致，核型规则呈圆形或卵圆形，染色质呈均匀细点状，核仁明显呈1个或多个小泡状。胞质量丰富且呈深蓝色，空泡明显呈蜂窝状，形似Burkitt淋巴瘤细胞。L3型原淋巴细胞形态较为特殊，因与EB病毒感染有关，故又称为Burkitt白血病/淋巴瘤细胞，在免疫表型上为成熟型B细胞。

有一点需要说明，FAB分类规定原淋巴细胞占骨髓有核细胞的百分率≥30%者为ALL，而WHO分类中，该界限则为≥20%。这是由于研究发现，外周血或骨髓中原始细胞所占比例为20%～29%的患者与≥30%患者相比，其临床特点、治疗效果和生存时间没有明显差别。因此，目前ALL的形态学诊断标准均是原始及幼稚淋巴细胞占骨髓有核细胞的百分率≥20%。FAB分型是根据细胞形态学和细胞化学染色的特征，以原始细胞计数及系别定向、成熟水平为主要指标在显微镜下进行分型的诊断方法。因此，在一定程度上受检验者主观判断的影响，检测灵敏度较低，其诊断准确率一般为60%～80%。如需对白血病患者进行准确分型，应结合细胞免疫学、细胞遗传学和分子生物学等方法整合考虑判断。

2. 免疫学分型（EGIL，1995） 20世纪80

年代后期（1986 年和 1988 年）由美国、法国、荷兰、比利时、日本和瑞士六国 14 位学者组成的国际协作组，简称形态学（Morphologic）、免疫学（Immunologic）和细胞遗传学（Cytogenetic）协作组（MIC）提出急性白血病 MIC 分型，就是以细胞学诊断为基础（FAB 分型），并结合当时细胞遗传学和细胞免疫表型的分型。之后在 20 世纪 90 年代提出 MICM 分型，是以 MIC 分型为基础，并加上分子生物学（M）的一种分型。

目前，ALL 诊断应采用 MICM（形态学、免疫学、细胞遗传学和分子生物学）诊断模式，诊断分型采用 WHO 2016 年版标准。但鉴于部分基层医院无法完成所有检测，故设定最低诊断标准。最低标准应进行细胞形态学、免疫表型检查，以保证诊断的可靠性；骨髓中原始 / 幼淋巴细胞比例≥ 20% 才可以诊断 ALL；免疫分型应采用多参数流式细胞术，最低诊断分型可以参考 1995 年 EGIL 标准（表 11-3-1）。

表 11-3-1　急性淋巴细胞白血病（ALL）的免疫学分型（EGIL，1995）

亚型	免疫学标准
B 系 ALL	CD19、CD79a、CD22 至少两个阳性
早期前 B-ALL（B-Ⅰ）	无其他 B 细胞分化抗原表达
普通型 ALL（B-Ⅱ）	$CD10^{+}$
前 B-ALL（B-Ⅲ）	胞质 IgM^{+}
成熟 B-ALL（B-Ⅳ）	胞质或膜 κ 或 λ^{+}
T 系 ALL	胞质 / 膜 $CD3^{+}$
早期前 T-ALL（T-Ⅰ）	$CD7^{+}$
前 T-ALL（T-Ⅱ）	$CD2^{+}$ 和（或）$CD5^{+}$ 和（或）$CD8^{+}$
皮质 T-ALL（T-Ⅲ）	$CD1a^{+}$
成熟 T-ALL（T-Ⅳ）	膜 $CD3^{+}$，$CD1a^{-}$
α/β^{+}T-ALL（A 组）	抗 $TCR\alpha/\beta^{+}$
γ/δ^{+}T-ALL（B 组）	抗 $TCR\gamma/\delta^{+}$
伴髓系抗原表达的 ALL（My^{+}ALL）	表达 1 个或 2 个髓系标志，但又不满足杂合性急性白血病的诊断标准

α/β^{+}T-ALL、γ/δ^{+}T-ALL，T-ALL 中根据膜表面 T 细胞受体（TCR）的表达情况进行的分组。

3.WHO 2016 年版前体淋巴细胞肿瘤分类　1995～1997 年，WHO 召集世界各地著名的临床血液学家和病理学家，共同制定了造血和淋巴组织肿瘤的诊断分型标准，并于 2001 年正式发表。WHO 诊断分型标准突出了细胞分子遗传学异常在疾病诊断和分型中的作用，结合病史、形态、细胞化学和免疫表型等来界定病种。2008 年和 2016 年分别进行了修订，对原有类型做了必要的修正和补充，增加了近年来被认识和明确的新类型。下面将介绍 2016 年版 WHO 前体淋巴细胞肿瘤分类。

（1）原始 B 淋巴细胞白血病 / 淋巴瘤：具体见表 11-3-2。

（2）原始 T 淋巴细胞白血病 / 淋巴瘤：根据抗原表达可以划分为不同的阶段，早期前 T、前 T、皮质 T、髓质 T。建议分类：早期前体 T 淋巴细胞白血病（early T- cell precursor lymphoblastic leukemia，ETP）。

（3）几种特殊类型 ALL 的特点

1）BCR-ABL1 样 ALL（BCR-ABL1-like ALL）：与 BCR-ABL1 阳性 ALL 患者具有相似的基因表达谱。共同特征是涉及其他酪氨酸激酶的易位、CRLF2 易位，还包括 EPO 受体（EPOR）截短重排、激活等少见情况。CRLF2 易位患者常与 *JAK* 基因突变有关。涉及酪氨酸激酶突变的易位可以累及 *ABL1*（伙伴基因并非 BCR）、*ABL2*、*PDGFRB*、*NTRK3*、*TYK2*、*CSF1R*、*JAK2* 等，形成 30 余种伴侣基因。*IKZF1* 和 *CDKN2A/B* 缺失发生率较高。

2）伴 21 号染色体内部扩增的 B-ALL（with intrachromosomal amplification of chromosome 21，iAMP21）：第 21 号染色体部分扩增（采用 RUNX1 探针，FISH 方法可发现 5 个或 5 个以上的基因拷贝，或中期分裂细胞的一条染色体上有≥ 3 个的拷贝），占儿童 ALL 的 2%，成人少见，可见低白细胞计数。预后差，建议强化疗。

3）ETP-ALL：CD7 阳性，CD1a 和 CD8 阴性。CD2、胞质 CD3 阳性，CD4 可以阳性。CD5 一般阴性，或阳性率＜ 75%。髓系 / 干细胞抗原 CD34、CD117、HLA-DR、CD13、CD33、CD11b 或 CD65 一个或多个阳性。常伴有髓系相关基因突变，如 *FLT3*、*NRAS/KRAS*、*DNMT3A*、*IDH1* 和 *IDH2* 等。T-ALL 常见的突变，如 *NOTCH1*、*CDKN1/2*。

表 11-3-2 WHO 2016 年版原始 B 淋巴细胞白血病/淋巴瘤分型

1. 原始 B 淋巴细胞白血病/淋巴瘤（NOS，非特指型）
2. 伴重现性遗传学异常的原始 B 淋巴细胞白血病/淋巴瘤
· 伴 t（9;22）（q34.1;q11.2）/BCR-ABL1 的原始 B 淋巴细胞白血病/淋巴瘤
· 伴 t（v;11q23.3）/KMT2A 重排的原始 B 淋巴细胞白血病/淋巴瘤
· 伴 t（12;21）（p13.2;q22.1）/ETV6-RUNX1 的原始 B 淋巴细胞白血病/淋巴瘤
· 伴超二倍体的原始 B 淋巴细胞白血病/淋巴瘤
· 伴亚二倍体的原始 B 淋巴细胞白血病/淋巴瘤
· 伴 t（5;14）（q31.1;q32.3）/IL3-IGH 的原始 B 淋巴细胞白血病/淋巴瘤
· 伴 t（1;19）（q23;p13.3）/TCF3-PBX1 的原始 B 淋巴细胞白血病/淋巴瘤
3. 建议分类 BCR-ABL 样原始 B 淋巴细胞白血病/淋巴瘤、伴 iAMP21 的原始 B 淋巴细胞白血病/淋巴瘤

（三）营养代谢状态评估

对于 ALL 患者而言，高强度的化疗常带来口腔和胃肠道毒性，导致患者进食减少，体重下降。不过，严重的体重减轻在 ALL 患者中并不常见。是否出现营养不良主要取决于化疗强度及并发症的严重程度。白血病患者能量消耗平均增高 35% ～ 50%。患者全身蛋白质合成及分解几乎可达到平时的 2 倍。急性白血病患者开始化疗后能量消耗减低，表明白血病本身导致了较高的代谢率。

所有 ALL 患者均需进行营养评估，可使用微型营养评定法简版（minimal nutrition assessment short form，MNA-SF）（表 11-3-3），早期发现较差的进食状态及消耗性的体重状态可以降低中度及重度营养不良带来的致病性。同时，早期干预还可以避免更侵入性及更昂贵的营养支持手段。

表 11-3-3 营养风险评估（MNA-SF）

A 过去 3 个月内有没有因为食欲缺乏、消化问题、咀嚼或吞咽困难而减少食量？
0 = 食量严重减少（减少 50% 以上）
1 = 食量中度减少（减少 1/3 ～ 1/2）
2 = 食量没有改变
B 过去 3 个月内体重下降的情况
0 = 体重下降 > 3kg
1 = 不知道
2 = 体重下降 1 ～ 3kg
3 = 体重没有下降
C 活动能力
0 = 需长期卧床或坐轮椅
1 = 可以下床或离开轮椅，但不能外出
2 = 可以外出
D 过去 3 个月内有没有受到心理创伤或患上急性疾病？
0 = 有
2 = 没有
E 精神心理
0 = 严重痴呆或抑郁
1 = 轻度痴呆
2 = 没有精神心理问题
F1 体重指数（BMI）（kg/m^2）
0 = BMI < 19
1 = BMI 19 ～ < 21
2 = BMI 21 ～ < 23
3 = BMI ≥ 23
如不能取得体重指数（BMI），请以问题 F2 代替 F1。如已完成问题 F1，请不要回答问题 F2。
F2 小腿围（CC）（cm）
0 =CC < 31
3 =CC ≥ 31

总分 14 分，12 ～ 14 分为正常营养状态，8 ～ 11 分为存在营养不良风险，0 ～ 7 分为营养不良。

体重评估对体液代谢失衡的患者（水肿、脱水等）价值有限。营养师记录的实际能量摄入可能在评估患者能量是否足够时更可靠，尤其是那些处于代谢应激中的患者（感染或器官功能衰竭）。血清白蛋白、前白蛋白、转铁蛋白可以反映接受化疗或造血干细胞移植患者的代谢应激及近期营养摄入不足的情况。条件允许的中心可评估患者的能量消耗来帮助制订营养目标。

（四）疼痛评估

疼痛被定义为一种不愉快的、伴随或被描述为与急性或潜在组织损伤的感觉和情感经历。恶性血液病患者常因疾病本身或治疗措施引起疼痛，影响患者身心健康及生活、社交。ALL 可引发疼痛，表现多种多样，如可因白血病细胞浸润而出现骨骼疼痛，脑脊髓膜浸润时可有严重头痛，髓外浸润时可有软组织的局部疼痛等。合并症也可引起疼痛，如带状疱疹及各种感染、非感染炎症等。疼痛按病理生理机制分为伤害感受性疼痛和神经病理性疼痛。前者因组织损伤引起，可分为躯体痛（定位精确，多为酸痛、刺痛、搏动性痛、刀割或压迫性痛）和内脏痛（定位较弥散，多为噬咬性疼痛、绞痛、锐痛）。而后者是因中枢或外周神经受损引起，多为烧灼痛、麻刺痛、电击样疼痛。据此可对 ALL 伴随疼痛做精细划分，辨明病理生理机制，便于指导镇痛用药。

疼痛的准确评估是制订治疗方案和疗效评估的依据。疼痛强度的评估基于患者的主诉，建立了一系列量化方法来确保评估的客观性。常用的量化方法有数字评分量表和分类量表、图示量表（图 11-3-1）。首先进行疼痛筛查，有疼痛者进行整合疼痛评估，反之定期重复筛查。评估内容包括疼痛的部位、范围、性质、程度，发作时间及频率，加重或缓解的因素，既往镇痛治疗，对当前镇痛治疗的反应，是否与肿瘤急症有关，社会心理因素及患者的期望目标。整合疼痛评估的最终目的是判断疼痛的病理生理机制，按需给予个体化的镇痛治疗。镇痛成功的标准是疼痛强度 < 3 或达到 0，24h 内爆发性疼痛 < 3 次。

数字评分表

口述：“过去24h内最严重的疼痛可用哪个数字表示，范围从0（不痛）到10（痛到极点）”

书写：“在过去24h内最严重的疼痛的数字上面画圈”

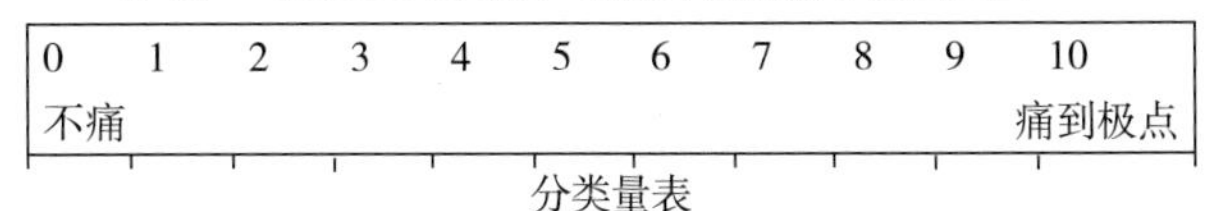

分类量表

“过去24h内最严重的疼痛？”

无（0），轻度（1~3），中度（4~6），重度（7~10）

Wong-Baker面部表情疼痛评分量表

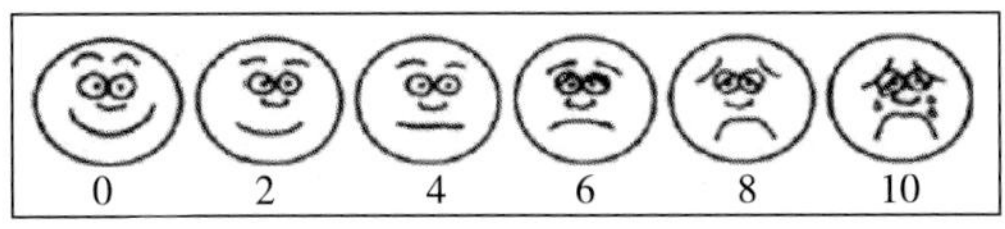

使用说明：“这些表情反映的是疼痛程度，最左侧的脸表示无痛，从左向右的每张脸依次表示疼痛越来越严重，而最右侧的脸表示痛到极点。请立即指出代表你本人疼痛程度的那张脸。”

图 11-3-1　疼痛的量化评估方法

（五）预后评估

成人ALL的预后主要与年龄、初诊时WBC数、疾病亚型（免疫分型）、细胞遗传学 / 分子生物学特征、诱导治疗达 CR 时间和 MRD 水平等因素有关，预后分组目前较多参考 Gökbuge 等发表的危险度分组标准（表 11-3-4）。

表 11-3-4　成人 ALL 预后危险度分组

指标	预后好	预后差	
		B-ALL	T-ALL
诊断时			
WBC（$\times 10^9$/L）	< 30	> 30	> 100（?）
免疫表型	胸腺 T	早期前 B（$CD10^-$）	早期前 T（$CD1a^-$,$sCD3^-$）
		前体 B（$CD10^-$）	成熟 T（$CD1a^-$,$sCD3^+$）
遗传学或基因表达谱	TEL-AML1（?）	t（9;22）/BCR-ABL	HOX11L2 过表达（?）
	HOX11 过表达（?）	t（4;11）/ALL1-AF4	CALM-AF4 过表达（?）
	NOTCH1（?）	t（1;19）/E2A-PBX（?）	复杂异常（?）
	9p 缺失（?）	复杂异常（?）	低亚二倍体 / 近四倍体（?）
	超二倍体（?）	低亚二倍体 / 四倍体（?）	
治疗反应			
泼尼松反应	好（?）	差（?）	
达 CR 的时间	早期	较晚（> 3 ～ 4 周）	
CR 后 MRD	阴性 / < 10^{-4}	阳性 / > 10^{-4}	
年龄	< 25 岁，< 35 岁	> 35 岁，> 55 岁，> 70 岁	
其他因素	依从性、耐受性及多药耐药、药物代谢基因的多态性等		

CR. 完全缓解；MRD. 微小残留病灶；“?”. 可能有意义，但尚未达成共识。

1. NCCN 建议的细胞遗传学预后分组

（1）预后良好组：超二倍体［51 ～ 65 条染色体和（或）DNA 指数＞ 1.16；其中 4、10、17 三体预后最好］、t（12;21）（p13;q22）或 TEL-AML1。

（2）预后不良组：低二倍体［＜ 44 条染色体和（或）DNA 指数＜ 0.81］、t（v;11q323）或 MLL 重排、t（9;22）（q34;q11.2）或 BCR-ABL1、复杂染色体异常（≥ 5 种染色体异常）。

2. MRD 检测的依据主要是诊断时的细胞表面抗原特点和遗传学特点（尤其是分子生物学）。MRD 的检测包括经典的 MRD 检测技术。

（1）IG-TCR 的定量 PCR 检测（DNA 水平）。

（2）4 ～ 6 色的流式细胞术 MRD 检测。

（3）融合基因转录本的实时定量 PCR（如 BCR-ABL1）。

3. 新的高通量 MRD 检测技术

（1）基于 EuroFlow 的≥ 8 色的二代流式细胞术 MRD 检测。

（2）IG-TCR 的高通量测序。Ph^+ALL 疾病反复时应注意进行 ABL 激酶突变区的分析。

4. MRD 和 ALL 预后的关系已很明确，ALL 整个治疗期间应强调规范的 MRD 监测，并根据 MRD 监测结果进行危险度和治疗调整。

（1）早期：诱导治疗期间（第 14 天）和（或）诱导治疗结束时（第 28 天左右）。

（2）缓解后定期监测，应保证治疗第 16、22 周左右的 MRD 监测。早期的 MRD 监测主要用于预后的预测，缓解后 MRD 水平高的患者具有较高的复发危险，应进行较强的缓解后治疗，以改善长期疗效。另外，可以根据 MRD 监测结果及时调整异基因造血干细胞移植（HSCT）的适应人群。

（六）疗效评估

1. 骨髓和外周血疗效标准

（1）CR：①外周血无原始细胞，无髓外白血病；②骨髓三系造血恢复，原始细胞＜ 5%；③外周血 ANC ＞ 1.0×10^9/L；④外周血 PLT ＞ 100×10^9/L；⑤ 4 周内无复发。

（2）CR 伴血细胞不完全恢复（CRi）：PLT ＜ 100×10^9/L 和（或）ANC ＜ 1.0×10^9/L。其他应满足 CR 的标准。总反应率（ORR）=CR 率 +CRi 率。

（3）难治性疾病：诱导治疗结束未能取得 CR。

（4）疾病进展（PD）：外周血或骨髓原始细胞绝对数增加 25%，或出现髓外疾病。

（5）疾病复发：已取得 CR 的患者外周血或骨髓又出现原始细胞（比例＞ 5%），或出现髓外疾病。

2. 纵隔疾病的治疗反应　纵隔疾病的疗效判断依赖胸部 CT 和 PET/CT。

（1）CR：CT 检查纵隔肿大完全消失或 PET/CT 阴性。

（2）部分缓解（PR）：肿大的纵隔最大垂直直径的乘积（SPD）缩小 50% 以上。

（3）PD：SPD 增加 25% 以上。

（4）未缓解（NR）：不满足部分缓解或 PD。

（5）复发：取得 CR 的患者又出现纵隔肿大。

（七）其他评估

很多成人 ALL 患者都涉及造血干细胞移植，移植前本病的状态及患者本病之外的共患病是造血干细胞移植后的非复发死亡率和总生存率的两大主要影响因素，因此造血干细胞移植共患病指数（HSCT-CI）（表 11-3-5）有助于对患者进行移植前的评估。

表 11-3-5　造血干细胞移植共患病指数（HSCT-CI）

共患病		分值
肺	中等程度活动时即感呼吸困难，D_LCO 和（或）FEV_1［81% ～ 90%］	0
	轻度活动时即感呼吸困难，D_LCO 和（或）FEV_1（66% ～ 80%）	2
	休息即感呼吸困难，吸氧支持，D_LCO 和（或）FEV_1 ≤ 65%	3
心	冠脉疾病①，充血性心力衰竭，心肌梗死，EF ＜ 50%	1
	心房扑动 / 心房颤动，病态窦房结综合征，室性心律失常	1
	除外二尖瓣脱垂的瓣膜病	3

续表

共患病		分值
肝	慢性肝炎，胆红素（1 ~ 1.5 倍正常值），AST/ALT（1 ~ 2.5 倍正常值）	1
	肝硬化 / 纤维化、胆红素 > 1.5 倍正常值，AST/ALT > 2.5 倍正常值	3
肾	肌酐（Cr）106.1 ~ 176.8μmol/L	0
	Cr > 176.8μmol/L，透析，肾移植	2
恶性肿瘤	既往存在原发实体瘤，除外皮肤癌中的非黑色素瘤	3
其他	不能单靠饮食控制，需口服降糖药或胰岛素治疗的糖尿病	1
	短暂性脑缺血发作（TIA）或脑血管事件	1
	SLE、RA、PM、MCTD、PMR②	2
	需治疗的消化性溃疡	2
	需连续使用抗生素治疗的感染	1
	需心理咨询或治疗的抑郁或焦虑	1
	克罗恩病或溃疡性结肠炎	1
	BMI > 35kg/m^2	1

①冠脉疾病：需要医疗干预（扩张或旁路移植）的一支以上冠脉狭窄。② SLE. 系统性红斑狼疮；RA. 类风湿关节炎；PM. 多肌炎；MCTD. 混合性结缔组织病；PMR. 风湿性多肌痛。

（八）精确诊断

1. 定性诊断　急性白血病已进入 MICM（形态学、免疫学、细胞遗传学和分子生物学）精准诊断模式，但鉴于部分基层医院无法完成所有检测，设定最低诊断标准，以达到定性诊断。最低标准应进行细胞形态学、免疫表型检查，以保证诊断的可靠性；骨髓中原 / 幼淋巴细胞比例 ≥ 20%，同时通过多参数流式细胞术证实原始细胞群为淋系，才可以诊断 ALL，并可通过抗原表达进一步区分 T 细胞 ALL、B 细胞 ALL；最低诊断分型可以参考 1995 年 EGIL 标准。

2.MICM 诊断　如上所述，ALL 的精准诊断需要形态学、免疫学、细胞遗传学和分子生物学检测进行整合诊断，目前通常使用 WHO 2016 年版标准。MICM 诊断可以在定性诊断的基础上，进一步了解细胞生物学特点，对疾病进行更加准确的分型、预后分层，使个体化精准的整合治疗策略得以贯彻实施。例如，细胞遗传学证实染色体核型存在 t（9;22）（q34;q11）易位和（或）分子生物学证实存在 BCR-ABL1 融合基因，则诊断为 Ph$^+$ALL，需要化疗联合分子靶向药——酪氨酸激酶抑制剂治疗。

3. 伴随诊断　ALL 患者往往会存在并发症，如感染；另外，成人患者有可能存在共患病，如糖尿病、高血压等，这些都将影响诊疗策略的制订。因此，ALL 患者在做出诊断时，除了本病诊断外，也应完善包括合并症、伴随疾病在内的伴随诊断。

要点小结

- ALL 的诊断模式是形态学、免疫学、细胞遗传学和分子生物学（MICM）整合诊断模式，在此基础上通过 MDT 协作组合作，建立合理的整合治疗策略，以实现个体化的整合治疗。
- 诊断时应注意除本病之外的合并症、伴随疾病，完善预后分层、营养状态、疼痛等方面评估，在此基础上得到精准且全面的整合诊断。
- 任何评估都是动态的，包括预后分层，初诊时获得的预后分层要结合治疗反应、MRD 监测进行动态调整，治疗策略也随之调整。

【整合决策】

（一）化学治疗

初诊成人 ALL 的化疗一般分为诱导治疗（包括预治疗）、缓解后治疗（可以分为巩固强化治疗和维持治疗）两个阶段，总疗程一般要 2 ~ 3 年以上，主要是多药整合化疗。在诱导、巩固强化治疗期间也十分重视“庇护所”白血病（主要是中枢神经系统白血病）的早期防治。诱导治疗的目的在于迅速清除机体内的白血病细胞负荷，重建正常造血（达到 CR），恢复受损的组织器官功能。诱导治疗达到 CR 后，体内仍会有 10^8 ~ 10^9 以下的残留白血病细胞，是白血病复发的根源。缓解后治疗的目的是要清除体内残存的白血病细胞，防止耐药和复发，延长患者生存期，争取治愈。

1. 诱导治疗　一般以 4 周方案为基础，年龄＜ 40 岁的患者推荐优先选择儿童特点方案。至少应予长春新碱（VCR）或长春地辛、蒽环 / 蒽醌类药物［如柔红霉素（DNR）、去甲氧柔红霉素（IDA）、多柔比星、米托蒽醌等］、糖皮质激素（如泼尼松、地塞米松等）为基础的方案（VDP）诱导治疗。推荐采用 VDP 方案与环磷酰胺（CTX）和左旋门冬酰胺酶（L-ASP）或培门冬酶整合组成的 VDCLP 方案，也可以采用 Hyper-CVAD 方案。诱导治疗中需注意：①蒽环 / 蒽醌类药物，可以连续应用（连续 2 ～ 3 天，第 1、3 周，或仅第 1 周用药）；也可以每周用药 1 次。用药参考剂量：DNR 30 ～ 45mg/（m^2·d）×（2 ～ 3）天，IDA 6 ～ 10mg/（m^2·d）×（2 ～ 3）天，米托蒽醌 6 ～ 10mg/（m^2·d）×（2 ～ 3）天［如果为每支 2mg，剂量调整为 6 ～ 8mg/（m^2·d）］。②单次应用 CTX 剂量较大时（超过 1g）可给予美司钠解救。③诱导治疗第 14 天复查骨髓象，根据骨髓情况调整第 3 周的治疗。诱导治疗第（28 ± 7）天判断疗效，未能达 CR 的患者进入挽救治疗。④尽早开始腰椎穿刺、鞘内注射，预防 CNSL（可选择在血细胞计数达到安全水平时进行）。

美国 M.D Anderson 癌症中心（MDACC）采用的 Hyper-CVAD、HD-MTX+Ara-C（Hyper-CVAD/MA）方案。基本用法是 Hyper-CVAD（第 1、3、5、7 疗程）：CTX 300mg/（m^2·q12h），第 1 ～ 3 天；VCR 2mg，第 4、11 天；多柔比星 50mg/m^2，第 4 天；地塞米松 40mg/d，第 1 ～ 4 天、第 11 ～ 14 天。MA（第 2、4、6、8 疗程）：大剂量甲氨蝶呤（HD-MTX）1g/m^2，第 1 天；阿糖胞苷（Ara-C）3g/（m^2·q12h），第 2、3 天；甲泼尼龙 50mg 2 次 / 天，第 1 ～ 3 天。

2. 巩固、强化治疗　成人 ALL 一旦达到 CR 后应尽快开始缓解后治疗，自诱导缓解治疗开始至缓解后治疗开始时间不要过长（一般不应超过 8 周），否则会影响长期生存，部分患者甚至会早期复发。缓解后强烈的巩固治疗可清除残存的白血病细胞、提高疗效，但是巩固治疗方案在不同的研究组、不同的人群并不相同。一般应给予多疗程的治疗，药物组合包括诱导治疗使用的药物（如长春碱类药物、蒽环类药物、糖皮质激素等）、HD-MTX、Ara-C、6- 巯嘌呤（6-MP）、门冬酰胺酶等。因此，缓解后治疗可以有 1 ～ 2 个疗程再诱导方案，2 ～ 4 个疗程 HD-MTX、Ara-C、L-Asp 的方案。在整个治疗过程中应强调参考儿童 ALL 方案的设计，强调非骨髓抑制性药物（包括糖皮质激素、长春碱类、L-Asp）的应用。需要注意：①一般应用含有 HD-MTX 的方案。MTX 1 ～ 3g/m^2（T-ALL 可以用到 5g/m^2）。与儿童相比，成人患者对 HD-MTX 的耐受性较差，易出现延迟排泄、黏膜炎、肝损害等副作用，严重时可能需推迟后续化疗。应用 HD-MTX 时应争取进行血清 MTX 浓度监测，注意亚叶酸钙的解救，至血清 MTX 浓度＜ 0.1μmol/L（或低于 0.25μmol/L）时结合临床情况可停止解救。②应用以 Ara-C 为基础的方案。Ara-C 可予标准剂量、分段应用（如 CTX、Ara-C、6-MP 为基础的方案），或中大剂量 Ara-C 为基础的方案。③可以继续应用含 L-Asp 的方案（大肠埃希菌或欧文菌来源，或培门冬酶）。依照儿童 ALL 的治疗经验，诱导或巩固强化治疗使用 ASP 都可能提高总体疗效。④缓解后 6 个月左右参考诱导治疗方案给予再诱导强化 1 次。⑤考虑 allo-HSCT 的患者应在一定的巩固强化治疗后尽快移植。无合适供者的高危组患者（尤其是 MRD 持续阴性者）、标危组患者（MRD 阴性者）可以考虑在充分的巩固强化治疗后进行 auto-HSCT。auto-HSCT 后的患者应继续给予一定的维持治疗。

成人 ALL 治疗中一个值得关注的问题就是化疗的间隔时间。经数轮化疗以后，部分患者粒细胞缺乏时间延长，甚至需推迟后续化疗，这增加了复发的机会。因此成人 ALL 治疗不能一味追求达到强烈骨髓抑制，化疗方案安排上应注意强弱结合，间隔期较长者应给予一定的维持治疗（如 6-MP、MTX，或长春新碱、泼尼松等）。

3. 维持治疗　ALL 患者强调维持治疗，经诱导和巩固强化治疗后，还需进行 2 ～ 2.5 年的维持治疗。

（1）ALL 维持治疗可能起如下作用：①持续使用小剂量抗代谢药，可杀灭耐药的白血病细胞和进入细胞周期缓慢分裂的白血病细胞。

②可改变宿主免疫反应，清除残留白血病。③维持治疗可抑制残留白血病细胞的增殖，直至其自然衰老、凋亡，同时恢复淋巴细胞正常生长调节。维持治疗应有足够的治疗强度，以达到 WBC ≤ 3.0×10^9/L、中性粒细胞以（0.5 ～ 1.5）$\times 10^9$/L 为佳。

（2）维持治疗的基本方案：6-MP 60 ～ 75mg/m^2 每日 1 次，MTX 15 ～ 20mg/m^2 每周 1 次。注意：① 6-MP 晚上用药效果较好。可以用硫鸟嘌呤（6-TG）替代 6-MP。维持治疗期间应注意监测血常规和肝功能，调整用药剂量。② ALL 的维持治疗既可以在完成巩固强化治疗之后单独连续进行，也可与强化巩固方案交替序贯进行。③自获得 CR 后总的治疗周期至少 2 年。维持治疗期间应尽量保证每 3 ～ 6 个月复查 1 次。

（二）造血干细胞移植

造血干细胞移植（HSCT）是成人 ALL 极为重要的强化治疗手段，是治愈高危患者的主要方法，也是难治、复发患者挽救性治疗的重要选择。根据移植的干细胞来源分为自体 HSCT（auto-HSCT) 和异体 HSCT。根据供受者的关系，分为同基因 HSCT 和异基因 HSCT（allo-HSCT）；allo-HSCT 又分为 HLA 配型相合的同胞供者 HSCT，亲缘单倍体相合 HSCT，非亲缘关系供者 HSCT 和脐带血 HSCT。减低剂量预处理方案使年老体弱患者接受移植成为可能。移植发展到今天，配型相合移植仍然是 allo-HSCT 的首选供者，非血缘移植、单倍体移植和脐带血移植并存，优缺点见表 11-3-6。考虑 allo-HSCT 的患者应在一定的巩固强化治疗后尽快移植。无合适供者的高危组患者（尤其是 MRD 持续阴性者）、标危组患者（MRD 阴性者）可以考虑在充分的巩固强化治疗后进行 allo-HSCT，allo-HSCT 后的患者应继续给予一定的维持治疗。对于 Ph^+ALL 有合适供者的患者可以选择 allo-HSCT，移植后可以用 TKI 维持。无合适供者、BCR-ABL 融合基因转阴性者（尤其是 3 ～ 6 个月转阴性者），可以考虑 auto-HSCT，移植后给予 TKI 维持。

表 11-3-6 各种替代供者移植的优缺点比较

种类	优点	缺点
非血缘 HSCT	容易被接受 技术较成熟 外周干细胞数量较多	找到可以应用的供者概率低 查询和等待需要时间长 有一定悔捐风险 高移植相关死亡率 移植物抗宿主病（GVHD）发生率高且严重 再次获得细胞困难
单倍体 HSCT	供者容易找到，选择余地大 无须长时间等待 无悔捐的顾虑 细胞数量充足，可储存备用 移植物调整方便 方便再次获得造血干细胞	高移植相关死亡率 免疫重建延迟 机会性感染发生概率较高 体外 T 细胞去除导致复发率增高
脐血移植	HLA 不相合的耐受性好 查询快速，没有悔捐风险	对于成人细胞数量低者容易导致植入失败 造血重建慢，高移植相关死亡率 复发率较高 淋巴细胞或造血干细胞不可再得

allo-HSCT 的疗效与患者的年龄和白血病缓解状态密切相关。对于高危 ALL 患者（尤其是年轻人），鉴于 allo-HSCT 能取得比常规化疗更好的疗效，多数中心建议如果有合适供者应在 CR1 期行 allo-HSCT。标危组 ALL 患者能否从 allo-HSCT 中获益尚无一致意见，应考虑 MRD 情况；MRD 阳性者应重新进行预后评估、归入高危组，于 CR1 行 allo-HSCT 可以获益。≥ CR2 的成人 ALL 应推荐 allo-HSCT，不过 2 次或以上缓解（≥ CR2）的患者和难治、复发患者的移植疗效明显减低，如无合适的同胞或非亲缘供者，可考虑半倍体移植或脐血移植。随着儿童 ALL 特点化疗方案的广泛应用，成人 ALL 的疗效有了显著提高，治疗过程中需注意根据治疗反应重新评估 allo-HSCT 的合适人群（表 11-3-7）。

表 11-3-7 成人 ALL CR1 行 HSCT 的适应证

适应人群	具体指征
有传统预后不良因素	
年龄＞ 40 岁	
诊断时高白细胞	BCP-ALL 者白细胞＞ $30 \times 10^9/L$
	T-ALL 者白细胞＞ $100 \times 10^9/L$
有预后不良细胞遗传学	Ph 染色体阳性
	t（4;11）（q21;q23）
	t（8;14）（q24.1;q32）
	复杂染色体异常（≥ 5 种染色体异常）
	低亚二倍体 / 近三倍体
诱导治疗 4 周未达 CR	
两个疗程治疗后 MRD ＞ 1×10^{-4}	不同的临床研究中 MRD 时间点不一致
高危遗传学特点	BCP-ALL 中 IKZF1 缺失
	T-ALL 中预后不良的 NOTCH1/FBXW7、N/K-RAS、PTEN
预后不良的新的 ALL 亚型	早期前体 T-ALL（ETP）
	Ph-like ALL

（三）分子靶向治疗

第一代酪氨酸激酶抑制剂伊马替尼是白血病分子靶向治疗的里程碑，伊马替尼是一种选择性的 ABL1 酪氨酸激酶抑制剂。靶向结合于三磷腺苷的蛋白结合位点，与 ABL1 激酶结构域结合，阻断 BCR-ABL1 蛋白激酶活性，抑制 BCR-ABL1 白血病细胞的增殖。Ph 染色体是 9 号染色体上的 ABL1 基因和 22 号染色体上的 BCR 基因断裂后相互易位形成的染色体核型异常，易位形成的 BCR-ABL 融合基因编码具有酪氨酸激酶活性的 P190 或 P210 蛋白，对白血病发病起着至关重要的作用。Ph^+ALL 占成人 ALL 的 20% ～ 30%，在 50 岁以上患者中甚至达 50% 以上。在 TKI 问世之前，单纯常规化疗的疗效很差，CR 率虽可达 60% ～ 80%，但易复发、缓解期短、预后很差，3 ～ 5 年生存率一般不超过 20%；allo-HSCT 被认为是唯一可能治愈本病的手段，3 ～ 5 年的生存率为 30% ～ 40%。伊马替尼的问世改变了 Ph^+ALL 的治疗和预后，但临床资料显示单用伊马替尼不能获得持久的疗效，需要和化疗整合使用，现在伊马替尼已被纳入 ALL 各种标准化疗方案，用于治疗新诊断的成人 Ph^+ALL 患者。多个临床试验结果显示 Ph^+ALL 治疗中引入 TKI，CR 率可达 90% ～ 100%，总生存率达 40% ～ 60%。TKI 的应用使 Ph^+ALL 缓解时间延长，从而使得更多的 Ph^+ALL 患者获益于 allo-HSCT。同时 TKI 的应用使得患者在移植前肿瘤负荷更低，缓解质量提高，移植后复发率降低。对于老年患者，TKI 的引入使老年 Ph^+ALL 化疗强度降低，如 TKI 联合糖皮质激素、长春新碱，在治疗毒副作用下降、耐受性提高的同时提高 CR 率、延长生存期，疗效得到显著改善，从而使老年 Ph^+ALL 疗效优于其他老年 ALL，反而使其从预后很差的类型转变为老年 ALL 中预后相对较好的类型。

伊马替尼治疗过程中产生的继发性耐药促进了许多新一代 TKI 药物的研发，旨在提高疗效和克服耐药机制。ABL1 激酶区的突变是 Ph^+ALL 伊马替尼耐药的关键，二代 TKI 药物主要有达沙替尼和尼洛替尼。二代 TKI 均较伊马替尼更为强效，二代 TKI 相较伊马替尼能够更快地获得分子学反应，尤其是达沙替尼具有同时抑制酪氨酸激酶和 SRC 激酶及能透过血 - 脑屏障的特性。《中国成人急性淋巴细胞白血病诊断与治疗指南（2016 年版）》推荐一旦融合基因（PCR 方法）或染色体核型 /FISH 证实为 Ph/BCR-ABL 阳性 ALL 则进入 Ph^+ALL 治疗流程，可以不再应用 L-Asp。自确诊之日起即可以加用 TKI，推荐用药剂量：伊马替尼 400 ～ 600mg/d、达沙替尼 100 ～ 140mg/d，优先推荐 TKI 持续应用。若粒细胞缺乏（尤其是中性粒细胞绝对计数＜ $0.2 \times 10^9/L$）持续时间较长（超过 1 周）、出现感染发热等合并症时，可以临时停用 TKI，以降低患者的风险。

复发和耐药仍是制约 Ph^+ALL 疗效进一步提高的瓶颈，最常见的原因是 BCR-ABL 突变，约 1/3 的 Ph^+ALL 患者初诊时即存在 BCR-ABL 突变的亚克隆，BCR-ABL 突变也可以是在 TKI 治疗的选择压力下出现。因此不难理解 Ph^+ALL 复发时常伴 T315I 突变，尤其是之前接受二代 TKI 治疗的患者。T315I 突变对目前所有第一代和第二代 TKI 药物均不敏感。伴 T315I 突变的 Ph^+ALL 预后很差。普纳替尼是第三代 BCR-ABL1 抑制剂，具有很高的效能，能克服包括 T315I 在内的大多数激酶结构域突变。

迄今为止，普纳替尼与强化疗整合显示出疗效最高的是 MD 安德森肿瘤中心进行的Ⅱ期临床研究。入组 76 例 Ph^+ALL 患者，完全分子学反应率为 83%，3 年无事件生存率为 70%，其中仅 15 例（20%）患者在 CR1 进行 allo-HSCT，表明该方案即使在没有 allo-HSCT 的情况下也能获得持久的长期缓解。

现有的临床研究数据证实了 TKI 药物在 Ph^+ALL 患者治疗中具有举足轻重的作用，无论采用何种化疗方案，也无论在 Ph^+ALL 治疗的不同阶段，整合使用 TKI 和化疗是治疗成功的基石。随着 ALL 细胞遗传学、分子生物学、基因组学研究的不断深入，不仅使诊断更加精确，不断发现一些具有特征的疾病亚型，WHO 分型也因此不断完善、不断提出新的建议分类，并且针对一些亚型也不断发现靶向治疗的可能。2009 年 Den Boer 在儿童 ALL 中提出 Ph 样 ALL 的概念，指部分 Ph 阴性的 B-ALL 患者具有和 Ph 阳性 ALL 相似的基因表达谱，成人 ALL 中的发生率可达 20%。涉及酪氨酸激酶突变的易位可以累及 *ABL1*（伙伴基因并非 *BCR*）、*ABL2*、*PDGFRB*、*NTRK3*、*TYK2*、*CSF1R*、*JAK2* 等，形成 30 余种伴侣基因；根据受累基因的不同可以整合达沙替尼、JAK2 抑制剂芦可替尼等治疗。*FLT3* 突变（ITD 和 TKD）主要见于 AML，也见于 ETP-ALL 等，可在化疗基础上整合使用索拉非尼、米哚妥林等小分子 FLT3 抑制剂。

（四）免疫治疗

ALL 的免疫治疗主要包括抗体类、CAR-T 细胞治疗、免疫检测点抑制剂。但目前大部分免疫治疗尚未进入 ALL 的一线治疗，而是处于临床试验阶段。

单抗是 ALL 治疗的主要进展之一，以白血病细胞表面抗原为识别靶标，目前 B-ALL 中开发的主要是针对 CD19、CD20、CD22 和 CD52 等的单抗。

CD20 表达于正常 B 细胞、成熟 B-ALL，也见于 40% ～ 50% 的前体 B-ALL；利妥昔单抗是这一跨膜非糖基化磷酸蛋白的靶向 CD20 的单抗。利妥昔单抗整合短期强烈化疗治疗成熟 B-ALL 已获满意疗效。CD20 单抗与放射性核素钇 -90 和碘 -131 整合可能进一步提高疗效。GRAALL-2005/R 临床研究中将利妥昔单抗与化疗整合用于 CD20 阳性、Ph 阴性初诊成人 ALL 患者的一线治疗，中位随访 30 个月，整合利妥昔单抗单抗组 2 年无事件生存（EFS）率为 65%，对照组为 52%，两组的严重副作用无明显差异。

依帕珠单抗（epratuzumab）为 CD22 的人源化单抗，在侵袭性 B-NHL 中已显示较好的安全性和抗肿瘤活性。美国儿童肿瘤协作组率先用依帕珠单抗单药或与 VDLP（长春新碱、柔红霉素、左旋门冬酰胺酶、泼尼松）方案整合治疗 $CD22^+$ 的儿童复发 B-ALL，证明安全、有效。依帕珠单抗整合利妥昔单抗的疗效要优于单一用药。奥英妥珠单抗（inotuzumab ozogamicin）是与刺孢霉素结合的抗 CD22 抗体，Ⅱ期临床试验中总有效率达 57%；Ⅲ期临床试验中比较了奥英妥珠单抗与标准化疗（FLAG、米托蒽醌联合 Ara-C 等）整合治疗难治复发成人 ALL 的疗效，单抗组的 CR 率达 80.7%、化疗组仅为 29.4%；无进展生存期分别为 5 个月和 1.8 个月。

阿仑单抗（Alemtuzumab）是人源化的 CD52 单抗。CD52 是表达于 B 细胞和 T 细胞几乎所有分化阶段的糖蛋白，而不表达于 $CD34^+$ 造血干细胞、浆细胞。阿仑单抗能持久地清除外周血、骨髓和脾脏中的淋巴细胞，但对淋巴结和髓外的淋巴性疾病作用较弱，且易引起中性粒细胞减少，增加机会性感染。阿仑单抗 30mg 每周 3 次治疗一例早期复发的成人前体 B-ALL 取得 CR，且全血细胞减少亦持续 1 年以上。美国癌症和白血病 B 组（CALGB）2009 年报道了阿仑单抗治疗 24 例 ALL 患者的Ⅱ期临床研究疗效，结果显示 MRO 中位下降 1 个对数级；多数患者出现骨髓抑制，50% 患者出现各种病毒感染（巨细胞病毒、单纯疱疹病毒感染等）。

博纳吐单抗（Blinatumomab，BiTE）是一种基因工程制备的双特异性抗 CD3 和 CD19 抗体，通过抗体将 $CD3^+$ T 细胞定向到 $CD19^+$ B 细胞，溶解 B 细胞。近年来用于复发 / 难治性（R/R）Ph^-B-ALL 患者，与常规化疗相比，显示出优于标准化疗的临床疗效。在比较 BiTE 与化学治疗成人复发(难治)Ph^-B-All 的随机对照研究(TOWER)

中，ORR 达 44%，中位 OS 7.7 个月。博纳吐单抗治疗 Ph^+ALL 发生耐药的一个潜在机制是 BCR-ABL1 阳性克隆选择性 CD19 表达阴性。联合使用 TKI，同时针对 CD19 阳性和阴性克隆可能克服这一机制，防止复发。MD 安德森肿瘤中心报道 12 例 R/R Ph^+ALL 患者用博纳吐单抗整合 TKI 治疗（普纳替尼或达沙替尼），第一周期治疗后 ORR 为 75%（9/12 例），总 CMR 率为 67%（4/6 例）。2 例患者出现 2 级细胞因子释放综合征（cytokine release syndrome，CRS）。目前正在进行博纳吐单抗整合 TKI 一线治疗 Ph^+ALL 的临床试验。

嵌合抗原受体 T 细胞（chimeric antigen receptor T cell，CAR-T）是靶向肿瘤细胞表面特异性抗原、基因修饰的 T 细胞。CAR-T 将包括抗原结合区的单链抗体（single chain antibody fragment， scFv）、铰链跨膜区和胞内信号转导区组成的嵌合抗原受体表达于患者或供者的 T 细胞表面。通过 scFv 与白血病细胞表面分子结合，直接激活 TCR 胞内转导信号，对白血病细胞产生 T 细胞毒性作用。美国宾夕法尼亚大学应用 CD19 CAR-T 治疗 30 例 R/R ALL 患者，27 人取得 CR（90%），22 人获得 MRD 阴性。治疗有效的患者可在血液、骨髓、脑脊液中监测到 CAR-T 细胞扩增，6 个月时 EFS 67%，OS 78%，最长生存者已经超过 6 年。其他中心研究结果与此类似，在 R/R ALL 患者中 CR 率约为 90%。2017 年 FDA 批准诺华公司的 CD19 CAR-T 细胞产品 Kymirah 上市，用于治疗 25 岁以下 R/R B-ALL，包括经 2 种 TKI 治疗失败的 Ph^+ALL。尽管目前 CAR-T 细胞治疗 R/R ALL 患者 CR 率高，但仍有部分患者会复发，很多研究团队 CAR-T 治疗达 CR 后桥接 allo-HSCT。多项研究表明，CAR-T 治疗复发原因如下：① CD19 CAR-T 细胞在体内缺失或失活，患者 CD19 阳性白血病细胞不能被清除，导致复发；②经过治疗后，白血病细胞发生系别转化，由淋系向髓系转变；③有些患者经过 CD19 CAR-T 治疗后，白血病细胞 CD19 抗原缺失，CD19 阴性白血病细胞增殖失控，导致复发。目前尝试整合应用靶向 CD22 和 CD19 CAR-T 避免由于抗原免疫逃逸而导致的复发。CAR-T 细胞治疗的主要毒副作用是细胞因子释放综合征和免疫效应细胞相关神经毒性综合征（ICANS）。CRS 大多发生在 CAR-T 细胞输注后的 1 ～ 14 天。症状可能是进行性的，发病时常有发热，还可能有低血压、毛细血管渗漏（缺氧）和终末器官功能障碍。在接受 CAR-T 细胞治疗后，CRS 发生的同时或数天后，可能会发生神经系统毒性反应，症状或体征呈进行性，包括失语、意识水平改变、认知功能损伤、运动无力、癫痫发作和脑水肿等，严重者导致死亡。在 CAR-T 细胞治疗中不良反应的早期识别、有效处理非常重要。

白血病细胞通过异常上调免疫检查点的共抑制分子及其配体，抑制 T 细胞激活，逃避免疫杀伤，造成免疫逃逸。在正常情况下，免疫检查点可抑制树突细胞等细胞的成熟、激活，或抑制 T 细胞的扩增，促进 T 细胞的耗竭等方式防止免疫反应的过度激活，但白血病细胞可利用这些途径逃避免疫系统的杀伤，导致免疫应答无能。常见的免疫检查点分子包括 CTLA-4、PD-1/PD-L1 等。目前，靶向 CTLA-4、PD-1/PD-L1 的抗体在实体肿瘤获得了确切疗效，治疗 ALL 的临床试验正在进行中。

（五）其他治疗

1. *中枢神经系统白血病（CNSL）的诊断、预防和治疗*　CNSL 防治是 ALL 整合治疗的重要组成部分。初诊时 CNSL 发生率约为 6%，多见于 T-ALL（8%）。未经 CNSL 预防的成人 ALL，中枢神经系统复发高达 50%，是 ALL 复发的主要根源之一，严重影响 ALL 疗效。

（1）CNS 状态分类

1）CNS-1：白细胞分类无原淋巴细胞（不考虑脑脊液白细胞计数）。

2）CNS-2：脑脊液白细胞计数＜ 5 个 /μl，可见原淋巴细胞。

3）CNS-3：脑脊液白细胞计数≥ 5 个 /μl，可见原淋巴细胞。

（2）CNSL 诊断标准：目前 CNSL 尚无统一诊断标准。1985 年在罗马讨论关于 ALL 预后差的危险因素时提出下列 CNSL 诊断标准：脑脊液白细胞计数≥ 0.005×10^9/L（5 个 /μl），离心标本证明细胞为原始细胞者，即可诊断 CNSL。流式细胞术检测脑脊液在 CNSL 中的诊断意义尚无一致意见，流式细胞术敏感度和准确度高于离心沉淀涂片检测，有待进一步扩大样本量及多中心合作以确定其可行性，但出现阳性应按CNSL对待。

（3）CNSL的预防：任何类型的成人ALL均应强调CNSL的早期预防。预防措施包括鞘内化疗、放疗、大剂量全身化疗、多种措施整合治疗。

1）鞘内化疗：诱导治疗过程中没有中枢神经系统（CNS）症状者可以在血细胞计数达安全水平（PLT ≥ 50×10^9/L）后行腰椎穿刺、鞘内注射。鞘内注射主要用药包括地塞米松、MTX、Ara-C，MTX（10～15mg/次）或MTX+Ara-C（30～50mg/次）+地塞米松三联（或两联）用药。巩固强化治疗中也应进行积极的CNSL预防，主要是腰椎穿刺、鞘内注射（一般应6次以上，高危组患者可12次以上），鞘内注射频率一般每周不超过2次。

2）预防性头颅放疗：18岁以上的高危组患者或35岁以上的患者可进行预防性头颅放疗，放疗一般在缓解后的巩固化疗期或维持治疗时进行。预防性照射部位为单纯头颅，总剂量1800～2000 cGy，分次完成。

（4）CNSL的治疗：确诊CNSL的患者，尤其是症状和体征较明显者，建议先行腰椎穿刺、鞘内注射：MTX（10～15mg/次）+Ara-C（30～50mg/次）+地塞米松三联（或两联），每周2次，直至脑脊液正常；以后每周1次，共4～6周。也可以在鞘内注射化疗药物至脑脊液白细胞计数正常、症状体征好转后再行放疗（头颅+脊髓）。建议头颅放疗剂量2000～2400 cGy、脊髓放疗剂量1800～2000 cGy，分次完成。进行过预防性头颅放疗的患者原则上不进行二次放疗。

（5）CNS疾病的治疗反应

1）CNS缓解：CNS-2或CNS-3患者取得CNS-1状态。

2）CNS复发：出现CNS-3状态或CNSL的临床症状（如面神经麻痹、脑/眼受累，或下丘脑综合征表现）。

2. 支持治疗

（1）感染防治：发热患者建议立即进行血培养并使用抗菌药物，根据患者是否存在咳嗽、咳痰，腹泻，尿路感染等症状留取相应的标本做病原微生物培养。可选用头孢类（或青霉素类）± 氨基糖苷类治疗，3天后发热不缓解者，可考虑碳青霉烯类和（或）糖肽类和（或）抗真菌治疗；有明确脏器感染患者应根据感染部位及病原微生物培养结果选用相应抗菌药物，同时治疗用药的选择应根据患者病情及抗菌药物特点制订。单一药物可有效治疗的感染，不联合用药。严重感染、单一用药不易控制的混合细菌感染、需要长疗程且易产生耐药性的感染可联合用药。中性粒细胞减少患者感染进展快，一旦出现发热应尽早应用抗菌药物；中性粒细胞减少患者有感染的症状、体征，应早期应用抗菌药物；选择经验性用药时应考虑到本病区（医院）患者目前分离到的细菌种类、发生频率、抗菌药物敏感情况；住院时间较长或反复住院治疗的患者应考虑到其既往感染的致病菌及抗菌药物使用情况；中性粒细胞减少患者，单纯考虑一种病原菌感染而采用窄谱抗菌药物是不够的，必须使用广谱抗菌药物，尽可能选择杀菌药物而非抑菌药物。万古霉素和利奈唑胺不宜单一用药。有持续性发热但无明确感染来源、血流动力学不稳定患者，应将抗菌方案扩展至能够覆盖耐药性革兰氏阴性菌和革兰氏阳性菌及厌氧菌和真菌。抗真菌的经验治疗，一般选择菌谱较广的抗真菌药，如伊曲康唑、两性霉素B（应用时注意老年患者情况并监测肾功能）、卡泊芬净及伏立康唑等。

（2）脏器功能损伤的相应防治：止吐、保肝、水化、碱化、防治高尿酸血症肾病（别嘌醇）等。ALL初诊高肿瘤负荷的患者需要注意预防肿瘤溶解综合征，在利尿的同时加强水化及碱化，注意水、电解质的平衡。白血病细胞计数升高迅速、高尿酸、出现肾功能损伤迹象的患者在化疗期间可考虑使用别嘌醇。

（3）成分输血：血红蛋白（Hb）＜ 80g/L或贫血症状明显者建议输注浓缩红细胞（拟选择HSCT的患者输注辐照血），以改善患者一般状况，维持心肺功能的正常；有心功能不全者可放宽输血指征，对于心功能基础差的患者，应当维持Hb在90～100g/L及以上，避免心功能不全的发生或加重，保证化疗的顺利进行。PLT ＜ 20×10^9/L或有活动性出血时建议输注单采血小板，维持

PLT > 20×10^9/L 可明显降低致命性出血的发生。有凝血功能异常时，根据情况输注新鲜血浆、凝血酶原复合物，纤维蛋白原 < 1.5g/L 时，输注新鲜血浆或浓缩纤维蛋白原。

（4）造血生长因子：化疗后中性粒细胞绝对值（ANC）≤ 1.0×10^9/L，可使用 G-CSF 5μg/（kg·d）。

（5）化疗前后肝炎病毒监测：联合化疗、免疫抑制性治疗均可能激活患者体内肝炎病毒复制，尤其是乙肝病毒的激活导致暴发性乙型肝炎危及生命。化疗前应常规进行肝炎病毒筛查，对于 HBeAg 阳性或存在 HBV-DNA 复制的慢性乙肝患者或病毒携带者在化疗期间应当接受有效的抗病毒治疗。目前常用药物有拉米夫定、恩替卡韦等。治疗期间应当定期监测病毒复制和肝功能情况。

（六）顶层设计

成人 ALL 确诊后应尽快开始治疗，成人 ALL 的治疗应是一种整合治疗模式，包括抗白血病治疗和支持治疗。成人 ALL 的治疗同时也需精准分层治疗模式，根据患者的细胞遗传学 / 分子生物学异常，使用相应的分子靶向药物联合化疗；根据患者初诊时获得的预后分层结合治疗反应、MRD 监测进行动态调整，获得精准预后分层，从而选择个体化整合治疗策略。初诊 ALL 的抗白血病治疗一般分诱导治疗（包括预治疗）、缓解后治疗（可以分为巩固强化治疗和维持治疗）阶段，总疗程一般要 2～3 年以上，主要是多药整合化疗，如果预后评估不良，则应在巩固强化治疗后进行 HSCT。在诱导、巩固强化治疗期间也应十分重视“庇护所”白血病（主要是 CNSL）的早期防治。诱导治疗的目的在于迅速清除机体内的白血病细胞负荷，重建正常造血，达到 CR，恢复受损的组织器官功能。诱导治疗达到 CR 后，体内仍会有 10^8～10^9 以下的残留白血病细胞，是白血病复发的根源。缓解后治疗的目的是清除体内残存的白血病细胞，防止耐药和复发，延长生存期，争取治愈。支持治疗（包括血制品输注、抗感染治疗等）是抗白血病治疗成功的重要保证。

要点小结

- ◆ 精准分层治疗需要从整合医学角度考虑，整合精准诊断、规范化治疗与监测、动态预后评估，从而实现个体化分层的整合治疗。
- ◆ 整体治疗应关注支持治疗，对患者抗白血病治疗后的并发症积极预防、早期发现、及时处理，是降低治疗相关死亡率，减轻患者痛苦，维持患者生活质量的重要保证。
- ◆ 复发难治患者建议参加临床试验。

【康复随访及复发预防】

（一）总体目标

成人 ALL 患者在整合治疗结束后，仍需定期进行随访、MRD 监测，目的是早期发现复发以便及时干预处理，最终提高总生存率。同时，根据患者的恢复情况指导其逐步回归正常生活、工作，重新回归社会。

（二）整合管理

1. 营养治疗　大部分化疗患者，在整体整合化疗结束后，随着正常饮食的恢复，营养状态通常可以恢复。需要注意的是，allo-HSCT 患者伴有慢性 GVHD 可以影响患者的营养状态。有研究表明异基因移植后一年的患者仍可表现为体重减轻、口腔过敏、口干、口腔炎、厌食、胃食管反流等营养障碍。也有研究表明慢性 GVHD 患者在移植后 6～12 个月体重明显减轻，而脂肪含量增加。慢性 GVHD 患者口腔改变常较明显并且影响患者的咀嚼及吞咽功能。吞咽困难时可以通过改变饮食的质地如进食流食及软食来改善。症状严重时则需要进行食管扩张。如果口腔及食管的症状影响了足够能量与蛋白质摄入，则需要放置胃造瘘管来进行肠内营养支持。放化疗引起的体虚、睡眠障碍等癌因性疲乏相关症状可服用人参固本口服液。慢性 GVHD 导致的腹泻及吸收不良与 GVHD 引起的胰腺外分泌功能不良有关。胰腺导管系统的组织改变可引起胰液分泌减少，从而引起脂肪泻。这类患者大多可以通过口服胰酶及限制脂肪摄入得到改善，同时还可以尝试摄入中链三酰甘油。

此外，ALL 患者还需关注治疗相关的肥胖。这类肥胖主要与治疗过程中的头颅放疗、使用泼尼松及地塞米松等糖皮质激素、体力活动减少、低龄、女性和能量消耗减少等有关。因此，医生应当建议这类患者在治疗过程中及治疗后，尽量给予恰当的饮食及运动，以尽量避免超重。

2.*心理治疗及健康行为辅导* 关心爱护患者，给予患者及家属心理支持，对患者及其家属进行健康教育，讲解有关疾病知识、治疗、护理方法和预防保健常识，了解与解除患者的不安情绪，对长期治疗效果不佳、化疗或者移植治疗后存在合并症的患者做好心理疏导，警惕其情绪的异常变化，及时采取措施，防止意外。必要的心理干预和定期随访有助于提高患者依从性，降低复发率。对完成整体治疗，进入康复随访期的患者做好出院指导，嘱患者定期复查。重点注意：①保持良好的心态，平和、放松、开朗、乐观。②居室环境要求，干净整洁、舒适、定时通风，保持空气清新。③合理安排作息时间，生活工作有规律，不要过度劳累，避免或少去公共场所。④合理膳食搭配，要确保蛋白质、维生素、能量的摄入，注意卫生，均衡营养。⑤坚持用软毛牙刷刷牙，进食前后漱口。⑥如还有维持治疗，遵医嘱按时服药，定期复查血常规，定期复诊，有特殊情况随时就诊。

（三）严密随访

成人 ALL 的随访主要通过定量 PCR 和流式细胞术进行骨髓 MRD 监测（详见预后评估章节），以便早期发现复发，及时干预处理。治疗进入维持治疗阶段后，通常 2 ～ 3 个月进行一次骨髓 MRD 监测，CR 后满 3 年，可拉长随访时间间隔，每 6 个月进行一次骨髓 MRD 监测，完全缓解后满 5 年且患者一般情况良好，可以不再进行骨髓 MRD 监测，仅定期进行生存随访。建议患者定期复查血常规，如有变化随时复诊。

（四）常见问题处理

在定期随访过程中如果发现 MRD 阳性，甚至全面血液学复发，应及时进行干预。对于 R/R 的 ALL 者，治疗方面目前无统一意见，有合适的临床试验可以参加临床试验，如 CAR-T 细胞治疗。对于 Ph^+ALL 者，以 ABL 激酶突变结果、前期用药为依据更换 TKI，与 TKI 整合的化疗方案尽量选择以前未应用的化疗方案；对于 Ph^-ALL 者，尽量选择以前未应用的化疗方案。无论是 Ph^+ALL，还是 Ph^-ALL，在挽救治疗的同时即应考虑 allo-HSCT 的问题并开始积极寻找供者，取得再次 CR 后尽快行 allo-HSCT。

在 ALL 的治疗过程中，合并症不可避免，感染仍然是血液肿瘤患者的主要死亡原因之一，随着化疗强度的增加，移植的广泛开展，尤其是半相合移植及 CAR-T 细胞药物治疗的应用，感染发生率逐渐增高，尤其是真菌等机会性病原体感染。近几年来，对化疗后患者支持治疗的改善主要归功于感染控制的进步，从而减低了治疗相关死亡率，提高了整体疗效，改善了生存率。有些感染，尤其是肺感染，治疗周期长，有可能白血病本病治疗结束后还需要继续进行抗感染治疗。

（五）积极预防

三级预防为康复预防，通常指对肿瘤患者经过各种方法的治疗后进行康复治疗，减少并发症，降低致残率，提高生存率和生存质量，还包括对晚期的患者实行止痛和临终关怀。对于 ALL 患者，尤其需要注意 allo-HSCT 后伴有慢性 GVHD 影响功能的患者，应通过综合措施尽量促进功能的恢复，从而提高患者的生活质量，减少心理问题的发生。无论是单纯化疗的患者，还是接受过 HSCT 的患者，生存仅仅是基本目标，回归社会才是治疗的最终目标。

要点小结

- 定期随访监测的目的是早期发现复发、及时干预处理，最终改善总生存。
- 复发患者可以参加临床试验，在挽救治疗的同时即应该考虑 allo-HSCT 的问题并开始积极寻找供者，取得再次 CR 后尽快行 allo-HSCT。
- 对结束治疗的患者，应注意心理及健康行为辅导，生存仅仅是治疗的基本目标，回归社会才是治疗的最终目标。

随着诊断方法和技术的不断进步及完善，尤其是高通量测序技术的应用，对于血液系统疾病的发病机制和生物学行为有了更为深入的认识，逐步开启依据疾病特征性的标志物进行个性化精准的整合诊疗时代。白血病的诊断不再是单纯的“形态学诊断”，而是发展为包括形态学、免疫学、遗传学、分子生物学（MICM）的整合诊断模式。既往基层医院受限于设备和专业技术人员的缺乏不能完全按照MICM模式完善诊断，随着第三方检测公司的发展，更多的医院能够对白血病进行MICM整合诊断，进而为精准预后分组和个体化整合治疗方案提供必要的依据。成人ALL的整体疗效欠佳，要进一步提高疗效需依赖对ALL不同临床亚型生物学特征和致病机制的深入研究，借鉴儿童ALL治疗的成功经验，规范、推广儿童特点的化疗方案、分子靶向治疗、细胞免疫治疗。当前，我国与发达国家在ALL的基础和临床试验研究上差距很大，国内各地区的诊疗水平也有较大差异。要全面提高我国ALL的诊疗水平，需整合资源通力合作，扩大交流，努力推广成人ALL的精确诊断、预后分层系统，强化MRD监测的标准化、规范化及对临床治疗的指导作用。根据临床亚型和预后分层、MRD监测结果选择合理的整合治疗策略，同时进一步提高支持治疗水平，加强基础研究，积极开展新药临床试验。经过不懈的努力，相信我国成人ALL的整合性诊治水平一定会有较大的提高。

（王　迎　邱录贵）

【典型案例】

成人急性淋巴细胞白血病的整合性诊疗1例

（一）病例情况介绍

1. 基本情况　男性，48岁，主因“头晕乏力1周”入院。

现病史：患者于入院前1周无明显诱因出现发热，体温最高达38.6℃，伴周身关节疼痛，以右侧手腕关节疼痛为著，无皮肤黏膜及牙龈出血，无骨痛，无口腔溃疡，无光过敏、脱发等，于当地医院查血常规示全血细胞减少（具体不详），未予药物治疗，为明确诊断进一步就诊于我院，查血常规：WBC 42.33×10^9/L，RBC 2.69×10^{12}/L，Hb 82 g/L，PLT 62×10^9/L，原始细胞比例31%，淋巴细胞比例35%，中性粒细胞比例33%，嗜酸性粒细胞比例1%，Ret 1.65%，门诊以“白细胞增高，贫血、血小板减少待查”收入院。患者自发病以来，精神、饮食、睡眠可，大小便正常，近期体重无显著变化。

既往史：既往体健，否认高血压、冠心病、糖尿病病史，否认病毒性肝炎、肺结核等传染病病史，否认外伤、手术史，否认输血献血史，否认食物药物过敏史，预防接种史不详。

个人史：生于原籍，久居河南省，无化学物质、放射物质、有毒物质接触史，无冶游、吸毒史，无吸烟、饮酒史。

婚育史：未婚未育。

家族史：父母健在，兄弟2人，否认家族性遗传病史及类似疾病史。

2. 入院查体　体温36.4℃，心率84次/分，呼吸21次/分，血压100/60mmHg，ECOG 0分。神清语利，查体合作，轻度贫血貌，全身皮肤无皮疹、黄染、出血点，浅表淋巴结未触及肿大，咽部无充血，扁桃体无肿大，胸骨无压痛，双肺呼吸音清，未闻及干、湿啰音，心音正常，HR 84次/分，律齐，各瓣膜听诊区未闻及病理性杂音，腹软，无压痛、反跳痛，肝脾肋下未触及，双下肢无水肿。

3. 辅助检查　血常规：WBC 42.1×10^9/L，Hb 75 g/L，RBC 2.58×10^{12}/L，PLT 57×10^9/L。

髂骨骨髓涂片：急性淋巴细胞白血病骨髓象。

骨髓活检：骨髓增生极度活跃（80%），原始细胞弥漫增多（80%），可识别的粒红系细胞散在分布，巨核细胞少见。网状纤维染色（MF-2级）。

免疫分型：异常细胞群约占有核细胞的90.1%，强表达CD10，表达CD19、cCD79a、

CD20、CD9、CD123、HLA-DR、CD38、CD22，部分表达 CD13、CD33、CD11b、TdT，少部分细胞表达 CD34。

染色体核型：46，XY。

染色体荧光原位杂交（FISH）:MLL、p53/CEP17、CRLF2 均阴性。

WT1 定量：1.52%。

白血病 43 种融合基因筛查检测均阴性。

29 种 Ph-like ALL 相关融合基因检测均阴性。

白血病基因突变筛查（二代测序）：ASXL1 基因编码序列发现 p.T1139K 突变，突变频率 48.5%。

4. 入院诊断　原始 B 淋巴细胞白血病（NOS，非特指型）。

（二）整合性诊治过程

1. 关于诊断及评估

（1）MDT 团队组成：血液内科、诊断科室（血液病理检测中心，包含细胞形态、组织化学、病理、流式细胞、分子生物、细胞遗传等检测小组等）。

（2）讨论意见：患者以“头晕乏力”为主要表现，血常规示白细胞升高，外周血涂片可见原始细胞，骨髓涂片为急性淋巴细胞白血病骨髓象，流式免疫表型证实异常细胞群为原始 B 淋巴细胞，符合普通 B-ALL 免疫表型，融合基因检测均阴性，染色体核型为正常核型，可以确诊为原始 B 淋巴细胞白血病（NOS，非特指型）。患者年龄大于 35 岁，初诊白细胞数高于 $30 \times 10^9/L$，预后评估为高危。

2. 关于治疗方案

（1）MDT 团队组成：血液内科医师（包括白血病化疗、造血干细胞移植亚专业的医师）、护理部、营养科。

（2）讨论意见：患者已确诊为原始 B 淋巴细胞白血病（非特指型），预后评估为高危，整体治疗策略应是多药整合化疗达 CR 后行 allo-HSCT，因此在化疗的同时积极行 HLA 配型，查找供者。诱导化疗方案建议 VDCLP 方案，达 CR 后可给予 CAMLV、HD-MTX、VDLD 等方案巩固化疗，同时积极给予腰椎穿刺 + 鞘内注射预防中枢神经系统白血病，流式 MRD 达阴性后尽快行 allo-HSCT。患者后续需多疗程多药整合化疗，化疗前护理组进行经外周静脉穿刺中心静脉置管术（PICC）以保护外周静脉。化疗后骨髓抑制期易感染，营养科指导患者高压低菌饮食，在使用左旋门冬酰胺酶期间指导患者低脂饮食。

3. 关于后续随访

（1）MDT 团队组成：血液内科医师、研究护士、心理医师。

（2）讨论意见：患者造血干细胞移植后仍需定期门诊随访，根据情况每 2 ～ 3 个月复查骨髓残留病水平、嵌合状态等。如无特殊情况，5 年后不再门诊随访，每年进行电话随访生存情况。如患者存在心理问题，心理医师可给予干预，帮助患者回归社会。

（三）案例处理体会

本例患者经血液内科医师与血液病理检测医师通过 MDT 讨论，按照形态学、免疫学、细胞遗传学和分子生物学（MICM）整合诊断模式确诊为原始 B 淋巴细胞白血病（非特指型），预后评估为高危。根据预后评估，在治疗开始时就为患者制订了合理的整合治疗策略，即多药整合化疗序贯 allo-HSCT，并在血液内科白血病化疗、造血干细胞移植亚专业医师和护理部、营养科的合作下，顺利完成整合治疗方案。治疗结束后，仍对患者进行随访、心理干预，最终帮助患者回归社会。

（王　迎）

参考文献

中国抗癌协会血液肿瘤专业委员会，中华医学会血液学分会白血病淋巴瘤学组，2016. 中国成人急性淋巴细胞白血病诊断与治疗指南(2016 年版). 中华血液学杂志，37(10): 837-845.

Abou Dalle I, Jabbour E, Short NJ, et al, 2019. Treatment of Philadelphia chromosome-positive acute lymphoblastic leukemia. Curr Treat Options Oncol, 20: 4.

Assi R, Kantarjian H, Short N J, et al, 2017. Safety and efficacy of blinatumomab in combination with a tyrosine kinase inhibitor for the treatment of relapsed Philadelphia chromosome-positive leukemia. Clin Lymphoma Myeloma Leuk, 17(12): 897-901.

Bene MC, Castoldi G, Knapp W, et al, 1995. Proposals for the immunological classification of acute leukemias. European group for the immunological characterization of leukemias (egil). Leukemia, 9(10): 1783-1786.

Comoli P, Basso S, Riva G, et al, 2017. BCR-ABL–specific T-cell therapy in Ph+ ALL patients on tyrosine-kinase inhibitors. Blood, 129(5): 582-586.

de Labarthe A, Rousselot P, Huguet-Rigal F, et al, 2007. Imatinib combined with induction or consolidation chemotherapy in patients with de novo Philadelphia chromosome–positive acute lymphoblastic leukemia: results of the GRAAPH-2003 study. Blood, 109(4): 1408-1413.

DeAngelo DJ, Stock W, Stein AS, et al, 2017. Inotuzumab ozogamicin in adults with relapsed or refractory CD22-positive acute lymphoblastic leukemia: a phase 1/2 study. Blood Adv, 1(15): 1167-1180.

Farhadfar N, Litzow MR, 2016. New monoclonal antibodies for the treatment of acute lymphoblastic leukemia. Leuk Res, 49: 13-21.

Giebel S, Labopin M, Potter M, et al, 2018. Comparable results of autologous and allogeneic haematopoietic stem cell transplantation for adults with Philadelphia-positive acute lymphoblastic leukaemia in first complete molecular remission: an analysis by the Acute Leukemia Working Party of the EBMT. Eur J Cancer, 96: 73-81.

Jain N, Cortes JE, Ravandi F, et al,2017. Inotuzumab ozogamicin in combination with bosutinib for patients with relapsed or refractory Ph+ ALL or CML in lymphoid blast phase. Blood, 130(Suppl 1): 143.

Kantarjian H, Stein A, Gökbuget N, et al, 2017. Blinatumomab versus chemotherapy for advanced acute lymphoblastic leukemia. N Engl J Med, 376(9): 836-847.

Kantarjian HM, DeAngelo DJ, Stelljes M, et al, 2016. Inotuzumab ozogamicin versus standard therapy for acute lymphoblastic leukemia. N Engl J Med, 375(8): 740-753.

King AC, Pappacena JJ, Tallman MS, et al, 2019. Blinatumomab administered concurrently with oral tyrosine kinase inhibitor therapy is a well-tolerated consolidation strategy and eradicates measurable residual disease in adults with Philadelphia chromosome positive acute lymphoblastic leukemia. Leuk Res, 79: 27-33.

Liu BC, Wang Y, Zhou CL, et al, 2019. Nilotinib combined with multi-agent chemotherapy in newly diagnosed Philadelphia chromosome-positive acute lymphoblastic leukemia: a single-center prospective study with long-term follow-up. Ann Hematol, 98(3): 633-645.

Martinelli G, Boissel N, Chevallier P, et al, 2017. Complete hematologic and molecular response in adult patients with relapsed/refractory Philadelphia chromosome–positive B-precursor acute lymphoblastic leukemia following treatment with blinatumomab: results from a phase II, singlearm, multicenter study. J Clini Oncol, 35(16): 1795-1802.

Maude SL, Frey N, Shaw PA, et al, 2014. Chimeric antigen receptor T cells for sustained remissions in leukemia. N Engl J Med, 371(16): 1507-1517.

NCCN Clinical Practice Guidelines in Oncology—Acute Lymphoblastic Leukemia (2019 Version 2). http: //www.nccn.org.

Ravandi F, Othus M, O'Brien SM, et al, 2016. US intergroup study of chemotherapy plus dasatinib and allogeneic stem cell transplant in Philadelphia chromosome positive ALL. Blood Adv, 1(3): 250-259.

Short NJ, Jabbour E, Sasaki K, et al, 2016. Impact of complete molecular response on survival in patients with Philadelphia chromosome–positive acute lymphoblastic leukemia. Blood, 128(4): 504-507.

Short NJ, Kantarjian HM, Ravandi F, et al, 2017. Frontline hyper-CVAD plus ponatinib for patients with Philadelphia chromosome-positive acute lymphoblastic leukemia: Updated results of a phase Ⅱ study. J Clin Oncol, 35(15_suppl): 7013.

Stock W, Martinelli G, Stelljes M, et al, 2018. Outcomes with inotuzumab ozogamicin (InO) in patients with Philadelphia chromosome–positive (Ph+) relapsed/refractory (R/R) acute lymphoblastic leukemia (ALL). J Clin Oncol, 36(15_suppl): 7030.

第四节　慢性髓性白血病

• 发病情况及诊治研究现状概述

慢性髓性白血病（chronic myelogenous leukemia，CML）起病缓慢，多表现为外周血中晚幼粒细胞显著增多伴成熟障碍，嗜碱性粒细胞增多，可伴有明显脾大，甚至巨脾。自然病程分为三个阶段：慢性期（chronic phase，CP）、加速期（accelerated phase，AP）和急变期（blast phase，BP）。Ph 染色体（Philadelphia 染色体）和 BCR-ABL 融合基因为其标志性改变。

全球年发病率为（1.6 ～ 2）/10 万。在欧美国家，CML 的发病率约为每年 1/10 万，占所有白血病发病的 15%。各年龄组均可发病，平均发病年龄为 55 ～ 65 岁。1986 ～ 1988 年在我国 22 个省（市、自治区）46 个调查点进行的全国白血病发病情况调查显示 CML 的年发病率为 0.36/10 万。此后国内几个地区的流行病学调查显示 CML 的年发病率为（0.39 ～ 0.55）/10 万。我国一项关于国内不同地区 15 家医院血液科 2005 ～ 2006 年的 CML 患者资料显示：男女比例为 1.78 ∶ 1。总体来讲，中国 CML 患者较西方国家更为年轻化，国内几个地区的流行病学调查显示 CML 患者中位发病年龄为 45 ～ 50 岁，而西方国家为 67 岁。在我国 CML 的发病人数占所有白血病发病人数的 13%。

研究显示，2008 年在美国 4830 例新诊断的 CML 的发病率为（1.1 ～ 1.9）/10 万。流行病学调查显示，应用既往治疗方法的 15 000 ～ 30 000 例患者中位生存期为 3 ～ 6 年。第一代酪氨酸激酶抑制剂（TKI）伊马替尼作为一线治疗药物使 CML 患者的 10 年生存率达 85% ～ 90%，尼洛替尼、达沙替尼等第二代 TKI 作为一线药物治疗 CML 能够获得更快、更深的分子学反应，逐步成为 CML 患者的一线治疗方案之一。目前越来越多的临床研究数据表明，TKI 治疗获得深度分子学反应持续超过 2 年的患者，部分能够获得长期的无治疗缓解（treatment free remission，TFR），即功能性治愈。功能性治愈成为越来越多 CML 患者追求的治疗目标。因此，尽快达到完全细胞遗传学反应及更深的分子学反应是 CML 治疗的远期目标，改善生活质量和功能性治愈是 CML 治疗的长期目标。伊马替尼用于治疗 CML 后，每年的死亡率已经从 15% ～ 20% 下降到 2%，预计平均存活期可能超过 20 年。

• 相关诊疗规范、指南和共识

- 慢性髓性白血病中国诊断与治疗指南（2020 年版），中华医学会血液学分会
- NCCN 肿瘤临床实践指南：慢性髓性白血病（2020.V3），美国国家综合癌症网络
- ESMO 慢性髓性白血病临床实践指南（2020），欧洲肿瘤内科学会
- ELN 建议：慢性髓性白血病的治疗，欧洲白血病网络

【全面检查】

（一）病史特点

CML患者起病缓慢，早期常无自觉症状，通常在常规检查时发现外周血白细胞（WBC）升高或脾大，而进一步检查确诊。典型的自然病程分为三期：慢性期、加速期、急变期。约90%的患者初诊时处于慢性期，进展缓慢，常无自觉症状，多在常规检查时发现外周血白细胞升高或脾大，进而确诊。Kamada等研究了20例诊断时无症状的CML患者，其中16例为原子弹爆炸幸存者，在其定期随访中被发现，4例诊断时白细胞＜42×10^9/L，10例患者诊断时白细胞＜14×10^9/L。以白细胞开始上升至白细胞计数达到100×10^9/L的时间为临床前期（平均为9个月），以白细胞在此期增长速率代表白细胞克隆的增长速率，即可推算出染色体开始出现异常至出现典型症状这段时间约为6.3年，该期被命名为增殖期。在疾病的早期即出现嗜碱性粒细胞绝对值升高，在白细胞＜20×10^9/L时已表现出外周血中性粒细胞碱性磷酸酶活性降低，随疾病进展而加剧。白细胞＞40×10^9/L时脾脏在肋下可触及，白细胞在（30～90）$\times10^9$/L时出现症状等。

1. *慢性期* 本病早期主要症状是乏力、头晕和腹部胀满等不适，部分患者有全身不适、耐力减低、恶心等症状。部分患者出现基础代谢增高的特点，如怕热、多汗、体重下降、低热、心悸和精神紧张等。随疾病进展，90%的CML患者有脾大，而出现脾大的相关症状，如腹胀、左上腹沉重感或左上腹疼痛、食后胀饱等感觉不适。部分患者首次就诊时脾已达脐或脐下，甚至伸入盆腔，质地坚硬，常无压痛；脾梗死时出现剧烈腹痛。

早期出血症状较少见，后期约30%出现不同程度的皮肤黏膜和消化道出血，女性患者可出现月经过多，极少患者出现颅内出血。

部分患者可因脾周围炎或脾梗死表现为急性左下胸或左上腹剧痛。消化性溃疡较正常者发生率高，可能与组胺释放过多有关，罕见的症状为痛风性关节炎，常与高尿酸血症有关。阴茎异常勃起，可能由于白血病浸润或海绵体血栓所致。极少患者在初诊时有骨痛、关节痛。

2. *加速期及急变期（疾病进展期）* 加速期是CML进入急变期的过渡阶段，也是患者病情恶化的转折点，两者难以绝对分开，并且有20%～25%的患者不经加速期而直接进入急变期，故两期合并叙述。加速期患者在临床上出现不明原因的低热、乏力、食欲缺乏、盗汗、消瘦加重等，伴有与白细胞不成比例的脾迅速肿大且压痛，淋巴结突然肿大，胸骨压痛明显和骨骼发生溶骨性变化而骨骼疼痛等体征，贫血常进行性加重。

原来治疗有效的药物失效，则提示进入加速期或急变期。进入急变期，除伴有上述症状外还表现为全身骨痛，肝、脾、淋巴结肿大，髓外浸润表现如皮肤结节，睾丸浸润，阴茎异常勃起，眼眶浸润出绿色瘤等。严重的中性粒细胞缺乏常导致难以控制的细菌、真菌感染，表现为持续高热不退，甚至发生败血症。严重的血小板减少引起出血趋势加重，甚至发生脑出血死亡。自应用TKI治疗CML以来，绝大部分患者获得较长生存，进入进展期的患者明显减少，每年仅不到5%的患者进入急变期。

3.*CML急变的病程* 既往具有急性变患者平均病程为2个月，很少超过6个月。淋巴细胞急性变的患者平均病程约6个月，超过10个月罕见。个别患者进入急变期可因缓慢的造血异常改变及髓外急性变而不迅速累及骨髓，生存期可达1年。在TKI时代，急变的发生率明显减低。

4.*CML生存期及死亡原因* CML生存期受治疗的影响差异较大。未治疗CML患者诊断后生存时间平均为31个月，随着治疗的不断改进，生存期也逐渐延长，传统药物白消安或羟基脲治疗的5年生存率为30%左右，干扰素治疗者达到60%，目前CML慢性期患者接受以伊马替尼为代表的TKI靶向治疗10年生存率高达90%以上。

10余年前，CML死亡的主要原因是感染和出血，与本病急变期粒细胞和血小板减少有关。一部分患者死于白血病以外的其他疾病。

（二）体检发现

1. *一般症状* 慢性期常见有乏力、低热、食欲缺乏、腹胀、多汗、体重减轻等。

2. 常见的体征　脾大，40% ～ 70% 患者在初诊时脾脏在肋下 10cm 左右，甚至伸入盆腔，质地坚硬，通常无触痛。如有脾周围炎可有触痛和摩擦感。急性脾梗死时会有左上腹疼痛。偶遇个别患者因脾破裂剧烈腹痛，并腹腔积血而就诊。部分患者在诊断时可触及淋巴结肿大。晚期常伴有髓外浸润表现。肝大、淋巴结肿大也可见。

3. 其他表现　包括贫血症状、胸骨压痛、皮肤紫癜等。早期多无面色苍白，随病情加重而显著，如伴有骨髓纤维化则更为明显。慢性期胸骨压痛常局限于胸骨体，胸骨中下段压痛多见于加速期及急变期。白细胞计数常高于 100×10^9/L，并且可能导致视网膜出血和高黏滞血症的症状，如阴茎异常勃起，脑血管意外，耳鸣，精神症状及昏迷。

4. 加速期 / 急变期表现　如出现不明原因的发热、虚弱、骨痛、脾进行性肿大、其他髓外器官浸润表现、贫血加重或出血，以及原来治疗有效的药物失效，则提示进入加速期或急变期。

（三）血液化验与骨髓检查

1. 血常规　慢性期，白细胞明显增高，多大于 50×10^9/L，有时可达 500×10^9/L，可见各阶段粒细胞，以中、晚幼和杆状核粒细胞为主，原始细胞＜ 10%，嗜酸性、嗜碱性粒细胞增多。疾病早期血小板正常或增高，晚期减少，可出现贫血。原始细胞增多和（或）嗜碱性细胞增多提示疾病进展。

2. 骨髓象　增生明显活跃或极度活跃，以髓系细胞为主，粒：红比例可增至（10 ～ 30）：1，中性中幼、晚幼及杆状粒细胞明显增多。慢性期原粒细胞＜ 10%；嗜酸性、嗜碱性粒细胞增多；红系细胞相对减少；巨核细胞正常或增多，晚期减少。WHO 标准：进展到加速期时原始细胞 10% ～ 19%；急变期原始细胞≥ 20%，或原始细胞 + 早幼细胞≥ 50%。若粒系有明显的病态造血或有明显的小的病态巨核细胞或有明显纤维化均提示已进入加速期。骨髓活检可见不同程度的纤维化。

3. 组化　CML-CP 的中性粒细胞碱性磷酸酶（NAP）活性减弱，治疗有效时活性恢复，复发时下降。急淋变或急髓变时有相应的组化变化。

4. 流式细胞术　CML-CP 的免疫表型以较成熟粒细胞占多数。CML-BP 时可以分析免疫表型确定为急淋变或急髓变。

5. 细胞遗传学　CML 患者具有典型的 t(9;22)（q34;q11）异常核型，即 Ph 染色体。Ph 染色体是 CML 的特征性细胞遗传学改变。它是由于 9 号染色体上 q34.1 的 3’端的 ABL 基因片段和 22 号染色体 q11.21 的 5’端的 BCR 基因片段相互易位后形成 t（9;22）（q34.1;q11.21）（图 11-4-1），结果产生 BCR-ABL 融合基因，该基因编码具有异常酪氨酸激酶活性 BCR/ABL 融合蛋白。

此外，也可涉及第三条或第四条染色体所形成的复杂易位。80% 患者在疾病进展时发生克隆演变，即出现 Ph^+ 细胞中的异常染色体，被称为 Ph 附加染色体异常，常见的有 +8，双 Ph，i（17q），-Y，+19、+21 等。它们可单独出现或合并出现，常于临床诊断急变前 2 ～ 3 个月出现，有预测急变的价值。

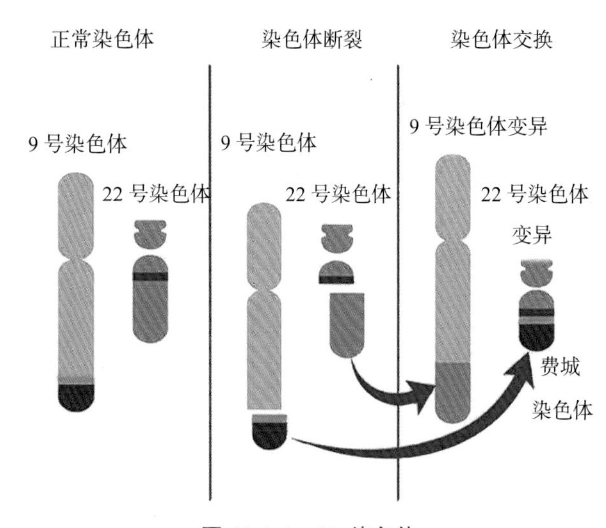

图 11-4-1　Ph 染色体

6. 分子诊断　BCR-ABL1 融合基因是诊断 CML 的金标志。不论是用 FISH、RT-PCR 还是近年国内外广泛采用的实时定量 PCR（以下称 Q-PCR）方法测定，证明存在融合基因转录本（BCR-ABL mRNA），结合临床表现、血常规和骨髓象即可诊断 CML。由于 BCR 断裂点的不同，可形成不同的 BCR-ABL1 编码蛋白，最常见的在 BCR 的 M 区（M-BCR），即外显子 e12 ～ e16（原称 b1 ～ b5）与 ABL1 编码构成典型的 p210bcr-

abl1。断裂点可在 e13（b2）和 e14（b3）之间或在 b3 和 e15（b4）之间分别形成 b2a2 和 b3a2 两种连接，均编码成 P210bcr-abl1 融合蛋白。少数患者的断裂点在 BCR 的 μ 区（μ-BCR），即外显子 17 ～ 20（c1 ～ c4）与 ABL1 构成 P230 蛋白，此类患者表现明显的中性粒细胞成熟。若断裂点在 BCR 的 m 区（m-BCR）外显子 1 ～ 2，则形成较短的 P190 融合蛋白，常见于 Ph^+ALL。而 90%Ph^+CML 患者中可检测到少量的 P190。P210bcr-abl1 可见于少数 AML，但临床与血常规及白细胞分类特点不同（图 11-4-2）。

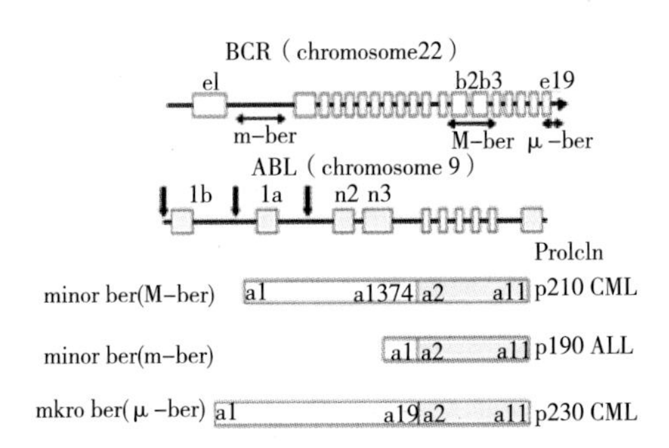

图 11-4-2 BCR-ABL 融合基因不同融合位

7. 血液生化 血清及尿中尿酸浓度增高；血清维生素 B_{12} 浓度及维生素 B_{12} 结合力显著增加，与白血病细胞增多程度成正比；血清乳酸脱氢酶增高。

要点小结

- CML 起病缓慢，多表现为外周血中晚幼粒细胞显著增多伴成熟障碍，嗜碱性粒细胞增多，伴有明显脾大，甚至巨脾，是累及造血干细胞的克隆性疾病。
- Ph 染色体（Philadelphia 染色体）和 BCR-ABL 融合基因为其标志性改变。
- 自然病程分为慢性期、加速期和急变期。
- 加速期和急变期视为进展期，可出现不明原因的发热、虚弱、骨痛、脾进行性肿大、其他髓外器官浸润表现、贫血加重或出血。

【整合评估】

（一）评估主体

CML MDT 团队组成包括血液科、诊断科室（检验科、病理科、流式细胞仪检测、基因检测、染色体检测、影像科、超声科等）、护理部、心理学专家等。

人员组成及资质：

1. 医学领域成员（核心成员） 血液科医师 2 名、血液形态学医师 1 名、流式细胞仪检测医师 1 名、基因检测医师 1 名、染色体检测医师 1 名，所有参与 MDT 讨论的医师应具有副高级以上职称，有独立诊断和治疗能力，并有一定学识和学术水平。

2. 相关领域成员（扩张成员） 临床护士 1 ～ 2 名和协调员 1 ～ 2 名。所有 MDT 参与人员应进行相应职能分配，包括牵头人、讨论专家和协调员等。

（二）诊断及鉴别诊断

1. 诊断标准 典型的临床表现，合并 Ph 染色体和（或）BCR-ABL 融合基因阳性即可确定诊断。

2. 鉴别诊断

（1）类白血病反应：粒细胞类白血病反应是机体受刺激而发生的类似于白血病的血象变化，常并发于严重感染、恶性肿瘤、创伤、中毒、大出血、急性溶血、休克和外伤等疾病。类白血病反应主要鉴别要点：①去除病因，类白血病反应会消失；②无胸骨压痛，脾脏不大或轻度肿大；③通常无贫血及血小板减少；④白细胞增多可超过 $50 \times 10^9/L$，一般在 $100 \times 10^9/L$ 以内，超过 $200 \times 10^9/L$ 罕见；⑤类白血病反应者中幼粒细胞百分比不高，原粒细胞少见；⑥嗜酸性粒细胞类白血病中血及骨髓中以成熟嗜酸性粒细胞为主；⑦胞质中有明显的中毒颗粒和空泡，缺乏白血病中细胞异型、核质发育不平衡等特征；⑧ NAP 活性增高；⑨无 Ph 染色体。血白细胞增高，可见幼粒细胞，此反应会随原发病的控制而消失。此外，脾大常不如 CML 显著，嗜酸性、嗜碱性粒细胞不增多，NAP 反应强阳性，Ph 染色体及 BCR-ABL 融合基因均阴性。

（2）其他骨髓增殖性肿瘤：CML 与真性红细胞增多症（PV）、原发性骨髓纤维化（PMF）、原发性血小板增多症（ET）同属于骨髓增殖性肿瘤范畴。在其发病过程及临床表现方面有着相似的临床特征，但预后明显不同。

PV 以红细胞增多为突出表现，伴有红细胞增多所致高黏滞血症，并多有脾大等临床表现；白细胞轻度增多，但一般不超过 50×10^9/L；血小板也有轻度增加，红细胞容量明显超过正常值。NAP 活性升高，Ph 染色体阴性，95%PV 患者出现 JAK2V617F 突变，部分患者存在 JAK2 第 12 外显子突变。

ET 以血小板增多为主同时伴有血小板功能异常。白细胞轻度增多，多在 50×10^9/L 以下；嗜酸性粒细胞、嗜碱性粒细胞比例不增多。脾轻度肿大，NAP 活性增高，Ph 染色体阴性，60% 左右 ET 患者存在 JAK2V617F 突变，20% 出现 CARL 突变，5% 患者发现 MPL W515K/L 突变。

PMF 患者外周血 WBC 增多，但多≤ 30×10^9/L，多有贫血，脾多肿大且肿大程度与白细胞数不成比例。外周血中易见幼粒细胞及有核红细胞，原始细胞及各阶段幼粒细胞甚至比骨髓中的比例还多。成熟红细胞形态显著异常，有泪滴样改变或月牙形及盔甲形等。Ph 染色体、BCR-ABL 融合基因阴性。50%PMF 患者存在 JAK2V617F 突变，20% 出现 CARL 突变，5% 患者发现 MPL W515K/L 突变。骨髓活检有助于 PMF 的诊断。根据骨髓活检可将 PMF 分为细胞期、胶原形成期、纤维化期及硬化期。

（3）CML 与其他慢性白血病鉴别：CML 还应与慢性中性粒细胞白血病（CNL）、慢性嗜酸性粒细胞白血病、嗜碱性粒细胞白血病、慢性粒单核细胞白血病（CMML）相鉴别。CNL 少见，病情进展缓慢，白细胞增高以成熟中性粒细胞为主，NAP 活性增高，无 Ph 染色体，且极少发生急性变。嗜酸性粒细胞白血病、嗜碱性粒细胞白血病分别以各阶段嗜酸性粒细胞或嗜碱性粒细胞增多为主要表现，且伴有嗜酸性粒细胞、嗜碱性粒细胞形态异常。CML 急变期或加速期可发生嗜碱性粒细胞比例增多，若 CML 患者嗜酸性粒细胞或嗜碱性粒细胞出现变化时，嗜酸性粒细胞或嗜碱性粒细胞比例应超过 30%，且各阶段中幼粒细胞、嗜酸性粒细胞或嗜碱性粒细胞比例增多，并伴有原粒细胞和早幼粒细胞增多。CMML 临床特点及骨髓象极似 CML，但具有单核细胞增多的特点，外周血单核细胞绝对值＞ 1×10^9/L，且 Ph 染色体及 BCR-ABL 融合基因阴性。前述疾病与 CML 鉴别的根本在于缺乏 Ph 染色体、BCR-ABL 融合基因。

（4）Ph 染色体阳性的其他急性白血病：2% AML、5% 儿童 ALL 及 20% ～ 25% 成人 ALL 中也可出现 Ph 染色体，应注意鉴别，特别是以急髓变起病的 CML 与 Ph^+AML 鉴别有一定困难。

（5）其他原因引起的脾大：血吸虫性肝病、慢性疟疾、黑热病、肝硬化、脾功能亢进、霍奇金淋巴瘤、肝糖原贮积症等均有脾大，但同时存在原发病的临床特点，血象及骨髓象无 CML 改变，Ph 染色体及 BCR-ABL 融合基因阴性。CML 合并脾梗死引起的左上腹剧烈疼痛应与相关急腹症相鉴别。但由于本病有特殊血象，鉴别并不困难，脾脏 B 超可以鉴别。

（三）分期评估

CML 的病程分为 3 个不同的分期：慢性期（chronic phase，CP）、加速期（accelerated phase，AP）、急变期（blast phase，BP）。确诊后分期至关重要，判断分期对预后评价及治疗规划有重要意义。

1. 国外分期标准（2016 年前） 国外应用较多的主要有 M.D. Anderson 癌症中心标准和 2008 年 WHO 标准两种 CML 的分期标准，见表 11-4-1。

2. 国内分期标准 中华医学会血液学分会于 2020 年制定的《慢性髓性白血病中国诊断与治疗指南（2020 年版）》中，参照了 WHO 2008 年版造血和淋巴组织肿瘤诊断分期标准制定了中国 CML 分期标准。

（1）慢性期：①外周血或骨髓中原始细胞＜ 10%；②未达到诊断加速期或急变期的标准。

表 11-4-1 国外主要 CML 的两种分期标准

分期	M.D. Anderson 癌症中心标准	WHO 标准
慢性期	未达加速期及急变期指标	
加速期	符合至少一项下列指标：	
	1. 外周血或骨髓中原始细胞占 15% ～ 29%	1. 外周血白细胞和（或）骨髓有核细胞中原始细胞占 10% ～ 19%
	2. 外周血或骨髓中原始细胞 + 早幼粒细胞 ≥ 30%	2. 外周血嗜碱性粒细胞 ≥ 20%
	3. 外周血嗜碱性粒细胞 ≥ 20%	3. 与治疗无关的持续血小板降低（$< 100 \times 10^9$/L），或治疗无法控制的持续血小板增高（$> 1000 \times 10^9$/L）
	4. 与治疗无关的血小板降低 $< 100 \times 10^9$/L	4. 治疗无法控制的进行性脾大和白细胞增加
	5. 治疗中出现 Ph^+ 克隆演变	5. 出现细胞遗传学克隆演变
急变期	符合至少一项下列指标：	
	1. 外周血或骨髓中原始细胞 ≥ 30%	1. 外周血白细胞或骨髓有核细胞中原始细胞 ≥ 20%
	2. 髓外原始细胞浸润	2. 髓外原始细胞浸润
		3. 骨髓活检中出现大片状或灶状原始细胞

（2）加速期：符合下列任何一项：①外周血或骨髓中原始细胞占 10% ～ 19%；②外周血嗜碱性粒细胞 ≥ 20%；③与治疗不相关的持续血小板减少（PLT $< 100 \times 10^9$/L）或增高（PLT $> 1000 \times 10^9$/L）；④治疗过程中出现 Ph^+ 细胞基础上的其他克隆性染色体异常（CCA/Ph^+）；⑤进行性脾大或白细胞计数增高。

（3）急变期：符合下列任何一项：①外周血或骨髓中原始细胞 ≥ 20%；②骨髓活检原始细胞集聚；③ 髓外原始细胞浸润。

3. 最新分期标准 2018 年 4 月出版的第 4 版《血液病诊断及疗效标准》将 CML 分期加入了 WHO2016 年修改版的内容。

（1）CML-CP（CML-chronic phase）：临床、血象、骨髓象、细胞遗传学、基因诊断不符合 AP/BP 标准。

（2）CML-AP（CML-accelerated phase）：WHO2016 年修改版提出，虽然 CML-AP 在 TKI 治疗时代已较为少见，但 AP 期定义并未获得广泛共识。修改的诊断标准基于血液学、细胞形态学、遗传学参数外加细胞遗传学演变和暂定的抗 TKI 治疗反应。

CML-AP 诊断符合以下任何一项或以上：①治疗无效的持续或白细胞 $> 10 \times 10^9$/L。②治疗无效的持续性脾大。③治疗无效的血小板增高（$> 1000 \times 10^9$/L）。④治疗无关的血小板减少（$< 100 \times 10^9$/L）。⑤外周血嗜碱细胞 ≥ 20%。⑥外周血 / 骨髓原始细胞 10% ～ 19%。⑦诊断时有 Ph 附加染色体异常，包括“主干”异常（双 Ph，+8，17q 单体，19 三体），复杂核型或 3q26.2 异常。⑧治疗期间出现新 Ph 异常克隆。骨髓活检标本中呈现大丛或小片的异常巨核细胞伴明显的网硬蛋白或胶原纤维可考虑为 AP 证据，虽然此现象常伴同一个或更多的上述标准。⑨暂定的抗 TKI 标准，对第一种 TKI 不能获得血液学缓解，或对第二种 TKI 出现血液学或遗传学或分子生物学抗药标准的，或治疗期间出现两种或两种以上的 BCR-ABL1 突变。

（3）急变期（BP）：具有以下之一或以上（WHO2008 年版）：①外周血或骨髓原始细胞 ≥ 20%。②髓外原始细胞浸润。③骨髓活检示原始细胞大量聚集或成簇。如果原始细胞明显地呈局灶性集聚于骨髓，即使其余部位的骨髓提示为慢性期，仍可诊断为急变期。

2016 修改版还指出急淋变可突发，当外周血或骨髓中发现原淋巴细胞时需警惕急淋变将发生，应立即进行包括基因学的复查。

（四）风险预后评估

表 11-4-2 示文献中常用的三种风险计分法，被用来估计 CML-CP 期患者基线的生存风险。Sokal 法基于 1984 年前用常规化疗治疗 CML，Hasford（即 EUTOS 积分）法基于以 IFN-α 为基础的治疗。Hasford 等在 2011 年分析了 2060 例用伊马替尼一线治疗后的初诊 CML-CP 患者，提出根据诊断时外周血嗜碱细胞数（%）和脾大小判断预后的公式被称为 EUTOS 法，简易有效。但尚未获得广泛认可。以上三种风险评估，Sokal 法被采纳最多，在大多数 TKI 试验中使用。

表 11-4-2 Sokal、Euro 及 EUTOS 预后评分系统

积分系统	公式	预后评估	
Sokal 积分	exp［0.011 6（年龄 -43.4）］+0.034 5（脾脏大小 -7.51）+0.188［（PLT/700）^{2}-0.563］+0.088 7（原始细胞 -2.1）	低危	＜ 0.8
		中危	0.8 ～ 1.2
		高危	＞ 1.2
Euro 积分	0.666（当年龄≥ 50 岁）+（0.042× 脾脏大小）+1.095 6（当 PLT ≥ 1 500 ×10^9/L）+（0.058 4× 原始细胞）+	低危	≤ 780
	0.203 99（当嗜碱性粒细胞＞ 3%）+（0.041 3× 嗜酸性粒细胞）×100	中危	781 ～ 1480
		高危	＞ 1480
EUTOS 积分	脾脏大小 ×4 + 嗜碱性粒细胞 ×7	低危	≤ 87
		高危	＞ 87

PLT 单位为 ×10^9/L，年龄单位为岁，脾脏大小单位为肋下厘米数，原始细胞、嗜酸性粒细胞、嗜碱性粒细胞为外周血分类百分数。所有数据应当在任何慢性髓性白血病相关治疗开始前获得。

由于 TKI 的使用使大多数患者获得长期生存，CML 患者在病情缓解期间多死于白血病以外的其他原因，2020 年欧洲白血病网络（European Leukemia Net，ELN）进而提出第四种风险评分（EUTOS 的新评分），为预测白血病相关死亡评分，即 ELTS（EUTOS long term survival）评分。基于 TKI 治疗患者，ELTS 评分使用与 Sokal 评分相同的参数，如血细胞计数及分类数据、脾脏大小和年龄。两者主要的区别在于年龄因素的不同预后价值。如前所述，Sokal 评分是对 CML 患者基于常规化疗结局的基线预后风险评估。由于年龄对接受 TKI 治疗的患者（ELTS）的预后影响小于接受常规化疗的患者（Sokal）。Sokal 评分更多地将老年患者划分到中高危人群。TKI 时代，ELTS 评分对高危组的长期结局预测更为准确（表 11-4-3）。

另外，2020 年 ELN 指南还指出含高风险附加核型异常（ACA）患者应直接视为高危组。高风险 ACA 包括 +8，+Ph，i（17q），+19，-7/7q-，11q23，3q26.2 异常，复杂核型异常。

表 11-4-3 ELTS 评分计算方法

积分系统	公式	预后评估	
ELTS 积分	0.0025×（年龄 /10）3+0.061 5× 脾脏大小 +0.105 2 × 外周血原始细胞 +0.410 4 ×（血小板计数 /1000）–0.5	低危	＜ 1.568 0
		中危	1.568 0 ～ 2.218 5
		高危	＞ 2.218 5

要点小结

- CML 诊断依据为其典型的临床表现（白细胞升高和脾大），实验室检查 Ph 染色体和（或）BCR-ABL1 融合基因阳性。CML 属骨髓增殖性肿瘤，需与其他骨髓增殖性肿瘤相鉴别。
- CML 分期对预后评价及治疗规划有重要意义。其中，CML 分期中加速期的定义增加了 WHO 2016 修改版《淋巴与造血系统肿瘤分类》中提到的暂定的抗 TKI 治疗反应。
- 危险度评估（Sokal、Euro、最新的 ELTS 评分系统）有助于判断预后和治疗选择。基于 TKI 治疗后的 ELTS 评分系统是 2020 年 ELN 指南的最新推荐。

【整合决策】

（一）CML 的治疗史

2000 年前，自从人类认识了 CML，CML 的治疗历经了放疗、化疗、免疫治疗、造血干细胞移植等措施，在上述治疗的不断改进下，疗效逐渐提高，生存质量有所改善。造血干细胞移植成为能根治 CML 的唯一治疗方式。早在 1865 年 Fowlers 液被用于 CML 患者治疗，1900 年前后应用放疗，均未获得满意疗效。1953 年白消安在 CML 患者中取得临床疗效。1960 年羟基脲的应用取代了白消安。20 世纪 80 年代初开始的干扰素治疗，因其能使近 20% ～ 30% 患者 Ph$^+$ 染色体减少或消失，少数患者获得了生存期延长。20 世纪 70 年代末以来的 20 余年间，allo-HSCT 给部分有条件接受移植的患者带来了治愈的可能。

自 1998 年第一例患者入组一代 TKI 伊马替尼治疗 CML 的Ⅰ期临床试验，开启了 CML 治疗的新纪元——TKI 时代。由于伊马替尼的卓越疗效，给 CML 治疗带来革命性改变。2001 年伊马替尼在欧美上市，获批用于干扰素耐药或不耐受的各期 CML 患者，随着一线临床数据的不断更新，批准在 CML 各期患者的一线使用，在 NCCN、ELN 及中国 CML 诊疗指南中替代了 allo-HSCT 一线地位。由于伊马替尼在部分患者中存在耐药或不耐受，具有更强酪氨酸激酶活性的二代 TKI 达沙替尼、尼洛替尼分别于 2006 年和 2007 年在欧美率先上市。同期前后欧美上市的 TKI 还有博舒替尼。2010 年后能够克服二代 TKI 耐药的三代 TKI 普纳替尼获得 FDA 批准用于其他 TKI 耐药的 CML。随着 TKI 在 CML 患者中长期数据的更新，尤其是二代 TKI 一线数据的结果，绝大部分慢性期患者获得了长期生存。以至在二代 TKI 一线治疗后，约 25% 的患者可以获得功能性治愈，即无治疗生存（treatment free remission，TFR）。TKI 时代，彻底改变了 CML 的预后。

2013 年原研伊马替尼（格列卫）专利期满，在我国仿制品伊马替尼、达沙替尼的应用也获得了相同的疗效，大大减少了患者治疗费用。CML2020 年 ELN 指南亦将仿制品伊马替尼作为一线 CML 的治疗推荐。目前我国被获批治疗 CML 的 TKI 有伊马替尼（原研、仿制）、尼洛替尼、达沙替尼（原研、仿制）及 2019 年获 CFDA 批准的我国自主研发的二代 TKI 氟马替尼。

（二）疗效标准与监测

CML 治疗效果的评估含三个方面：血液学、细胞遗传学、分子生物学。

血液学监测包括血细胞计数和外周血及骨髓细胞形态学分析，以判断疾病分期并评估血液学反应。

细胞遗传学监测包括传统的显带（G 显带或 R 显带）技术和荧光原位杂交（FISH）。显带技术采用骨髓为标本，观察 Ph 阳性细胞的比例，至少观察 20 个中期分裂象，以评估细胞遗传学反应，敏感度为 1% ～ 5%，并且可发现染色体结构和数量异常以评估 Ph 变异异位和 Ph 阳性或阴性克隆演变，识别高危人群和疾病进展。FISH 可采用骨髓或外周血为标本，使带有荧光标记的 DNA 探针可以与间期细胞杂交，双色双融合 FISH 可以明确识别融合信号，观察至少 200 ～ 300 个间期细胞，用于发现 CML 特异性的分子标志 BCR-ABL 的存在与否，有利于 CML 的诊断和评估细胞遗传学反应，敏感度为 0.1% ～ 5%。目前，采用显带技术进行细胞遗传学监测被认为是 TKI 诊治中的金标准，FISH 仅用于显带技术发现 Ph 阴性而临床高度怀疑 CML 或不能获取骨髓标本时，因为 FISH 只能辨别 BCR-ABL 基因是否存在，不能发现 Ph 阳性或 Ph 阴性克隆演变，无助于判断是否存在疾病进展。

分子生物学监测采用实时定量 RT-PCR（qRT-PCR）方法，精确识别体内 BCR-ABL 转录本水平，是最敏感的评估 MRD 的方法，敏感度为 0.001% ～ 0.01%，特别适用于 CCyR 患者。qRT-PCR 可采用骨髓或外周血为标本，绝大多数专家和国际指南均推荐以外周血为标本，因其具有方便、微痛、价廉、可重复、患者依从性好等优点。

现今国内外不论用哪一代 TKI 治疗 CML 判断疗效标准与监测均按表 11-4-4 要求。

表 11-4-4　CML 疗效标准和监测要求

治疗反应	定义	监测
血液学反应		
完全血液学反应（CHR）	PLT ＜ 450 × 10^9/L	
	白细胞＜ 10 × 10^9/L	每 2 周复查，直至完全缓解并肯定后每 3 个月复查或按需要
	外周血中无髓性不成熟细胞，嗜碱性粒细胞＜ 0.05	
	无疾病的症状、体征	
	可触及的脾大已消失	
细胞遗传学反应（CyR）		
完全 CyR（CCyR）	Ph^+ 细胞 =0	至少每 6 个月复查，确认达 CCyR 后至少每 12 个月复查
部分 CyR（PCyR）	Ph^+ 细胞 1% ～ 35%	
次要 CyR（mCyR）	Ph^+ 细胞 36% ～ 65%	

续表

治疗反应	定义	监测
微小 CyR（miniCyR）	Ph^+ 细胞 66% ~ 95%	
无 CyR	Ph^+ 细胞 > 95%	
分子学反应	$BCR-ABL1^{IS}$ ≤ 0.1%（ABL1 转录本> 10 000）	
主要分子学反应（MMR）		每 3 个月复查；疗效欠佳，失败或 IS 上升查突变
分子学反应 MR4	$BCR-ABL1^{IS}$ ≤ 0.01%（ABL1 转录本> 10 000）	
分子学反应 MR4.5	$BCR-ABL1^{IS}$ ≤ 0.003 2%（ABL1 转录本> 32 000）	
分子学反应 MR5	$BCR-ABL1^{IS}$ ≤ 0.001%（ABL1 转录本> 100 000）	
分子学无法检测（UMRD）	扩增 ABL1 转录本水平下无法检测 BCR-ABL1 转录本	

IS. 国际标准化。

TKI 时代，高比例的 CML 患者获得了 CCyR 及 MMR，一部分患者获得了更低水平的分子学缓解（不能检测出 BCR-ABL）。这些疗效与良好生存率密切相关。故 CCyR 和 MMR 是里程碑式的疗效评价指标，这就要求必须进行细胞遗传学和分子生物学监测，从而能进一步改善生存期。

监测方法如上所述，包括对所有患者在诊断时进行细胞遗传学分析和实时定量 PCR 检测。在开始治疗的 12 个月内，每 3 个月进行患者骨髓细胞遗传学分析直到 CCyR，然后在最初的 2 年内每 3 个月使用定量 PCR 检测，之后如有稳定的主要分子学反应则每 6 个月检测一次，这期间每 1 ~ 2 年做一次细胞遗传学分析。当达到深度分子学反应（MR4.5），至少每 6 ~ 12 个月应进行一次定量 PCR 检测，每 1 ~ 2 年进行一次细胞遗传学分析。

国内标准基本与国际相同：

随着 TKI 长期疗效数据的获得，尤其是二代 TKI 的应用，很多患者可获得深度分子学反应，得以达到总体的长期生存。ELN 认为 qRT-PCR 敏感性高于染色体核型分析，其动态变化是监测病情及时更换治疗的依据。分子效应在探索停止 TKI 治疗前后尤为重要。2020 年 ELN 对于 TKI 治疗后血液学、遗传学及分子学疗效定义同 2013 年定义，但更新的最新 TKI 疗效判定，认为 CCyR 等同于 $BCR-ABL1^{IS}$ ≤ 1%，推荐以分子学反应作为主要疗效标准（表 11-4-5），2020 年 NCCN 疗效判定则仍沿用 2017NCCN 标准（表 11-4-6，表 11-4-7）。

表 11-4-5 2020 年 ELN 关于 TKI 治疗后的分子学疗效标准（$BCR-ABL1^{IS}$）

疗效判定	最佳	警告	失败
基线	不适用	高危 ACA，高危 ELTS	不适用
3 个月	≤ 10%	> 10%	> 10%（1 ~ 3 个月）
6 个月	≤ 1%	> 1% ~ 10%	> 10%
12 个月	≤ 0.1%	> 0.1% ~ 1%	> 1%
任意时间	≤ 0.1%	> 0.1% ~ 1%，失去≤ 0.1%（TFR 后失去 MMR）	> 1%，出现突变，高危 ACA

治疗目标是 TFR 的患者，任意时间的最佳疗效是 BCR-ABL1 ≤ 0.01%（MR4）。

ACA. Ph^+ 克隆中的附加染色体异常。

表 11-4-6 TKI 治疗后的分子学疗效反应（2017NCCN-CML 指南）

$BCR-ABL1^{IS}$	3 个月	6 个月	12 个月	> 12 个月
> 10%	YELLOW	RED		
1% ~ 10%	GREEN		YELLOW	RED
0.1% ~< 1%	GREEN			YELLOW
< 0.1%	GREEN			

表 11-4-7 依据 TKI 疗效反应的相应处理意见（2017NCCN-CML 指南）

	临床考虑	二线及后续治疗
RED	· 患者依从性及药物相互作用 · 突变分析	更换 TKI 造血干细胞移植评估
YELLOW	· 患者依从性及药物相互作用 · 突变分析	更换 TKI 或继续原 TKI 或伊马替尼剂量增加（最大剂量 800mg） 并做造血干细胞移植评估
GREEN	· 监测疗效及不良反应	继续原有 TKI

转换 TKI 的时间建议在首选 TKI 治疗后 36 ~ 48 个月（如未获得 MMR）。

（三）TKI 药物

1. *伊马替尼*（Imatinib） BCR-ABL 融合蛋白的高度酪氨酸激酶活性是 CML 发病的分子生物学基础。甲磺酸伊马替尼是 2- 苯胺嘧啶化合物，一种选择性 BCR-ABL TKI，其通过 ATP 结合位点选择性抑制 BCR-ABL 蛋白的酪氨酸激酶活性，抑制细胞增殖并诱导其凋亡，是第一代用于 CML 的靶向药物，也是目前 CML 首选治疗药物之一。伊马替尼同时对血小板衍生生长因子受体（PDGFR）和 C-KIT 有抑制作用。对于初发 CML 慢性期患者，一项比较伊马替尼和 α 干扰素与小剂量 Ara-C（IRIS 试验）整合的多中心随机临床试验显示：伊马替尼治疗的 5 年总生存（OS）率为 89%，而 CCyR 为 87%。10 年 OS 率为 82% ～ 85%，白血病相关死亡率仅为 6%。与既往治疗相比伊马替尼使患者生存期明显延长。

伊马替尼主要不良反应为早期白细胞和 PLT 减少，液体潴留、胃肠道症状、肌肉痉挛、关节疼痛、皮疹和疲劳等。多数不良事件随着时间的推移或短暂的停药后缓解。长期慢性不良反应有肾小球滤过率低的报道，需长期监测肾脏功能，但伊马替尼的绝对禁忌证尚未见报道，也未出现危及生命的并发症。

CP、AP、BP 的治疗剂量分别为 400mg/d、600mg/d、600 ～ 800mg/d。

尽管伊马替尼表现出对 CML 患者的显著疗效，仍有 15% ～ 20% 的患者耐药。按 2013 年 ELN 指南，伊马替尼耐药定义为：① 3 个月后未获 CHR，或无任何 CyR；② 6 个月未获 MCyR 或 BCR-ABL ＞ 10%；③ 12 个月未获 CCyR 或 BCR-ABL ＞ 10%；④任何时间失去 CHR、CCyR 或检测出伊马替尼不敏感 ABL 突变。伊马替尼耐药与激酶结构区基因点突变、*BCR-ABL* 基因扩增和表达增加、P 糖蛋白过度表达等有关。此时建议换用新型 TKI，或接受 allo-HSCT。

2020 年 NCCN CML 指南最新一线 TKI 耐药标准为 TKI 应用 6 个月后 $BCR\text{-}ABL^{IS}$ ＞ 10% 或 15 个月 $BCR\text{-}ABL^{IS}$ ＞ 1% ～ 10%。2020 年 ELN CML 指南一线 TKI 耐药标准为 TKI 3 个月后 $BCR\text{-}ABL^{IS}$ ＞ 10%；12 个月 $BCR\text{-}ABL^{IS}$ ＞ 1%；任意时间合并 BCR-ABL 点突变或预后相关的附加染色体异常。

2. 尼洛替尼（Nilotinib）　作为二代 TKI，对 BCR-ABL 抑制作用比伊马替尼强 30 倍，用于 CML 慢性期及加速期的一线治疗及伊马替尼耐药的 CML-CP 与 AP 的二线治疗。

尼洛替尼作为 CML-CP 的一线治疗，5 年和 10 年获得 MMR 的累积概率分别为 77% 和 82.6%，MR4 分别为 66% 和 73%，MR4.5 分别为 54% 和 64%。尽管分子学疗效明显优于伊马替尼，但尼洛替尼 5 年和 10 年的 OS 率与伊马替尼相似，分别为 94% vs. 92%、87.6% vs. 88.3%。尼洛替尼一线治疗的剂量与用法为 300mg，口服，每日两次。

尼洛替尼作为二线治疗用于伊马替尼失败后的 CML 慢性期和加速期的治疗。其用法为 400mg，口服，每天两次，可使 40% ～ 50% 的伊马替尼耐药的慢性期患者达到 CCyR；预计伊马替尼治疗失败后的 2 年生存率是 91%。

尼洛替尼的副作用包括 20% ～ 30% 患者出现骨髓抑制，10% ～ 15% 患者出现肝功能异常，10% ～ 15% 患者出现脂肪酶和淀粉酶水平升高（通常无症状）。有少数胰腺炎（＜ 1%）的报道。患者有 QTc 延长＞ 450ms 或有严重心脏问题不建议使用尼洛替尼治疗。尼洛替尼治疗期间应避免服用导致 Q-T 间期延长的药物。尼洛替尼的长期不良反应主要表现为 10 年期间 20% 的患者发生心血管事件，而伊马替尼治疗的患者发生率仅为 5%。因此，冠心病、脑血管意外或周围动脉闭塞疾病史是尼洛替尼作为一线治疗的强烈禁忌证。患有高血压、高胆固醇血症和糖尿病的患者也可能面临更高的风险。据报道约有 5% 的患者患有胰腺炎，有胰腺炎病史也代表了尼洛替尼的禁忌证。

3. 达沙替尼（Dasatinib）　是一种二代 TKI，是双重的 SRC 与 ABL 激酶的抑制剂，它在体外抑制 BCR-ABL 的能力比伊马替尼强 300 倍。并对几种耐伊马替尼 BCR-ABL 点突变具有活性（表 11-4-8）。先被批准用于伊马替尼治疗失败后的 CML 各阶段治疗和 Ph^{+}ALL。在 CML 慢性期患者，达沙替尼可使 50% ～ 60% 的患者获得 CCyR；用于伊马替尼治疗失败后的 CML-CP 患者 2 年生存率为 90%。在一项 DASISION 试验中，与伊马替尼比较治疗初诊 CML-CP 患者，达沙替尼的早期分子学反应（EMR）达 84%，1 年 MMR 率达 46%，5 年累积获得 MMR 率为 76%，MR4.5 率为 42%。临床疗效显著优于伊马替尼，但 5 年的 PFS 与 OS 两者是相似的。故在欧美国家已被批准用于 CML 各期和 Ph⁺ALL 的一线治疗。

达沙替尼用于慢性期的标准剂量为口服 100mg，每日一次。进展期的标准剂量为口服 70mg，每日两次。我国达沙替尼 CML-CP 一线治疗尚未获批。

达沙替尼早期不良反应与伊马替尼相似，但皮疹与周围性水肿发生率低于伊马替尼。其主要不同于其他 TKI 的不良反应为胸膜 - 肺毒性，表现为 37% 的患者出现反复性胸腔积液及少数心包积液。极少数患者（高剂量应用后）可出现肺动脉高压。既往有胸膜 - 肺或心包疾病的患者禁用达沙替尼。

4. *博舒替尼（Bosutinib）* 是另一个双重的 SRC 与 ABL 激酶的抑制剂，也是二代 TKI，其对 BCR-ABL 抑制力比伊马替尼强 30 ～ 50 倍。博舒替尼 2012 年被 FDA 批准用于伊马替尼治疗失败后的 CML 各阶段治疗。在一项 BFORE 注册临床试验中，博舒替尼一线应用 CML-CP 患者，EMR 率为 75%，1 年 MMR 率为 47%，显著优于伊马替尼。博舒替尼可以克服某些对伊马替尼耐药的 BCR-ABL 激酶突变（表 11-4-8）。

表 11-4-8 针对 BCR-ABL 耐药性突变的酪氨酸激酶抑制剂推荐

抑制剂	药物
T315I	普纳替尼
F317L/V/I/C	尼洛替尼、博舒替尼、普纳替尼
V299L	尼洛替尼或普纳替尼
Y253H, E255V/K, F359V/I/C	达沙替尼、博舒替尼、普纳替尼

博舒替尼用于一线慢性期的标准剂量为口服 400mg，每日一次。二线治疗推荐剂量口服 500mg，每日一次。

博舒替尼不良反应为 30% 的患者会出现短暂性腹泻，用药早期可出现短暂转氨酶升高。目前无相关共患病的禁忌证。

5. *普纳替尼（Ponatinib）* 是第三代 TKI，对包括 T315I 突变的一代和二代 TKI 耐药患者有效。普纳替尼的注册Ⅱ期临床研究中显示，在慢性期 CML 患者中，MCYR 率为 56%（其中无 T315I 突变和有 T315I 突变的患者反应率分别为 51% 和 70%），MMR 率为 34%（其中无 T315I 突变和有 T315I 突变的患者反应率分别为 27% 和 56%）。在加速期 CML、急变期 CML 和 Ph⁺ALL 患者中，普纳替尼取得的 MHR 率分别为 55%、31% 和 41%。因此，普纳替尼是一种强有效的口服 TKI，对于难治性 CML 患者，尤其有 T315I 突变的患者，该药成为非常重要的临床选择。

目前普纳替尼尚未在中国获批应用。FDA 批准的普纳替尼剂量为 45mg，每天一次。约 30% 的患者发生心血管毒性，可能与剂量有关；因此专家推荐对于耐药性不强或多重不耐受的患者，从低剂量（每天 30mg 或 15mg）开始。专家建议，只有 T315I 突变，或复合突变，或进展到晚期的患者，推荐剂量 45mg，每天一次，并强调控制高血压、高脂血症和高血糖，并戒烟，以尽可能降低动脉闭塞事件（AOE）的风险。初步数据表明，如果达到 CCyR 或 MMR，每日剂量可减少到 15mg，定期监测疾病和药物毒性。如果有合适供者，推荐 allo-HSCT。

BCR-ABL 激酶区点突变是伊马替尼耐药的主要原因之一，根据不同 BCR-ABL 激酶突变对不同二代或三代 TKI 的敏感性不同，药物选择原则为见表 11-4-8。

（四）α 干扰素

α 干扰素（interferon, IFN-α）具有抗肿瘤细胞增殖、抗血管新生及细胞毒等作用。在 CML 的 TKI 治疗时代前，IFN–α 曾经是 allo-HSCT 以外的最佳治疗选择。随着聚乙二醇干扰素（PEG-IFN-α）的应用，患者给药次数的减少和改进的有效性及耐受性，PEG-IFN-α 有可能再次成为 CML-CP 治疗选择。国外已有小样本单臂研究报道，二代 TKI 和 PEG-IFN-α 与历史 TKI 数据对比，获得了更优的分子学反应。PEG-IFN-α 与尼洛替尼整合的随机临床试验有了初步结果，整合 PEG-IFN-α 组更快获得了更深度分子学反应。这些研究目的在于期望 PEG-IFN-α 能增加患者 TFR 比例。

（五）顶层设计及整合管理

1. *TKI 药物治疗原则* CML 的治疗前景在过去的数年中发生了深度变化。大多数慢性期（CP）患者有和正常健康人一样的预期寿命，获得了真正意义的长期生存。CML的治疗目标有两个层面，一是获得稳定的DMR以获得长期生存；二是获得TFR从而达到停止TKI不复发，即功能性治愈。在TKI时代，年龄已经不是影响预后的重要因素。以长期生存及TFR为目标的治疗策略，需要兼顾以下各个方面：治疗目标、TKI的疗效、TKI的不良反应（近期及远期）、患者的共患疾病（非常重要，包括是否有某种TKI的禁忌疾病）、TKI的费用。

（1）CML-CP的一线治疗。90%以上的CML患者起病时为慢性期，因此，慢性期是关键的治疗时机。多数患者起病时合并高白细胞，一般在Ph染色体及BCR-ABL融合基因未检出之前，要应用羟基脲控制白细胞数，同时应用碳酸氢钠1.0g，每天3次，以及别嘌醇口服，保护肾脏。

可用于一线治疗的TKI有伊马替尼、尼洛替尼、达沙替尼（国内尚未获批一线应用）、博舒替尼（国内未上市）。表11-4-9列出了不同TKI药物的用药剂量、主要不良反应及相对禁忌的共患疾病。TKI治疗后的疗效标准（主要参照分子学反应标准）、监测周期、依照疗效后的治疗推荐见表11-4-4～表11-4-8。

（2）CML-CP二线TKI选择。患者一线药物治疗后转换二线TKI的原因：①符合疗效评估中的治疗失败，通常需要检测BCR-ABL1点突变，依照表11-4-8中推荐选择有效的二线TKI；②出现对一线TKI相关并发症或不耐受，可选择有效又避免不良反应的TKI；③疗效警告，二线TKI选择取决于治疗目标追求TFR，以及与患者相关的因素，如年龄、生活方式、共患疾病和耐受性。在无BCR-ABL1突变的情况下，对二代TKI没有明确的建议：所有的二线TKI都可能有效。选择二线TKI的标准取决于患者年龄、合并症、首次TKI的毒性等。

（3）CML-CP超越二线TKI治疗。目前没有二线以上疗效反应标准的定义，但BCR-ABL转录水平＞1%或未获CCyR（Ph^{+}＞0%）不能获得良好生存。TKI的选择应以BCR-ABL点突变的敏感性为指导，对于T315I，只有普纳替尼有效。两种或两种以上TKI的警告反应应考虑allo-HSCT。

表11-4-9 不同TKI药物的用药剂量、主要不良反应及相对禁忌的共患疾病

	剂量	不良反应	不适用的共患疾病
伊马替尼	慢性期400mg，每日一次 加速期/急变期600mg，每日一次 急变期推荐使用二代TKI 最大剂量400mg，每日两次 已获MMR但不耐受全剂量的患者，可减量到300mg，每日一次	存在心脏、肾脏毒性，严重肾损需慎重使用，没有其他强禁忌证	慢性肾病、肾功能不全
达沙替尼	慢性期100mg，每日一次 进展期70mg，每日两次，不推荐增加剂量 已获MMR但不耐受全剂量的患者，可减量到50mg，每日一次	胸膜-肺毒性，可引起约37%胸腔积液与散发肺动脉高压	肺动脉高压、高血压、高血脂、自身免疫病、高龄
尼洛替尼	慢性期一线300mg，每日两次	心血管毒性，可引起约20%心血管事件	心脑血管疾病、肝胆系统疾病
博舒替尼	慢性期一线400mg，每日一次，不推荐增加剂量		

（4）CML进展期治疗。TKI时代，CML进展到终末阶段已成为一个罕见的事件。进展期包括加速期和急变期。一旦发生BP，患者一般存活1年，可因感染或出血死亡。进展的早期指标是ACA的出现，或外周血/骨髓中出现过高的原始细胞，流式细胞技术检测区分急淋变或急髓变。

应及早进行BCR-ABL突变检测，选择敏感TKI，或联合化疗。疾病控制后如有合适供体，应及早行allo-HSCT。在对二代TKI耐药且没有特定突变的患者中，首选普纳替尼，而不是二代TKI，除非患者存在心血管危险因素。无合适供体者可给予低强度化疗，但患者多对治疗耐受差，缓解率低且缓解期短。

（5）TKI仿制品。伊马替尼仿制品已在全球广泛应用，因治疗成本显著降低，高质量的仿

制药具有优势，对于有经济困难的患者来说更容易负担，同时也有助于解决依从性问题。2020 年 ELN 指南对仿制品 TKI 首次提出了书面建议：只要仿制药在生产质量、生物等效性等方面符合所涉国家的国家标准，就可以作为品牌产品的可接受替代品。一般产品和品牌产品的剂量应该相同。监测对仿制药的反应必须与品牌药物相同，但如果患者从原研药物变为非专利药物，则建议在最初 6 个月严密监测，以维持疗效并观察新的不良事件。建议患者尽可能继续使用相同的 TKI 仿制品，以避免由于药物结构、生物利用度和赋形剂的变化而产生潜在副作用。

我国仿制品 TKI 有国产伊马替尼和国产达沙替尼。上市后临床数据显示与原研 TKI 疗效及不良反应均无显著差异。

（6）停止 TKI 治疗及其推荐标准。近年来国际上针对获得持续深度缓解的 CML 患者的 TKI 停药研究陆续开展，研究 TKI 停药的安全性和可行性，以及能够预测停药后维持 TFR 的临床和实验室指标。各种停药研究显示约 50% 的患者可长期维持 TFR。目前，TFR 已被写入全球指南。获得 TFR 对患者具有治愈和经济上重要的意义。TFR 已成为 CML 最新治疗目标。

2017 年 NCCN-CML 指南首次提出了停止 TKI 治疗标准。该指南指出临床研究虽已证实停止 TKI 治疗是可行和安全的，但需要严格的入选标准和更频繁的监测，及时发现复发和恢复 TKI 治疗。临床试验研究组以外的患者必须全部按照下述要求方可考虑停止治疗：年龄 ≥ 18 岁、无进展史的 CML-CP、用已批准的 TKI（伊马替尼、尼洛替尼、达沙替尼、博舒替尼或普纳替尼）至少三年并无 TKI 耐药史、稳定的分子学效应 ≥ 2 年（MR4;IS ≤ 0.01%）、两周内提供一个可靠的 Q-PCR 数据（PCR 敏感度 ≥ 4 ～ 5logs，以 IS 报告）。停药后前 6 个月每月复查 Q-PCR，第 7 ～ 24 个月每 2 个月复查一次，维持在 MMR（IS ≤ 0.1%）者每 4 个月复查一次，恢复 TKI 治疗者最初 6 个月每月复查 Q-PCR，以后每 3 个月复查一次。停药 6 个月后失去 MMR 者需测定突变并每月复查分子效应连续 6 个月，如有停药副作用或疾病进展立即报告 NCCN-CML 组。

2. 造血干细胞移植　自从 20 世纪末伊马替尼应用于 CML 的治疗后，TKI 逐渐取代 allo-HSCT 成为 CML 治疗的一线方案。但 allo-HSCT 依然是 CML 治疗的重要手段，尤其是 TKI 耐药及进展期患者。在 TKI 治疗时代移植不再是 CML 慢性期患者的一线治疗选择，原则上对至少 1 种二代 TKI 不耐受或耐药的患者考虑 allo-HSCT。allo-HSCT 治疗 CML 的适应证为：①对于 TKI 治疗失败的慢性期患者，可根据患者的年龄和意愿考虑行 HSCT。②治疗任何时候出现 *ABL* 基因 T315I 突变的患者，首选 allo-HSCT。③对二代 TKI 治疗失败或不耐受的所有患者。④更换二代 TKI 6 个月后仍未获得主要细胞遗传学反应者，其 12 个月获得主要细胞遗传学反应及长期生存的可能性明显降低，应尽早考虑 allo-HSCT。⑤加速期或急变期患者。

HLA 相合同胞仍是 CML 患者移植首选的最佳供者。但随着 HLA 配型精确度的提高，无关供者移植的 GVHD 发生率显著下降，移植后患者长期生存率与同胞供者移植相似，国内研究也支持该结论。因此，如果 CML 患者有移植适应证，即使没有同胞供者，也可考虑选择 HLA 相合的无关供者。在没有 HLA 全相合的供者时，亦可根据移植单位从事 HLA 半相合移植的经验与患者的意愿，选择 HLA 半相合供者造血干细胞移植。

移植后密切监测 BCR-BAL 融合基因，若持续存在或水平上升，则高度提示复发可能。复发的主要治疗措施包括：①立即停用免疫抑制剂；②药物治疗，如加用有效 TKI；③供体淋巴细胞输注（DLI）；④二次移植。

要点小结

- CML 慢性期患者，首选治疗药物为 TKI，长期生存接近正常人群。TKI 治疗选择需要兼顾不同 TKI 的长期不良反应。
- CML 的治疗目标是达到长期生存或获得 TFR，TKI 的选择取决于治疗目标、TKI 疗效、TKI 不良反应、患者的共患疾病及 TKI 的费用。
- 获得持续深度缓解的患者，停用 TKI 后 50% 左右可维持 TFR。
- 对于加速或急变期患者或 TKI 耐药患者可考虑 allo-HSCT。

【康复随访及复发预防】

（一）总体目标

TKI 的应用，使 CML 变成了一种慢性病，规律的门诊随访尤为重要。通过随访，保证患者遵照医嘱，按时、按剂量服药，根据患者出现的 TKI 相关副作用的轻重程度及对治疗的反应疗效，及时调整 TKI 的剂量或 TKI 的类型，以求获得最佳的疗效。

（二）整合管理

CML 的治疗是一个漫长的过程，患者需要在心理上接受带病生存的状态，要有坚持长期服药治疗的毅力，要面临一定的经济压力，同时要面对家庭、学习和工作各个方面的压力，部分患者可能还要面对生育的压力。所以，在随访中除了给予患者必需的医疗指导外，还要及时和患者深入沟通，了解患者的困难，给予尽可能多的鼓励和心理支持、心理疏导，引导患者看心理医生，争取一些社会援助和辅助，辅助患者尽可能规范、长期地进行随访、治疗。

（三）严密随访

TKI 治疗中，疾病监测已成为治疗中密不可分的组成，它不仅用于评估患者体内白血病负荷的变化和 MRD 水平，判断治疗反应，更重要的是识别耐药并指导干预的选择。

CML 的监测方法包括血液学、细胞遗传学、分子生物学和突变分析。随访周期及频率如前文所述。

BCR-ABL 激酶区点突变是伊马替尼耐药的主要原因之一，不同 BCR-ABL 激酶突变对不同二代或三代 TKI 的敏感性不同。

（四）常见问题处理

TKI 作为初始治疗取得的卓越成效及有效挽救治疗的应用，改写了 CML 的治疗策略。对于不同 TKI 的一线选择、二线应用及耐药的处理、造血干细胞移植的适应证均已在前文中阐述。

1.TKI 的不良反应及处理　TKI 治疗后常见不良反应分为血液学不良反应和非血液学不良反应。慢性期患者 TKI 血液学不良反应一般在治疗早期发生，绝大多数患者可经短暂停药或减药恢复，少数患者需输血支持。不同 TKI 非血液学不良反应如前文所述，1～2级者可观察或对症处理，3～4级者应立即停药，并予以相应治疗。了解患者共患疾病，避免选择有风险脏器损伤的 TKI 是治疗的关键。

2. 对生育的影响　对服用伊马替尼、博舒替尼、达沙替尼或尼洛替尼的男性而言，其后代患先天性畸形的风险并没有增加。普纳替尼的数据比较稀少或缺失。精子质量和形态的变化可以在诊断时出现，在伊马替尼治疗后没有改变。因此，计划做父亲的男性通常不需要停止伊马替尼或 2GTKI 治疗。

对女性 CML 患者，所有 TKI 在整个妊娠期间都是禁忌的，准备妊娠前需要停止服用 TKI。因此，女性患者需与医生充分探讨病情，根据 TKI 服药时间、疗效及停药风险。妊娠期全程可安全使用的药物是 IFN-α。

（五）积极预防

目前该病的具体发病原因还不明确，放射线、病毒感染等可能引起该病，白血病家族史可能是危险因素。目前还无有效预防措施，因本病发病主要表现为高白细胞和脾大，健康体检有助于早期发现，尽早治疗，可明显延长生存。

要点小结

- TKI 治疗过程中定期随访很重要，检测血常规、染色体及 BCR-ABL 融合基因，及时评估疗效。目前推荐每 3～6 个月检测外周血 BCR-ABL 融合基因，评估分子疗效。
- 不同 TKI 具有不同的不良反应，多可耐受，了解患者共患疾病，避免选择有脏器损伤风险的 TKI 是治疗的关键。
- 所有 TKI 在整个妊娠期间都是禁忌的，女性患者妊娠期需要停用 TKI。

随着 RT-PCR 检测手段的普及，CML 诊断及疗效监测变得较为容易，而 TKI 的出现革命性地提高了临床疗效，患者的实际生存已接近于正常人群，患者的治疗模式也变为慢性病治疗监测模式，需要长期的随访和监测，进行相应的治疗调整。CML 的诊断、危险度评估、治疗药物及治疗方式的选择及随访监测的诊疗规范已相对较为完善。对于获得深度持续缓解患者的停药研究是目前的研究热点，包括服用一代及二代 TKI 药物的患者。现有的停药研究表明，停药是安全的，获得持续、深度分子学反应的患者 50% 以上可获得 TFR。对于停药的最优临床疗效标准及生物标志物的研究仍在进行中，对于停药后维持 TFR 的具体机制，是下一步的研究重点。对于 TKI 耐药的机制是另一个研究热点，二代测序已经开始应用于临床，少数研究者开始在初诊 CML 患者中进行二代测序，研究一些常见耐药基因及基因突变与 TKI 疗效间的关系，以期进一步提高 TKI 的疗效。

（孔　军　江　浩　杜　新）

【典型案例】

慢性髓性白血病整合性诊疗 1 例

（一）病例情况介绍

1. 基本情况

（1）男性，48 岁，主因“体检发现白细胞明显升高 1 周”就诊。

（2）中年男性，隐匿起病。

（3）病史：患者 1 周前（2012 年 5 月）单位体检时查血常规：WBC 35×10^9/L，Hb 116g/L，PLT 751×10^9/L，血液科门诊就诊。2011 年查体时血常规未见明显异常。患者近期无发热、乏力、盗汗，近期无明显体重下降，进食、睡眠可，大小便无明显异常。

2. 查体　皮肤黏膜无出血点及瘀斑，颈部、腋窝、腹股沟浅表淋巴结未触及，心肺查体无明显异常，腹部无明显压痛，肝脏、脾脏未触及。

3. 辅助检查

（1）血常规：WBC 39.66×10^9/L，Hb 111g/L，PLT 766×10^9/L，嗜碱性粒细胞 11%。生化：肝肾功能无异常。

（2）病毒检测：乙肝五项示 HBsAg 阴性，HBsAb 阳性，HBcAb 阴性，HBeAg 阴性，HBeAb 阴性。HBV-DNA 阴性。抗 -HCV 阴性。抗 -HIV 阴性。

（3）骨髓穿刺检查

1）骨髓形态：增生极度活跃，原粒细胞 3%，中晚幼粒比例偏高。嗜酸性粒细胞 2.5%，嗜碱性粒细胞 2.5%。2.0cm × 0.5cm 可见巨核细胞 494 个。

2）骨髓流式检查：髓系占 82.5%，比例明显升高，主要表达 CD45、CD33、CD38、CD64，部分表达 CD10、CD13、CD15。嗜酸性粒细胞 4.02%，嗜碱性粒细胞 5.98%。

3）基因检测：BCR-ABL P210 阳性，定量 141.7%。

4）染色体 G 显带结果：46，XX，t（9；22）（q34；q11）。

（4）心电图：大致正常。腹部超声：肝、脾无明显肿大。

4. 诊断　慢性髓性白血病慢性期。

（二）整合性诊治过程

1. 关于诊断及评估

（1）MDT 团队组成：血液科，检验科，形态、流式细胞仪检测、基因检测、染色体检测实验室医师及技师。

（2）讨论意见：患者体检发现白细胞升高，无特殊不适，骨髓穿刺行融合基因及染色体 G 显带检测，BCR-ABL 融合基因及 Ph 染色体阳性，诊断慢性髓性白血病明确，患者处于慢性期，Sokal 评分为中危。

2. 关于治疗方案

（1）MDT 团队组成：血液科，检验科，形态、流式细胞仪检测、基因检测、染色体检测实验室医师及技师。

（2）讨论意见

1）患者为慢性髓性白血病，慢性期，既往认为 allo-HSCT 是唯一可以治愈 CML 的手段，但

TKI的出现显著提高了患者的生存质量，国内外指南推荐一线治疗为TKI治疗，国内首选推荐为伊马替尼400mg，每日一次，口服。

2）要指导患者每日按时服药，不要漏服；规律门诊随诊，要按时间点进行血常规、肝肾功能及外周血BCR-ABL基因检测，评估药物副作用，评估药物治疗效果，对治疗进行相应调整。

3. 关于后续随访

（1）MDT团队组成：血液科、检验科、基因检测。

（2）讨论意见：患者服用伊马替尼400mg，每日一次，2周后血常规恢复正常，3个月后（2012年9月）复查骨髓穿刺，染色体G显带：正常核型，$BCR\text{-}ABL^{IS}$融合基因定量3.23%，疗效达到CCyR，$BCR\text{-}ABL^{IS} < 10\%$，3个月达到最佳疗效。6个月时外周血$BCR\text{-}ABL^{IS}$ 0.354%，9个月外周血$BCR\text{-}ABL^{IS}$ 0.156%。12个月时外周血$BCR\text{-}ABL^{IS}$ 0.124%，第18个月时外周血$BCR\text{-}ABL^{IS}$ 0.132%，仍未获得MMR，为次佳反应，患者依从性较好，规律服用伊马替尼，行BCR-ABL突变检测阴性。获得CCyR疗效患者，长期生存明显提高。问题是继续服用伊马替尼，还是更换二代TKI？2010年发表的法国多中心STIM研究和2011年发表的日本STO-IM研究的初步分析结果显示：经TKI治疗获得持续深度缓解的患者停用TKI后有50%左右维持MMR不复发，即维持TFR。为获得MMR或更好疗效，将来有望获得TFR，2013年12月改为二代TKI，给予尼洛替尼300mg，每日2次，3个月后复查外周血$BCR\text{-}ABL^{IS}$ 0.002 4%，疗效达到MMR，6个月后BCR-ABL融合基因检测为阴性，获得MR4.5。后按时复查，一直未检测到BCR-ABL基因。

2016年6月，患者MR4.5维持30个月，TKI治疗45个月。国外关于TKI停药的研究已有6个，包括了一代及二代TKI，初步报道的结果较为一致，经TKI治疗获得深度缓解2年以上，且TKI治疗在3年以上的患者，停用TKI后约50%患者能长期维持TFR，而分子复发患者再次服用原TKI可快速获得MMR，停药相对较为安全。患者本人有停药意愿，结合国际近期的研究结果，同意患者停用尼洛替尼，但必须每月监测外周血BCR-ABL融合基因。停药后患者外周血BCR-ABL基因检测持续为阴性，12个月后每2个月检测一次，截至2019年6月，BCR-ABL基因仍检测为阴性，TFR维持36个月。

（三）案例处理体会

在分子生物学检测手段较为发达的今天，CML患者诊断相对较为容易。该患者处于CML慢性期，Sokal评分为中危，经伊马替尼治疗获得CCyR，但一直未获得MMR。部分临床研究发现Sokal评分中高危患者，给予二代TKI治疗更容易获得MMR。2016年中国CML指南及2019年NCCN指南、2020年ELN指南均推荐初诊CML-CP患者初始一线治疗可选择一代及二代TKI，但两者长期总体生存无明显差别，二代TKI主要优势在于能更早、更快地获得深度缓解。以上指南同时指出，TKI时代CML患者的总体生存已接近于正常人群，获得TFR已成为患者治疗的一个目标。所以对于Sokal评分中高危患者，一线治疗给予二代TKI是更优的选择。

该患者在服用伊马替尼18个月时仍未获得MMR，在里程碑时间点疗效评估属警告，因已获得CCyR，故并不属于治疗失败。2020年ELN指南指出，对于疗效评估属警告的患者由伊马替尼更换为二代TKI治疗，最主要目的是获得更深度缓解以求有机会获得TFR。该患者在换为尼洛替尼治疗后很快获得MR4.5，并长期维持。对于停药的条件，目前现有的停药研究差别较大，但多数结果提示维持深度缓解（DMR）时间及TKI服用时间是停药后维持TFR的重要因素，2019年NCCN指南中推荐停药必备条件：成年，慢性期，TKI治疗≥3年，DMR维持≥2年，与多数停药研究大体一致。该患者停药时已具备以上条件，且停药相对较为安全，本中心也具备相应的实验室检测条件，故同意患者停药要求，进行每月监测，患者获得了持续TFR。2020年ELN指南推荐停药的必备条件：成年，慢性期，TKI治疗＞5年（或二代TKI＞4年），DMR维持＞2年。该停药条件相对保守，要求更高，该指南指出目前发现个别患者停药后出现了疾病进展，故停药要慎重，而服用TKI相对较为安全，可能是ELN把停药条件推荐得更保守的原因。

（孔 军 江 浩 杜 新）

参考文献

沈悌，赵永强 .2018. 血液病诊断及疗效标准 . 北京 : 科学出版社 : 5.

中华医学会血液学分会 . 2020. 慢性髓性白血病中国诊断与治疗指南（2020 年版）. 中华血液学杂志 , 41(5): 353-364.

Abruzzese E, de Fabritiis P, Trawinska MM, et al, 2019. Back to the future: Treatment-free remission and pregnancy in chronic myeloid leukemia. Eur J Haematol, 102(2): 197-199.

Alhuraiji A, Kantarjian H, Boddu P, et al, 2018. Prognostic significance of additional chromosomal abnormalities at the time of diagnosis in patients with chronic myeloid leukemia treated with frontline tyrosine kinase inhibitors. Am J Hematol, 93(1): 84-90.

Arber DA, Orazi A, Hasserjian R, et al, The 2016 revision to the World Health Organization classification of myeloid neoplasms and acute leukemia. Blood. 2016;127(20): 2391-2405. Blood, 128(3): 462-463.

Chelysheva E, Turkina A, 2019. Risks and challenges of CML management during pregnancy: Looking for a balanced decision. Eur J Haematol, 102(4): 378-379.

Cortes JE, Gambacorti-Passerini C, Deininger MW, et al, 2018. Pregnancy outcomes in patients treated with bosutinib. Blood, 132(Supplement 1): 1729.

Cortes JE, Gambacorti-Passerini C, Deininger MW, et al, 2018.Bosutinib versus imatinib for newly diagnosed chronic myeloid leukemia: results from the randomized BFORE trial. J Clin Oncol,36: 231–237.

Cortes JE, Kim DW, Pinilla-Ibarz J, et al, 2018. Ponatinib efficacy and safety in Philadelphia chromosome–positive leukemia: final 5-year results of the phase 2 PACE trial. Blood, 132(4): 393-404.

Cortes JE, Saglio G, Kantarjian HM, et al, 2016. Final 5-year study results of DASISION: the dasatinib versus imatinib study in treatment-naïve chronic myeloid leukemia patients trial. J Clin Oncol, 34(20): 2333-2340.

Do YR, Kwak JY, Kim JA,et al,2020. Long-term data from a phase 3 study of radotinib versus imatinib in patients with newly diagnosed, chronic myeloid leukemia in the chronic phase (RERISE). Brit J Haematol.https: //onlinelibrary.wiley.com/doi/full/10.1111/bjh.16381.

Geelen IGP, Sandin F, Thielen N, et al, 2018. Validation of the EUTOS long-term survival score in a recent independent cohort of "real world" CML patients. Leukemia, 32(10): 2299-2303.

Gugliotta G, Castagnetti F, Breccia M, et al, 2019. Ten-year follow-up of patients with chronic myeloid leukemia treated with nilotinib in first-line: final results of the gimema CML 0307 trial. Blood, 134(Supplement_1): 4145.

Hehlmann R, Lauseker M, 2017. Assessment of imatinib as first-line treatment of chronic myeloid leukemia: 10-year survival results of the randomized CML study IV and impact of non-CML determinants. Leukemia,31: 2398–2406.

Hochhaus A, Baccarani M, 2020. European LeukemiaNet 2020 recommendations for treating chronic myeloid leukemia. Leukemia, 34: 966–984.

Hochhaus A, Larson RA, Guilhot F, et al, 2017. Long-term outcomes of imatinib treatment for chronic myeloid leukemia. N Engl J Med, 376(10): 917-927.

Hochhaus A, Saglio G, Hughes TP, et al, 2016. Long-term benefits and risks of frontline nilotinib vs imatinib for chronic myeloid leukemia in chronic phase: 5-year update of the randomized ENESTnd trial. Leukemia, 30(5): 1044-1054.

Hughes TP, Ross DM, 2016. Moving treatment-free remission into mainstream clinical practice in CML. Blood, 128(1): 17-23.

Hughes TP, Saglio G, Larson RA, et al, 2019. Long-term outcomes in patients with chronic myeloid leukemia in chronic phase receiving frontline nilotinib versus imatinib: enestnd 10-year analysis. Blood, 134(Supplement_1): 2924.

Kim DW, Saussele S, Williams LA, et al, 2018. Outcomes of switching to dasatinib after imatinib-related low-grade adverse events in patients with chronic myeloid leukemia in chronic phase: the DASPERSE study. Ann Hematol, 97(8): 1357-1367.

Kong J, Liu XH, Qin YZ, et al, 2018. Interferon may help control the recurrence of chronic myeloid leukemia after discontinuation of tyrosine kinase inhibitor. Blood, 132(Supplement 1): 4270.

Michel C, Burchert A, et al,2019. Imatinib dose reduction in major molecular response of chronic myeloid leukemia : results from the German Chronic Myeloid Leukemia-Study IV. Haematologica,104: 955–962.

Naqvi K, Jabbour E, Skinner J, et al, 2020. Long-term follow-up of lower dose dasatinib (50 Mg daily) as frontline therapy in newly diagnosed chronic-phase chronic myeloid leukemia. Cancer, 126(1): 67-75.

O' Brien S, Cork L, Bandeira V, et al,2018. Spirit 2: final 5 year analysis of the UK national cancer research institute randomized study comparing imatinib with dasatinib in patients with newly diagnosed chronic phase CML. Blood, 132: 457.

Saussele S, Richter J, Guilhot J, et al, 2018. Discontinuation of tyrosine kinase inhibitor therapy in chronic myeloid leukaemia (EURO-SKI): a prespecified interim analysis of a prospective, multicentre, non-randomised, trial. Lancet Oncol, 19(6): 747-757.

第五节　慢性淋巴细胞白血病

• 发病情况及诊治研究现状概述

慢性淋巴细胞白血病/小淋巴细胞淋巴瘤（chronic lymphocytic leukemia/small lymphocytic lymphoma，CLL /SLL）是一种成熟B淋巴细胞克隆增殖性肿瘤，以$CD5^+CD23^+$的小B淋巴细胞在外周血、骨髓及淋巴组织积聚为特征。SLL与CLL是同一种疾病的不同表现，前者主要累及淋巴结、脾及骨髓。

CLL是西方国家成人患病率最高的白血病，在亚洲人及迁居西方国家的亚裔中发病率较低，具有显著的种族差异，提示遗传因素是影响发病的主要因素。但随着人口老龄化及西方生活方式的普及，我国发病率呈上升趋势。CLL患者以老年人为主，初诊时70%以上患者年龄超过65岁。CLL虽然是惰性肿瘤，但临床预后异质性大，部分患者初诊时无症状、可能终身无须治疗，部分患者则快速进展，诊断后短期即需治疗。这与CLL复杂的生物学特征，如染色体复杂核型异常、*TP53*基因异常[缺失和(或)突变]、免疫球蛋白重链可变区基因（IGHV）无突变状态等密切相关。

CLL患者只有出现治疗指征后才需治疗，因此规律随访、正确把握治疗时机尤为重要。近年来，随着对CLL认知的深入和新药的突破，CLL治疗已从传统的免疫化学治疗时代逐步过渡到协同靶向治疗、免疫化疗、细胞治疗的整合治疗时代。最佳治疗方式需整合考虑患者年龄、体能状态、合并症、IGHV突变状态、*TP53*等基因异常等多种因素决定。另外，由于CLL患者高龄、病程长等特征，治疗过程中的康复、不良反应处理、疗效评估、MRD监测和治疗后的严密随访也是CLL患者整合管理中不可或缺的重要环节。

• 相关诊疗规范、指南和共识

- 中国慢性淋巴细胞白血病/小淋巴细胞淋巴瘤的诊断与治疗指南（2018年版），中国抗癌协会血液肿瘤专业委员会、中华医学会血液学分会白血病淋巴瘤学组、中国慢性淋巴细胞白血病工作组
- iwCLL慢性淋巴细胞白血病诊断、治疗指征、疗效评估及支持治疗指南（2018年版），国际慢性淋巴细胞白血病工作组
- NCCN肿瘤临床实践指南：慢性淋巴细胞白血病/小淋巴细胞淋巴瘤（2020.V4），美国国家综合癌症网络
- B细胞慢性淋巴增殖性疾病诊断与鉴别诊断中国专家共识（2018年版），中国抗癌协会血液肿瘤专业委员会、中华医学会血液学分会白血病淋巴瘤学组、中国慢性淋巴细胞白血病工作组
- 流式细胞学在非霍奇金淋巴瘤诊断中的应用专家共识（2016年版），中国抗癌协会血液肿瘤专业委员会

【全面检查】

（一）病史特点

CLL 的病史采集重点应包括以下几个方面。

1. 病程　CLL 病程往往较长，通常是在常规体检时发现血常规指标异常（淋巴细胞比例及数量增高、增多），或是无意间触及肿大淋巴结 / 脾脏后至医院就诊。在此之前，患者可能已有长时间的淋巴细胞计数或者比例增高的过程，此时应详细追溯患者既往血常规以判断疾病进展情况。

2. 症状　大部分患者就诊时无症状，随着疾病进展，患者可能逐渐出现消瘦等症状及血细胞减少和功能障碍、高代谢等疾病相关表现，如头晕、乏力、瘀点、瘀斑、感染、盗汗等。由于淋巴结和脾大造成局部压迫，根据压迫部位不同，也会出现相应的症状。患者亦可存在如自身免疫性溶血性贫血、免疫性血小板减少症、纯红细胞再生障碍性贫血、副肿瘤天疱疮、肾小球肾炎、血管性水肿、溃疡性结肠炎等相关的临床症状。

3. 既往史　高血压、糖尿病、心律失常、冠心病、肝炎等及相应用药情况。肺炎球菌、流感等疫苗接种史。

4. 家族史　一级亲属是否有肿瘤特别是淋巴瘤、白血病等血液肿瘤病史。

（二）体检发现

CLL 患者在体检时可能会发现以下体征：

1. 一般情况　部分患者会表现为贫血貌，提示临床分期已属晚期。

2. 全身皮肤　查体可见瘀点、瘀斑等因血小板减少所致改变，亦可见皮疹、色素沉着等表现。

3. 全身淋巴结　查体可触及淋巴结肿大，颈部、锁骨上、腋窝、腹股沟处淋巴结常见，通常表面光滑、中等硬度、活动度可、无触痛，可有融合。若触及肿大淋巴结，需准确记录淋巴结数量、大小、部位、质地、活动度、压痛等信息。

4. 腹部　腹部初诊可触及肝脾大、腹部包块，若触及脾大，需准确记录左侧肋骨下缘至脾下缘的距离。

（三）实验室检查

1. 血常规及血涂片　外周血单克隆 B 淋巴细胞计数 $\geqslant 5\times10^9$/L，持续时间≥ 3 个月。外周血涂片以小淋巴细胞为主，形态成熟、胞质少、核致密、核仁不明显、染色质部分聚集，可见特征性的涂抹细胞。外周血幼淋巴细胞占淋巴细胞比例＜ 55%。

2. 免疫表型　可用于诊断、MRD 检测和预后判断。

（1）诊断：外周血标本较佳（SLL 如外周血异常淋巴细胞较少，采用骨髓标本），典型的 CLL 免疫表型为 $CD5^+CD19^+CD23^+$ $CD200^+CD20^{dim}sIg^{dim}CD43^+CD11c^+CD160^+CD10^-CD103^-CD25^-FMC7^-CD79b^{dim/-}CD22^{dim/-}CD81^-$，轻链限制性表达（κ/λ ＞ 3 ∶ 1 或＜ 0.3 ∶ 1）或 CD19 阳性且 sIg 阴性细胞＞ 25%。CLL 积分系统：CD5 阳性、CD23 阳性、FMC7 阴性、sIg 弱表达及 CD22/CD79b 弱表达 / 阴性各积 1 分，共 5 分，CLL 通常为 4 ～ 5 分。

（2）MRD 检测：MRD 阴性定义为外周血或骨髓 CLL 细胞＜ 10^{-4}。一般先检测外周血，阳性预测值高，外周血阴性可检测骨髓，阴性预测值高。

（3）预后判断：流式细胞术检测 CD38、ZAP-70 与 CD49d 等标志可用于 CLL 预后判断，表达与 IGHV 无突变状态相关，CD38、ZAP-70 阳性的患者预后较差。CD49d 是迄今为止预后意义最强的预后指标之一，CD49d 阳性的 CLL 临床侵袭性较高，生存期显著缩短。

3. 血生化检查　包括肝肾功能、电解质等，血清乳酸脱氢酶（LDH）水平、血浆 EBV DNA、血清 HBV DNA、血清胸苷激酶 1（TK1）水平、血清 β_2- 微球蛋白（β_2-MG）水平升高可作为预后不良的指标。

4. 乙肝病毒（HBV）相关检测　所有患者应常规检测乙肝两对半，如有异常，建议进一步检查 HBV DNA。

5. 细胞遗传学和分子遗传学检查　优先采用外周血标本。① 染色体异常（推荐 CpG 寡核苷酸 +IL-2 刺激的染色体核型分析）；②荧光原位杂交（FISH）检测 del（13q）、+12、del（11q）（*ATM* 基因缺失）、del（17p）（*TP53* 基因缺失）等；③ PCR 及测序检测 IGHV 基因突变状态和同型模式使用；④基因突变［推荐二代基因测序检测 TP53、NOTCH1（含非编码区）、SF3B1、BIRC3 等基因］。该检查用于判断患者预后、指导治疗。

6. 骨髓穿刺 / 活检　CLL 的诊断无须骨髓穿刺 / 活检。骨髓穿刺 / 活检的主要目的：①评估残存的正常骨髓和明确 Rai Ⅲ期或Ⅳ期患者贫血与血小板减少的原因；②对不典型病例诊断；③明确骨髓浸润类型；④评估治疗反应。骨髓活检样本长度至少应在 1.6 cm 以上。

7. 其他常规检查　尿常规、粪常规、凝血功能、免疫球蛋白测定、血清免疫固定电泳、红细胞沉降率、C 反应蛋白、甲状腺功能、风湿免疫相关指标、Coombs 试验、心电图、二维超声心动图等，这些检测也可帮助临床医生了解患者一般情况。

（四）影像学检查

颈胸全腹增强 CT 检查，有条件可行 PET/CT 检查，目的：①评估治疗反应；② 疑有组织学转化或进展患者，PET/CT 检查可用于指导活检部位（摄取最高部位）。

（五）病理学检查

1. 标本类型及要求

（1）标本类型：CLL/SLL 中的主要标本类型为骨髓活检标本与淋巴结活检。骨髓活检主要用于判断血细胞减少原因、部分免疫表型不典型患者的鉴别诊断、疗效评估及进行必要的鉴别诊断等。而淋巴结活检主要用于 SLL 的诊断、部分免疫表型不典型患者的鉴别诊断及判断是否有组织学转化等。

（2）标本取材与处理要求：骨髓活检要求长度至少达到 1.6 cm。对于淋巴结活检推荐采用粗针穿刺和切除活检的取材方式。如仅需形态学与组织化学检查，应及时、充分固定，采用 10% 中性缓冲福尔马林固定液，应立即固定（手术切除标本也尽可能 30 min 内），固定液应超过标本体积的 10 倍以上，固定时间 6 ～ 72 h，固定温度为室温。对拟行流式细胞术、细胞遗传学检查的淋巴结标本，应在取出后放置于 1640 培养基或特定的保存液当中，以最快速度送检。

2. 报告要求

（1）骨髓病理报告：骨髓病理需报告骨髓增生情况，包括粒系、红系及巨核系的增生状况。报告淋巴细胞的形态特征、分布特征及比例。组化标志应该包括 CD5、CD20、CD23、PAX5、LEF1、CCND1、SOX11 及 Ki-67 等。

（2）淋巴结病理报告：淋巴结病理应报告淋巴细胞大小、分布及淋巴结的结构等，明确有无组织学转化。并对增殖中心的大小及有丝分裂象状况进行描述。同时免疫组化需包括 CD5、CD20、CD23、PAX5、LEF1、CCND1、SOX11 及 Ki-67 等标志。

要点小结

- ◆ CLL 诊断主要依赖于血常规检查、外周血细胞形态学分析和外周血的流式免疫分型。
- ◆ 流式免疫分型除用于诊断外，还用于 CLL 患者的 MRD 监测与预后评估。
- ◆ CLL 治疗前需进行细胞遗传学与分子生物学检查，完善预后评估以便指导治疗。
- ◆ 增强 CT 可用于 CLL/SLL 的疗效评估，疑似组织学转化时最好以 PET/CT 检查指导活检部位。

【整合评估】

（一）评估主体

CLL 需要 MDT 团队讨论评估，其组成多包括血液科、诊断科室（病理科、血液科实验室、影像科、超声科、核医学科等）、康复科、中医科、药学部、护理部、心理学专家等。

人员组成及资质：

1. 医学领域成员（核心成员）　血液科医师 2 名，血液科实验室诊断医师 2 名，放射诊断医师 1 名，组织病理学医师 1 名，临床药师 1 名，康复医师 1 名、其他专业医师若干名（根据 MDT 需要加入），所有参与 MDT 讨论的医师应具有副高级以上职称，有独立诊断和治疗能力，并有一定学识和学术水平。

2. 相关领域成员（扩张成员） 临床护士 1 ～ 2 名和协调员 1 ～ 2 名。所有 MDT 参与人员应进行相应职能分配，包括牵头人、讨论专家和协调员等。

（二）分期评估

Rai 分期（表 11-5-1）与 Binet 分期（表 11-5-2）是 CLL 经典的分期系统，这两种分期系统根据体格检查所得淋巴结肿大与脾大的结果，以及是否存在血细胞减少对 CLL 患者进行分期。SLL 分期参照 2014 年版的淋巴瘤 Lugano 分期（表 11-5-3）。

表 11-5-1 Rai 分期

分期	标准	从不需要治疗患者比例	中位生存期（月）*
0	仅有淋巴细胞增多	59%	150
1	淋巴细胞增多＋淋巴结肿大	21%	101
2	淋巴细胞增多＋肝 / 脾大 ± 淋巴结肿大	23%	71
3	淋巴细胞增多＋贫血（＜ 110 g/L）± 肝 / 脾大或淋巴结肿大	5%	19
4	淋巴细胞增多＋血小板减少（＜ 100×10^{12}/L）± 肝 / 脾大或淋巴结肿大	0%	19

* 烷化剂为基础治疗患者的生存。

表 11-5-2 Binet 分期

分期	标准	中位生存期（年）*
A	淋巴细胞增多，＜ 3 个淋巴结区淋巴结肿大 #；无贫血或血小板减少	12+
B	淋巴细胞增多，≥ 3 个淋巴结区淋巴结肿大；无贫血或血小板减少	7
C	淋巴细胞增多＋贫血（＜ 100 g/L）或血小板减少（＜ 100×10^{12}/L）	2

* 烷化剂为基础治疗患者的生存，# 颈部、腋下、腹股沟、肝及脾。

表 11-5-3 Lugano 分期

分期	累及范围	结外状态
早期		
Ⅰ期	累及单个淋巴结区域，单个淋巴结区域可以包括一个淋巴结或一组相邻淋巴结	单个淋巴结外器官或部位，并且没有结内受累
Ⅱ期	横膈同侧有 2 个或 2 个以上淋巴结区域受累	横膈同侧淋巴结区域受累同时伴邻近的局限性的结外器官或部位受累
Ⅱ期伴大包块	横膈同侧有 2 个或 2 个以上淋巴结区域受累且伴有大包块	不适用
晚期		
Ⅲ期	横膈两侧都有淋巴结受累 横膈上淋巴结受累伴脾受累	不适用
Ⅳ期	1 个或多个结外器官弥漫性或播散性受累，伴或不伴相关淋巴结受累	不适用

（三）病理评估

1. 术语和定义

（1）CLL/SLL：是一种小 B 细胞肿瘤，以单克隆、成熟的 $CD5^{+}CD23^{+}$ B 淋巴细胞在外周血、骨髓、肝、脾和淋巴结进行性积聚为特征。

（2）涂抹细胞：又称贡普雷希特核影、篮细胞、死细胞、退化细胞、破碎细胞。涂抹细胞在形态学上，大小不一，通常只有一个退化的核，而没有细胞质，细胞核肿胀，核的结构常模糊不清，细胞核被染成均匀的淡紫红色，有时可见核仁，由于推片时，细胞核容易被拉成扫帚状，形状如竹篮，所以又称为篮细胞。其在典型 CLL 患者外周血片中最为常见，可能与淋巴细胞中与细胞硬度相关的波形蛋白低表达有关，其低表达导致了淋巴细胞的易脆性。涂抹细胞不仅可作为辅助诊断 CLL 的一个指标，同时＞ 30% 也是预后良好的影响因素。

（3）Richter 转化：又称为 CLL 组织学转化，使 CLL 转化为更具侵袭性淋巴瘤如弥漫大 B 细胞淋巴瘤或霍奇金淋巴瘤，通常出现在 2% ～ 10%

的CLL患者病程中或治疗过程中，CLL/PL和加速期CLL不属于Richter转化。与CLL相比，Richter转化患者的临床预后极差，化学免疫治疗疗效差，中位生存期仅为5～8个月。

（4）CLL/PLL：又称为“慢淋伴幼稚淋巴细胞升高”，是CLL的一种变异型。当诊断CLL同时外周血幼淋巴细胞占淋巴细胞比例＞10%且＜55%时可诊断，被认为是CLL疾病进展为更具侵袭性的表现，治疗方案推荐临床试验，如无合适临床试验，应参照CLL/SLL，基于是否存在17p缺失或TP53突变选择治疗。

（5）B-PLL：是一种幼稚B淋巴细胞占外周血淋巴细胞≥55%的血液系统恶性疾病，主要累及外周血、骨髓及脾等淋巴器官，是与CLL无关的原发白血病诊断。发病率低，占淋巴细胞白血病总发病＜1%。大部分患者年龄大于60岁。巨脾和高淋巴计数（＞100×10^9/L）常见，而淋巴结肿大不明显。50%以上的B-PLL患者有*TP53*基因的突变或缺失，复杂核型异常常见。

（6）加速期CLL：又称为“扩大增殖中心的CLL”，当在＞20×倍镜视野下观察到CLL增殖中心的扩大或融合并且具有高增殖率（Ki-67＞40%或每个增殖中心有＞2.4个有丝分裂象）时可诊断，通常在诊断CLL后怀疑转化时由组织活检诊断，被认为是疾病进展为更具侵袭性的表现，治疗参照CLL/PLL。

（7）增殖中心：CLL患者肿大的淋巴结显示淋巴结构的消失，在小细胞的黑暗背景下可见苍白区域的假滤泡样结构，这些苍白区被称为增殖中心（PC），主要是由幼淋巴细胞集群和副免疫母细胞组成。增殖中心有大量T细胞，多数为$CD4^+$T细胞。与非PC相比，PC细胞集群有更高的增殖相关标志物表达，如Ki-67、CD71等。

2.病理诊断分型、分级和分期方案

（1）组织学与细胞学分型：CLL/SLL尚无明确的组织学分型概念。

（2）组织学分级：特定的组织学或血细胞形态学特征提示CLL病情进展。2016年WHO分型提出“加速期”CLL概念，相应的组织学标准：排除Richter转化的情况下具备：①具有扩张的增殖中心（proliferation center，PC）；②具有较高的增殖指数（PC中Ki-67＞40%）或每个增殖中心＞2.4个有丝分裂象。“加速期”CLL的临床预后显著差于“非加速期”CLL，临床上可能需要更加积极的干预。此外，在CLL中，当外周血淋巴细胞中幼淋细胞比例＞10%但＜55%的情况下，诊断为CLL/PLL，相比于幼淋细胞比例≤10%的CLL，CLL/PLL病程更为侵袭，临床预后显著较差。

（3）分子分型：可以根据*IGHV*的突变状态将CLL分为*IGHV*突变和*IGHV*非突变的CLL。约50%的CLL患者的*IGHV*基因发生体细胞突变，*IGHV*基因突变状态不随病程改变。*IGHV*突变与*IGHV*非突变的CLL具有显著不同的生物学特征和临床预后特征。无*IGHV*基因突变的CLL患者易出现不典型的细胞形态，临床分期多为晚期，患者的病情进展快速且生存期短；而有*IGHV*基因突变的患者多为典型成熟小淋巴细胞形态，临床分期多在早期，病程进展缓慢，接受免疫（化学）的部分患者可以取得长期缓解，生存期长。同型模式2亚群的*IGHV*3-21使用者预后差，且独立于IGHV突变状态。

（4）免疫标志物分析：在CLL中，通过流式细胞术检测CD19、CD5、sIg、CD23、CD20、FMC7、CD200、CD38、ZAP-70及CD49d等，其中CD19、CD5、sIg、CD23、CD20、FMC7与CD200用于CLL的诊断与鉴别诊断，CD38、ZAP-70、CD49d及CD200可用于CLL的预后判断。免疫组化可以检测LEF1、CCND1及SOX11等标志以用于CLL的诊断与鉴别诊断。

（四）治疗前评估

治疗前（包括复发患者治疗前）需要对所有患者进行全面评估。评估内容包括：①病史和体格检查，特别是淋巴结（包括咽淋巴环和肝脾大小）；②体能状态，ECOG评分（表11-5-4）和疾病累积评分表（CIRS）（表11-5-5）；③症状，盗汗、发热、体重减轻；④血常规检测，包括白细胞计数及分类、血小板计数、血红蛋白等；⑤血清生化检测，包括肝肾功能、电解质、LDH、β_2-MG、TK1等；⑥骨髓活检±涂片，治疗前、疗效评估及鉴别血细胞减少原因时进行，典型病例的诊断、常规随访，无须骨髓检查；⑦常规染色体核型分析（CpG+IL-2 刺激）；⑧ HBV 检测；⑨ FISH 检测 del（13q）、+12、del（11q）、del（17p），建议开展分子生物学技术检测 *TP53*、*IGHV*、*NOTCH1*、*SF3B1*、*BIRC3*、*MYD88* 等基因突变，以帮助判断预后和指导治疗；⑩育龄期的妇女应行妊娠筛查（如拟化疗）。

表 11-5-4　ECOG 体能状态评分

级别	体能状态
0	活动能力完全正常，与患病前活动能力无任何差异
1	能自由走动及从事轻体力活动，包括一般家务或办公室工作，但不能从事较重的体力活动
2	能自由走动及生活自理，但已丧失工作能力，日间不少于一半时间可以起床活动
3	生活仅能部分自理，日间一半以上时间卧床或坐轮椅
4	卧床不起，生活不能自理
5	死亡

表 11-5-5　疾病累积评分表（CIRS）

系统	评分标准
心脏	每个系统评分（0～4 分）
高血压	0 分：Ⅰ级 - 没有损害
血管及血液系统	1 分：Ⅱ级 - 轻微损害，但不干扰正常活动，无须治疗，预后良好
呼吸系统	2 分：Ⅲ级 - 中度损害，干扰正常活动，需要治疗，预后良好
眼耳鼻喉咽	3 分：Ⅳ级 - 重度损害，可能致残，立即需要治疗，预后较差
上消化道	4 分：Ⅴ级 - 致病性损害，需要紧急治疗，预后严重
下消化道	若同一系统同时出现一个以上疾病时，只需要记录最严重的疾病
肝脏	
肾脏	
泌尿系统及肌肉骨骼系统	
神经系统	
内分泌代谢	

通过以上评估内容判断 CLL 患者是否具有治疗指征，即患者是否需要治疗。无论是初治还是复发 / 难治患者，不管是否具有 *TP53* 异常等高危预后因素，只有符合以下之一才开始治疗：①进行性骨髓衰竭的证据，进行性血红蛋白和（或）血小板减少。②巨脾（如左肋缘下＞ 6cm），或进行性或有症状的脾大。③巨块型淋巴结肿大（如最长直径＞ 10cm），或进行性或有症状的淋巴结肿大。④进行性淋巴细胞增多，如 2 个月内淋巴细胞增多＞ 50%，或淋巴细胞倍增时间（LDT）＜ 6 个月。当初始淋巴细胞＜ 30×10^9/L，不能单凭 LDT 作为治疗指征。⑤自身免疫性溶血性贫血（AIHA）和（或）免疫性血小板减少症（ITP）对皮质类固醇治疗反应不佳。⑥至少存在下列一种疾病相关症状。在以前 6 个月内无明显原因的体重下降≥ 10%；严重疲乏［如 ECOG 体能状态评分≥ 2 分；不能进行常规活动］；无感染证据，体温＞ 38.0 ℃，≥ 2 周；无感染证据，严重夜间盗汗＞ 1 个月。⑦临床试验，符合所参加临床试验的入组条件。除此之外，在治疗之前，还应对患者进行预后评估。国际 CLL-IPI 工作组通过对大样本的接受一线化疗（少数免疫化学治疗）CLL 患者数据分析得出结论，TP53 异常［缺失和（或）突变］（4 分）、IGHV 无突变（2 分）、血清 β_2-MG 3.5mg/L（2 分）、临床分期（Rai Ⅰ～Ⅱ或 Binet B ～ C，1 分）、年龄＞ 65 岁（1 分）是 CLL 的独立预后因素。通过将这些预后因素进行积分建立了 CLL-IPI（表 11-5-6），可以将 CLL 患者分为低危、中危、高危、极高危组。内部验证与外部验证均表明 CLL-IPI 可以将 CLL 进行优化的预后分层。

表 11-5-6　CLL-IPI

CLL-IPI 积分	分组	5 年生存率	10 年生存率	中位生存期（月）
0～1 分	低危	91%	87%	未达到
2～3 分	中危	80%	40%	104
4～6 分	高危	53%	16%	63
7～10 分	极高危	19%	0	31

特殊情况下检测：免疫球蛋白定量；网织红细胞计数和直接抗人球蛋白试验（怀疑有溶血时必做）；超声心动图检查（拟采用蒽环类或蒽醌类药物治疗时）；颈、胸、腹、盆腔增强 CT 检查等，特别是出现浅表淋巴结肿大及临床表现提示存在

大包块时；PET/CT 可以在怀疑有 Richter 转化时用于指导选择活检部位。

（五）疗效评估

在 CLL 患者的治疗中应定期进行疗效评估，诱导治疗通常以 6 个疗程为宜，建议治疗 3 ～ 4 个疗程时进行中期疗效评估，疗效标准见表 11-5-7。评估疗效时机：免疫（化学）治疗结束后至少 2 个月；伊布替尼等需长期使用的新型靶向药物达最佳疗效后至少 2 个月。

（六）精确诊断

1. 定性诊断　一般通过血常规测定、外周血涂片形态学分析、流式免疫分型等检查即可诊断 CLL，注意与其他 B 细胞慢性淋巴增殖性疾病（B-CLPD）的鉴别诊断。SLL 的诊断应尽可能经淋巴结活检等组织病理学证实。CLL 表型单克隆 B 淋巴细胞增多症（MBL）：免疫表型同 CLL，同时无淋巴结、脾、肝肿大，无 CLPD 相关症状，无血细胞减少及外周血单克隆 B 淋巴细胞＜ 5×10^9/L。

2. 分期诊断　CLL 的 Rai 分期与 Binet 分期对判断 CLL 的疾病严重程度，判断预后具有重要意义。根据体格检查所得淋巴结肿大与脾大的结果，以及是否存在血细胞减少即可做出 Rai/Binet 分期诊断。SLL 的分期对于指导 SLL 的治疗至关重要，需整合影像学检查与骨髓活检进行分期。

3. 分子诊断　在 CLL/SLL 诊断时、治疗前需进行分子检测以判断预后、指导治疗。推荐所有具有治疗指征的患者在治疗前进行 *IGHV* 突变状态检测与 *TP53* 基因突变检测。*IGHV* 突变状态不随病程而改变，因此理论上仅需检测一次。*TP53* 突变状态可能会随着病程而改变，对于治疗后复发的患者需要重新检测 *TP53* 状态。

表 11-5-7　CLL/SLL 的疗效标准

参数	CR	PR	PD[b]	SD
A 组				
淋巴结肿大	无＞ 1.5cm	缩小≥ 50%（较基线）[c]	增大≥ 50%（较基线或末次疗效评估）	增大或较基线缩小≤ 49%
肝脏和（或）脾脏大小[d]	脾脏大小＜ 13 cm；肝脏大小正常	缩小≥ 50%（较基线）	增大≥ 50%（较基线或末次疗效评估）	增大或较基线缩小≤ 49%
系统性症状	无	任何	任何	任何
外周血淋巴细胞计数	正常	较基线降低≥ 50%	较基线升高≥ 50%	升高或较基线下降≤ 49%
B 组				
血小板计数	≥ 100 000/μl	≥ 100 000/μl 或较基线升高≥ 50%	由于 CLL 本病较基线下降≥ 50%	升高或较基线下降≤ 49%
血红蛋白	≥ 11.0g/dl（无输血、不使用生长因子）	≥ 11.0g/dl 或较基线升高≥ 50%	由于 CLL 本病较基线下降≥ 2g/dl	＜ 11.0g/dl 或较基线升高＜ 50%，或下降＜ 2g/dl
骨髓	增生正常，无 CLL 细胞，无 B 细胞性淋巴小结	有 CLL 细胞，或出现 B 细胞性淋巴小结，或未行骨髓检查	骨髓浸润较基线升高≥ 50%	无改变
中性粒细胞计数（不使用生长因子）	≥ 1500/μl	≥ 1500/μl 或较基线升高＞ 50%		

A 组标准用于评价肿瘤负荷，B 组标准用于评价骨髓造血功能。

完全缓解（CR）：要求满足以上所有标准。所有患者均要求无疾病相关症状。

部分缓解（PR）：至少达到 2 个 A 组标准 +1 个 B 组标准；如果 A 组和 B 组在治疗前均只有 1 个异常，则只需 1 项改善达到标准即可。

疾病进展（PD）：至少达到 1 个 A 组标准或 B 组标准；仅有系统性症状不能定义为 PD。

疾病稳定（SD）：要求满足以上所有标准。

最小残留病灶（MRD）：①临床试验表明在治疗结束后外周血 MRD 阴性有重要的疗效评估意义。②等位基因特异性寡核苷酸聚合酶链反应（ASO-PCR）和六色流式细胞术是两种 MRD 检测手段，可以检测到的阈值为 10^{-4} ～ 10^{-5}。二代测序（NGS）更敏感，可以检测到 10^{-6} 水平的 MRD。③根据标准 ERIC 技术或 NGS 技术，MRD 评估的检测方法需要敏感度最低达 10^{-4}。

要点小结

- 评估要通过 MDT 团队合作完成，才可以建立合理的 CLL 整合诊疗流程，便于实现优化个体化的整合治疗及康复。
- 评估应包括分期评估、治疗前评估、疗效评估等方面，其中治疗前评估包括治疗指征评估、体能状态评估、合并症状况评估及预后评估多个方面。
- 在整合评估的基础上还要结合患者的个体特殊性，以便制订最优化的整合治疗和康复策略。

【整合决策】

（一）内科治疗

1. 化学免疫治疗　是指单抗与化疗相整合的治疗方式，是 CLL 的传统治疗方式。*IGHV* 突变的且无 *TP53* 异常的 CLL 患者接受化学免疫治疗，可以取得相对理想的疗效。近年来，随着新药的涌现，化学免疫治疗的地位显著降低。

（1）化疗药物：CLL 中常用的化疗药物主要包括烷化剂（苯丁酸氮芥、苯达莫司汀等）与嘌呤类似物（氟达拉滨）。①苯丁酸氮芥（Clb）：自 20 世纪 50 年代以来，Clb 即开始用于 CLL 的治疗，尽管 Clb 可以改善多数患者的症状，但无证据表明该药物可以改善 CLL 的 OS 率。Clb 通过口服给药，一般耐受性良好，偶尔会出现恶心呕吐、血细胞减少等不良反应。尽管目前新的药物和方案越来越多，但 Clb 单药口服在年老体弱的患者中依然是一个可行的选择。②苯达莫司汀：具有烷化剂和抗代谢双重特性。在初治 CLL 患者中，苯达莫司汀相对于 C1b 能够显著改善 ORR 和 PFS。苯达莫司汀毒性低于氟达拉滨，但仍具有显著的骨髓抑制作用，在年老体弱者中仍需适度减量。因其通过粪便进行代谢，所以在肾功能不全的患者中具有较好的耐受性。③ 氟达拉滨：自 20 世纪 80 年代末开始用于 CLL 的治疗，氟达拉滨较 Clb 显著提高初治 CLL 患者的 ORR 和 PFS。其他用于 CLL 治疗的嘌呤类似物包括喷司他丁和克拉屈滨，都具有和氟达拉滨相似的疗效与毒性反应。

（2）抗体药物：在 CLL 的治疗中具有里程碑式的意义，抗体与化疗整合使 CLL 患者首次在 OS 上获益。针对 CLL 治疗的抗体主要有四种：抗 CD52 单抗（阿仑单抗）及 3 种抗 CD20 抗体（利妥昔单抗、奥法木单抗和 GA101）。① 阿仑单抗：是一种靶向 CD52 的人源化单抗，依靠直接杀伤、抗体依赖细胞毒作用（ADCC）、补体依赖细胞毒作用（CDC）发挥其杀伤功能。CD52 表达于 B 淋巴细胞、T 淋巴细胞、单核细胞及粒细胞，因此，除抗肿瘤作用外，阿仑单抗还有很大的免疫抑制作用。阿仑单抗在清除外周血和骨髓的肿瘤细胞方面非常有效，并且对 *TP53* 缺失的患者同样有效，但对大包块患者疗效差。CALGB 10101 临床试验的研究结果表明，氟达拉滨与利妥昔单抗整合诱导治疗后，阿仑单抗巩固治疗提高 CR 率与 MRD 阴性率，但由于严重感染副作用，阿仑单抗不能改善 CLL 患者的 PFS 和 OS 率。② 利妥昔单抗（RTX）：是一种嵌合型的、鼠源性的靶向 CD20 的单抗。RTX 单药治疗 CLL 的一般用法为 375mg/m^2， 静脉输注，每周一次，连用 4 周。RTX 与新鲜冷冻血浆整合可以改善疗效。RTX 耐受性良好，最常见不良反应为输注反应，常出现在首次使用时，主要表现为轻微发热寒战，极少情况下可能出现过敏性休克等严重副作用。常规使用对乙酰氨基酚、抗组胺药及激素进行预防，同时减慢静脉滴注速度可以将输注反应降低到最低。另一个值得注意的合并症为肿瘤溶解综合征，尤其是在外周血淋巴细胞计数较高时，应对其进行严密的监测，预防性地水化碱化十分重要。此外，RTX 能够引起 HBV 再激活，因此对 HBV 感染的 CLL 患者需要预防乙肝病毒再激活。③ 奥法木单抗：是一种人源化、Ⅰ型、IgG1 靶向 CD20 单抗，其结合表位与 RTX 不同。与 RTX 相比，奥法木单抗具有更强的 CDC 和 ADCC 作用，解离速率（off-rate）更低，清除 B 细胞的作用可以持续至末次输注后 7 个月。2009 年奥法木单抗被批准用于复发难治 CLL。奥法木单抗一般耐受性良好，最常见的不良反应为输注反应，引起的感染合并症与 RTX 类似。④ GA101：是一种全人源化、Ⅱ型 IgG1 单抗。其 Fc 段经过糖基化修饰，使其具有更强的 ADCC 作用，其铰链区亦经过修饰，大大增强其对肿瘤细胞的直接杀伤功能。这些修饰使 GA101 与 RTX 相比具有更有效的治疗效果。

（3）化学免疫治疗方案：化疗与抗体药物整合治疗 CLL 是 CLL 治疗史上的一个巨大进步，大量的研究已经证实化学免疫治疗可以显著改善 CLL 患者的预后。德国主导的三个大型随机对照研究 CLL8、CLL10、CLL11 分别确立了 FC+RTX、苯达莫司汀 +RTX 及 Clb+GA101 方案作为年轻适合、65 岁以上适合及老年不适合 CLL 的一线治疗。

1）氟达拉滨、环磷酰胺与 RTX（FCR）整合：来自 MD 安德森癌症中心的一项早期的单臂研究显示，FCR 方案治疗初治的 CLL 患者，ORR 为 95%，CR 率为 70%，中位 PFS 为 80 个月。FCR 的骨髓抑制作用较强，在此项研究中，尽管患者的中位年龄仅为 57 岁，仍有 35% 的患者出现了Ⅱ～Ⅳ级的血细胞减少。CLL8 临床研究显示，相对于 FC 方案，FCR 方案显著提高了 CLL 患者的 PFS 与 OS 率。FCR 方案除了增加 3～4 级中性粒细胞减少和白细胞减少的发生率外，并没有增加严重感染的发生率。FCR 方案可以部分克服 del（11q）所带来的不良预后，也可以使伴 *TP53* 突变、*SF3B1* 突变的 CLL 患者在 PFS 方面有所获益，然而在 *NOTCH1* 基因突变的患者中，RTX 并不能带来疗效的获益。长期随访显示，FCR 方案可使部分 CLL 患者，尤其是 *IGHV* 突变、无 *TP53* 异常的患者取得长期的疾病控制、生存曲线进入平台期，提示 FCR 可能“治愈”这部分 CLL 患者。FCR 治疗结束 3 年后复发的 CLL 患者，FCR 方案依然可能取得较好的治疗效果。

在 FCR 方案使用过程中，3～4 级的中性粒细胞减少发生率较高。FCR-lite 方案通过降低氟达拉滨与环磷酰胺的用量、增加 RTX 的给药密度试图降低严重中性粒细胞减少的发生率，在一组包含 50 例相对年轻的 CLL 患者中（中位年龄为 58 岁），ORR 可达 100%，CR 率为 79%，3～4 级中性粒细胞减少的发生率仅为 13%。

2）苯达莫司汀与 RTX（BR）整合：德国 CLL 研究组最早探索了 BR 方案在复发 CLL 中的疗效，在 78 例患者中 28.2% 氟达拉滨耐药，17.9% 伴 del（17p），ORR 达 59.0%，其中 CR 率为 9%，提示 BR 方案对复发难治 CLL 具有一定的治疗价值。CLL10 临床试验对比了 FCR 方案与 BR 整合方案在无 del（17p）的 CLL 患者中的治疗效果，发现 FCR 方案在 CR 率和 PFS 方面均优于 BR 方案，但是在 65 岁以上的患者中，BR 方案与 FCR 方案疗效相当，BR 整合方案严重感染和严重血液学毒性的发生率显著降低，因此，对于 65 岁以上的体能状况合适的 CLL 患者，推荐 BR 整合方案。

3）Clb 与 GA101 整合：德国 CLL 工作组的 CLL11 研究结果表明，在伴有严重合并症（CIRS ＞ 6 分）或肾功能较差（肌酐清除率 30～69ml/min）的患者中，Clb+GA101 整合方案相对于 RTX+Clb、Clb 单药显著提高了 ORR 与 CR 率，并改善了 PFS 和 OS；RTX+Clb 则显著优于 Clb 单药。Clb+GA101 整合方案可显著提高骨髓和外周血的 MRD 阴性缓解率。

2. *新型小分子药物靶向治疗*　针对 BCR 通路的激酶抑制剂及 BCL2 抑制剂在 CLL 中的应用是 CLL 治疗的最重要进展。BTK 抑制剂伊布替尼、PI3K 抑制剂艾代拉里斯及 BCL2 抑制剂维奈克拉（ABT-199, Venetoclax）已批准应用于 CLL 治疗。

（1）伊布替尼：是一种口服、同类第一（first-in-class）的 BTK 激酶的共价抑制剂，不可逆地与 BTK 第 481 位氨基酸（半胱氨酸）结合。除抑制 BTK 之外，伊布替尼还抑制 T 细胞、NK 细胞中 ITK 激酶的活性。一项 1b-Ⅱ期的多中心临床研究评价 420mg/d 和 840mg/d 的伊布替尼治疗复发难治 CLL 的安全性与有效性，420mg/d 组与 840mg/d 组的 ORR 相同，均为 71%。因此，后续研究均采取 420mg/d 作为 CLL 的治疗剂量。RESONATE 临床试验表明，相对于奥法木单抗，伊布替尼显著提高了难治复发 CLL 患者的 ORR，并延长 PFS 和 OS。一项国际多中心单臂研究共入组 145 例伴 del（17p）的难治复发 CLL 患者，单药伊布替尼 420mg/d 治疗，中位随访 11.5 个月，24 个月的 PFS 率为 63%，OS 率为 75%，提示伊布替尼对伴 del（17p）的难治复发 CLL 患者具有较好疗效。HELIOS 研究显示，BR 的基础上与伊布替尼整合治疗难治复发 CLL，可以显著改善患者的 PFS。RESONATE-2 显示，伊布替尼相对于 Clb 显著提高了 CLL 患者的 ORR、PFS、OS，使得伊布替尼成为 65 岁及以上初治 CLL 患者的一线治疗推荐。iLLUMINATE 是一项国际多中心Ⅲ期临床试验，其对比了伊布替尼和 GA101 整合与苯丁酸氮芥和 GA101 整合在 65 岁及以上或 65 岁以下伴合并症的初治 CLL 患者中的疗效。结果表明，65 岁及以上或 65 岁以下伴合并症的初治 CLL 患者，伊布替尼与 GA101 整合在疗效方面优于经典的一线方案即 GA101 与 Clb 整合方案。Alliance A041202 Ⅲ期临床研究对比了单药伊布替尼、伊布替尼与利妥昔单抗（IR）整合、BR 方案在 65 岁及以上的初治 CLL 患者中的疗效。研究结果表明，单药伊布替尼组的 2 年 PFS 率（87%）与 IR 组的 2 年 PFS 率（88%）显著高于 BR 组（74%），而单药伊布替尼组与 IR 组之间没有显著差别，表明在 65 岁及以上的初治 CLL 患者中含伊布替尼的方案相对于 BR 方案更具优势。ECOG-ACRIN E1912 这项Ⅲ期临床研究对比了 IR 方案与 FCR 方案在治疗年龄＜ 70 岁的初治 CLL 患者的疗效，中位随访 33.4 个月，结果表明 IR 方案相对于 FCR 方案在 PFS 和 OS 方面均具有显著优势；但对于 *IGHV* 突变组，IR 组与 FCR 组在 PFS、OS 方面无显著差异。以上的 4 项Ⅲ期临床研究确立了伊布替尼作为所有 CLL 患者一线治疗的地位，CLL 治疗全面进入无化疗时代。

伊布替尼的耐受性良好，绝大部分患者的毒性反应为 1/2 级的轻度不良反应，包括一过性的腹泻、疲乏、上呼吸道感染等，另外需注意高血压、心房颤动、出血等副作用。

（2）PI3K 抑制剂：艾代拉里斯（Idelalisib）是 PI3K δ 抑制剂，可以显著抑制 Akt 第 308 位氨基酸的磷酸化。国际多中心随机对照研究表明，艾代拉里斯显著提高复发难治 CLL 患者的 ORR、PFS 和 12 个月 OS。最新的随访结果表明，艾代拉里斯与利妥昔单抗整合方案相对于利妥昔单抗单药显著提高了 PFS（19.4 个月 vs. 6.5 个月），对伴 del（17p）或 *TP53* 突变的患者中，可显著改善 OS（28.5 个月 vs. 14.8 个月）。Ⅲ期临床研究显示，艾代拉里斯与奥法木单抗整合治疗复发难治 CLL 患者，较单药奥法木单抗具有更长的中位 PFS（16.3 个月 vs. 8.0 个月）。艾代拉里斯与 BR 整合较 BR 治疗难治复发 CLL 具有更长的中位 PFS（20.8 个月 vs. 11.1 个月），这一研究结果也使 BR 与艾代拉里斯成为治疗年轻不伴合并症的难治复发 CLL 患者的推荐方案。一项Ⅱ期临床试验，RTX 与艾代拉里斯整合治疗 64 例初治老年 CLL，ORR 高达 97%，CR 率为 19%，36 个月 PFS 率为 83%。一项Ⅱ期临床研究也显示，艾代拉里斯与奥法木单抗治疗初治 CLL 患者的 ORR 可达 88.9%，中位 PFS 为 23 个月，但该方案毒性较大（52% 的 3 级以上转氨酶升高），导致治疗中断。艾代拉里斯最常见的不良反应包括腹泻、发热、恶心、肝脏毒性等，特别是一线治疗中具有很高的免疫反应所致的肝毒性等。

德卫利昔（IPI-145，Duvelisib）是 PI3K δ 和 PI3Kγ 的双重抑制剂。全球多中心Ⅲ期临床试验 DUO 显示，德卫利昔较奥法木单抗显著延长难治复发 CLL 患者的中位 PFS（13.3 个月 vs. 9.9 个月），使单药德卫利昔成为难治复发 CLL 患者的优先推荐方案。德卫利昔最常见的不良反应包括中性粒细胞减少、腹泻、肺炎和贫血等，肝毒性少见。

（3）维奈克拉：抗凋亡蛋白 BCL2 的持续高表达使得 CLL 细胞凋亡受抑。BH3 类似物可以模仿 BCL2 及相关蛋白的生理性拮抗蛋白的作用，从而诱导细胞凋亡。维奈克拉是 BCL2 高度选择性的抑制剂，可以显著诱导 CLL 细胞凋亡。维奈克拉常采用剂量递增方式，以 20mg/d 1 周、50mg/d 1 周、100mg/d 1 周、200mg/d 1 周，逐渐加量至目标剂量，直至 400mg/d 为治疗剂量。维奈克拉治疗复发难治 CLL 的 ORR 为 79%，CR 率为 20%，其中 5% 的患者取得 MRD 阴性的完全缓解。Murano Ⅲ期临床研究表明维奈克拉与 RTX 整合相对于 BR 可以显著延长难治复发 CLL 患者 PFS、OS 与外周血的 MRD 阴性率，因此 FDA 批准用于治疗难治复发 CLL 患者。一项来自 MD 安德森癌症中心的Ⅱ期研究，伊布替尼与维奈克拉整合治疗初治老年高危 CLL 患者显示卓越疗效，12 个疗程后，88% 获 CR，61% 骨髓

MRD阴性。CLL14 Ⅲ期临床研究显示，在伴有合并症或肾功能较差的初治CLL患者中，GA101与维奈克拉整合的2年PFS率显著优于GA101与Clb整合（88.2% vs. 64.1%），基于此研究，FDA批准GA101与维奈克拉整合治疗初治CLL患者。腹泻、上呼吸道感染、恶心、中性粒细胞减少是维奈克拉相关的常见不良反应，肿瘤溶解综合征是维奈克拉引起的需要关注的严重并发症。

（二）放射治疗

1. 诱导治疗　对于Lugano分期为Ⅰ期的SLL，推荐进行24～30 Gy剂量的局部放疗，单次剂量为1.5～2.0 Gy，10年的无复发生存率可达80%。

2. 姑息治疗　对于Lugano Ⅱ～Ⅳ期的SLL患者及CLL患者，如包块的局部压迫症状较重，可以使用局部放疗的治疗方式以缓解症状。放疗的总剂量一般为4Gy，分两次进行，每次2Gy，可以显著改善CLL患者的局部症状。

（三）细胞治疗

1.allo-HSCT　是唯一可能治愈CLL的方式。德国的CLL3X临床试验报道高危CLL患者的10年PFS率为34%，OS率为51%。但是随着伊布替尼、维奈克拉等新型药物及嵌合抗原受体T细胞（CAR- T）治疗方式的出现，allo-HSCT的治疗价值明显下降。

2.CAR- T治疗　CAR-T细胞是指将T细胞在体外进行特定的编辑，使之能够特异性识别某种抗原，再回输至体内，从而达到治疗肿瘤的目的。2011年宾夕法尼亚大学团队在《新英格兰医学杂志》上首次报道了利用靶向CD19 CAR-T细胞治疗1例高危CLL患者，取得10个月以上的缓解。一项CD19 CAR-T细胞治疗14例复发难治CLL的临床试验，8例（57%）缓解，其中4例达CR患者持续缓解，且MRD阴性。Turtle等报道CD19 CAR-T细胞治疗24例伊布替尼治疗失败的CLL，其中23例具有复杂核型和（或）del（17p），CAR-T细胞回输4周之后的ORR为71%，其中4例达CR。CAR-T细胞治疗CLL的主要不良反应包括细胞因子释放综合征（CRS）、神经毒性及B细胞发育不良等。

3.CAR-NK细胞治疗　CAR-NK细胞是指将NK细胞在体外进行特定的编辑，使之能够特异地识别某种抗原，再回输至体内，从而达到治疗肿瘤的目的。CAR-NK细胞不受HLA兼容性的限制，因此可以实现异体输注，无须使用患者本人的NK细胞进行编辑。来自MD安德森癌症中心的研究者报道了CAR-NK细胞治疗难治复发B细胞肿瘤的临床研究，4例CLL与1例Richter转化患者，均为伊布替尼治疗后复发耐药（中位治疗线数为4），单次CAR-NK细胞输注后，3例CLL取得CR，1例Richter转化患者病灶完全消失，初步显示CAR-NK细胞治疗难治复发CLL、Richter转化者可以取得较为理想的疗效。CAR-NK细胞治疗过程中没有CRS、神经毒性和GVHD的发生，安全性良好。

（四）整合治疗策略

只有在CLL患者出现治疗指征的前提下，才需要开始针对CLL本病的治疗。目前CLL的治疗已全面进入无化疗时代。对于初治的CLL患者，在无*TP53*异常及*IGHV*突变的前提下，可以根据患者的年龄、体能状态及合并症状况等，选择不同的化学免疫治疗方案，如FCR、BR或GA101与Clb整合的方案；对于这部分患者，伊布替尼、维奈克拉等靶向药物也已成为非常重要的选择。对于伴*TP53*异常或*IGHV*无突变的初治CLL患者、老年患者及难治复发CLL患者，应当优先选择使用伊布替尼、维奈克拉等靶向药物进行治疗。

要点小结

- 化学免疫治疗是CLL的传统治疗方式，根据患者的年龄及体能状况选择合适的免疫化疗整合方案，包括FCR、BR及GA101+Clb等。
- 包括伊布替尼、维奈克拉在内的新型小分子靶向治疗已成为治疗初治CU患者、难治复发CLL患者及老年CLL患者的首选。
- allo-HSCT、特别是CAR-T疗法是难治复发CLL患者的可选治疗方式。

【康复随访及复发预防】

（一）总体目标

定期随访的主要目的是准确判断治疗时机，严密监测疗效、管理不良反应，尽早发现复发患者以利于及时进行干预。医患之间良好交流能够为患者带来生存获益。CLL 临床病程具有高度异质性，应当首先判断患者有无治疗指征，再结合患者的疾病分期、治疗方案、体能状态等具体情况，制订全面且有针对性的整合随访方案。

（二）整合管理

1. 免疫增强治疗　部分 CLL 患者免疫力低下，对于确诊 CLL 的患者，可于治疗开始前接种肺炎球菌疫苗、流感疫苗等，降低后期感染风险。对于反复感染且 IgG ＜ 5 g/L 的 CLL 患者，静脉注射丙种球蛋白（IVIG）使 IgG ≥ 5 g/L，辅以中药调理。

2. 营养管理

（1）加强营养，增强机体抵抗力。进食高热量、高蛋白质、维生素丰富、清淡易消化食物，如鱼、鸡、鸭肉、牛奶、瘦肉、新鲜水果和蔬菜等；吞咽困难者予鼻饲，必要时给予全胃肠道外营养支持。

（2）服用激酶抑制剂类药物（如 BTK 抑制剂伊布替尼、PI3K 抑制剂艾代拉里斯等）的患者不宜同时食用西柚、柑橘、橙子类水果，因该类水果中存在呋喃香豆素，会抑制人体内分解药物的酶活性，影响血药浓度。

3. 心理干预

（1）健康教育：减轻 CLL 患者因缺乏相关专业知识而产生的焦虑、抑郁、恐惧等心理，以知识手册、健康论坛、公众号等方式向患者及公众科普 CLL 相关知识，帮助患者形成正确的疾病认识和自我认知。

（2）心理支持：运用医学知识和心理治疗方式，帮助患者疏导不良情绪，树立战胜疾病的信心，建立良好的家庭支持系统。搭建医患、患患沟通平台，帮助患者减轻无助感，保持乐观向上的积极心态。鼓励轻症及康复患者回归正常社会生活，实现个人价值。

4. 生活指导

（1）建议患者养成良好的生活习惯。作息规律，劳逸结合；均衡营养，少食多餐；做好个人卫生和防护，养成出门戴口罩的习惯，以减少呼吸道感染机会。

（2）鼓励患者适度锻炼。视体力情况进行活动，以不产生疲劳感为宜。

（3）指导患者学会自我观察。坚持用药，定期治疗，定期复诊；在家有不适或病情变化时，及时就诊。

（三）严密随访

1. 无治疗指征患者的随访　不具有 CLL 治疗指征的患者，每 2 ～ 6 个月随访 1 次，随访内容包括临床症状及体征，肝、脾、淋巴结肿大情况和血常规等。

2. 治疗后患者随访　完成诱导治疗（一般 6 个疗程）达 CR 或 PR 的患者，应该定期进行随访，包括每 3 个月血细胞计数及肝、脾、淋巴结触诊检查等。应该特别注意免疫性血细胞减少症（AIHA、ITP）、继发恶性肿瘤（包括骨髓增生异常综合征、急性髓系白血病及实体瘤等）的出现。

（四）常见问题处理

1. 感染并发症的预防和治疗　感染并发症是 CLL 患者死亡的重要原因。CLL 患者发生肺炎链球菌等有荚膜微生物感染的风险显著增加。化学免疫治疗会进一步抑制细胞和体液免疫功能。新型小分子靶向药物在使用初始半年内也有较高的感染发生率，甚至可发生严重曲霉菌感染，之后逐渐减少。CLL 患者本身的免疫缺陷与治疗导致的免疫抑制使得 CLL 患者发生机会性细菌、真菌与病毒感染的风险大大提高。使用大剂量激素的患者可能出现新型隐球菌和卡氏肺孢菌的感染。

使用嘌呤类似物的患者需要常规使用阿昔洛韦和复方磺胺甲噁唑预防疱疹病毒和卡氏肺孢菌感染。使用大剂量激素的患者需要使用伏立康唑预防曲霉菌感染。每 4 ～ 6 周 250 ～ 600mg/kg 静脉应用免疫球蛋白可以降低 CLL 患者严重感染的发生风险，因此推荐感染风险较高的患者使用。

一般情况下不推荐应用 G-CSF，但在治疗相关的粒细胞减少及粒细胞缺乏伴发热的情况下可以考虑使用 G-CSF。

2.HBV 再激活的预防　CLL 患者需进行乙肝相关病毒学检测。对于 HBV 表面抗原阳性或 HBV DNA 阳性的患者，建议尽早开始抗病毒治疗，推荐使用强效、低耐药的抗病毒药物（如恩替卡韦和替诺福韦）。对于 HBV 表面抗原阴性、核心抗体阳性的患者，可以不行抗病毒治疗，但存在 HBV 再激活风险、需密切随访，建议每月进行 HBV 相关病毒学检测；对于依从性不良的上述患者，建议进行伊布替尼等新型靶向药物和（或）化学免疫治疗的同时进行预防性抗病毒治疗。对于 HBV 表面抗原阴性、核心抗体阴性的患者，无须预防性治疗，但需密切随访。

3.CLL 患者自身免疫合并症的治疗　CLL 患者会出现一系列的自身免疫并发症，包括 AIHA、ITP 和纯红细胞再生障碍性贫血（PRCA）等。1/3 的 CLL 患者在病程中会出现 AIHA，10% ～ 15% 的初诊患者在诊断时会出现 AIHA。

在出现严重贫血症状时，需要进行红细胞输注。当血小板严重减少或有出血并发症时需要进行血小板输注。激素是 AIHA 或 ITP 的首选治疗药物，一般采用 0.5 ～ 1mg/（kg·d）泼尼松，连用 2 ～ 3 周后逐步减量。当皮质类固醇治疗效果不佳时，采取针对本病的治疗。

PRCA 是 CLL 罕见的并发症。PRCA 需要和其他原因导致的贫血相区别，包括与 AIHA 和 CLL 浸润所致的贫血区分开来。一些感染，如微小病毒 B19 的感染也会导致 PRCA。CLL 发生 PRCA 的机制与 T 大颗粒淋巴细胞白血病相似。激素、环磷酰胺和（或）环孢素等可以用于治疗 CLL 相关的 PRCA。

4. 肿瘤溶解综合征（TLS）　应密切监测相关血液指标（钾、尿酸、肌酐、钙、磷、LDH 等），一旦发现异常立即开始治疗，采取充分的水化、碱化等必要措施。对于维奈克拉治疗的患者，严格采用剂量递增方式，逐渐加量至目标剂量。

（五）积极预防

目前对于 CLL 本身并没有有效的预防措施。应贯彻三级预防观念，倡导健康的生活方式，定期体检，如有原因不明的发热、体重减轻、盗汗等症状及时就诊。对于已经确诊的患者，规律就医，密切随访，一旦出现治疗指征遵医嘱接受治疗。应加深对疾病的生物学认识，尽可能地利用日益发展的诊疗手段，制订个体化整合治疗方案，减轻患者痛苦，延长生存期，提高生活质量，帮助患者回归社会。

要点小结

◆ 随访应分为无治疗指征患者和治疗后患者两类人群进行。

◆ 随访的主要目的是密切监测患者有无疾病进展，及早发现并及时处理，以延长患者生存期，改善疾病预后。

尽管 CLL 在我国的发病率要低于西方国家，但鉴于我国人口基数较大，CLL 仍造成了较大的疾病负担。近年来国际国内在 CLL 发病机制、治疗方面取得了很大的进展，现对国内 CLL 的诊疗做出如下展望：

1. 进一步开展 CLL 诊断与鉴别诊断的继续教育活动，提高各级医院特别是基层医院的诊断水平，提高 CLL 诊断的准确性、降低误诊率。

2. 开展多中心协作，完善中国 CLL 的真实世界数据，全面了解国内 CLL 的诊治现状，加强全国性的 CLL 治疗临床大数据收集、分析平台的建设，完善临床标本库的建立，加强多中心临床医疗数据的交流与共建共享，为后续研究的开展奠定基础。

3. 进一步规范临床工作中 MDT 模式，整合多学科诊疗优势，真正为患者制订行之有效的个体化整合治疗方案及康复方案。

4. 进一步推动新型药物的研究，特别是国产原研药物的临床研究，推动国内 CLL 治疗水平的提高。

5. 推动互联网医疗、线上患教、线上随访等新型诊疗模式的发展。

（徐　卫　李建勇）

【典型案例】

慢性淋巴细胞白血病的整合性诊疗 1 例

（一）病例情况介绍

男性，53 岁。因“淋巴细胞升高一年余”就诊。

1. 初诊情况　患者 2018 年 9 月 28 日于当地医院体检发现淋巴细胞增高，10.2×10^9/L，无畏寒发热、无乏力盗汗，无淋巴结肿大，未行诊治。2019 年 9 月 30 日至当地医院体检：淋巴细胞计数 16.76×10^9/L，超声示脾脏大小正常。后行骨髓检查：考虑淋巴细胞增殖性疾病，不除外慢性淋巴细胞白血病。流式细胞术明确诊断为慢性淋巴细胞白血病。患者因发现左侧上臂肘窝处内侧有一肿块，约鸽子蛋大小，触之不痛，活动性尚可。目前患者血小板进行性下降，已有治疗指征。病程中，患者无发热盗汗，无头痛及呼吸困难等不适，饮食、睡眠可，二便如常，体重无明显减轻。

2. 病情评估

（1）查体：左侧上臂肘窝处内侧有一肿大淋巴结，1.5cm × 2cm，触之不痛，活动性尚可，肝脾不大。

（2）辅助检查

1）血常规：淋巴细胞计数 18.36×10^9/L，Hb 130 g/L，PLT 97×10^9/L（2019 年 10 月 16 日）；淋巴细胞计数 20.34×10^9/L，Hb 126 g/L，PLT 75×10^9/L（2019 年 11 月 12 日）。

2）流式免疫分型检测（2019 年 10 月 18 日）：淋巴细胞占 65.2%，其中异常 B 淋巴细胞占 97%，表达：CD45、CD19、CD5、CD23、CD20、CD11c、CD79b、CD148、CD200；弱 / 部分表达：CD22；不表达：FMC7、CD10、Kappa、lambda、CD103、CD38、CD25、CD160、IgM、CD81、CD49d、Ki-67。符合慢性淋巴细胞白血病免疫表型（CLL 积分 5 分）。

3）外周血涂片：白细胞总数增高，分类分叶核比例降低，淋巴细胞比例增高，形态正常。血小板成簇可见。

4）β_2-MG：3.17mg/L。

5）骨髓涂片与病理：骨髓增生大致正常（60%），粒红比大致正常，粒系以中性中幼粒细胞及以下阶段为主，红系增生降低，以中晚幼红为主，巨核细胞 0 ～ 5/ 骨小梁间，以分叶核巨核细胞为主。淋巴细胞灶性增生，胞体小，胞质量少，核圆或椭圆，核染色质粗，不见核仁，占有核细胞 50%。免疫组化：$CD3^+$ 散，$CD5^+$ 部分，$CD10^-$，$CD20^{++}$，$PAX5^+$，$CD23^+$ 部分，$LEF1^+$，$CyclinD1^-$，$SOX11^-$，$CD38^+$ 散，$CD138^+$ 散。诊断提示慢性淋巴细胞白血病。

6）FISH：del（13q）阳性，余正常。染色体核型正常。

7）多排 CT（颈部 + 胸部 + 全腹部）直接增强：双侧颈部、左侧锁骨上窝、纵隔、两侧腋窝、腹主动脉旁、肠系膜、两侧髂血管旁及腹股沟多发小淋巴结。

8）IGHV 测序：IGHV：3-23*1 、IGHD：4-23*01 、IGHJ：4*2；Identity：98.61%；Functionality：productive。结论：该标本为 *IGHV* 无突变，为 productive 重排。

9）二代测序 NGS：ARID1A、MTD88 突变检测阳性。

明确诊断：慢性淋巴细胞白血病 Binet C 期，Rail Ⅳ期，CLL-IPI 5 分（β_2-MG+ 分期 +IGHV 无突变，高危），ECOG PS 0 分。

（二）整合性诊治过程

患者目前无明显不适，血小板呈进行性下降，考虑有骨髓进行性衰竭证据，判断具有治疗指征。患者为年轻患者，无合并症，体能状态较好，无 *TP53* 缺失或突变，*IGHV* 为无突变状态。

治疗方案：参加伊布替尼与 FCR 整合方案（iFCR）的临床试验。具体为利妥昔单抗 800mg 第 0 天，环磷酰胺 0.4g 第 1 ～ 3 天，氟达拉滨 40mg，第 1 ～ 3 天，伊布替尼 420mg，口服，每日一次。

患者目前已完成 4 个疗程 iFCR 方案化疗，4 个疗程后评估为 PR，骨髓 MRD 阴性。

拟在完成 6 个疗程诱导治疗后，继续伊布替尼治疗 1 年。治疗结束后第 1 年每 3 个月随访一次，共计4次；第2年每6个月评估一次，共计2次；第3～5年，每年评估一次。5年后结束随访。

（三）案例处理体会

CLL的仍断需整合血常规、细胞形态学及免疫型。预后判断需整合血常规、体格检查、CD38/CD4ad表达、细胞遗传学特征、*IGHV*突变状态、基因突变等。具有治疗特征时开始治疗，治疗方案的选择需整合患者年龄、体能状态、生物学特征（特别是*TP53*异常、*IGHV*突变状态）、治疗目标、经济条件及是否有合适临床试验等，此患者*IGHV*无突变，对常规化学免疫治疗疗效不佳，单用伊布替尼疗效好，但需长期用药患者因经济原因，不能使用。iFCR临床试验，适用于年轻患者，4个疗程即取得MRD阴性，可能长期PFS。

（徐　卫　李建勇）

参考文献

中华医学会血液学分会白血病淋巴瘤学组，中国抗癌协会血液肿瘤专业委员会，中国慢性淋巴细胞白血病工作组，2018. 中国慢性淋巴细胞白血病/小淋巴细胞淋巴瘤的诊断与治疗指南(2018年版). 中华血液学杂志，39(5): 353-358.

中华医学会血液学分会白血病淋巴瘤学组，中国抗癌协会血液肿瘤专业委员会，中国慢性淋巴细胞白血病工作组，2018. B细胞慢性淋巴增殖性疾病诊断与鉴别诊断中国专家共识(2018年版). 中华血液学杂志，39(5): 359-365.

Agathangelidis A, Darzentas N, Hadzidimitriou A, et al, 2012. Stereotyped B-cell receptors in one-third of chronic lymphocytic leukemia: a molecular classification with implications for targeted therapies. Blood, 119(19): 4467-4475.

Brown JR, Kim HT, Armand P, et al, 2013. Long-term follow-up of reduced-intensity allogeneic stem cell transplantation for chronic lymphocytic leukemia: prognostic model to predict outcome. Leukemia, 27(2): 362-369.

Burger JA, Keating MJ, Wierda WG, et al, 2014. Safety and activity of ibrutinib plus rituximab for patients with high-risk chronic lymphocytic leukaemia: a single-arm, phase 2 study. Lancet Oncol, 15(10): 1090-1099.

Burger JA, Tedeschi A, Barr PM, et al, 2015. Ibrutinib as initial therapy for patients with chronic lymphocytic leukemia. N Engl J Med, 373(25): 2425-2437.

Byrd JC, Furman RR, Coutre SE, et al, 2013. Targeting BTK with ibrutinib in relapsed chronic lymphocytic leukemia. N Engl J Med, 369(1): 32-42.

Chanan-Khan A, Cramer P, Demirkan F, et al, 2016. Ibrutinib combined with bendamustine and rituximab compared with placebo, bendamustine, and rituximab for previously treated chronic lymphocytic leukaemia or small lymphocytic lymphoma (HELIOS): a randomised, double-blind, phase 3 study. Lancet Oncol, 17(2): 200-211.

dal Bo M, Bulian P, Bomben R, et al, 2016. CD49d prevails over the novel recurrent mutations as independent prognosticator of overall survival in chronic lymphocytic leukemia. Leukemia, 30(10): 2011-2018.

Eichhorst B, Fink AM, Bahlo J, et al, 2016. First-line chemoimmunotherapy with bendamustine and rituximab versus fludarabine, cyclophosphamide, and rituximab in patients with advanced chronic lymphocytic leukaemia (CLL10): an international, open-label, randomised, phase 3, non-inferiority trial. Lancet Oncol, 17(7): 928-942.

Farooqui MZH, Valdez J, Martyr S, et al, 2015. Ibrutinib for previously untreated and relapsed or refractory chronic lymphocytic leukaemia with TP53 aberrations: a phase 2, single-arm trial. Lancet Oncol, 16(2): 169-176.

Fischer K, Al-Sawaf O, Bahlo J, et al, 2019. Venetoclax and obinutuzumab in patients with CLL and coexisting conditions. N Engl J Med, 380(23): 2225-2236.

Fischer K, Bahlo J, Fink A M, et al, 2016. Long-term remissions after FCR chemoimmunotherapy in previously untreated patients with CLL: updated results of the CLL8 trial. Blood, 127(2): 208-215.

Fischer K, Cramer P, Busch R, et al, 2011. Bendamustine combined with rituximab in patients with relapsed and/or refractory chronic lymphocytic leukemia: a multicenter phase Ⅱ trial of the German chronic lymphocytic leukemia study group. J Clin Oncol, 29(26): 3559-3566.

Flinn IW, Hillmen P, Montillo M, et al, 2018. The phase 3 DUO trial: duvelisib vs ofatumumab in relapsed and refractory CLL/SLL. Blood, 132(23): 2446-2455.

Flinn IW, O’ Brien S, Kahl B, et al, 2018. Duvelisib, a novel oral dual inhibitor of PI3K-δ, γ, is clinically active in advanced hematologic malignancies. Blood, 131(8): 877-887.

Furman RR, Sharman JP, Coutre SE, et al, 2014. Idelalisib and rituximab in relapsed chronic lymphocytic leukemia. N Engl J Med, 370(11): 997-1007.

Goede V, Fischer K, Busch R, et al, 2014. Obinutuzumab plus chlorambucil in patients with CLL and coexisting conditions. N Engl J Med, 370(12): 1101-1110.

Hallek M, 2015. Chronic lymphocytic leukemia: 2015 Update on diagnosis, risk stratification, and treatment. Am J Hematol, 90(5): 446-460.

Hallek M, Cheson BD, Catovsky D, et al, 2018. Guidelines for the diagnosis and treatment of chronic lymphocytic leukemia: a report from the International Workshop on Chronic Lymphocytic Leukemia updating the National Cancer Institute–Working Group guidelines. Blood, 111(12): 5446-5456.

International CLL-IPI working group, 2016. An international prognostic index for patients with chronic lymphocytic leukaemia (CLL-IPI): a metaanalysis of individual patient data. Lancet Oncol,17(6): 779-790.

Jain N, Keating M, Thompson P, et al, 2019. Ibrutinib and venetoclax for first-line treatment of CLL. N Engl J Med, 380(22): 2095-2103.

Jones JA, Robak T, Brown JR, et al, 2017. Efficacy and safety of idelalisib in combination with ofatumumab for previously treated chronic lymphocytic leukaemia: an open-label, randomised phase 3 trial. Lancet Haematol, 4(3): e114-e126.

Knauf WU, Lissitchkov T, Aldaoud A, et al, 2012. Bendamustine compared with chlorambucil in previously untreated patients with chronic lymphocytic leukaemia: updated results of a randomized phase III trial. Br J Haematol, 159(1): 67-77.

Kwok M, Rawstron AC, Varghese A, et al, 2016. Minimal residual disease is an independent predictor for 10-year survival in CLL. Blood, 128(24): 2770-2773.

Lampson BL, Kim HT, Davids MS, et al, 2019. Efficacy results of a phase 2 trial of first-line idelalisib plus ofatumumab in chronic lymphocytic leukemia. Blood Adv, 3(7): 1167-1174.

Liu P, Xu B, Shen W, et al,2012.Dysregulation of TNFα-induced necroptotic signaling in chronic lymphocytic leukemia: suppression of CYLD gene by LEF1. Leukemia,26(6): 1293-1300.

Mato AR, Roeker LE, Eyre TA, et al,2019. A retrospective comparison of venetoclax alone or in combination with an anti-CD20 monoclonal antibody in R/R CLL. Blood Adv,3(10): 1568-1573.

McClanahan F, Riches JC, Miller S, et al, 2015. Mechanisms of PD-L1/PD-1–mediated CD8 T-cell dysfunction in the context of aging-related immune defects in the Eμ-TCL1 CLL mouse model. Blood, 126(2): 212-221.

Moreno C, Greil R, Demirkan F, et al, 2019. Ibrutinib plus obinutuzumab versus chlorambucil plus obinutuzumab in first-line treatment of chronic lymphocytic leukaemia (iLLUMINATE): a multicentre, randomised, open-label, phase 3 trial. Lancet Oncol, 20(1): 43-56.

Nadeu F, Delgado J, Royo C, et al, 2016. Clinical impact of clonal and subclonal TP53, SF3B1, BIRC3, NOTCH1, and ATM mutations in chronic lymphocytic leukemia. Blood, 127(17): 2122-2130.

O'Brien SM, Lamanna N, Kipps TJ, et al, 2015. A phase 2 study of idelalisib plus rituximab in treatment-naïve older patients with chronic lymphocytic leukemia. Blood, 126(25): 2686-2694.

Queirós AC, Villamor N, Clot G, et al, 2015. A B-cell epigenetic signature defines three biologic subgroups of chronic lymphocytic leukemia with clinical impact. Leukemia, 29(3): 598-605.

Rhodes JM, Mato AR, 2019. PET/computed tomography in chronic lymphocytic leukemia and Richter transformation. PET Clinics, 14(3): 405-410.

Roberts AW, Davids MS, Pagel JM, et al, 2016. Targeting BCL2 with venetoclax in relapsed chronic lymphocytic leukemia. N Engl J Med, 374(4): 311-322.

Roberts AW, Ma S, Kipps TJ, et al, 2019. Efficacy of venetoclax in relapsed chronic lymphocytic leukemia is influenced by disease and response variables. Blood, 134(2): 111-122.

Rossi D, Rasi S, Spina V, et al, 2013. Integrated mutational and cytogenetic analysis identifies new prognostic subgroups in chronic lymphocytic leukemia. Blood, 121(8): 1403-1412.

Shanafelt TD, Wang V, Kay NE, et al, 2018. A randomized phase Ⅲ study of ibrutinib (PCI-32765)-based therapy vs. standard fludarabine, cyclophosphamide, and rituximab (FCR) chemoimmunotherapy in untreated younger patients with chronic lymphocytic leukemia (CLL): a trial of the ECOG-ACRIN cancer research group (E1912). Blood, 132(Supplement 1): LBA-4-LBA-4.

Sharman JP, Coutre SE, Furman RR, et al, 2019. Final results of a randomized, phase III study of rituximab with or without idelalisib followed by open-label idelalisib in patients with relapsed chronic lymphocytic leukemia. J Clin Oncol, 37(16): 1391-1402.

Slager SL, Benavente Y, Blair A, et al, 2014. Medical history, lifestyle, family history, and occupational risk factors for chronic lymphocytic leukemia/small lymphocytic lymphoma: the InterLymph non-Hodgkin lymphoma subtypes project. JNCI Monographs, 2014(48): 41-51.

Soumerai JD, Ni A, Darif M, et al, 2019. Prognostic risk score for patients with relapsed or refractory chronic lymphocytic leukaemia treated with targeted therapies or chemoimmunotherapy: a retrospective, pooled cohort study with external validations. Lancet Haematol, 6(7): e366-e374.

Stilgenbauer S, Schnaiter A, Paschka P, et al, 2014. Gene mutations and treatment outcome in chronic lymphocytic leukemia: results from the CLL8 trial. Blood, 123(21): 3247-3254.

Swerdlow SH, Campo E, Pileri SA, et al, 2016. The 2016 revision of the World Health Organization classification of lymphoid neoplasms. Blood, 127(20): 2375-2390.

Wang LL, Lawrence MS, Wan YZ, et al, 2011. SF3B1and other novel cancer genes in chronic lymphocytic leukemia. N Engl J Med, 365(26): 2497-2506.

Wierda WG, Kipps TJ, Mayer J, et al, 2010. Ofatumumab as single-agent CD20 immunotherapy in fludarabine-refractory chronic lymphocytic leukemia. J Clin Oncol, 28(10): 1749-1755.

Woyach JA, Ruppert AS, Heerema NA, et al, 2018. Ibrutinib regimens versus chemoimmunotherapy in older patients with untreated CLL. N Engl J Med, 379(26): 2517-2528.

Xia Y, Fan L, Wang L, et al, 2015. Frequencies of SF3B1, NOTCH1, MYD88, BIRC3 and IGHV mutations and TP53 disruptions in Chinese with chronic lymphocytic leukemia: disparities with Europeans. Oncotarget, 6(7): 5426-5434.

Xu W, Miao KR, Hong M, et al, 2010. High-dose methylprednisolone can induce remissions in patients with fludarabine-refractory chronic lymphocytic leukaemia. Eur J Cancer, 46(12): 2145-2149.

Xu W, Miao KR, Zhu DX, et al, 2011. Enhancing the action of rituximab by adding fresh frozen plasma for the treatment of fludarabine refractory chronic lymphocytic leukemia. Int J Cancer, 128(9): 2192-2201.

Zelenetz AD, Barrientos JC, Brown JR, et al, 2017. Idelalisib or placebo in combination with bendamustine and rituximab in patients with relapsed or refractory chronic lymphocytic leukaemia: interim results from a phase 3, randomised, double-blind, placebo-controlled trial. Lancet Oncol, 18(3): 297-311.

第六节　多发性骨髓瘤

• 发病情况及诊治研究现状概述

多发性骨髓瘤（multiple myeloma，MM）是一种浆细胞异常增生并伴有单克隆免疫球蛋白或其多肽链亚单位合成分泌增多的恶性疾病，属于浆细胞肿瘤。它是中老年人群常见的血液系统肿瘤，约占所有恶性肿瘤的1%，血液系统恶性肿瘤的10%。随着我国逐渐进入老龄化社会，多发性骨髓瘤的发病率近年呈明显上升趋势。

MM发病原因不明，环境、免疫和遗传学因素均可能参与其中。与其他任何一种恶性肿瘤类似，MM的发病也是肿瘤细胞与微环境相互作用的结果。在发病机制上，MM具有两个显著的特征：①从内部来说，MM肿瘤细胞基因组不稳定，进而导致克隆异质性，优势克隆和多个亚克隆同时存在；② 从外部来说，MM对于微环境高度依赖，肿瘤细胞通过对微环境的重塑，形成免疫抑制的微环境，避免机体免疫的清除。

MM是一类异质性极大的疾病，其中位生存时间5～6年，由数月到十余年不等。MM的预后因素主要可以归为宿主因素、肿瘤特征和治疗方式及对治疗的反应三大类，单一因素常并不足以决定预后。宿主因素中年龄、体能状态和老年人身心健康评估（geriatric assessment，GA）评分可用于评估预后。肿瘤因素中Durie-Salmon分期主要反映肿瘤负荷与临床进程；R-ISS主要用于预后判断。此外，Mayo骨髓瘤分层及风险调整治疗（Mayo stratification of myeloma and risk-adapted therapy，mSMART）分层系统已被广泛使用，以其为基础提出了基于危险分层的治疗。治疗反应的深度和MRD水平对MM预后也有明显影响。MM的精准预后分层仍然在研究探索中。

抗浆细胞治疗是MM治疗的核心。近年来，多种疗效很好的新药（如以硼替佐米为代表的蛋白酶体抑制剂PI、以来那度胺为代表的免疫调节剂IMiD等）进入临床，使越来越多的患者得以缓解及更久的生存。目前以PI和（或）IMiD为基础的三药整合方案是骨髓瘤的一线标准诱导方案。多项研究表明，自体干细胞移植（ASCT）巩固治疗和含新药的维持治疗可进一步为患者带来生存获益。此外，免疫治疗，如anti-CD38（Daratumumab）单抗、anti-CS1（Elotuzumab） 单抗、anti-BCMA单抗、免疫检查点抑制剂及CAR-T疗法等也取得令人瞩目的疗效，标志着MM即将进入免疫治疗时代。但目前MM仍被认为不可治愈，如何优化药物组合、如何分层进行个体化治疗、如何以治疗动力学进行疗效驱动的整合治疗仍有待突破。

• 相关诊疗规范、指南和共识

- 中国多发性骨髓瘤诊治指南，中国医师协会血液科医师分会、中华医学会血液学分会、中国医师协会血液科医师分会多发性骨髓瘤专业委员会

【全面检查】

（一）病史特点

1. 血液学相关表现

（1）贫血：是骨髓瘤最常见的症状之一，见于30%～70%的患者，多为正细胞正色素性贫血。造成贫血的原因有瘤细胞增生抑制骨髓造血功能；肾功能不全导致促红细胞生成素分泌不足；红细胞寿命缩短；出血和化疗抑制等。贫血程度与肿瘤负荷有一定的相关性。

（2）出血：见于10%～20%的初诊患者，主要表现为黏膜出血和皮肤紫癜，严重者可发生内脏出血和颅内出血。出血的主要原因是血小板减少和凝血功能障碍。

2. M蛋白相关表现

（1）感染：是浆细胞肿瘤常见初诊表现，也是治疗过程中的严重并发症和主要死亡原因之一。主要是因为体内正常浆细胞受到抑制，免疫球蛋白合成减少且水平低下，而M蛋白作为免疫球蛋白的抗体效能极低，从而造成体液免疫缺陷状态，易发生细菌和病毒感染。治疗过程中肾上腺皮质激素及化疗药物的应用也会导致机体免疫功能减低，增加了感染的发生和扩散。

（2）高黏滞血症：大量M蛋白存在于血液循环中，使得血液黏滞度增加，同时M蛋白还能包裹红细胞，使得细胞表面负电荷产生的排斥力减低，易于聚集，增加了血液黏滞度，影响血液循环（尤其是微循环），导致组织缺血缺氧，引起一系列临床症状，称为高黏滞综合征。临床主要表现为紫癜、瘀斑、头晕、耳鸣、视物模糊、手足麻木等，严重时导致意识障碍，甚至昏迷。IgM、IgA、IgG三类M蛋白较易出现上述症状。M蛋白为冷球蛋白者还可发生雷诺现象。

（3）淀粉样变性：MM患者继发淀粉样变性发生率约为15%。淀粉样变性是蛋白质与糖类物质形成的复合物在组织中沉淀引起的病变，其中蛋白质主要是免疫球蛋白和（或）轻链。该病变受累组织广泛，临床表现主要取决于受累部位，如舌肿大，腮腺肿大、心脏扩大、心肌肥厚、皮肤苔藓样变、肾功能不全、腹泻、皮肤出血、外周神经病变等。以IgD型多见。

3. 肾脏损害　50%～70%的患者有蛋白尿、管型尿甚至肾功能不全。患者多以水肿、腰痛就诊，检查发现尿本周蛋白阳性和（或）肾功能异常。造成肾脏损害的原因是轻链在远端肾小管形成的管型肾病，导致细胞变性、肾小管损害；M蛋白在肾组织内沉积导致肾单位的破坏；高钙血症、高尿酸血症导致结石形成，影响肾功能；淀粉样物质沉积；瘤细胞浸润等。

4. 骨病　是MM的重要特征之一，主要表现为骨痛、骨骼肿块和病理性骨折。骨痛可见于70%以上的MM患者，常为首发症状，其中以腰骶部最常见，其次为胸骨、肋骨和其他部位。早期疼痛较轻，可为间歇性或游走性，晚期疼痛剧烈，呈持续性，可随活动、负重而加重。骨骼肿块是骨髓瘤细胞增生和向髓外浸润形成的骨骼局灶性隆起，主要见于胸骨、肋骨、颅骨、锁骨、脊椎和四肢长骨远端。肿块大小不等，局部质硬，有弹性或有声响，有时骨皮质可有波动感，多伴有压痛，易发生病理性骨折。部分患者也可以发生髓外肿块。病理性骨折常见于脊椎骨，尤其是胸腰椎，其次是肋骨、四肢长骨。磁共振技术提高了MM患者中骨折的发现率。

5. 高钙血症　血钙大于2.58nmol/L即为高钙血症，可以见于10%～30%的初诊MM患者。其临床表现为恶心、呕吐、头痛、厌食、烦渴、多尿、脱水，甚至发生嗜睡、昏迷、心律失常而致死。血钙升高的原因主要是M蛋白与钙结合，导致血中结合钙升高；其次，广泛溶骨性损害也导致骨钙释放，血钙升高。

6. 神经系统损害　5%～15%的患者初诊时存在神经系统症状。表现为肢体麻木、疼痛、活动障碍等，严重者括约肌失控或瘫痪。主要原因有骨髓瘤、病理性骨折造成脊髓或神经根受到压迫；肿瘤浸润、淀粉样变性或高黏滞血症导致的外周神经病变；罕见中枢神经系统浸润导致相关脑神经症状等。

（二）体检发现

应注意皮肤黏膜有无苍白、黄染；有无皮下瘀点、瘀斑；全身浅表淋巴结有无肿大；双肺有无干、湿啰音；肝脾是否肿大；肾区有无叩痛；骨骼是否有压痛、畸形；有无肌无力，深反射有无减退消失，神经根压迫症状。

（三）实验室检查

1. 血常规　多数患者存在不同程度的贫血，主要为正细胞正色素性贫血。部分患者可伴有白细胞和血小板减少。血涂片中红细胞呈缗钱样排列，血沉明显增快。部分患者血涂片中可见到骨髓瘤细胞。如果外周血中瘤细胞计数≥ 2×10^9/L，或者比例≥ 20%，则诊断为浆细胞白血病。

2. M 蛋白鉴定

（1）血清测定：MM 是由可产生抗体的骨髓浆细胞发展而来的 B 细胞肿瘤，在大多数患者的血清和（或）尿液中可发现 M 蛋白，可以是完整的免疫球蛋白也可以是免疫球蛋白的组成成分。MM 最常见的类型是 IgM 和 IgA。目前最常用于检测 M 蛋白的技术是血清蛋白电泳（serum protein electrophoresis，SPEP）。通常，M 蛋白的数量被认为和肿瘤负荷相关，但骨髓瘤细胞产生免疫球蛋白的能力比正常浆细胞弱，为正常浆细胞的 1/100 ～ 1/10。此外，越不成熟或增殖越快的骨髓瘤细胞合成分泌免疫球蛋白的能力越弱。在 MM 中，重链和轻链往往不平衡，轻链分泌较重链多，且这种不平衡随疾病侵袭程度的增加而更加明显。多余的没有结合重链轻链，可以自由通过肾小球。单体游离 κ 轻链，能以 40% 的肾小球滤过率（GFR）在 2 ～ 4h 从血清中清除，而二聚体游离轻链通常以 20% 的 GFR 在 3 ～ 6h 从血清中清除。在完全肾衰竭的患者中，游离轻链的清除可能需要 2 ～ 3 天。和游离轻链不同，IgG 的血浆半衰期为 21 天。不同于尿轻链总量（游离和结合）在很早即可检测，血清游离轻链的检测在 21 世纪初才得以实现。这一技术可以高亲和力地、特异性地检测低浓度未结合轻链。由于血清游离轻链的半衰期比完整免疫球蛋白的短，所以血清游离轻链能较血清 M 蛋白水平更早地反映疗效，也是骨髓瘤复发的早期预测指标。此外，血清游离轻链比例是 SMM 进展至 MM 的独立预后因素。血清蛋白电泳中约 80% 患者可见异常，其中 IgG、IgM 型 M 峰多位于 γ 区，IgA、IgD 型多位于 β ～ γ 区，轻链型多位于 α_2 ～前 γ 区。除了 SPEP 和血清游离轻链的测定外，进行血清免疫固定电泳（serum immunofixation electrophoresis，sIFE）也很必要。该检查可用于鉴别 M 蛋白的类型，如 SPEP 发现 M 蛋白带，但 sIFE 未发现重链，此时应进行 IgD 和 IgE 检测，大部分 IgD 型骨髓瘤易与 λ 轻链型混淆。

（2）尿液测定：尿液检测一般包括 24h 尿蛋白、尿蛋白电泳、尿 M 蛋白和尿免疫固定电泳。虽然尿游离轻链可以测定，但通常认为其意义不大。当 MM 患者表现为大量白蛋白尿时，不管是否能检测出 M 蛋白，均应考虑到淀粉样变性，该病变既可能为原发于淀粉样变性也可能继发于骨髓瘤。

3. 血液生化检查　可见血清白蛋白降低，球蛋白、血尿 β_2-MG、乳酸脱氢酶、C 反应蛋白、血钙及白细胞介素 -6 水平升高。肾功能损害时血肌酐、尿酸、尿素氮升高。如碱性磷酸酶明显升高则应注意与转移瘤、甲状旁腺功能亢进等相鉴别。

（四）影像学检查

1.X 线检查　是评估骨髓瘤患者骨病的金标准。常见的异常表现有溶骨性损害、骨质疏松、病理性骨折。缺点有敏感性低，仅骨小梁缺失后才能发现异常，不能发现早期的溶骨性病灶；其次，成像后躯干部位过多组织重叠，不易发现脊柱病变。因此单纯通过 X 线检查，有 10% ～ 20% 的患者会被漏诊。

2.CT　优点为敏感性高，能发现髓外肿块，并可引导穿刺，检查过程无须调整体位；缺点是辐射量较高。临床怀疑 MM，但 X 线检查结果阴性者，推荐进行 CT 检查。

3. 磁共振成像（MRI）　敏感性高，对中轴骨骼成像效果更佳，能精确显示神经、软组织等受压、浸润的情况，有助于与转移癌、老年性骨质疏松等疾病进行鉴别。需要注意的是，部分 SMM 患者可出现阳性结果，但并不是开始治疗的指征。

4.PET/CT　优点为全身扫描，可反映肿瘤病灶的增殖活性，对髓外病灶较敏感，有助于判断治疗效果。该检查方法在诊断下颌骨坏死时较MRI 敏感，但对脊柱、骨盆部位的病灶敏感性不如 MRI。其缺点为结果易受炎症、感染影响。

（五）病理学检查

多发性骨髓瘤的病理检查非常重要，主要分为骨髓检查及浆细胞瘤检查。

1. 骨髓检查　明确骨髓中单克隆浆细胞的比例，对 MM 的诊断和病情监测非常重要。MM 的骨髓检查通过骨髓穿刺及活检实现，需注意的是，试管抗凝剂的选择可能会影响到最终结果。

（1）骨髓涂片：MM 患者其比例多在 10% 以上，多者可达 90% 以上。瘤细胞形态多样，大小不一，多数与正常浆细胞形态类似，但核染色质较疏松，可见双核、多核、畸形核细胞，部分胞质内可见红色粗大包涵体（Russell 小体）或淡蓝色小空泡（Mott 细胞）。因骨髓瘤早期灶性分布，有时需进行多部位穿刺才能发现阳性结果，骨髓活检可提高检出率。此外，浆细胞标记指数（plasma cell labeling index，PCLI）可以评估瘤细胞增殖率，大于 3% 提示预后不良。

（2）骨髓活检：骨髓瘤细胞多分布在骨髓间质中，这与正常浆细胞主要在骨髓小动脉周围小簇状分布不同。早期肿瘤细胞呈簇状、结节状分布，正常造血细胞仍可代偿增生；晚期瘤细胞弥漫分布，正常造血显著受抑。活检中浆细胞比例 ≥ 30%，或比例不足 30% 但正常造血组织被浆细胞取代都提示 MM 可能性大。有时活检区域可见明显的溶骨活性。免疫组化检查可以协助计数浆细胞（CD38、CD138 阳性），确定其是否为单克隆性（κ/λ 限制性表达），以及与转移瘤等疾病进行鉴别。

（3）骨髓免疫分型：单克隆浆细胞多具有单一的胞质免疫球蛋白（immunoglobulin，Ig），不具有胞膜 Ig，并限制性表达 κ/λ 轻链。典型 MM 瘤细胞通常表达 CD138、CD38，不表达 CD19、CD45。67% ～ 79% 患者表达 CD56，除此之外患者还可以异常表达 CD117、CD20、CD81、CD200 等。而正常浆细胞多表达 CD19 和多克隆细胞质 Ig（κ ∶ λ 约为 2 ∶ 1），不表达 CD56、CD117。

（4）细胞遗传学检测：遗传学特征已成为 MM 治疗选择和预后判断的重要参考依据。经 CD138 磁珠分选 MM 细胞后进行荧光原位杂交（fluorescence in situ hybridization，FISH）检测是目前较常用的检测方法，其探针一般包括 t（4；14），t（11；14），t（14；16），t（14；20），t（6；14），del（13q14）和 del（17p13），以及超二倍体探针（5、7、9、11、15 和 17）。超过 90% 的骨髓瘤患者应用 FISH 可检测出细胞遗传学异常，其中意义较大的异常可分为两类：一类是涉及 IgH（定位于 14q32，发生率为 55% ～ 70%）的易位，常见伴侣基因有 5 个，依次为 CCND1（位于 11q13，15% ～ 18%）、FGFR3/MMSET（位于 4p16.3，15%）、C-MAF（位于 16q23，5%）、CCND3（位于 6q21，3%）、MAFB（位于 20q11，2%）；一类则涉及 *TP53* 的缺失（定位于 17p13，发生率 10% ～ 20%）。常规染色体显带分析中意义较大的异常有 13 号染色体单体或部分缺失（涉及 13q14，发生率 15%）、超二倍体（50% ～ 60%）、非超二倍体（40% ～ 50%）。

2. 浆细胞瘤　MM 的临床特征为肿瘤细胞分布不均匀性，有时其诊断依赖于组织活检证实的浆细胞瘤。具体获取方式取决于病变位置和诊疗机构条件，相关免疫组化、免疫分型及遗传学特点大致同上述骨髓检查，不再赘述。

要点小结

- MM 以贫血、骨痛、肾功能损伤、高钙血症为主要临床表现，M 蛋白鉴定、骨髓 / 组织病理检查等是诊断 MM 的重要检查手段。

【整合评估】

由于本病临床表现多样、涉及辅助检查类别较多，常常需要血液内科、肾脏内科、呼吸内科、骨科、病理科、影像科、骨髓形态室、流式中心和分子遗传室等一同协作进行综合评估以实现精确诊断和科学决策。

（一）多发性骨髓瘤的诊断标准

有症状骨髓瘤（活动性骨髓瘤）、无症状骨髓瘤（冒烟型骨髓瘤）及相关浆细胞疾病的诊断标准见表 11-6-1 ～表 11-6-3。

表 11-6-1 活动性（有症状）多发性骨髓瘤诊断标准

（需满足第 1 条及第 2 条，加上第 3 条中任何 1 项）
1. 骨髓单克隆浆细胞比例≥ 10% 和（或）组织活检证明有浆细胞瘤
2. 血清和（或）尿出现单克隆 M 蛋白 [a]
3. 骨髓瘤引起的相关表现：
（1）靶器官损害表现（CRAB）[b]：
[C] 校正血清钙 [c] ＞ 2.75mmol/L
[R] 肾功能损害（肌酐清除率＜ 40ml/min 或血清肌酐＞ 177μmol/L）
[A] 贫血（血红蛋白值低于正常值下限 20g/L 或＜ 100g/L）
[B] 溶骨性破坏：通过影像学检查（X 线检查、CT 或 PET/CT）显示 1 处或多处溶骨性病变
（2）无靶器官损害表现，但出现以下 1 项或多项指标异常（SLiM）：
[S] 骨髓克隆性浆细胞百分比≥ 60%[d]
[Li] 受累 / 未受累血清游离轻链比值≥ 100[e]
[M]MRI 检查出现＞ 1 处 5mm 以上局灶性骨质破坏

a 无血、尿 M 蛋白量的限制，如未检测出 M 蛋白（诊断不分泌型 MM），则需骨髓瘤单克隆浆细胞≥ 30% 或活检为浆细胞瘤；b 其他类型的终末器官损害也偶有发生，若证实这些脏器的损害与骨髓瘤相关，可进一步支持诊断和分类；c 校正血清钙（mmol/L）= 血清总钙（mmol/L）-0.025 × 血清白蛋白浓度（g/L）+1.0（mmol/L），或校正血清钙（mg/dl）= 血清总钙（mg/dl）- 血清白蛋白浓度（g/L）+4.0（mg/dl）；d 浆细胞单克隆性可通过流式细胞术、免疫组化、免疫荧光的方法鉴定其轻链 κ/λ 限制性表达，判断骨髓浆细胞比例应采用骨髓细胞涂片和骨髓活检方法而不是流式细胞术进行计数，在穿刺和活检比例不一致时，选用浆细胞比例高的数值；e 需要受累轻链数值至少≥ 100mg/L。

表 11-6-2 无症状骨髓瘤（冒烟型骨髓瘤）诊断标准

［需满足第 3 条，加上第 1 条和（或）第 2 条］
1. 血清单克隆 M 蛋白≥ 30g/L 或 24h 尿轻链≥ 1g
2. 骨髓单克隆浆细胞比例 10% ～ 60%
3. 无相关器官及组织的损害（无 SLiM、CRAB 等终末器官损害表现，包括溶骨改变）

表 11-6-3 相关浆细胞疾病的诊断标准

意义未明的单克隆免疫球蛋白血症（MGUS）
血清 M 蛋白＜ 30g/L
骨髓中克隆性浆细胞＜ 10%，骨髓活检浆细胞低水平浸润
无其他 B 细胞增殖性疾病的证据

续表

无相关的器官或组织损害（无终末器官损害，包括骨损害）或症状
骨的孤立性浆细胞瘤
血和尿中无 M 蛋白 *
克隆性浆细胞所导致的单一部位的骨损害
骨髓相关检查与多发性骨髓瘤不符
骨骼检查正常（如果脊柱及骨盆行 MRI 检查也正常）
髓外浆细胞瘤
血和（或）尿中无 M 蛋白 *
克隆性浆细胞所导致的髓外肿瘤
骨髓相关检查正常
骨骼检查正常

* 有时可出现少量的 M 蛋白成分。

（二）多发性骨髓瘤的分型

依据异常增殖的免疫球蛋白类型分为 IgG 型、IgA 型、IgD 型、IgM 型、IgE 型、轻链型、双克隆型及不分泌型。每一种又可以根据轻链类型分为 κ 型和 λ 型。

（三）多发性骨髓瘤的分期

按照传统的 Durie-Slamon（DS）分期系统和国际分期体系对 MM 进行分期（表 11-6-4，表 11-6-5）。

表 11-6-4 DS 分期标准

分期	分期标准
Ⅰ	符合下列各项： 血红蛋白＞ 100g/L 血钙正常≤ 2.65mmol/L（11.5mg/dl） 骨骼 X 线片：骨骼结构正常或只有孤立性骨浆细胞瘤 血清或尿骨髓瘤蛋白产生率低：IgG ＜ 50g/L；IgA ＜ 30g/L；尿本周蛋白＜ 4g/24h
Ⅱ	介于Ⅰ期和Ⅲ期两者之间
Ⅲ	符合以下 1 个或多个条件： 血红蛋白＜ 85g/L 血钙＞ 2.65mmol/L（11.5mg/dl） 骨骼检查中溶骨性病变＞ 3 处 血清或尿骨髓瘤蛋白产生率高：IgG ＞ 70g/L；IgA ＞ 50g/L；尿本周蛋白＞ 12g/24h）

亚型：肾功能正常 [肌酐清除率＞ 40ml/min 或血清肌酐水平＜ 177μmol/L（2mg/dl）]；肾功能不全 [肌酐清除率≤ 40ml/min 或血清肌酐水平≥ 177μmol/L（2mg/dl）]

表 11-6-5　国际分期标准（ISS 分期）及修改国际分期标准（R-ISS）

分期	ISS 分期标准	R-ISS 分期标准
Ⅰ	ALB ≥ 35g/L 和 $β_2$-MG ＜ 3.5mg/L	ISS Ⅰ期且细胞遗传学标危，同时 LDH 正常水平
Ⅱ	介于Ⅰ期和Ⅲ期两者之间	介于Ⅰ期和Ⅲ期两者之间
Ⅲ	$β_2$-MG ≥ 5.5mg/L	ISS Ⅲ期同时细胞遗传学高危或 LDH 高于正常水平

细胞遗传学高危指间期荧光原位杂交检出 del（17p），t（4；14），t（14；16），标危即未出现此类异常。

（四）多发性骨髓瘤的鉴别诊断

1. MGUS　有 M 蛋白和单克隆浆细胞的证据，但数值较低。无骨髓瘤相关的组织器官损害。每年仅约 1% 进展为 MM，多数患者历经数年病情无明显进展，不需要进行治疗，只需随访观察。具体诊断标准见表 11-6-4。

2. 反应性浆细胞增多症　病毒感染、变态反应性疾病、慢性肝病、结核、伤寒、结缔组织疾病、恶性肿瘤等均可引起。临床表现与原发病相关，很少出现骨质损害。骨髓中浆细胞比例多低于 10%，偶有大于 30% 者，形态为成熟浆细胞。免疫球蛋白分析多为多克隆性升高。原发病得到治疗后浆细胞比例可恢复正常。

3. 淋巴浆细胞淋巴瘤 /Waldenström 巨球蛋白血症　主要需与 IgM 型浆细胞骨髓瘤相鉴别。临床也可有贫血、高黏滞血症、肾功能损害等表现，但骨质损害少见，多伴有全身淋巴结肿大，骨髓中细胞为浆细胞样淋巴细胞，可有成熟浆细胞。

4. 骨转移癌　乳腺癌、肺癌、前列腺癌、甲状腺癌、宫颈癌、骨及软组织肉瘤等晚期可发生骨骼转移，偶有以转移灶为首发表现者。与骨髓瘤患者不同的是，转移癌骨骼破坏的特点为成骨、溶骨混合存在，在溶骨缺损周围可见骨密度增加，无弥漫性骨质疏松。血 / 尿中无 M 蛋白，骨髓中无浆细胞增多，偶见转移癌细胞。

5. 其他疾病　根据发病时临床表现的不同，本病还易与肾脏疾病、风湿性疾病、骨质疏松、甲状旁腺功能亢进等疾病混淆，M 蛋白检测、骨髓检查等可协助鉴别。

（五）预后因素与危险分层

1. 传统预后因素　主要包括血液生化、骨髓形态学、影像学等指标。可以反映肿瘤负荷、宿主的机体状态，并可在一定程度上反映肿瘤的生物学特性。其中比较重要的有血 $β_2$-MG、血清白蛋白、血红蛋白、乳酸脱氢酶、C 反应蛋白、血钙、肾功能、白细胞介素 -6、骨髓浆细胞比例、浆细胞形态、浆细胞标记指数、骨损害数目、是否存在髓外病灶等。DS 分期、ISS 分期包含的指标均为传统预后因素。这类预后因素的优点是简便易得，重复性好，缺点是不能指导治疗。

2. 新发现的预后因素

（1）细胞遗传学：主要包括染色体显带分析和 FISH 检测的结果，反映肿瘤细胞的生物学特征。其中比较重要的有：①倍体类型。非超二倍体——其中多数存在涉及 IgH 和以下 5 个之一的伴随染色体（4，6，11，16，20）的易位，预后不良；超二倍体——典型的特征为奇数染色体如 3、7、9、11、15、17 等三体，预后较好。② 17 号染色体缺失或单体（*TP53* 基因缺失）。预后差，高剂量化疗治疗不能克服不良预后。③ IgH 易位。t（4;14）、t（14;16）或 t（14;20）阳性提示预后差，t（11;14）或 t（6;14）提示预后中等或较好。④染色体显带分析中 13 号染色体单体或缺失（涉及 13q14）。预后不良。但多个研究显示 t（4;14）、13 号染色体异常的不良影响能够被硼替佐米克服，因此在新药治疗时代，它们被归为中等预后因素。

（2）血清游离轻链：血清游离轻链检测灵敏度高，甚至优于免疫固定电泳，且半衰期短，能真实迅速地反映 M 蛋白的变化情况，因此在疾病诊断、疗效评估方面具有独特的优势。有研究显示将其纳入 ISS 分期后能更有效地判断预后。

（3）疗效：多数研究提示取得较好的疗效预示着较长的生存时间。良好的治疗深度可以转化为长期生存。

（4）基因表达谱（gene expression profile，GEP）：多个研究独立检测了 MM 的基因表达谱，并确定了相应的危险分层体系。遗憾的是，不同体系间没有太大重叠，提示仍需谨慎分析不同基因之间的功能通用性和相关性，也说明了 MM 发展过程中基因水平变化的复杂。

（5）其他：涉及RAS、MYC等基因的异常，浆细胞免疫表型，流式MRD检测，PET/CT检测结果等均具有很强的预后相关性。

3. *危险分层* Mayo诊所自2007年开始制订mSMART并不断完善。它以细胞遗传学检测为基础，对治疗有较大的指导意义。表11-6-6为mSMART 3.0（2018）的分层标准。

表11-6-6 mSMART 3.0（2018）

高危组	标危组
高危遗传学异常：	所有其他，包括：
t（4；14）/t（14；16）/t（14；20）	t（11；14）
17p缺失/*P53*基因突变	t（6；14）
1q21扩增	超二倍体
R-ISS分期Ⅲ期	
S期细胞指数增高	
高危基因表达图谱异常	
双打击：任何2个高危遗传学异常	
三打击：任何3个高危遗传学异常	

要点小结

◆ 完整、精确的骨髓瘤诊断包括分型、分期、危险分层等，注意与其他相似疾病相鉴别。

【整合决策】

（一）新诊断MM的治疗

1. *治疗原则*

（1）无症状骨髓瘤：暂不推荐治疗，高危冒烟型骨髓瘤可根据患者意愿进行整合考虑或进入临床试验。

（2）孤立性浆细胞瘤的治疗：无论是骨型还是骨外型浆细胞瘤首选对受累野进行放疗（≥45Gy），如有必要则行手术治疗。疾病进展至MM者，按MM治疗。

（3）MM如有CRAB或SLiM表现，需要启动治疗。如年龄≤65岁，体能状况好，或虽>65岁但全身体能状态评分良好的患者，经有效的诱导治疗后应将allo-HSCT作为首选。拟行ASCT的患者，在选择诱导治疗方案时，需避免选择对造血干细胞有毒性的药物，含来那度胺的疗程数应≤4个疗程，尽可能避免使用烷化剂，以免随后的干细胞动员采集失败和（或）造血重建延迟。目前诱导多以蛋白酶体抑制剂联合免疫调节剂及地塞米松的三药整合方案为主，三药整合优于两药整合方案，加入达雷妥尤单抗或可提高诱导治疗疗效，但目前在中国该药尚未批准用于初诊MM患者的一线治疗。硼替佐米皮下使用相对于静脉推注可减少周围神经病变发生率。

（4）诱导后主张早期序贯allo-HSCT。对中高危的患者，早期序贯allo-HSCT意义更为重要。allo-HSCT前需进行干细胞的动员，动员方案可用大剂量环磷酰胺整合G-C3F因子或CXCR4的拮抗剂，每次allo-HSCT所需$CD34^+$细胞数建议≥2×10^6/kg，建议采集可行2次移植所需的细胞数供双次或挽救性第2次移植所需。预处理常用方案为美法仑140～200mg/m^2。对于高危的MM患者，可考虑在第1次移植后6个月内行第2次移植。移植后是否需巩固治疗尚存争议，建议在allo-HSCT后进行再分层，对于高危患者可以使用巩固治疗，巩固治疗一般采用先前有效的方案，2～4个疗程，随后进入维持治疗。对于不行巩固治疗的患者，良好造血重建后需进行维持治疗。对于年轻的具有高危预后因素且有合适供者的患者，可考虑行allo-HSCT。

（5）不适合接受allo-HSCT的患者如诱导方案有效，建议继续使用有效方案至最大疗效，随后进入维持治疗阶段。

（6）维持治疗可选择来那度胺、硼替佐米、伊沙佐米、沙利度胺等。对于有高危因素的患者，主张用含蛋白酶体抑制剂的方案进行维持治疗2年或以上。高危患者建议两药联用，不可单独使用沙利度胺。

2. *适于移植患者* 诱导治疗可选下述方案：

- 硼替佐米/地塞米松（BD）
- 来那度胺/地塞米松（Rd）
- 来那度胺/硼替佐米/地塞米松（RVd）
- 硼替佐米/多柔比星/地塞米松（PAD）
- 硼替佐米/环磷酰胺/地塞米松（BCD）
- 硼替佐米/沙利度胺/地塞米松（BTD）

- 沙利度胺/多柔比星/地塞米松（TAD）
- 沙利度胺/环磷酰胺/地塞米松（TCD）
- 来那度胺/环磷酰胺/地塞米松（RCD）

3. 不适合移植患者　除以上方案外，诱导方案尚可选用以下方案：

- 美法仑/醋酸泼尼松/硼替佐米（VMP）
- 美法仑/醋酸泼尼松/沙利度胺（MPT）
- 美法仑/醋酸泼尼松/来那度胺（MPR）

（二）复发MM的治疗

1. 治疗原则

（1）首次复发：治疗目标是获得最大程度的缓解，延长PFS期。在患者可以耐受的情况下，选用含蛋白酶体抑制剂、免疫调节剂或达雷妥尤单抗的3～4种药联合化疗。有条件者，可序贯allo-HSCT。治疗方案应该考虑患者复发的时间，如6个月以内复发，应尽量换用与复发前不同作用机制药物组成的方案。

（2）多线复发：以提高患者的生活质量为主要治疗目标，在此基础上尽可能获得最大程度缓解。

（3）侵袭/症状性复发与生化复发：侵袭性复发及症状性复发的患者应该启动化疗；对于仅有生化复发的患者，不需要立即开始治疗，这些患者如果出现单克隆球蛋白增速加快（如3个月内增加1倍）时，才应该开始治疗。对于无症状的生化复发患者，受累球蛋白上升速度缓慢，仅需观察，建议3个月随访1次。

（4）复发后再诱导治疗方案选择原则与初次诱导治疗相似；可以选择与初次诱导治疗相同的方案（可能对既往化疗方案敏感的复发患者），或换用不同作用机制的药物联合化疗。对硼替佐米、来那度胺均耐药的患者，可考虑使用含达雷妥尤单抗的联合化疗。对于伴有浆细胞瘤的复发患者，使用含细胞毒药物的多药整合方案。选择含达雷妥尤单抗治疗方案的患者，用药前应完成血型检测；与输血科充分沟通；输血科备案患者信息，如患者输血，需使用专用试剂配血。

2. 复发患者可使用的方案

- 首先推荐进入适合的临床试验
- 使用以前化疗方案再治疗（可能对既往化疗方案敏感的复发患者）
- 伊沙佐米/来那度胺/地塞米松（IRd）
- 达雷妥尤单抗/来那度胺/地塞米松（DRD）
- 达雷妥尤单抗/硼替佐米/地塞米松（DVD）
- 达雷妥尤单抗/伊沙佐米/地塞米松（DID）
- 地塞米松/环磷酰胺/依托泊苷/顺铂±硼替佐米（DCEP±B）
- 地塞米松/沙利度胺/顺铂/多柔比星/环磷酰胺/依托泊苷±硼替佐米（DT-PACE±V）
- 条件合适者进行auto-HSCT或allo-HSCT

（三）原发耐药MM的治疗

换用未用过的新方案，如能获得PR及以上疗效，条件合适者应尽快行allo-HSCT；符合临床试验条件者，进入临床试验。

要点小结

◆ MM的整合治疗以化疗为主，包括诱导治疗—巩固治疗—维持治疗；以新药为基础的三药整合治疗方案及ASCT可进一步加深缓解。

【康复随访及复发预防】

（一）总体目标

作为一种无法治愈、反复复发进展的恶性血液肿瘤，对MM患者的整合管理是达到深层次缓解和延缓病程进展，进而延长患者的生存时间并提高生存质量最有效的目标。

（二）严密随访

1. 无症状骨髓瘤　每3个月复查相关指标，包括血肌酐、白蛋白、乳酸脱氢酶、血清钙、β_2-MG、血清免疫球蛋白定量、血清蛋白电泳及血免疫固定电泳、24h尿总蛋白、尿蛋白电泳及尿免疫固定电泳。血清FLC有助于判断疾病进展。骨骼检查每年进行1次或在有临床症状时进行。

2. 孤立性浆细胞瘤　分为骨型及骨外型，需排除MM。随访和监测开始时每4周进行1次；若浆细胞瘤治疗后M蛋白完全消失，则每3～6

个月进行1次，或在有临床症状时进行相关检查；若M蛋白持续存在，则继续每4周1次的监测。每6～12个月进行1次影像学检查。

3. 有症状骨髓瘤 诱导治疗期间每2～3个疗程进行1次疗效评估；巩固及维持治疗期间每3个月进行1次疗效评估；不分泌型骨髓瘤的疗效评估需进行骨髓检查；血清FLC有助于疗效评估，尤其是不分泌型骨髓瘤的疗效评估；骨骼检查每6个月进行1次，或根据临床症状进行。

（三）骨髓瘤疗效评判标准

1. 传统的国际骨髓瘤工作组（IMWG）疗效标准 见表11-6-7。

表11-6-7 IMWG疗效标准

严格意义的CR（sCR）	• 满足CR标准的基础上要求FLC比率正常及经免疫组化或2～4色的流式细胞术检测证实骨髓中无克隆性浆细胞 • 以上指标均需连续两次评估
完全缓解（CR）	• 血清和尿免疫固定电泳阴性，软组织浆细胞瘤消失，骨髓中浆细胞＜5% • 对仅依靠血清游离轻链（FLC）水平作为可测量病变的患者，除满足以上CR的标准外，还要求FLC的比率恢复正常（0.26～1.65） • 以上指标均需连续两次评估
非常好的部分缓解（VGPR）	• 蛋白电泳检测不到M蛋白，但血清和尿免疫固定电泳阳性；或血清M蛋白降低≥90%且尿M蛋白＜100mg/24h • 在仅依靠血清FLC水平作为可测量病变的患者，除满足以上VGPR的标准外，还要求受累和未受累FLC之间的差值缩小＞90%。以上指标均需连续两次评估
部分缓解（PR）	• 血清M蛋白减少≥50%，24h尿M蛋白减少≥90%或降至＜200 mg/24 h • 若血清和尿中M蛋白无法检测，则要求受累与非受累FLC之间的差值缩小≥50% • 若血清和尿中M蛋白及血清FLC都不可测定，并且基线骨髓浆细胞比例＞30%，则要求骨髓内浆细胞数目减少≥50% • 除上述标准外，若基线存在软组织浆细胞瘤，则要求浆细胞瘤缩小≥50% • 以上指标均需连续两次评估。如做影像学检查，则应无新的骨质病变或原有骨质病变进展的证据
微小缓解（MR）（仅用于难治/复发MM的评价）	• 血清M蛋白减少25%～49%并且24h尿轻链减少50%～89% • 如果基线存在软组织浆细胞瘤，则要求可测量病变SPD缩小25%～49%。溶骨性病变的数量和大小没有增加（可允许压缩性骨折的发生）
疾病稳定（SD）	• 不符合CR、VGPR、PR、MR及PD标准，同时无新的骨质病变或原有骨质病变进展的证据
疾病进展（PD）	• 符合以下1项即可（以下所有数据均与获得的最低数值相比）：①血清M蛋白升高≥25%（升高绝对值≥5g/L）或M蛋白升高≥10g/L（基线血清M蛋白≥50g/L时）；②尿M蛋白升高≥25%（升高绝对值≥200mg/24h）；③如果血清和尿M蛋白无法检出，则要求受累与非受累血清FLC之间的差值≥25%（增加绝对值＞100mg/L）；④如果血清和尿中M蛋白及血清FLC都不可测定，则要求骨髓浆细胞比例升高≥25%（增加绝对值≥10%）；⑤出现新的软组织浆细胞瘤病变；原有1个以上的可测量病变SPD从最低点增加≥50%，或原有的≥1cm的病变其长轴增加≥50%；⑥循环浆细胞增加≥50%（在仅有循环中浆细胞作为可测量病变时应用，绝对值要求至少为200个/μl）
临床复发（clinical elapse）	• 符合以下1项或多项：①出现新的骨病变或者软组织浆细胞瘤（骨质疏松性骨折除外）；②明确的（可测量病变SPD增加50%且绝对值≥1cm）已有的浆细胞瘤或骨病变增加；③高钙血症；④Hb下降≥20g/L（与治疗或非MM因素无关）；⑤从MM治疗开始血肌酐上升≥176.8μmol/L（2mg/dl），并且与MM相关；⑥血清M蛋白相关的高黏滞血症
CR后复发	• 符合以下1项之一：①免疫固定电泳证实血或尿M蛋白再次出现；②骨髓浆细胞比例≥5%；③出现PD的任何其他表现

2.IMWG MRD疗效标准（以下疗效评估标准目前国内大多数单位尚无法开展）

（1）持续MRD阴性：二代流式（new generation flow，NGF）或二代测序（new generation sequencing，NGS）检测骨髓MRD阴性并且影像学检查阴性，至少间隔1年的2次检测均为阴性。进一步的评估用MRD阴性持续时间描述，如“5年MRD阴性”。

（2）二代流式MRD阴性：NGF检测显示，骨髓无表型异常的克隆性浆细胞，流式采用EuroFlow标准操作规程（或者应用经过验证的等效方法），最低检测敏感度为10^5个有核细胞中可检测出1个克隆性浆细胞。8色流式抗原组合为cyκ、cyλ、CD19、CD27、CD138、CD45、CD56、CD38，最低敏感度为10^{-5}。

（3）测序MRD阴性：采用巢式PCR扩增结合NGS深度测序方法（LymphoSIGHT平台或经过验证的等效方法），检测患者全骨髓细胞中肿瘤浆细胞IgH（VDJH）、IgH（DJH）或Ig-

Kappa（IGK）克隆性重排为阴性。最低检测敏感度为 10^5 个有核细胞中可检测出 1 个克隆性浆细胞。

（4）原有影像学阳性的 MRD 阴性：要求 NGF 或 NGS 检测 MRD 阴性，并且原有 PET/CT 上所有高代谢病灶消失，或者病灶标准摄取值（SUV）低于纵隔血池，或者低于周围正常组织的 SUV 值。

（5）MRD 阴性后复发：失去 MRD 阴性状态（NGF 或 NGS 证实克隆性浆细胞，或影像学提示 MM 复发）；固定电泳或蛋白电泳检测血清或尿中 M 蛋白再现；骨髓中克隆浆细胞≥ 5%；出现任何其他疾病进展情况（如新的浆细胞瘤、溶骨性破坏或高钙血症）。

（四）常见问题处理

1. 骨病的治疗　口服或静脉使用双膦酸盐（包括氯屈膦酸、帕米膦酸二钠和唑来膦酸）。双膦酸盐适用于所有需要治疗的有症状 MM 患者。无症状骨髓瘤不建议使用双膦酸盐，除非进行临床试验。静脉制剂使用时应严格掌握输注速度。静脉使用双膦酸盐建议在 MM 诊断后前 2 年每月 1 次、2 年之后每 3 个月 1 次持续使用。口服双膦酸盐可以长期使用。若出现了新的骨相关事件，则重新开始至少 2 年的治疗。使用前后需监测肾功能，并根据肾功能调整药物剂量。如果在原发病治疗有效的基础上出现肾功能恶化，应停用双膦酸盐，直至肌酐清除率恢复到基线值 ± 10%。唑来膦酸和帕米膦酸二钠有引起下颌骨坏死的报道，尤以唑来膦酸的报道为多，双膦酸盐使用前应进行口腔检查，使用中避免口腔侵袭性操作。如需进行口腔侵袭性操作，需在操作前后停用双膦酸盐 3 个月，并加强抗感染治疗。即将发生或已有长骨病理性骨折、脊椎骨折压迫脊髓或脊柱不稳者，可行外科手术治疗。低剂量的放射治疗（10 ～ 30Gy）可作为姑息治疗，用于缓解药物不能控制的骨痛，也可用于预防即将发生的病理性骨折或脊髓压迫。以受累部位的局部放疗为主，以减轻放疗对干细胞采集和化疗的影响。

2. 高钙血症　双膦酸盐是治疗骨髓瘤高钙血症和骨病的理想选择，但其降低血钙的作用较慢且受肾功能的影响。严重和症状性的高钙血症除积极治疗原发病之外，还需要其他治疗措施，包括水化、利尿，如患者尿量正常，则日补液 2000 ～ 3000ml；补液的同时合理使用利尿剂以保持尿量＞ 1500ml/d。其他药物治疗包括大剂量糖皮质激素、降钙素；合并肾功能不全时，也可行血液或腹膜透析替代治疗。

3. 肾功能不全　水化、碱化、利尿，以避免肾功能不全；减少尿酸形成和促进尿酸排泄；有肾衰竭者，应积极透析；避免使用非甾体抗炎药（NSAID）等肾毒性药物；避免使用静脉造影剂；长期接受双膦酸盐治疗的患者需监测肾功能。

4. 贫血　持续存在症状性贫血的患者可考虑使用促红细胞生成素治疗；但需要注意其对血压和血液高凝状态的影响。在用促红细胞生成素的同时，酌情补充铁剂、叶酸、维生素 B_{12} 等造血原料。达雷妥尤单抗与红细胞表面 CD38 结合，干扰输血相容性检测，在开始使用达雷妥尤单抗之前，应对患者进行血型鉴定和抗体筛查。

5. 感染　如反复发生感染或出现威胁生命的感染，可考虑静脉使用免疫球蛋白；若使用大剂量地塞米松方案，应考虑预防卡氏肺孢菌肺炎和真菌感染；使用蛋白酶体抑制剂、达雷妥尤单抗的患者可使用阿昔洛韦或伐昔洛韦进行带状疱疹病毒的预防。对于乙肝病毒（HBV）血清学呈阳性的患者，应预防性使用抑制病毒复制的药物，并注意监测病毒载量。特别是联合达雷妥尤单抗治疗的患者，应在治疗期间及治疗结束后至少 6 个月内监测 HBV 再激活的实验室参数。对于在治疗期间发生 HBV 再激活的患者，应暂时停用达雷妥尤单抗，并给予相应治疗。

6. 凝血 / 血栓　对接受以免疫调节剂为基础方案的患者，应进行静脉血栓栓塞风险评估，并根据发生血栓的风险给予预防性抗凝或抗血栓治疗。

7. 高黏血症　血浆置换可作为症状性高黏血症患者的辅助治疗。

（五）积极预防

MM 尚无明确病因，其发生发展与患者本身的细胞生物学和遗传学改变相关，也与外来危险因素的暴露相关。研究显示，MGUS患者的亲属罹患MM的风险较高，且每年约1%的MGUS患者病情进展为MM，因而家族中存在患有浆细胞瘤的亲属或在疾病早期如MGUS等阶段的个体需密切进行检查。即使没有特定危险因素，也建议规范体检，尤其是中老年个体。一经诊断，尽快进入规范化整合诊疗及随访。

要点小结

◆ MM尚不能治愈，整合随访、预防及提高患者生活质量很关键。

随着对MM生物本质及疾病发生发展机制的研究日益深入，骨髓瘤的诊疗策略发生了很大改变，以蛋白酶体抑制剂和免疫调节剂为主力军的新药已经成为治疗中的重要基石。根据危险分层的精准治疗、以单克隆抗体和Cat-T为代表的免疫治疗及基于疗效（如MRD）驱动的治疗将会为MM患者带来更多的希望。

MM的整体治疗包括诱导治疗、allo-HSCT巩固治疗、维持治疗，规范化治疗的患者中位OS可达6～8年，而临床试验部分患者中位OS达8～10年。虽然如此，高危患者的预后仍然极差，中位OS仅2～3年。因此，尽早识别高危患者并对其采取更强烈干预的精准治疗是趋势也是进一步改善MM患者生存的关键点之一。R-ISS分期Ⅲ期、诊断时具有髓外软组织侵犯或浆细胞白血病的患者预后极差；此外，多项研究均显示具有三个及以上细胞遗传学异常，或者两个或以上高危细胞遗传学异常的患者预后极差。对于这部分患者，尤其是年轻患者，更为积极、强烈的治疗如allo-HSCT、单克隆抗体介导的免疫治疗或CAR-T治疗等都可能延长生存期。目前基于预后分层的精准治疗模式仍处于临床研究阶段，期待后续结果可以进一步改良现有治疗策略。

免疫治疗是近年肿瘤治疗领域最大的进展。免疫治疗兴起，得益于近年来对肿瘤微环境研究的深入。免疫治疗利用机体免疫系统攻击肿瘤，其中免疫细胞是在肿瘤微环境中杀灭肿瘤。美国的Alcyone临床研究、欧洲的CASSIOPEIA研究等均提示CD38单抗——Daratumumab疗效好，以其为基础的化疗方案可能成为今后老年及年轻适合移植患者的一线治疗方案。而靶向BCMA的抗体偶联药物和CAR-T疗法也在多个复发难治MM的Ⅰ期或Ⅱ期临床试验中显示出了安全性和有效性。免疫治疗的蓬勃发展会为MM带来更多更好的治疗选择。

目前，在MM患者的诊疗中，我们追求更深层次的缓解以延缓疾病进展，但过强的治疗可能诱发肿瘤细胞发生克隆演变而加速疾病进展或降低患者生存质量。研究表明，达到MRD阴性的患者生存较好，可有较长疾病平台期。那么动态监测MRD水平，以MRD水平驱动后续治疗可能是更科学的治疗模式。期待更多证据为疾病管理带来革新。

总体来说，骨髓瘤诊疗发展将会是迅速且有效的。相信越来越多的MM患者能从中受益。

（安　刚　邱录贵）

【典型案例】

多发性骨髓瘤整合性诊疗1例

（一）病例情况介绍

1.基本情况　患者，男性，49岁，主因“乏力1年，胸背部疼痛、发热2个月”就诊。患者于首次就诊前1年无明显诱因出现乏力，无头晕、胸闷等不适，未给予进一步诊疗。首次就诊前2个月无明显诱因出现胸背部疼痛及发热，体温波动于37.2～38.6℃，伴泡沫尿，就诊于当地医院，考虑“胆囊炎”给予对症支持治疗（具体不详）1月余，上述症状无明显改善而肌酐呈上升趋势。遂就诊于上级医院，完善肾组织穿刺等相关检查不除外“多发性骨髓瘤相关性肾病”，后为进一步诊疗就诊于我院。患者自发病以来精神、食欲尚可，大小便正常，体重无明显变化。无特殊既往史。

2.入院查体　体温38.0℃，心率81次/分，呼吸20次/分，血压124/74mmHg。神清，精神弱。中度贫血貌，主动体位，查体合作。周身皮肤无皮疹、黄染、出血点，浅表淋巴结无肿大。咽部无充血，扁桃体无肿大。胸廓对称无畸形，胸背部压痛，无牵涉痛，双肺呼吸音粗，双下肺可闻及散在湿啰音。心率 71 次 / 分，律齐，各瓣膜听诊区未闻及病理性杂音。腹软，无压痛及反跳痛，肝脾肋下未触及，肠鸣音正常。肛门及外生殖器未查。脊柱四肢无畸形，四肢活动正常，双下肢中度肿胀。脑膜刺激征、病理征均阴性。

3. 辅助检查

（1）血常规：白细胞 11.79×10^9/L，嗜中性粒细胞 7.89×10^9/L，红细胞 2.99×10^{12}/L，血红蛋白 72g/L ↓，血小板 120×10^9/L。

（2）肝肾功能：总蛋白 79g/L，白蛋白 35.9g/L，尿素 9.88mmol/L，肌酐（Cr）732.9μmol/L，尿酸（UA）546μmol/L，钙（Ca）3.34mmol/L，镁（Mg）1.15mmol/L ↑。

（3）胸部 CT：双下肺散在斑片影，伴少量胸腔积液；胸廓诸骨骨质密度不均，部分肋骨骨质欠规整伴局部软组织密度影。

（4）肾组织穿刺病理：考虑骨髓瘤相关性肾病。

4. 入院诊断

（1）骨痛、肾衰竭原因待查：多发性骨髓瘤？恶性肿瘤骨转移？急性肾小球肾炎？

（2）肺部感染。

（二）整合性诊治过程

1. 诊断及评估

（1）MDT 团队组成：血液内科、肾脏内科、呼吸内科、骨科、病理科、影像科、骨髓形态室、流式中心、分子遗传室。

（2）病情分析及需完善的检查项目：患者为中年男性，主要临床表现为骨痛、乏力及泡沫尿，查体示贫血貌及双下肢水肿，辅助检查示中度贫血、肾衰竭，胸部 CT 可见骨损害，肾组织活检考虑骨髓瘤相关肾病，以上考虑多发性骨髓瘤可能性大，需进一步完善骨髓细胞形态学、骨髓流式、骨髓活检、免疫球蛋白定量、蛋白电泳、免疫固定电泳、血清游离轻链、24h 尿微量蛋白、全身骨骼 X 线检查、会诊肾穿刺病理以明确病因，同时完善肿瘤标志物等除外其他恶性肿瘤骨转移等。患者存在发热、中性粒细胞增高及肺部可疑感染灶，考虑肺部感染，应详细追问近期抗生素使用史及热型，完善血 PCT 等炎性指标，必要时完善痰培养、血培养等检查。另患者肌酐（Cr）732.9μmol/L 伴高钙血症，需尽快处理急症，并注意监测肝肾功能、电解质等。

（3）初步检查及进一步检查结果：血蛋白电泳，M 蛋白片段 15.42%；游离轻链，轻链 λ 343mg/dl，轻链 κ2750mg/dl，免疫固定电泳：在 γ 区可见一条单克隆轻链 κ 成分。骨髓细胞形态学，浆（瘤）细胞明显增多（56.5%，血片浆细胞 4%），成熟红细胞呈缗钱状排列；骨髓流式，异常细胞群约占有核细胞的 53%，表达 CD138、CD56、CD27，部分表达 CD117、CD38，弱表达 CD38、cKappa、CD81、CD20、CD28、CD19，不表达 cLambda、CD45、CD200，符合浆细胞肿瘤表型；骨髓活检：以异型浆细胞增生为主（占 70% ～ 80%），胞体大，胞质丰富，胞核椭圆形或略不规则，核偏位，部分可见核仁。骨骼 X 线片：全身可见多处大小不等溶骨性病变，部分呈穿凿样，左侧部分肋骨皮质不连续且周围可见软组织密度影。肾组织活检病理会诊考虑“多发性骨髓瘤（κ 轻链型）相关性肾病”。以上支持多发性骨髓瘤（κ 轻链型）诊断，需进一步完善 β_2-MG、LDH、荧光原位杂交（FISH）、染色体核型等进行分期、分层。β_2-MG 36.2mg/L，LDH 245U/L；FISH：17p13 缺失及 13q14 缺失阳性，1q21 扩增阳性，14q31（IGH）/4p16（FGFR3）重排阳性；染色体：46，XY。

（4）最终诊断：结合上述病情分析及辅助检查，患者诊断明确，修正诊断为：①多发性骨髓瘤（κ 轻链型，DS 分期Ⅲ期，ISS 分期Ⅲ期，RISS 分期Ⅲ期），骨髓瘤性骨病，骨髓瘤性肾病。②社区获得性肺炎。

2. 整合治疗方案

（1）MDT 团队组成：血液内科、肾脏内科、呼吸内科。

（2）诊疗意见：①患者多发性骨髓瘤诊断明确，但肌酐及血钙水平过高且呈快速进展趋势，紧急给予血液透析、充分水化及碱化改善肾功能及纠正电解质紊乱，注意暂缓双膦酸盐使用避免加重肾功能损伤，并给予少量地塞米松减低肿瘤负荷。②患者合并社区获得性肺炎，结合病原学、药敏结果给予抗生素抗感染治疗，必要时可辅以化痰等对症处理。③肺部感染控制、肾功能及电解质异常改善并相对稳定后（无须等待至完全正常），推荐予硼替佐米联合地塞米松（BD）方案控制原发病，酌情加用双膦酸盐保骨及降血钙。考虑患者年轻、肿瘤负荷高且存在多重遗传学高危因素 [17p 缺失、t（4；14）、1q21 扩增]，待肾功能好转后，改用来那度胺、硼替佐米联合地塞米松（RVd）三药联合治疗并一线行 auto-HSCT 巩固治疗及 BD 维持治疗，治疗中注意规范使用双膦酸盐。

3. 后续随访

（1）MDT 团队组成：血液内科、病理科、影像科、骨髓形态室、流式中心、分子遗传室。

（2）随访方案：诱导治疗期间每 2 个疗程进行 1 次疗效评估；巩固及维持治疗期间每 3 个月进行 1 次疗效评估；骨骼检查每 6 个月进行 1 次，或根据临床症状进行。疗效评估主要检查项目包括血常规、肝肾功能、电解质、M 蛋白定量、游离轻链、骨髓细胞形态学、流式、骨髓活检等。

（3）患者情况：患者感染控制、肾功能异常及电解质紊乱改善后，接受 BD 治疗 2 周期，达部分缓解且肾功能基本恢复正常后，继续 RVd 诱导治疗 2 周期达 CR，后续行 auto-HSCT 巩固治疗。整个病程中规范使用唑来膦酸保骨。目前规律复查及行 BD 维持治疗中，疗效持续为 CR。

（三）案例处理体会

本例患者起病时临床情况复杂，骨痛、贫血、肾功能损伤、高钙血症等表现均比较突出，尤其伴感染性病变且肾功能呈急速恶化趋势，极易误诊，对整合诊疗的要求较高。在患者就诊后，多学科（包括病理、流式等）合作，综合考虑患者临床表现，以免疫球蛋白定量及免疫固定电泳、骨髓象、肾组织穿刺病理、特征性骨损伤等检查结果为主要突破点，迅速明确原发病为多发性骨髓瘤。随后在抗感染、改善肾功能、纠正电解质紊乱的多学科整合诊疗规范保驾护航下，根据循证医学证据选用无明显肾毒性的 BD 方案控制原发病并进一步治疗骨髓瘤肾病。待一般情况好转，结合患者分期和危险分层，尽早选用包含免疫调节剂、蛋白酶体抑制剂在内的三药联合方案辅以 auto-HSCT 巩固治疗、以蛋白酶体抑制剂为基础的维持治疗和规范的双膦酸盐等支持治疗，使得患者达到更深层次缓解以延长生存时间和提高生活质量。而随访中的多学科合作也保证了疗效评价的准确性，对患者的整合诊疗计划制订和修改提供了良好的依据。不难总结，整合医学的理念贯穿在整个诊疗过程中，而组织动态变化的 MDT 团队优化了患者的整合诊疗策略进而提高了疗效。我们不仅要应关注整合医学的理论，而且要恰当而充分地去践行。

（安　刚　邱录贵）

参考文献

中国医师协会血液科医师分会，中华医学会血液学分会，中国医师协会多发性骨髓瘤专业委员会 . 2020. 中国多发性骨髓瘤诊治指南 (2015 年修订). 中华内科杂志 , 59(5): 341-346.

Anderson KC, Carrasco RD, 2011. Pathogenesis of myeloma. Annual Review of Pathology: Mechanisms of Disease, 6(1): 249-274.

Bianchi G, Anderson KC, 2014. Understanding biology to tackle the disease: Multiple myeloma from bench to bedside, and back. CA: A Cancer J Clin, 64(6): 422-444.

Braggio E, Kortüm KM, Stewart AK, 2015. SnapShot: multiple myeloma. Cancer Cell, 28(5): 678-678.e1.

Gandolfi S, Laubach JP, Hideshima T, et al, 2017. The proteasome and proteasome inhibitors in multiple myeloma. Cancer Metastasis Rev, 36(4): 561-584.

Kuehl WM, Bergsagel PL. 2012. Molecular pathogenesis of multiple myeloma and its premalignant precursor. J Clin Invest, 122(10): 3456-3463.

Kumar S, 2017. Emerging options in multiple myeloma: targeted, immune, and epigenetic therapies. Hematology Am Soc Hematol. Educ Program, 2017(1): 518-524.

Kumar S, Paiva B, Anderson KC, et al, 2016. International Myeloma Working Group consensus criteria for response and minimal residual disease assessment in multiple myeloma. Lancet Oncol, 17(8): e328-e346.

Kumar SK, Anderson KC, 2016. Immune therapies in multiple myeloma. Clin Cancer Res, 22(22): 5453-5460.

Kumar SK, Rajkumar V, Kyle RA, et al, 2017. Multiple myeloma. Nat Rev Dis Primers, 3: 17046.

Liu WP, Liu JM, Song YQ, et al, 2019. Mortality of lymphoma and myeloma in China, 2004-2017: an observational study. J Hematol Oncol,

12(1): 22.

Morgan GJ, Walker BA, Davies FE, 2012. The genetic architecture of multiple myeloma. Nat Rev Cancer, 12(5): 335-348.

Munshi NC, Avet-Loiseau H, 2011. Genomics in multiple myeloma. Clin Cancer Res, 17(6): 1234-1242.

Palumbo A, Avet-Loiseau H, Oliva S, et al, 2015. Revised international staging system for multiple myeloma: a report from international myeloma working group. J Clini Oncol, 33(26): 2863-2869.

Rajkumar SV, Dimopoulos MA, Palumbo A, et al, 2014. International Myeloma Working Group updated criteria for the diagnosis of multiple myeloma. Lancet Oncol,15(12): e538-e548.

Wang SF, Xu L, Feng JN, et al, 2020. Prevalence and incidence of multiple myeloma in urban area in China: a national population-based analysis. Front Oncol, 9: 1513.

第七节 霍奇金淋巴瘤

• 发病情况及诊治研究现状概述

霍奇金淋巴瘤（Hodgkin's lymphoma， HL）是起源于成熟淋巴细胞的恶性肿瘤，以其发现者 Thomas Hodgkin 命名。HL 的发病率在发达国家较高，在发展中国家较低。我国 2018 年 HL 新发病例约 5000 人，在所有恶性肿瘤中排第 28 位。HL 发病的年龄分布，在西方国家呈现双峰；在我国、日本等国家呈现单峰。本病男性更为多见。

HL 是最早被发现能用放疗和化疗治愈的肿瘤之一。过去的几十年间，HL 淋巴瘤的诊断和治疗水平已经有了很大提高，目前至少 80% 的 HL 患者能被治愈。这一提高来自于多学科的有机整合和以此为基础的个体化整合诊疗：随着病理学技术的进步，建立了明确的诊断标准和精确的病理分型系统；CT 等影像学检查提高了分期的准确性，也为预后判断提供了指导；PET/CT 在 HL 的分期、预后判断和疗效监测中显示出了重要作用，并已经开始用于指导治疗强度的调整；不断完善的预后判断系统，能够有效地指导治疗；化疗、放疗整合治疗在持续优化中，以降低治疗的远期并发症，进而提高患者的生存质量和总生存率；得益于基础研究的进展、药物研发和临床研究的进步，分子靶向治疗和免疫治疗已经显示出其在一线治疗和解救治疗中的地位；远期并发症（如心毒性和第二肿瘤）已经得到重视，对其进行的预防、监测和早期发现，有助于进一步改善预后。因此，HL 已经成为多学科整合诊疗的典范。

• 相关诊疗规范、指南和共识

- 淋巴瘤诊疗规范（2018 年版），中华人民共和国国家卫生健康委员会
- 淋巴瘤诊疗指南（2019 版），中国临床肿瘤学会（CSCO）
- 霍奇金淋巴瘤临床实践指南（2019 version 2），美国国家综合癌症网络
- 2018 ESMO 临床实践指南：霍奇金淋巴瘤的诊断、治疗和随访，欧洲肿瘤内科学会

【全面检查】

（一）病史特点

1. *局部表现* HL 大多首先侵犯浅表淋巴结，最常见于颈部、锁骨上窝和腋下，也可见于纵隔、腹股沟、腹膜后和盆腔淋巴结，而韦氏环、滑车上、腘窝和结外组织器官的累及较少见。淋巴结受累多为连续性，依次侵及邻近部位，肿大淋巴结的特点为无痛、表面光滑、活动、质韧饱满，早期孤立散在，晚期则互相融合，与皮肤粘连，不活动，或形成溃疡。临床上 HL 以无痛性、进行性淋巴

结肿大为典型表现。

2. 全身表现　HL 患者常见的全身症状可有发热、夜间盗汗、体重下降的 B 组症状，以及皮肤瘙痒、贫血、乏力等。约 10% 的 HL 首发表现为全身症状，发热占 20% ～ 40%，贫血更常见于晚期患者，其原因可能是骨髓侵犯、脾功能亢进、自身免疫反应、慢性消耗等。皮肤瘙痒多出现在确诊前的数月或数年，首先表现为局部皮肤瘙痒，可逐渐发展为表皮脱落、色素沉着和其他继发改变。B 组症状、贫血均是预后不良的因素。

（二）体检发现

借助体格检查整体回顾可及的浅表病灶：

1. 浅表淋巴结：测量可触及淋巴结的大小，如其最大径超过 1cm，考虑为病理性淋巴结肿大。

2. 肝脏的大小，脾脏是否可触及（病理情况下可触及）。

3. 检查口腔。

4. 检查耳鼻喉及咽淋巴环，当存在高位颈部淋巴结肿大时，必须进行此项检查。

整合考虑患者全身体检情况，知晓肿大淋巴结全身分布情况，若整合治疗方案中包括放疗，应尽早联系放疗科医生，及时实施诊疗。

（三）实验室检查

1. 常规实验室检查　血常规、血生化全项、血沉、CRP、碱性磷酸酶（AP）及凝血功能等检查，应至少包含全血细胞计数（CBC）、分类计数、血小板计数、红细胞沉降率、LDH 水平、白蛋白及肝肾功能检查。这些检测是了解患者一般状况、制订整合治疗方案所必需的检测内容。有患艾滋病的危险因素，或伴有不寻常疾病表现的患者应建议行 HIV 和乙肝或丙肝检查。育龄女性治疗前应行妊娠试验。

2. 骨髓检查　包括骨髓涂片和骨髓活检，用于确定是否发生骨髓侵犯。若患者存在血细胞减少且 PET 阴性，则应行骨髓活检。NCCN 指南建议如果 PET/CT 显示骨髓摄取分布均匀，则认为是继发性细胞因子释放，不认为是骨髓受累。如果存在多灶性（三个或更多）骨骼 PET/CT 病灶，可认为骨髓受累，通常情况下，不再需要做骨髓活检。

（1）针吸涂片（AS）：简单易行、对患者损伤较小，但检出率仅为 7% ～ 30%。

（2）针取活检（AB）：用骨髓活检针取少量骨髓组织进行病理学检查，采用双侧或多点检查可进一步提高检出率。

（四）影像学检查

常用的影像学检查方法：CT、磁共振成像（magnetic resonance imaging，MRI）、PET/CT、超声和内镜等。

1. CT　目前仍是 HL 分期与再分期、疗效评价和随诊最常用的影像学检查方法，对于无碘对比剂禁忌证的患者，应尽可能采用增强 CT。

2. MRI　对于中枢神经系统、骨髓和肌肉部位的病变应为首选检查方法；适用于不宜行 CT 增强者，或者作为 CT 发现可疑病变后的进一步检查。

3. PET/CT　目前是除惰性淋巴瘤外，淋巴瘤分期与再分期、疗效评价和预后预测的最佳检查方法。NCCN 肿瘤学临床实践指南及恶性淋巴瘤影像学工作组国际会议（International Conference on Malignant Lymphomas Imaging Working Group）均推荐使用 PET/CT。推荐 PET/CT 为 HL 治疗前分期与再分期的常规检查，并用 Deauville 五分量表（表 11-7-1）评估病变缓解情况。如果有影像学的临床指征，PET/CT 可用于 HL 治疗中期疗效评价，但仍处于临床研究阶段，故根据中期 PET/CT 结果更改治疗方案仍须慎重。如 PET/CT 提示 HL 有明确的骨髓受累，则无须行骨髓活检。PET/CT 对于 HL 疗效和预后预测亦好于其他方法，可以选择性使用。PET/CT 还能指导病变的临床活检，避开肿瘤坏死区，提高诊断准确性。

4. 超声　可用于浅表淋巴结和浅表器官（如睾丸、甲状腺、乳腺等）病变的诊断和随诊，但一般不用于 HL 的分期诊断。对于肝、脾、肾、子宫等腹盆腔实质性器官的评估，可以作为 CT 和 MRI 的补充，尤其是不能行增强 CT 时。在浅表淋巴结切除活检时，选取超声检测声像图异常的淋巴结，有助于提高活检的准确性。此外，深部淋巴结、纵隔及腹盆腔实质性器官等部位的病变可在超声引导下行穿刺活检以明确诊断。

表 11-7-1 Deauville 五分量表

评分	病灶 ^{18}F-FDG 的摄取程度
1	无摄取
2	摄取≤纵隔血池
3	摄取>纵隔血池，但≤肝脏
4	摄取程度轻度高于肝脏
5	摄取程度显著高于肝脏和（或）出现新病灶
X	新出现的摄取区域，与淋巴瘤不太可能相关

5. *核素骨扫描* 淋巴瘤骨受侵患者的全身骨显像缺乏特征性改变，难以与骨转移瘤、多发性骨髓瘤、骨结核、骨纤维异常增殖症等疾病相鉴别，需要参考患者的病史、实验室检查和其他影像学检查整合判断。常规骨扫描（^{99m}Tc-MDP）对初治 HL 患者的临床评估价值有限，但对原发骨淋巴瘤治疗后随访观察和预后评估作用优于 CT。

（五）病理学检查

1. *标本类型* HL 肿瘤细胞较少，呈散在分布，穿刺活检漏诊概率较大，诊断风险较高；如果穿刺活检高度怀疑 HL，建议尽可能取完整肿大淋巴结活检。病理分类和病理学检查具体内容详见非霍奇金淋巴瘤章节。

2. *病理特点* HL 由两种临床、病理特点不同的疾病组成：经典型 HL（包括四种亚型）和结节性淋巴细胞为主型 HL。

（1）经典型 HL：经典型 HL 的肿瘤细胞是 HRS（Hodgkin Reed-Stenberg）细胞，100 多年前被首次描述。它是一种有单个或多个细胞核（或分叶核）、并且有显著嗜伊红色核仁的大细胞。仅有 HRS 细胞尚不足以诊断 HL，这是因为具有相似形态的细胞还能在很多非霍奇金淋巴瘤及良性反应性病变中见到。要诊断 HL，还必须在恰当的背景（由数量不等的多形性、反应性炎症细胞组成）中找到诊断性 HRS 细胞。

IG 重链基因的克隆性重排表明，在绝大多数经典型 HL 病例中，HRS 细胞来源于 B 细胞。但是，HRS 细胞已丢失大部分 B 细胞系抗原（包括免疫球蛋白）的表达。在几乎所有的经典型 HL 病例中，HRS 细胞表达 CD30，大部分病例的瘤细胞还表达 CD15。HRS 细胞通常 CD45/LCA 阴性、20% ～ 40% 的病例中 B 细胞标志物 CD20 阳性（通常是少数细胞阳性且染色强度不一）。20% ～ 40% 的经典型 HL 病例与 EB 病毒（EBV）相关，该病毒被认为参与了这些病例的发病机制。HRS 细胞还表达许多细胞因子和几种肿瘤坏死因子受体家族成员（如 CD40、CD30）。细胞因子可能对吸引反应性成分浸润及促进 HRS 细胞增殖、存活发挥了一定作用。肿瘤坏死因子受体家族成员能被周围反应性细胞所表达的配体激活，从而导致肿瘤细胞的增殖和存活。

1）经典型 HL 最常见的亚型是结节硬化型。这一亚型以宽阔胶原带把肿瘤分隔成结节状及有“腔隙性”细胞存在为特征，后者通常示收缩假象，以致细胞好像处于腔隙之中。这些细胞分布于反应性浸润成分之中，后者通常包括较多的嗜酸性粒细胞和淋巴细胞。

2）第二常见的亚型是混合细胞亚型，以 HRS 细胞分布于混合性炎症背景中为特点，而没有结节硬化亚型那样增宽的胶原带。相比结节硬化亚型，混合细胞亚型更多与 EBV 相关。

3）经典型 HL 的富于淋巴细胞和淋巴细胞消减亚型相对少见，各约占所有病例的 5%。富于淋巴细胞亚型在小淋巴细胞背景（没有或仅有很少嗜酸性粒细胞和中性粒细胞）中有少量 HRS 细胞分布，通常呈结节状生长方式。这一亚型易与结节性淋巴细胞为主型 HL 相混淆，因此需要通过免疫组化染色来检测 HRS 细胞的免疫表型，从而做出鉴别。富于淋巴细胞亚型偶尔也可以呈现弥漫性生长方式。

4）过去，淋巴细胞消减亚型曾被分为网状和弥漫硬化两个亚型。弥漫硬化亚型以细胞稀少和显著的弥漫性、非双折光性硬化为特征，伴有极少的 HRS 细胞及少量反应性炎症成分。网状亚型显示数量增多的非典型大细胞，通常有奇异形状的多核细胞，反应性成分较少。现已认识到这些病例中的绝大多数实际是 ALCL 或者 DLBCL 病例，所以很少再用网状亚型的淋巴细胞消减亚型HL这样的诊断，这一诊断仅在有明确免疫表型资料支持时才能做出。

（2）结节性淋巴细胞为主型HL：具有一些不同于经典型HL的病理表现和临床特征。恶性细胞是淋巴细胞为主（LP）细胞。这类细胞具有单个细胞核（有多个分叶或折叠特点）的大细胞，经常被称作“爆米花”细胞，原因是其形态像爆过的玉米粒。核仁通常比经典HRS细胞的核仁小。LP细胞保留有CD45/LCA和B细胞系标志物（CD20、免疫球蛋白）的表达但CD15和CD30均阴性，从而不同于经典型HL中的HRS细胞。正如名称所指的那样，肿瘤细胞分布在以小淋巴细胞为主的背景中而形成完全的或部分性结节状结构。组织细胞也常见到，但中性粒细胞和嗜酸性粒细胞缺如或罕见。

要点小结

- HL治疗前基本诊断手段主要包括询问病史、体格检查、病理和影像学检查，用于HL的定性诊断、定位诊断和分期诊断。
- 病理学诊断是HL确诊和治疗的依据；为全面评估病期进展和判断患者预后、制订有针对性的个体化整合诊疗方案提供必要的组织病理学依据。
- PET/CT检查是治疗前分期的常规检查，并用Deauville五分量表（见表11-7-1）评估病变缓解情况。

【整合评估】

（一）评估主体

HL MDT学科组成包括肿瘤内科、放射治疗科、诊断科室（病理科、影像科、核医学科等）、护理部、心理学专家（治愈患者重返社会的心理支持、复发患者的心理支持）等。

人员组成及资质：

1. 医学领域成员（核心成员） 肿瘤内科医师至少2名，放射治疗科医师至少2名，放射诊断医师至少1名，组织病理学医师至少1名，其他专业医师若干名（根据MDT需要加入），所有参与MDT讨论的医师应具有副高级以上职称，有独立诊断和治疗能力，并有一定学识和学术水平。

2. 相关领域成员（扩张成员） 临床护士1～2名和协调员1～2名。所有MDT参与人员应进行相应职能分配，包括牵头人、讨论专家和协调员等。

（二）分期评估

HL的分期采用2014年版Lugano分期（表11-7-2），并根据有无全身症状将每一期分为A组和B组。A组：未出现全身症状，B组：不明原因发热超过38℃、夜间盗汗、6个月内不明原因的体重下降超过10%。

表 11-7-2 2014 年版 Lugano 分期

局限期	
Ⅰ期	仅侵及单一淋巴结区域（Ⅰ）或侵及单一结外器官不伴有淋巴结受累（ⅠE）
Ⅱ期	侵及≥2个淋巴结区域，但均在膈肌同侧（Ⅱ），可伴有同侧淋巴结引流区域的局限性结外器官受累（ⅡE）（如甲状腺受累伴颈部淋巴结受累，或纵隔淋巴结受累直接延伸至肺脏受累）
进展期	
Ⅲ期	侵及膈肌上下淋巴结区域（Ⅲ），同时可伴相关淋巴结外器官或部位局部受累（ⅢE），或伴脾脏受累（ⅢS），或两者均受累（ⅢE+S）
Ⅳ期	侵及淋巴结引流区域之外的结外器官（Ⅳ）

（三）精确诊断、预后评估

HL完整的诊断主要依靠临床表现、影像学检查及病理学检查实现。

患者就诊时若表现为无痛的单个或多发浅表淋巴结肿大，且肿大淋巴结具有无痛、饱满、质韧等特点，或浅表淋巴结肿大不明显，但患者有不明原因的发热、盗汗、体重下降等症状，应该警惕为恶性淋巴瘤，需进一步行淋巴结活检，活检组织用于病理组织学检查和免疫组化检查，以确定淋巴瘤病理类型，有条件的还应进行细胞遗传学检测。同时完善常规检查，全面评估病情。

Ⅰ～Ⅱ期HL根据有无不良预后因素，分为预后良好组及预后不良组，不良预后因素在不同的研究组有所不同，见表11-7-3。含≥1个不良预后因素即列入预后不良组。

表11-7-3　不同研究组认为的不良预后因素

预后因素	EORTC	GHSG	NCCN
年龄	≥50岁		
ESR和B症状	>50且无B症状；>30且有B症状	>50且无B症状；>30且有B症状	≥50或有B症状
纵隔大肿块	MTR>0.35	MMR>0.33	MMR>0.33
受累淋巴结区数	>3	>2	>3
结外病灶		有	
大肿块直径			>10cm

EORTC，欧洲癌症研究与治疗组织；GHSG，德国霍奇金淋巴瘤研究组；NCCN，美国国家综合癌症网络；MMR，肿块最大径/胸腔最大径；MTR，肿块最大径/胸腔T5/6水平横径。

Ⅲ～Ⅳ期HL国际预后评分（international prognostic score，IPS）的不良因素：白蛋白<40g/L，血红蛋白<105g/L，男性，年龄≥45岁，Ⅳ期病变，白细胞≥15×10^9/L，淋巴细胞占白细胞比例<8%和（或）淋巴细胞计数<0.6×10^9/L，每项为1分，见表11-7-4。IPS评分对预测进展期HL的PFS和OS具有指导意义。IPS评分为0分、1分、2分、3分、4分和≥5分预测的5年PFS率分别为84%、77%、67%、60%、51%、42%，5年OS率分别为89%、90%、81%、78%、61%、56%。

表11-7-4　进展期HL国际预后评分

项目	0分	1分
白蛋白	≥40g/L	<40g/L
血红蛋白	≥105g/L	<105g/L
男性	否	是
Ⅳ期	否	是
白细胞	<15×10^9/L	≥15×10^9/L
淋巴细胞	占白细胞比例<8%和（或）计数<0.6×10^9/L	占白细胞比例≥8%且计数≥0.6×10^9/L

要点小结

- 评估要通过MDT团队合作完成，才可以建立合理的HL整合诊疗流程，有助于实现最佳、个体化的整合治疗。
- 评估包括体力状况、疾病分期等方面，在此基础上得到精确的诊断，结合辅助检查，进行HL患者预后评分。
- 无论哪一种评估都要求全面、动态，在整合评估基础上更加关注患者的个体特殊性，以选择最佳的整合治疗策略。

【整合决策】

（一）内科治疗

1. 经典型HL的内科治疗　经典型HL的内科治疗包括化疗、分子靶向治疗和免疫治疗。其中，化疗是最成熟的治疗，也是目前初始治疗的主流。以本妥昔单抗（Brentuximab Vedotin）为代表的分子靶向药物，已经在HL的整合治疗领域崭露头角。PD-1单抗已经在复发/难治性HL中取得了理想疗效。

（1）早期HL的治疗：早期HL的标准治疗是放化疗整合治疗。与单纯放疗相比，化疗与放疗整合可以降低复发率，提高无病生存率。并且，由于有效化疗的加入，使得减少放疗范围和剂量成为可能，从而减少了放疗带来的心脏毒性、肺毒性和第二原发肿瘤。传统上，根据临床因素将早期HL分为预后良好组和预后不良组，两组患者的治疗方式有所不同。各研究机构对预后不良因素的定义略有不同，详见预后部分。ABVD方案是治疗HL的经典方案，也是现在临床应用最广泛的方案。之后的研究，希望使用新的方案提高疗效，并减轻毒性。最主要的两个新化疗方案是BEACOPP方案和Stanford V方案。德国霍奇金淋巴瘤组（the German Hodgkin Study Group，GHSG）于20世纪90年代设计了BEACOPP方案。GHSG设想通过增加药物种类、采用密集性用药、增高药物剂量而提高疗效。除BEACOPP

基础剂量方案（bBEACOPP，也称标准剂量方案）外，还有进一步提高剂量的 BEACOPPP 方案（eBEACOPP）和 14 天重复的 BEACOPP 方案（BEACOPP-14）。美国研究者设计了 Stanford V 方案。这个方案是希望减轻治疗的近期毒性和远期毒性。方案将非交叉耐药的药物每周给药，减少了心毒性和肺毒性药物的剂量，整个化疗时间为 12 周。诊断时淋巴结超过 5cm 的患者，须接受 36Gy 的放疗。

2 ～ 3 周期化疗后进行的 PET 扫描称为中期 PET（iPET）。多数 HL 患者 iPET 会达到阴性，这部分患者预后非常好，而少数患者 iPET 仍为阳性，提示预后差。因此，新的研究尝试用 iPET 指导后续治疗，即对于 iPET 阴性的患者，减少化疗或放疗，以降低毒性；对于 iPET 阳性的患者，则采用更强烈的治疗。这些研究更重视 iPET 检查结果，可同时纳入早期和晚期的患者。

1）早期预后良好组：早期预后良好组的标准治疗是 ABVD 方案与放疗的整合。4 周期 ABVD 方案联合 30Gy 受累野放疗（IFRT）能够取得很好的疗效。所以，GHSG 的 HD10 研究尝试降低治疗的强度。研究将 1370 例早期预后良好组 HL 患者随机分为 4 组，分别为 4 周期 ABVD 方案化疗联合 30Gy IFRT、4 周期 ABVD 方案化疗联合 20Gy IFRT、2 周期 ABVD 方案化疗联合 30Gy IFRT 和 2 周期 ABVD 方案化疗联合 20Gy IFRT。结果表明，2 周期 ABVD 化疗的疗效不劣于 4 周期 ABVD，且不良反应更轻。类似的，IFRT 20Gy 的疗效并不劣于 30Gy，且不良反应更轻。其中 2 周期 ABVD 方案化疗联合 20Gy IFRT 组的 CR 率为 96.3%，5 年 OS 率为 96.6%，5 年无治疗失败生存率为 91.2%，与其他各组无统计学差异。在 2017 年更新的结果中，2 周期 ABVD 方案化疗联合 20Gy 放疗组与 4 周期 ABVD 方案化疗联合 30Gy 放疗组的 10 年无进展生存（PFS）率均为 87%，10 年 OS 率均为 94%。两组的第二肿瘤发生率无显著差异。因此，对于预后良好的早期 HL 患者，2 周期 ABVD 方案联合 IFRT 20Gy 已经足够。

GHSG HD13 研究是尝试在早期预后良好的 ABVD 方案（多柔比星 / 博来霉素 / 长春碱 / 达卡巴嗪）基础上，去掉博来霉素和（或）达卡巴嗪，以减轻毒性。此项非劣效研究是在 2 周期化疗后给予 30Gy IFRT。患者随机接受 4 个化疗方案的治疗：ABVD 方案、ABV 方案（ABVD 方案减去达卡巴嗪）、AVD 方案（ABVD 方案减去博来霉素）和 AV 方案（ABVD 方案减去博来霉素和达卡巴嗪）。研究显示，不含达卡巴嗪的方案疗效明显降低。与 ABVD 方案相比，ABV 方案的 5 年无进展失败生存（freedom from treatment failure，FFTF）率下降了 11.5%，而 AV 方案下降了 15.2%；减去博来霉素的方案，5 年 FFTF 率下降了 3.9%。该研究的结果提示，ABVD 方案仍应作为标准方案。

一些研究探索了对于 2 ～ 3 周期 PET 为阴性的患者，是否能省去放疗。ECOG 50604 是一项 2 期研究，纳入 164 例无大肿块的Ⅰ / Ⅱ期 HL 患者，其中 60% 为预后不良型。2 周期 ABVD 化疗后行 iPET 评价疗效。Deauville 评分 1 ～ 3 分为阴性，继续接受 2 周期 ABVD 方案化疗，而阳性者接受 2 周期高剂量 BEACOPP 方案化疗（博来霉素、依托泊苷、多柔比星、环磷酰胺、长春新碱、丙卡巴肼和泼尼松）联合 IFRT。iPET 阴性组的 3 年 PFS 率为 91%，而 iPET 阳性组为 66%。研究显示，对于无大肿物的早期 HL，如果 iPET 为阴性，单纯 ABVD 方案化疗 4 周期能够取得长期缓解。

近年有多项Ⅲ期临床研究，在中期 PET 阴性的患者中，比较单纯化疗与联合化、放疗，包括英国的 RAPID 研究、EORTC 的 H10 研究和 GHSG 的 HD16 研究。这些研究一致表明，单纯化疗组的 PFS 较化放联合治疗组低（绝对差异为 4% ～ 12%），而总生存率在两组间无统计学差异。新近报道的 HD16 研究中，所有患者均为预后良好早期 HL，在 2 周期 ABVD 方案联合 20Gy IFRT 组与 2 周期 ABVD 方案组，5 年 PFS 率分别为 93.4% 和 86.1%（绝对差异 7.3%），5 年 OS 率分别为 98.1% 和 98.4%。

H10 研究在早期患者（包括预后良好组与预后不良组）中，先给予 2 周期 ABVD 方案化疗，之后用 PET 评价疗效。标准治疗组联合使用 ABVD 方案和放疗，无论 PET 中期评价结果。试验组在 2 周期 ABVD 方案后，若 iPET 阴性，则不再放疗（非劣效设计）；若为阳性，则转为2周期eBEACOPP联合INRT（优效性设计）。PET阴性的预后良好患者中，联合治疗组的5年PFS更优，为99.0%，而试验组为87.1%，研究未达到非劣效终点。在预后良好组中，省去放疗后带来的疗效下降更明显。而对于PET阳性的患者，eBEACOPP + INRT 较ABVD + INRT疗效更优，将5年PFS率从77.4%提高到90.6%［风险比（hazard ratio，HR），0.42；95% CI，0.23～0.74；P=0.002］。

因此，对于早期预后良好组，如果不考虑中期PET评价，推荐行2～4周期ABVD方案化疗联合20Gy放疗。在做中期评价时，如果2周期后iPET为阴性，推荐再行ABVD方案化疗后行30Gy放疗，若iPET为阳性，推荐行eBEACOPP方案2周期后行30Gy放疗。

对于60岁及以上的患者，最常用的化疗方案是ABVD。这些患者难以耐受BEACOPP这样的强化方案。HD10和HD13研究老年患者的亚组分析表明，对于老年的预后良好HL患者，2周期ABVD加20Gy IFRT/ISRT已经非常有效。而对HD10、HD11和HD13研究的分析表明，ABVD方案4周期在60岁以上患者中的严重不良事件发生率较高，尤其是血液学毒性和博来霉素相关的肺毒性，因此治疗相关死亡率高于2周期ABVD方案。因此，对于早期预后良好的老年患者，推荐2周期ABVD方案联合放疗。如果需要使用超过2个周期的化疗，建议在后续治疗中使用AVD方案。

2）早期预后不良组：早期预后不良患者采用ABVD方案联合IFRT，能够取得很好疗效，肿瘤长期控制率约为80%。对于早期预后不良的患者，一系列研究探索了合适的治疗强度。

HD11研究是一项2×2的析因分析。1395例早期预后不良的初治HL患者，被随机分为4组：4周期ABVD方案联合30Gy IFRT、4周期ABVD联合20Gy IFRT、4周期BEACOPP基础方案联合30Gy IFRT，以及4周期BEACOPP基础方案联合20Gy IFRT。5年FFTF率为85.0%，5年OS率为94.5%，5年PFS率为86.0%。当后续接受20Gy放疗时，BEACOPP较ABVD方案能提高5年FFTF率5.7%（95% CI，0.1%～11.3%）。而当后续接受30Gy放疗时，两个化疗方案组间无统计学差异。类似的，当先采用BEACOPP方案化疗后，20Gy的疗效不劣于30Gy，而当采用ABVD方案化疗后，不能除外20Gy劣于30Gy的可能性。

H9-U研究中，对照组为6周期ABVD联合IFRT，试验组为4周期ABVD方案联合IFRT和4周期BEACOPP基础方案联合IFRT。4周期ABVD方案、4周期BEACOPP基础方案、6周期ABVD方案的5年EFS率分别为85.9%、88.8%和89.9%。两个试验组疗效均不劣于对照组。BEACOPP方案组缩短了治疗时间，但较6周期或4周期ABVD组有更高的严重不良事件发生率。因此，对于早期预后不良患者，6周期ABVD方案化疗并不必要。HD14研究将早期预后不良的60岁以下HL患者随机分为两组，标准治疗组采用ABVD方案4周期，另一组采用2周期eBEACOPP方案之后行2周期ABVD方案化疗，两组都在化疗后行30Gy IFRT。共入组1528例患者，试验组的FFTF率较标准治疗组提高了7.2%，5年PFS率提高了6.2%。两组的总生存无显著性差异。试验组的急性毒性更重，但治疗相关死亡和第二原发肿瘤发生率未升高。结果表明，对于60岁以下的患者，2周期eBEACOPP方案之后行2周期ABVD方案化疗，可以提高无治疗失败生存率。

根据iPET调整治疗的研究中，H10研究已报道了结果。预后不良患者iPET阴性时，联合治疗组与单纯化疗组的5年PFS率分别为92.1%和89.6%（HR，1.45; 95% CI，0.8～2.5）。研究未达到非劣效终点。如前所述，在iPET阳性患者中，改用BEACOPP方案可以显著提高5年PFS率。因此，对预后不良早期HL的患者，推荐行以下治疗：在不考虑iPET结果的情况下，行4周期ABVD方案化疗联合30Gy放疗；而对于行iPET评价的患者，如果iPET为阴性，再行2周期ABVD方案化疗（治疗全过程共4个周期），若iPET为阳性，推荐再行2周期eBEACOPP方案化疗，继以30Gy放疗。

对于60岁及以上的患者，不推荐eBEACOPP方案。对于早期预后不良的老年HL患者，推荐采用2周期ABVD方案，继以2周期AVD方案，之后行30Gy放疗。

（2）晚期 HL 的治疗：MOPP 方案是霍奇金淋巴瘤治疗发展史上里程碑性的方案，使霍奇金淋巴瘤由不治之症变为治愈率很高的疾病。但这一方案仍有部分患者耐药，并且可能引起生殖毒性和第二原发肿瘤。为了提高疗效并减轻毒性，米兰癌症研究所设计了 ABVD 方案。之后，CALGB 在晚期患者中随机对照 ABVD 方案，ABVD、MOPP 方案和 ABVD/MOPP 交替方案。结果表明，ABVD 方案、ABVD/MOPP 方案的 CR 率和无治疗失败生存率均高于 MOPP 方案；前两组的 OS 数值也较 MOPP 方案高，但无统计学差异。3 组中 ABVD 方案的毒性最轻。因此，ABVD 方案成为晚期 HL 的标准方案。在欧洲进行了一系列与 BEACOPP 方案相关的研究。HD9 研究中，新诊断的预后不良Ⅱ B 或Ⅲ / Ⅳ期患者接受 8 周期 COPP-ABVD 方案（环磷酰胺、长春新碱、丙卡巴肼和泼尼松，与 ABVD 方案交替）、bBEACOPP 方案或 eBEACOPP 方案，后续接受必要的局部放疗。COPP-ABVD 方案、bBEACOPP 方案、eBEACOPP 方案的 5 年无治疗失败（freedom from treatment failure）率分别为 69%、76% 和 87%。bBEACOPP 方案和 eBEACOPP 方案的 FFTF 率均显著优于 COPP-ABVD 方案。COPP-ABVD 方案、bBEACOPP 方案、eBEACOPP 方案的 5 年 OS 率分别为 83 %、88 % 和 91%，而 eBEACOPP 方案的 OS 也显著优于 COPP-ABVD 方案。15 年长期随访也证实 eBEACOPP 方案组的 PFS 率和 OS 率显著高于 COPP-ABVD 方案。但值得一提的是，这一方案的急性毒性较重，并且 15 年第二原发肿瘤发生率为 11.4%。因此，后续的研究尝试减少 eBEACOPP 方案的周期数，以减轻毒性而维持疗效。

HD12 研究将晚期 HL 患者随机分为两组，一组患者接受 8 周期 eBEACOPP 方案，另一组先接受 eBEACOPP 方案 4 周期，然后接受 bBEACOPP 方案 4 个周期（4+4）。结果显示，4+4 方案并未显著减轻毒性，并可能降低疗效。HD15 随机对照研究表明，6 周期 eBEACOPP 方案和 8 周期 BEACOP-14 方案的 FFTF 率均不劣于 8 周期 eBEACOPP。6 周期 eBEACOPP 方案组的 5 年 OS 率为 95.3%，显著高于 8 周期 eBEACOPP 的 91.9%。因此，GHSG 推荐将 6 周期 eBEACOPP 方案作为标准治疗。HD2000、EORTC 20012 和 LYSAH34 等研究直接比较了 BEACOPP 方案与 ABVD 方案，BEACOPP 方案在部分研究中显示出了 EFS 或 PFS 的提高，但各项研究均未显示有统计学差异的总生存率提高。BEACOPP 急性毒性较重，第二原发肿瘤的发生率高，不宜使用过多周期。E2496 是一项随机Ⅲ期研究，在晚期 HL 患者中比较 Stanford V 方案与 ABVD 方案。两组的总缓解率无明显差异，Standford V 方案与 ABVD 方案的 CR 率分别为 69% 和 73%；中位随访 6.4 年时，两组的 5 年 FFS 率分别为 71% 和 74%（$P = 0.32$）。

近年来，一系列研究探索通过 iPET 调整 HL 的后续治疗强度。在 RATHL 研究中，纳入新诊断的 HL 患者，包括 Ann Arbor 分期Ⅱ B 至Ⅳ期，或Ⅱ A 期有不良预后因素（大肿块或至少 3 个受累部位），研究中Ⅱ期患者占 42%。患者接受基线 PET/CT 扫描，在 2 周期 ABVD 方案后接受 iPET/CT 检查。iPET 阴性者被随机分为两组，一组继续接受 4 周期 ABVD 方案化疗（共 6 周期），另一组再接受 4 周期 AVD 方案化疗。对于 iPET 阴性的患者，不推荐行放疗。iPET 为阳性者接受 BEACOPP 方案化疗（BEACOPP-14 或 eBEACOPP）。AVD 方案组的 3 年 PFS 率为 84.4%，略低于 ABVD 方案组的 85.7%，OS 率类似。AVD 方案组的呼吸系统毒性更轻。BEACOPP 方案治疗了 172 例中期 PET 阳性的患者，3 年 PFS 率为 67.5%，OS 率为 87.8%，BEACOPP-14 和 eBEACOPP 的疗效无显著差异。

S0816 研究中，Ⅲ～Ⅳ期 HL 患者，给予 2 个周期 ABVD 方案后行 iPET 检查，Deauville 评分为 1～3 分者继续接受 4 周期 ABVD，而 iPET 阳性者接受提高剂量的 BEACOPP 方案 6 周期。全组的 5 年 OS 率为 94%，PFS 率为 74%。在 iPET 阳性的患者中，5 年 PFS 率为 66%，显著优于历史数据中 ABVD 方案的 PFS 率（15%～30%），但第二原发肿瘤发生率升高。GITIL/FIL HD 0607 研究中，晚期患者在 2 周期 ABVD 方案后行 iPET 检查。阳性者接受 4 周期提高剂量的 BEACOPP 方案，加 4 周期标准 BEACOPP，加减利妥昔单抗。iPET 阴性者继续接受 ABVD 方案化疗。全组的 3 年 PFS 率为 82%，iPET 阳性者和阴性者的 3 年

PFS率分别为60%及87%。在iPET阳性的患者中，加用利妥昔单抗并不提高疗效。全组3年OS率为97%，其中iPET阴性者为99%，而iPET阳性者为89%。HD 0801研究对iPET阳性的患者采取了更激进的治疗。将接受过ABVD方案治疗的患者，若iPET阳性，则转换为解救化疗方案，并转为高剂量化疗联合造血干细胞移植。阴性者继续接受4周期ABVD方案化疗。iPET阳性患者的2年PFS率为76%，iPET阴性患者为81%。iPET阳性组中超过70%的患者能成功解救治疗，并且PFS率与iPET阴性组接近。以上研究显示，对于起始接受ABVD方案化疗的患者，iPET阴性患者的降阶梯治疗是可行的，而iPET阳性者接受eBEACOPP方案后PFS率都明显高于历史数据。

另一些研究是一开始给予较强烈的方案如eBEACOPP，然后对iPET阴性的患者尝试降低化疗强度，如HD18研究和AHL2011研究。这些研究提示，对于起始接受eBEACOPP方案，iPET指导下的治疗调整是有效的。当iPET阴性时，可以降低治疗强度，而当iPET为阳性时，继续使用eBEACOPP方案仍能取得较好的疗效。但如此高强度的方案，在中国人中的耐受性欠佳，需要在有经验的中心进行，并且须注意支持治疗。

在靶向治疗领域，本妥昔单抗联合化疗用于晚期cHL取得了良好疗效。本妥昔单抗是CD30单抗与微管相关抑制剂——甲基澳瑞他汀E的偶联药物。ECHELON-1研究随机对照A+AVD方案（本妥昔单抗代替ABVD方案中的博来霉素）与ABVD方案一线治疗Ⅲ/Ⅳ期经典HL。主要研究终点为调整的PFS，定义为以下情况的时间：进展，死亡，或未并接受后续抗肿瘤治疗。A-AVD方案与ABVD方案组2年调整的PFS率为82.1%（95% CI，78.8～85.0）和77.2%［95% CI，73.7～80.4（*P*=0.04）］。A-AVD组的中性粒细胞减少和外周神经毒性更常见，而肺毒性更少见。基于这项研究，美国与欧盟已批准此药相关适应证。这一药物在我国尚未上市。

基于以上研究，推荐对于Ⅲ/Ⅳ期的cHL患者，推荐ABVD方案化疗6周期，加减放疗。对于一般状况较好，风险较高的60岁以下患者，可使用eBEACOPP方案化疗4～6周期，加减放疗。在考虑iPET的情况下，对于起始接受ABVD方案的患者，若iPET为阴性，建议继续接受4周期AVD方案化疗；若iPET为阳性，建议接受4周期eBEACOPP方案化疗（若可耐受），或4周期ABVD方案化疗。对于起始接受eBEACOPP方案化疗的患者，若iPET为阴性，则再接受2周期eBEACOPP方案化疗，若iPET为阳性，则再接受4周期eBEACOPP方案化疗。

（3）复发/难治的经典型HL的治疗：复发/难治CHL患者二线化疗方案选择的原则应该根据复发的类型和既往治疗时的用药情况。首次治疗结束后，无病生存时间直接影响复发患者的预后，也影响治疗方案的选择。既往没有接受过化疗的患者，ABVD等一线化疗方案可以取得满意的效果。首次化疗结束后缓解时间超过1年的复发患者，应用一线治疗时使用过的化疗方案仍然能够取得良好的效果，并且能够达到第二次CR。一线诱导化疗失败或者首次缓解后短时间内复发，则解救方案不应该包括既往使用过的药物。可供选择的方案包括DHAP方案（地塞米松+高剂量阿糖胞苷+顺铂）、DICE方案（地塞米松+异环磷酰胺+顺铂+依托泊苷）、ESHAP方案（依托泊苷+甲泼尼龙+高剂量阿糖胞苷+顺铂）、GDP方案（吉西他滨+顺铂+地塞米松）、GVD方案（吉西他滨+长春瑞滨+脂质体多柔比星）、ICE方案（异环磷酰胺+卡铂+依托泊苷）、IGEV（异环磷酰胺+吉西他滨+长春瑞滨）、miniBEAM方案（卡莫司汀+依托泊苷+阿糖胞苷+米尔法兰）、MINE方案（美司钠+异环磷酰胺+米托蒽醌+依托泊苷）和苯达莫司汀等。

多项随机临床研究证实对复发/难治CHL患者，解救治疗缓解后采用高剂量化疗联合自体造血干细胞移植（high dose chemotherapy with autologous hematopoietic stem cell transplantation，HDC/auto-HSCT）巩固治疗较单纯解救化疗显著改善患者的EFS和PFS，总生存期无明显改善；另有试验显示无论是早期复发还是晚期复发，患者均能从HDC/auto-HSCT中获益。

以下一般状态好的复发/难治CHL患者，解救治疗缓解后，应该选择HDC/auto-HSCT作为巩固治疗：①初治完全缓解后复发，缓解持续时间

＜ 12 个月；② 初治完全缓解后复发，缓解持续时间＞ 12 个月，但复发时病变广泛或伴有结外病灶等不良因素；③ 解救治疗缓解后再次复发；④ 一线治疗未完全缓解或治疗中进展。

本妥昔单抗（BV）是一种靶向 CD30 的抗体药物偶联物，已被证明对 CD30 阳性的复发性或难治性淋巴瘤患者有效。在一项单臂多中心Ⅱ期临床试验中，102 例 CD30 阳性并且 HDC/auto-HSCT 失败的 HL 患者接受 BV 治疗，总体缓解率（overall response rate，ORR）和完全缓解率（complete response rate，CRR）分别为 75% 和 34%。基于该项临床研究结果，FDA 批准该药物用于治疗 HDC/auto-HSCT 失败的 HL 患者或至少已接受两种化疗方案且不适合接受 HDC/auto-HSCT 的患者。在中位随访 3 年时，估算的中位 OS 和 PFS 分别为 40.5 个月和 9.3 个月。在接受 BV 获得 CR 的患者中，估算的 3 年 OS 率和 PFS 率分别为 73% 和 58%，提示对 BV 有反应的患者可获得持久缓解。进一步的前瞻性Ⅲ期随机对照研究显示，作为 HDC/auto-HSCT 后高危患者（一线治疗难治，一线治疗后缓解持续时间＜ 12 个月或一线治疗后缓解持续时间≥ 12 个月但伴有结外侵犯）的巩固治疗，BV 较安慰剂可显著改善 PFS（2 年 PFS 率分别为 63% 和 51%，P=0.001 3），两组间 OS 无统计学差异。此外，BV 与苯达莫司汀、ICE 或 ESHAP 方案联用可以增强抗肿瘤效应，作为复发 / 难治 CHL 患者 HDC/auto-HSCT 前的二线解救治疗，PET 阴性的完全缓解率高达 75% ～ 90%。

在经典型霍奇金淋巴瘤（CHL）中，R-S 细胞（Reed-Sternberg cells）存在 9p24.1 染色体异常，导致程序性死亡因子配体 1（programmed death-ligand 1，PD-L1）和程序性死亡因子配体 2（programmed death-ligand 2，PD-L2）过表达，通过与 T 细胞表面程序性死亡因子 1（programmed death-1，PD-1）相互作用，抑制 T 细胞活性，从而导致肿瘤免疫逃逸。多项研究结果显示免疫检查点抑制剂 PD-1 单抗在复发 / 难治的 CHL 患者具有较高的缓解率和较长的缓解持续时间。

纳武利尤单抗（Nivolumab）是首个被 FDA 批准用于治疗复发 / 难治 CHL 的免疫检查点抑制剂，适应证为 HDT/auto-SCR 和 BV 治疗失败后的复发 / 难治 CHL 患者或者至少经过三线系统化疗的复发 / 难治 CHL（HDT/auto-SCR）。在一项Ⅱ期研究（CheckMate 205 试验）中，80 例 HDT/auto-SCR 和 BV 均治疗失败的 CHL 患者接受纳武利尤单抗治疗，经独立中心影像评估委员会评估的 ORR 为 66.3%，CR 率为 9%。后续完整 CheckMate 205 试验报告分析了纳武利尤单抗对复发或难治性 HL 患者的安全性和有效性。根据既往治疗可将患者分为 3 个队列：队列 A 为 63 例未经 BV 治疗患者，队列 B 为 80 例 HDT/auto-SCR 后接受 BV 治疗患者（之前已报道），队列 C 为 100 例 HDT/auto-SCR 前或接受 BV 治疗患者。总体 ORR 为 69%，3 组 ORR 分别为 65%、68% 和 73%；总体 CR 率为 16%，3 组 CR 率分别为 29%、13% 和 12%；总体中位 PFS 为 14.7 个月，3 组 PFS 分别为 18.3、14.7 和 11.9 个月。无论患者既往是否使用过 BV，患者均可能长期获益。最常见的 3 ～ 4 级药物相关不良事件为脂肪酶增加（5%）、中性粒细胞减少（3%）和丙氨酸转氨酶增加（3%）。帕博利珠单抗（Pembrolizumab）是第 2 个被 FDA 批准用于治疗复发 / 难治 CHL 的免疫检查点抑制剂，适应证为耐药者或者既往经过三线或以上系统治疗失败的复发 / 难治成人及儿童 CHL。一项Ⅱ期临床试验 KEYNOTE-087 入组了 210 例 HDC/auto-HSCT 后复发和（或）BV 治疗失败的 CHL 患者，接受帕博利珠单抗单药治疗，ORR 为 69%，CR 率为 22.4%，9 个月 PFS 率为 63.4%，OS 率为 97.5%；亚组分析显示，HDC/auto-HSCT 后 BV 治疗失败、BV 治疗失败但是未接受过 HDC/auto-HSCT 及 HDC/auto-HSCT 后进展但未接受过 BV 治疗的患者有效率相似（相应的 ORR 分别为 73.9%、64.2% 和 70%）。最常见的不良反应（发生率至少大于 20%）包括疲劳、发热、咳嗽、肌肉骨骼疼痛、腹泻、皮疹和高转氨酶血症。NCCN 复发难治性 CHL 患者检查点抑制剂（checkpoint inhibitors，CPI）的一般指南如下：①对于 HDT/auto-HSCT + BV 后复发或进展的 CHL 患者，建议使用 CPI；②对于因合并症或二线化疗失败而不适合移植的复发 / 难治性 CHL 患者，CPI 也是一种选择；③异基因移植后，患者可以接受纳武利尤单抗或帕博利珠单抗。关于异基因移植后使用 CPI 的数据有限；由于

GVHD（移植物抗宿主病）和其他免疫并发症的风险增加，异基因移植前应审慎使用CPI。

信迪利单抗（Sintilimab）是首个获得中国国家药品监督管理局（National Medical Products Administration，NMPA）批准用于治疗至少经过二线系统化疗的复发/难治CHL的PD-1单抗，该适应证的批准基于ORIENT-1临床试验。ORIENT-1研究是一项Ⅱ期多中心单臂临床试验，96例复发/难治CHL患者接受信迪利单抗治疗，92例患者纳入疗效分析，经独立中心影像评估委员会评估的ORR为80.4%，CR率为34%，疾病控制率为97.8%，6个月PFS率为77.6%；整体安全性良好，发热是最常见的不良反应，多为1～2级。卡瑞利珠单抗（Camrelizumab）也已获得NMPA批准用于治疗至少经过二线系统化疗的复发/难治CHL。卡瑞利珠单抗临床试验共纳入75例auto-HSCT和（或）≥2线全身化疗、不适合进行auto-HSCT的R/RCHL患者，截至末例患者入组后6个月，ORR为84.8%，CR率为30.3%，反应性毛细血管增生症是最常见的不良反应，发生率为97.3%。替雷利珠单抗（Tislelizumab）是第3个获得NMPA批准用于治疗至少经过二线系统化疗的复发/难治CHL的PD-1单抗。关键性Ⅱ期临床研究共纳入70例患者。中位随访时间9.8个月时，ORR为87.1%，CR率为61.4%；甲状腺功能减低是最常见的不良反应，发生率为32.9%。

虽然PD-1单抗单药治疗复发耐药CHL可获得较高的ORR，但多数研究CR率仍不高。多项PD-1单抗联合化疗或靶向药物治疗复发耐药CHL的临床研究正在进行中，以进一步提高复发耐药CHL的CR率和治愈率。在一项地西他滨（10mg/d，d1～d5）联合卡瑞利珠单抗治疗复发耐药CHL的Ⅱ期临床试验，在未接受过PD-1治疗的患者中，卡瑞利珠单抗单药CR率为32%，3～4级不良反应发生率为3%，联合用药CR率为71%，3～4级不良反应发生率为37%；既往接受过PD-1治疗的患者，联合用药CR率为28%，PR率为24%。联合剂量地西他滨相比PD-1抗体单药治疗将CR率提高了1倍以上。

2. 结节性淋巴细胞为主型HL的治疗　结节性淋巴细胞为主型HL（NLPHL）的特点为病程进展缓慢和远期复发少见。同CHL相比，NLPHL有不同的自然病程和治疗效果。大多数患者系早期病变，很少出现B症状、纵隔或结外受累和大肿块型病变。具有大肿块病变、膈下病变或脾脏受累的患者，极有可能转变为大细胞淋巴瘤。

初治NLPHL的治疗原则如下：①ⅠA/ⅡA期（无大肿块），观察或局部放疗。②ⅠB/ⅡB期和ⅠA/ⅡA期（有大肿块），局部放疗 ± 化疗 ± 利妥昔单抗治疗。③Ⅲ/Ⅳ期，化疗 ± 利妥昔单抗 ± 局部放疗。

NLPHL并无首选化疗方案，可选择ABVD（多柔比星+博来霉素+长春新碱+达卡巴嗪）、CHOP（环磷酰胺+多柔比星+长春新碱+泼尼松）、CVP方案（环磷酰胺+长春新碱+泼尼松）等。该类型肿瘤细胞CD20表达阳性，因此联合抗CD20单抗可能会提高治疗效果。回顾性研究结果显示利妥昔单抗/环磷酰胺/多柔比星/长春新碱/泼尼松（R-CHOP）方案治疗NLPHL取得了较好疗效。

对疑似复发者应重新进行活检以排除转化为侵袭性淋巴瘤的可能。转化为弥漫大B细胞淋巴瘤患者的治疗参考相应章节。有研究显示NLPHL复发时病变局限者应用利妥昔单抗或奥法木单抗等抗CD20单抗单药治疗可有效控制疾病。复发时病变广泛且合并较多不良预后因素的患者可能需要更积极的解救治疗，包括进行HDC/auto-HSCT和联合抗CD20单抗。由于NLPHL不表达CD30，因此不推荐应用BV治疗。

（二）放射治疗

放疗是早期HL整合治疗的重要组成部分。近期发表的RAPID、H10和HD16研究均证实早期低危患者即使2～3周期后PET/CT评估达到CR，放疗仍然能够提高5年无进展生存。早期HL化疗后采用受累部位或受累淋巴结照射，而非扩大野照射。早期HL化疗抗拒或不能耐受化疗时，可以采用挽救性、根治性扩大野照射。对于预后好早期HL，2周期ABVD方案化疗加20Gy放疗是标准治疗手段；预后不良早期HL接受4周期ABVD方案化疗加+30 Gy放疗是标准治疗原则。对于NLPHL，目前推荐ⅠA/ⅡA期非大肿块患者采用受累部位放疗 30 ～ 36Gy。对于ⅠB、ⅡB 期及有大肿块患者推荐化疗加受累部位放疗。

晚期患者可在化疗基础上考虑残留病灶放疗。早期 HL 首程化疗后早期失败或晚期 HL 化疗后失败，应采用挽救性化疗，合适病例考虑大剂量化疗与自体干细胞移植支持。早期 HL 不能耐受化疗或化疗抗拒，应采用挽救性放疗作为根治性治疗手段。干细胞移植前或移植后放疗能够进一步提高肿瘤远期控制，推荐作为标准挽救治疗的一部分。

由于化疗后失败的主要部位仍然位于初始的淋巴结受累部位，受累部位或受累淋巴结照射仍能有效降低疾病复发风险。和受累野比较，受累淋巴结照射进一步缩小了照射体积，危及器官照射剂量降低了 20% ～ 50%。国际淋巴瘤放疗协作组近期发表指南，指导受累淋巴结 / 部位照射的靶区勾画。目前回顾性数据和前瞻性 H10 研究初步验证了缩小射野的安全性和有效性，成为 NCCN 指南和欧洲淋巴瘤治疗组织推荐的首选放疗技术。受累淋巴结照射（INRT）：化疗前对肿瘤进行充分评估，在放疗治疗体位下行 PET/CT 检查，并整合至化疗后放疗的定位 CT 中，准确照射所有化疗前大体肿瘤位置，为受累淋巴结照射。这个定义强调两点，一是照射野即化疗前 GTV 的范围，二是必须在化疗前有放疗体位下的 PET/CT 检查。受累部位照射（ISRT）：当没有条件获得精准的化疗前影像时，可以通过适度增大射野以涵盖治疗中的不确定性因素，即受累部位照射。在缺乏化疗前治疗体位的精确影像学资料时，可参考化疗前后的影像学信息，勾画出化疗前肿瘤位置，外放一定边界来补偿这种影像学的不确定性，即受累部位照射。应用现代放疗技术如调强放射治疗（intensity modulated radiation therapy，IMRT）、质子治疗（proton therapy）、呼吸门控技术、图像引导放疗和四维影像等技术有望进一步减少正常组织照射剂量。

（三）疗效评价

目前 HL 的疗效评估主要依据 2014 年版 Lugano 疗效评价标准，分为影像学缓解（CT/MRI 评效）和代谢缓解（PET/CT 评效）。推荐 PET/CT 或者全身增强 CT 扫描检查评估。NCCN 建议，对于接受整合治疗的患者在接受 ABVD 化疗 2 ～ 4 周期后进行 PET 检查并根据 Deauville 标准（5-PS）进行中期疗效评估，而对于单纯化疗的患者则在 ABVD 化疗 2 周期后进行 PET 检查并根据 Deauville 标准进行中期疗效评估。

要点小结

- 早期 CHL 的标准治疗是化放疗整合治疗；晚期 CHL 以化疗为主，放疗为辅；复发 / 难治 CHL 患者二线化疗方案的选择应根据复发的类型和既往治疗时的用药情况。PD-1 单抗已被 NMPA 批准用于复发 / 难治 CHL 患者的三线治疗。NLPHL 应依据分期进行相应的治疗选择。
- 在整个抗肿瘤治疗过程中，关注患者营养状况的筛查、评估和维持是非常重要的一环，针对性给予具体的营养指导是常采用的方法。
- 对患者抗肿瘤治疗后的并发症应积极预防、及时发现并处理，尽量维持患者的生活质量，最大限度减轻患者痛苦。

【康复随访及复发预防】

（一）总体目标

HL 为一种治愈率较高的恶性肿瘤，随访的主要内容包括对肿瘤部位的定期复查，还包括早期发现抗肿瘤治疗相关的远期不良反应，并及时进行干预处理，以延长患者的总生存期，并提高患者的生活质量。

（二）整合管理

肿瘤患者易出现紧张、恐惧的心理；抗肿瘤治疗的不良反应和相关经济压力等诸多因素均可导致患者出现悲观、绝望的心理。这些不良心理状态可能会影响疾病的治疗和康复。医务人员应与患者及家属深入交谈，多方面获取患者的相关资料，评估患者当前存在的心理问题、严重程度及对疾病的影响。在临床工作中，医务人员通过耐心倾听，给予患者充分的心理支持；做好疾病相关诊疗策略的解释工作，消除患者顾虑，帮助患者正确对待疾病，积极治疗。此外，鼓励患者家属、亲友和邻居等给予患者身心支持，实行医院—社区—家庭三位一体照护，保证患者心情舒畅、营养充足，以提高患者机体免疫力，有利于患者身心康复。

（三）严密随访

1. 体格检查和血液学检查　在治疗结束后的 1～2 年每 3～6 个月进行一次体格检查和血液检查（包括血常规、肝肾功能；如果红细胞沉降率在最初诊断时升高，也需要复查红细胞沉降率），之后 3 年内每 6～12 个月进行一次，然后每年一次。

2. 影像学检查　在治疗结束后的 6 个月、12 个月和 24 个月，或在有临床指征时，进行颈部/胸腔/腹腔/盆腔增强 CT 扫描。然而，由于 PET 存在假阳性风险，不建议将其作为常规检查。

（四）常见问题处理

继发性恶性肿瘤、心血管疾病、甲状腺功能减退和生育功能障碍是 HL 长期生存者最严重的迟发性反应。随访时间越长，发生这些迟发性反应的概率越高。应当根据年龄、病变分期和初始治疗方式等临床状况制订个体化迟发反应的随访计划。接受胸部或腋窝放疗的女性，应在治疗结束后 8～10 年或 40 岁时（以较早者为准）开始，每年进行一次乳腺癌筛查（用乳房 X 线检查和 MRI）。建议每年进行血压监测，并对心血管危险因素进行积极治疗。此外，对于曾行颈部放疗患者应考虑在治疗完成后以 10 年的间隔行基线负荷试验或超声心动图和颈动脉超声（对于曾行颈部放疗患者）。曾接受颈部或上纵隔放疗的长期生存者中约 50% 有甲状腺功能异常，大部分为甲状腺功能减退；患者在治疗后应至少每年进行一次甲状腺功能检查。

（五）积极预防

病因预防是一级预防。要避免接触那些已知的可能导致恶性淋巴瘤的物质，如苯、砷等化学物品；戒烟，远离电离辐射和光污染；保持良好的心态以保证机体免疫力正常；了解淋巴瘤的早期临床表现，提高警惕性。

早发现、早诊断、早治疗是二级预防。定期健康检查有助于实现早发现、早诊断和早治疗，提高淋巴瘤的治愈率。

临床规范化、个体化整合治疗则是三级预防。三级预防可以防止伤残和促进功能恢复，提高生存质量，延长生存期，降低病死率。

要点小结

- 随访的主要内容包括对肿瘤部位的定期复查，还包括定期监测抗肿瘤治疗相关远期不良反应。
- 应当根据患者年龄、病变分期和初始治疗方式等制订个体化随访计划。

早期 HL 仍以整合治疗为主，在权衡疗效和不良反应的基础上，可个体化调整放化疗强度。PET/CT 指导的治疗为晚期 HL 患者提供了更精准的整合治疗策略。PD-1 单抗和抗 CD30 单抗（本妥昔单抗）均在复发耐药的 HL 中获得了较好的疗效。BV 联合 AVD 的整合治疗方案可能成为晚期 HL 一线治疗的新选择。PD-1 单抗与化疗或靶向药物整合治疗方案可能为复发耐药 CHL 带来更大的治愈希望。

要点小结

- 早期 HL 可个体化调整放化疗强度。
- BV 联合 AVD 方案可能成为晚期 HL 一线治疗的新选择。
- 复发耐药 CHL 新的治疗选择包括 PD-1 单抗联合化疗或靶向药物等。

（石远凯　何小慧　杨　晟
桂　琳　李小秋　刘　瑛
杨　勇　朱云书　黄莉玲）

【典型案例】

霍奇金淋巴瘤整合性诊疗 1 例

（一）病情介绍

男性，28 岁。

1. 主诉　发现双侧锁骨上无痛性包块 1 月余。

2. 现病史　患者 2015 年 4 月无意中发现双侧锁骨上无痛性包块，花生米大小，进行性增大，遂就诊于当地医院，抗炎治疗无效。颈部 B 超：双侧锁骨上窝皮下软组织可见中等偏低回声结节，较大者约 1.4cm × 2.4cm。胸 CT 示右肺上叶前段软组织肿块，大小 7.2cm × 9cm，双侧锁骨上窝、纵隔多发肿大淋巴结。发病以来，无发热、盗汗、体重减轻等症状。

3. 既往及家族史　体健。否认家族性肿瘤病史。

4. 入院查体　身高 1.73m，体重 65kg，体表面积 1.78m^2，血压 125/75mmHg，心率 78 次 / 分，ECOG 评分 0 分，体温 36.5℃。

5. 辅助检查

（1）血液学实验室检查：血常规示白细胞计数 17.9 × 10^9/L，血红蛋白 125g/L，血小板 138 × 10^9/L。血液生化检查正常，红细胞沉降率 70mm/h。凝血功能正常。血液流变学检查正常。

（2）骨髓细胞学及活检：未见骨髓受侵。

（3）影像学检查：胸 CT 示前上纵隔肿物，右侧明显，与大血管间隙狭窄，主动脉弓上分界欠清。双肺门不大，主肺窗小结节，双侧胸腔未见积液。双肺透过度欠均匀，右上肺病变外侧淡薄浸润影。左肾上腺略增粗，间隙清楚，脾不大（图 11-7-1）。

6. 病理诊断　右锁骨上淋巴结活检病理示（右锁骨上）CHL，结节硬化型，IHC：CD15（+）、CD20（-）、CD3（+）、CD30（+）、CD5（+）、Cytokeratin（-）、EMA（-）、Ki-67（+ < 30%）、LCA（-）、MUM-1（弱 +）、PAX-5（弱 +）、P63（-）（图 11-7-2）。

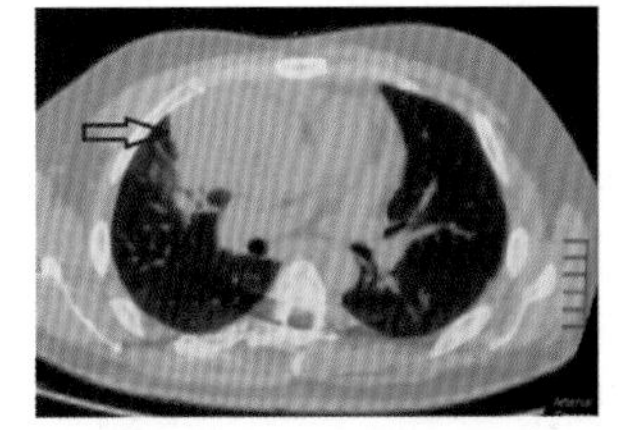
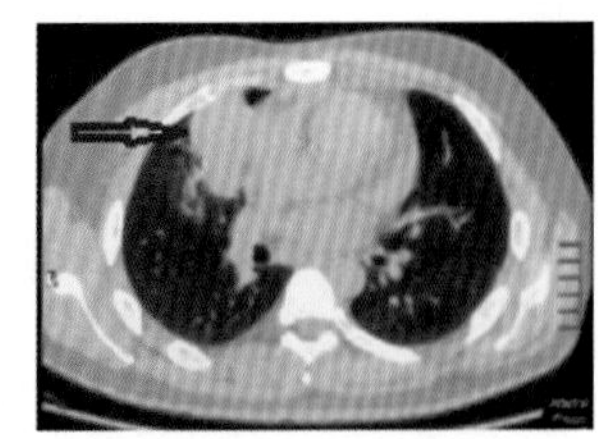
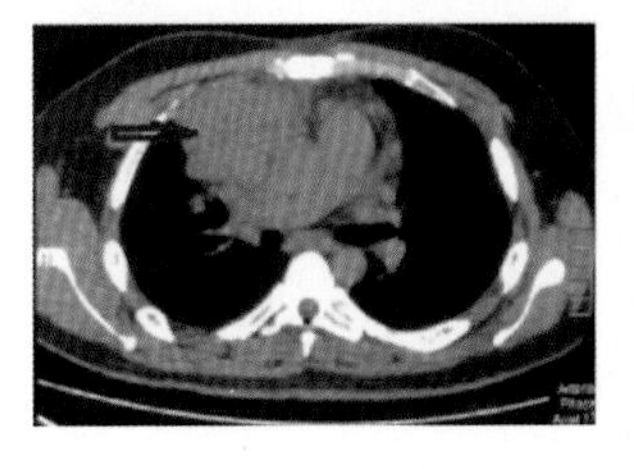
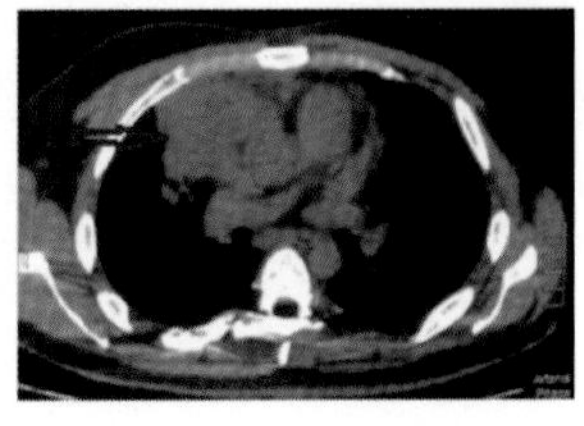

图 11-7-1　影像表现

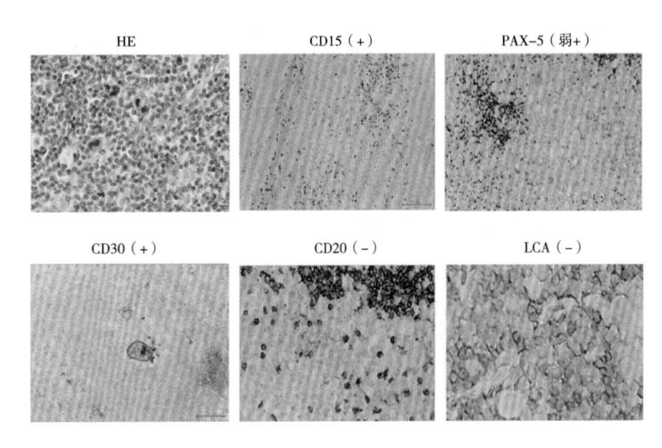

图 11-7-2　病理结果

7. 诊断　经典霍奇金淋巴瘤结节硬化型ⅡEA 预后不良组颈部，纵隔淋巴结、肺受累。

（二）整合性诊治过程

1. 关于诊断及治疗前评估

（1）MDT 团队科室组成：淋巴瘤内科、病理科和分子影像及核医学诊疗科。

（2）讨论意见

1）淋巴瘤内科：霍奇金淋巴瘤（Hodgkin lymphoma，HL）是一种累及淋巴结及淋巴系统的恶性肿瘤。男性多于女性，男女之比为（1.3 ～ 1.4）∶ 1。发病年龄在欧美发达国家呈较典型的双峰分布，分别在 15 ～ 30 岁和 55 岁以后；包括中国在内的东亚地区，发病年龄多在 30 ～ 40 岁，呈单峰分布。

约 90%HL 以淋巴结肿大为首诊症状，多起始于一组受累的淋巴结，以颈部和纵隔淋巴结最常见，此后可逐渐累及其他淋巴结区域，晚期可累及脾、肝、骨髓等。患者初诊时多无明显全身症状，20% ～ 30% 的患者可伴有 B 症状（发热、盗汗、6 个月内不明原因的体重减轻超过全身体重的 10%），此外还可有瘙痒、乏力、饮酒后疼痛等症状。

本例患者的流行病学及临床特征符合 HL 特点，分期为早期。根据早期霍奇金淋巴瘤的不良预后因素，患者为早期预后不良组。

2）病理科：目前仍沿用 2001 年 WHO 淋巴瘤分类，将 HL 分为经典型 HL 和结节性淋巴细胞为主型两大类型。其中结节性淋巴细胞为主型少见，约占 HL 的 5%；CHL 又分为 4 种组织学亚型，即富于淋巴细胞的经典型、结节硬化型、混合细胞型和淋巴细胞消减型，其中混合细胞型及结节硬化型比较多见。R-S 细胞及变异型 R-S 细胞被认为是 HL 的肿瘤细胞。典型 R-S 细胞为双核或多核巨细胞，核仁嗜酸性，大而明显，细胞质丰富；若细胞表现为对称的双核则称为镜影细胞。诊断 HL 应常规检测的免疫组化标志物包括 CD45、CD20、CD15、CD30、PAX5、CD3 和 EBV-EBER 等。对于结节硬化型 HL，20% ～ 40% 的 R-S 细胞通常表达 CD20、CD15 和 CD30。光镜下具有双折光胶原纤维束分隔，病变组织呈结节状和“腔隙型”R-S 细胞三大特点。

3）分子影像及核医学诊疗科：HL 是一种治愈率很高的恶性肿瘤，因此如何降低治疗引起的长期不良反应成为关注的焦点。PET/CT 不仅可提高分期的准确性，还可判断预后和治疗效果。近年引入了 PET/CT 进行风险调整治疗策略，以实现高治愈率的同时降低毒性，而风险调整依赖于治疗过程中尽早获得可靠的预后分层。目前 Deauville 标准已被广泛接受。PET/CT 已成为 HL 患者首次分期及疗效评估的一项重要手段。对于早期预后不良和进展期 HL 患者，iPET 评估对治疗方案的调整有重要作用。此外，治疗结束后残留灶 PET 评估阳性，也是判断其预后不良的一个重要因素。患者残留灶 PET 阴性与 PET 阳性 48 个月的 PFS 率分别为 92.6% 和 82.6%（P=0.022）。PET 在常规复查中的作用存在争议，因考虑到 PET 结果假阳性及辐射暴露风险，目前指南尚不推荐 PET 作为常规复查手段。

2. 关于治疗方案

（1）MDT 团队组成：淋巴瘤内科、放疗科、分子影像及核医学诊疗科。

（2）讨论意见

1）淋巴瘤内科：CHL 依据分期及有无预后不良因素进行分层治疗。Ⅰ～Ⅱ期霍奇金淋巴瘤的治疗原则是以化疗与放疗为主的整合治疗，单纯化疗的整体预后仍较好，但疗效未能证实不劣于整合治疗，故适用于放疗长期毒性风险超过疾病短期控制获益的患者。根据有无不良预后因素，分为预后良好组和预后不良组。预后良好组：2 ～ 4 个周期 ABVD 方案化疗联合放疗是标准治疗。2 个周期 ABVD 方案化疗后序贯 20Gy 放疗为合适的治疗选择。基于 PET/CT 中期疗效评价，2 个周期 ABVD 方案化疗后 PET/CT 阴性者，继续给予 ABVD 方案 1 ～ 2 个周期后行 20Gy 放疗，而 PET/CT 阳性者行增强剂量的 BEACOPP 方案化疗 2 个周期及 30Gy 放疗。预后不良组：4 个周期 ABVD 方案化疗联合 30Gy 放疗是标准治疗。若 2 个周期 ABVD 方案化疗后进行中期 PET/CT 评价，则 PET/CT 阴性者，再继续 ABVD 方案化疗 2 个周期后行放疗（30Gy），而 PET/CT 阳性者，改为增强剂量的 BEACOPP 方案化疗 2 个周期及放疗（30Gy）。对于小于 60 岁的年轻患者，可选择强化方案，2 个周期增强剂量 BEACOPP 方案化疗后给予 ABVD 方案 2 个周期及联合放疗（30Gy）。

2）放疗科：目前多个临床研究证实，放化疗的整合治疗与单纯化疗相比，可显著提高无病生存率或无进展生存率，在早期预后不良 HL 组中，整合治疗显著提高了总生存率。因此，单纯化疗不是Ⅰ～Ⅱ期霍奇金淋巴瘤的标准治疗方案，整合治疗仍然是早期霍奇金淋巴瘤，特别是预后不良Ⅰ～Ⅱ期的标准治疗原则。

3）分子影像及核医学诊疗科：有条件的患者应行 PET 中期评估，评估为阴性的患者，无论是否有大肿块，可以考虑不进行局部放疗。ABVD 后中期 PET 评估 3 ～ 4 分可采用更强的剂量递增

BEACOPP 整合化疗方案，1 ～ 3 分则可减少化疗药物，如采用 AVD 方案。若 Deauville 评分为 5 分则建议行组织活检，活检阴性者建议受累野放疗后观察，阳性者则按难治性 HL 处理。

4）治疗选择：先给予患者 2 个周期 ABVD 方案，PET/CT 评价疗效为 PR；后更改为强化 BEACOPP 方案，2 个周期后 PD，胸壁出现新病灶（图 11-7-3）。

3. 一线治疗进展后

（1）MDT 团队组成：淋巴瘤内科、放疗科和病理科。

（2）讨论意见

1）淋巴瘤内科：复发 / 难治 HL 患者接受二线治疗方案包括 DHAP 方案、ICE 方案、ESHAP 方案、GDP 方案、GVD 方案、IGEV 和 MINE 方案等。对于一般状态好的年轻患者，解救治疗缓解后，应选择高剂量化疗联合自体造血干细胞移植作为巩固治疗。一项回顾性研究纳入 167 例复发 / 难治 HL，其中 115 例接受了自体造血干细胞移植治疗，结果发现移植组与非移植组的 5 年 OS 率分别为 86% 和 75%，10 年 OS 率分别为 61% 和 41%。此外，本妥昔单抗、免疫检查点抑制剂等药物的问世，也为复发 / 难治 HL 患者带来了更多的治疗选择。一项多中心Ⅱ期试验纳入 92 例复发 / 难治 HL 患者，给予 PD-1 单抗治疗，结果 ORR 为 80.4%，CR 率为 34%。一项Ⅱ期试验纳入 86 例复发 / 难治 HL 患者，给予 PD-1 单抗或者 PD-1 单抗联合地西他滨治疗，结果发现既往未使用过 PD-1 单抗的患者中联合治疗可以明显提高 CR 率（71% vs. 32%），即使那些曾使用过 PD-1 单抗的患者，联合治疗依然可以获得 28% 的 CR 率。对于初治时未曾放疗的部位，也可放疗。自体造血干细胞移植后复发且仍对化疗敏感的年轻患者，可考虑行异基因干细胞移植治疗。

2）放疗科：患者系难治性 HL，经 ABVD、BEACOPP 后病情进展，主要是胸壁出现新病灶，重新取病理依然是结节硬化型霍奇金淋巴瘤，后经多线治疗包括 GemOx 及 DHAP 胸壁肿物未见明显缩小，最终经过 PD-1 抑制剂联合 ICE 方案后达到 CR，考虑患者胸壁肿物化疗敏感性差，移植后给予胸壁巩固性放疗。

3）病理科：中期评价后患者出现新病灶，疗效评价为 PD，根据 NCCN 指南，给患者胸壁肿物穿刺取病理仍然考虑经典霍奇金淋巴瘤，结节硬化型，IHC：CD15（–）、CD20（部分 +）、CD45（–）、CD30（+）、CD5（+）、CD3（–）、PAX-5（弱 +），提示患者系难治性霍奇金淋巴瘤。

4）治疗经过：患者病情进展后，胸壁再次取病理：结果示经典霍奇金淋巴瘤，结节硬化型。予以二线 GemOx 方案 2 周期 SD， DHAP 方案 2 周期 PR，4 周期后 PD；后行 PD-1 单抗联合 ICE 方案 4 周期 CR。CR 后行自体造血干细胞移植治疗，移植后胸壁部位行放疗，随访至今仍然是 CR，目前该患者无病持续缓解超过 3 年。

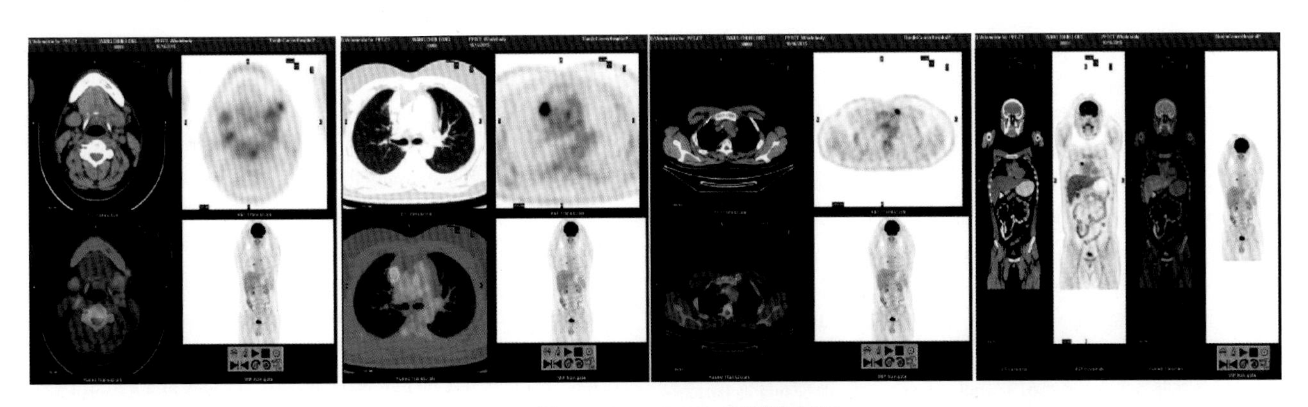

图 11-7-3　PET/CT 影像表现

（三）案例处理体会

HL是一种治愈率较高的恶性肿瘤，已有相对成熟的治疗模式。在倡导个体化整合治疗的今天，根据风险调整治疗策略也应运而生，包括治疗前、治疗中期和疗程结束的风险评估，这对HL的临床转归和治疗方案选择有重要的指导意义。目前经典型HL各期选用的ABVD和BEACOPP等经典方案也在不断优化，而临床研究重点是如何提高治愈率，在生存率最大化的同时使治疗的毒副作用降至最低。复发/难治HL的方案仍在不断探索。一些靶向药物如本妥昔单抗及PD-1/PD-L1抗体等也在复发难治肿瘤中看到了很好的疗效，这也表明未来HL治疗将进入一个探索靶向治疗、化疗和放疗优化整合组合的时代。

该患者在诊治过程中经历了多次MDT讨论，淋巴瘤的病理本身分型复杂，诊断困难，只能通过多学科整合团队开展针对性分析，为患者提供更加精准的诊断；而淋巴瘤又是放化疗相对敏感型肿瘤，治疗方案选择至关重要，决定患者的后期生存情况，同时淋巴瘤治疗的药物更新迅速，MDT团队可为患者提供规范且个体化的整合治疗方案。

（张会来　孟　斌　张希梅　朱　磊）

参考文献

中华人民共和国国家卫生健康委员会. 2019. 卵巢癌诊疗规范(2018年版). 肿瘤综合治疗电子杂志, (2): 87-96.

中华医学会核医学分会PET与分子影像学组. 2016. 淋巴瘤18F-FDG PET/CT显像临床应用指南(2016版). 中华核医学与分子影像杂志, 36(5): 458-460.

André MPE, Girinsky T, Federico M, et al, 2017. Early positron emission tomography response–adapted treatment in stage Ⅰ and Ⅱ Hodgkin lymphoma: final results of the randomized EORTC/LYSA/FIL H10 trial. J Clin Oncol, 35(16): 1786-1794.

Armand P, Engert A, Younes A, et al, 2018. Nivolumab for relapsed/refractory classic Hodgkin lymphoma after failure of autologous hematopoietic cell transplantation: extended follow-up of the multicohort single-arm phase II CheckMate 205 trial. J Clin Oncol, 36(14): 1428-1439.

Barrington SF, Mikhaeel NG, Kostakoglu L, et al, 2014. Role of imaging in the staging and response assessment of lymphoma: consensus of the international conference on malignant lymphomas imaging working group. J Clin Oncol, 32(27): 3048-3058.

Chen R, Gopal AK, Smith SE, et al, 2010. Results of a pivotal phase 2 study of brentuximab vedotin (SGN-35) in patients with relapsed or refractory Hodgkin lymphoma. Blood, 116(21): 283.

Chen R, Zinzani PL, Fanale MA, et al, 2017. Phase II study of the efficacy and safety of pembrolizumab for relapsed/refractory classic Hodgkin lymphoma. J Clin Oncol, 35(19): 2125-2132.

Cheson BD, Fisher RI, Barrington SF, et al, 2014. Recommendations for initial evaluation, staging, and response assessment of Hodgkin and non-Hodgkin lymphoma: the Lugano classification. J Clin Oncol, 32(27): 3059-3067.

Fuchs M, Goergen H, Kobe C, et al, 2019. Positron emission tomography–guided treatment in early-stage favorable Hodgkin lymphoma: final results of the international, randomized phase Ⅲ HD16 trial by the German Hodgkin study group. J Clin Oncol, 37(31): 2835-2845.

Garcia-Sanz R, Sureda A, Alonso-Alvarez S, et al, 2015. Evaluation of the regimen brentuximab vedotin plus ESHAP (BRESHAP) in refractory or relapsed Hodgkin lymphoma patients: preliminary results of a phase Ⅰ - Ⅲ trial from the Spanish group of lymphoma and bone marrow transplantation (GELTAMO). Blood, 126(23): 582.

Gopal AK, Chen R, Smith SE, et al, 2015. Durable remissions in a pivotal phase 2 study of brentuximab vedotin in relapsed or refractory Hodgkin lymphoma. Blood, 125(8): 1236-1243.

Markham A, Keam SJ. 2019. Camrelizumab: first global approval. Drugs, 79(12): 1355-1361.

Moskowitz AJ, Schöder H, Yahalom J, et al, 2015. PET-adapted sequential salvage therapy with brentuximab vedotin followed by augmented ifosamide, carboplatin, and etoposide for patients with relapsed and refractory Hodgkin's lymphoma: a non-randomised, open-label, single-centre, phase 2 study. Lancet Oncol, 16(3): 284-292.

Moskowitz CH, Nademanee A, Masszi T, et al, 2015. Brentuximab vedotin as consolidation therapy after autologous stem-cell transplantation in patients with Hodgkin's lymphoma at risk of relapse or progression (AETHERA): a randomised, double-blind, placebo-controlled, phase 3 trial. Lancet, 385(9980): 1853-1862.

NCCN Clinical Practice Guidelines in Oncology (NCCN Guidelines®): Hodgkin Lymphoma Version 1. 2019. NCCN Guidelines for Patients® available at www.nccn.org/patients.

Nie J, Wang CM, Liu Y, et al, 2019. Addition of low-dose decitabine to anti–PD-1 antibody camrelizumab in relapsed/refractory classical Hodgkin lymphoma. J Clin Oncol, 37(17): 1479-1489.

O'Connor OA, Lue JK, Sawas A, et al, 2018. Brentuximab vedotin plus bendamustine in relapsed or refractory Hodgkin's lymphoma: an international, multicentre, single-arm, phase 1-2 trial. Lancet Oncol, 19(2): 257-266.

Radford J, Illidge T, Counsell N, et al, 2015. Results of a trial of PET-directed therapy for early-stage Hodgkin's lymphoma. N Engl J Med, 372(17): 1598-1607.

Shi YK, Su H, Song YP, et al, 2019. Safety and activity of sintilimab in patients with relapsed or refractory classical Hodgkin lymphoma

(ORIENT-1): a multicentre, single-arm, phase 2 trial. Lancet Haematol, 6(1): e12-e19.

Sibon D, Morschhauser F, Resche-Rigon M, et al, 2016. Single or tandem autologous stem-cell transplantation for first-relapsed or refractory Hodgkin lymphoma: 10-year follow-up of the prospective H96 trial by the LYSA/SFGM-TC study group. Haematologica, 101(4): 474-481.

Song YQ, Gao QL, Zhang HL, et al, 2020. Treatment of relapsed or refractory classical Hodgkin lymphoma with the anti-PD-1, tislelizumab: results of a phase 2, single-arm, multicenter study. Leukemia, 34(2): 533-542.

Song YQ, Wu JQ, Chen XC, et al, 2019. A single-arm, multicenter, phase Ⅱ study of camrelizumab in relapsed or refractory classical Hodgkin lymphoma. Clin Cancer Res, 25(24): 7363-7369.

Specht L, Yahalom J, Illidge T, et al, 2014. Modern radiation therapy for Hodgkin lymphoma: field and dose guidelines from the international lymphoma radiation oncology group (ILROG). Int J Radiat Oncol Biol Phys, 89(4): 854-862.

Swerdlow SH, Campo E, Harris NL, et al,2017. WHO Classification of Tumours of Haematopoietic and Lymphoid Tissues. Revised 4th ed. Lyon: IARC.

Younes A, Santoro A, Shipp M, et al, 2016. Nivolumab for classical Hodgkin's lymphoma after failure of both autologous stem-cell transplantation and brentuximab vedotin: a multicentre, multicohort, single-arm phase 2 trial. Lancet Oncol, 17(9): 1283-1294.

第八节　非霍奇金淋巴瘤

• 发病情况及诊治研究现状概述

非霍奇金淋巴瘤（non-Hodgkins lymphoma，NHL）可以发生在人体的任何部位，其亚型众多。

1. 弥漫大 B 细胞淋巴瘤（diffuse large B-cell lymphoma，DLBCL）　是成人淋巴瘤中最常见的一种类型。亚洲国家 DLBCL 的发病率占 NHL 的 40% 左右。DLBCL 中位发病年龄为 50 ～ 70 岁，男性稍多于女性。DLBCL 发病原因目前尚不清楚。通常为原发性，但也可由低度恶性淋巴瘤（如滤泡性淋巴瘤、慢性淋巴细胞性白血病 / 小淋巴细胞淋巴瘤，边缘区 B 细胞淋巴瘤、霍奇金淋巴瘤之结节型淋巴细胞为主型）进展或转化而来，有一些病例发生于一组自身免疫性疾病或免疫缺陷的基础之上。CHOP 方案（环磷酰胺、多柔比星、长春新碱、泼尼松）作为 DLBCL 标准治疗方案之一已长达 10 余年。近 10 年来，随着抗 CD20 单抗利妥昔单抗（R）的应用，DLBCL 的治疗取得了里程碑式的进步。R-CHOP 相整合的治疗方案可使 60% 以上的 DLBCL 患者达到持久缓解。然而，随着临床上应用疗效的观察统计和对疾病的进一步了解发现，现有方案的局限性及疾病存在异质性，复发 / 难治性 DLBCL 的患者预后较差的原因至今不太明确。

2. 滤泡性淋巴瘤（follicular lymphoma，FL）　起源于生发中心 B 细胞，是最常见的惰性淋巴瘤，第二大常见的 NHL，占我国 NHL 的 8.1% ～ 23.5%，占西方 NHL 的 22% ～ 35%。FL 在欧美国家发病率较高，近几十年来，该病的年发病率迅速增加，从 20 世纪 50 年代的（2 ～ 3）/10 万上升到最近的 5/10 万，而在亚洲地区发病率较低，不足 NHL 的 10%。中位发病年龄约为 60 岁。几乎所有患者都是通过淋巴结肿大确诊，70% ～ 85% 的患者就诊时为晚期（临床Ⅲ / Ⅳ期）疾病，骨髓受累也很常见，约 10% 的患者 5 年内发生组织学转化，转变为侵袭性淋巴瘤，预后较差，生存期不到 1 年。在引入利妥昔单抗治疗后，FL 总体中位生存时间为 10 ～ 20 年。FL 治疗的总体策略是以内科为主的整合治疗。主要以放疗、化疗、靶向治疗为主，随着对新靶向药物研究的深入，FL 治疗已从单纯化疗的时代逐步过渡到免疫化疗甚至无化疗时代。FL 在临床特征、病理诊断方面具有高度异质性，普遍对治疗反应良好，但易出现复发。目前如何整合利用各学科资源早期发现 FL 患者并进行分层筛选出高危患者实施个体化整合治疗仍是亟待解决的临床问题。

3. 边缘区淋巴瘤（marginal zone lymphoma，MZL）　是一种较为常见的 B 细胞非霍奇金淋巴瘤（B-NHL），发病率仅次于 DLBCL 和 FL。依据 2017 年版世界卫生组织（WHO）有关血液和淋巴组织恶性肿瘤的分类标准进行分型，MZL 可分为 3 个亚型：结外边缘区淋巴瘤（extranodal marginal zone lymphoma，EMZL）也称作黏膜相关淋巴组织（mucosa associated lymphoid tissue，MALT）淋巴瘤、脾脏边缘区淋巴瘤（splenic marginal zone lymphoma，SMZL）和淋巴结边缘区淋巴瘤（nodal marginal zone lymphoma，NMZL）。尽管上述三种亚型均属于惰性淋巴瘤，但在临床表现、疾病预后和治疗方面均存在一定差异。MZL 在中国约占所有非霍奇金淋巴瘤（NHL）的 8%，而在欧美国家占 NHL 的 5% ～ 15%，其中 EMZL 约占 MZL 的 2/3，它可以发生在任何结外部位，胃是最常见的部位，其次是眼附属器、肺部和唾液腺等，目前认为 EMZL 的形成原因与慢性炎症或自身免疫性疾病长期刺激有关。其他 SMZL 约占 MZL 的 20%，而 NMZL 所占不到 10%。由于发病的解剖部位不同，故导致 MZL 发生的原因也有很强的异质性，且机体本身的遗传分子学特征、地域因素、周围环境危险因素的暴露对于 MZL 的形成都具有重要的影响，其中任何单一因素都不足以导致疾病恶变的发生，MZL 的发生发展很大程度上依赖于不同因素之间的相互促进作用。近 20 年来，尽管幽门螺杆菌（Hp）相关的胃 MATL 发生率有所下降，但 MZL 的总发病率还是略有增加，可能与病理诊断水平的不断提高有关。

4. 套细胞淋巴瘤（mantle cell lymphoma，MCL） 是 B 细胞淋巴瘤的一个亚型。由形态一致的、核形不规则的、具有 *CCND1* 基因易位的淋巴细胞组成的成熟 B 细胞肿瘤。MCL 是一种少见的侵袭性非霍奇金淋巴瘤，好发于中老年男性。MCL 特征的遗传学标志为 t（11；14）（q13；q23）易位。MCL 患者结外器官受累常见，发病时多处于Ⅲ～Ⅳ期，伴有淋巴结受累、脾大和骨髓浸润。因 MCL 兼具侵袭性淋巴瘤的侵袭性与惰性淋巴瘤的难治愈性特征，其化疗效果差，易复发，中位生存期仅为 3 ～ 4 年，且总体预后差。传统的治疗模式针对年轻、体能好的患者，采用强免疫化疗诱导、自体干细胞移植（allo-SCT）巩固和利妥昔单抗维持治疗；针对年老或体弱的患者，采用免疫化疗诱导和利妥昔单抗维持治疗。近年来，随着新型靶向药物如布鲁顿酪氨酸激酶（BTK）抑制剂伊布替尼及 BCL2 抑制剂维奈克拉的出现，传统的治疗模式受到挑战，无化疗方案成为 MCL 治疗的发展趋势。MCL 占所有非霍奇金淋巴瘤的 5% ～ 7%，每年的新病例发生率为 0.4/100 000。以中老年居多并以男性稍多。最常见的病变部位是淋巴结、脾脏和骨髓。1/4 病例发生于结外，包括胃肠道、环咽等部位；近 50% 病例可见两个以上结外部位的累及；少见病例可累及中枢神经系统。临床上表现为淋巴结肿大、肝脾大和骨髓累及，部分患者可出现类似于慢性淋巴细胞白血病的外周血改变。大多数患者就诊时，其临床分期为Ⅲ期或Ⅳ期。

大量研究证实多数 MCL 细胞无 *IgH* 基因可变区突变，与生发中心（GC）以前的 B 细胞基因一致，MCL 的肿瘤细胞起源于初级滤泡或次级滤泡前生发中心细胞，即未受抗原刺激的 $CD5^+$、$CD23^-$ 的幼稚边缘区或外周血记忆性 B 细胞。有报道 MCL 患者中，显示幼稚边缘区中心突变的 *IgVH* 基因，并且 *IgVH3*、*IgVH4* 的异常表达常见。部分 MCL 具有滤泡或滤泡后的基因型。MCL 的发病机制存在细胞遗传学因素。其发病机制较为复杂，可能为多种因素作用的结果，其主要的致病机制是细胞周期失控，DNA 损伤修复途径异常和 NF-κB 通路异常激活。

5. 伯基特淋巴瘤（Burkitt's lymphoma，BL） 是一种罕见的高度侵袭性 B 细胞淋巴瘤，临床常见累及结外组织和器官，有其独特的病理形态学和免疫组化特征，通常伴有 *MYC* 基因的易位，部分患者与 EBV 感染相关。伯基特淋巴瘤有三种类型：地方性、散发性和免疫缺陷相关性，分别有不同的病因、临床表现及预后。伯基特淋巴瘤对化疗敏感，应用强烈方案的化疗可以治愈相当比例的患者。地方性 BL 主要见于赤道非洲和巴布亚新几内亚地区的儿童，与疟疾流行区域相重叠。BL 常见于 4 ～ 7 岁儿童，男女之比为 2 ∶ 1。散发性 BL 可发生在世界任何地区，常见于儿童和青年人。成年人发病中位年龄为 30 岁，但也可以发生在老年人。散发性 BL 发生率低。在西方国家，BL 发生率占成年淋巴瘤的 1% ～ 2%。在我国的回顾性统计中，BL 占成年 B 细胞淋巴瘤的 1.6%。免疫缺陷相关 BL，主要见于 HIV 相关的免疫缺陷患者，也可发生于器官移植后接受免疫抑制剂治疗的患者。

6.T淋巴母细胞性白血病/淋巴瘤（T-lymphoblastic leukemia/lymphoma，T-ALL/LBL） 起源于早期的T细胞，ALL和LBL是同一疾病的不同阶段，WHO分类将T细胞起源的淋巴母细胞肿瘤统一命名为T-ALL/LBL。T-ALL占儿童ALL的15%，成人ALL的25%，多见于青少年，男女比例约为2 ：1；T-LBL占所有淋巴母细胞性淋巴瘤的85%～90%，可发生于任何年龄，但最常见于青少年男性。淋巴母细胞淋巴瘤（LBL）是儿童和青少年中常见的高度侵袭性的NHL，占所有病例的25%～35%；其中70%～80%是T淋巴细胞来源，20%～25%是B淋巴细胞来源。近年来治疗有了很大的进展，大型登记数据显示，在欧洲，5年总生存率从1997～1999年的29.8%提高到2006～2008年的41.1%（$P < 0.0001$），预后与年龄相关，年龄越大，预后越差。

7.外周T细胞淋巴瘤（peripheral T-cell lymphoma，PTCL） 又称成熟T细胞淋巴瘤，是一组高度异质性地来源于成熟T细胞的恶性增殖性疾病总和，是来源于胸腺后不同阶段的T淋巴细胞、生物学行为及临床表现有明显异质性的一类非霍奇金淋巴瘤。除NK/T细胞淋巴瘤外，还包括外周T细胞淋巴瘤-非特指型（peripheral T-cell lymphoma-not otherwise specified，PTCL-NOS）、间变大细胞淋巴瘤/间变性淋巴瘤激酶（anaplastic lymphoma kinase，ALK）阳性、间变大细胞淋巴瘤/ALK阴性、血管免疫母细胞型淋巴瘤（angioimmunoblastic T-cell lymphoma，AITL）、肠病型T细胞淋巴瘤（Enteropathy associated T-cell lymphoma，EATL）、肝脾T细胞淋巴瘤（hepatosplenic T cell lymphoma，HSTCL）及不能分类的PTCL等。其中最常见亚型是PTCL-NOS，由于缺乏可靠的免疫表型，在形态学、免疫表型、细胞和分子遗传学及基因表达谱等方面无特异性，是由一组多种不常见的临床病理综合征组成的异质性疾病，侵袭性强，恶性程度高，诊断时多为晚期且进展迅速，即使接受高强度的治疗，治愈率仍较低。

PTCL-NOS存在明显的地域性差异，欧美国家发病率较低，我国及其他亚洲国家发病率相对较高，在西方国家占侵袭性淋巴瘤的15%～20%，占非霍奇金淋巴瘤的7%～10%。男女比例约为2 ：1，发病中位年龄约为66岁，呈侵袭性，临床多为Ⅲ、Ⅳ期，恶性程度高，预后差，5年总生存率仅为32%。ALK阳性ALCL是由一种少见的非霍奇金淋巴瘤亚型，在儿童和年轻人中最常见，男性占优势（男性/女性比例为3 ：1）。ALK阴性ALCL可发生于任何年龄段且性别差异不大。AITL是欧美最为常见的PTCL，约占29%，在亚洲占15%～20%。其发病机制至今尚不清楚，目前认为趋化因子CXCL13在AITL发生、发展中具有重要作用。EATL占PTCL的5.4%。总体上西方人群的发病率高于亚洲人群，中位发病年龄为60岁，男性发病率高于女性[1 ：（0.54～0.74）]。HSTCL主要发生于青年人，肝脾γδT细胞淋巴瘤的男女之比为9 ：1，肝脾αβT细胞淋巴瘤的男女之比为6 ：11。其病因尚不清楚，但部分可能与EB病毒感染及慢性免疫抑制相关。

8.结外NK/T细胞淋巴瘤，鼻型（extranodal NK/ T-cell lymphoma，nasal type，ENKTL） 属于结外NHL的一种少见特殊类型。2001年将其作为一种独立的临床病理分型正式列入WHO关于恶性淋巴瘤的新分类。ENKTL在欧美国家少见，尤以中国、日本等亚洲国家多见，提示本病有一定地域性或种族易感性。ENKTL主要表现为鼻或面部中线的进行破坏性病变。由于ENKTL多发于鼻腔，故称为鼻腔NK/T细胞淋巴瘤。早期最常见症状表现为局部肿胀、鼻塞、鼻出血、局部糜烂坏死，常侵犯并破坏血管，并致组织坏死。原发部位大部分位于上呼吸道，除此之外，也可以累及包括皮肤、软组织、睾丸、胃肠道、中枢神经系统及脾脏等器官和组织，但很少累及淋巴结。目前对于ENKTL的病因及发病机制了解不多，研究最多的是EB病毒（EBV）感染。NK/T细胞淋巴瘤是一类异质性极高的T细胞淋巴瘤，不同的发病部位可呈现不同的疾病特点，其中肠道NK/T细胞淋巴瘤易并发穿孔、出血，治疗难度大，目前尚缺乏统一的标准治疗方案。值得注意的是，一部分NK/T细胞淋巴瘤患者具有并发噬血细胞综合征的倾向，病情发展迅速，极其凶险，预后不佳。近年来，随着免疫治疗剂PD-1、PD-L1单抗等新药的出现，NK/

T细胞淋巴瘤的近期疗效已得到明显提高，疾病的预后改善较显著。

9. 原发皮肤淋巴瘤（primary cutaneous lymphoma，PCL） 是局限于皮肤的NHL，在诊断时无皮肤外累及，具有异质性。除胃肠道淋巴瘤外，PCL是第二常见的结外NHL，在西方国家每年发病率约为1/10万。在最近的淋巴瘤分类中，PCL被列为单独的实体。PCL包括原发皮肤T细胞淋巴瘤（primary cutaneous T cell lymphoma，PCTCL）和原发皮肤B细胞淋巴瘤（primary cutaneous B cell lymphoma，PCBCL）。在西方国家，PCTCL占PCL的75%～80%，蕈样真菌病（mycosis fungoides，MF）是最常见的类型，PCBCL占20%～25%。在东南亚国家，除MF外的皮肤T细胞淋巴瘤，尤其是皮肤自然杀伤（NK）/T细胞淋巴瘤相比西方更为常见，而PCBCL则更为罕见。不同类型的PCTCL和PCBCL有其特征性的临床表现、不同的组织学特征和预后，需要不同的治疗方法。

10. 原发睾丸淋巴瘤（primary testicular lymphoma，PTL） 是一种罕见的结外淋巴瘤，绝大多数为非霍奇金淋巴瘤。于1877年由法国医师Malassez首次报道，常见于60岁以上的老年男性，是以睾丸为主要受侵器官或以睾丸肿块为首发症状的淋巴瘤。弥漫大B细胞淋巴瘤（diffuse large B-cell lymphoma，DLBCL）是最常见的PTL病理类型。此外还有其他少见的病理类型包括套细胞淋巴瘤、边缘区淋巴瘤、NK/T细胞淋巴瘤、外周T细胞淋巴瘤等。年发病率在（0.09～0.26）/10万，占睾丸恶性肿瘤的5%，占NHL的1%～2%。PTL有向结外多个部位系统扩散的趋势，包括对侧睾丸、中枢神经系统（CNS）、皮肤、肺、胸膜和软组织，大多数PTL患者表现为局限期。PTL的治疗由于存在血-睾屏障，化学药物难以进入睾丸组织，手术切除睾丸可以消除血-睾屏障，起到治疗作用。PTL易在CNS和对侧睾丸复发，预防性的放疗也证实对PTL5年无进展生存和总生存有重要意义。但是单纯的手术治疗和放疗预后一般较差。PTL的治疗从单纯外科手术或放疗的时代已逐步过渡到外科手术协同化疗、放疗、靶向治疗、免疫治疗的整合治疗时代。

11. 原发中枢神经系统淋巴瘤（primary central nervous system lymphoma，PCNSL） 是非霍奇金淋巴瘤的一种亚型，只局限于中枢神经系统，可累及脑、脊髓、眼、软脑膜而无全身受累的表现。病理形态以DLBCL多见（＞90%）。根据美国脑肿瘤注册中心的统计数据，原发性中枢神经系统淋巴瘤5年生存率为33%，10年生存率为25.6%。现国际上以联合化疗作为主要治疗，以大剂量化疗加造血干细胞移植为巩固治疗方案。手术治疗已被证明对于延长生存与预后无益，而WBRT（全脑放疗）单用于临床治疗可得到临床缓解但几乎所有患者都会有复发。WBRT与化疗的整合方案被证实相对于单用化疗PFS有所提高，然而对于OS并无影响。

12. 原发性纵隔大B细胞淋巴瘤（primary mediastinal large B-cell lymphoma，PMBCL） 是一种少见的淋巴造血系统疾病，起源于纵隔的胸腺髓质B细胞，属于DLBCL的特殊亚型之一。该型从流行病学、临床特征、免疫组化和基因表型上都与其他DLBCL不尽相同，但却与结节硬化性霍奇金淋巴瘤（nodular sclerosing Hodgkin lymphoma，NSHL）具有很多相似性，如认为两者均起源于胸腺B细胞、临床上都表现为前纵隔肿物、均好发于年轻女性、在基因表达谱上PMBCL与NSHL重叠性更高，提示两者存在过渡性内在联系。临床上多数以上腔静脉梗阻压迫症状为突出表现，个别患者需急症处理。治疗上目前缺少相关的前瞻性研究，尚无标准治疗。一项来自SEER数据库的流行病学数据显示，在美国人群中该病的年发病率为0.04‰，男女比约为1∶3，好发年龄为30～39岁。在亚洲人群中，关于PMBCL发病率的相关报道少见。PMBCL占所有NHL的2%～3%，占DLBCL的6%～10%。

• 相关诊疗规范、指南和共识

- 中国恶性淋巴瘤诊疗规范（2015年版），中国抗癌协会肿瘤临床化疗专业委员会
- 淋巴瘤诊疗规范（2018年版），中华人民共和国国家卫生健康委员会

- NCCN肿瘤临床实践指南：B细胞淋巴瘤(2019.V6)，美国国家综合癌症网络
- NCCN肿瘤临床实践指南：原发性皮肤淋巴瘤（2020.V1），美国国家综合癌症网络
- 2017年中国淋巴瘤诊疗专家共识，中华医学会肿瘤分会淋巴瘤学组、中国临床肿瘤学会（CSCO）抗淋巴瘤联盟、中国南方临床肿瘤协作学会（CSWOG）淋巴瘤专业委员会
- WHO造血和淋巴组织肿瘤分类 修订第4版，世界卫生组织
- 2016 ESMO临床诊疗指南：新诊断和复发性滤泡性淋巴瘤的诊断、治疗与随访，欧洲肿瘤内科学会
- 中国滤泡性淋巴瘤诊断与治疗指南（2011），中华医学会血液学分会
- 2018 JSH指南：血液恶性肿瘤-淋巴瘤：滤泡性淋巴瘤（第五版），日本血液学会
- 2018 ESMO临床实践指南：原发性皮肤淋巴瘤的诊断、治疗与随访，欧洲肿瘤内科学会
- 儿童淋巴母细胞淋巴瘤诊疗规范(2019年版)，中华人民共和国国家卫生健康委员会

【全面检查】

（一）病史特点

详尽的病史是做出正确诊断的第一步，应特别注意患者有无B症状，这对分期及预后的判断有重要意义。淋巴瘤的症状包括全身症状和局部症状。全身症状包括不明原因的发热、盗汗、体重下降、皮肤瘙痒和乏力等。霍奇金淋巴瘤患者可出现饮酒后受累的骨和淋巴结部位疼痛。皮肤病变除瘙痒外，还包括瘙痒所致的表皮脱落、荨麻疹、色素沉着或淋巴瘤直接侵犯。由于淋巴瘤可以原发于身体的任何器官和组织，局部症状取决于病变的原发部位和受侵部位，通常分为原发于淋巴结和淋巴结外两大类。淋巴瘤好发于淋巴结，其局部症状最常见表现为无痛性的进行性淋巴结肿大，绝大多数首先发生在颈部和（或）锁骨上淋巴结，也可首先侵犯结外淋巴组织或器官。90%的HL患者以体表淋巴结肿大为首发症状，其中60%～70%发生于锁骨上、颈部淋巴结，腋窝和腹股沟淋巴结占30%～40%。NHL患者的50%～70%以体表淋巴结肿大为首发症状，40%～50%原发于结外淋巴组织或器官。HL和惰性淋巴瘤的淋巴结增长缓慢，高度侵袭性淋巴瘤者增长迅速。淋巴瘤的肿大淋巴结经抗炎、抗结核治疗后，可以有所缩小，甚至自行消退。当淋巴瘤侵犯淋巴结以外的器官时，可出现受侵部分如皮肤、纵隔、神经系统、睾丸等特异的临床表现。原发中枢神经系统淋巴瘤为高度侵袭性淋巴瘤，病情进展迅速，数周内出现快速进展的神经系统症状，其临床表现与其他颅内肿瘤无明显差异，多由病变部位决定，可出现局灶性神经功能障碍、精神症状、颅内压增高及癫痫发作等表现。

（二）体检发现

新诊断的淋巴瘤患者的初步检查应该包括全面的体格检查，注意淋巴结区域(特别是韦氏环)、肝脾和腹部肿块及有无骨骼压痛。淋巴结区域触诊时应注意淋巴结的大小、质地、数目、活动度、压痛及粘连情况等。淋巴瘤肿大的淋巴结多数无痛、表面光滑、质韧饱满，早期大小不等、孤立或散在，后期互相融合、与皮肤粘连、固定或破溃，还需要评估患者体能状态（PS）和全身症状，淋巴瘤患者可能出现发热、营养不良、体重下降、盗汗、皮疹、乏力等全身症状。

（三）实验室检查

常规检测血常规、肝功能、肾功能、乳酸脱氢酶（lactate dehydrogenase，LDH）、β_2-微球蛋白（β_2-MG）、红细胞沉降率、T/B淋巴细胞亚群、血清蛋白电泳、免疫球蛋白、补体、乙肝和丙肝病毒检测，以及包括人类免疫缺陷病毒（human immunodeficiency virus，HIV）筛查在内的相关感染性筛查，EB病毒检测、巨细胞病毒检测、骨髓穿刺细胞学和活检（活检组织直径≥1.6 cm）等。高肿瘤负荷、高LDH的患者应该评估自发性肿瘤溶解综合征（TLS），包括检查尿酸、钾、磷、钙和肾功能。若存在CNS受侵危险因素需行腰椎穿刺检查。

（四）影像学检查

常用的影像检查方法：计算机断层扫描（computed tomography，CT）、磁共振成像（magnetic resonance imaging，MRI）、正电子发射计算机断层显像（positron emission tomography，PET/CT）、超声和核素骨扫描等。

1. CT　目前仍作为淋巴瘤分期、再分期、疗效评价和随诊的最常用影像学检查方法，对于无碘对比剂禁忌证的患者，应尽可能采用增强 CT 扫描。患者在进入到随访阶段时一般不推荐使用 PET/CT，通常使用胸 / 腹 / 盆腔增强 CT 或者彩超。对于无法接受 PET/CT 检测的患者，在分期、疗效评价时也可使用胸 / 腹 / 盆腔增强 CT。

2. MRI　对于中枢神经系统、骨髓和肌肉部位的病变应首选 MRI 检查；对于肝、脾、肾脏、子宫等实质器官病变可以选择或者首选 MRI 检查，尤其对于不宜行增强 CT 扫描者，或者作为 CT 发现可疑病变后的进一步检查。淋巴瘤累及颅脑的 MRI 特征为 T_1WI 多数呈低信号或等信号，T_2WI 多为等信号或稍高信号，即“脑膜瘤样信号”改变，与周围水肿的高信号形成鲜明对比，占位效应常不明显，增强后呈团块状或结节状明显强化，此为淋巴瘤特征性表现，肿瘤沿血管间隙生长遇到大血管阻拦会产生某一段面上有尖角样或缺口样缺损。

3. PET/CT　是目前淋巴瘤分期与再分期、疗效评价和预后评估的最佳检查方法。对于下列情况，有条件者推荐使用 PET/CT：① PET/CT 可作为 FL 治疗前分期及疗效评价的常规检查，并用 Deauville 五分量表（表 11-8-1）评估病变缓解情况。但对于 FDG 亲和性差的淋巴瘤亚型（如惰性淋巴瘤），治疗前的分期检查仍以增强 CT 扫描为首选。②如果有影像学的临床指征，PET/CT 可用于治疗中期疗效评价，故根据中期 PET/CT 结果更改治疗方案仍须慎重。③ PET/CT 可以作为惰性淋巴瘤向侵袭性更强的病理类型转化时活检部位选择的依据。④ PET/CT 对于疗效和预后预测好于其他方法，可以选择性使用。

不同的 PET/CT 显像时间的临床意义不同。治疗前基线期 PET/CT 显像主要用于疾病的分期及后续的疗效评价参照。中期 PET（interim PET，iPET）/CT 显像是指在治疗间期（一般为 1 ～ 4 个化疗疗程后）行 PET/CT 显像，治疗后的代谢变化早于解剖结构的变化，因此 iPET/CT 主要用于早期疗效预测，从而修正治疗方案或中断不必要的无效治疗。治疗结束后 PET（end of treatment PET，ePET）/CT 显像是指在全部化疗疗程结束后行 PET/CT 显像。由于治疗后炎性反应的存在，2014 年恶性淋巴瘤影像工作小组共识推荐 PET/CT 显像在化疗结束后至少 3 周，最好 6 ～ 8 周，粒细胞集落刺激因子治疗后 2 周及放疗后 3 个月进行。

PET/CT 的五分量表（five-point scale，5PS）评分法被用于评估治疗中期及治疗结束后的疗效。1、2 分代表疾病完全缓解，4、5 分代表治疗失败，对于 3 分的病变判断需谨慎。

4. *超声*　可用于浅表淋巴结和浅表器官（如睾丸、甲状腺、乳腺等）病变的诊断和随诊，但一般不用于淋巴瘤的分期诊断。在浅表淋巴结切除活检时，选取超声检测声像图异常的淋巴结，有助于提高活检的准确度。超声引导下穿刺活检也应用于深部淋巴结、肝脏、纵隔等部位的病变诊断。

5. *核素骨扫描*　淋巴瘤骨受侵患者的全身骨显像缺乏特征性改变，难以与骨转移瘤、多发性骨髓瘤、骨结核、骨纤维异常增殖症、甲状旁腺功能亢进、感染性疾病等相鉴别，需要根据患者的病史、实验室检查和其他影像学检查进行整合分析。

（五）病理学检查

1. *淋巴瘤的分类与诊断原则*　目前，淋巴瘤的类型区分和诊断标准主要依据 WHO 制订的造血和淋巴组织肿瘤分类（表 11-8-1）。WHO 分类认为不同类型或亚型的淋巴瘤在其形态、免疫表型、遗传学及临床表现等方面各具特征。对这些疾病的识别，也相应建立于对上述参数全面评估、整合判断的基础之上。淋巴瘤病理诊断整合了组织形态、免疫组化染色、流式细胞分析、细胞遗传学及分子生物学等多种辅助检测技术。迄今为止，组织病理学检查仍然是绝大部分淋巴瘤病例的确诊方法，而免疫组化染色则是判断肿瘤免疫表型及检测部分遗传学异常的重要手段。所以，几乎所有淋巴瘤病例均需接受包括免疫组化在内的组织病理学检查之后方能确诊，部分病例的诊断和鉴别，还需辅以其他必要的检测技术。

独特的临床特点也是某些类型淋巴瘤确诊的重要依据，申请病理检查的临床医师有义务通过填写病理检查申请单提供必要的信息（包括患者的年龄、性别、活检部位等一般信息及临床表现、影像学、内镜和其他实验室检查的主要阳性发现、既往诊断、治疗史等）。病理医师也可通过查阅电子病历、直接与临床医师沟通或参加多学科整合诊治讨论等多种形式获得相关信息。

表 11-8-1 2016 年修订第 4 版 WHO 淋巴组织肿瘤分类

前体淋巴母细胞性肿瘤	B 淋巴母细胞性白血病 / 淋巴瘤
	T 淋巴母细胞性白血病 / 淋巴瘤
	早期 T 细胞前体淋巴母细胞性白血病
	NK 淋巴母细胞性白血病 / 淋巴瘤
成熟 B 细胞肿瘤	慢性淋巴细胞性白血病（CLL）/ 小淋巴细胞性淋巴瘤
	单克隆性 B 细胞淋巴细胞增多症，CLL 型
	单克隆性 B 细胞淋巴细胞增多症，非 CLL 型
	B 细胞幼淋巴细胞性白血病
	脾边缘区淋巴瘤
	毛细胞白血病
	脾 B 细胞淋巴瘤 / 白血病，不能分类
	脾弥漫性红髓小 B 细胞淋巴瘤
	毛细胞白血病变异型
	淋巴浆细胞性淋巴瘤
	瓦氏巨球蛋白血症
	IgM 型意义不明的单克隆丙种球蛋白血症（MGUS）
	重链病
	μ 重链病
	γ 重链病
	α 重链病
	浆细胞肿瘤
	非 IgM 型 MGUS
	浆细胞骨髓瘤
	骨孤立性浆细胞瘤
	骨外浆细胞瘤
	单克隆性免疫球蛋白沉积病
	原发性淀粉样变性
	轻链及重链沉积症
	黏膜相关淋巴组织结外边缘区淋巴瘤（MALT 淋巴瘤）
	淋巴结边缘区淋巴瘤
	儿童淋巴结边缘区淋巴瘤
	滤泡性淋巴瘤
	原位滤泡性瘤变
	十二指肠型滤泡性淋巴瘤
	睾丸滤泡性淋巴瘤
	儿童型滤泡性淋巴瘤
	伴有 IRF4 重排的大 B 细胞淋巴瘤
	原发性皮肤滤泡中心淋巴瘤
	套细胞淋巴瘤
	白血病性非淋巴结型套细胞淋巴瘤
	原位套细胞瘤变
	弥漫大 B 细胞淋巴瘤（DLBCL），非特指型
	生发中心 B 细胞亚型
	活化 B 细胞亚型
	富于 T 细胞 / 组织细胞的大 B 细胞淋巴瘤
	原发性中枢神经系统 DLBCL
	原发性皮肤 DLBCL，腿型
	EBV 阳性 DLBCL，非特指型
	EBV 阳性黏膜皮肤溃疡
	慢性炎症相关性 DLBCL
	纤维素相关性 DLBCL
	淋巴瘤样肉芽肿病，1 级和 2 级
	淋巴瘤样丘疹病，3 级
	原发性纵隔（胸腺）大 B 细胞淋巴瘤
	血管内大 B 细胞淋巴瘤
	ALK 阳性大 B 细胞淋巴瘤
	浆母细胞性淋巴瘤
	多中心型 Castleman 病
	HHV8 阳性 DLBCL，非特指型
	HHV8 阳性的嗜生发中心淋巴组织增生性疾病
	伯基特淋巴瘤
	伴有 11q 异常的伯基特样淋巴瘤
	高级别 B 细胞淋巴瘤（HGBL）
	伴有 MYC 和 BCL2 和（或）BCL6 重排的 HGBL
	HGBL，非特指型
	B 细胞淋巴瘤，不能分类，具有 DLBCL 和经典型霍奇金淋巴瘤中间特征
成熟 T 及 NK 细胞肿瘤	T 细胞幼淋巴细胞性白血病
	T 细胞大颗粒淋巴细胞性白血病
	慢性 NK 细胞淋巴组织增生性疾病
	侵袭性 NK 细胞白血病
	儿童系统性 EBV 阳性 T 细胞淋巴瘤
	T 及 NK 细胞型慢性活动性 EBV 感染，系统型
	水疱 - 痘疮样淋巴组织增生性疾病
	严重蚊虫叮咬过敏
	成人 T 细胞白血病 / 淋巴瘤
	结外 NK/T 细胞淋巴瘤，鼻型
	肠病相关 T 细胞淋巴瘤
	单形性嗜上皮性肠道 T 细胞淋巴瘤

续表

	肠道 T 细胞淋巴瘤，非特指型
	胃肠道惰性 T 细胞淋巴组织增生性疾病
	肝脾 T 细胞淋巴瘤
	皮下脂膜炎样 T 细胞淋巴瘤
	蕈样真菌病
	Sézary 综合征
	原发性皮肤 CD30 阳性 T 细胞淋巴组织增生性疾病
	淋巴瘤样丘疹病
	原发性皮肤间变性大细胞淋巴瘤
	原发性皮肤 γδ T 细胞淋巴瘤
	原发性皮肤 CD8 阳性侵袭性嗜表皮性细胞毒性 T 细胞淋巴瘤
	原发性皮肤肢端 CD8 阳性 T 细胞淋巴瘤
	原发性皮肤 CD4 阳性小 / 中 T 细胞淋巴组织增生性疾病
	外周 T 细胞淋巴瘤，非特指型
	血管免疫母细胞性 T 细胞淋巴瘤
	滤泡性 T 细胞淋巴瘤
	具有滤泡辅助 T 细胞表型的淋巴结外周 T 细胞淋巴瘤
	间变大 T 细胞淋巴瘤，ALK 阳性
	间变大 T 细胞淋巴瘤，ALK 阴性
	乳腺植入物相关性间变性大细胞淋巴瘤
霍奇金淋巴瘤	结节性淋巴细胞为主型霍奇金淋巴瘤
	经典型霍奇金淋巴瘤（CHL）
	结节硬化型 CHL
	富于淋巴细胞的 CHL
	混合细胞型 CHL
	淋巴细胞消减型 CHL
免疫缺陷相关性淋巴组织增殖性疾病	移植后淋巴组织增殖性疾病（PTLD）
	非破坏型 PTLD
	浆细胞增生型 PTLD
	传染性单核细胞增多症型 PTLD
	旺炽型滤泡增生性 PTLD
	多形性 PTLD
	单形性 PTLD
	经典型霍奇金淋巴瘤样 PTLD
	其他医源性免疫缺陷相关性淋巴组织增殖性疾病
组织细胞及树突细胞肿瘤	组织细胞肉瘤
	朗格汉斯细胞组织细胞增生症
	朗格汉斯细胞肉瘤
	未确定树突细胞肿瘤
	交指状树突细胞肉瘤
	滤泡树突细胞肉瘤
	纤维母细胞性网状细胞肿瘤
	播散性幼年黄色肉芽肿
	Erdheim-Chester 病

2. 活检与制片

（1）标本获取：淋巴瘤首次病理诊断必须依据切除或切取活检（包括钳取、空芯针穿刺等）所获得的组织标本做出。足量、合格的诊断性组织是对淋巴瘤进行形态观察及开展免疫表型和遗传学研究的物质基础。对于不适合做组织学评估（如严重的器械性损伤或大量坏死而导致诊断性组织过少）的标本，应建议重复活检。淋巴结或某些结外病灶的完整切除标本，有助于病理医师对整个病变进行全面评估，且有足量的组织用于辅助检查，是诊断淋巴瘤最为理想的标本。如有多个解剖区域的淋巴结病灶，一般宜选择颈部病灶。手术时应注意选择最有代表性的淋巴结予以完整切除。手术动作宜轻柔，尽可能避免组织因牵拉、钳夹等造成机械性损伤。对于难以完整切除的病灶，可通过开放手术、内镜下活检或空芯针穿刺等方法获得小块组织样本以供病理学检查，多数也能满足诊断需要。空芯针穿刺也是胸、腹腔等深部病灶活检最常用的方法。一般而言，细针吸取细胞学检查不能作为淋巴瘤的首诊依据，但可用于淋巴瘤疑似病例的初筛及部分确诊病例可疑或复发病灶的确认，在某些特定情形下（如非实体性淋巴肿瘤、体液标本或获得病变组织较为困难时），细胞学检查亦可用于疾病诊断，但通常需辅以细胞块制作、免疫组化、流式细胞或细胞遗传学分析等辅助检查。

（2）组织处理：原则上，所有淋巴结或体积较大的淋巴瘤组织标本均应在新鲜、湿润状态下尽快（离体 30min 以内）送到病理科进行处理，不能及时送检的标本可用生理盐水湿纱布包裹后置于 4℃冰箱中短暂保存。病理科在接收标本后应予尽快处理。较大的淋巴结标本应垂直其长轴做平行切分（每片组织厚度 0.3 ～ 0.5cm），小于 1cm 的淋巴结可沿淋巴结长轴最大面对剖。可先行快速病理检查（冷冻切片或印片）以初步判断是否为淋巴造血组织肿瘤，对于疑似淋巴瘤的病例，应选择 1 ～ 2 片最大的组织标本浸于 4% 中性甲醛溶液中固定，固定时间通常为 12 ～ 24h。及时和适当时间的固定是制作高质量淋巴瘤组织切片的重要前提，不但有利于形态观察，还能较好地保存各种蛋白抗原和核酸物质，从而有利于后期免疫组化和分子生物学检测工作的开展。剩余的组织可分别用于生物样本库存档、流式细胞分析、细胞遗传学检查、病原微生物检测等。对于非淋巴瘤或疑似感染性病变的标本，应尽快将所有组织固定。对于体积较小的切取、钳取或穿刺活检标本，则应先行固定，然后再送病理科检查。对于骨髓活检标本，还应在固定后进行脱钙处理。标本组织在固定后还需进行脱水、透明、浸蜡、包埋等程序化加工才能制作切片，上述组织处理步骤目前多在自动组织处理仪中完成。

（3）切片制作：高质量的常规苏木精 - 伊红（HE）染色切片是淋巴瘤病理诊断的重要依据。实践中，许多“疑难”病例之所以诊断困难，实际是因为制片质量不佳所致。HE 染色切片质量优劣与否，取决于组织处理、切片、染色、封固等诸多技术环节的质量控制。其中，及时而充分的固定、浸蜡前彻底脱水及封固前透明这些步骤尤为关键。需要强调的是，二甲苯透明的步骤切不可用风干操作（包括电吹风）代替，因为后者会导致细胞收缩而影响形态观察。切片厚度以 2 ～ 4μm 为宜。一般而言，小细胞性病变切片宜薄，大细胞性病变切片不妨略厚些；观察细胞形态切片宜薄，而观察组织结构切片不妨略厚些。概括而言，一张高质量的切片，应该达到固定良好、组织平整、无刀痕或气泡、染色鲜艳、组织及细胞结构清晰、封固良好等技术要求。

术中冷冻切片检查对于初步区分淋巴瘤与非淋巴造血组织肿瘤有一定价值，但通常不足以确诊淋巴瘤。通过冷冻切片检查还能及早发现标本组织有严重变性、坏死、钙化等可能会影响诊断的因素，从而确保活检标本适用并足以做出明确诊断。淋巴瘤印片检查是组织切片检查的有益补充，以其方法简便、操作快捷而常被用于淋巴瘤的快速筛查。

3. 组织病理学检查

（1）组织学形态分析：基于常规 HE 染色切片的组织形态分析尤为重要。一方面，特征性的形态改变本身就对某些类型淋巴瘤的诊断有决定性的提示作用；另一方面，相当多的辅助检查（如免疫表型分析、分子遗传学检测等）都必须在形态分析的基础上合理选择和使用。不但如此，这些辅助检查的结果，也只有结合形态正确解读才具有诊断价值。概括而言，淋巴瘤组织形态分析的基本原则和其他实体肿瘤相似，不外乎从肿瘤细胞的生长方式、肿瘤细胞的形态及间质反应这几个方面对肿瘤的特点予以观察、比较和总结。恶性肿瘤的一些共同特性，如瘤细胞的异型性和破坏性生长等，在各种淋巴瘤中也有相应的表现，且通常是鉴别淋巴瘤和反应性病变的重要依据。需要指出的是，淋巴瘤的形态分析通常离不开免疫组化染色的帮助。

（2）免疫组化检查

1）免疫组化的作用：免疫组化检查对于淋巴瘤诊断与鉴别诊断的作用主要体现在以下几个方面：①判断肿瘤的细胞系（如 B 细胞或 T 细胞、NK 细胞淋巴瘤）；②判断肿瘤性免疫细胞的分化阶段和成熟程度（如淋巴母细胞淋巴瘤与外周 B/T 细胞淋巴瘤、滤泡性淋巴瘤与边缘区淋巴瘤等）；③检测某些遗传学改变（如 *CCND1*、*ALK* 等基因易位所导致的蛋白异常表达）；④鉴别良、恶性疾病（如通过检测免疫球蛋白轻链是否有限制性表达来判断 B 细胞 / 浆细胞是否克隆性增生）；⑤检测病原微生物（如 EBV、HHV8、幽门螺杆菌等）；⑥为临床免疫或靶向治疗提供依据（如 CD20、CD30、CD19、CD38、PD-L1、ALK 等靶点的检测）；⑦提示疾病预后（如通过检测 CD10、BCL6、MUM1 等指标来区分弥漫性大 B 细胞淋巴瘤的 COO 分型；通过检测 MYC 与 BCL2 蛋白表达水平来甄别“双表达”淋巴瘤）。

2）常用标志物：可应用于淋巴瘤石蜡包埋组织免疫染色的常用标志物包括以下几个大类：①白细胞共同抗原（CD45/LCA）；② B 细胞相关标志物，如 CD20、CD79a、CD19、PAX5、Oct-2、BOB.1、κ、λ、IgG、IgG4、IgM、IgA、IgD、CD38、CD138、CD23 等；③ T 细胞 /NK 细胞相关标志物，如 CD3、CD2、CD5、CD7、CD4、CD8、CD43、CD45RO、CD56、CD57、细胞毒性分子（包括 TIA-1、颗粒酶 B、穿孔素）、T 细胞受体蛋白（如 βF1、TCRG）等；④淋巴细胞活化 / 分化相关标志物，如 CD30、TdT、CD99、CD10、BCL6、MUM1 等；⑤肿瘤基因和增殖相关标志物，如 ALK、BCL2、BCL10、 cyclin D1、MYC、TP53、Ki-67 等；⑥组织细胞、树突细胞及髓系相关标志物，如 CD68（KP1、PGM1）、CD163、溶菌酶、髓过氧化物酶（MPO）、CD15、CD123、CD117、CD21、CD35、S-100、CD1a、CD207/Langerin 等；⑦微生物标志物，如 EB 病毒（EBV）-LMP1、HHV8 等；⑧其他，如 EMA、细胞角蛋白、LEF1、MNDA、PD-1、PD-L1、CXCL13 等。

3）免疫组化诊断注意事项：①免疫组化检查首先应确保染色质量，一定要从组织处理、制片、抗原修复、抗体选择、染色程序等诸多环节加强监控，并通过设置合理的阳性对照作平行染色，以确保染色质量稳定保持在较高水平。②要熟悉各类淋巴瘤组织学形态和免疫表型，在形态分析基础上，有所针对地选择必要的抗体有机整合来证实诊断或帮助鉴别，不应使用抗体“大套餐”做过度检测。③应学会正确判读免疫组化染色结果。这就要求病理医师做到：熟悉各种抗体的预期染色结果，并通过适当内、外对照来判断染色成功与否；在形态分析基础上正确判断何种细胞成分表达何种抗原；熟悉各种抗体的反应谱系和适用范围，避免片面或错误解读阳性结果。

4）常用标志物整合的选择：①对于需做免疫组化检查的淋巴组织增生性病变而言，几乎所有病例都需要检测 CD20、CD3 和 Ki-67。这一整合能够突显淋巴组织的免疫结构，有助于良、恶性病变的鉴别，并能提示淋巴瘤的细胞系起源。②对于呈滤泡 / 结节状生长模式的病变，可选择 CD10、BCL6、CD21、Ki-67 等指标的整合来显示结节和淋巴滤泡的关系。③对于疑似小 B 细胞肿瘤性病变（包括低级别滤泡性淋巴瘤、慢性淋巴细胞性白血病 / 小淋巴细胞性淋巴瘤、套细胞淋巴瘤、边缘区淋巴瘤等），可选用 CD10、BCL6、CD5、CD23、cyclin D1、SOX11、LEF1 和 MNDA 这一组指标的整合予以鉴别诊断。④对于富含浆细胞的病变，可检测免疫球蛋白轻链（κ/λ）有无限制性表达以区分良、恶性。⑤对于疑似高侵袭性成熟 B 细胞肿瘤的病变［包括绝大部分弥漫大 B 细胞淋巴瘤、伯基特淋巴瘤及具有前两者中间特征的 B 细胞淋巴瘤（BCLU）或高级别 B 细胞淋巴瘤（HGBL）、高级别滤泡性淋巴瘤等］，选用 CD10、BCL6、BCL2、MUM1、MYC 这一组指标的整合（并结合细胞遗传学检查）有助于确诊并区分亚型；EBV-LMP1、CD5 和 TP53 的整合检测对于弥漫大 B 细胞淋巴瘤有预后意义。⑥对于疑似 T 细胞或 NK 细胞肿瘤的病变，可选择性检测 CD2、CD5、CD7、CD4、CD8、CD10、CD30、CD56、ALK、CXCL13、PD-1、T 细胞受体蛋白、细胞毒性分子等标志物的整合并行 EBER 原位杂交来帮助判断肿瘤类型。⑦对于经典型霍奇金淋巴瘤或类似病变（如具有经典型霍奇金淋巴瘤和弥漫大 B 细胞淋巴瘤中间特征的灰区淋巴瘤、结节性淋巴细胞为主型霍奇金淋巴瘤、富于 T 细胞 / 组织细胞的大 B 细胞淋巴瘤等），可选用 CD20、PAX5、Oct-2、BOB.1、CD30、CD15、EBV-LMP1（或 EBER）、EMA、PD-1 等指标整合，此外，还应注意部分外周 T 细胞淋巴瘤也可伴有霍奇金样异型大 B 细胞浸润，增生的 T 细胞有无异型性、是否克隆性增生是鉴别诊断的关键。⑧富于细胞的经典型霍奇金淋巴瘤与 ALK 阴性的间变性大细胞淋巴瘤有时不易区分，检测 B 细胞和 T 细胞系标志物、细胞毒分子并整合 *IG*、*TCR* 基因重排检测会有帮助。⑨对于混合 B、T 细胞增生性病变，应整合形态分析正确区分肿瘤细胞和反应性成分。少数情况下，也不排除组合表型的淋巴瘤可能，但诊断后者应有充分的病理学和分子遗传学证据。⑩对于形态高度疑似淋巴造血组织肿瘤、但 CD20 和 CD3 均不表达的病变，通常需要检测部分“二线”细胞系标志物（如 CD79a、PAX5、CD19、Oct-2、BOB.1、浆细胞相关抗原、CD3 以外的全 T 细胞抗原及 CD43、CD68、MPO 等髓细胞标志物等）来帮助整合判别细胞系。

4. 流式细胞术分析　基于流式细胞术的免疫表型分析也是淋巴瘤诊断和分型的重要手段，有技术条件的病理实验室应积极开展。相比免疫组化，流式细胞术具有敏感度高、特异性强、检测周期短等特点，特别是对于判断 B 细胞及 T 细胞的克隆性增生、抗原表达水平及小 B 细胞类肿瘤鉴别诊断等方面具有独特优势，其弱点在于不能结合组织学形态分析（免疫组化可以在原位标记抗原）；不适合检测部分定位于细胞核或细胞质内的抗原（如BCL6、MUM1、cyclin D1、Ki-67、BCL2等）；对于霍奇金淋巴瘤等肿瘤细胞较少的病变及T细胞或NK细胞肿瘤的甄别能力不如免疫组化强，此外，流式细胞分析需要细胞悬液或由新鲜组织制备的单细胞悬液标本，不常规留用新鲜组织标本的单位无法开展这项技术，细胞悬液标本也不像组织块那样可以长期保存，故而流式细胞术不能用于回顾性研究。

5. 遗传学与分子病理检测　淋巴瘤中抗原受体基因（*IG*、*TCR*）的克隆性基因重排、非随机、类型相关性染色体及基因异常、特定病原微生物感染等不仅对于研究肿瘤的发生、发展机制具有重要意义，也是精确诊断疾病、指导规范治疗及预测预后必不可少的工具。常用的淋巴瘤遗传与分子病理检测方法包括聚合酶链反应（PCR，包括RT-PCR、RQ-PCR等）和Sanger测序技术、荧光原位杂交（FISH）、原位杂交（ISH）、核型分析（包括G显带、M-FISH、SKY等），以及基因表达谱（GEP）、二代测序（NGS）等高通量检测技术。

（1）克隆性*IG*和*TCR*基因重排检测

1）方法：多数实验室采用PCR法并应用BIOMED-2引物组检测，以毛细管电泳基因扫描分析结果（或PAGE电泳异源双链分析）。

2）适用范围：绝大部分淋巴组织增生性病变根据形态特征并结合免疫组化检查和临床特点便能确诊，无须开展这项检测。仅在少数情形下，克隆性*IG*和*TCR*基因重排检测对于淋巴瘤的诊断与鉴别、肿瘤细胞系确定及克隆相关性分析具有一定价值：①良、恶性较难鉴别的病变，如淋巴瘤局限或隐匿性累犯、形态异常不显著或缺乏特征性免疫表型的淋巴瘤（如在某些炎性疾病基础上发生瘤变的早期MALT型边缘区淋巴瘤、EBV相关淋巴瘤等）、小细胞性皮肤淋巴瘤早期病变等；②疑似淋巴瘤但标本组织较小较少，例如，不理想的穿刺活检或内镜活检标本、体液标本等；③某些特定病种的诊断与鉴别，例如，儿童型滤泡性淋巴瘤、淋巴瘤样丘疹病、水疱-痘疮样淋巴瘤等；④细胞构成较复杂或免疫标记难以区分细胞系的肿瘤，例如，肿瘤细胞异常表达CD20的外周T细胞淋巴瘤、伴有B细胞成分旺炽增生的外周T细胞淋巴瘤或B、T细胞组合性淋巴瘤等；⑤肿瘤克隆相关性分析，例如，判断弥漫大B细胞淋巴瘤是否由之前滤泡性淋巴瘤转化而来；⑥微小残留病灶评估。

3）判读结果注意事项：*IG*和*TCR*基因克隆性重排检测结果，一定要在组织病理学检查的背景下解读才有意义，如与形态或免疫组化证据不符，一般更倾向于组织学检查结论。判读基因重排结果，应注意以下事项：①克隆性不一定等于淋巴瘤，部分良性病变也可有淋巴细胞克隆性增生；②部分B或T细胞淋巴瘤（特别是淋巴母细胞性肿瘤、血管免疫母细胞性T细胞淋巴瘤等）*IG*和*TCR*基因重排检测结果存在谱系交叉，不足以判断肿瘤细胞系起源，此外，*TCRB*和*TCRG*基因重排也并不代表就是αβ和γδ T细胞来源的肿瘤；③假克隆和寡克隆，由于PCR技术的高敏性，标本组织中较少的细胞成分有时会产生假克隆或寡克隆，需与真性克隆性病变相鉴别；④某些技术因素也会导致假阳性或假阴性结果。

（2）FISH法检测非随机性染色体和基因异常：部分B细胞非霍奇金淋巴瘤亚型和少数T细胞淋巴瘤具有特征性的、非随机性染色体异常（如染色体易位、缺失等），并导致相关基因异常，检测这些遗传学异常，有助于病理诊断或评估预后。目前，FISH是临床检测这些染色体/基因异常最常用的方法，也有多种针对染色体易位断裂区和基因缺失（或扩增）的商品化探针供应，针对易位的探针又包括融合探针和分离探针两种，分别是针对不同基因或同一基因断裂位点两侧序列而设计，前者如t（14;18）（IgH/BCL2）、t（11;14）（IgH/CCND1）等，后者如t（18q21）（BCL2）、t（3q27）（BCL6）、t（8q24）（MYC）、t（14q32）（IgH）、t（18q21.31）/MALT1等。需要指出的是，部分染色体易位/基因重排可以通过更为简易、经济的免疫组化方法予以间接提示，例如，套细胞淋巴瘤相关的t（11;14）和间变性大细胞淋巴瘤相关的t（2p23）就分别可以通过cyclin D1和ALK的免疫组化染色来加以显示，在这些情况下，FISH检测就并非必需。但对于那些蛋白表达并不一定对应于基因异常的情形而言［例如，弥漫大B细胞淋巴瘤中BCL2和（或）

BCL6 与 *MYC* 基因重排检测、有 *BCL2* 基因易位但免疫组化结果阴性的滤泡性淋巴瘤等]，FISH 检测就是必要的方法。此外，部分遗传学异常对应于肿瘤的生物学异质性，例如，伴有 t（2p23）（ALK）、t（6p25）（DUSP22-IRF4）和 t（3q28）（TP63）的间变性大细胞淋巴瘤及伴有 del（17p）、del（11q）、del（13q）、+12 等异常的慢性淋巴细胞性白血病 / 小淋巴细胞性淋巴瘤就有着不同的生物学行为，通过 FISH 检测这些遗传学异常，能提示疾病预后，并指导治疗。

（3）EBER 原位杂交检测：EBV 感染与多种良、恶性淋巴组织增生性疾病（后者包括多种 B 细胞和 T 细胞 /NK 细胞淋巴瘤及部分经典型霍奇金淋巴瘤等）相关。EBER-1/2 是 EBV 编码的两个小分子量早期核糖核酸，常高水平地表达于病毒感染的细胞核中。利用 EBER 探针作原位杂交可以敏感地在原位显示病毒感染，如结合细胞系标志物免疫染色做双重标记，则还能显示病毒阳性细胞的表型。通过免疫组化检测 EBV 编码的部分蛋白抗原（如 LMP1、LMP2A、EBNA 等）虽也能显示病毒存在，但这些抗原的表达情况在病毒不同感染模式中有所不同（如 EBV 阳性的经典型霍奇金淋巴瘤通常表达 LMP1，而 EBV 阳性的伯基特淋巴瘤则通常 LMP1 阴性），而 EBER 却是恒定表达的，且免疫组化检测灵敏度也往往不如原位杂交，因此，EBER 原位杂交技术通常被视作组织内原位检测 EBV 的"金标准"。

（4）二代测序、基因表达谱等高通量技术检测：随着分子生物学研究的深入，一些重现性基因突变（或其他异常）被发现在特定类型的淋巴瘤中高频发生，提示这些异常可能参与了肿瘤的发生、发展机制，其中，有不少特定的基因突变已被应用于淋巴瘤的诊断、分型、预测预后，乃至辅助临床做出治疗决策。近年来，Sanger 测序、二代测序等技术被越来越多地应用于淋巴瘤的分子病理诊断当中，特别是高通量的二代测序技术具有单次实验能够检测多个基因变化及多种遗传学异常（基因突变、易位、缺失等）的优势，大有替代其他测序技术的趋势。就淋巴瘤相关基因二代测序在临床应用而言，建议优先选择一组与诊断、预后判断和治疗选择密切相关的基因进行检测。基因表达谱是指一次同时定量检测特定组织中成千上万个基因的表达，再根据基因表达种类和丰度信息，构建出基因表达的数据表或谱型（或称指纹）。在淋巴瘤领域，弥漫大 B 细胞淋巴瘤是第一种通过基因表达谱信息进行分子分型的肿瘤。此外，Nano String 公司推出的 Nano String nCounter 技术也能高度灵敏地定量检测多种样品类型（纯化总 RNA、细胞和组织裂解液、石蜡包埋组织提取的 RNA 等）中的基因表达，该技术应用分子条形码和单分子成像来检测并计数单个反应中的几百个转录本，而不需要反转录或扩增反应，直接数字化读出每一种 mRNA 的相对丰度。利用 Nanostring 平台的 20 基因检测（Lymph2Cx）研究已表明该项技术可以对弥漫大 B 细胞淋巴瘤石蜡包埋标本进行准确的分子分型。

要点小结

- NHL 可发生于人体的任何部位且亚型众多，容易造成误诊。
- 淋巴瘤的症状可分为全身症状和局部症状，全身症状应注意 B 症状的评估（不明原因发热＞38℃，连续 3 天及以上）、盗汗（连续 7 天及以上）或体重减轻（6 个月内下降 10% 以上），局部症状分为原发于淋巴结和淋巴结外。
- PET/CT 是淋巴瘤诊断、分期、疗效评价的重要手段。
- 病理诊断至关重要，HE 染色切片和免疫组化染色是最基础的步骤，分子检测技术如原位杂交、FISH、基因重排、基因测序、基因芯片等可提高诊断率及准确性。

【整合评估】

（一）评估主体

目前 MDT 团队可根据患者的具体病情给予规范化、个体化整合治疗方案，即通过各个科室协同合作为患者选择一套规范的临床诊疗方案，使患者最大程度获益。淋巴瘤 MDT 团队包括肿瘤内科、肿瘤放射科、影像科、核医学科、检验科、病理科、护理科，以及心理科、疼痛科、临终关怀等。各科室分别在收入患者、诊断、治疗，以及心理安慰、保证生活质量等方面分别起到关键作用。

（二）分期评估

疾病诊断前应进行 CT 或 PET/CT 明确分期，除部分特殊病理类型的淋巴瘤外，绝大多数仍沿用 Ann Arbor-Cotswolds 分期系统，见表 11-8-2。而对于某些原发淋巴结外的 NHL，如慢性淋巴细胞白血病、皮肤 T 细胞淋巴瘤、原发结外鼻型 NK/T 细胞淋巴瘤和原发胃肠道、中枢神经系统淋巴瘤等，有其专属的分期系统。

表 11-8-2 Ann Arbor-Cotswolds 分期

分期	内容
1	侵及一个淋巴结区（Ⅰ），或侵及一个单一的淋巴结外器官或部位（ⅠE）
2	在横膈的一侧，侵及两个或更多的淋巴结区（Ⅱ）或外加局限侵犯一个淋巴结外器官或部位（ⅡE）
3	受侵犯的淋巴结区在横膈的两侧（Ⅲ）或外加局限侵犯一个淋巴结外器官或部位（ⅢE）或脾（ⅢS）或两者均有（ⅢES）
4	弥漫性或播散性侵犯一个或更多的淋巴结外器官，同时伴有或不伴有淋巴结侵犯
	A 组：无全身症状 B 组：有全身症状，包括不明原因发热（＞38℃，连续 3 天及以上）、盗汗（连续 7 天及以上）或体重减轻（6 个月内下降 10% 以上） E：淋巴瘤累及淋巴结外器官。单一结外部位受侵，病变侵犯到与淋巴结 / 淋巴组织直接相连的器官 / 组织时，不记录为Ⅳ期，应在各期后记入“E”字母（如病变浸润至与左颈部淋巴结相联结的皮肤，记录为“ⅠE”）； X：大肿块，肿瘤直径＞胸廓宽度的 1/3 或融合瘤块最大径＞ 7.5cm

（三）体能状态的评价

治疗前应对患者的一般健康状态做出评价，重要的指标是评价其活动状态（performance status，PS）。活动状态是根据患者的体力情况来了解其一般健康状况和对治疗耐受能力的指标。国际常用的评分标准为 Karnofsky 功能状态评分（卡氏，KPS 评分，百分法），见表 11-8-3。如果 KPS 评分在 40 分以下，治疗反应常不佳，且往往难以耐受化疗反应。美国东部肿瘤协作组（Eastern Cooperative Oncology Group，ECOG）制定了一个较简化的活动状态评分表。将患者的活动状态分为 0 ～ 5 级，共 6 级，一般认为活动状况 3、4 级的患者不适宜进行化疗，见表 11-8-4。

表 11-8-3 KPS 评分

体力状况	评分
正常，无症状和体征	100 分
能进行正常活动，有轻微症状和体征	90 分
勉强进行正常活动，有一些症状或体征	80 分
生活能自理，但不能维持正常生活和工作	70 分
生活能大部分自理，但偶尔需要别人帮助	60 分
常需要人照料	50 分
生活不能自理，需要特别照顾和帮助	40 分
生活严重不能自理	30 分
病重，需要住院和积极的支持治疗	20 分
重危，濒临死亡	10 分
死亡	0 分

表 11-8-4 ECOG 评分

级别	体力状态
0	活动能力完全正常，与起病前活动能力无任何差异
1	能自由走动及从事轻体力活动，包括一般家务或办公室工作，但不能从事较重的体力活动
2	能自由走动及生活自理，但已丧失工作能力，日间不少于一半时间可以起床活动
3	生活仅能部分自理，日间一半以上时间卧床或坐轮椅
4	卧床不起，生活不能自理
5	死亡

（四）营养代谢状态评估

一般 DLBCL 患者可因化疗药物存在副作用，会引起恶心、呕吐，口腔溃疡，胃黏膜的损伤等而影响到患者的食欲，不利于食物营养物质的吸收。体重变化将作为营养状况的一个重要指标进行关注。一般认为，如果在 3 个月内体重下降超过平常 5%，6 个月内下降超过 10%，即可认定存在营养不良。维持体重对患者坚持足够疗程的化疗至关重要。至今，尚未发现有哪一种食物会促使癌细胞扩散转移，因此，一般不必忌口。每天的饮食中要注重补充动物性优质蛋白。

（五）疼痛评估

淋巴瘤在初期时多无疼痛，从而导致患者忽视。但随着病情进展，当正常组织受到肿瘤的破坏和浸润，邻近的神经根受到压迫和破坏，局部组织缺血坏死，血液回流受阻，骨与骨膜受到浸润等均可引起疼痛症状。

一般可以使用较为简单的评估方法评估疼痛等级，包括单维量表包括数字评分法（如 0 ～ 10），词语描述量表（如“没有疼痛”“轻微疼痛”“中度疼痛”“严重疼痛”）或视觉模拟评分法（如一条 10cm 的线段，具有多个刻度，如在左边有“没有疼痛”，而在右边有“严重疼痛”；患者在线上指出最能代表疼痛强度的位置）。

对于 PCNCL 患者，头痛的症状可通过 6 点行为评分法（BRS26）：多用于头痛的定量测定，也用于对疼痛患者的对比研究。该方法将疼痛分为 6 级：①无疼痛（1 分）；②有疼痛但常被忽视（2 分）；③有疼痛，无法忽视，不干扰日常生活（3 分）；④有疼痛，无法忽视，干扰注意力（4 分）；⑤有疼痛，无法忽视，所有日常活动都受影响，但能满足基本生理需求，如进食和排便等（5 分）；⑥存在剧烈疼痛，无法忽视，所有日常活动都受影响，需休息和卧床休息（6 分）。此方法用疼痛对行为的影响来表达疼痛强度，贴近患者的生活，有一定的客观性，便于理解，也适合于出院后随访。

（六）肿瘤负荷评估

治疗前评估肿瘤负荷，可为选择合适的治疗方案提供依据。

1.GELF 高肿瘤负荷标准

（1）累及淋巴结数目≥ 3 个，单个直径≥ 3cm。

（2）淋巴结或结外肿块直径≥ 7cm。

（3）存在任何全身症状或 B 症状。

（4）脾脏增大。

（5）胸腔积液或腹水。

（6）白血病期（淋巴细胞＞ 5.0×10^9/L）。

（7）细胞减少［白细胞＜ 1.0×10^9/L 和（或）血小板＜ 100×10^9/L］。

2. 英国国家淋巴瘤治疗起始标准

（1）有 B 症状或伴有全身瘙痒。

（2）疾病进展迅速；血细胞减少（血红蛋白≤ 100g/L；白细胞＜ 3.0×10^9/L；血小板＜ 100×10^9/L）。

（3）重要器官衰竭。

（4）累及肾脏。

（5）累及骨组织。

（6）累及肝脏。

（七）病理评估

常见非霍奇金淋巴瘤亚型病理特征如下：

1. 弥漫大 B 细胞淋巴瘤（DLBCL） 以大 B 细胞的弥漫性浸润为特征，大 B 细胞可以类似于中心母细胞或免疫母细胞，或者高度异型、间变。WHO 分类确定了数种类型的大 B 细胞淋巴瘤，最为常见的类型是 DLBCL，非特指性，这一类型占所有非霍奇金淋巴瘤的 25% ～ 30%。基因表达资料显示 DLBCL 是一类有异质性的疾病，根据起源细胞的不同，由至少三种具有不同基因表达谱特征的病种组成：①具有和生发中心 B 细胞（GCB）相似基因表达谱的病例；②表达典型活化 B 细胞（ABC）基因的病例；③具有不同基因表达方式、被称作“不能分类”（既非 GCB 也非 ABC 类型）的病例。重要的是，几种类型临床上有显著差别，与其他两种类型相比，GCB 型的病例具有明显更好的预后，即便临床预后指标考虑在内也是如此。进一步研究证实了在当前治疗时代（包括抗 CD20 抗体治疗）下这种差异的存在，并且发现微环境中的非肿瘤性细胞也对患者生存有着重要的影响。针对这些 DLBCL 亚型、有选择性活性的新的治疗方法正在发展中。曾有学者提出 DLBCL 临床不同组群的划分，可以通过常规免疫组化对有限数量的基因表达情况予以检测而决定。但是，这一分类方法的应用，却因免疫组化染色及结果解读的可重复性问题而受到限制。利用福尔马林固定、石蜡包埋材料针对少量基因的基因表达模式（如 Nanostring）研究可为 DLBCL 分类提供一种快捷而准确的方法。

MYC 基因重排存在于 5% ～ 10% 的 DLBCL

病例中，且和较差预后相关。这些病例约有 50% 还同时涉及 *BCL2* 基因的重排，后者被称作“双重打击”淋巴瘤（高级别 B 细胞淋巴瘤）。这些双重打击淋巴瘤的预后极差。MYC 蛋白表达见于约 30% 的 DLBCL 病例，蛋白表达并不依赖于基因重排。DLBCL 同时表达 MYC 和 BCL2 蛋白（双表达淋巴瘤）与较差预后相关。

原发性纵隔（胸腺）大 B 细胞淋巴瘤是 DLBCL 的一种独特亚型，在 WHO 分类中已被单独列出。原发性纵隔大 B 细胞淋巴瘤患者通常比非特指的 DLBCL 患者更年轻。组织学显示具有丰富细胞质的大细胞增生，并伴有弥漫性纤维化。基因表达研究已表明该肿瘤表达谱不同于寻常的弥漫性大 B 细胞淋巴瘤，却与经典型霍奇金淋巴瘤有着某些共同特征。WHO 分类还认识到部分纵隔淋巴瘤病例可以具备原发性纵隔大 B 细胞淋巴瘤和经典型霍奇金淋巴瘤的中间特征（所谓“灰区”淋巴瘤）。

2. 滤泡性淋巴瘤（FL） 是对应于正常生发中心细胞的肿瘤性增生，肿瘤保留生发中心标志物（BCL6、CD10）的表达，并显示由 CD21 阳性的滤泡树突细胞结节状聚集所形成的滤泡结构。FL 由比例不等的中心细胞（小裂细胞）和中心母细胞（大无裂细胞）混合构成。肿瘤可根据存在的中心母细胞的数量分为三个级别（1 ～ 3 级），最常见的是 1 级（每个高倍显微镜视野 0 ～ 5 个中心母细胞）。1 级和 2 级的肿瘤都是惰性的，两者之间的严格区分并非绝对必要。3 级的滤泡性淋巴瘤（每个高倍显微镜视野＞ 15 个中心母细胞）可以进一步分为 3A 级（中心母细胞和中心细胞相混合）和 3B 级（实片状增生的中心母细胞）。有研究显示 3A 和 3B 级病例之间有某些分子遗传学的差异，但仍需进一步研究其临床相关性。滤泡性淋巴瘤可以伴有弥漫性肿瘤成分，找到大细胞的弥漫性区域（弥漫大 B 细胞淋巴瘤）提示向侵袭性更高的疾病转化。将近 90% 的 FL 显示有涉及 *BCL2* 基因重排的 t（14；18）（q32；q21），导致抗凋亡的 BCL2 蛋白不需要诱导的表达。虽然 BCL2 蛋白的表达无助于区分 FL 和其他淋巴瘤，却对区分 FL 和反应性滤泡有帮助，因为后者通常 BCL2 呈阴性。

原位滤泡瘤变是一种其他都符合反应性淋巴结改变、但有 BCL2 阳性滤泡存在的病变。和滤泡性 FL 部分累犯正确区分后，原位滤泡瘤变进展为明显 FL 的比例极低。

3. 边缘区 B 细胞淋巴瘤（MZL） 以小淋巴细胞增生为特征，瘤细胞通常具有丰富的、淡染的细胞质（被称作单核样 B 细胞）和浆细胞性分化特点。这类淋巴瘤的假定起源细胞是不同解剖部位的边缘区生发中心后 B 细胞。边缘区淋巴瘤可根据发病部位的不同分为三种不同的类型：①黏膜相关淋巴组织（MALT）结外边缘区淋巴瘤；②脾边缘区淋巴瘤；③淋巴结边缘区淋巴瘤。每个病种都有其独特的细胞遗传学异常，从而支持这样的分类方法。MALT 型结外淋巴瘤最为常见，发生在遭受长期慢性炎症（包括慢性感染）刺激的黏膜部位，胃的慢性幽门螺杆菌感染就是这样一个典型的例子。在疾病发展早期，这类淋巴瘤有许多对用抗生素根除幽门螺杆菌的治疗方法有效，而稍晚出现的一些变化，包括染色体易位及核因子 κB（NF-κB）信号转导相关基因的激活等，则会导致肿瘤非抗原依赖性生长。

4. 套细胞淋巴瘤（MCL） 最常累犯淋巴结，但也可累犯结外部位（包括胃肠道，表现为所谓“淋巴瘤性息肉病”）。该肿瘤通常由较一致的、核形不规则的小淋巴细胞增生构成，没有免疫母细胞。MCL 最常呈现弥漫性生长方式，但也可以显示结节状或者更为少见的套区生长方式。肿瘤假定起源细胞为内层套区的 B 细胞。淋巴瘤细胞像慢性淋巴细胞性白血病一样表达 CD5，但是套细胞淋巴瘤不表达 CD23 而表达 cyclin D1，借此可与慢性淋巴细胞性白血病相鉴别。表达 cyclin D1 蛋白是由于该肿瘤特征性的 t（11；14）（q13；q32）染色体易位所致。基因表达谱研究表明确实有一小部分 MCL cyclin D1 阴性。这些 cyclin D1 阴性的病例中，部分有涉及 *cyclin D2* 基因的染色体易位存在。SOX11 的表达是 MCL 高度特异的免疫组化指标，能够识别那些 cyclin D1 阴性的病例。总体而言，MCL 患者中位生存期近 3 年，但部分高增殖活性的亚型（如母细胞或多形性变型）具有较高的生物学侵袭性，而原位套细胞瘤变和白血病性非淋巴结型 MCL 具有相对较好的预后。

5. 慢性淋巴细胞性白血病 / 小淋巴细胞性淋

巴瘤　慢性淋巴细胞性白血病是一种以血液、骨髓累犯为特征的成熟B淋巴细胞肿瘤，并通常与淋巴结受累相关。小淋巴细胞性淋巴瘤则是这种疾病的非白血病性形式。被慢性淋巴细胞白血病累犯的淋巴结显示弥漫性成熟小淋巴细胞浸润，并混有幼淋巴细胞和副免疫母细胞，从而形成特征性的、被称作增殖中心或假滤泡的模糊结节。肿瘤性B细胞也有特征性免疫表型，显示CD5和CD23的表达、CD20弱表达及单克隆性免疫球蛋白轻链表达。已有研究把慢性淋巴细胞性白血病划分为具有不同临床行为的两种不同亚型。预后较好的类型表达有突变的免疫球蛋白重链可变区基因（*IGH*基因），另一亚型则表达未突变的*IGH*基因。*IGH*基因的突变状态在基因表达的差异上也有所反映。编码70kDa的zeta相关蛋白（ZAP-70）的基因就是这样的基因之一，该基因一般在表达未突变*IGH*基因的白血病细胞中有表达，因此能被用来区分两种亚型。某些细胞遗传学异常，也对应于肿瘤的临床侵袭性。

一些慢性淋巴细胞性白血病/小淋巴细胞性淋巴瘤的病例会显示浆细胞性特征，但与淋巴浆细胞性淋巴瘤并不相同，后者以显著的浆细胞样淋巴细胞和浆细胞成分为特点。这些病例通常不表达CD5，较少累犯血液，并且经常与单克隆免疫球蛋白M血清蛋白相关，后者会导致血液黏滞性过高或冷球蛋白血症（Waldenström巨球蛋白血症）。*MYD88*基因的体细胞突变是Waldenström巨球蛋白血症的常见频发且高度特异的特征。

6. 伯基特淋巴瘤　是一种高侵袭性淋巴瘤，组织学上以中等大细胞弥漫浸润并伴高核分裂比例为特征。该淋巴瘤通常有显著的自发性细胞死亡（凋亡），从而导致“星空”现象，后者系大量、吞噬了凋亡碎片的巨噬细胞所致（被称作着色小体巨噬细胞）。肿瘤假定起源细胞是生发中心早期滤泡B母细胞。几乎所有的伯基特淋巴瘤病例都有涉及8号染色体上*MYC*基因的染色体易位。*MYC*基因最常易位到14号染色体的*IGH*基因旁而导致t（8；14）（q24；q32），但也可累及染色体2p12（κ）及22q11（λ）上的轻链基因。伯基特淋巴瘤的诊断，可由单纯形态学检查提示，但应有免疫表型资料（CD20、CD10及BCL6阳性；BCL2阴性或局灶弱阳性；Ki-67染色显示的增殖指数近100%）支持，此外，还需通过*MYC*基因易位检测（通常无*BCL2*和*BCL6*基因易位）加以证实。

7. 前体B和T细胞淋巴瘤/白血病　淋巴母细胞性白血病/淋巴瘤代表了B细胞或T细胞系淋巴母细胞的恶性肿瘤。这类疾病可以发生在骨髓（白血病），也可以累犯组织为主（淋巴瘤），但通常都被认为是单一的疾病病种。大部分急性淋巴母细胞性白血病病例是B细胞系肿瘤，而大部分淋巴母细胞性淋巴瘤病例是T细胞系肿瘤，纵隔是常见受累部位之一。无论部位或细胞系有何不同，这类肿瘤形态特点都较为一致：由小到中等大的细胞构成，核染色质细致分散，核仁不明显，细胞质较少。评估肿瘤的细胞系及与分化差的急性髓系白血病作鉴别需要免疫表型分析乃至需要对B细胞受体和T细胞受体作分子遗传学分析。淋巴母细胞性肿瘤表达TdT（在淋巴母细胞发育阶段有特异性表达），借此可和其他淋巴瘤相鉴别。

WHO分类包括了一些以频发性遗传学异常为特征的B淋巴母细胞性白血病/淋巴瘤。这当中有许多与不同的临床或病理特点相关，具有预后意义，或者被认为是生物学意义上的不同病种。

8. 成熟T细胞和NK细胞非霍奇金淋巴瘤　成熟T细胞和NK细胞具有某些共同的免疫表型和功能上的特征，因此，在WHO分类中，这些肿瘤被放在一起。该类淋巴瘤在西方国家占非霍奇金淋巴瘤的10%～15%，在中国等亚洲地区有更高的发病率。成熟T细胞淋巴瘤由一组异质性肿瘤构成，最常见的亚型是外周T细胞淋巴瘤（PTCL），非特指性。

PTCL通常呈弥漫性生长而破坏正常淋巴结结构，或者较少见的，显示滤泡间区的扩张。该类肿瘤显示多样的细胞学变异范围，大部分病例系由大到中等大小细胞混合构成，少数病例以小细胞为主。肿瘤多伴有嗜酸性粒细胞、浆细胞和巨噬细胞等构成的反应性背景，部分病变可出现HRS样细胞，需与霍奇金淋巴瘤相鉴别。与B细胞淋巴瘤不同的是，免疫表型分析并不能证明T细胞淋巴瘤的克隆性，但异常T细胞表型可以支持T细胞淋巴瘤的诊断。用分子生物学技术检测

T细胞受体基因的克隆性重排对明确诊断较有帮助。基因表达谱分析有助于阐明PTCL，非特指性内部生物学和预后不同的亚组（TBX21和GATA3亚型）。血管免疫母细胞性T细胞淋巴瘤是一类成熟T细胞淋巴瘤，通常表现全身症状和多克隆性高丙种球蛋白血症，并起源于一群独特的辅助T细胞，即滤泡辅助T细胞，后者以表达CD4、CD10、PD-1、CXCL13、ICOS等标志物为特征。

间变性大细胞淋巴瘤（ALCL）代表了一类独特的T细胞淋巴瘤亚型，儿童尤为常见。ALCL可有显著的形态变异性，但通常由多形性大细胞构成，尤以有“印记”细胞（有马蹄铁或肾形细胞核及核周嗜伊红色区域）的存在为特点。淋巴结部分受累可局限在淋巴窦内，晚期则会破坏淋巴结结构。ALCL以CD30均匀一致的强表达为特点。大多数病例表达一个或更多的T细胞抗原并有克隆性T细胞受体基因重排。根据间变性淋巴瘤激酶（ALK）的表达，ALCL被分为两种疾病。ALK阳性的ALCL最常见于30岁以下的患者，且与ALK阴性的ALCL患者相比，具有较好的预后。ALK的表达系染色体易位（涉及染色体2p23上的*ALK*基因）所致，最常见的易位就是t（2；5）（p23；q35），它累及5号染色体上的核磷酸蛋白基因。ALK阴性的ALCL为一个暂定病种，有别于ALK阳性的ALCL和PTCL，非特指性。最近研究表明ALK阴性的ALCL也有遗传学异常，多涉及*DUSP22*和*TP63*基因重排。

结外NK/T细胞淋巴瘤，鼻型多累犯鼻腔、鼻旁窦等上呼吸、消化道部位，部分病例（特别是进展期患者）也会累及皮肤、胃肠、骨髓等部位。组织学多表现为多形性小、中淋巴细胞增生，伴血管侵犯/血管中心性生长及坏死和纤维素样变性。免疫染色多提示NK细胞或细胞毒性T细胞样表型，表达CD3、CD7、CD56和细胞毒分子，但通常不表达CD4、CD5，EBER原位杂交检测显示所有肿瘤细胞EBV阳性。诊断这一类型肿瘤需与其他EBV阳性的T细胞或NK细胞肿瘤及反应性淋巴组织增生性疾病正确区分。

（八）其他评估

要参考多种指标，包括年龄、生化数据（肌酐清除率和血红蛋白水平）及脏器功能等，评价适合的化疗剂量和药物数量。基线评估可以帮助医生更好地预测治疗期间可能发生的潜在不良事件，对治疗强度和可能的干预做出正确的决定和调整。如合并症、主要脏器如肾脏和肝脏的功能；治疗的可行性在某种程度上取决于治疗的毒性。另外还需对患者的心理及社会状况进行评估，本病恶性程度高，治疗疗程长，需要进行移植等治疗，部分患者疗效差，患者易产生焦虑、抑郁、悲观失望等情绪，应密切关注患者的情绪变化，必要时请心理医师进行干预；而且此病的治疗花费大，应了解患者的经济情况、社会背景等，增强患者及家属对疾病的认知。

（九）老年患者的评估

近年来，老年患者不断增加，治疗的选择也不断增加，为老年患者提供风险与收益比更适当的治疗方案的需求也日益增加。部分老年患者可能因体力状态等不适合化疗，如果采用标准治疗后会有更高的毒性风险。目前有很多抗肿瘤的新药上市，它们通常具有较好的安全性，对在那些不适合化疗的老年患者也可能导致严重的不良反应。在患者的治疗过程中进行老年病和全面的综合老年评估可以帮助血液科医生提前预防及解决这些治疗中可能发生的问题。目前不同的研究把患者分为不同的组群，以区分患者是否耐受化疗。

1. 根据患者的评估情况进行分组　适合化疗组（fit）和不适合化疗组（unfit）。进行老年评估时血液学家根据他们的标准将患者分为适合化疗组或不适合化疗组；适合化疗组可以耐受标准的化疗，而不适合化疗组则不能耐受标准化疗，需要减量或者根本不能耐受化疗，只能进行支持治疗。

2. 根据体能及综合老年评估将患者分为　①体能状态好适合化疗的患者：采用全剂量标准治疗以实现完全缓解；②脆弱不能耐受标准治疗的患者，可以通过减量化疗控制疾病；③体弱者，不能耐受化疗，可以进行针对性治疗以缓解症状，保持生活质量。

（十）精确诊断

1. 定性诊断　结合患者病史及临床表现，骨髓涂片及活检或肿大淋巴结、局部肿块活检病理检查（细胞形态学、免疫组织化学、分子遗传学）等方法明确病变是否为淋巴瘤及具体亚型。

2. 分期诊断　淋巴瘤分期诊断整合便于在制订整合治疗方案之前充分了解疾病累及范围及特点，以便为选择合理的整合治疗模式提供充分的依据，分期参照前述的 Ann Arbor-Cotswolds 分期。

3. 鉴别诊断　①与其他淋巴结肿大疾病相区别：局部淋巴结肿大需排除淋巴结炎和恶性肿瘤转移。结核性淋巴结炎多局限于颈的两侧，可彼此融合，与周围组织粘连，晚期由于软化、溃破而形成窦道。②以发热为主要表现的淋巴瘤与结核病、败血症、结缔组织病、坏死性淋巴结炎和嗜血细胞性淋巴组织细胞增多症等相鉴别。③结外淋巴瘤与相应器官的其他恶性肿瘤相鉴别。④反应性滤泡增生免疫组化检测 BCL2 多呈阴性。NHL 还应与 HL 相鉴别，两者治疗原则与预后不同，两者鉴别要点见表 11-8-5。

表 11-8-5　非霍奇金淋巴瘤与霍奇金淋巴瘤的鉴别要点

临床特点	霍奇金淋巴瘤	非霍奇金淋巴瘤
首发部位	浅表淋巴结肿大	常有结外病变
扩散方式	循淋巴道向邻近淋巴结扩散	跳跃式扩散
进展速度	较慢	较快
受侵部位特点	质地软、活动性较好、与周围组织互不粘连	质地硬、活动性较差、与周围组织粘连
侵犯范围	局限	广泛
全身症状	多见发热、盗汗、体重减轻等症状	较少见
皮肤受侵	少见	多见
脏器受侵	多见脾受侵，少见胃肠道及中枢神经系统受侵	多见肝受侵，可见胃肠道及中枢神经系统受侵

（十一）预后评估

1. 侵袭性 NHL 的预后评估　国际 NHL 预后因素研究组用多因素回归方法分析了 2031 例侵袭性 NHL 患者的预后，建立了一个适用于侵袭性 NHL 的预后预测模型，称为 NHL 的国际预后指数（international prognostic index，IPI）（表 11-8-6）。IPI 评分对预测侵袭性 NHL 的无病生存（disease free survival，DFS）和总生存（overall survival，OS）具有指导意义。IPI 评分为低危、低中危、中高危、高危组预测的 5 年 DFS 率分别为 70%、50%、49%、40%，预测的 5 年 OS 率分别为 73%、51%、43%、26%。此后还进一步建立了年龄调整的 IPI（age adjusted IPI，aaIPI），适合于≤ 60 岁的患者（表 11-8-7）。基于 IPI 评分和 aaIPI 评分可将 NHL 进行危险分层（表 11-8-8）。

表 11-8-6　国际预后指数

项目	0 分	1 分
年龄（岁）	≤ 60	＞ 60
ECOG PS 评分	0 或 1	＞ 1
临床分期	Ⅰ～Ⅱ期	Ⅲ～Ⅳ期
结外受侵部位数目	＜ 2 个	≥ 2 个
LDH	正常	升高

LDH，乳酸脱氢酶。

表 11-8-7　年龄调整的国际预后指数

项目	0 分	1 分
ECOG 评分	0 或 1	＞ 1
临床分期	Ⅰ～Ⅱ期	Ⅲ～Ⅳ期
LDH	正常	升高

LDH，乳酸脱氢酶。

表 11-8-8　基于 IPI 和 aaIPI 的危险程度分层

	IPI（所有患者）	aaIPI（患者≤ 60 岁）
低危组	0 或 1	0
低中危组	2	1
中高危组	3	2
高危组	4 或 5	3

低危组，0 ～ 1 分；中危组，2 分；高危组，3 ～ 5 分。

2. 滤泡淋巴瘤的预后评估　IPI 经过调整后的评分可用于惰性淋巴瘤，如 FL 的国际预后指数（follicular lymphoma international prognostic index，FLIPI）将患者分为三个不同的预后组，FLIPI1 建立于利妥昔单抗时代以前，FLIPI 2 是根据利妥昔单抗时代新诊断的 FL 患者的前瞻性研究数据建立的（表 11-8-9）。FLIPI2 对于预测 5 年无进展生存具有重要意义（低危组、中危组、高危组对应 5 年 PFS 率分别为 98%、88%、77%），是目前较常用的预后指数模型。其他预后模型有 m7-FLIPI：这是通过采用 DNA 测序分析 74 种基因突变，筛选出 7 个 FL 中的高频率突变基因（*EZH2*、*ARID1A*、*MEF2B*、*EP300*、*FOXO1*、*CREBBP*、*CARD11*），结合 FLIPI、ECOG 建立的 FL 预测模型，但其有效性尚待进一步研究检测。早期进展预后评估是指治疗后 24 个月内疾病进展（progression of disease in 24 months，POD24），一线 RCHOP 方案治疗后 24 个月内进展的 FL 患者预后很差。与 FLIPI、FLIPI2、m7-FLIPI 不同，POD24 用于预测死亡风险。

表 11-8-9　FL 国际预后指数

内容	FLIPI 1	FLIPI 2
淋巴结	受累淋巴结≥ 5 枚	最大淋巴结的最长直径＞6cm
年龄	≥ 60 岁	≥ 60 岁
血清学标志物	LDH 高于正常上限	β_2- 微球蛋白高于正常上限
分期	Ann Arbor Ⅲ～Ⅳ期	骨髓侵犯
血红蛋白水平	＜ 12 g/dl	＜ 12 g/dl

3. 套细胞淋巴瘤的预后评估　MCL 预后评估方面，较好的临床预后因素包括年龄＜ 65 岁、行为状态（performance status，PS）好、乳酸脱氢酶正常、β_2-MG 正常等。不良预后包括母细胞样变、有丝分裂率高、B 症状、脾大、低蛋白血症，外周血受侵也显示不良预后，骨髓受侵虽然常见，但在多数研究中未成为不良预后因素。在一组大型的 MCL 患者预后研究中，单因素分析显示：年轻、行为状态好、早期、结外受侵少于 2 处、无脾受侵、无外周血受侵、乳酸脱氢酶正常、β_2- 微球蛋白正常、血红蛋白＞ 120g/L 者预后较好，但在多因素分析中，只有年龄、行为状态、血红蛋白水平和外周血受侵情况有显著意义。根据 IPI 和 FLIPI 评分系统编制的套细胞淋巴瘤国际预后指数（MCL international prognostic index，MIPI）（表 11-8-10），sMIPI 总分 = 四项独立因子评分之和，低风险组：sMIPI ≤ 3 分；中等风险组：3 分＜ sMIPI ≤ 6 分；高风险组：sMIPI ＞ 6 分。此外，Ki-67 作为重要的生物标志物，与预后亦密切相关，并建立了联合 Ki-67 的套细胞国际预后指数（MIPIc）。形态学和分子生物学相关研究表明，细胞增殖的标志物 Ki-67，组织学分类，IPI 评分可预测 MCL 预后：127 例患者随访 87 个月，套状 / 结节状亚型（19%）中位生存期为 70 个月，弥漫型（64%）仅为 35 个月，而母细胞样变型（17%）仅为 11 个月，癌细胞中 Ki-67 ≥ 26% 的患者中位生存期仅为 13 个月，而＜ 26% 者达 45 个月，多因素分析显示，Ki-67 表达，Ann Arbor 分期Ⅲ～Ⅳ，年龄＞ 60 岁是与生存期相关的独立因素，而在该项研究中，乳酸脱氢酶水平、体力状态等则无明显相关性，近期有关基因与 MCL 预后研究表明，具有 *TP53* 缺失的 MCL 患者更容易出现脾大和显著的白细胞增多（＞ 30×10^9），但很少出现淋巴结病，11q23 和 6q21 缺失与结外病变相关，多因素分析显示 13q4 和 6q21 缺失与不良预后相关，是独立的预测因子。此外大多数 MCL 表达 SOX11，若 SOX11 阴性则临床进程较为惰性，生存期较长。

表 11-8-10　套细胞淋巴瘤国际预后指数（MIPI）

简化评分	年龄（岁）	ECOG	LDH/ 正常值	WBC($\times 10^9$/L)
0	＜ 50	0 ～ 1	＜ 0.67	＜ 6.7
1	50 ～ 59	-	0.67 ～ 0.99	6.7 ～ 9.99
2	60 ～ 69	2 ～ 4	1.00 ～ 1.49	10.00 ～ 14.99
3	≥ 70	-	＞ 1.50	＞ 14.99

4. 伯基特淋巴瘤（BL）的预后　BL 目前并无公认的预后指数。有些研究（NCCN 指南亦采用）中将 BL 患者分为低危组和高危组。低危组：乳酸脱氢酶（LDH）正常、临床分期Ⅰ期并且腹腔肿块已完全切除或单个腹腔外病灶＜ 10cm。高危组：临床分期Ⅰ期伴有腹腔肿块、腹腔外病灶＞ 10cm、临床分期Ⅱ～Ⅳ。在另外一些临床研究中，将 LDH 水平正常、ECOG 评分 0 ～ 1 分、临床分期Ⅱ～Ⅲ期，无大肿块（＜ 7cm 或 10cm）的患者分为低危组，其余为高危组。

5.T 淋巴母细胞淋巴瘤的预后评估　预后不良因素包括诱导治疗失败、早期复发、Ⅲ / Ⅳ期、年龄＞ 30 岁、IPI ≥ 2 分、CNS 受累、骨髓受累、WBC ＞ 100×10^9/L、干细胞移植（stem cell transplantation，SCT）后仍有 CNS 受累、MRD 监测具有微小残留病灶、T-ALL 中的 early-T、mature-T、ETPALL。分子生物学方面，不良预后因素包括具有复杂核型，K-RAS、N-RAS、PTEN的表达或缺失，CD13表达，17号染色体短臂杂合缺失，IDH1、IDH2、DNMT3A突变，HOX Ⅱ L2表达；而Notch1、FBXW7、CDKN2A/CDKN2B突变及BCL11B缺失是预后良好的相关因素。

6. 外周T细胞淋巴瘤的预后评估　IPI评分对于PTCL患者同样适用。针对PTCL不同亚型，也有各自针对性的预后研究。

（1）NCCN还推荐了PTCL-NOS预后指数（prognostic index for PTCL-NOS，PIT）来判断PTCL-NOS患者预后。PIT纳入了4个预后危险因素：年龄＞60岁、PS评分≥2分、血清LDH高于正常水平和骨髓浸润。另外也从遗传学及分子生物学差异进行预后判断，如PTEN杂合性缺失、VEGF表达、EB病毒编码的小RNA、CD15、Ki-67≥80%等多个分子生物学预后因素。

（2）ALCL是PTCL中治疗效果较好的一种亚型，其中ALK阳性ALCL患者的预后远优于ALK阴性ALCL和其他亚型的PTCL患者，5年生存率分别为80%和33%。大样本研究表明IPI指数对于ALCL具有重要的预后价值，组织学类型也构成了一个独立的预后参数。IPI评分和B症状都是ALCL独立的预后因素，IPI指数3分以上者，无论其ALK评分高的患者预后状态如何，皆为高危因素且预后不良。研究显示，细胞毒T淋巴细胞（cytotoxic T lymphocytes，CTL）、CD56和survivin表达是独立于IPI和组织病理学及其他因素的预后指标。一些继发性ALCL（从其他淋巴瘤如蕈样真菌病、外周T细胞淋巴瘤、霍奇金淋巴瘤或淋巴瘤样丘疹病发生间变转化而来），常见于老年人，ALK阴性者，预后差。合并外周血和骨髓的广泛受累的ALCL可称为“白血病阶段”的ALCL，其发病率低，但无论ALK表达与否预后均较差。累及乳房的ALK阴性ALCL通常与乳房填充有关系，其预后相对较好。

（3）AITL的自然病程各异，即使给予高强度的治疗，其中位生存期＜3年。偶有AITL患者可自然缓解，约有30%的病例长期生存。GELA（LNH87-LNH93）研究结果显示，淋巴结结构及大B细胞均不影响AITL的预后，男性、纵隔淋巴结病和贫血在多因素分析中提示是影响长期生存的不良因素。

（4）EATL的肿瘤大小是重要的预后因素，60%～70%的患者确诊时已是进展期，多因急腹症手术得以诊断。由于腹膜炎及消化不良等并发症的存在，乳糜泻造成的吸收障碍，特别是在术后恢复的患者或正在接受联合化疗的患者中，严重影响患者的临床过程。因此，仅有50%患者能够接受化疗，且仅有一部分患者能够完成整个化疗疗程。统计资料显示全部的中位生存期仅为3个月，仅极少部分不伴乳糜泻的患者能够长期生存。

（5）HSTCL是一种恶性程度高的侵袭性疾病，预后差，绝大多数患者生存期为3～25个月，中位生存期为12～14个月，个别患者存活5年以上。尽管患者初期对治疗有反应，但大多数出现复发。男性、化疗后疗效评价未达CR、免疫抑制病史、无*TCRγ*基因重排的患者预后差。

7. 原发睾丸淋巴瘤的预后评估　PTL预后不良，影响预后的主要因素有年龄、病理类型、临床分期、肿块大小、治疗方法等。XU等总结1169例PTL生存率达5年的患者中，年龄是PTL的一个重要预后因素，小于60岁的患者预后明显好于大于60岁的患者；肿瘤病理类型也是PTL的一个重要预后因素，侵袭性B细胞淋巴瘤预后较差；Ann Arbor分期也是影响PTL预后的一个重要因素，Ⅰ、Ⅱ期较Ⅲ、Ⅳ期5年生存率高，预后较好；大肿块（＞9cm）也是预后的不良因素；放疗能明显降低对侧睾丸复发率，提高患者的5年PFS率和OS率；能否接受利妥昔单抗也是预后的一个重要因素。也有研究表明蒽环类药物的应用及中枢预防能显著提高疗效，改善预后。

8. 原发中枢神经系统淋巴瘤

（1）纪念斯隆-凯特琳癌症中心预后模型：基于年龄和KPS评分（正常100分，接近正常80～100分，不能工作但日常生活可以自理50～70分，生活不能自理及需要护理0～40分，死亡是0分），把PCNSL患者分为3类：①＜50岁，中位生存期5.2年；②≥50岁，KPS评分≥70分，中位生存期2.1年；③≥50岁，KPS评分≤70分，中位生存期0.8年。

（2）国际结外淋巴瘤工作组研究报告：基于年龄（＞60岁），ECOG评分（＞1分），高 LDH，脑脊液蛋白水平升高和深部颅内肿块为独立预后因素。①0～1分为低危，2年生存率80%；②2～3分为中危，2年生存率48%；③4～5分为高危，2年生存率15%。

9. 原发纵隔大B细胞淋巴瘤的预后评估　近年来研究表明PMBCL的预后要优于DLBCL，另外，PMBCL确诊2年之后再次复发的患者明显少于DLBCL。IPI或aaIPI作为PMBCL预后判断价值不大，主要是PMBCL的临床特点（如患者多为年轻女性，多数有大纵隔，多为局限期，多有LDH增高等相同的特点）影响了预测作用。近年也有研究发现一般情况差、心包受侵、化疗未达CR、治疗后残留病灶或PET阳性及LDH高与预后不良有关。此外，FDG-PET具有对PMBCL的疗效评估价值：PMBCL治疗中期及治疗结束后，胸部CT往往会显示残留的肿块影，从CT上无法区别残留的肿块是肿瘤组织还是不含肿瘤细胞的纤维结缔组织，需要进行PET/CT检查进行疗效评估，以决定是否需要更换方案或者放疗。但尽管FDG-PET检查是目前最好的检测手段，仍存在假阴性或假阳性。近年来，几项研究探索了应用FDG-PET作为疗效评估手段，结果阴性患者的阴性预测值可达95%以上，但阳性预测值仍偏低，Deauville评分4～5分患者的阳性预测值仅约30%。除了Deauville评分外，需同时参考最大标准摄取值（SUV），有可能进一步提高准确性。SUV值为5的患者，疾病残存的可能性增高。必要时，若有可能需行超声或CT引导下穿刺活检。

（十二）疗效评价

治疗后PET/CT扫描的预后效用（PET/CT阴性与更长的PFS相关）也在几项研究中得到证实，在一项对经RCHOP治疗的FL患者的回顾性研究中发现，PET/CT成像在分期和评估治疗反应方面都比CT成像更准确，尤其在治疗后，PET/CT阴性与更长的PFS预后相关。目前主要采用Lugano2014评价标准评价淋巴瘤的治疗效果（表11-8-11），分为影像学缓解（CT\MRI评价）和代谢缓解（PET/CT评价），Deauville 5分法。2017国际工作组共识：淋巴瘤疗效评价标准（international working group consensus response evaluation criteria in lymphoma，RECIL2017）是新建立的疗效评价标准，正在逐渐得到应用。

表 11-8-11　Lugano 2014 评价标准

	病灶区域	PET/CT 评价	CT 评价
CR	淋巴结及结外受累部位	完全的代谢缓解	完全的影像学缓解（包括如下）
		5PS评分（1、2、3分）伴或不伴有残余病灶；注：韦氏环、结外高代谢摄取器官如脾脏或G-SCF刺激干预后的骨髓，代谢可能高于纵隔/肝血池，此时浸润部位的摄取不超过周围正常组织时，可认定为CR	淋巴结靶病灶长径≤1.5cm，无结外病灶
	不可测量病灶	不适用	消失
	器官增大	不适用	退至正常
	新病灶	无	无
	骨髓	骨髓中无FDG敏感疾病性证据	形态学正常；若不确定，IHC需阴性
PR	淋巴结及结外受累部位	部分代谢缓解	部分缓解（包括如下）
		5PS评分为4分或5分，与基线相比摄取降低，残余病灶可为任意大小；中期评效时，上述情况提示疾病反应；终末期评效时，上述情况提示疾病存在残留	至多6个淋巴结和结外病灶垂直直径乘积之和降低≥50%；当病灶小到CT无法测量，统一设为5mm×5mm；当病灶看不见，设为0mm×0mm；当淋巴结大于5mm×5mm，取实际值
	不可测量病灶	不适用	消失/消退/维持不变，未增大
	器官增大	不适用	脾脏长径消退＞50%
	新病灶	无	无
	骨髓	比正常骨髓摄取更高、但较基线减低；如果在淋巴结反应情况下骨髓持续存在局灶异常改变，需考虑完善MRI或活检或中期评估	不适用

续表

	病灶区域	PET/CT 评价	CT 评价
SD	淋巴结及结外受累部位	无代谢反应 中期或终末期评效时，5PS 评分为 4 分或 5 分，与基线相比摄取无明显变化	疾病稳定 至多 6 个淋巴结和结外病灶长径与对应垂直直径乘积之和降低＜ 50%
	不可测量病灶	不适用	未达 PD
	器官增大	不适用	未达 PD
	新病灶	无	无
	骨髓	较基线无变化	不适用
PD	淋巴结靶病灶 / 淋巴结融合肿块 / 结外病灶	5PS 评分 4 分或 5 分，摄取较基线升高，和（或）在中期或终末期评效时出现新的 FDG- 敏感性病灶	疾病进展至少满足以下一条 一个淋巴结 / 结外病灶需符合以下异常条件：长径＞ 1.5cm，且长径与对应垂直直径乘积较最小状态增加≥ 50%，且对于≤ 2cm 的病灶而言：长径或短径从最低值增加 0.5cm，且对于＞ 2cm 的病灶而言：长径或短径从最低值增加 1cm 脾大时，长径增加＞基础值的 50%；若基线无脾大，长径需在基础值上增加＞ 2cm；新发或复发的脾大
	不可测量病灶	无	新发病灶或此前不可测量病灶明确进展
	新病灶	排除炎症、感染等后出现的新发 FDG- 敏感性病灶；若不确定新发病灶病因，需考虑活检或中期评价	原缓解病灶增大；新发淋巴结任一径线＞ 1.5cm；新发结外病灶任一径线＞ 1cm，需明显与淋巴瘤相关；明确与淋巴瘤相关的任意大小的病灶
	骨髓	新发或复发的 FDG- 敏感性病灶	新发或复发性浸润

1.5PS，5 point scale（5 分标准）；5PS 评分为 3 分时，在多数患者中通常预示标准治疗下预后良好，尤其是中期评效时，但在涉及 PET 的降阶梯临床试验中，为避免治疗不足，3 分通常认为预后不佳。

2. 可测定病灶的定义：①淋巴结，需按区域划分，如可能需纳入纵隔和腹膜后区域；②非淋巴结病灶，包括实体器官（如肝、脾、肾、肺等）、消化道、皮肤、触诊可及标注区域。

PET/CT. 正电子发射计算机断层显像；CT. 电子计算机断层扫描；IHC. 免疫组织化学；CR. 完全缓解；PR. 部分缓解；G-CSF. 粒细胞集落刺激因子；FDG. 脱氧葡萄糖。

要点小结

- NHL 的诊断首先应根据临床和病理特点明确病变是否为 NHL 及具体亚型。绝大部分的 NHL 亚型都按照 Ann Arbor 系统进行分期，按照 Lugano2014 评价标准进行疗效评价。
- 除亚型外，多个临床因素也与 NHL 的预后相关，根据不同亚型建立的多个不同预后模型可供临床参考。

【整合决策】

（一）弥漫大 B 细胞淋巴瘤（DLBCL）

1. 内科治疗　CHOP 方案（环磷酰胺、多柔比星、长春新碱、泼尼松）作为 DLBCL 标准治疗方案之一已长达 10 年余，近 10 年来，随着单抗 CD20 的利妥昔单抗（R）的应用，DLBCL 的治疗取得了里程碑式的进步。R-CHOP 可使 60% 以上的 DLBCL 患者达到持久缓解。

（1）年轻（＜ 60 岁）低危（aaIPI 0 ～ 1 分）患者：标准治疗为 6 ～ 8 个疗程 R-CHOP。而根据 aaIPI 评分不同可进一步选择化疗方案，aaIPI 为 0 分的患者可应用 6 个疗程 R-CHOP21；而 aaIPI 为 1 分的患者可应用 8 个疗程 R-CHOP21，若同时伴有巨大肿块（≥ 7.5cm）可在 8 个疗程的 R-CHOP21 的基础上加用局部放疗，或直接应用高强度 R-ACVBP 方案。但近期的一项临床试验表明 6 个周期 R-CHOP21 方案与 8 个周期 R-CHOP21 方案治疗低危 DLBCL 患者，在 PFS 和 OS 方面差异无统计学意义。并且 CHOP6 组 3 ～ 5 级不良反应和心脏不良反应低于 CHOP8 组。因此对于低危 DLBCL 患者，6 个疗程 R-CHOP 方案可成为标准治疗。

（2）年轻（＜ 60 岁）高危患者（aaIPI ≥ 2 分）：目前尚无标准方案，推荐在 R-CHOP 的基础上增加药物剂量或给药密度以提高疗效。对治疗效果差的患者，也建议行自体造血干细胞移植（allo-HSCT）治疗。

（3）老年患者（＞ 60 岁）：可应用 8R-

6/8CHOP21 治疗。对其中超高龄者（＞ 80 岁），若无心功能不全，可应用 6 个疗程 R-minCHOP21 方案；若存在心功能不全，则应慎用多柔比星类药物。如为睾丸弥漫大 B 细胞，在应用化疗后建议行对侧睾丸放疗。对于一些不能耐受高剂量化疗或利妥昔单抗的老年患者可选用一些低毒高效的二线治疗方案，并加强支持治疗。

（4）除了传统治疗之外，目前很多新药物，尤其是靶向药物、免疫治疗药物渐渐在 DLBCL 中被应用。靶向药物作为二线治疗，甚至是一线治疗的有力竞争者。伊布替尼是布鲁顿酪氨酸激酶（bruton tyrosine kinase，BTK）抑制剂，在一项多中心随机对照研究中对于初治 DLBCL 开展了临床试验。该研究共纳入 838 例非生发中心（germinal center B cell，GCB）型 DLBCL（Non-GCB DLBCL）患者，中位随访时间 34.8 个月，该研究中，伊布替尼 +R-CHOP 方案组的生存获益仅限于＜ 65 岁 Non-GCB DLBCL 患者。这是首个在初治 DLBCL 中疗效及生存获益优于 R-CHOP 的方案。PD-1 单抗抑制剂阿特珠单抗（Atezolizumab）与 R-CHOP 相整合的（R-CHOP-atezo）治疗 DLBCL 患者的安全性和有效性。R-CHOP-atezo 方案在初治晚期 DLBCL 患者中显示出令人鼓舞的疗效和可接受的不良反应。嵌合抗原受体 T 细胞（chimeric antigen receptor T cell，CAR-T）在复发难治 DLBCL 患者的治疗中不断取得进展，可提高复发难治 DLBCL 的 CR 率，显著改善复发难治 DLBCL 的长期生存。axicabtagene ciloleucel（axi-cel）CD19-CAR-T 在回输第 30 天时，112 例患者总有效率（ORR）为 79%，其中 CR 率为 50%，PR 率为 29%。在回输第 100 天对 39 例患者进行疗效评估，ORR 为 59%（CR 率为 49%，PR 率为 10%）。当然 CAR-T 的不良反应也非常明显：血细胞减少、神经系统不良反应等，需做好预防并且及时处理。另外，axicabtagene ciloleucel 的成本高昂以致患者难以承受也是 CAR-T 走入临床所面临的巨大问题。

2. 放射治疗

（1）放疗在早期 DLBCL 的作用：早期 DLBCL 是指Ⅰ期和Ⅱ期的 DLBCL。已有多项研究表明，与单独化疗相比，巩固放疗可以显著提高Ⅰ期和Ⅱ期 DLBCL 患者的局部控制率，延长无进展生存期（PFS）。对于早期 DLBCL 患者，R-CHOP 化疗 + 巩固放疗的整合治疗策略已被写入 NCCN 指南中。

（2）放疗在晚期 DLBCL 的作用：晚期 DLBCL 是指Ⅲ～Ⅳ期的 DLBCL，目前 NCCN 指南中并未将巩固放疗列入这部分患者的标准治疗中，但不断出现的新的研究或许将改变巩固放疗在Ⅲ～Ⅳ期 DLBCL 的地位。对于接受 R-CHOP 方案化疗的患者，无论是早期还是晚期，尤其是有大肿块的患者，放疗可以提高局控率和 PFS，也可提高 OS。但这些数据均来自于回顾性分析，证据强度有限。因此巩固放疗在利妥昔单抗时代的地位仍需高级别的前瞻性随机对照研究进一步证实。

3. 顶层设计及整合管理　首先，DLBCL 患者在入院后治疗前需得到充分的治疗前评估包括病史；临床症状、注意有无 B 症状；体格检查；体能状况；病理学检查，活检；实验室检查，其中 LDH 重点检查；骨髓穿刺与活检；影像学检查，其中 PET/CT 建议进行；HBV、HIV 检测等。在治疗上，一线治疗方案标准治疗为 6 ～ 8 个疗程的 R-CHOP 方案化疗，若患者同时伴有巨大肿块，建议加入受累野放疗；对于年轻高危患者经治疗后达到完全缓解后，可进行自体造血干细胞移植作为巩固治疗。中枢神经系统（CNS）预防治疗在高危患者中很需要，睾丸和乳腺淋巴瘤患者应接受 CNS 预防治疗。对于复发、难治的患者，一般使用二线化疗方案 ± 利妥昔单抗或个体化方案。如患者具备移植条件且达 CR 或部分缓解（PR）则可化疗后行造血干细胞移植（HSCT），可考虑局部放疗或进入临床试验。治疗过程中需注意并发症，如 CNS 侵犯的防治；心脏不良反应的防治：对于老年患者尤其重要，做好治疗前的心脏功能评估，如心脏彩超，控制多柔比星类化疗药物的剂量；HBV 再激活：我国 DLBCL 患者的 HBV 携带率较高，使用化疗药物或利妥昔单抗均可能引起 HBV 的再激活，导致急性重型肝炎等严重后果，故应定期监测 HBV DNA 的水平，必要时进行相应的抗病毒治疗干预。

（二）滤泡淋巴瘤

治疗原则为病理分级 1 ～ 2 级按照惰性淋巴瘤治疗，3 级按照弥漫大 B 细胞淋巴瘤治疗。治疗策略包括：①观察等待；②局部放疗；③抗 CD20 单抗（利妥昔单抗、奥曲妥珠单抗）单药治疗；④利妥昔单抗（Rituximab，R）联合化疗；⑤抗 CD20 单抗维持治疗；⑥新靶向药物治疗。临床上可依据 FL 患者的分期进行分层治疗。

1. *Ⅰ～Ⅱ期的治疗*　临床分期为Ⅰ、Ⅱ期且不伴有大肿块（肿块直径≥ 7cm）的 FL 患者，可采用局部放疗（involved-site RT，ISRT），推荐剂量为 24Gy，定期复查随诊，放疗后无缓解的患者可进一步使用利妥昔单抗单药治疗或联合化疗（常用化疗方案 CHOP、CVP）；伴有大肿块的患者：可选择利妥昔单抗联合化疗、累及野 ISRT。CHOP、CVP 方案每 2 ～ 3 周为 1 个疗程，4 个疗程后可进行疗效评价，缓解后可继续巩固 2 个疗程，总化疗疗程不少于 6 个疗程；治疗反应好达到完全缓解（CR）或部分缓解（PR）的患者可行利妥昔单抗单药维持治疗，每 2 ～ 3 个月 1 次，维持 1 ～ 2 年或每周 1 次 ×4 次，之后每 6 个月 1 次，维持 1 ～ 2 年，其间应定期复查随诊；对治疗反应差，无缓解的患者，按照临床分期为Ⅲ、Ⅳ期治疗。

2. *Ⅲ～Ⅳ期的治疗*　多数不能治愈，总生存期小于 12 年。应依据有无临床症状、局部肿块、器官功能受损情况、血象明显异常情况、肿瘤负荷、疾病有无进展、年龄及合并症等进行整合治疗方案的选择。

（1）无症状、肿块，低肿瘤负荷的 FL 患者，可观察等待，或采取利妥昔单抗单药治疗，有研究显示立即治疗与观察等待对患者总生存期影响无明显差异，定期复查随诊。

（2）有症状、低肿瘤负荷的患者，应判定症状与疾病关系，然后决定整合治疗方案。

（3）有症状伴高肿瘤负荷的患者，年龄较小无重大疾病合并症的，可进行 PET/CT 评估肿瘤浸润范围，治疗方案可选择利妥昔单抗联合化疗方案或来那度胺联合利妥昔单抗（Lenalidomide combined R，R2）、苯达莫司汀联合利妥昔单抗（Bendamustine combined R，BR）或奥曲妥珠单抗诱导缓解；有研究证实 BR 在延长无进展生存期方面优于 CHOP 方案联合利妥昔单抗，但 BR 治疗会增加机会性感染和二次肿瘤的风险，若作为一线治疗方案治疗后进展或复发，二线治疗多不推荐此方案；奥曲妥珠单抗在和化疗方案联合使用方面相较于利妥昔单抗具有更高的疗效及安全性，但目前无研究比较 CHOP 和 CVP 方案的疗效差异。免疫化疗治疗方案的选择应根据患者的年龄、疾病严重程度、合并症情况的存在和治疗的目标及减少副作用方面高度个体化。对于年老体弱的 FL 患者，考虑对高强度化疗方案耐受性差，可选用利妥昔单抗单药治疗，或联合苯丁酸氮芥、环磷酰胺进行诱导缓解治疗。缓解后维持治疗可选择利妥昔单抗维持（375mg/m^2，每 8 ～ 12 周一次，共 12 次），或奥曲妥珠单抗维持治疗（每 8 周 1000mg，共 12 次）。其间定期复查随诊。若诱导化疗达 4 个疗程仍不见缓解，需再次进行骨髓穿刺及活检、免疫组化、FISH 等病理检查明确是否向侵袭性淋巴瘤转化。

（4）对于高危 FL 患者，应采用高强度治疗，可考虑使用靶向药物治疗，如 BTK 抑制剂、PI3K 抑制剂、肿瘤微环境靶向药物［PD-1（programmed death-1）、PD-L1（programmed death -ligand 1）、CTLA-4（cytotoxic T lymphocyte-associated antigen 4）］等。

3. *复发或进展后治疗*　一线治疗主要是以来那度胺为基础的治疗方案，来那度胺通过促进免疫突触形成，增加 CD8$^+$ 效应 T 细胞的活性，增加 IL-2 及 γ 干扰素，刺激自然杀伤（NK）细胞的细胞毒免疫效应，达到抑制肿瘤效应，同时来那度胺可上调抗炎因子，下调炎性因子，抑制肿瘤生长微环境。R2 在一些临床试验中显示出优势，相较于利妥昔单抗单药治疗总有效率显著提高（80% vs. 55%），同样在和来那度胺单药治疗比较中也显示出较高的总有效率（76% vs. 53%）；来那度胺与奥曲妥珠单抗联合治疗也显示出优势，与利妥昔单抗相比，奥曲妥珠单抗具有更好的抗体依赖性细胞毒性、吞噬和直接杀伤 B 细胞的作用，一项临床试验评估来那度胺联合奥曲妥珠单抗治疗复发或难治性 FL，总有效率达 79%，2 年无进展生存率为65%。奥曲妥珠单抗联合CHOP方案较FC方案总有效率更高（96% vs. 93%），不良反应相对较小。

其他推荐治疗方案有PI3K抑制剂、免疫放疗、自体干细胞移植（allogeneic stem cell transplantation，ASCT）、E2H2抑制剂等。PI3K抑制剂：① Idelalisib，总有效率为57%，2年总生存率为80%。② Copanlisib，总有效率约在60%，3级及以上的不良反应包括中性粒细胞减少（24%）、血小板减少（7%）、高血糖（41%）、高血压（24%）、肺炎（15%）和腹泻（5%）。③ Duvelisib，总有效率为47%，3级及以上的不良反应包括中性粒细胞减少（25%）、贫血（15%）、血小板减少（12%）和腹泻（15%）。缓解后维持治疗可选择利妥昔单抗维持（375mg/m^2，每12周一次，维持2年），或奥曲妥珠单抗维持治疗（每8周1000mg，共12次），后者多用于利妥昔单抗治疗后复发的患者。E2H2是一种基因表达的表观调控因子，其突变可导致肿瘤发生。E2H2抑制剂联合CD20单抗在FL治疗中具有一定作用。化疗后行ASCT也是一些复发或难治性FL患者的巩固治疗，可延长PFS，但其副作用较大，年老体弱伴有合并症的患者常常不耐受。放射免疫治疗通过放射免疫偶联物的靶抗原、放射性核素发射特性和化学稳定性发挥作用，^{90}Y-ibritumomab tiuxetan中包含一种新型抗CD20单抗ibritumomab，它可以和螯合剂tiuxetan共价结合，协助放射性核素^{90}Y标记，从而达到抑制肿瘤的作用，在复发进展FL中显示出一定疗效。

4. 转化为侵袭性淋巴瘤的治疗　若为双打击淋巴瘤（FISH检测有*MYC*和*BCL2*基因重排，伴或不伴有*BCL6*基因重排）可采用DA-EPOCH-R或R-Hyper-CVAP联合自体干细胞移植治疗，但预后差；不伴双打击淋巴瘤患者可使用以蒽环类化疗药基础联合其他化疗药治疗。有研究显示抗CD19 CAR-T疗法在治疗恶性淋巴瘤转化的患者中具有一定疗效，但这需要更多前瞻性临床研究证实。

5. 儿童型FL的治疗　可行局部切除病变、ISRT，病情严重者可给予利妥昔单抗联合CHOP方案。

ENKTL恶性度高，早期疾病以放疗为主，部分患者可以达到长期无病生存，中晚期疾病及复发难治性疾病采用以化疗为主的整合治疗，预后仍不理想。

（三）边缘区淋巴瘤

1. 结外边缘区淋巴瘤（extranodal marginal zone lymphoma，EMZL）　所有胃MALT淋巴瘤患者，无论Hp是否阳性，都应该接受Hp根除性治疗。通常的三联疗法指联合使用质子泵抑制剂（PPI）4周、克拉霉素和阿莫西林或甲硝唑连用10～14天。根除治疗的结果应该在开始根除治疗后至少6周和停用PPI后至少2周通过尿素呼气试验（或单克隆粪便抗原检测）进行检查。如果一线Hp根除不成功，二线治疗应该尝试替换三联或四联疗法的PPI和抗生素。

对于Hp阳性的胃MALT患者，Hp根除性治疗可以使3/4的患者肿瘤消退和长期临床疾病控制。获得缓解所需的时间可能从几周到一年以上不等。对于临床和内镜缓解的患者，虽然组织学仍有持续性显微镜下淋巴瘤细胞存在，选择在开始另一种治疗之前等待至少12个月是合理的。多项研究表明抗生素治疗后尽管淋巴瘤病灶消退了，但在分子水平仍然可以检查到单克隆B细胞的持续存在。

对于Hp阴性的胃MALT患者，抗生素治疗后淋巴瘤消退的可能性较小，可以考虑立即进行其他治疗。有研究报道Hp阴性患者接受Hp根除性治疗有效，可能是由于假阴性检测或其他类别Hp感染，故进行抗Hp根除性治疗仍有必要。对于Hp阴性的患者，如果在抗生素治疗后3～6个月复查内镜没有发现淋巴瘤消退的迹象，应考虑其他特异性治疗。

对于接受抗生素治疗后仍未缓解的MALT淋巴瘤患者，应根据疾病的不同阶段采用放疗和全身治疗。受累部位放疗（ISRT）是治疗局部疾病的首选方法。推荐使用中等剂量（如24～30Gy，3～4周以上）。英国的一项Ⅲ期临床研究表明，对于惰性淋巴瘤（包括MALT淋巴瘤），放射剂量甚至可以降低到24Gy，而不会影响肿瘤长期的局部控制。对于其他非胃EMZL，

ISRT 也是非常重要的治疗手段，比如眼附属器的 MALT。但需注意当照射剂量＞ 4 ～ 5Gy，白内障及干眼症的风险增加，而缺血性视网膜病变、视神经萎缩、角膜溃疡和青光眼在剂量 36Gy 以下常见。近年来，低剂量 RT （4Gy/2）越来越多地用于治疗惰性 NHL，5 年 PFS 为 70%。一项美国的回顾性研究显示，这种分割可能在特殊的解剖部位非常有用，如眼附属器淋巴瘤，低剂量降低了患白内障的风险，同时保持了高反应率（96%）和持续性的局部控制（2 年 96%）。虽然标准推荐剂量仍然是 24Gy，但低剂量的 4Gy 也可以考虑用于老年患者，或晚期全身治疗患者或关键部位的治疗（考虑在 4Gy 无反应的情况可以推荐标准剂量）。

化疗、免疫治疗或联合治疗对于需要系统治疗的 EMZL 患者是有效的。对于有症状的全身性疾病、抗生素治疗或局部放疗后失败的患者，以及有组织转化的患者，首选全身性治疗。晚期（Ⅳ期）患者在抗 Hp 治疗之后可以观察等待，除非出现症状需要全身治疗。目前用于 EMZL 的全身治疗方案有限，因此只要有合适的临床试验，就应该多鼓励患者参加。与其他惰性淋巴瘤一样，烷化剂（环磷酰胺或苯丁酸氮芥）或嘌呤核苷类似物（氟达拉滨、克拉屈滨）都可以作为治疗推荐。利妥昔单抗联合苯丁酸氮芥的疗效已经在大型Ⅲ期临床研究中得到证实，这种联合用药耐受性良好，与单独使用利妥昔单抗或苯丁酸氮芥相比，虽然没有看到 OS 的改善，但提高了 CRR、EFS 和 PFS。一项Ⅱ期临床研究显示利妥昔单抗联合苯达莫司汀对于 MZL 患者具有良好的作用，包括 t（11; 18）的患者，大多数患者在 4 个周期的联合治疗后达到 CR。对于达到缓解的患者是否需要进行利妥昔单抗的维持治疗，目前还有争议。同样使用苯丁酸氮芥进行巩固治疗并不能使对抗 Hp 有反应的 MALT 患者受益。Ⅱ期临床研究显示利妥昔单抗联合来那度胺对于 EMZL 显示了良好的活性，并且毒性可以耐受。利妥昔单抗和氟达拉滨的整合应用同样在 EMZL 中显示了显著的活性，但存在显著的免疫毒性和继发性骨髓增生异常的风险。蒽环类药物对于 EMZL 目前不作为推荐，除非发生组织转化可以考虑使用，此时应根据 DLBCL 治疗指南进行免疫化疗。2019 年欧洲肿瘤内科学会（ESMO）指南推荐对于一些 HCV 感染相关的 MALT 淋巴瘤同时也推荐在常规治疗的基础上加上抗丙肝病毒的治疗。

2. 脾脏边缘区淋巴瘤（splenic marginal zone lymphoma，SMZL） 是较为少见的惰性 B 细胞肿瘤，常累及脾脏、骨髓，有时也可累及外周血。对于没有症状的患者，可以选择观察等待，但需要每 3 ～ 6 个月的密切随访检查（体格检查、腹部超声和血液学检查）。对于合并 HCV 的患者可以首先选择抗丙肝病毒治疗。一旦患者出现以下情况：快速的疾病进展、有症状的脾脏增大、血细胞减少（血红蛋白＜ 10g/dl、血小板＜ 80 000/ml 或中性粒细胞＜ 1000/ml）、存在自身免疫性疾病如自身免疫性溶血性贫血（AIHA）或特发性血小板减少性紫癜（ITP），这时就需要选择积极的治疗措施。目前各大指南推荐对于此类患者的治疗方法包括脾脏切除、化疗、单药利妥昔单抗、免疫化疗。其中脾脏切除是首选的治疗手段，5 年的 PFS 率和 OS 率分别为 50% ～ 60% 和 70% ～ 80%，而且近 50% 患者之后不需要后续治疗。但是由于手术切除存在一定的风险，而且不一定能够完全清除肿瘤细胞，因此近 20 年来，利妥昔单药或者联合化疗的方案已经逐渐取代了脾脏切除的治疗方法。利妥昔单药能够快速取得疾病的缓解并且毒性相对较低，总体有效率（ORR）和完全缓解率（CRR）分别大于 80% 和 40%，10 年的 PFS 率超过 60%。利妥昔单抗的维持治疗（每 2 个月 1 次，共 1 ～ 2 年）可以进一步改善 SMZL 患者的 PFS，但对于 OS 延长目前还没有证据。尤其是对于一些合并有自身免疫性疾病（AIHA 或 ITP）的患者，利妥昔单抗的使用可以避免长期使用激素带来的副作用。但对于那些对利妥昔单抗治疗没有反应的患者可以考虑进行脾脏切除手术或者联合化疗。对于一些有症状的晚期患者或者有发生组织转化迹象的 SMZL 患者，免疫化疗应作为首选推荐。

3. 淋巴结边缘区淋巴瘤（nodal marginal zone lymphoma，NMZL） 是一种少见的 MZL 亚型，国外报道大概占 NHL 的 1.5% ～ 1.8%。2019 年 ESMO 指南推荐 NMZL 治疗原则可以参考滤泡淋巴瘤的治疗原则：对于局限期的患者可以考虑放疗；对于晚期的低肿瘤负荷并且没有临床症状的患者可以选择观察等待。如果患者出现B症状、骨髓受侵、外周血细胞减少、快速疾病进展或者大肿块导致的压迫症状时则需开始积极治疗，而利妥昔联合化疗是整个NMZL治疗的基石。推荐选择的诱导治疗方案包括R-CHOP、R-COP和RB等，之后可行2年利妥昔单抗的维持治疗，同样，对于HCV阳性的患者也需要加入抗丙肝病毒的治疗。

MZL发生组织转化成为DLBCL的患者预后较差，往往伴随着高IPI、LDH增高、B症状、大于4个淋巴结区域受累及对初始治疗不敏感。由于目前的临床研究都将这类患者排除在外，因此没有合适的推荐方案，大多参考DLBCL的治疗方案。对于转化之前没接受过化疗或者只接受了小剂量放疗或者单药治疗(包括利妥昔单抗)的患者，推荐发生转化后使用含有蒽环类为基础的免疫化疗方案联合或者不联合ISRT，对于取得CR/PR的患者，后期可以观察等待或者进一步行自体或异体干细胞移植（特定病例）作为巩固治疗。此外对于PR的患者，还可以选择放免治疗或者残留病灶的ISRT（如果之前该病灶未接受过放疗）。如果患者对以上治疗没有反应或者不能耐受，则可考虑选择最佳支持治疗。如果患者同时存在MZL和组织转化，那么当诱导治疗取得CR后可以考虑利妥昔单抗维持治疗。

针对R/R-MZL，如果是局部复发可以考虑局部放疗；如果系统治疗已经结束2年以上复发的，可以考虑重复之前的治疗方案，如果2年之内出现疾病进展的，则需要更换其他非交叉耐药的免疫化疗方案，甚至包括干细胞移植。可以选择的非交叉耐药治疗方案包括CD20单抗（利妥昔单抗或奥滨尤妥珠单抗）联合苯达莫司汀、R-CHOP/CVP、来那度胺 ± 利妥昔单抗、单药利妥昔单抗或者放免治疗。经过上述治疗后患者如果能获得CR，可以考虑使用利妥昔单抗或奥滨尤妥珠单抗作为巩固维持治疗。新药方面目前美国FDA已经批准BTK抑制剂伊布替尼用于一线以上含CD20单抗治疗后进展的MZL患者，PI3K抑制剂Idelalisib、Copanlisib和Duvelisib对于多线治疗后的MZL也显示出良好的疗效和安全性。

（四）套细胞淋巴瘤

目前MCL的治疗还没有标准的方案，治疗策略需要根据患者的年龄、危险分层和并发症情况制订。年轻患者一线应给予更强烈的化疗，R联合含HD-Ara-C方案诱导化疗缓解后行一线ASCT巩固治疗。对于不适合行强烈化疗的患者可以选择常规化疗（含蒽环，或苯达莫司汀，或氟达拉滨加利妥昔单抗的方案）或调整剂量的R-Hyper-CVAD方案。巩固治疗（利妥昔单抗的维持，放射免疫治疗巩固）对维持患者缓解至关重要。对于惰性MCL，“观察与等待”优于立即治疗，化疗可选用R+苯丁酸氮芥方案。对于一线治疗后复发的患者可以考虑新药单用或联合常规化疗，其次可考虑行异基因造血干细胞移植。晚期MCL用现有的治疗方法是不可治愈的。专家共识认为MCL的治疗，可以参照小淋巴细胞性淋巴瘤/慢性淋巴细胞性白血病和滤泡性淋巴瘤的治疗原则，对于无症状的患者可采取观察等待原则，但更多学者认为部分MCL具有侵袭性淋巴瘤的生物学特点，积极的治疗方案能够改善MCL的转归。

1. 常规剂量化疗　常规化疗不能起到长期控制肿瘤的作用。Pres等总结了524例用COP或CHOP方案治疗MCL的病例，总有效率达84%，完全缓解率达36%，中位无进展时间（PFS）20个月，中位生存时间36个月。在SWOG的研究中，用CHOP方案治疗MCL，中位PFS 20.5个月，中位生存时间36个月，10年的无病生存率预计只有6%。在EORTC多中心的随机试验中，把MCL分为低度和中高度恶性组，前者用COP伴或不伴α干扰素治疗，后者用CHmVB（环磷酰胺、多柔比星、替尼泊苷、长春新碱、泼尼松、博来霉素）或ProMACE-MOPP（环磷酰胺、多柔比星、替尼泊苷、氮芥、丙卡巴肼、长春新碱、泼尼松）治疗。结果发现，与COP方案相比，以多柔比星为主要药物的方案并没有产生明显的生存优势。氟达拉滨单药治疗MCL疗效尚可，联合烷化剂或蒽环类药物可提高疗效，有报道用氟达拉滨+CTX治疗MCL，总有效率为63%，完全缓解率为30%，PFS 4.8个月，中位生存时间

17.5 个月。克拉曲滨单药或联合利妥昔单抗治疗初治 MCL 疗效较好，在一项研究中，单药克拉曲滨治疗初治 MCL 的 OR 率和 PFS 分别为 81% 和 14 个月。在另一项回顾性研究中，克拉曲滨联合利妥昔单抗治疗初治的 MCL 的 OR 率为 87%（CR/CRu61%），中位 PFS 和 OS 分别为 37.5 个月和 85 个月。

2. *强烈化疗* 美国 MD 安德森中心应用 Hyper-CVAD/MA（环磷酰胺、多柔比星、长春新碱、地塞米松；大剂量甲氨蝶呤和阿糖胞苷）治疗 45 例初治或难治 / 复发的 MCL，完全缓解率为 38%，部分缓解率达 55.5%。

3. *免疫化疗* 利妥昔单抗不仅可以通过抗体或者补体途径杀伤肿瘤细胞，诱导肿瘤细胞凋亡，而且还能增强肿瘤细胞对细胞毒药物的敏感性，同时与细胞毒药物之间无重叠毒性。R-CHOP 方案治疗 MCL 的 Ⅱ 期临床研究， 其 ORR 为 96%，CR 率为 48%，中位 PFS 为 16.6 个月。德国一项随机研究比较了 6 ～ 8 个疗程的 R-CHOP 和 CHOP 方案治疗 Ⅲ ～ Ⅳ 期初治 MCL 患者， R-CHOP 组和 CHOP 组的有效率分别为 94% 和 75%（P=0.015），CR 分别为 34% 和 7%（P=0.000 24），治疗失败时间（TTF）分别为 21 个月和 14 个月（P=0.013）， PFS 和 OS 在两组并无明显差别，大部分患者在 2 年内死亡。 有报道采用剂量调整的 EPOCH 方案联合利妥昔单抗（DA- EPOCH-R）序贯疫苗治疗初治 MCL25 例患者，ORR 为 100%，CR 率为 92%，中位 PFS 为 24 个月，中位 OS 为 104 个月。从以上的几个研究可以看出，R-CHOP 样方案对 MCL 的有效率和 CR 率比单用 CHOP 样方案都有明显的提高，但对延长 MCL 患者的生存时间则有待更多研究证实。2007 年 Schulz 的一项荟萃分析显示，R 联合化疗能提高 MCL 患者的 OS。在另外一项 Ⅱ 期临床研究中，100 例 MCL 患者采用 R-Hyper-CVAD/MA 方案治疗 6 ～ 8 个周期，平均随访时间 40 个月。97 例可评价的患者中，总有效率为 97%，其中 87% 的患者达到 CR， 3 年无病生存率和 3 年总生存率分别为 64% 和 82%；在亚组分析中≤ 65 岁与＞ 65 岁组 CR 率分别为 89% 和 84%（P ＞ 0.05），但 3 年无失败生存率（FFS）分别为 73% 和 50%，OS 率分别为 86%、74%（P ＞ 0.05），且＞ 65 岁组的不良反应发生率明显增高。这一方案虽然有更高的 CR 和更长的生存期，但化疗造成的血液系统毒性明显增加，因此该方案不适宜作为老年 MCL 患者的标准方案。MD 安德森癌症中心采用 R- Hyper-CVAD/MA 治疗 97 例 MCL 患者，ORR 为 97%，5 年无失败生存率为 48%，OS 率为 65%，特别是具有母细胞样亚型患者 7 年生存率达到 47%，因此认为 R- Hyper-CVAD/M-A 可有效治疗 MCL，但有显著的血液毒性。其他相关研究报道，29 例复发或耐药 MCL 患者采用 R-Hyper-CVAD/MA 方案治疗 6 ～ 8 周期，ORR 为 93%，中位随访期为 40 个月，中位无失败生存时间为 11 个月，认为该方案对复发耐药的 MCL 患者有效，但 74% 患者出现 3 ～ 4 度中性粒细胞减少症，63% 出现血小板减少症。

有研究者采用减量 R- Hyper-CVAD 方案，联合利妥昔维持治疗（每周一次连用 4 次，半年重复共享 2 年），此方案省略了甲氨蝶呤、阿糖胞苷及一半的长春新碱和地塞米松，结果 22 例患者 ORR 为 85%，CR 率为 70%， 2 年 PFS 为 73%。在另一项 Ⅱ 期临床研究中，对 60 例年轻晚期 MCL 患者采用 3 个疗程 R-CHOP 序贯和 3 个疗程 R-DHAP 治疗后，有效患者加自体干细胞移植巩固。 R-CHOP 的总有效率达 93%，R-DHAP 的总有效率达 95%。中位无事件生存（EFS）83 个月，中位 OS 未达到，5 年 OS 率为 75%，且无治疗相关死亡，提示 R 联合含阿糖胞苷的化疗方案对 MCL 患者安全有效。

在一项研究中，对于年龄大于 60 岁不宜大剂量化疗的 MCL 患者，随机采用 R-CHOP 或 R-FC 治疗，有效的患者序贯 R 或干扰素维持治疗直至进展， 结果显示：R-CHOP 组 ORR 和中位 OS 均优于 R-FC 组（ORR 87% vs. 78%； OS 77 个月；43 个月），且毒性反应低于 R-FC 组。提示对于老年初治套细胞淋巴瘤患者，R-CHOP 诱导方案优于 R-FC。

在维持治疗方面，近年的部分研究显示出不错的效果。高剂量化疗后应用利妥昔单抗作为巩固治疗，效果得到肯定。一项临床研究入组 22 例初治的 MCL，经改良的 Hyper-CVAD 治疗后，予以利妥昔单抗维持治疗2年，ORR为77%，CR率为64%，中位无进展生存时间PFS延长至37个月而毒性并未增加。德国低度恶性淋巴瘤研究小组发现，复发/难治性MCL患者经R+FCM治疗后，有效者再次随机分为利妥昔单抗维持组和对照组，维持组采用每4周的利妥昔单抗维持治疗3～9个月，结果显示维持治疗能够有效延长治疗反应时间。在另一项更大样本的Ⅱ期临床研究中，硼替佐米联合R- Hyper-CVAD方案，ORR为95%，CR率为68%，44例患者诱导后采用利妥昔单抗维持治疗，3年PFS率和OS率分别为72%和88%。

4. 放疗和放射免疫治疗　MCL对放疗（radiation therapy，RT）较为敏感，通常用于对化疗耐药、不适合化疗或者免疫治疗及早期的患者，总剂量在2000～2500cGy时即可见到肿瘤缩小，但放疗后大部分MCL患者出现复发或播散，因此长期缓解率低。一项回顾性分析显示，21例曾经接受过化疗的晚期或复发的MCL患者接受了局部区域放疗，结果显示局部ORR为100%，局部CR率为64%，局部PR率为36%，此研究表明放疗可以提高局部控制率，但是否能改善长期生存率还需更多的研究来证实。另一项研究表明，放疗能明显延长早期MCL患者的PFS，并能消除年龄对PFS的影响。全身照射（total body irradiation，TBI），在自体或异基因骨髓抑制诱导治疗的作用亦有研究，TBI是高剂量诱导治疗的重要部分，目前较少使用。

放射免疫治疗（radioimmunotherapy，RIT）是将放射性核素^{131}I和^{90}Y与抗CD20单抗结合后选择性地将治疗集中于瘤细胞，在杀伤肿瘤细胞的同时减少对正常组织的放射损伤。美国MD安德森癌症中心报道了RT作为Ⅱ期研究结果，15例曾经接受高剂量化疗或者干细胞移植失败的MCL患者，予以单药^{90}Y-放射免疫治疗，ORR为33%，3例患者CR或CRu。托西莫单抗（Tomomab）是^{131}I标记的CD20单抗，对MCL单用托西莫单抗（75cGy），ORR为83%，CR率为50%，PR率为33%。托西莫单抗联合大剂量依托胞苷+CTX+Auto-SCT治疗复发/难治性MCL疗效性颇佳，用法：托西莫单抗1.7mg/（kg·d）×1天，第11天依托泊苷（30～60mg/kg）+环磷酰胺（60～100mg/kg）+自体干细胞回输，结果显示移植后CR率和ORR分别为91%和100%，并有61%的患者取得分子水平的缓解；移植后3年OS率为93%，PFS率为61%。虽然RT治疗MCL取得了一些令人兴奋的结果，但目前尚处于临床试验阶段，同时存在核素运输储存的困难，故尚未作为常规治疗。

5. 自体造血干细胞移植（autologous stem cell transplantation，auto−HSCT）　高剂量化疗联合造血干细胞移植作为MCL巩固治疗是目前公认的治疗方法。越来越多的证据显示干细胞支持及移植物抗淋巴瘤（GVL）作用均可使MCL患者获益。一项前瞻性随机对照临床试验显示，MCL患者经CHOP或类似方案化疗达到CR或者PR后，随机分为auto-HSCT巩固治疗组和干扰素维持治疗组，122例可评价疗效。两组CR率分别为81%和37%，PR率为17%和62%，中位PFS为39个月和17个月，3年PFS率分别为54%和25%（P=0.01），3年OS率分别为83%和77%（P=0.01）。说明auto-HSCT能提高MCL患者的生存。

有研究报道了80例经过标准蒽环类方案或者Hyper-CVAD/MA±利妥昔单抗方案诱导化疗后达到CR或PR的患者，予以auto-HSCT巩固治疗。Hyper-CVAD/MA组3年的PFS率和OS率达97%和78%，与标准的蒽环类诱导化疗相比有明显的提高，研究者认为在应用auto-HSCT之前，诱导化疗采用Hyper-CVAD/MA能改善MCL的长期无病生存率。另一项来自欧洲的大型Ⅲ期研究，≤65岁MCL患者入组（n=391），随机分为两组，一组采用R-CHOP与R-DHAP交替治疗共6个疗程，另一组采用R-CHOP治疗6个疗程，有效的患者HDT/auto-HSCT巩固治疗，两组CR率分别为39%和26%，中位TTF未达到和OS 49个月。HDT/auto-HSCT后两组CR率类似（61% vs. 63%），但R-CHOP/R-DHAP组有更长的缓解期（84个月 vs. 49个月）和更长的OS（未达到 vs. 82个月，P=0.045）。提示诱导方案中含大剂量阿糖胞苷加R-CHOP方案序贯HDT/auto-HSCT可以带来生存获益。

6. 新药治疗与最新进展

（1）蛋白酶体抑制剂——硼替佐米：硼替佐

米单药治疗复发 / 难治性 MCL，总有效率（ORR）为 30% ～ 50%，其中以 PINNACLE 研究为代表，共纳入 141 例复发 / 难治性 MCL 患者，该研究是一项多中心的Ⅱ期前瞻开放的单组临床试验。治疗方案：硼替佐米 1.3mg/m^2，第 1，4，8，11 天静脉推注；每 21 天为 1 个疗程。结果：总有效率（CR+CRu+PR）为 33%，CR+CRu 为 8%；中位随访期 63.7 个月，中位 OS 为 23.5 个月，1 年 OS 率为 69%；对治疗有反应的患者，中位反应时间为 9.2 个月，中位 OS 为 34 个月，1 年生存率为 9%；不良事件少。硼替佐米与其他化疗药物具有协同性，且不增加毒性。硼替佐米 + 利妥昔单抗 + 地塞松治疗复发难治性 MCL 的Ⅱ期临床试验（BORID）中，12 例 MCL 患者被纳入该研究，结果显示 CR3 例（25%）；PR6 例（50%）；SD1 例，治疗期间发生的不良事件包括感染、外周神经性病变、疲乏（可控制）；未出现严重的血液系统毒性反应。提示硼替佐米 + 利妥昔单抗 + 地塞米松方案对于复发 MCL 患者的疗效肯定且毒性反应可控。法国 GOELAMS 研究小组的一项前瞻性研究表明硼替佐米可以作为老年 MCL 的一线治疗药物，39 例 65 ～ 80 岁的初治 MCL 患者，采用 RiPAD+C 方案（利妥昔单抗 375mg/m^2，第 0 天，硼替佐米 1.3mg/m^2，第 1、4、8、11 天，多柔比星 9mg/m^2，第 1 ～ 4 天，地塞米松 20mg/m^2，第 1 ～ 4 天，苯丁酸氮芥 12mg/d，第 20 ～ 29 天；35 天重复），6 个疗程后 CR 率达 59%，ORR 达 74%。目前硼替佐米已被 FDA 批准用于治疗后复发的 MCL。

（2）来那度胺。来那度胺能干扰肿瘤血管生成及其微环境、增强 NK 细胞对肿瘤细胞的杀伤能力。虽然对其确切的作用机制尚不完全清晰，但抗肿瘤作用已经在很多临床和基础研究中得到了证实。有研究应用来那度胺 25mg 治疗复发难治的 MCL 5 例，ORR 为 53%（CR20%），中位 PFS 6 个月。在另一项研究中显示，单药来那度胺治疗 57 例复发难治 MCL 的 ORR 为 44%（CR/CRu21%），PFS 为 9 个月。来那度胺与利妥昔单抗组成的 R2 方案已经用于临床且疗效较好。

（3）雷帕霉素（mTOR）衍生物——替西罗莫司（Temisirolim）、依维莫斯（Everolimus）。mTOR 是一种丝氨酸、苏氨酸激酶，在 PI3K-AKT-mTOR 信号通路中，控制着蛋白质的合成，血管新生和细胞周期的进程。mTOR 抑制剂能够引起细胞周期阻滞，抑制肿瘤生长。有Ⅲ期临床研究采用替西罗莫司单药治疗复发难治的 MCL（*n*=162），每周 175mg 连用 3 周后序贯每周 75mg；结果 PFS 为 4.8 个月，ORR 为 22%，OS 为 12.8 个月。

（4）苯达莫司汀是一种新的氮芥类烷化剂，与其他烷化剂不存在交叉耐药。一项苯达莫司汀联合米托蒽醌和 R 治疗复发 / 难治 MCL 的 ORR 为 89%，其中 CR 率达 35%。提示苯达莫司汀联合化疗可作为复发 / 难治 MCL 的治疗选择。另一项Ⅲ期多中心随机研究中，苯达莫司汀联合利妥昔单抗（BR）与 R-CHOP 对比治疗初治惰性 NHL 和 MCL，结果显示 B 组 PFS 显著优于 R-CHOP 组（69.5 个月 vs. 31.2 个月），且毒性反应小于 R-CHOP 组。

（5）布鲁顿酪氨酸激酶（Bruton’s tyrosine，BTK）抑制剂——伊布替尼。BTK 与 B 细胞的信号通路相关，且在 B 细胞恶性肿瘤表现出明显的活性。Ⅱ期临床研究结果（*n*=15）显示，伊布替尼单药 560mg 持续治疗复发难治 MCL 直至进展，ORR 为 68%，CR 率为 21%，中位缓解时间为 17.5 个月。中位 PFS 为 4 个月，中位 OS 未达到。主要的 3 级毒性反应为中性粒细胞减少、贫血、肺炎、腹泻、疲劳和呼吸困难。目前伊布替尼已被 FDA 批准用于既往至少接受过一个方案治疗的 MCL。

7. 维持治疗　目前初治 MCL 最佳维持治疗策略尚未确定。为评估初治 MCL 诱导治疗后伊布替尼维持治疗的疗效与安全性，Karmalid 等进行了一项多中心Ⅱ期临床试验。该研究纳入一线接受免疫化疗联合或不联合 auto-HSCT 后达到 CR 或 PR 的 MCL 患者 36 例，伊布替尼 560mg/d，最多至 4 年。诱导治疗后获得 CR 和 PR 患者分别为 33 例和 3 例，其中 1 例患者在伊布替尼维持过程中由 PR 转为 CR。伊布替尼维持后中位随访时间 24.5 个月，1 例 PD，2 例死亡（1 例因心房颤动停用伊布替尼 2 年后出现肝内胆管细胞癌，另外 1 例原因不明）。25 例患者因治疗相关 AE（TRAE）导致伊布替尼剂量减少、中断、停药。在启动伊

布替尼维持治疗前9例患者MRD阴性，3例患者MRD状态不确定。1个月后，MRD状态不确定的患者被确认为MRD阴性。12例MRD阴性患者中3例在伊布替尼维持期间转为阳性。1例恢复为MRD阴性，并在>3年伊布替尼维持治疗后保持MRD阴性且达到临床CR。1例在伊布替尼维持治疗之前已达到PR，该患者在进行MRD检测和临床PD之前因中性粒细胞减少多次中断或减少剂量，9个月后停止治疗。1例在伊布替尼维持之前也已达到PR，尽管伊布替尼维持≥2年后发生了MRD转换，但仍维持PR。该研究结果显示，伊布替尼维持治疗对一线免疫化疗联合或不联合auto-HSCT有效的MCL患者是一种可行且不良反应可控的方案。对于伊布替尼维持治疗的MRD状态评估及PFS和OS的数据资料获取还需更长时间随访。

8. 复发难治MCL的治疗

（1）伊布替尼联合维奈克拉方案：澳大利亚的研究组更新了一项伊布替尼联合维奈克拉方案治疗MCL的Ⅱ期临床研究结果。该试验共入组复发难治MCL患者23例，未接受过治疗但不适合化疗的患者1例。伊布替尼560mg/d，治疗4周，然后维奈克拉逐周剂量递增至400mg/d，允许患者在达到CR且MRD阴性的情况下，选择性地中断两种药物。使用流式细胞术监测MRD和常规CT扫描密切监测选择中断治疗的患者，并允许其在MRD转阳或临床进展时再次启用两种药物治疗。中位随访37.5个月，中位缓解持续时间（DOR）和至疾病进展时间（TTP）未达到。中位PFS 29个月，中位OS时间32个月。在中位治疗18.5个月后，MRD阴性的CR患者中，5例选择性中断治疗，1例7个月后出现影像学进展，其他4例停药6、13、17和18个月后未出现临床进展或MRD转阳。研究结果显示，在MRD阴性的CR患者中，中断治疗是可行的。Portell等为确定伊布替尼联合维奈克拉在复发/难治MCL中的最佳剂量，进行了剂量探索研究。结果表明伊布替尼420mg和维奈克拉200mg的组合被认为是复发/难治MCL的最佳有效剂量，与单药伊布替尼的历史队列相比，在这一剂量水平上更为有效且不良反应可控。

（2）奥布替尼（Orelabrutinib）：是一种新型、强效不可逆的高选择性BTK抑制剂。我国研究人员报道了一项多中心、开放性Ⅱ期临床研究结果，共入组106例复发/难治MCL患者。奥布替尼150mg，每日1次。截至2019年5月31日，62例患者完成了6个周期（28天为1个周期）的治疗，中位治疗时间为197.5天。ORR为82.5%，CR率为24.7%，PR率为57.7%，SD者占9.3%，疾病总控制率达91.8%，中位DOR尚未达到。常见的（>15%患者）不良事件（AE）为血液系统不良反应（包括血小板减少和中性粒细胞减少）、呼吸系统感染及皮疹。常见的（>10%）3级或以上的AE为血小板减少（12.3%）。尚未见2级及以上出血的报告。未观察到与治疗相关的3级胃肠道或心脏不良反应。25例发生严重不良事件（SAE），13例与治疗相关［主要为血液系统不良反应和（或）感染］。研究表明奥布替尼具有良好的安全性和耐受性，有望成为MCL治疗的新选择。

（3）Loxo-305：是新一代高选择性非共价结合的BTK抑制剂，临床前研究证实其可抑制野生型和C481突变的BTK而无显著的脱靶效应。Mato等报道了一项Loxo-305在B细胞肿瘤中的首次人体Ⅰ期临床试验。该试验纳入了经过二线治疗失败或不能耐受化疗的进展期患者13例（9例CLL和4例MCL）。采用28天为1个周期的口服用药方案，使用标准的“3+3”剂量递增设计。采取3个剂量水平：25mg（5例）、50mg（5例）和100mg（3例），每日1次口服。Loxo-305 ≥50mg暴露量超过了野生型和C481S突变BTK的90%抑制浓度（IC90）值。无剂量限制性不良反应（DLT）发生，所有AE均为1～2级。第1个治疗周期和第1个剂量水平（25mg）即表现出临床活性。8例可评估者中（5例CLL和3例MCL），7例肿瘤达缓解（5例CLL和2例MCL）。12例患者继续接受治疗，最长达5个月。Loxo-305的Ⅰ期数据表现出良好安全性，有望成为既往接受多种治疗方案的非初治CLL和MCL患者（包括对现有BTK抑制剂和维奈克拉耐药）新的治疗选择。

（4）嵌合抗原受体T细胞（CAR-T）疗法：ZUMA-2是一项Ⅱ期、多中心的全球研究，旨在评估 KTE-X19（抗 CD19 CAR-T）治疗对既往接受包括 BTK 抑制剂在内的 1 ～ 5 种治疗的复发难治 MCL 患者的疗效和安全性，共入组 60 例患者。患者行白细胞清除和预处理［环磷酰胺 300mg/（m^2·d），氟达拉滨 30mg/（m^2·d），连续 3 天］，然后以单次 2×10^6 CAR-T/kg 输注 KTE-X19。患者在去除白细胞后、实施预处理前可接受地塞米松、伊布替尼或阿卡拉布替尼（Acalabrutinib）桥接治疗。截至 2018 年 5 月 30 日，28 例患者接受 KTE-X19 治疗后随访≥ 1 年（中位随访时间为 13.2 个月），ORR 为 86%，CR 率为 57%。75% 治疗有效者仍维持治疗反应，64% 患者的治疗反应仍在增加。预估 1 年 DOR、PFS 率和 OS 率分别为 83%、71% 和 86%。最常见的≥ 3 级 AE（≥ 20% 患者）是贫血（54%）、血小板计数降低（39%）、中性粒细胞减少（36%）、白细胞计数降低（29%）、脑病（25%）和高血压（21%）。Lee 标准评估的 3 ～ 4 级细胞因子释放综合征（CRS）发生率为 18%。46% 患者发生了 3 ～ 4 级神经系统事件（NE）。所有 CRS 事件和 15 例 NE（88%）可逆。CRS 发生和缓解的中位时间分别为 2 天、13 天，NE 发生和缓解的中位时间分别为 6 天、20 天。KTE-X19 显示了显著持久的临床获益，多数患者达到 CR，且具有可管理的安全性。

近年来，MCL 的治疗已经取得了快速的进展。2019 年 ASH 年会上报道的各种新药、高效低毒的整合用药方案及 CAR-T 疗法使患者有了更多的治疗选择，进一步改善了患者的生命质量，提高了患者的生存率。在未来，无化疗方案能否成为标准治疗方案、如何克服 BTK/BCL2 抑制剂的耐药等问题值得进一步探索。除此之外，基于基因谱的 MCL 个体化整合治疗同样值得期待。

（五）伯基特淋巴瘤

伯基特淋巴瘤（BL）是一种高度恶性且快速增殖的淋巴瘤，一旦病理确诊后应该尽快完成分期检查，及时开始抗淋巴瘤治疗。除常规分期诊断项目外，应包括骨髓穿刺及活检、脑脊液检查。BL 经过强烈的整合化疗方案，包含 CNS 预防的治疗，是可能治愈的疾病。但是，CHOP 或类似化疗方案不足以达到治愈疾病的目的，不应该用于 BL 的治疗。同时，BL 细胞的增殖比例接近 100%，患者在接受初次治疗前可能具有很大肿瘤负荷，或者已经存在肿瘤溶解表现，因此特别需要注意预防和治疗肿瘤溶解综合征。在开始化疗前，可以给予包括 CTX 和激素等的预处理治疗，以减少肿瘤负荷。

1. *诱导治疗* 本节主要讨论散发性，HPV 阴性成人 BL 的治疗。早期成人 BL 的治疗策略参照儿童急性淋巴细胞性白血病的高剂量强度的治疗方案。至今，保证剂量强度的多药化疗，联合系统性或鞘内注射药物预防中枢侵犯的治疗方案仍然是治疗的共识。然而，在儿童和青少年患者中耐受良好的强烈化疗方案，成人患者特别是老年患者则可能无法耐受其毒性。在成人患者中，探索了减低剂量强度的治疗方案。减低剂量强度后，降低了治疗毒性，患者生存率无显著差异。

成人 BL 患者早期的治疗方案起源于儿童方案，如 LMB89 方案。根据患者危险因素分为 ABC 组。A 组仅接受诱导化疗；B 组接受预处理、诱导化疗、巩固化疗和有限的维持治疗；C 组还要接受延长的维持治疗，有 CNS 累及的患者接受颅脑放疗。B 组和 C 组患者，如未达到完全缓解，后续接受自体造血干细胞移植治疗。这种强烈治疗方案对儿童及青少年患者疗效显著，5 年 EFS 率和 OS 率均为 92%。成人 BL 患者接受类似方案治疗的疗效低于儿童患者，有研究显示 2 年 EFS 率为 65%，OS 率为 70%。部分原因是成人患者无法耐受如此强烈化疗的毒性。

最早发表于 1996 年的美国 NCI 治疗 BL 的临床研究，采用 CODOX-M/IVAC（环磷酰胺、多柔比星、大剂量甲氨蝶呤；交替使用异环磷酰胺、依托泊苷、大剂量阿糖胞苷）方案，也称 Magrath 方案，是目前最常用的治疗方案之一。低危组患者接受 CODOX-M 方案共 3 周期；高危组患者接受 CODOX-M 和 IVAC 方案交替治疗共 4 周期。除了方案中已经包含的大剂量 MTX 和大剂量 Ara-c，同时接受 MTX 和 Ara-c 的鞘内注射进行中枢预防。研究入选的 41 例患者中，包括 20 例成人患者，中位年龄 25 岁。2 年 EFS 达到 92%。英国多中心临床研究入组了可评价患者 52 例，低危组患者 12 例，高危组 40 例。应用

CODOX-M/IVAC 方案治疗，其中 42 例完成治疗疗程。全组患者 2 年 EFS 率为 64.6%，2 年 OS 率为 72.8%。高危组患者 2 年 EFS 率为 59.5%，OS 率为 69.9%。但骨髓毒性和黏膜炎副作用严重。

CODOX-M/IVAC 方案对成人 BL 有效，但治疗毒性明显。后续的临床研究注重对该方案进行剂量调整，主要降低了大剂量 MTX 的剂量，并对减量后的治疗疗效进行评估。英国的 LY10 研究，对 CODOX-M/IVAC 方案进行了剂量下调，特别是将大剂量 MTX 从 $6.7g/m^2$ 进行减量，年龄≤ 65 岁降至 $3g/m^2$，年龄＞ 65 岁降至 $1g/m^2$。入组患者中 BL58 例，获得 2 年 PFS 64%。低危组患者 2 年 PFS 为 85%，高危组患者为 49%。

回顾性和前瞻性临床研究显示，在强烈化疗基础上增加利妥昔单抗治疗 BL 可以增强疗效。CALGB 10 002 研究是在 CALGB 9251 研究方案（剂量强化的联合化疗）基础上，增加利妥昔单抗和非格司亭支持治疗。105 例患者中，年龄大于 60 岁者占 27%。全组患者治疗后 CR 率达 83%，但年龄≤ 60 岁和＞ 60 岁患者 CR 不同，分别是 81% 和 54%。老年患者疗效差的部分原因是因毒性而无法完成足够治疗周期。历史性对比两项研究结果显示，增加了利妥昔单抗后，患者的生存有所改善，4 年 EFS 率为 74%，OS 率为 78%。而未加利妥昔单抗的患者 4 年 EFS 率和 OS 率分别为 46% 和 52%。在一项回顾性研究中，作者比较了 CODOX-M/IVAC 方案，加或不加利妥昔单抗的疗效，每组均为 40 例 BL 患者。利妥昔单抗加化疗组对比单化疗组患者生存情况有所改善，3 年 PFS 率分别为 74% 和 61%；3 年 OS 率分别为 77% 和 66%，但差别无统计学意义。一项随机对照Ⅲ期临床试验比较了加或不加利妥昔单抗对 BL 疗效的影响。研究入组了 260 例年龄大于 18 岁的患者，应用 LMB 化疗方案，中位随访 38 个月。加利妥昔单抗组 EFS 率为 75%，单化疗组为 62%（P=0.024，HR 0.59），显示了加利妥昔单抗的生存获益。

Hyper- CVAD/MA（超分割环磷酰胺、长春新碱、多柔比星、地塞米松；交替大剂量甲氨蝶呤和阿糖胞苷）方案是另一个治疗 BL 的有效方案，CR 率达 81%。年轻患者的 3 年 OS 率为 77%，但年龄大于 60 岁患者仅 17%。该方案毒性较大，年龄大于 60 岁的患者有 19% 感染相关死亡。Hyper-CVAD/MA 加利妥昔单抗可以改善患者的生存，5 年 OS 率为 74%，特别是年龄大于 60 岁的患者，与历史数据对比明显改善生存（70% vs. 19%，P=0.002）。

剂量调整 EPOCH-R 是相对剂量强度中等的方案，该方案设计理论上可以克服肿瘤高增殖活性，也被用于治疗 BL。多中心临床试验中，低危患者（临床分期Ⅰ～Ⅱ期，LDH 正常，ECOG 评分 0 ～ 1 分，肿块＜ 7cm）接受 3 周期治疗，高危患者（非低危的其他患者）接受 6 周期化疗。入组 113 例患者，中位随访 36 个月，PFS 率和 OS 率均为 86%。毒性反应总体较低，老年患者耐受性良好。有 CNS 累及的患者预后较 CNS 无累及的差，但无法评估是否其他预后不良因素共同作用的结果。欧洲正在开展随机对照临床试验，比较 DA-EPOCH-R 和标准的 R-CODOX-M/R-IVAC。

2. *挽救治疗* 复发难治的 BL 尚缺乏标准的治疗方案，应鼓励患者参加临床试验。如果患者一线治疗后缓解时间较长，可以考虑接受二线挽救化疗，如 R-IVAC、R-GDP、R-ICE 等。二线化疗后达 CR 或 PR 患者可以考虑接受自体或异基因造血干细胞移植治疗。复发难治患者总体预后差，特别是挽救化疗无效的患者，3 年生存率仅为 7%。对于一线治疗未达 CR，且无可选挽救化疗的情况下，可接受姑息放疗。CD19 CAR-T 已经被批准用于治疗复发 / 难治性弥漫大 B 细胞淋巴瘤，对 BL 的疗效值得进一步评估。

（六）T 淋巴母细胞淋巴瘤

T-ALL/LBL 常用的化疗方案为急淋白血病的方案、Hyper-CVAD 方案等；年轻患者也可采用儿童 LBL 方案，如 BFM-90、LSA2L2、GMALL 06/99（GMALL 05/93）等。

1. *诱导化疗* 以 VDLP/D 四药整合为基本方案，CTX、L-ASP 加入诱导方案中，也能产生良好效果，其中 L-ASP 给药必须持续足量且达到 PK/PD 要求。MTX 在 T-ALL 应用时需更大剂量（＞ 3 ～ $4g/m^2$）方能显效。

2. 巩固强化治疗　通常采用大剂量 Ara-C（HDAC）＋ HDMTX 相整合的方案。

3. 维持治疗　不能进行移植的患者建议维持治疗，可选择 6-MP、MTX、激素等口服维持治疗，每 3 个月 1 个疗程，共维持 18 ～ 24 个月。

4. 靶向治疗

（1）酪氨酸激酶抑制剂。NUP214-ABL1 阳性 T-ALL 具有酪氨酸激酶活性，可用伊马替尼每日 600 ～ 800mg 口服，缓解后尽早移植；无效可用二代 TKI 治疗。

（2）阿仑单抗。靶向 CD52 抗原。

（3）JAK3 突变和 IL-7R 信号通路活化患者，可应用酪氨酸酶抑制剂，如托法替尼。

（4）PI3K 抑制剂，mTOR 抑制剂或 PI3K-mTOR 双重抑制剂联合糖皮质激素用于高危 PTEN 缺失的 T-ALL 治疗。

（5）ABT-199。BCL2 抑制剂联合糖皮质激素、柔红霉素和 L-ASP 试用于具有 BCL2 高表达的 T-ALL 患者。

（6）奈拉滨（Nelarabine）。嘌呤类似物，对 T-ALL 具有高度选择性，有望作为巩固阶段的一线治疗，常用剂量 1.5g/（m^2·d），第 1、3、5 天使用，22 天为一个周期，最早应用于复发 / 难治患者，单药治疗的 CR 率为 31%，ORR 为 41%，1 年生存率为 28%。目前有奈拉滨联合 Hyper-CVAD 作为初始治疗研究，结果显示 T-ALL 患者中 CR 为 89%，T-LBL 中 CR 可达 94%，3 年生存率为 63%。

5. 造血干细胞移植　完全缓解后复发患者、高危患者建议选择异基因造血干细胞移植作为一线巩固治疗，目前认为清髓的高强度预处理方案远期预后优于非清髓移植，但对于年龄较大患者减低预处理强度的异基因造血干细胞移植优于清髓移植。

对于高剂量化疗后获得完全缓解的中低危患者是否选择异基因干细胞移植作为一线巩固治疗尚有争议，目前认为自体造血干细胞移植在此类患者中可能获益仍有待于进一步研究。

6.CNS 和纵隔疾病的处理

（1）CNS 预防：在开始治疗时须进行脑脊液细胞学的评估和 CNS 的预防性治疗，多采用单纯鞘内化疗预防 CNS-L。已有中枢神经系统侵犯，可应用大剂量 MTX、Ara-C 为主的化疗方案，但与联合颅脑照射相比，单纯高剂量化疗者复发率高于联合颅脑照射组。

（2）纵隔复发是 T-LBL 治疗的一大障碍，纵隔放疗可降低纵隔复发率，但导致许多不良事件和远期反应，特别是儿童。目前认为在儿童 T-LBL 中除紧急情况外不加用纵隔放疗，对于成年患者在强化治疗后可予 30 ～ 36Gy 纵隔巩固放疗减少复发，但最佳的预防 T-LBL 纵隔复发的措施还需要进一步研究。LBL 患者纵隔残留病灶的处理也是一个有争议的问题，目前的治疗选择包括局部放疗、手术切除、患者接受维持治疗或干细胞移植（SCT）后密切观察等。

7. 诊疗展望　经过多种治疗方法的改进及新药物的不断涌现，大剂量化疗、移植、新药及免疫治疗等可能会大大改善本病的预后。PI3K 抑制剂、 JAKSTAT-MAPK 途径、细胞周期调节、蛋白酶体、表观遗传靶点、免疫治疗都可能在未来提高疗效，改善预后。下面是正在进行研究的药物。

（1）γ-secretase 抑制剂：*Notch1* 基因突变时通过蛋白酶复合体 γ-secretase 切割 Notch 蛋白使其进入细胞核活化下游基因，针对 γ-secretase 抑制剂 BMS-906024 正在进行难治复发 T-ALL 的临床试验，25 例患者中 8 例骨髓中淋巴母细胞下降超过 50%，1 例获得部分缓解，1 例获得完全缓解。

（2）CD38 单抗：部分 T-ALL/LBL 细胞上面表达 CD38，故有研究用 CD38 单抗进行治疗，也取得了部分疗效。

（3）PIM1 是一种丝氨酸 / 苏氨酸激酶，参与细胞周期进程、转录，可引起 T 细胞凋亡，杀灭肿瘤细胞。泛 PIM 抑制剂的临床试验正在进行中。

T-ALL/LBL 是高度侵袭性的肿瘤，常表现为快速增长的纵隔肿物，儿童和青少年多见，诊断需要依靠肿物穿刺或骨髓检查。一旦确诊建议尽快评估化疗。本病病程短，治疗困难，复发率高。移植和新药可能是改善疾病预后的方法。

（七）结外 NK/T 淋巴瘤

1. 放疗　适用范围包括初治Ⅰ期、Ⅱ期上呼吸消化道原发 NKTCL。对于初治Ⅰ/Ⅱ期鼻腔 ENKTL，目前的共识是常规推荐局部根治性放疗。照射范围和照射剂量是放疗成败的关键，与肿瘤局部区域控制率和预后密切相关。早期患者应采用扩大照射野和 50Gy 根治性剂量，总体有效率在 77%～100%，完全缓解率达 52%～100%。扩大照射野范围应包括鼻旁窦和鼻咽、软腭。对于初治Ⅰ期不伴有危险因素的患者，单纯行局部放疗，5 年总生存（OS）率和无进展生存（PFS）率分别为 86.6% 和 73.3%。对于低危患者单纯放疗就能取得良好的疗效，值得临床推荐。对于初治Ⅰ期伴有危险因素及初治Ⅱ期患者，单纯放疗仍存在较高复发风险，治疗以放化疗整合为主。同期放化疗和夹心放化疗由于毒性大且未明显提高疗效，在治疗早期 ENKTL 上并无优势。目前放化整合治疗仍以化疗序贯放疗的模式为主。

2. 内科治疗

（1）化学治疗：适用范围：联合化疗仍然是治疗初治Ⅲ/Ⅳ期及难治复发 ENKTL 的主要方法。研究显示以门冬酰胺酶（或培门冬酶）联合吉西他滨为主的化疗方案如 GELOX、GEMOX 方案治疗初治晚期和难治复发患者获得良好的疗效，ORR 为 73.7%，CR 率为 36.8%。Ⅲ/Ⅳ级不良反应少见，无治疗相关死亡。指南推荐的方案还包括 AspMetDex（培门冬酶、甲氨蝶呤、地塞米松）和 SMILE（地塞米松、甲氨蝶呤、异环磷酰胺、培门冬酶、依托泊苷），但由于毒性较大，疗效并无明显优势，在临床的应用逐渐减少。

（2）免疫治疗：适应范围：难治复发 ENKTL 和伴有噬血细胞综合征的患者。研究显示，PD-1 单抗用于门冬酰胺酶治疗失败的难治复发 ENKTL 患者的总有效率可达 100%，CR 率为 71.4%。西达本胺是我国自主研发的全新化学结构的苯甲酰胺类组蛋白去乙酰化酶（HDAC）抑制剂，具有 HDAC 亚型选择性和独特的疗效。PD-1 单抗联合西达本胺治疗复发 ENKTL 患者显示出不俗的协同作用，目前研究正在开展当中。

（3）自体造血干细胞移植（auto-HSCT）：适用范围：初治Ⅲ/Ⅳ期，复发等患者缓解后的首选巩固治疗方法。研究数据表明，auto-HSCT 能改善患者预后，CR 者移植后长期预后较好。

3. 总结　放疗、化疗联合放疗是早期 UAT-NKTCL 的首选治疗方式。对于 NUAT-NKTCL 和晚期 UAT-NKTCL，应以内科治疗为主。需根据患者肿瘤分期、分型、原发部位、功能状态及肿瘤负荷选择个体化整合治疗方案。

（八）外周 T 细胞淋巴瘤

1. 化疗　PTCL-NOS 是一组异质性较大的疾病，其生物学行为与 B 细胞淋巴瘤不同，全球范围内尚无明确统一的治疗方案，往往表现为化疗敏感度低、病情迁延反复、易于复发、预后不佳，NCCN 指南将临床试验作为首选。指南建议对临床Ⅰ～Ⅱ期、aaIPI 低危或中低危组患者给予多药联合化疗 4～6 周期并联合放疗；临床Ⅰ～Ⅱ期、aaIPI 中高危或高危组患者给予多药联合化疗 6～8 周期，联合或不联合局部放疗；Ⅲ～Ⅳ期患者采用 6～8 周期化疗，方案建议采用 CHOP、EPOCH、HyperCVAD/MTX-Ara-C 方案等。近 20 年来，CHOP 方案仍作为 PTCL 的首选方案。总生存率难以令人满意，5 年 OS 率为 32%～45%。目前针对 PTCL-NOS 患者的研究发现，蒽环类药物的应用并不能改善 PTCL 患者的预后，特别是伴有 1 个以上不良预后因素的 PTCL-NOS 患者。德国高度恶性 NHL 研究组发现 CHOP-E 方案可以提高年轻侵袭性 T 淋巴瘤患者的 CR 率及无事件生存（EFS）率，因此尽管 OS 的差异未达到统计学意义，仍推荐该方案应用于年轻的 PTCL 患者。对于复发难治的 PTCL-NOS 患者，指南建议，有条件行造血干细胞移植的患者，可采用 DHAP、ESHAP、ICE、MiniBEAM、MINE 等二线方案挽救治疗，待获得完全缓解后行高剂量化疗联合自体干细胞移植或异基因造血干细胞移植，若不能获得缓解，则仅给予支持治疗或姑息放疗。如患者不宜接受高剂量治疗，推荐采用单药治疗，如 GEM、阿仑单抗、地尼白介素等治疗，或采用 GDP 方案的二线治疗或姑息放疗。

普拉曲沙是一种新型的靶向叶酸制剂，能优先在癌细胞聚集，通过干扰 DNA 合成，促使肿瘤细胞死亡而达到治疗作用。2009 年美国 FDA 批准其治疗复发或难治性 PTCL，已被 NCCN 指南推荐用于 PTCL 的二线治疗。常见的副作用包括黏膜炎、血小板减少、恶心和疲劳。喷司他丁、氟达拉滨、克拉曲滨等嘌呤类似物，可以和天然的嘌呤核苷酸竞争性抑制 DNA 的合成与修复，对 PTCL 具有一定疗效。类固醇激素被推荐用于 AITL，尤其是老年患者。目前蒽环类的联合化疗方案仍推荐用于 AITL 的治疗，但缓解时间短，常早期复发，方案包括 ACVBP、CHOP、mBACOD 等。

EATL 目前尚没有标准的治疗方案，用常规疗法手术联合或不联合以蒽环类为基础的化疗预后不良。IVE/MTX（异环磷酰胺、长春新碱、依托泊苷 / 甲氨蝶呤）序贯 ASCT 相较于传统的蒽环类方案化疗，可使患者预后显著改善，毒性可接受，是一种可行的方案。

2. 大剂量化疗联合自体造血干细胞移植（HDT–auto–HSCT） 大剂量化疗联合 HDT-auto-HSCT 是 PTCL 一线化疗完全缓解后的理想选择。HDT-auto-HSCT 治疗前常用的诱导化疗方案有 ACVBP、CEOP、ECVBP、BEAM 和 ESHAP 等，最好选择 PET/CT 阴性后再行 auto-HSCT。对于复发耐药的 PTCL 患者，HDT-auto-HSCT 是一种相对安全、可行的治疗方案，众多回顾性分析研究结果明确了 HDT-auto-HSCT 在 PTCL 挽救治疗中的作用，并使得其中一部分患者得以长期生存。化疗敏感性和移植时的缓解状态或许是最重要的两个预后因素，达到 CR 患者的疗效要优于 PR 患者。针对 ALCL，专家共识指出，如果初治患者疗效达到完全缓解，巩固强化治疗应用自体造血干细胞移植不被推荐，可作为化疗敏感的 ALCL 患者的解救治疗选择。对于 AITL 自体造血干细胞移植能否改善生存仍存在争议。

3. 异基因干细胞移植（allogeneic stem cell transplantation，allo–SCT） allo-HSCT 治疗后的复发率低于 auto-HSCT，但其治疗相关死亡率相对较高，现有资料并未显示 allo-SCT 在 PTCL 一线治疗中的优势。接受异基因移植治疗前患者所处的疾病状态、已经是否发生Ⅲ～Ⅳ度移植物抗宿主病是影响患者总体生存率的主要因素，而人类白细胞抗原配型的相合程度则与治疗相关死亡率明显相关。对于一部分难治性复发高危 PTCL 患者，allo-SCT 可能是一种潜在的可治愈方法，其理论依据基于：①异基因来源的干细胞中不含有肿瘤细胞，极大降低了移植后的复发率；②移植物抗淋巴瘤效应。对于复发耐药患者，allo-HSCT 可作为一种治疗选择，但尚需更多前瞻性数据评价其治疗价值。

4. 治疗新药

（1）单抗：随着单抗研究的进步，Campath-^{1}H（CD52 单抗）、T101、Y-T01（CD5 单抗）、Anti-CD4、Anti-CD7/Ricin A 及众多的 CD25 单抗被用于治疗 T 细胞淋巴瘤。① CD30 靶向抗体 CD30 广泛表达于系统性 ALCL，在 PTCL-NOS 中的表达率为 58%～64%，在 AITL 中 的表达率为 43%～63%。抗 CD30 单抗有较好的安全性。本妥昔单抗（SGN-35）是一种靶向 CD30 的抗体药物偶联物，由抗 CD30 嵌合抗体 cAC10（SGN-30）通过蛋白酶裂解连接体与抗微管蛋白药物单甲基澳瑞他汀 E（MMAE）偶联成一种免疫交联物。SGN-35 可用于 $CD30^+$ 淋巴瘤、ALCL 和 HL 的治疗，且有较高的有效反应率，毒性可控。该药不能与博来霉素及抗微管类药物同时使用，会增加肺毒性及外周神经毒性。② CD52 靶向治疗阿仑单抗是一种抗 CD52 的人源化 IgG1k 单抗，可诱导 CDC 和 ADCC 作用，也可促进细胞凋亡，对 $CD52^+$ 的细胞具有强大的杀伤作用。35%～40% 的 PTCL-NOS 患者 CD52 表达阳性。研究表明阿仑单抗单药治疗 T 细胞恶性肿瘤有一定疗效，但免疫抑制成为联合方案后值得关注的问题。③ CD4 靶向治疗 zanolimumab（HuMax-CD4）是一种人源化的抗 CD4 单抗，对 $CD4^+$ 的恶性 T 淋巴细胞有杀伤作用，目前有研究应用于复发难治性非皮肤型 $CD4^+$TCL 患者，主要副作用为骨髓抑制和输注相关副作用。除此以外，还有几种新的单抗在治疗 PTCL 时表现出一定的活性，如靶向作用于 CD2 及 CCR4 的单抗等。

（2）地尼白介素（Denileukin diftitox，ONTAK）：是白喉毒素蛋白片段与 IL-2 的重组融合蛋白，可与T细胞上的IL-2受体（CD25）结合诱导凋亡。有临床试验显示对复发耐药的PTCL-NOS有效率为42.1%，CR和PR患者各半，对CD25阳性患者效果更佳。

蛋白酶体抑制剂：硼替佐米在多种类型肿瘤中具有明确的抗肿瘤效应，能够选择性抑制26S蛋白酶体，其抗增殖活性与抑制NF-κB通路有关，而包括PTCL-NOS在内的多种PTCL也发现有NF-κB通路的异常。Ⅰ期临床结果显示联合CHOP方案治疗PTCL的CR率达62%，Ⅱ期临床研究显示ORR和CR率分别为87%和73%，具有较好的治疗前景。

（3）组蛋白去乙酰化酶抑制剂：组蛋白乙酰化的增加影响多种基因表达，去乙酰化酶调节核小体组蛋白和其他蛋白的乙酰化作用，而组蛋白去乙酰化酶抑制剂（HDACi）能抑制该酶的活性，进而调节靶基因表达。研究表明，包括PTCL在内的多种恶性肿瘤都存在生长调节相关的基因启动子区的异常组蛋白乙酰化作用。常见的HDACi药物包括罗米地辛、贝乐司，对复发耐药的PTCL亚型均有较好的效果。西达本胺（Chidamide）为全球唯一口服型HDAC抑制剂，为我国原研一类新药，对复发PTCL患者具有一定疗效，不良反应易耐受，应用简便。

（4）免疫调节剂和免疫抑制剂：环孢素单药很早就已用于AITL的治疗，取得一定的效果。其他免疫调节和抗血管新生药物，包括贝伐珠单抗、来那度胺、沙利度胺，人们正在探索其单药和联合化疗的效果。近年来，免疫调节药物通过抑制肿瘤微环境中NF-κB通路的激活、IL-6的产生、增强TH1免疫功能等机制，对AITL的治疗取得了良好的效果，可用于临床缓解后的维持治疗。

（5）其他激酶抑制剂：包括蛋白激酶C（PKC）、磷脂酰肌醇3蛋白激酶（PI3K）、AKT、mTOR、细胞周期素依赖性蛋白激酶（CDK）、Aurora激酶及多种酪氨酸蛋白激酶抑制剂，目前正处于早期临床试验中，均纳入了PTCL患者。其中SYK作为一种酪氨酸蛋白激酶受体，表达于约94%的PTCL，有望成为一个有效的治疗靶点。

（九）原发皮肤B细胞淋巴瘤

PCBCL的三种主要亚型是原发皮肤边缘区淋巴瘤（primary cutaneous marginal zone B-cell lymphoma， PCMZL）、原发皮肤滤泡中心淋巴瘤（primary cutaneous follicular center lymphoma，PCFCL）和原发皮肤大B细胞淋巴瘤-腿型（primary cutaneous large B-cell lymphoma-leg type， PCLBCL-LT）。PCMZL和PCFCL为惰性淋巴瘤，10年OS率超过90%，PCLBCL-LT则预后较差，5年OS率仅为50%。PCBCL目前尚无标准治疗方案，主要的治疗方式包括手术切除、放疗、联合化疗、免疫治疗等整合治疗。要根据PCBCL患者的病理类型、原发部位、病变范围及程度、患者年龄和健康状况选择整合治疗方案。如果患者一般情况差、年龄较大且病理类型较好则可以采取观察等待的方式。对于PCMZL和PCFCL的患者，局部的孤立性病灶建议放疗（剂量为24～30Gy）或手术切除；多灶性病变可采用姑息放疗，通常低剂量（4Gy）即可达到疗效。对于侵袭性PCLBCL-LT的患者，建议使用R-CHOP联合放疗（36～40Gy）的整合治疗；对于局部的孤立性病灶且不能耐受化疗的患者，建议放疗的剂量为40Gy。PCLBCL-LT具有与ABC亚型DLBCL相同的表型和基因表达谱，治疗可参照ABC亚型DLBCL治疗原则。此外，对于PCLBCL-LT伴MYD88和CD79b高频率突变的患者，有研究提示BTK抑制剂可提高此类患者的疗效。对于不宜接受常规放疗和化疗的PCBCL患者，可采用利妥昔单抗单药治疗，具体用法：375mg/m^2，每周1次，连续4周。伴有皮肤以外病变的患者，治疗应参照相应的指南（PCMZL参照MZL治疗；PCFCL参照FL的治疗）。

（十）原发皮肤T细胞淋巴瘤

1.蕈样真菌病　早期MF患者一般采用针对皮肤病变的局部治疗，如光化疗法、局部化疗和电子束照射治疗等，进展期患者可同时给予全身化疗和靶向治疗。ⅠA、ⅠB、ⅡA期患者，主要针对皮损进行局部治疗；对顽固性皮损，可延长局部治疗时间或换用另一种局部治疗方法。如皮损继续加重，可加用全身药物治疗（SYST-CAT A 方案、联合化疗）或全身皮肤电子束照射（total skin electron beam therapy，TSEBT）。如果再次复发进展，则换用更强烈的化疗药物（SYST-CAT B 方案）。ⅡB 期患者，对比较局限的皮损采用放疗＋局部治疗。对广泛的皮损或不能控制的局限皮肤损害，采用全身药物治疗（SYST-CAT A 方案）或 TSEBT，可考虑同时用局部外用药物治疗。再次复发、进展的患者采用更强烈的化疗方案（SYST-CAT B 方案、联合化疗），甚至行干细胞移植。Ⅲ期患者，首选局部治疗 ± 全身药物治疗（SYST-CAT A 方案）；如不能控制，可采用联合化疗；如仍无效，则需换用更强烈的化疗药物（SYST-CAT B 方案）或考虑非清髓性移植。Ⅳ期患者，以全身化疗为主，对大肿块、实质脏器累及者，首先考虑联合化疗或更强烈的化疗方案（SYST-CAT B 方案）。

2.Sézary 综合征（Sézary syndrome， SS） 目前尚无标准治疗方案，原则上是在全身治疗的基础上联合 PUVA 或局部类固醇治疗。目前常用体外光化疗法（extracorporeal photopheresis，ECP）治疗，或联合 IFN-α、类维生素 A、TSEBT、PUVA（psoralens plus ultraviolet A），ORR 为 30% ～ 80%，CR 率为 14% ～ 25%。但是，ECP 是否优于传统的低剂量化疗尚未得到随机对照试验的证实。小剂量苯丁酸氮芥和泼尼松长期整合治疗通常可控制病情，但很难达到完全缓解。低剂量阿仑单抗（10mg，每周 3 次，连续 12 周，皮下注射）、单药化疗（吉西他滨，聚乙二醇脂质体多柔比星）、多药联合化疗和异基因造血干细胞移植可作为 SS 二线治疗的选择。另外，cc 趋化因子受体 4（CCR4）的抗体——Mogamulizumab 在 2018 年已被 FDA 批准用于复发或难治性 MF/SS 成年患者，与伏立诺他相比，可提高总缓解率，延长 PFS 及缓解持续时间，提高患者生活质量。

3. 原发皮肤 CD30 阳性淋巴增殖性疾病 包括原发皮肤间变性大细胞淋巴瘤（primary cutaneous anaplastic large cell lymphoma，C-ALCL）和淋巴瘤样丘疹病（lymphomatoidpapulosis，LyP），均为预后良好亚型，10 年 OS 率可达 90%。LyP 具有自愈性，但易复发，尚无根治方法。口服 MTX（每周 5 ～ 20mg）和 PUVA 是目前最有效的减少皮肤病变的疗法。但停药后复发很常见，通常需要给予维持治疗以更好地控制病情。对于完全自愈的患者，则无须进一步治疗。C-ALCL 患者通常表现为孤立或局部（溃疡性）病变或结节，可给予放疗或手术切除。多灶性皮肤病变的患者推荐应用低剂量 MTX（如 LyP ）或放疗（24 ～ 30Gy）。对于多灶性或复发的患者，建议放疗剂量为 8Gy（2 × 4Gy）。近期报道的应用维布妥昔单抗（Brentuximab vedotin，BV）治疗此类患者的Ⅲ期试验结果显示，BV 的 ORR 和 CR 率分别为 75% 和 31%，因此 BV 为复发难治性的多灶性患者和出现皮肤以外病变的患者带来了新希望。联合化疗仅适用于病变快速进展或有皮肤以外累及的患者。

4. 皮下脂膜炎样 T 细胞淋巴瘤（subcutaneous panniculitis-like T-cell lymphoma，SPTCL） 预后良好，尤其是没有合并噬血细胞综合征的患者。合并噬血细胞综合征的患者，通常病情进展迅速。有研究表明伴或不伴噬血细胞综合征的 SPTCL 患者的 5 年 OS 率分别为 46% 和 91%。对于没有噬血细胞综合征的 SPTCL 患者，应该首先考虑类固醇或免疫抑制剂（环孢素、MTX）治疗；对于孤立的皮肤病变，建议放疗。贝沙罗汀对于 SPTCL 患者也有效。联合化疗仅应用于免疫抑制治疗无效的晚期患者或合并噬血细胞综合征患者。

5. 原发皮肤外周 T 细胞淋巴瘤－非特指型 主要包括原发皮肤 γ/δ T 细胞淋巴瘤、原发皮肤侵袭性亲表皮 CD8 阳性 T 细胞淋巴瘤、原发皮肤 CD4 阳性小 / 中等大小 T 细胞淋巴增殖性疾病和原发皮肤末端 CD8 阳性 T 细胞淋巴瘤。原发皮肤 γ/δ T 细胞淋巴瘤和原发皮肤侵袭性亲表皮 CD8 阳性 T 细胞淋巴瘤都具有侵袭性临床过程且预后不良，应根据外周 T 细胞淋巴瘤 - 非特指型指南进行治疗。原发皮肤 CD4 阳性小 / 中等大小 T 细胞淋巴增殖性疾病患者和原发皮肤末端 CD8 阳性 T 细胞淋巴瘤患者为惰性病程，预后较好。患者通常表现为孤立的皮肤病变，可行局部放疗或手术切除。

6. 原发皮肤结外NK/T细胞淋巴瘤，鼻型　具有侵袭性生物学行为，在西方国家很少见，更常见于亚洲及中美洲和南美洲。具体治疗应参考结外NK/T细胞淋巴瘤鼻型的治疗原则。对于小而单一病变的患者，可以考虑单独放疗，有望获得长期疾病控制。对于不能耐受高强度联合化疗的年龄较大或体弱的患者，也可考虑单独放疗，但建议的放射剂量要高于其他淋巴瘤，初始剂量为50Gy，残余病灶可追加5～10Gy。

7. 积极预防　一般认为感染因素、免疫因素在PCL的发生过程中起到重要作用，目前公认的危险因素包括：生物学因素，如EB病毒，人类免疫缺陷病毒和人类T淋巴细胞白血病Ⅰ型病毒等；化学因素，如金属及其盐类（汞、铬等）、芳香碳氢化合物和接触变应原（植物、染发剂、化妆品等）；职业因素，有研究表明从事机械、制造、建筑、铸造、电工等人群中MF的发病率明显增加。因此尽量避免危险因素，增强自身免疫力，提倡健康生活方式，积极预防PCL的发生。

8. 总结　PCL的发病率较低，异质性明显，诊断、治疗较为复杂，部分亚型到目前仍然缺乏行之有效的治疗手段。治疗方案的选择取决于PCL的类型和疾病的分期，Mogamulizumab在2018年已被FDA批准用于复发或难治性MF/SS患者，BV用于治疗晚期难治性或复发性$CD30^+$ PCTCL，包括C-ALCL和MF/SS，可作为MF/SS患者进行异基因造血干细胞移植的桥接治疗，PCLBCL-LT伴有*MYD88*和*CD79B*高频率突变的患者，BTK抑制剂的临床研究正在进行中。针对PCL的诊治，我们做如下展望：

（1）迫切需要基于对疾病发病机制的更好理解来确定PCL的新靶标，进一步研发新型分子靶向药物、免疫治疗药物等新型抗癌药物。

（2）近年来，欧美及日本已经获批了几个用于治疗PCL的新药，希望这些新药能够早日进入中国市场。

（3）针对PCL的治疗需求远未满足，需要积极参加国际或国内多中心的临床试验，探索新的治疗药物或方法。

（4）进一步提升包括皮肤科医生、病理学家、血液学家和放射肿瘤学家组成的多学科整合诊治团队在PCL诊治中的价值，为患者制订个体化整合治疗方案。未来，相信随着基因组学研究、转化研究与临床研究的不断深入，PCL的整合诊疗将会取得更大的突破。

（十一）原发睾丸淋巴瘤

1. 外科治疗　腹股沟睾丸高位切除术可获得病理组织活检标本，明确疾病的诊断。同时，手术治疗还可以消除血-睾屏障，使化疗药物易进入并作用于睾丸组织。单纯手术只能让少数早期患者获得长期生存，绝大多数患者不能通过单纯手术治疗获得治愈。

2. 内科治疗

（1）化疗：PTL侵袭性强，单纯手术或放疗复发率高，预后较差，因此，PTL患者应接受全身化疗。PTL患者化疗方案可选择环磷酰胺+多柔比星+长春新碱+泼尼松（CHOP）整合方案，最少进行6个疗程化疗。以蒽环类药物为基础的化疗仍是目前PTL治疗的基石。NK/T细胞睾丸淋巴瘤可采用含门冬酰胺酶为基础的整合方案化疗。B细胞淋巴瘤应在化疗基础上联合利妥昔单抗。

（2）中枢预防：在疾病的发展过程中，PTL中枢神经系统侵犯较为常见。因此，建议睾丸淋巴瘤患者应接受静脉滴注大剂量甲氨蝶呤（HD-MTX）和（或）鞘内药物注射预防中枢神经系统受累。年轻、耐受性好的患者也可采用静脉注射HD-MTX联合大剂量阿糖胞苷（HD-Ara-C）或HD-Ara-C。具体用药的时间和剂量根据患者的具体情况而有所不同。此外，脂质体阿糖胞苷联合减低剂量甲氨蝶呤（$1.5g/m^2$）化疗方案用于中枢预防的临床试验还在进行。

（3）靶向治疗：利妥昔单抗联合以蒽环类为主的化疗方案被广泛推荐应用于PT-DLBCL的治疗。有研究表明，睾丸淋巴瘤细胞高度表达多种耐药蛋白，如P糖蛋白、多药耐药相关蛋白等，导致细胞内化疗药物浓度低，从而影响PTL的化疗效果，因此需要不断探索新的药物和方案以期进一步提高疗效。目前很多新药不断进入临床，如BTK抑制剂、来那度胺、PD-1抗体、PD-L1抗体、西达苯胺等，但具体疗效仍需进一步验证。

3. 放疗　在 PTL 的治疗手段中，放疗具有一定的地位，主要用于接受全身化疗后，预防对侧睾丸复发。建议睾丸淋巴瘤患者进行常规照射，照射剂量为 24 ～ 40Gy，中位照射剂量 30 Gy。照射部位目前尚未达成共识，多推荐 Ⅰ E 期患者对整个阴囊及对侧睾丸放疗；Ⅱ E 期患者行阴囊、对侧睾丸、腹主动脉旁淋巴结区及盆腔淋巴结、腹膜后等区域淋巴结照射。有研究显示预防性对侧睾丸放疗可以将睾丸复发率由 35% 降低到 8%，而未接受对侧睾丸预防性放疗的患者，其中有 42% 在 15 年内出现对侧睾丸复发。对晚期患者行预防性睾丸放疗仍有争议，有些学者认为仅对有症状患者或大肿块者行放疗。

化疗后完全缓解（complete remission，CR）患者放疗剂量 30 ～ 35Gy，PR 患者给予 35 ～ 45Gy，均常规分割。对于左侧 PTL，放疗时左侧肾门淋巴结应包括在靶区内，因右侧睾丸静脉直接汇入下腔静脉，而左侧睾丸静脉则汇入左肾静脉。

4. 其他治疗　目前处于探索中的治疗方法很多，如大剂量化疗＋自体 / 异体干细胞移植、CAR-T 疗法、新药及新的治疗手段的临床试验等。

5. 顶层设计及整合管理　PTL 多采用手术、化疗、放疗、靶向治疗等整合治疗手段。治疗方案应充分考虑到睾丸淋巴瘤患者存在血 - 睾屏障的特殊性，以及中枢神经系统尤其是脑实质容易复发的特点，制订包括预防对侧睾丸复发、中枢神经系统复发在内的整合治疗方案。对于原发睾丸 DLBCL 的治疗推荐 Ⅰ ～ Ⅱ 期患者进行 6 ～ 8 周期 R-CHOP 方案化疗，加上 CNS 预防及对侧睾丸放疗。对于进展期 PTL 的治疗参照结内 DLBCL 的治疗，但应包括对侧睾丸预防性放疗及 CNS 预防。总之，蒽环类为基础的化疗是 PTL 治疗的基石，利妥昔单抗应用可以提高睾丸 B 细胞淋巴瘤疗效，手术切除和放疗是 PTL 治疗的重要组成部分，预防性对侧睾丸放疗及中枢神经系统预防，可以明显降低复发率。

（十二）原发中枢神经系统淋巴瘤

1. 外科治疗　为了迅速降低颅内压，对于颅内大肿块和出现脑疝急性症状的患者可手术治疗；但是多数原发性中枢神经系统淋巴瘤位置较深，多中心起源及弥漫浸润周围脑组织，手术难以完全切除肿瘤，且易引起神经功能障碍，对于原发中枢神经系统淋巴瘤，目前还没有充足的证据支持广泛的手术切除。

2. 内科治疗

（1）一线治疗：传统的 CHOP 方案和其他类似 CHOP 方案不推荐用于原发 CNS 淋巴瘤的治疗。甲氨蝶呤是治疗原发中枢神经系统淋巴瘤最有效的药物，可以通过血 - 脑屏障。全脑放疗与化疗的联用被证实相对于单用化疗 PFS 有所提高，然而对于 OS 并无影响。常和甲氨蝶呤联用的药物包括 VCR、丙卡巴肼、阿糖胞苷、利妥昔单抗和异环磷酰胺。如果患者对化疗毒性耐受力差，可以考虑单药甲氨蝶呤。静脉使用大剂量甲氨蝶呤（3.5g/m^2 或更高剂量）是克服血 - 脑屏障所必需的。在一线治疗时，不推荐在静脉使用大剂量甲氨蝶呤的同时预防进行鞘内注射甲氨蝶呤，因为研究显示预防鞘内注射化疗并没有带来临床获益。但如果脑脊液细胞学阳性，可以采用鞘内注射甲氨蝶呤。利妥昔单抗加入以甲氨蝶呤为基础的化疗方案目前在 Ⅲ 期试验中未显示出应答率、无事件生存率和 PFS 有显著改善，因此利妥昔单抗在新诊断的 PCNSL 中的未来作用尚不确定。

（2）巩固治疗：由于 PCNSL 在完全缓解的患者中仍有较高比例复发可能性，巩固治疗的必要性毋庸置疑，而目前最佳巩固治疗方案尚无定论。巩固治疗的方案包括大剂量化疗加造血干细胞移植、全脑放疗等。老年患者可因全脑放疗出现严重神经毒性，因此有建议采用单纯化疗治疗老年 PCNSL 患者。Ⅱ 期临床研究和回顾性研究表明该方法可取得良好疗效，远期神经毒性明显降低，但多数患者最终出现复发。详见放疗。对于不能忍受“大剂量全身甲氨蝶呤”诱导治疗的患者，可供选择的化疗方案包括自体造血干细胞移植（详见其他治疗）；EA 方案，VP-16 40mg/kg 96h 持续输注；阿糖胞苷 2g/m^2，每天 2 次，第 1 ～ 4 天；替莫唑胺维持治疗：替莫唑胺 150mg/m^2，第 1 ～ 5 天每 28 天 1

个疗程，共维持1年替代化疗方案等。

（3）靶向药物治疗：利妥昔单抗（Rituximab，RTX）为PCNSL较常用的靶向治疗药物，通常用于二线治疗。与CD20阳性表达的细胞结合，而原发CNS淋巴瘤B细胞多数表达CD20，但正常脑组织神经和胶质并不表达CD20。RTX鞘内注射后能够积聚并去除脑脊髓中的肿瘤细胞，而且不良反应轻微。静脉输注RTX水平不能在颅内达到药物的有效治疗浓度，且生物利用率低。BCR途径目前确定为PCNSL发病机制中的关键机制，因此靶向BCR通路组分的新型药物的应用，如Bruton酪氨酸激酶（BTK）抑制剂，伊布替尼和免疫调节药物（IMiD），如来那度胺和泊马度胺也被应用至临床，到目前为止仅限于复发性和难治性PCNSL患者。越来越多的临床试验探索小分子化合物和新药在复发/难治性PCNSL中的疗效。

3. *放疗* 全脑放疗（WBRT）单用于PCNSL临床治疗可得到临床缓解但几乎所有患者都会有复发，而WBRT与化疗的联用被证实相对于单用化疗PFS有所提高，然而对于OS并无影响。放疗常可导致脑白质病变，引起痴呆、记忆力损害、步态失调、尿失禁、反应迟钝等神经毒性并发症，尤其是老年患者。因此有学者建议不行放疗而单行化疗。然而也有报道表明在相同化疗的基础上，将对照组放疗剂量降低对于60岁以下的患者对照组复发率明显增高，存活率明显降低。因此对于年轻耐受的患者，放疗仍起到不可或缺的作用。放疗最佳照射剂量为40～50Gy，照射剂量过大会引起严重的神经毒性，过低则无进展生存期和总生存期均降低。

4. *其他治疗* 自体造血干细胞移植（auto-HSCT），自体造血干细胞支持下的大剂量化疗在临床研究用于PCNSL的巩固或复发/难治CNS淋巴瘤有效挽救治疗方案取得满意的疗效，然而毒性较大，一般用于治疗年龄＜60～65岁的患者。关于移植时机，应尽可能在缓解期内进行移植，此期移植入的造血干细胞所新生成的免疫和造血系统较容易顺利成长，发挥正常功能，使疾病稳定并减少复发机会。相反，当疾病尚未达到缓解时便进行移植，很容易出现移植失败与疾病复发。

5. *顶层设计及整合管理* 由于发病部位的特殊性及发病率相对较低，一直以来对于PCNSL的认识落后于其他部位的淋巴瘤。目前，对于PCNSL的分类以2008年WHO造血及淋巴组织肿瘤分类为准，其中以DLBCL为主要类型。MRI、PET/CT等影像学检查有初步诊断作用，定向活检为主要确诊手段，部分适宜患者行脑脊液检查可以明确诊断。新的生物学标志miRNA等有助于诊断及判断预后。全身化疗、鞘内化疗加全脑放疗的整合治疗可显著提高PCNSL的疗效，延长生存期，是目前最常采用的整合治疗模式。有效率达80%～95%，中位OS达30～40个月，约1/4患者获得治愈，甚至有报道其远期生存率与全身DLBCL相似。化疗采用含HD-MTX方案2～6个疗程，全脑放疗剂量30～40Gy，不超过50Gy。但60岁以上患者的放疗相关神经毒性明显，相关死亡率高，生活质量低，很大程度上抵消了整合治疗的优势。造血干细胞移植及生物靶向治疗需要积累更多资料。对于HIV感染者应早期进行抗病毒治疗，可能有助于预防PCNSL的发生。PCNSL的诊断与治疗虽有不少进展，但仍存在许多难题，包括诱导化疗有效率不够，复发率高，整合化疗耐受性差，副作用大，且诱导有效后进行WBRT巩固治疗神经毒性大等。也就是说，治疗的困境在于一方面要强化治疗以提高治愈率，另一方面要尽可能减低或避免神经毒性，在今后的工作中建议多中心合作为PCNSL的整合诊治寻求新的途径。

（十三）原发性纵隔大B细胞淋巴瘤（PMBCL）

1. *化疗* 对于PMBCL一线治疗，目前仍缺乏大型前瞻性研究确定标准治疗方法。

（1）传统化疗：利妥昔单抗前时代，含蒽环类药物的化疗方案（CHOP或CHOP样）是PMBCL最常使用的化疗方案，传统化疗有一定疗效但疗效欠佳。该类患者是否适合应用强化疗方案一直以来有争议。

1993年《新英格兰医学杂志》发表了CHOP方案对比强化疗方案治疗晚期非霍奇金淋巴瘤

（NHL）的Ⅲ期随机对照临床研究结果，认为强化疗方案未能提高疗效。但此后的一项Ⅱ期临床研究中，Zanzani 等应用 MOCOP-B 方案联合放疗治疗初治的 PMBCL，51 例（Ⅰ / Ⅱ期占 84%）患者的 8 年总生存（OS）率达到 82%。Lazzarino 等治疗 30 例 PMBCL 患者，CHOP 方案的完全缓解率为 36% 而 MACOP-B 或依托泊苷（VP-16）+ADM+CTX+VC R + 泼尼松 + BLM（VACOP-B）整合方案的完全缓解率为 73%。结果显示三代化疗方案的治疗效果优于一线化疗方案 CHOP。另一项大样本的回顾性研究，分析 382 例确诊的 PMBCL 患者，分别接受 MACOP-B（204 例）、VACOP-B（34 例）ProMACE-CytoBOM（39 例）或 CHOP 样（105 例）方案治疗，结果 MACOP-B 和 CHOP 样方案组 10 年的 OS 率分别为 71% 和 44%。所得结果就生存率而言，强化治疗有可能提高疗效，但仍需随机对照试验的证据来确定。

（2）免疫化疗：美罗华（利妥昔单抗，R TX，R）时代，联合 R 可显著提高 PMBCL 疗效。有学者对比 R+CHOP（R -CHOP）方案与 CHOP 方案的预后，5 年的无进展生存和总生存以 R -CHOP 方案明显为佳，达到 80% 和 89%，而 CHOP 方案只有 47% 和 69%，两者间有统计学差异。另一项前瞻性、随机对照的Ⅲ期国际多中心临床研究，共入组 824 例 DLBCL，其中 87 例为 PMBCL，随机接受 6 个疗程 R-CHOP 或 CHOP 方案，结果与 CHOP 方案相比，CR 率为 80% vs. 54%（P=0.015），EFS 率为 78% vs. 52%（P=0.012）。以色列学者回顾性分析 1985 ～ 2009 年 95 例 PMBCL 患者，分别应用 R+ VACOP-B 方案与 R+CHOP-21 方案 5 年的 PFS 和 OS，得出两者 R -VACOP-B 和 R -CHOP-21 PFS 及 OS 之间差异无统计学意义，该研究结果说明在加入 R 后，强化疗没有了优势。

近年来，强化化疗方案 DA-EPOCH-R 开始受到关注。Shah 等在相关研究中指出，DA-EPOCH-R 和 R-CHOP 的 2 年 OS 率分别为 91% 和 89%，差异无统计学意义；但 DA-EPOCH-R 的完全缓解（complete response，CR）率明显高于 R-CHOP（84% vs. 70%），尽管 DA-EPOCH-R 方案导致治疗相关不良反应的发生率更高，但可带来更大的临床获益。因此，目前仍推荐将 DA-EPOCH-R 作为一线治疗方案。一项前瞻性Ⅱ期临床研究，115 例 PMBCL 患者接受 R-MACOPB/VACOPB 联合受累野放疗，结果 5 年的 PFS 率和 OS 率达 86 % 和 92%，而另一项Ⅱ期临床研究，单纯应用 DA-EPOCH 方案化疗，未行放疗，5 年的 EFS 率和 OS 率分别为 93% 和 97%。

目前美国国国综合癌症网络（NCCN）指南推荐的一线治疗方案包括 6 × R-CHOP +RT，6 × DA-EPOCH- R（若有残存病灶可加做放疗）。

2. *放疗* 巩固性放疗作用存在争议。早期的研究显示，化疗后的巩固放疗可改善部分患者的预后，是达到治愈目标的重要手段。Lisenko 研究发现 45 例接受了 R-CHOP 的低危患者 10 年 PFS 率为 95%，其中 41 例患者接受了放疗。但由于缺少随机对照临床研究，巩固性放疗是否确实提高了 PFS 和 OS 尚无定论。另一方面，PMBCL 患者多数为年轻女性，放疗引起的相关不良反应，如继发性恶性肿瘤（如乳腺癌）及冠状动脉疾病等，严重限制了放疗的临床应用。随着利妥昔单抗的应用，有研究认为，达到 CR 的患者不一定需要巩固放疗。Melani 等在一项长达 7 年的前瞻性研究中证实，接受 DA-EPOCH-R 的患者中，只有 5% 的患者接受了放疗，而其 PFS 率与 OS 率分别高达 90.1% 和 94.1%。而 Aviles 等做了一项前瞻性的随机对照研究，124 例经化疗后达到 CR 的 PMBCL 患者随机分为 2 组，一组行 IFRT，另一组作为对照组，结果表明 RT 组的 PFS 率及 OS 率均明显优于对照组，分别为 72% vs. 20%，72% vs. 31%，可见 R T 明显提高了患者的远期疗效。因此目前，对于以往未接受过放疗且肿块局限于纵隔的患者或伴预后不良因素的患者仍可推荐其在化疗的基础上行巩固放疗。

基于上述研究，2020 年版 NCCN 指南 PMBCL 推荐：最佳一线治疗比其他 NHL 亚型更具争议性，但治疗方案包括（按优先顺序排列）：剂量调整的 EPOCH-R［（依托泊苷，泼尼松，长春新碱，环磷酰胺，多柔比星）+ 利妥昔单抗］× 6 个周期；对于持续性局灶性疾病，可以增加放疗；R-CHOP（利妥昔单抗，环磷酰胺，多柔比星，长春新碱，泼尼松）×6 周期 + RT；R-CHOP×4 个周期，随后是 ICE（异环磷酰胺，卡铂，依托泊苷）± 利妥昔单抗 ×3 个周期 ± 放疗。PMBCL 残余纵隔肿块很常见，PET / CT 扫描是必不可少的，如果打算进行其他全身治疗，建议对 PET/CT 扫描阳性的肿块进行活检。

3. *复发难治 PMBCL 治疗* PMBCL 容易早期复发，多见于治疗结束后 12～18 个月，复发难治的患者对解救治疗的有效率明显低于其他 DLBCL，预后较差。对于解救敏感的患者可以进行自体造血干细胞移植，同时对复发难治 PMBCL 患者考虑新型药物治疗。

（1）自体造血干细胞移植：PMBCL 初治缓解后是否行 ASCT 作为一线巩固治疗目前尚有争议。西班牙淋巴瘤工作组报道了 71 例 PMBCL 患者诱导化疗结束行 ASCT 治疗的预后。在诱导治疗结束后，49% 的患者达到 CR，其中 75% 的患者随后接受了 ASCT 并获得了 CR。然而，Memorial Sloan-Ketter-ing 癌症研究中心发现，使用 ASCT 作为初治 CR 后巩固治疗的效果并不优于仅使用 R-CHOP/MACOP-B 或 DA-EPOCH-R 化疗的患者。但是对于 R/R PMBCL 患者在接受解救治疗后，如果仍对免疫化疗敏感，可推荐在后续治疗中进行 ASCT 治疗。

（2）新型药物

1）PD-1/PD-L1 抑制剂：PMBCL 中 *9p24.1* 基因突变十分常见，这一改变促使肿瘤细胞 PD-L1 表达上调，为抗 PD-1/PD-L1 抗体药物的使用提供了理论依据。KEYNOTE-013：Ⅰb 期研究评估帕博利珠单抗（pembrolizumab）在 auto-HSCT 失败、不符合 auto-HSCT 条件或拒绝 auto-HSCT 的复发难治 PMBCL 患者中的安全性、耐受性和抗肿瘤活性研究，入组 21 例患者中，CR 率为 33%，PR 率为 14%，中位 PFS 10.4 个月，中位总生存 31.4 个月。另一项 KEYNOTE-170 研究对 53 例应用了帕博利珠单抗的 R/R PMBCL 患者进行了评估，患者每 3 周接受 1 次 200mg 剂量治疗，中位随访 7.9 个月，ORR 为 45%，CR 率为 11%，PR 率为 34%，获得缓解的中位时间为 2.8 个月（2.8～8.5 个月）。KEYNOTE 最常见的不良反应为肌肉骨骼疼痛、上呼吸道感染、发热、咳嗽、疲劳和呼吸困难。

2）本妥昔单抗：是一种微管抑制剂和抗 CD30 单抗通过共价键相连的新型抗体偶联药物。因 80% 的 PMBCL 表达不同程度的 CD30，推测抗 CD30 单抗可能有效。一项Ⅱ期临床研究探讨了本妥昔单抗用于治疗 $CD30^+$R/R DLBCL 的疗效，其中 6 例 R/R PMBCL 患者的 CR 率为 17%，半数患者维持稳定。意大利淋巴瘤合作研究小组也探讨了本妥昔单抗对 $CD30^+$R/R PMBCL 患者的疗效。这项Ⅱ期临床研究共纳入 15 例 $CD30^+$R/R PMBCL 患者，其 ORR 仅为 13.2%，2 例患者获得了 PR，1 例 SD，12 例进展（progressive disease，PD）。并且第 4 周期给药后，2 例获得 PR 的患者中有 1 例 PD。这项研究结果表明与其他 $CD30^+$ 淋巴瘤相比，本妥昔单抗在 $CD30^+$ PMBCL 的抗肿瘤活性很低。由于药物治疗效果不佳，该临床试验已被提前终止。对 CD30 抗原表达模式进行分析表明，本妥昔单抗始终对 $CD30^+$PMBCL 疗效不佳。然而，在 32 例细胞质 + 膜 CD30 阳性的 HL 患者中进行平行对照研究却并未显示出疗效不佳。因此 CD30 的表达是否能作为 PMBCL 治疗前疗效的预测工具仍不确定，还需进一步研究。

3）嵌合抗原受体 T 细胞免疫（CAR-T）疗法：Axicabtagene ciloleucel 是 FDA 批准的首个用于复发难治的大 B 细胞淋巴瘤，包括 DLBCL、PMBCL、高级别 B 细胞淋巴瘤和转化型滤泡淋巴瘤的 CAR-T 疗法，这些患者此前接受过两种以上方案治疗。Axicabtagene ciloleucel 是 CD19-CD28-CD3 嵌合抗原受体 T 细胞（CAR-T）。ZUMA-1 是一项重要的单臂、多中心、Ⅰ期 / Ⅱ期临床研究，共纳入 119 例患者，其中 24 例为 PMBCL/ 转化滤泡淋巴瘤，108 例患者接受了 YESCAR A（CAR-T 疗法）的治疗，截至 2018 年 8 月 11 日，对 101 例Ⅱ期试验可评估患者进行中位时间为 27.1 个月的随访，ORR 和 CRR 分别为 83% 和 58%，近 40% 的患者在中位随访 2 年后依然处于缓解状态，很少出现晚期复发。在该研究随访过程中，48% 的患者发生了≥ 3 级的不良事件，其中 11% 的患者发生了细胞因子释放综合征（cytokine release syndrome，CRS），32% 的患者发生了神经毒性。此外 ZUMA-1 的研究中，排除了接受过 T 细胞疗法、异基因干细胞移植者，有中枢神经系统疾病、重大心脏疾病者，自身免疫型疾病活动期者，HIV、乙肝丙肝感染者及有活动性感染者，所以临床医生在应用前应仔细评估患者的风险。

要点小结

- ◆ NHL 的不同亚型有不同治疗方案和研究进展。
- ◆ 目前 NHL 的内科治疗主要包含化疗、造血干细胞移植、靶向治疗（如抗 CD30 单抗、CD79b 单抗、双靶点特异性抗体、BTK 抑制剂、PI3K 抑制剂、组蛋白去乙酰化酶抑制剂等）、免疫治疗（PD-1/PD-L1 抑制剂等）、CAR-T 疗法等。
- ◆ 注意平衡患者的治疗获益及风险，整合治疗方案应根据患者体力状态、合并症、实验室指标（肝肾功能、心脏功能、血常规、血糖）等做适当调整，对各种常见的不良反应做预防性处理。

【康复随访及复发预防】

（一）总体目标

定期评估及随访，可以减轻疾病及治疗对患者在生理、心理上的影响；及早发现肿瘤进展、复发或继发性肿瘤，并积极处理；延长患者的生存，提高生活质量。

（二）整合管理

1. 患者一般在治疗后需注意在治疗过程中用药等有发生远期并发症的可能，有效地与医生沟通，这样不仅仅有利于主诊医师对其进行跟踪观察，更重要的是，从主诊医师获得个体化健康饮食、锻炼指导和心理疏导。自身需注意心血管疾病、糖尿病、心理疾病、第二原发癌等风险，以获得更好的生活质量。

2. 评估患者的身体状况和对既往治疗的疗效。通过病史评估、体格检查及功能性检查，对患者的一般状况进行全面准确的评估，如营养状况、自理能力、活动能力、心理状况、对疾病的了解程度等。

3. 整合应用治疗及护理手段，给予患者心理治疗、营养支持、身心锻炼、生活指导等，减轻治疗毒副作用，增强治疗信心，提高生活质量。

4. 健康宣教。向患者讲述有关疾病的知识和治疗的原则及治疗带来的不良反应，鼓励患者在院配合治疗；做好出院指导，按时治疗、服药，定期复查，鼓励参加社会活动，提高患者的社会适应能力。

（三）严密随访

淋巴瘤患者治疗结束后需进行规范随访，时间及内容如下：

1. 时间　完成治疗后第一年每 3 个月 1 次；第 2 年，每 6 个月 1 次，3 年以上每年 1 次。

2. 内容　血常规、肝肾功能、LDH、β_2- 微球蛋白、心电图、腹部 B 超、胸部 X 线或 CT，以及其他必要的检查。原发中枢系统淋巴瘤随访内容还包括每 3～6 个月复查颅脑磁共振增强检查，神经功能检查，简易智力状况检查法（mini-mental state examination，MMSE）等，如果眼部和脑脊液检查异常的患者复查眼部和脑脊液。

（四）常见问题处理

淋巴瘤患者常见的短期治疗副作用为白细胞降低。不仅会影响化疗的正常进行，还会破坏人体的整个免疫系统。因此患者在化疗后需常规检查血常规以监测血象变化。若有白细胞减少的迹象，需要注意勤洗手，远离患有感冒、流感、麻疹或水痘等传染病的人。避免去人多的地方。必要时，戴口罩。对有可能已被感染的迹象和症状要很注意，并且定期检查身体，对眼睛、鼻、口、生殖和直肠部位要特别注意。解决该问题最直接有效的方式就是注射升白针和服用升白药物治疗，因为升白治疗也存在一定的副作用，所以要监测血常规检查，白细胞回升后就需要及时停止治疗。

淋巴瘤化疗后长期副作用可能有肝肾功能损害、骨髓抑制、心脏毒性等，定期复查就能及时了解其带来的毒副作用情况，及时处理，使毒副作用给人体造成的损害降低到最低点。

放疗后，患者可能出现一部分正常组织的迟发性的慢性放射损伤，淋巴瘤对放射线的反应也需一定的时间才能观察到，在放疗结束时，对这些问题不能马上得出准确的判断。因此，必须在放疗后根据具体情况定期复查，以利于判断治疗效果，并处理新出现的问题。

（五）积极预防

淋巴瘤无明确的预防手段，定期复查随诊可及时发现异常以进行治疗。

要点小结

- 淋巴瘤患者接受治疗后需进行规范随访，早期识别复发/难治患者，及早干预。
- 淋巴瘤患者常见的短期治疗副作用为白细胞降低，长期副作用可能有肝肾功能损害、骨髓抑制、心脏毒性等。
- 组蛋白去乙酰化酶抑制剂、BTK抑制剂、PI3K抑制剂、本妥昔单抗、免疫检查点抑制剂、双特异性抗体及CAR-T疗法等为NHL的整合治疗注入了新鲜的血液。
- NHL病理亚型繁多、异质性强、预后差异大，需要更加精准的整合诊疗，进一步提高患者的疗效及生活质量。

（石远凯　姜文奇　白　鸥　张清媛
王华庆　曹军宁　景红梅　冯继锋
黄慧强　张会来　李玉富　李志铭
高玉环　李小秋　黄莉玲　高天晓
冯晓蒙　赵　曙　苏文佳　王潇潇）

【典型案例】

原发纵隔大B细胞淋巴瘤的整合性诊疗1例

（一）病情介绍

女性，18岁，学生。

主诉：左上肢及左侧胸痛，伴咳嗽及发热1个月。

现病史：患者入院前1个月无明显诱因自觉左上肢疼痛不适，1周后出现左侧胸前区疼痛，咳嗽、深吸气及大笑时疼痛加重，并伴有发热，体温最高39℃，无胸闷、气短、痰中带血。无明显体重下降、盗汗。

既往及家族史：体健。否认家族性肿瘤病史。

入院查体：身高1.65m，体重50kg，体表面积1.55m^2，血压110/70mmHg，心率86次/分，ECOG评分1分，体温38.5℃。

发育营养正常，神态正常，皮肤无黄疸及皮疹，全身浅表淋巴结无肿大。无面颈部肿胀及眼睑水肿。未见胸腹壁静脉扩张，左侧胸骨旁区有压痛，表面皮肤颜色及皮温正常，无肿胀，未触及肿物。双肺呼吸音清，未闻及干、湿啰音。心律齐，未闻及杂音。腹软，无压痛及反跳痛，双下肢无水肿。

辅助检查：

1. 血液学实验室检查

血常规：白细胞计数8.0×10^9/L，中性粒细胞计数6.2×10^9/L，淋巴细胞计数1.58×10^9/L，血红蛋白128g/L，血小板238×10^9/L。

血液生化：电解质及肝肾功能正常、尿酸正常、乳酸脱氢酶338U/L。

凝血功能：正常。

病毒指标：HBsAg（－），HBeAg（－），HBcAb（－），HBeAb（－），HBsAb+，HCV抗体（－），HIV抗体（－）。

2. 骨髓细胞学及活检　未见骨髓受侵。

3. 影像学检查

颈胸腹盆腔CT：前纵隔多发不规则结节及肿

物，主要位于左侧，大部分融合成团，大者截面积约为 6.2cm × 7.3cm，局部侵犯左侧内乳区及胸骨左侧软组织，病变不均匀强化，内见低密度囊变坏死区。纵隔大血管受压移位（图 11-8-1）。双颈部及左侧腋窝多发小淋巴结，短径不足 1.0cm。余未见明显异常。

超声心动图：正常，左室射血分数 65%。

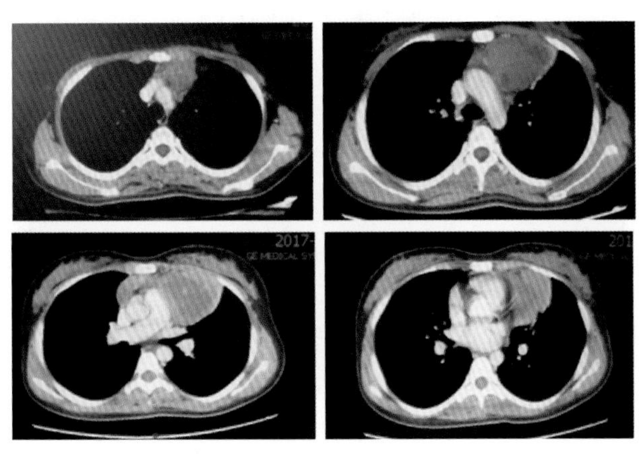

图 11-8-1　化疗前增强 CT

前纵隔多发结节及肿物，大部分融合，侵犯左侧内乳区及胸骨左侧软组织，病变不均匀强化，内见囊变坏死低密度区，纵隔大血管受压移位

病理诊断：CT 引导下前纵隔肿物穿刺活检病理示原发纵隔大 B 细胞淋巴瘤，CD19（+++），CD20（+++），CD30（++），CD15（-），PAX5（++），CD23（+++），CD10（-），BCL6（++），BCL2（++），MUM-1（++），PD-L1 90%（+）（抗体号 22C3），Ki-67 80%（+），p53 30%（+）。

二代测序基因突变检测：112 个淋巴瘤相关基因检查结果见表 11-8-12。

表 11-8-12　淋巴瘤相关基因检测结果

基因	变异类型	外显子	CDNA 改变	氨基酸改变	丰度
β_2M	起始密码子突变	1	C.2T > C	P.Met1?	59.83%
CIITA	无义突变	11	C.2380A > T	P.Lys794	63.31%
ITPκB	错义突变	2	C.986C > A	P.Pro326Thr	53.66%
PIM	错义突变	1	E.277C > T	P.Leu93Phe	61.37%
SCOS1	错义突变	2	C.614G > C	P.Ser205Thr	66.94%
SCOS1	错义突变	2	C.333C > G	P.Cys111Trp	29.94%
TNFAIP3	错义突变	5	C.644T > C	P.Leu215Pro	72.96%

诊断：原发纵隔大 B 细胞淋巴瘤Ⅱ EXB 期，侵及前纵隔、胸骨旁软组织。

（二）整合性诊治过程

1. 关于诊断及治疗前评估

（1）MDT 团队科室组成：内科、放疗科、病理科和影像诊断科。

（2）讨论意见

1）内科：PMBCL 属于弥漫大 B 细胞淋巴瘤（large B cell lymphoma，DLBCL）的一个亚型，约占 DLBCL 的 10%。主要发生于青少年或年轻人，女性常见，多表现为迅速增大的前纵隔肿物，侵犯周围的局部器官或组织，包括心包、胸膜、纵隔大血管和肺等，少部分可见远隔器官的受累，如肺、肾脏、中枢和胃肠道等，骨髓受侵少见。

PMBCL 的基因表达与生发中心型（geminal center B-cell-like，GCB）和活化 B 细胞型（activated B-cell-like）DLBCL 均有所不同，与结节硬化型 HL 更为相似。这种基因异常的相似性包括两者均常见 NF-κB 和 JAK-STAT 通路的异常激活、染色体 9P24 拷贝数增加或 PD-L1/PD-L2 的基因扩增及与免疫应答相关的 *CIITA* 和 β*2M* 基因的染色体易位和突变。本例 PMBCL 二代测序结果显示存在 NF-κB 通路中的两个重要分子 *ITPκB* 和 *TNFAIP3* 的基因突变，JAK-STAT 通路调控因子 SCOS1 的失活性突变，以及 *CIITA* 和 β*2M* 基因的突变，符合 PMBCL 的基因变异特点。不同基因突变与预后和药物选择的关系尚不明确。有临床研究显示，PD-L1 免疫组化染色为高表达的患者，PD-1 单抗治疗的疗效更好。本例患者 PD-L1 的阳性细胞比例为 90%，属于高表达。

本例患者的流行病学及临床特征符合 PMBCL 特点，分期为早期。根据年龄调整的国际预后评分指数（3 个预后不良因素：ECOG > 1 分、LDH 增高、分期晚期），评分为 1 分（LDH 增高），属于低复发风险组。

从 CT 影像看，肿瘤主要位于左前上纵隔，未导致上腔静脉受压变窄，允许进行深静脉置管，采用持续静脉滴注的给药方式。

患者为年轻女性，18 岁，既往体质健康，无乙肝病史，骨髓、肝肾功能及电解质正常，尿酸正常，心功能正常，无化疗及CD20单抗用药禁忌。

2）病理科：PMBCL的组织细胞形态谱广，不同病例之间差别较大。但生长方式相似，呈弥漫浸润，常见纤维化分割。肿瘤细胞体积中等或偏大，胞质丰富淡染，胞核圆形或椭圆形，部分瘤细胞核多形或分叶状类似于霍奇金淋巴瘤（Hodgkin lymphoma，HL）的R-S细胞。少数“灰区淋巴瘤”兼具有PMBCL和经典HL的特征，可诊断为不能分类的B细胞淋巴瘤，特点介于弥漫大B细胞淋巴瘤与经典HL之间。复合型的PMBCL和结节硬化型经典HL有报道，PMBCL可以发生在前，也可以在结节硬化型经典HL复发后。免疫组化染色B细胞抗原阳性，如CD19、CD20、CD22和CD79a。CD30可以在80%的病例中阳性，但与经典霍奇金淋巴瘤相比，异质性大，表达程度偏弱。CD15在少数病例可以表达。EBV一般阴性。肿瘤细胞表达MUM-1（75%）和CD23阳性（70%），BCL2和BCL6的阳性率45%以上，CD10阳性不常见。不同于弥漫大B细胞淋巴瘤，PMBCL约70%表达PD-L1和PD-L2。本例患者的病理特征具有典型的PMBCL特点，且肿瘤细胞PD-L1强阳性表达。

3）影像诊断科：PMBCL在影像上表现为前纵隔肿物，体积常较大，容易侵犯邻近器官或组织，如肺、胸膜、心包及胸壁等。CT平扫呈等密度，增强扫描呈轻—中度强化，肿物内部常可见囊变、坏死，呈低密度区。病变在PET/CT上呈高代谢，内部囊变坏死区则代谢分布稀疏。相比其他影像检查，PET/CT在显示淋巴瘤胸外及少见部位的侵犯具有优势，对诊断具有提示作用。影像上需与胸腺肿瘤、生殖细胞肿瘤进行鉴别。胸腺肿瘤好发于中老年，部分患者伴有重症肌无力，表现为前纵隔肿物，贴邻心包或大血管前外侧缘表面，多向一侧肺野凸出，可压迫大血管或气管；CT增强扫描为轻中度均匀强化，内部有坏死、囊变时，表现为低密度区；肿物内亦可见钙化。生殖细胞肿瘤好发于中青年，以畸胎类肿瘤多见，表现为前纵隔肿物，向一侧肺野凸出，畸胎类肿瘤内部常有脂肪和钙化，MRI有助于鉴别病变的囊实性，非畸胎类肿瘤患者大部分为青年男性，其中精原细胞瘤通常密度均匀；其他非畸胎类肿瘤密度多不均，常有囊变或坏死，表现为肿物内大片不规则低密度区。影像学尚无法区分PMBCL是来源于胸腺还是来源于淋巴结，需由病理免疫组化进行鉴别。

4）放疗科：PMBCL好发于年轻女性，发病时多数伴有上腔静脉压迫症状；影像学上表现为大纵隔，推压心脏、肺及周围的大血管，但大部分患者为Ⅰ～Ⅱ期，且预后良好。因此在保证疗效的前提下患者的远期毒性反应尤其需要关注。对于年轻的PMBCL患者而言，放疗的远期毒性反应主要包括心脏及肺损伤，乳腺及肺的第二原发肿瘤。在目前的精确放疗时代，无论是照射范围还是照射剂量都明显下降，加上放疗技术的巨大进步，因此上述毒性反应已明显降低，放疗总体上安全有效。

2. 关于治疗方案

（1）MDT团队组成：内科、放疗科。

（2）讨论意见

1）内科：PMBCL患者的预后优于其他DLBCL，应用含抗CD20单抗的化疗方案，长期无病生存率可达70%～93%。目前推荐的化疗方案包括R-CHOP（利妥昔单抗+环磷酰胺+多柔比星+长春新碱+泼尼松）或增大剂量强度的剂量调整的R-EPOCH（利妥昔单抗+依托泊苷+泼尼松+长春新碱+环磷酰胺+多柔比星）。美国国家综合癌症网络（National Comprehensive Cancer Network，NCCN）肿瘤学临床实践指南建议，接受R-CHOP方案治疗的患者需联合放疗，应用剂量调整的R-EPOCH方案治疗，如获得完全缓解（complete response，CR），可不进行巩固性放疗。这一推荐主要是依据一项小样本的Ⅱ期临床研究，51例PMBCL患者应用剂量调整的R-EPOCH方案化疗，5年无事件生存（event free survival，EFS）率和总生存（overall survival，OS）率分别为93%和97%，仅2例患者进行了挽救性放疗。

PMBCL与HL具有临床特征的相似性，两者均发病年龄轻，治愈率高，因此需要关注远期的治疗毒性。无论是选择R-CHOP还是R-EPOCH方案，都含有蒽环类药物，可导致心脏损伤，联合纵隔放疗，会进一步加重心脏毒性。EPOCH 方案采用长时间持续静脉给药的方式，与静脉脉冲式给药相比，可以降低蒽环类药物的心脏毒性。另外持续静脉滴注的给药方式，对于肿瘤细胞增殖速度快，肿瘤负荷大的 PMBCL 有可能取得更好的疗效。

本例患者年龄 18 岁，既往无其他疾病，脏器功能正常，对化疗的耐受性好。前纵隔肿瘤未压迫上腔静脉，可行深静脉置管完成持续静脉给药。建议给予剂量调整的 R-EPOCH 方案化疗，每 2 周期进行疗效评价，如肿瘤持续缩小，总计治疗 6 周期。

2）放疗科：该患者诊断早期 PMBCL，伴有大纵隔，如果采用标准的 R-CHOP 方案，辅助放疗是需要的。如果 R-CHOP 化疗后 CR，照射范围仅仅包括化疗前肿瘤所在的区域，处方剂量 30Gy，还可以采用 DIBH（深吸气屏气）进一步降低心肺的照射剂量。如果 R-CHOP 化疗后未达 CR，那么残留病灶应该给予 45Gy 左右的照射剂量。假设采用的是剂量调整的 R-EPOCH 方案，那么 CR 后可以考虑不做放疗。但是仍然需要考虑到的问题是增加化疗强度，尤其是蒽环类化疗药物剂量的累积也会增加心脏远期损伤的风险，而随访时间较短的Ⅱ期甚至大部分Ⅲ期临床研究均无法提供远期毒副作用的数据。

3. 关于后续随访　患者应用剂量调整的 R-EPOCH 方案化疗了 6 周期，其根据中性粒细胞减少的程度，进行了 2 次剂量上调。

2 周期化疗后 CT 评价为部分缓解（partial response，PR）；4 周期化疗后，前纵隔肿瘤进一步缩小，疗效评价为 PR；6 周期化疗后 PET/CT 评价为：Deauville 评分 4 分，SUV_{max} 3.2（肝脏 SUV_{max} 2.5），根据 Lugano 2014 淋巴瘤疗效评价标准，疗效 PR（图 11-8-2）。

（1）MDT 团队组成：内科、放疗科、影像诊断科。

（2）讨论意见

1）影像科：本例 PMBCL 的疗前影像表现比较典型：年轻女性，前纵隔多发结节及肿物，不均匀强化，内部有囊变坏死。4 周期化疗后，肿瘤明显缩小，但 CT 显示局部仍有残存肿块，是治疗后改变还是有肿瘤残存的肿瘤，需要 PET/CT 来进一步判断。6 周期化疗后，肿物形态无明显变化，PET/CT 上肿物有代谢，略高于肝脏，Deauville 评分 4 分，疗效评估为 PR。PET/CT 整合了解剖和功能显像，能够辨别坏死、纤维组织抑或残存肿瘤，还能提供预后信息，目前是除惰性淋巴瘤外，淋巴瘤分期与再分期、疗效评价和预后预测的最佳检查方法。NCCN 肿瘤学临床实践指南、恶性淋巴瘤影像学工作组国际会议（International Conference on Malignant Lymphomas Imaging Working Group）及国内专家共识，均推荐 PET/CT 作为 HL 及 FDG 亲和性高的非霍奇金淋巴瘤亚型（non Hodgkin lymphoma，NHL）治疗前分期及再分期的常规检查，并用 Deauville 五分量表（5 point scale，5PS）评估病变缓解情况。一项研究显示，如将 Deauville 评分 1 ～ 3 分定义为阴性，阴性预测的准确性可达 99%；但对于 4 ～ 5 分的阳性病例，肿瘤真正残存的比例仅为 32%，说明阳性预测值偏低。Deauville 评分根据残留病灶的 ^{18}F-FDG 摄取水平，采用视觉评估法将评价结果分为 5 个等级，4 分为病灶摄取轻微高于肝脏本底，由于定义模糊，多数研究将病灶的摄取高于肝脏本底即

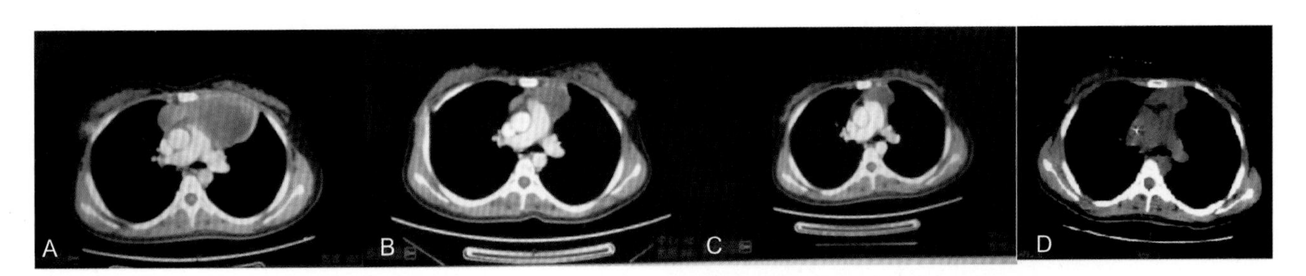

图 11-8-2　患者化疗 2 个、4 个和 6 个周期后前纵隔肿物的增强 CT 和 PET/CT

A. 化疗前；B.2 个周期化疗后；C. 4 个周期化疗后；D. 个 6 周期化疗后 PET（Deauville 评分 4 分，SUV_{max} 3.2）

判定为4分，这也成为阳性预测值不理想的原因之一。因此，国外有研究用一种PET/CT半定量方法，即治疗前后病灶最大标准摄取值（maximum standard uptake value，SUV_{max}）的变化率（ΔSUV_{max}）来提高PET/CT对DLBCL疗效判定的准确性，可以减少假阳性、提高PPV，尤其适合早期评估。近年还有研究提出一种新的PET/CT半定量方法，即利用病灶SUV_{max}与肝脏最大截面SUV_{max}的比值，对DLBCL化疗2个周期后进行评价，发现在预后评估方面有一定优势；该方法与ΔSUV_{max}相比操作更加简单，与Deauville五分法联合应用可以优化Deauville五分法的判读，对Deauville 4分患者进一步分层，降低假阳性率，可以提高Deauville五分法的阳性预测值，在个体化整合治疗中减少过度治疗。本例患者6个周期化疗后Deauville评分虽然是4分，但假阳性的可能性较大，纵隔放疗有可能导致远期心脏毒性和第二原发肿瘤发生率增加，因此建议1个月后复查PET/CT或增强CT，如出现肿物增大或代谢活性较前明显增加，再考虑放疗。

2）内科：因PMBCL的肿瘤组织中含有比例不等的纤维结缔组织，用CT进行疗效评价时，绝大多数都有残存的肿块影，因此很少患者可评价为CR。采用PET/CT可以部分弥补CT的不足，特别是PET/CT阴性时，预测的准确性很高。但阳性预测的准确性较低。因此对于PMBCL，有研究建议同时采用SUV值＞5.0和Deauville评分两项指标，以降低假阳性率。本例患者PET/CT显示残存肿块的SUV_{max}值为3.2，低于5.0，假阳性的可能性较大。有研究显示，短期内推迟放疗，并不影响患者的疗效和生存。建议患者1个月后复查PET/CT或增强CT，密切监测肿瘤大小及代谢变化，决定下一步治疗。

3）放疗科：患者完成了6个周期剂量调整的R-EPOCH，治疗结束PET/CT评价为PR，但其SUV值仅为3.2，判定残留需要更加谨慎，可以考虑前纵隔残留病灶穿刺或者密切随访。如果穿刺阳性则完成放疗，如果穿刺阴性，可以考虑CR，定期随访即可。

4）共识：经与穿刺医生沟通，患者前纵隔残存肿物位于纵隔大血管前方，穿刺活检的风险大。与患者及其家属说明利弊后，患者选择1个月后复查增强CT，密切监测随诊。

（三）案例处理体会

本例患者在治疗开始前和化疗结束时，进行了两次多学科整合查房，其间内科、放疗科、病理科和影像诊断科专业的医生，对患者诊断和治疗选择进行了充分的讨论和交流，从不同专业的角度对患者的病情有了全面和细致的掌握，从而制订了个体化的整合治疗方案，使诊疗更加规范合理。另外，各科医生通过对具体患者的病情分析，展示不同专业领域的经验和进展，可以促进合作，探讨更好的整合诊疗手段。

（秦 燕 杨 勇 冯晓莉 刘 瑛）

参考文献

李小秋，2011. 恶性淋巴瘤的组织形态分析. 中华病理学杂志，40(4): 217-219.

李小秋，李甘地，高子芬，等，2012. 中国淋巴瘤亚型分布：国内多中心性病例10002例分析. 诊断学理论与实践，11(2): 111-115.

郑荣寿，孙可欣，张思维，等，2019. 2015年中国恶性肿瘤流行情况分析. 中华肿瘤杂志，41(1): 19-28.

Armitage JO.2013. The aggressive peripheral T-cell lymphomas: 2013. Am J Hematol, 88(10): 910-918.

Bray F, Ferlay J, Soerjomataram I, et al, 2018. Global cancer statistics 2018: GLOBOCAN estimates of incidence and mortality worldwide for 36 cancers in 185 countries. CA: A Cancer J Clin, 68(6): 394-424.

Casulo C, Byrtek M, Dawson K L, et al, 2015. Early relapse of follicular lymphoma after rituximab plus cyclophosphamide, doxorubicin, vincristine, and prednisone defines patients at high risk for death: an analysis from the national LymphoCare study. J Clin Oncol, 33(23): 2516-2522.

Christopher M,Wyndham H W,Mark R,et al .2019. What is the standard of care for primary mediastinal b-cell lymphoma; R-CHOP or DA-EPOCH-R?. Br J Haematol, 184(5): 838-840.

Forstpointner R, 2004. The addition of rituximab to a combination of fludarabine, cyclophosphamide, mitoxantrone (FCM) significantly increases the response rate and prolongs survival as compared with FCM alone in patients with relapsed and refractory follicular and mantle cell lymphomas: results of a prospective randomized study of the German Low-Grade Lymphoma Study Group. Blood, 104(10): 3064-3071.

Han Y, Yang J, Liu P, et al,2019. Prognostic nomogram for overall survival in patients with diffuse large B-cell lymphoma. Oncologist, 24(11):

e1251-e1261.

Kim SJ, Yoon DH, Jaccard A, et al, 2016. A prognostic index for natural killer cell lymphoma after non-anthracycline-based treatment: a multicentre, retrospective analysis.Lancet Oncol,17(3): 389-400.

Li C, Wuxiao ZJ, Chen XQ, et al, 2020. A modified NHL-BFM-95 regimen produces better outcome than HyperCVAD in adult patients with T-lymphoblastic lymphoma, a two-institution experience. Cancer Res Treat, 52(2): 573-585.

Liu J, Jiang C, Deng YT, et al, 2016. The limited & extensive staging system is more suitable for extranodal natural killer/T-cell lymphoma, nasal type: comparison with other staging systems. Blood, 128(22): 4155.

Maris MB, Sandmaier BM, Storer BE, et al, 2004. Allogeneic hematopoietic cell transplantation after fludarabine and 2 Gy total body irradiation for relapsed and refractory mantle cell lymphoma. Blood, 104(12): 3535-3542.

Mendez JS, Quinn OT, Kruchko C, et al, 2017. Changes in survival of primary central nervous system lymphoma based on a review of national databases over 40 years. J Clin Oncol, 35(15_suppl): 2040.

Neelapu SS, Locke FL, Bartlett NL, et al,2017. Axicabtagene ciloleucel CAR T-cell therapy in refractory large B-cell lymphoma.N Engl J Med, 377: 2531-2544.

Rieger M, Österborg A, Pettengell R, et al, 2011. Primary mediastinal B-cell lymphoma treated with CHOP-like chemotherapy with or without rituximab: results of the Mabthera International Trial Group study. Ann Oncol, 22(3): 664-670.

Savage KJ, Al-Rajhi N, Voss N, et al, 2006. Favorable outcome of primary mediastinal large B-cell lymphoma in a single institution: the British Columbia experience. Ann Oncol, 17(1): 123-130.

SH S, NL H, ES J. 2017.WHO Classification of Tumours of Haematopoietic and Lymphoid Tissues. Revised 4th ed. Lyon, France: International Agency for Research on Cancer.& WHO.

Shah KP, Carroll CM, Mosse C, et al, 2020. Sustained remission in a patient with PDGFR-beta-rearranged T-lymphoblastic lymphoma and complete remission with dasatinib. Pediatr Blood Cancer, 67(1): e28026.

Shi Y, Dong M, Hong X, et al,2015. Results from a multicenter, open-label, pivotal phase Ⅱ study of chidamide in relapsed or refractory peripheral T-cell lymphoma. Ann Oncol. 26: 1766-1771.

Shi Y, Jia B, Xu W, et al,2017. Chidamide in relapsed or refractory peripheral T cell lymphoma: a multicenter real-world study in China. J Hematol Oncol, 10(1): 69.

Tobin JWD, Keane C, Gunawardana J, et al, 2019. Progression of disease within 24 months in follicular lymphoma is associated with reduced intratumoral immune infiltration. J Clin Oncol, 37(34): 3300-3309.

Xu JD, Ke Y, Zhang YA,et al,2019.Role of prophylactic radiotherapy in Chinese patients with primary testicular diffuse large B-cell lymphoma: a single retrospective study. J BUON, 24(2): 754-762.

Zinzani PL, Ribrag V, Moskowitz CH, et al, 2017. Safety and tolerability of pembrolizumab in patients with relapsed/refractory primary mediastinal large B-cell lymphoma. Blood, 130(3): 267-270.

第九节 淋巴瘤临床诊疗中整合医学的思考

1943 年 Gilman 和 Goodman 用氮芥治疗淋巴瘤的创举揭开了近代肿瘤化疗的序幕，肿瘤内科治疗史的每一次飞跃包括细胞毒药物、分子靶向治疗、PD-1 单抗、嵌合抗原受体 T 细胞免疫（chimeric antigen receptor T-cell immunotherapy，CAR-T）疗法等的临床应用都是从淋巴瘤开始的。淋巴瘤从最初基于病理进行诊断，到现在基于分子病理、功能影像（PET/CT）精确诊断，再基于患者的个体情况选择最合适的整合治疗方案，正逐步实现肿瘤的精准治疗。淋巴瘤虽并非最常见的肿瘤类型，但其在精准及免疫治疗领域的发展一直位于前列，是近 5 年诊断准确率、治疗有效率、治愈率提高最快的肿瘤。可以说淋巴瘤的治疗一直引领着整个肿瘤治疗的发展，淋巴瘤的治疗史是现代肿瘤内科治疗的一部缩影。

化疗仍是目前淋巴瘤治疗的基石，还不能被代替，如 HL 的一线治疗方案为 ABVD 方案，对于肿瘤负荷大、具有预后不良因素的患者可选用增强剂量的 BEACOPP 方案，早期 HL 治愈率可达 80% 以上，晚期患者的治愈率也超过 50%。尽管如此，需要意识到，早期 HL 治愈率虽然高，但放化疗带来的不良反应和继发肿瘤风险影响患者的远期生存质量，因此早期 HL 临床研究的重点在于保证疗效的基础上减少放化疗疗程和剂量，以实现疗效的最大化和毒副作用的最小化。针对初诊的晚期 HL 患者，PET/CT 指导的治疗为其提供了更精准的方案，BSWOG S0816 研究首先给予 2 个周期 ABVD，根据 PET/CT 结果未达 CR 者转换为剂量递增的 BEACOPP 治疗 6 个周期，达 CR 者再接受 4 个周期 ABVD 治疗，PET/CD 阴性和阳性患者的 5 年 PFS 率分别为 76% 和 66%，5 年 OS 率分别为 96% 和 86%，而 AHL2011 研究首先给予 BEACOPP escalated 方案，根据 PET/CT 疗效评价结果反应良好患者将化疗方案减量为 ABVD 方案，不影响治疗效果的同时减轻了不良反应。目前采取哪一种方式，化疗方案何时做加法、何时做减法尚无定论，有待进一步研究使更多患者从低毒高效的治疗中获益。

自 1997 年全球第一个抗 CD20 抗体——利妥昔单抗（商品名：美罗华）上市以来，淋巴瘤治疗进入了免疫化疗时代，如今利妥昔单抗联合化疗成为 B 细胞 NHL 的标准治疗方案，治疗疗效有了大幅度的提高，如 DLBCL 首选 R-CHOP 治疗方案时可获得 2/3 的治愈率。以滤泡淋巴瘤为代表的惰性淋巴瘤病情发展较慢，恶性度并不高，已逐渐进入无化疗（chemo-free）的治疗模式，更多采用免疫治疗、靶向治疗或者免疫调节剂的整合方案来治疗，有可能降低药物毒性并提高疗效，这是未来惰性淋巴瘤治疗的趋势。靶向药物在淋巴瘤的治疗探索还包括对复发 / 难治的 HL 和 NHL 患者的治疗，如抗 CD30 单抗、CD79b 单抗、双靶点特异性抗体、BTK 抑制剂、组蛋白去乙酰化酶抑制剂、PI3K 抑制剂等取得了不错的疗效。复发 / 难治（R/R）的 HL 和 NHL 患者是淋巴瘤临床治疗的难点和挑战。HL 治愈率虽较高，但仍有约 20% 的 HL 患者发展成为 R/R HL，治疗棘手。本妥昔单抗（Brentuximab Vedotin，BV）是一种 CD30 靶向抗体偶联药物，一系列临床试验结果显示其对于 CD30 阳性的 R/R HL 具有疗效，FDA 已批准 BV 用于 HDT/auto-HHSCT 治疗失败的 HL 患者或至少应用两种以上化疗方案且不适合接受 HDT/auto-HSCT 治疗的 HL 患者的治疗。而对于 NHL，GO29365 研究显示，CD79 单抗 polatuzumab Vedotin（简称 Pola）联合苯达莫司汀、利妥昔单抗显著提高了复发难治弥漫大 B 细胞淋巴瘤（R/R DLBCL）的治疗缓解率，PFS 延长 4 个月，OS 延长 7.1 个月。一种同时针对 CD3 和 CD19 的双靶点特异性抗体博纳吐单抗（Blinatumomab）也被用于 R/R DLBCL 的治疗，一项Ⅱ期临床研究其单药治疗 R/R DLBCL 的 ORR 为 37%，CR 率为 22%。套细胞淋巴瘤（MCL）的治疗基石是免疫化疗，大剂量的阿糖胞苷和自体造血干细胞移植，MCL 患者的生存较之前有了较大改善，但仍有较多患者复发，同时 MCL 患者多为老年人，有时无法耐受上述治疗，BTK 抑制剂正在冲击传统的治疗模式，对一线及复发 / 难治的 MCL 患者均有不错的疗效，目前用于临床的 BTK 抑制剂包括伊布替尼、阿卡替尼、泽布替尼等。西达本胺（Chidamide）是我国自主研发的一种组蛋白去乙酰化酶抑制剂，已于 2014 年被国家食品药品监督管理总局批准用于治疗复发难治性外周 T 细胞淋巴瘤（PTCL），其上市后真实世界研究显示，在 383 例复发难治 PTCL 患者中，西达本胺单药组 ORR 为 39.06%，PFS 4.3 个月，联合化疗组治疗 ORR 为 51.18%，PFS 5.1 个月。

以 PD-1/PD-L1 单抗为代表的免疫检验点抑制剂开启了肿瘤的免疫治疗时代。PD-1 单抗纳武利尤单抗、帕博利珠单抗、信迪利单抗、卡瑞利珠单抗等相继获批 R/R HL 的治疗，尤其适用于 ASCT 和本妥昔单抗治疗失败的患者。ORIENT-1 研究揭示了国产 PD-1 单药信迪利单抗治疗 96 例 R/RCHL 的治疗效果，结果显示 ORR 为 80.4%，CR 率为 34%，6 个月 PFS 率为 77.6%。2018 年 12 月 24 日国家食品药品监督管理总局批准信迪利单抗用于至少经过二线系统化疗的 R/RCHL 的治疗。PD-1 单抗治疗 R/R HL 的 ORR 虽高，但 CR 比例偏低，另一项研究表明纳武利尤单抗联合本妥昔单抗的 CR 率高于单药，提示免疫治疗联合靶向治疗可能成为一线治疗失败的 CHL 患者可选择的挽救治疗方案。除 R/R HL 之外，PD-1 单抗还被用于 PMBCL、外周 T、NK-T 等类型淋巴瘤的治疗。PD-L1 单抗阿特珠单抗被发现与利妥昔单抗有协同互补作用，也正被探究联合 R-CHOP 治疗初治的 DLBCL 患者，显示了较好的临床疗效，2 年 PFS 率和 OS 率分别为 74.9% 和 86.4%，且未发现不可控的不良反应，真实疗效有待更多研究的证实。未来 PD-1/PD-L1 单抗还需更多地进行整合方案的探索及适合人群的进一步探究，以发挥其更大的价值。

CAR-T 是通过基因工程的方法，在 T 细胞的细胞膜上嵌合上某种特定肿瘤抗原受体基因形成修饰的 T 细胞，从而特异性识别和结合肿瘤细胞表面的抗原，以实现对肿瘤细胞的特异性杀伤。目前 CAR-T 成功治疗多种类型的复发难治性 NHL，包括弥漫大 B 细胞淋巴瘤、滤泡性淋巴瘤、套细胞淋巴瘤、原发纵隔大 B 细胞淋巴瘤和脾边缘区淋巴瘤，总反应率达 73% ～ 100%，完全缓解（CR）率为 0 ～ 56%。2019ASH 年会公布了 axicabtagene ciloleucel（axi-cel）CD19-CAR-T 上市后真实世界的数据，在回输第 100 天对 39 例患者进行疗效评估，ORR 达 59%（CR 率为 49%，PR 率为 10%）。其他 CAR-T 药物如 tisagenlecleucel、4SCAR2.0 也取得不错疗效。不过因 CAR-T 细胞在体内的存活时间比较短，单纯的 CAR-T 细胞治疗可能难以维持患者长期无病生存，部分患者在 CAR-T 治疗一段时间后再次复发，针对这种情况可考虑在 CAR-T 治疗获得缓解的缓解期内桥接造血干细胞的移植，降低复发率，延长患者的无病生存期。另外，CAR-T 治疗可能的耐药机制还包括 CD19 的丢失和 PD-L1 在肿瘤细胞中的过表达等，若出现 CD19 的丢失，可考虑以新型靶点 CD22 治疗 B 细胞淋巴瘤，针对 PD-L1 过表达可考虑应用抗 PD-1 抗体等。

淋巴瘤针对不同的病理亚型建立了各自的预后评分系统，如晚期 HL 的国际预后评分（international prognostic score，IPS）、NHL 的国际预后指数（international prognostic index，IPI）评分、滤泡性淋巴瘤国际预后指数（Folicullar lymphoma IPI）的 FLIPI1 和 FLIPI 2 评分等。预后模型的研究（nomogram、EFS-24）近年来还产生了很多不同亚型的新的预后评分——列线图又称诺莫图，如 DLBCL 一篇预后的诺莫图纳入了年龄、ECOG PS 评分、LDH、Ann Arbor 分期、Ki-67 指数、CD5、β_2 微球蛋白七大因素，比传统的 IPI 评分有更高的预测价值。

淋巴瘤具有较大的异质性，传统的形态学病理诊断和免疫表型诊断不能满足精准诊断的需求，在精准医疗时代的背景下，遗传学、分子生物学等学科快速发展，淋巴瘤的诊断从形态学和免疫学的层面进一步深入到了染色体和基因水平，淋巴瘤发病机制和分子遗传学的研究也已提高到了新的认识，如抑癌基因缺失、基因多态性、染色体易位、DNA 甲基化、组蛋白修饰等分子遗传学机制均在淋巴瘤的发病中起着不可忽视的作用，也成为淋巴瘤整合治疗的重要靶向目标，将在淋巴瘤个体化精准的整合治疗中发挥重要作用。

我国人口老年化问题严重，且随着年龄的增长发生血液系统肿瘤的风险逐渐增高，目前约 47.8% 的淋巴瘤发生在 60 岁以上人群。老年患者一般体力状态较差、基础合并症较多，循证医学资料较缺乏，高危患者较多，这些均给老年淋巴瘤患者的治疗带来很大的挑战。在治疗前建议对老年人进行整合评估，主要包括营养状态、情绪状态、认知功能、共病等功能状态的评估，治疗前后应对患者的脏器功能进行整合评估，实时监护基础生命体征，同时注意对患者进行心理疏导，减少其对疾病、长期化疗的顾虑，力争顺利开展治疗。此外，在治疗中一定要注意平衡治疗获益和风险。

淋巴瘤治疗方法不断增多，不乏新兴治疗方式在淋巴瘤各个亚型中展现出良好的疗效和治疗前景，为更多淋巴瘤患者带来生存获益。但临床医生面对更多选择的同时，也面临着更多挑战，如何对淋巴瘤患者进行更精确的分子分型和更精准、个体化的治疗？如何提高疗效的同时减低毒副作用？如何使高危复发的淋巴瘤患者得到早期的识别和及早的干预？都是需要医生们、研究者们进一步全面思考的问题。另外，西方国家以惰性 B 细胞淋巴瘤患者为主，而中国则以侵袭性淋巴瘤的发病率较高，因此我们需要研究具有中国特点的、高度侵袭的疾病分子分型，同时未来还要深入探究发病机制研究、精准诊断、精准治疗，在此基础上，综合考虑各因素对治疗的影响，从而建立淋巴瘤的整合诊疗模式，以进一步提高淋巴瘤患者的治愈率和生存质量。

（石远凯）

第 12 章 骨与软组织肿瘤

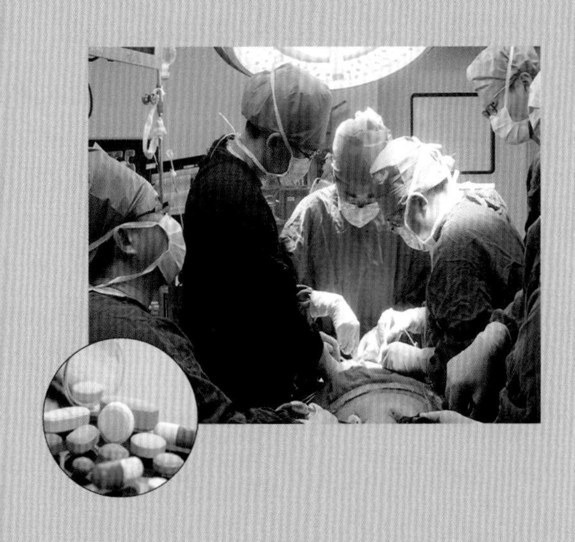

第一节 骨肉瘤

• 发病情况及诊治研究现状概述

骨肉瘤是最常见的骨原发性恶性肿瘤，年发病率为（2 ～ 3）/100 万，发病总人数占人类恶性肿瘤发病总人数的 0.2%，占原发性骨肿瘤发病总人数的 11.7%。骨肉瘤好发于青少年，约 75% 的患者发病年龄在 15 ～ 25 岁，中位发病年龄为 20 岁，发病年龄小于 6 岁或大于 60 岁者相对罕见。本病患者男性多于女性，比例约为 1.4 ∶ 1，这种差异在 20 岁前尤为明显。80% ～ 90% 的骨肉瘤发生在长管状骨，最常见的发病部位是股骨远端和胫骨近端，其次是肱骨近端，这三个发病部位约占所有肢体骨肉瘤的 85%。骨肉瘤的主要发生部位是干骺端，发生于骺端和骨干的病例相对罕见。

多数骨肉瘤患者的首发症状常为疼痛和肿胀，前者发生要早于后者，约 90% 的患者在影像学上有软组织肿块， 但不是都表现为局部肿胀。肺是最常见的转移部位。历史上，截肢曾经是治疗骨肉瘤的标准方法，仅 10% ～ 20% 的患者能够长期存活，但即便存活，截肢治疗也给患者带来了严重的肢体功能障碍。随着现代影像学的不断进步和外科技术的逐渐提高，尤其是化疗的广泛应用，骨肉瘤的整合治疗水平得到大幅度提高，骨肉瘤的保肢治疗成为趋势，5 年生存率可提高至 50% ～ 75%。

• 相关诊疗规范、指南和共识

- 儿童及青少年骨肉瘤诊疗规范（2019 版），中华人民共和国国家卫生健康委员会
- 骨肉瘤临床循证诊疗指南（2018 年），中国医师协会骨科医师分会骨肿瘤专业委员会
- 四肢骨肉瘤保肢治疗指南（2019 年），中华医学会骨科学分会骨肿瘤学组
- 中国临床肿瘤学会（CSCO）经典型骨肉瘤诊疗指南（2018 年），中国临床肿瘤学会指南工作委员会
- 2018 ESMO/EURACAN 临床实践指南：骨肉瘤的诊断，治疗和随访，欧洲肿瘤内科学会
- 2015 英国骨肉瘤管理指南，英国骨肉瘤小组
- NCCN 肿瘤临床实践指南：骨肉瘤（2020.V1），美国国家综合癌症网络（NCCN）

【全面检查】

（一）病史特点

骨肉瘤的病史常为 1 ～ 3 个月，局部疼痛为早期症状，可发生在肿块出现之前，最初为间断性疼痛，渐转为持续性剧烈疼痛，尤以夜间为甚。40 岁以下患者出现进行性疼痛及骨病变，X 线片显示骨破坏、病灶边缘不清，提示恶性原发性骨

肿瘤的可能性很大，应到专业的骨肿瘤中心进行进一步诊断。40岁以上患者即使既往有恶性肿瘤病史也不能排除原发性骨肉瘤的可能，同样应转诊到专业的骨肿瘤中心就诊。

1. 生长方式　肿瘤从中心向周围生长，最不成熟的组织一般位于肿瘤边缘，肿瘤生长挤压周围组织时形成包膜，包膜并不能限制肿瘤的生长，且肿瘤会沿着阻力最小的方向生长，主要是血管周围间隙。肿瘤生长可刺激周围组织产生反应性变化，在推挤性包膜和周围正常组织之间形成反应区，反应区中有3种反应：间质反应、血管反应和炎症反应，这些反应不仅局限于反应区，也可发生在肿瘤组织。假包膜可以理解为包膜和周围的反应区，是一个解剖结构。假包膜内可能有卫星病灶。在正常组织中可出现跳跃病灶。

2. 宿主－肿瘤相互作用　肿瘤表现为高度恶性肿瘤的生长方式，局部侵袭性强，可通过特异性和非特异性反应直接破坏周围包绕的组织，并有突破进入反应区的倾向。

3. 自然屏障　骨肉瘤在生长过程中遇到的自然屏障主要包括皮质骨、关节软骨、肌间隔、关节囊、腱鞘、神经鞘膜和韧带等。少血供的解剖结构都有暂时的屏障作用，如关节软骨，可暂时阻碍肿瘤的生长。肿瘤组织通过挤压、刺激吸收和直接破坏正常组织向周围生长，表现为比良性或低度恶性肿瘤更强的局部扩散能力。

4. 创伤和医源性的影响　外伤或不当手术导致的创伤会影响肿瘤的自然病程，不当手术主要包括不当活检和非计划手术。肿瘤本身的自然病程受影响，主要表现在以下3个方面：①自然屏障受破坏，肿瘤向外扩散生长；②引起血肿，导致肿瘤细胞突破原有边界；③直接引起肿瘤细胞或组织播散。

5. 肿瘤播散　约90%的转移发生在肺，转移多发生于2年之内。经典型骨肉瘤极少出现淋巴结转移，区域转移与远隔转移具有相同的预后，出现区域+/-远隔转移都定义为晚期肿瘤（AJCC分期为Ⅳ期，SSS分期为Ⅲ期）。

（二）体检发现

典型的骨肉瘤查体主要有以下表现：肢体局部肿胀，硬度不一，有压痛，局部温度高，静脉扩张，有时可触及搏动，可有病理性骨折。

1. 疼痛　是恶性骨肿瘤的重要症状，夜间痛、静息痛、不规则痛是恶性骨肿瘤的重要特征。疼痛的性质主要以钝痛、胀痛为主，发生病理性骨折可以有剧痛或锐痛。原发于髂骨和骶骨的恶性肿瘤，疼痛有时会放射到坐骨神经分配的区域。因此应该仔细了解疼痛的部位、性质、持续时间、伴随症状及与活动的关系等。

2. 肿胀和包块　是骨肿瘤的另一重要诊断依据。肿胀一般在经过一段时间疼痛后出现。表浅部肿胀可能出现较早。骨肉瘤生长迅速，病程较短，增大的肿块可有皮温升高和静脉曲张，位于长骨骨端、干骺端的肿瘤可有关节肿胀和活动障碍，盆腔内的包块可引起机械性梗阻，如便秘和排尿困难等。轻微外伤之后的病理性骨折可以是恶性肿瘤的常见并发症，和单纯外伤性骨折一样，具有肿胀、疼痛、畸形和异常活动等。因此临床上对于轻微外伤引起的骨痛要引起重视，要考虑到骨肿瘤导致病理性骨折的可能性。

3. 全身症状　骨肉瘤早期通常没有全身症状，晚期可出现消瘦、乏力、贫血等恶病质表现。但也有一些患者全身症状并不明显。发热不是骨肉瘤的特异性表现。

（三）实验室检查

实验室检查是骨肉瘤检查的辅助方法（表12-1-1），主要包括血常规检查、血生化检查、血清酶学检查和肿瘤特异性标志物的检查。如乳酸脱氢酶、碱性磷酸酶与骨肉瘤诊断及预后相关，应在患者接受新辅助化疗前进行，在化疗的过程中须监测血常规及肝肾功能。需要注意的是，这些实验室检查在治疗和随访期间应定期复查。

表12-1-1　骨肉瘤的实验室检查策略

检查	Ⅰ级推荐	Ⅱ级推荐	Ⅲ级推荐
实验室检查	碱性磷酸酶（ALP）（2A类证据） 乳酸脱氢酶（LDH）（2A类证据）		骨特异碱性磷酸酶（BALP）（3类证据）

1. 血常规检查　骨肉瘤的血常规检查早期一般也无异常表现，晚期可出现贫血。红细胞沉降率（以下简称血沉）可以作为恶性肿瘤发展过程中的动态监测指标，但不具备特异性，在肿瘤生长加速、复发和转移时，数值可明显升高。

2. 血生化检查　骨肉瘤晚期恶病质患者可出现血清白蛋白含量降低。血清钙含量升高常见于多发性、浸润性、恶性肿瘤，提示骨质迅速破坏并持续进行。成骨肉瘤患者可出现血清锌含量下降，伴有肺转移者血清锌含量更低，血清铜含量增高代表成骨肉瘤在体内的活动程度。血清的锌、铜及铜锌比有助于成骨肉瘤的诊断、疗效观察和预后估计。

3. 血清酶学检查　骨肉瘤有特殊诊断意义的实验室检查主要包括碱性磷酸酶（ALP）和乳酸脱氢酶（LDH）。

（1）碱性磷酸酶：是一种细胞表面糖蛋白，目前已知的主要有 4 种同工酶，分别是胚胎型、肠型、肝 / 骨 / 肾型和生殖细胞型，分别为不同的基因编码。骨型同工酶被认为是正常骨质矿化必不可少的。40% ～ 80% 的骨肉瘤患者碱性磷酸酶水平有升高，伴有转移或多中心骨肉瘤患者的碱性磷酸酶和乳酸脱氢酶水平可有更为显著的升高。化疗前碱性磷酸酶大幅度增高可能提示多中心骨肉瘤。当有新生骨形成时，如成骨肉瘤和成骨性转移中，碱性磷酸酶升高。当手术切除肿瘤之后，2 周内血清碱性磷酸酶可降至正常水平。若未能降至正常水平，表明病灶仍有残余或已有转移。若已经降至正常后又升高，应当考虑复发或转移的可能，但术后碱性磷酸酶不升高，并不能完全排除转移的可能。治疗前的血清碱性磷酸酶水平对患者的预后有重要意义，美国 Sloan-Kettering 癌症中心和意大利 Rizzoli 骨科研究所的研究显示血清 ALP 高于 400U 的患者术后复发及死亡的概率是 ALP 正常的患者的 2 倍以上。碱性磷酸酶来源于血小板、红细胞、前列腺和骨骼。血清碱性磷酸酶升高常见于前列腺骨转移和其他恶性肿瘤骨转移，尤多见于乳腺癌等。有条件者可检查骨特异碱性磷酸酶（BALP），以提高骨肉瘤诊断的特异度。

（2）乳酸脱氢酶：是一种主要的细胞代谢酶，可从正常细胞分泌出来或从破碎细胞中释放到血液中，乳酸脱氢酶升高除见于心脏病、肝脏疾病、血液病外，也常见于恶性肿瘤。研究表明，在尤因肉瘤中，治疗前血清乳酸脱氢酶的水平是一个独立的预后因子，治疗前血清乳酸脱氢酶水平升高患者与乳酸脱氢酶水平正常的患者相比，复发的可能性和转移率更高，总体生存率和无病生存期明显缩短。乳酸脱氢酶分为不同亚型，其水平升高还可见于肝炎、溶血性贫血、肾脏疾病等多种疾病。

4. 肿瘤标志物　是由肿瘤组织代谢和分泌的具有肿瘤特异度的分子产物，对肿瘤的分期和分级有指导意义，并能监测肿瘤对治疗的反应和预测复发及转移。肿瘤标志物包括激素、抗原、氨基酸、核酸、酶、多聚氨和特异性细胞表面蛋白和脂类。骨肿瘤的肿瘤基因表型标志物尚不多见，临床上其他肿瘤标志物的检测有助于查找骨转移瘤的原位病灶。肿瘤的基因标志物是目前骨肉瘤研究的热点和方向，研究证明 *Rb*、*P53*、*nm²3*、*erb-2* 等基因对预测骨肉瘤转移和判断预后有重要意义。

（四）影像学检查

影像学检查在骨与软组织肿瘤诊断中必不可少，因为它可以提供肿瘤的特点，并显示肿瘤对宿主骨及对周围组织的侵犯（表 12-1-2）。

表 12-1-2　骨肉瘤影像学检查策略

肿瘤部位	Ⅰ级推荐	Ⅱ级推荐	Ⅲ级推荐
原发性肿瘤	X 线检查 CT（平扫 + 增强） MRI（平扫 + 增强） 全身骨扫描（ECT ^{99m}Tc）		PET/CT（FDG）
转移 / 多发病灶	胸部 CT 平扫 全身骨扫描（ECT ^{99m}Tc）	胸部 X 线检查 区域淋巴结 B 超和 MRI	PET/CT（FDG）

1. 骨肉瘤的常用影像学检查方法

（1）X 线检查：骨肿瘤种类繁多，X 线表现复杂。同一种肿瘤的不同发展时期 X 线表现不尽相同，不同骨病变也可有相似的 X 线表现，从而导致骨肿瘤 X 线诊断的复杂性。这就要求医生不但需要熟识骨肿瘤的典型 X 线表现，还要认识其非典型 X 线表现，对肿瘤和非肿瘤、肿瘤的原发性和继发性、肿瘤的良性和恶性，以及肿瘤的组织来源等做出正确的阐释，为临床合理治疗提供重要的信息。

原始 X 线片要仔细阅读。肿瘤造成的骨组织变化有两种：溶骨和成骨。大块的骨溶解，无明显界线，皮质骨被突破或破坏，肿瘤周围的反应性成骨很少，提示肿瘤进展快；骨溶解界线明显，肿瘤周缘的反应成骨较多，骨皮质较完整或有连续骨壳，提示肿瘤生长慢或无浸润。骨肉瘤表现为边界不清楚的浸润性病变（或称为穿透样破坏或虫噬样破坏的改变），表明病变侵袭性强。对于骨病变来说，在骨内的位置（骺端、干骺端、骨干）对诊断很有帮助，大多数骨肉瘤发生在干骺端。

（2）电子计算机体层扫描（CT）：CT 的成像原理是 X 线从多个方向沿身体某个层面进行照射，采集透过 X 线，数字化后经过计算重建出图像。当加用造影剂后，可以看清主要血管和摄取造影剂后的肿瘤，使用骨或软组织窗来测定 CT 值扫描时应双侧对比进行。相对于 X 线检查，CT 的优势在于密度分辨率的提高和横向容积数据扫描，多层螺旋 CT 所获得的原始容积扫描数据通过后期处理软件可获得任意方位的重建图像，而且扫描时间明显缩短。CT 可以借助窗宽和窗位调节技术，以及 CT 值的测量可对病变内的脂肪、液体、软组织、钙化和骨化成分进行分析，协助定性病变；同时通过三维重建技术和增强扫描，清楚显示病变范围、血供及邻近组织结构的情况。另外，临床常借助 CT 作为精确穿刺病理活检的导向工具。

CT 检查在骨肉瘤中主要应用于以下几个方面：①分辨肿瘤侵犯骨及髓腔的范围，进而确定切除的范围。例如，在骨肉瘤中鉴别肿瘤是中心性、骨膜性还是皮质旁肿瘤。②确定肿瘤侵入软组织的范围，确定肿瘤是位于肌肉间室内，还是肌肉间室外；肿瘤与主要血管、神经及内脏器官的关系。③确定肿瘤与关节腔、关节囊及关节滑膜的关系，确定是做关节内切除还是关节外切除。CT 也可显示放疗或化疗的效果，监测骨或软组织切除后是否复发。当体内有金属物（人工假体、钢板、螺钉）时，CT 影像可能会产生伪影。

胸部 CT 是骨肉瘤的一种常规检查和术前评估方法，因为 CT 能显示一些胸部普通 X 线片所不能显示的肺部结节，但胸部 CT 的敏感度仍依赖检出的肺部结节是否一定是肉瘤的转移灶。在老年人群中，当其患肉芽肿疾病可能性大于肺转移时，因为不能区别发现的结节是转移灶还是炎性结节，CT 可能得出“假阳性”结果。

（3）磁共振成像（MRI）：是利用原子核在磁场中的共振，产生影像的一种诊断检查方法，现已成为骨肉瘤诊断的常用方法。最常应用的 2 种 MRI 成像序列技术为 T_1 加权像和 T_2 加权像。与 CT 不同的是，MRI 可以在纵轴及横轴两个截面上均形成清晰的影像。MRI 还可以显示包括神经、血管在内的正常软组织解剖结构，有时可不再需要进行血管造影和椎管造影检查。不同的正常组织结构，其 MRI 信号不同。水为长 T_1 长 T_2 信号，脂肪和黄骨髓为短 T_1 长 T_2 高信号，肌肉为中等 T_1 短 T_2 信号，肌腱或韧带为长 T_1 短 T_2 低信号，骨皮质为长 T_1 短 T_2 极低信号，红骨髓为稍长 T_1 稍长 T_2 信号，大血管多因血液流空效应呈极低信号。骨和软组织肿瘤组织成分多样，且瘤体内常伴坏死、囊变和出血，肿瘤信号复杂多样，单凭信号特征常难以做出诊断。临床分析肿瘤 MRI 信号时，亦要遵循 X 线和 CT 图像的一般分析原则，即除对肿瘤内部信号特征进行分析外，还要注意肿瘤部位、数目、大小、形态、边缘、邻近组织结构改变和强化形式等信息，全面的观察分析才会有助于提高 MRI 诊断的敏感度和特异度。

骨肉瘤的 MRI 大多表现为 T_2WI 信号不均匀，伴有瘤内坏死，骨皮质中断破坏，多伴有骨膜反应、软组织肿块和肿瘤周围水肿。MRI 对于骨髓内的肿瘤范围显示与术后病理对比高度符合。MRI 对于骨和软组织肿瘤的信号高低的判断，一般是相对于肌肉信号而言。大多数实性肿瘤组织因含水量高于其相应起源的正常组织，T_1 和 T_2 弛豫时间均延长，呈长 T_1 长 T_2 异常信号，即在 T_1WI 上呈等信号或低信号，T_2WI 上呈不同程度的高信号。肿瘤内坏死所致液化或囊变时，因其 T_1 和 T_2 弛豫时间比有活性的肿瘤组织长，在 T_1WI 上呈低信号，T_2WI 上呈高信号，可见于生长较快的骨肉瘤。肿瘤内出现成骨、钙化或骨化灶是成骨类肿瘤、软骨类肿瘤和骨化性肌炎的特异度诊断征象，因其所含自旋质子密度低、弛豫时间短，多呈骨皮质样低信号，但少数亦可因骨化不成熟或含钙量较低而在 T_1WI 上呈等信号或高信号。脂肪成分是脂肪源性肿瘤的特异度诊断征象，良性脂肪源性肿瘤在 T_1WI 和 T_2WI 上均呈皮下脂肪样信号，脂肪抑制图像上呈低信号。

骨皮质破坏后，在 MRI 各序列图像上均表现为正常骨皮质的极低信号区连续性中断，并出现高于皮质的异常信号。骨膜反应的 MRI 信号因其所处的病理性阶段不同而异。早期骨膜水肿和增生变厚时，水分和细胞数量增加，在 T_2WI 上呈线状或条状高信号。骨膜增生钙化后，在 X 线片上表现为骨膜新生骨，在 MRI 各序列上表现为线状或层状极低信号。另外，在 MRI 上同样可观察到骨膜破坏和骨膜三角等征象。肿瘤周围的髓腔内和软组织内可出现瘤细胞浸润性水肿和单纯血管源性水肿，呈斑片状和大片状，在 T_1WI 上呈低信号，T_2WI 上呈高信号。邻近软组织结构受侵犯时，MRI 表现为肿瘤与受侵犯的脂肪、肌肉和血管界面模糊，T_1WI 上高信号的脂肪组织内可见低信号的肿瘤浸润，T_2WI 上低信号的肌肉内可见高信号的肿瘤浸润，并有占位效应，血管被瘤组织包绕。常规增强扫描后，富血供的肿瘤实性成分明显强化，乏血供肿瘤实性成分轻 - 中度强化，无血供的肿瘤坏死区不强化。

肌肉骨骼系统的 MRI 检查日益受到重视，并在临床中广泛应用，已成为骨肉瘤临床不可缺少的重要辅助检查方法。MRI 借助多平面、多参数和功能成像的优势，结合 X 线检查，准确估计肿瘤的侵犯范围、协助肿瘤的分期、指导活检部位的选择，以及评价术前放化疗的疗效。肌肉骨骼系统肿瘤的 MRI 临床应用，对骨肉瘤的保肢手术、减少肿瘤复发、改善预后，乃至整个骨肿瘤外科学的发展至关重要。但需要指出的是，MRI 亦存在不足之处，如检查所需时间较长、运动伪影较多和空间分辨率较低等。MRI 对轻微的骨膜新生骨和少量的瘤骨、钙化和骨化显示较差，不如 CT 和 X 线检查。因此，对以成骨、钙化或骨化为特征的骨肉瘤的定性诊断常需结合 X 线检查或 CT 检查。

（4）骨显像

1）核素骨扫描：^{99m}Tc 核素骨扫描，早期相反映骨的血液供应，晚期相反映钙盐在骨生成区域的代谢情况，任何成骨丰富的部位在骨扫描中显示为热区。肿瘤性或反应性成骨、位于骨附近的软组织肿瘤、骨折、感染、类风湿关节炎、关节病、佩吉特病（Paget disease）等都可以反映为放射性浓聚。因此，^{99m}Tc 核素骨扫描在骨肉瘤的定性诊断中缺乏特异度，主要是用于发现多中心或骨转移病灶。^{99m}Tc 核素骨扫描可帮助判断肿瘤对化疗的反应，可用于骨肉瘤化疗的疗效评估，也被用于确定患者未发生无症状的远处转移。^{99m}Tc 核素骨扫描也可用于鉴别成骨病变，其主要反映骨的代谢增加，而在骨岛中不会出现阳性。骨显像属于非特异度功能显像，因其诊断特异度不高而不能对肿瘤进行定性诊断。此外，平面骨显像会因结构重叠或病变较小而出现假阴性，有一定的漏诊率。

2）PET/CT：兼有 PET 骨显像和 CT 形态学的优势，其临床应用价值逐渐被认可和重视。PET/CT 可以显示肿瘤部位的 SUVmax 变化，为骨肉瘤等恶性骨肿瘤化疗后评估提供基线值。PET/CT 可以协助临床肿瘤分期，制订生物治疗靶区，评估肿瘤治疗效果，区分肿瘤治疗后坏死、纤维化或残留、复发。PET/CT 虽然价格昂贵，但在发达国家和我国发达地区已经逐渐成为筛查肿瘤的常规方法。随着生活水平的日益提高，PET/CT 的应用逐渐增多，成为骨肉瘤可以选择的主要检查方法之一。

（5）血管造影：骨肉瘤的血管造影影像可表现为丰富的血管增生，可见血管异形、扭曲、动静脉短路等。造影剂在肿瘤区表现为云雾状或海绵状。在恶性肿瘤坏死及囊性变区域，血管造影影像为血管减少。淋巴管造影应用较少，在显示淋巴结转移上有意义，并可指导淋巴结活检。目前动脉造影主要用于制订治疗方案。例如，当一个主要血管束必须从肿瘤上切除，并需要重建时；或进行带血管蒂的骨或肌皮瓣移植时；或在椎体肿瘤的大范围手术之前，选择动脉造影及栓塞，显示供应脊髓的动脉及椎体动脉。动脉造影也应用于术前动脉内化疗时。

2. 骨肉瘤的影像学诊断

（1）疑似骨肉瘤患者的标准影像学诊断步骤：首先进行体检、原发性病灶的影像学检查（X 线检查、局部增强 CT 扫描、局部增强 MRI）、全身骨扫描和胸部 CT，然后进行活检（首选穿刺活检）获得组织学诊断，完成骨肉瘤分期诊断。条件允许者可应用 PET/CT 对肿瘤进行分期，为化疗后疗效评估提供基线值。

（2）原发性肿瘤的影像学诊断：X 线检查包括病灶部位的正侧位 X 线检查，一般可表现为骨质破坏、不规则新生骨。在长管状骨，多于干骺端发病。增强 CT 检查包括病灶部位骨窗、软组织窗和软组织增强窗，可显示骨破坏状况及肿瘤内部矿化程度，强化后可显示肿瘤的血供状况、肿瘤与血管的关系、在骨与软组织中的范围。MRI 对软组织显示清楚，便于术前计划、显示肿瘤在软组织内的侵及范围、清晰显示骨髓腔内的侵及范围、发现跳跃病灶，以及提供计划截骨长度的依据。增强 CT 和 MRI 确定肿瘤范围的精确性已被手术切除标本所证实，因此增强 CT 和 MRI 是骨肉瘤影像学检查的必要手段。增强 CT 可以较好地显示皮质破坏的界线及三维的解剖情况。与 CT 相比，MRI 在显示肿瘤的软组织侵犯方面更具优势，能精确显示肿瘤的反应区范围，以及与邻近肌肉、皮下脂肪、关节及主要神经血管束的关系。另外，MRI 可以很好地显示病变远近端的髓腔情况，以及发现有无跳跃转移灶。骨扫描（^{99m}Tc ECT）和 PET/CT（FDG）作为功能成像检查，可反映肿瘤部位的代谢活跃程度，对于判断化疗效果也有指导意义，如骨扫描可以显示肿瘤部位的浓聚程度变化，PET/CT 可以显示肿瘤部位的 SUV_{max} 变化。骨扫描和 PET/CT 均为化疗后评估提供基线值。

（3）远处病灶的影像学诊断：肺转移是骨肉瘤最常见的转移部位，也是影响患者预后的重要因素，因此胸部 CT 是必需的影像学检查。全身骨扫描可以显示全身其他部位骨骼的病灶，有助于诊断多中心骨肉瘤或跳跃转移病灶，为化疗后评估提供基线值。有条件者可行 PET/CT 检查，以检查全身其他部位病灶情况。虽然骨肉瘤的区域淋巴结转移很少见，但淋巴结也可受到骨肉瘤的侵犯，因此区域淋巴结 B 超和 MRI 检查是诊断区域淋巴结转移的可选策略。

（五）病理学检查

1. 活检方式　外科治疗前一定要对可疑病灶进行组织学活检（表 12-1-3）。一般来说，没有遵循适当的活检程序可能导致不良的治疗效果，活检位置的选择对以后的保肢手术非常重要，穿刺点必须位于最终手术的切口线部位，以便于最终手术时能够切除穿刺道，因此建议在拟行外科治疗的医院由最终手术的医生或其助手进行活检。当可疑病灶的临床和影像学表现都提示为典型的骨肉瘤时，常用穿刺活检确诊。活检应尽量获得足够的肿瘤组织，以便病理科进行常规的病理学检查，还可对新鲜标本进行分子生物学分析。

表 12-1-3　骨肉瘤活检方式选择策略

活检	Ⅰ级推荐	Ⅱ级推荐
对可疑病灶的活检方式	穿刺活检 切开活检	切除活检

当病理学医生经验丰富时，推荐进行带芯穿刺活检（core needle biopsy）。切开活检可获得更多的标本，有利于诊断。不推荐进行冷冻活检，骨肉瘤为成骨性肿瘤，不适宜制作冷冻切片，质软的肿瘤部分即使能制作冷冻切片，但因为形态多样，诊断准确性差。如果病变位于腓骨近端、尺骨远端及桡骨近端，影像学表现为典型的骨肉瘤，手术可完整切除病灶，且切除后不会造成重大功能障碍，以及行穿刺活检会造成相对于原病灶更大的污染，当满足这些条件时可做切除活检。

2. 病理分析

（1）病理诊断：经典型骨肉瘤是骨内高级别恶性肿瘤，肿瘤细胞直接产生瘤骨或肿瘤性骨样基质是其根本特点。对于 HE 条件下符合骨肉瘤组织学特征的活检标本，可直接进行诊断（表 12-1-4）。不推荐运用电镜进行诊断，电镜可以观察骨肉瘤超微结构变化特点，但缺乏特异性，辅助诊断意义有限，且电镜设备昂贵，标本制备过程复杂，很难推广。

表 12-1-4 病理学诊断和分子分型策略

标本类别	分析类别	Ⅰ级推荐	Ⅱ级推荐	Ⅲ级推荐
活检保本	切片	HE 染色切片观察	HE 染色切片观察	免疫组化 其他分子病理：FISH、PCR、DNA 测序
术后标本	大体	边界分析	坏死率	免疫组化
	切片	HE 染色切片观察	坏死率	其他分子病理：FISH、PCR、DNA 测序

经典型骨肉瘤组织学形态多样，HE 诊断要点包括：①浸润性生长方式，肿瘤替代髓腔组织，包围并浸润宿主骨小梁生长，破坏哈弗系统。②肿瘤细胞异型性及多形性常明显，可以呈上皮样、浆细胞样、纺锤形、小细胞型、梭形细胞型等，但有时由于骨样基质围绕，肿瘤细胞小而看似正常，这些细胞可部分混合存在。肿瘤细胞胞质常嗜酸或透亮，坏死及病理学核分裂象易见。③肿瘤性成骨可多可少，形态多样，可呈编织状、花边状、细网状、斑片状、Paget 骨病样等，“脚手架”现象及同时合并存在肿瘤性软骨并不少见。经典型骨肉瘤分为多个组织学亚型，最常见的亚型依次为成骨型（76%～80%）、成软骨型（10%～13%）和成纤维型（10%）。经典型骨肉瘤是高级别恶性肿瘤，组织学分级均为高度恶性。

（2）术后标本评估：骨肉瘤的大体标本应该进行边界评估，从标本的 6 个面观察是否达到安全的边界，使用福尔马林溶液浸泡后将大体标本切开，观察骨内边界和软组织边界是否安全。对于可疑边界较小的部位应进行病理取材在组织学上判断边界是否安全。

（3）免疫组化分析：经典型骨肉瘤具有广泛的免疫组化表达谱，但诊断意义有限，建议以套餐形式完成。检测项目包括 Osteocalcin、Osteonectin、Osteopontin、Vim、S100、Actin、SMA、CK、NSE、CD99、SATB2、MDM2、CDK4、Ki-67 及 P53，但均缺乏特异度。部分骨肉瘤亦可表达角蛋白和 EMA。

（4）分子检测：经典型骨肉瘤中存在复杂的染色体数目和结构异常，以及非整倍体核型。这种染色体高度不稳定性导致很难用一种或几种机制来解释骨肉瘤的发生、发展，虽然分子检测手段有很多，如荧光原位杂交（FISH）、实时定量荧光 PCR、DNA 倍体分析、流式细胞学、基因测序、比较基因组杂交微阵列分析等，但没有一项有效手段可以重复检测经典型骨肉瘤特异的分子异常，故不推荐应用于临床诊断。

（5）化疗坏死率分析：化疗坏死率是预测患者预后的重要指标。将骨肿瘤标本沿长轴锯开取最大径薄片，薄片应包括肿瘤主体和周围组织，以及邻近的皮质、骨膜、骨髓、关节软骨及软组织交界区域等。对标本拍照，并复习手术前影像学资料核对肿瘤位置大小。对薄片进行脱钙处理，对薄片进行“网格”样地图分割，每厘米取材一块并逐一编号。取材部分应包括累及软组织的部分、肿瘤及正常组织交界处等，进行逐块评估，最后汇总数据。根据 Huvos 评级系统，进行评估，并发出报告。

要点小结

- 骨肉瘤有其特殊的生物学行为和自然病程，肿瘤生长挤压周围组织时形成包膜，但包膜并不能限制肿瘤的生长，周围的反应区内可能有卫星病灶，在正常组织中可出现跳跃病灶。
- 外伤或不当手术导致的创伤会导致肿瘤的自然屏障受破坏，肿瘤向外扩散生长；或引起血肿，导致肿瘤细胞突破原有边界。
- 骨肉瘤的诊断需要临床、影像学检查和病理学检查三者整合考虑，不可仅凭某一项做出判断。
- 骨肉瘤有特殊诊断意义的实验室检查主要包括碱性磷酸酶和乳酸脱氢酶，与患者的化疗反应和预后相关，术后若已经降至正常而又升高，应当考虑复发或转移可能。
- X 线检查是骨肉瘤患者必需的检查项目，对骨肿瘤的部位和生长特点有重要的提示作用，不能因为 CT 和 MRI 而取消 X 线检查。
- CT 和 MRI 的成像原理不同，在骨肉瘤的诊断和治疗方案中的作用不同，不能相互取代。

◆ 骨肉瘤最常见的转移部位是肺，其次是骨，因此，胸部CT和全身骨扫描是诊断和治疗前必需的检查项目，治疗过程中和术后也应定期复查。
◆ 骨肉瘤治疗前应通过活检获得组织学诊断依据，推荐行穿刺活检，建议在拟行外科治疗的医院由最终手术的医生或其助手进行活检。

【整合评估】

（一）评估主体

肿瘤的诊断与治疗是一个多学科整合诊治的问题，需要多学科协作，骨肉瘤也不例外。目前骨肉瘤的诊断是临床、影像、病理三者相整合，其后续治疗也涉及多个学科，因此MDT在骨肉瘤诊治中起重要作用。推荐骨肉瘤MDT团队的核心学科为骨肿瘤外科、骨影像科、骨病理科、肿瘤（包括儿童肿瘤）内科，可能需要的学科为胸外科、整形外科、介入科、放疗科、血管外科、泌尿外科、肛肠外科、神经外科、麻醉手术室、康复科及心理科。

骨肿瘤外科、骨影像科、骨病理科、肿瘤（包括儿童肿瘤）内科医生是骨肉瘤MDT团队的核心，是骨肉瘤治疗队伍中不可缺少的一部分，他们与骨肉瘤患者的接触最早、最密切，也最频繁，在骨肉瘤患者的诊断和治疗中扮演着非常重要的角色。骨肿瘤外科、骨影像科及病理科医生三者协作方能正确诊断骨肉瘤。

骨肿瘤外科、肿瘤内科、放疗科分别代表了肿瘤治疗的三种主要方法，即外科手术、内科化疗和放疗。手术是骨肉瘤患者最主要的治疗方法，而化疗是骨肉瘤重要的辅助治疗手段，在骨肉瘤的整合治疗中占有重要地位。目前骨肉瘤化疗的主要作用是提高保肢率和长期生存率，对于转移的晚期骨肉瘤患者，化疗是最主要的治疗方法。骨肉瘤是一种对放疗不敏感的肿瘤，在大剂量放疗后大多数患者仍有明显的肿瘤残存，局部控制率低，因此不能用单纯放疗来治愈骨肉瘤。放疗的作用主要是辅助性治疗或姑息治疗，对于不能手术切除的病变或拒绝截肢的患者，局部放疗有一定作用。

骨肉瘤肺转移是制约骨肉瘤患者5年生存率的瓶颈之一。对于发生肺转移的患者，肺转移灶应以手术切除为主，联合化疗、放疗，可以使患者的生存期延长，少部分患者甚至获得长期生存，这在国内外已经基本达成共识。骨肉瘤患者出现肺转移，如果病灶可以切除且患者的身体情况和肺功能能够耐受切除手术时，手术切除受累的肺组织是可以选择的治疗方式。

骨肉瘤的治疗是一个综合过程。骨肉瘤肺转移灶的治疗可能需要外科手术，这就需要胸外科医生的参与；部分骨肉瘤患者的外科治疗需要进行皮瓣、肌瓣移植，这就需要整形外科医生的参与；在骨肉瘤化疗中，部分药物可通过动脉灌注的形式给药，也可能需要栓塞治疗或血管造影，脊椎深部病灶在CT引导下行穿刺活检和消融治疗，因此需要介入科医生参与；有些四肢和骨盆骨肉瘤侵及重要血管，为行保肢治疗，有时需要血管外科医生辅助进行游离或血管移植术；骨盆巨大肿瘤术前术中，需要输尿管插管或结直肠修补造瘘，需要普外科医生的辅助；骨肉瘤患者保肢术后，其关节及肌肉功能恢复至关重要，可能需要康复科医生的辅助；骨肉瘤患者，尤其是青少年患者，在治疗过程中可能经历截肢、化疗、手术等重大事件，心理科医生能评估患者的心理状态，并提供适宜的心理干预，帮助他们建立治疗肿瘤的信心。

（二）分期评估

对新诊断骨肉瘤患者进行肿瘤分期是必要的，具有十分重要的意义。不同分期的骨肉瘤的预后和治疗原则有很大差别，因此准确而完整的分期是制订和实施有效治疗的重要基础。分期还可提示肿瘤的恶性程度、局部受累、区域和远隔转移情况，这些与患者的肿瘤学预后密切相关。骨肉瘤通常使用SSS分期系统和AJCC分期系统，两种分期系统具有不同的特点。

1. 骨及软组织肿瘤外科分期系统（SSS分期） Enneking提出的SSS外科分期系统

（表 12-1-5）是目前临床上使用最为广泛的分期系统，此系统被美国骨骼肌肉系统肿瘤协会（Musculoskeletal Tumor Society，MSTS）采纳，故又称 MSTS 外科分期。此分期系统与肿瘤的预后有很好的相关性，不同分期肿瘤 5 年生存率有显著差异。此系统根据肿瘤的组织学级别、局部累及范围和有无远隔转移进行分期：肿瘤病理分级用 G（即 grade）表示；肿瘤解剖定位用 T（即 site）表示；有无局部与远隔转移用 M（即 metastasis）表示。SSS 分期的主要特点如下：①肿瘤位于间室内或间室外能体现骨肉瘤特有的生物学行为特征，对于治疗方案的选择和肿瘤切除范围的计划有指导意义；②转移灶通常位于肺、淋巴结或髓内的"跳跃"病灶，提示预后不良。

表 12-1-5　骨及软组织肿瘤外科分期系统（SSS 分期）

分期	分级	部位	转移
Ⅰ A	G1	T1	M0
Ⅰ B	G1	T2	M0
Ⅱ A	G2	T1	M0
Ⅱ B	G2	T2	M0
Ⅲ	G1 ～ 2	T1 ～ 2	M1

肿瘤病理分级 G 反映肿瘤的生物学行为和侵袭性程度。它表示肿瘤有不断向囊外扩展，以及形成卫星灶和向远处转移的危险。分级决定于组织学形态、影像学特点、临床表现和实验室检查，据此可分为 G0（良性）、G1（低度恶性）、G2（高度恶性）。

解剖定位 T 是指病变是否限制在包囊内，或扩展出包囊进入反应区（由反应性水肿、炎症及散在的瘤细胞构成），但仍限制在一个解剖间室内，或限制在肿瘤扩展的自然屏障内，或跃出囊外进入反应区同时穿透自然屏障进入屏障外间室。自然屏障包括骨皮质、关节软骨、关节囊、腱鞘、主要筋膜间室、韧带的止点与附着点。肿瘤解剖定位是评估预后的重要因素。据此分为 T0（囊内）、T1（囊外间室内）、T2（囊外间室外）。

分期的第三个主要因素是 M，即有无局部和远处转移。骨肉瘤多通过血行转移，肺部转移常见，局部淋巴结转移少见。有转移表示病变失控预后不好，影响治疗方案的制订和手术方法的选择。

恶性肿瘤外科分期用罗马数字Ⅰ、Ⅱ、Ⅲ表示。每一期又分为 A（间室内）、B（间室外）两组，以区分位于自然屏障的内与外。Ⅰ A 期病变是低度恶性（G1）、间室内（T1）和无转移（M0）。Ⅰ B 期病变仍是低度恶性（G1）、间室外（T2）和无转移（M0）。Ⅱ A 期病变指高度恶性（G2）、间室内（T1），Ⅱ B 期病变指高度恶性（G2）、间室外（T2），但均无转移（M0）。Ⅲ期是指发生了局部或远处转移（M1），绝大多数为高度恶性肿瘤（G2），也有低度恶性肿瘤（G1）发生了转移，A 和 B 的含义还是区分间室内外（T1 或 T2）。恶性病变约 30% 属Ⅰ期，60% 属Ⅱ期，10% 属Ⅲ期。Ⅰ期病变间室内占 67%，间室外占 33%。Ⅱ期病变间室外占 90%，间室内占 10%。

2. 美国癌症联合委员会（AJCC）分期系统　AJCC 分期系统（表 12-1-6 ～表 12-1-12）是目前国际上最为通用的肿瘤分期系统，因此临床上更为肿瘤内科医生所熟悉，但在骨肿瘤中不常用。该系统按照肿瘤大小（T）、累及区域（N）和（或）远处转移（M）进行分类。与 SSS 分期系统的主要不同点是 AJCC 分期包括原发性肿瘤的大小，采用最大径是否大于 8cm 来分界，而不是像 SSS 分期中表达骨骼肌肉系统中间室的概念，而肿瘤大小对于提示骨肉瘤预后的显著性并不明显。

表 12-1-6　美国癌症联合委员会（AJCC）骨肿瘤分期系统（第 8 版）（不包括淋巴瘤和骨髓瘤）

分期	部位	区域	转移	分级
Ⅰ A 期	T1	N0	M0	G1，GX
Ⅰ B 期	T2/T3	N0	M0	G1，GX
Ⅱ A 期	T1	N0	M0	G2，G3
Ⅱ B 期	T2	N0	M0	G2，G3
Ⅲ期	T3	N0	M0	G2，G3
Ⅳ A 期	任何 T	N0	M1a	Any G
Ⅳ B 期	任何 T	N1	任何 M	Any G
	任何 T	任何 N	M1b	Any G

表 12-1-7 原发性肿瘤（T）四肢、躯干、头面骨（AJCC 分期系统）

T 分期	定义
Tx	原发性肿瘤无法评估
T0	无原发性肿瘤
T1	肿瘤最大径为≤ 8cm
T2	肿瘤最大径＞ 8cm
T3	原发部位的不连续肿瘤

表 12-1-8 原发性肿瘤（T）脊柱（AJCC 分期系统）

T 分期	定义
Tx	原发性肿瘤无法评估
T0	无原发性肿瘤
T1	肿瘤局限于一个节段脊椎
T2	肿瘤局限于 2 个或 2 个以上节段的相邻脊椎
T3	肿瘤累及椎管或大血管
T4	肿瘤累及椎管或大血管
T4a	肿瘤累及椎管
T4b	肿瘤侵犯血管或有大血管瘤栓证据

表 12-1-9 原发性肿瘤（T）骨盆（AJCC 分期系统）

T 分期	定义
Tx	原发性肿瘤无法评估
T0	无原发性肿瘤
T1	肿瘤局限于骨盆一个区，同时没有骨外受累
T1a	肿瘤最大径≤ 8cm
T1b	肿瘤最大径＞ 8 cm
T2	肿瘤局限于骨盆一个区伴骨外受累，或者肿瘤累及骨盆两个区，同时没有骨外受累
T2a	肿瘤最大径≤ 8cm
T2b	肿瘤最大径＞ 8 cm
T3	肿瘤累及骨盆两个区，同时伴有骨外受累
T3a	肿瘤最大径≤ 8cm
T3b	肿瘤最大径＞ 8 cm
T4	肿瘤累及骨盆 3 个区或跨越骶髂关节
T4a	肿瘤累及骶髂关节和达到骶神经孔内侧
T4b	肿瘤累及髂外血管或主要盆腔大血管有瘤栓

AJCC 预后分期组不包括脊柱和骨盆。

表 12-1-10 区域淋巴结（N）（AJCC 分期系统）

区域淋巴结（N）	定义
Nx	区域淋巴结无法评估
N0	无区域淋巴结转移
N1	有区域淋巴结转移

由于肉瘤的淋巴结转移很罕见，当没有淋巴结浸润的临床证据时，采用上述 Nx 可能不合适，应使用 N0 表示。

表 12-1-11 远处转移（M）（AJCC 分期系统）

远处转移（M）	定义
M0	无远处转移
M1	有远处转移
M1a	肺转移
M1b	骨或其他远处转移

表 12-1-12 组织学级别（G）（AJCC 分期系统）

组织学级别（G）	定义
Gx	无法评定级别
G1	高分化 - 低级别
G2	中分化 - 低级别
G3	低分化 - 高级别

（三）疼痛评估

疼痛是骨肉瘤患者最常见的临床表现，也是应加以重视评估和治疗的主要症状，治疗前和治疗中需要评估患者的疼痛程度。以下是临床常用的疼痛评估方法。

1. 视觉模拟评分（visual analogue scale，VAS） 在纸上画一条长线或使用测量尺（长为 10cm），一端代表无痛，另一端代表剧痛。让患者在纸上或尺上最能反映自己疼痛程度的位置画“×”。评估者根据患者画“×”的位置估计患者的疼痛程度。疼痛的评估不但应在患者静息时进行，对使用镇痛药物的患者还应在运动时进行，只有运动时疼痛明显减轻，才更有利于患者的功能锻炼和防止并发症。VAS 虽在临床广泛使用，但仍存在缺点：①不能用于精神错乱或服用镇静剂的患者；②适用于视觉和运动功能基本正常的患者；③需要由患者估计，医生或护士测定；④如果照相复制长度出现变化，则比较原件和复制品测量距离时有困难。

2. 数字分级评分法（numerical rating scale，NRS） 用0～10代表不同程度的疼痛：0为无痛，1～3为轻度疼痛（疼痛尚不影响睡眠），4～6为中度疼痛，7～9为重度疼痛（不能入睡或睡眠时被痛醒），10为剧痛。应该询问患者疼痛的严重程度，做出标记，或者让患者自己圈出一个最能代表自身疼痛程度的数字。

3. 语言评价量表（verbal description scale，VDS） 可分为4级。

0级：无疼痛。

Ⅰ级（轻度）：有疼痛但可忍受，生活正常，睡眠无干扰。

Ⅱ级（中度）：疼痛明显，不能忍受，要求服用镇静药物，睡眠受干扰。

Ⅲ级（重度）：疼痛剧烈，不能忍受，需用镇痛药物，睡眠受严重干扰，可伴自主神经紊乱或被动体位。

（四）病理评估

1. 组织学表现 符合骨肉瘤定义，即原发于髓腔内的高度恶性肿瘤，肿瘤细胞可产生骨样组织。该定义说明两个问题：第一，肿瘤起源于髓腔，并且是高度恶性肿瘤；第二， 肿瘤细胞能产生骨样组织，但不计量其多少。

2. 标本获取 当病变的临床和影像学表现都提示为比较典型的骨肉瘤时，常用穿刺活检确诊。外科治疗前需行活检术，没有遵循适当的活检程序可能导致不良的治疗结局。活检位置的选择对以后的保肢手术非常重要，穿刺点必须位于最终手术的切口线部位，以便最终手术时能够切除穿刺道，因此建议在拟行外科治疗的医院由最终手术的医生或其助手进行活检。活检时注意避免骨折，推荐进行带芯针吸活检（core needle biopsy），穿刺活检失败后可行切开活检。尽量避免切除活检，不推荐冷冻活检。细针活检（fine needle biopsy）在某些骨肿瘤中心也作为常规的活检诊断方法，但需要有经验的病理科医生配合。活检应尽量获得较多的组织，以便病理科进行常规的病理学检查，还可以对新鲜标本进行分子生物学分析。

3. 整合评估 观察病理组织切片时，要注意熟悉临床提供的年龄、性别、肿瘤、生长部位及临床表现等线索，并最好能得到有关的影像学资料。了解肿瘤所在部位、范围、大小及影像学特点，以了解肿瘤的全貌，然后全面认真观察肿瘤的组织结构、细胞形态特点、细胞异型性及细胞分化的情况（包括有否骨样组织或肿瘤性骨质生成，有否软骨及软骨性钙化及其他组织），客观地进行分析鉴别，做出诊断。

病理学检查包括大体病理、HE染色检查、免疫组化、细胞遗传学、流式细胞仪及电镜检查等。大体病理也可提供病变的特点，对肿瘤的侵袭性提供必要的根据，如肿瘤浸润范围、是否破坏骨皮质、是否突破骨膜、是否侵犯软组织。恶性骨肿瘤的大体标本应行边界评估，从标本的6个面观察是否达到安全的边界，使用福尔马林溶液浸泡后将大体标本切开，观察骨内边界和软组织边界是否安全。对于可疑边界较小的部位应进行病理取材，在组织学上判断边界是否安全。

HE染色镜下的诊断是整合诊断，首先应在整体下观察，只有当整体结构关系搞清楚后，再仔细观察局部。当有一个特异的病理形态而不能确诊时，应进一步研究X线检查、临床和实验室检查结果，再进行补充切片和染色，正确的诊断与初次的镜下印象经常不同。

随着免疫组化技术的不断改进和日益完善，免疫组化技术已被广泛应用于肿瘤组织来源的探索和肿瘤的病理学分类。免疫组化还能了解肿瘤细胞的增殖活性，对肿瘤治疗方法和预后判断也可提供有用的信息，对肿瘤的恶性度的判定提供参考。

部分检查如细胞遗传学、流式细胞仪及电镜检查，需要特殊标本，因此进行活检的骨科医生在处理标本前应咨询病理科医生。另外，许多检查需要新鲜标本［无甲醛溶液（福尔马林）固定］。应养成对临床怀疑病例进行标本细菌培养（有氧及厌氧）、真菌及抗酸细菌培养的良好习惯。

分子学诊断将为肉瘤诊断带来革命性变化。

特异性分子改变可在不同的肿瘤中发现。另外，治疗恶性肿瘤特异分子缺陷亦在设计当中。如经典型骨肉瘤具有广泛的免疫组化表达谱，常表达 osteocalcin、osteonectin、osteopontin、S100、actin、SMA、CK、NSE、CD99、SATB2，但均缺乏特异性。

骨肉瘤的化疗坏死率是预测患者预后的重要指标。将标本沿长轴锯开取最大径薄片，对标本照相，并复习手术前影像学资料核对肿瘤位置大小，对薄片脱钙和“网格”样分割，每厘米取材一块并逐块评估，最后汇总数据。

（五）其他评估

其他评估还有血栓栓塞评估。患者入院时应进行静脉血栓栓塞症（VTE）风险评估，特别是 VTE 高风险科室的住院患者。建议采用 Caprini 评分量表（表 12-1-13）或 Padua 评分量表进行评估。相应的评估方案可以根据各中心的特点及不同的临床情况进行调整。

表 12-1-13　患者静脉血栓栓塞症风险评估表（Padua 评分表）

危险因素	评分（分）
活动性恶性肿瘤，患者先前有局部或远端转移和（或）6 个月内接受过化疗和放疗	3
既往静脉血栓栓塞症	3
制动，患者身体原因或遵医嘱需卧床休息至少 3 天	3
已有血栓形成倾向，抗凝血酶缺陷症，蛋白 C 或 S 缺乏，Leiden V 因子、凝血酶原 G20210A 突变、抗磷脂抗体综合征	3
近期（≤ 1 个月）创伤或外科手术	2
年龄≥ 70 岁	1
心脏和（或）呼吸衰竭	1
急性心肌梗死和（或）缺血性脑卒中	1
急性感染和（或）风湿性疾病	1
肥胖（体质指数≥ $30kg/m^2$）	1
正在进行激素治疗	1

0 ～ 3 分为低危；≥ 4 分为高危。

（六）精确诊断

1. 定性诊断　骨肉瘤患者在接受化疗和手术治疗前，应首先进行定性诊断，即整合临床、影像学和病理学三者做出准确诊断，诊断为原发于骨的高级别恶性肿瘤。其中通过活检获得的病理学诊断尤为重要，肿瘤的组织学表现如细胞分化程度、是否有成骨、组织起源等是诊断骨肉瘤的重要依据。影像学检查表现的肿瘤侵袭性、发病位置有助于鉴别肿瘤的良恶性，以及区分经典型骨肉瘤和其他亚型的骨肉瘤，如皮质旁骨肉瘤、髓内高分化骨肉瘤等。

2. 分期诊断　骨肉瘤分期诊断的主要目的是在制订整合治疗方案之前充分掌握和评估肿瘤的局部生长情况和有无远隔转移，以便为患者选择合理的整合治疗模式。骨肉瘤的分期诊断取决于恶性程度、局部解剖位置和远处转移与否，以上三者对于整合治疗方案和患者预后有重要的指导和提示作用。

3. 功能诊断　严格意义上讲应该称为功能评价，而不是骨肉瘤的诊断依据，在制订整合诊治策略时，应充分考虑患者的全身情况和肢体功能情况，并在患者的化疗过程中及手术前后进行评价和比较。

4. 分子诊断　目前，在骨肉瘤临床诊断实践中，尚缺乏较为敏感和特异的分子检测诊断方法，有待于今后的进一步研究提供。

5. 鉴别诊断

（1）慢性骨髓炎：常比骨肉瘤进展缓慢，患者主诉为轻至中度骨痛，无全身症状，很少有功能障碍。实验室检查很少有阳性发现，大部分患者血沉轻度增快，血培养很少有阳性发现。骨膜反应常呈层状（单层或多层）或花边状，无定形，罕见有针状（放射或垂直状）。慢性骨髓炎的骨破坏同时多伴有骨质增生，骨破坏与修复性、反应性增生同时存在。当骨破坏广泛后则出现死骨，死骨是诊断骨髓炎的重要征象。骨髓炎的骨破坏有向骨骺蔓延的倾向。骨髓炎的病程进展后软组织肿胀可逐渐消退，无软组织包块出现。活检有助于诊断。

（2）尤因肉瘤 / 原始神经外胚层瘤：是儿童第二位常见的原发性恶性骨肿瘤，常发生于长骨骨干和骨盆，骨膜反应可呈葱皮样改变，但增生的骨膜中多可见到不规则的骨破坏，肿瘤多侵犯邻近软组织。病理诊断中没有见到瘤样骨组织，检测到包含 *EWSR1* 的特异性融合基因是主要的鉴别点。临床上多疼痛剧烈，伴有发热、白细胞轻度升高。

（3）骨巨细胞瘤：好发年龄为 20 ～ 40 岁，常见于长骨骨端，偏心性膨胀性溶骨性骨质破坏，膨胀改变明显后邻近骨皮质变薄，骨外膜在皮质外有新生骨形成，形成薄的骨包壳。包壳可呈分叶状、多房状，X线片则可见多房样或灶泡样改变，其内不见钙化或骨化致密影。

（4）疲劳骨折：多见于新兵和各种运动员，发病部位以跖趾骨多见，其次为胫骨。主要表现为局部隐痛或钝痛，负重行走后加重，休息后好转。查体见局部压痛，有时有局部软组织肿胀，少数患者可触及硬块。X 线片可见局限性大量平行骨膜反应、骨痂及大量骨髓内生骨痂，MRI 可发现骨折线。

要点小结

- 骨肉瘤 MDT 团队的核心学科为骨肿瘤外科、骨影像科、骨病理科、肿瘤内科，可能需要的学科为胸外科、整形外科、介入科、放疗科、血管外科、泌尿外科、肛肠外科、神经外科、麻醉手术室、康复科及心理科。
- 骨及软组织肿瘤外科分期系统（SSS 分期）是目前临床上使用最广泛的骨肿瘤分期系统。此系统与肿瘤的治疗方案和预后有很好的相关性，不同分期肿瘤 5 年生存率有显著差异。
- 病理科医生在通过观察病理组织切片进行诊断时，要注意熟悉临床提供的年龄、性别、肿瘤、生长部位及临床表现等线索，并最好能得到有关的影像学资料。了解肿瘤所在部位、范围、大小及影像学特点，有助于客观地进行分析和诊断。

【整合决策】

（一）外科治疗

1. 手术方式的选择　经典型骨肉瘤需要以手术为主的整合治疗手段。肢体骨肉瘤的外科治疗方式通常分为截肢和保肢（表 12-1-14）。对骨肉瘤患者进行保肢和截肢手术都需要在安全的外科边界下进行，术后的生存率和局部复发率没有显著差异，然而保肢手术能获得更好的功能。Ⅱ A 期肢体骨肉瘤具有很好的保肢适应证。对于有截肢要求的患者，截肢手术可以作为可选策略。广泛外科边界的截肢仍然是肿瘤局部控制的最好方法，尤其是未行化疗的患者。如果化疗效果不佳，截肢的局部控制性更好。即使化疗反应好，但所能达到的外科边界过小也可考虑行截肢术。总之，不管是保肢还是截肢，必须避免发生囊内切除。在 20 世纪 70 年代以前，由于局部复发率高，而且瘤段截除后缺乏有效的重建方法，临床上常采用截肢术。直至现在，截肢术仍然是治疗骨肉瘤的重要手段之一，包括经骨截肢术和关节离断术。截肢的优点在于能够最大限度地切除原发性病灶，手术操作简单，无须特别技术及设备，而且费用低廉，术后并发症少，术后可以尽快进行化疗及其他辅助治疗控制和杀灭原发性病灶以外的转移。截肢的适应证包括患者要求截肢、化疗无效的Ⅱ B 期肿瘤、重要血管神经束受累、缺乏保肢后骨或软组织重建条件和预计义肢功能优于保肢。无论是截肢还是保肢，术后都应积极进行康复训练。

2. 保肢手术

（1）适应证：目前约 90% 的患者可接受保肢治疗。保肢适应证包括Ⅱ A 期肿瘤、化疗有效的Ⅱ B 期肿瘤、重要血管神经束未受累、软组织覆盖完好和预计保留肢体功能优于义肢。远隔转移不是保肢的禁忌证，因此对于Ⅲ期肿瘤也可以进行保肢治疗，甚至可以行姑息性保肢治疗。但是需要引起重视的是，化疗反应好仍然是保肢治疗的前提。

保肢手术包括肿瘤切除和功能重建两个步骤，对应的是骨肿瘤学所涵盖的两部分内容，即肿瘤学和骨科学。在对骨肉瘤的治疗上也要满足肿瘤学及骨科学两方面的要求，即完整、彻底地切除肿瘤（细胞学意义上的去除肿瘤）及重建因切除肿瘤所造成的股骨肌肉系统功能病损（骨及软组织的重建）。普通骨科医生最常犯的错误是过分地

表 12-1-14　肢体经典骨肉瘤手术治疗选择

	分期	Ⅰ级推荐	Ⅱ级推荐	Ⅲ级推荐	
肢体Ⅱ A期经典骨肉瘤的治疗	Ⅱ A期	保肢手术（2A类证据）	截肢手术（1B类证据）		
	化疗分层[a]	参数分层[e]	Ⅰ级推荐	Ⅱ级推荐	Ⅲ级推荐
肢体Ⅱ B期经典骨肉瘤的治疗	有效	血管、神经未侵犯	保肢手术（2A类证据）	截肢手术（1B类证据）	
		血管、神经受侵犯	截肢手术（2A类证据）	保肢手术[b、c、d]（1B类证据）	
	无效		截肢手术（2A类证据）	保肢手术（1B类证据）	
肢体Ⅲ期经典骨肉瘤的治疗	有效		局部手术＋转移瘤切除[f]（2A类证据）		放疗（2B类证据）
	无效[g]	局部有效，转移性病灶进展	局部手术（2A类证据）		转移性病灶切除/放疗或二线药物治疗（2B类证据）
		局部及转移性病灶均进展			局部姑息手术＋转移性病灶切除/放疗/化疗（2B类证据）

a. 对于肢体Ⅱ B期骨肉瘤，建议术前新辅助化疗有效作为保肢手术的前提。
b. 血管如果穿行进入肿瘤，只能行血管置换；如紧邻肿瘤可采取血管外膜剥离术。
c. 神经切除后肢体感觉和运动功能受影响。
d. 病理骨折术前化疗有效，未累及神经血管具有安全边界可以保肢治疗。
e. 骨肉瘤淋巴结转移罕见。
f. 肺外转移灶主要包括骨、软组织、内脏，需个体化评估，多学科协作。
g. Ⅲ期骨肉瘤为晚期患者，化疗无效情况下，患者预计生存期短，为保证生活质量以姑息手术为主。

重视肢体功能的保留及重建，而忽略了肿瘤的治疗，即以牺牲肿瘤治疗的外科边界为代价，保留维持良好功能所需的组织解剖结构。骨肉瘤的生物学行为是影响肢体是否保留和生存期长短的主要因素，而骨肌肉系统功能的优劣则影响患者的生存质量。如果肿瘤复发，其后果不仅仅是增加再截肢的风险及加重患者的痛苦和医疗费用负担，它还使复发患者的肺转移率远高于无复发患者，而绝大部分骨肉瘤患者死亡都是因为出现肺转移。因此，只有保证生存，才能够考虑生存质量的好坏；倘若生存无法保证，再完美的功能也只是空谈。

（2）保肢重建方法：保肢手术的重建方法包括骨重建与软组织重建。骨重建即重建支撑及关节功能，软组织重建则是为了修复动力，提供良好的软组织覆盖。按照重建的特点又可以分为生物重建和非生物重建。目前临床上可供选择的重建方法如下。

1）人工假体置换：可以提供足够的稳定性和强度，允许早期负重行走，目前组配式假体功能良好，易于操作，但人工假体最主要的问题仍然是松动、感染和机械性失败等并发症，影响患者的长期使用和肢体功能。

2）异体骨关节移植：在既往的骨肉瘤治疗中曾经起过重要的作用，即使是现在，如果掌握好适应证，仍然是比较好的重建方法。其最大优点是可以提供关节表面、韧带和肌腱附着，但缺点是并发症的发生率高。有报道，包括感染、骨折等在内的并发症发生率高达40%～50%。

3）人工假体异体骨复合体（APC）：一般认为可以结合人工假体和异体骨两者的特点，肢体功能恢复快，但同样也结合了人工假体置换和异体骨关节移植的缺点。

4）游离或带血管蒂自体骨移植：该重建方法的优点是生物性重建、无排异反应、愈合率高，缺点是手术复杂、适应证较少、容易导致供体部位的并发症。

5）瘤段灭活再植术：在历史上曾经广泛应用，

在特定的历史时期发挥了很大的作用，但由于不同灭活方法的效果不确切，无法进行术后化疗评估，并且灭活骨可能引起的并发症较高，目前相对应用较少，需要谨慎选择适合的病例应用。

6）可延长式人工假体：适用于儿童患者，可以解决患儿将来双下肢不等长的问题，但需定期进行延长手术，而且存在一定的失败率。

7）旋转成形术：适用于儿童患者，可以获得相对较好的肢体功能，但肢体的外观不佳，年龄较大的患者容易存在心理接受方面的问题。

3. *外科治疗的术前计划和术后评估* 不管采取什么手术方法，外科手术切除的原则仍然是以最大限度减少局部复发为首要目标，其次是最大限度地减少对功能的影响。广泛切除意味着手术切缘为组织学阴性，以达到最佳的局部控制效果。对部分病例而言，截肢可能是达到这一目标最适当的选择。然而，能够合理保全功能时，应首选保肢手术。

在骨肉瘤的外科治疗中，一系列关于保肢治疗的处置方法最为人们所接受，并且在术前设计时首先被考虑。虽然在不同的专家之间，保肢治疗的方法可能存在相当大的差异，但对于外科切除，确实需要一个统一的评价标准。Enneking 第一个提出这个问题，并提出了外科边界评价的概念。然而，这个标准不够细化。Kawaguchi 对此进行了进一步研究，在术前化疗后根据影像学的检查结果，判断肿瘤的具体位置、大小及其与重要解剖结构的关系，从而设计肿瘤切除所需要的外科边界，即所要切除的正常软组织及截骨长度。按照术前的设计实施手术后，要对切下的肿瘤进行外科边界的评价，以确定手术实际达到的外科边界。外科边界评定需要对既新鲜，也在福尔马林溶液浸泡过的标本进行评定。在标本的纵向和横向切面上拍摄边界最小处的照片，并且仔细绘图。同时，对危险部位取材并送病理学检查，但是应注意减少福尔马林溶液固定引起的标本变形程度。

（1）外科边界：Enneking 当年将肿瘤学引入骨肿瘤治疗领域，开创了骨肿瘤治疗的一个崭新时代，而川口智义提出的这一外科边界评估方法，使得由 Enneking 提出的外科理念得以量化。我们近年来做了大量相关的研究工作。在研究中，我们充分了解到这种方法的合理内核，以及它对临床工作的指导作用。同时，我们也发现了其中的问题，如针对同一肿瘤在不同解剖部位的危险因素没有进行细化，而这在临床工作中是很有意义的。在这个评价方法中，外科边界分为 4 类：治愈性边界、广泛性边界、边缘性边界和囊内边界。骨肉瘤的手术切除需要至少达到广泛性的外科边界。

1）治愈性边界：距离肿瘤反应区超过 5cm（此值扣除了甲醛溶液所致的组织收缩）。这样的切除，除了残余的跳跃灶或淋巴结转移引起的复发，局部复发率很低（约为 6%）。

2）广泛性边界：与治愈性边界相比，是不充分的，但它仍然位于反应区外，而且广泛性边界还可进一步分为充分的广泛性边界和不充分的广泛性边界两种类型。充分的广泛性边界是在反应区外 2cm 以上的外科边界。当达到广泛性边界时，复发率低，但不能与治愈性边界相比。实际上，充分的广泛性边界结果与治愈性边界一样好，这可能是由于得到了有效的放疗或化疗支持。

3）边缘性边界：此种外科边界通过反应区，骨肉瘤的切除手术中应避免。具有厚包膜的肉瘤很容易从周围组织中剥离出来，此种外科边界也被认为是边缘性边界。而在与肿瘤紧密粘连的包膜样组织内进行剥离时，外科边界则为囊内边界。除了一些例外，肉瘤边缘性切除的局部复发率很高。如果没有辅助治疗，此种手术的局部复发率达 80%。如果联合放疗，预计 80% 的患者的局部复发率可得到局部控制。

4）囊内边界：此种外科边界经过肿瘤实质，局部复发几乎不可避免，在骨肉瘤的切除手术中应避免。如果联合放疗，局部复发率约为 60%。

骨肉瘤手术后外科边界检测的目的有两点，一是确认术后边界是否达到了术前设计的要求；二是通过大宗病例总结，来明确何种外科边界是某种肿瘤的最佳治疗边界，即在完整地去除肿瘤的同时，最大限度地保留功能解剖结构。这就要求医生在进行术后评估时要足够的客观，对复发危险因素有足够的认知，检查方法应规范、科学。但现实是，在评价过程中，由于受到个人或单位治疗经验的限制，仍存在对危险因素认识不明确、操作不规范、应用不广泛等现象。

（2）评价原则：在进行外科边界评价时，主要遵循以下原则。

1）在横切面上评价外科边界时，间隔被换算成相应的组织厚度，从而建立一个特定的、肿瘤与外科边界之间的距离。

2）薄的筋膜相当于2cm厚的正常组织；厚的筋膜相当于3cm厚的正常组织；关节软骨相当于5cm厚的正常组织；对于滑膜、胸膜和腹膜，只有在通过它们看不到位于其下的病灶时才被认为相当于5cm厚的正常组织；当外科边界通过筋膜外侧，而肿瘤与筋膜间有正常组织时，不论筋膜的实际厚度是多少，此筋膜均被计算为5cm厚的正常组织。

3）反应区到切缘的组织厚度，如小于1cm按1cm计算，大于1cm小于2cm按2cm计算，依此类推。

4）从外科手术的治愈率来看，应以标本所有切缘中最小的距离来判定外科边界。因为最小的切缘距离决定了手术达到的外科边界和术后复发的风险。

5）切缘影响了整个手术的局部治愈率。无论进一步采取保肢手术还是截肢手术，这些手术操作分别被称为治愈性切除、广泛切除、边缘切除、囊内切除。

6）当存在跳跃转移、淋巴转移或静脉瘤栓时，切缘不仅距离主要肿块，而且距离跳跃转移、淋巴转移、静脉瘤栓病灶均在5cm以上时，为根治性边界。这些评价方法基本上与复发肿瘤的评价方法相同。然而含有淋巴结转移灶或瘤栓的脂肪组织必须和主体肿瘤一并在筋膜外切除。

4. 外科治疗的其他问题

（1）Ⅲ期骨肉瘤的外科治疗：在局部病灶和转移瘤化疗均有效的前提下，推荐进行局部保肢手术和转移瘤切除手术。术前化疗疗效不佳者，预示疗效不好，不建议行局部根治术。

（2）伴有病理骨折的骨肉瘤的外科治疗：病理骨折不是保肢的禁忌证，对于ⅡA期经典骨肉瘤的病理骨折，由于间室破坏，建议行术前化疗后再行评估保肢治疗。对于ⅡB期骨肉瘤合并病理骨折，部分研究显示病理骨折截肢率更高，复发率增加且病理骨折的生存率较低，但是在术前化疗的有效前提下，多个研究表明病理骨折保肢治疗的复发率并不增加。

（3）少见部位骨肉瘤的外科治疗：骨盆、骶骨、脊柱及其他部位的骨肉瘤发病率低，其治疗结果差于四肢经典型骨肉瘤。

1）骨盆骨肉瘤的外科治疗：骨盆骨肉瘤为少见病变，临床有效证据少。由于其复杂的解剖结构，毗邻重要脏器，血管、神经等结构使得难以获得肢体骨肉瘤的外科边界。化疗作为重要的辅助手段，可获得全身和局部控制，如化疗无效，不建议保肢治疗，很多研究表明骨盆骨肉瘤的局部复发率和转移率均高于肢体，预后差。有研究表明肿瘤大小、边界、早期发生转移、是否累及骶骨均是影响骨盆骨肉瘤预后的因素。外科治疗仍是主要手段，对于外科治疗失败和难以达到足够外科边界的骨盆骨肉瘤，局部放疗和全身化疗则非常必要，与非放疗患者相比，生存率有所改善。

2）骶骨骨肉瘤的外科治疗：骶骨骨肉瘤为少见病变，临床有效证据少。骶骨骨肉瘤由于解剖结构深在，涉及重要盆腔脏器和骶神经，以及血供丰富，外科治疗并发症和风险较高。对于化疗有效的骶骨骨肉瘤，有研究表明安全的外科边界切除有利于减少局部复发和提高无疾病生存。肿瘤大小、对化疗的反应、远隔转移直接影响预后，由于骶神经受损，患者的生活质量下降，但是仍不推荐牺牲边界来保留功能。因此对于化疗无效的骶骨骨肉瘤，放疗可作为局部控制的重要手段。

3）脊柱骨肉瘤为少见病变，临床有效证据少，其外科治疗选择需要根据术前化疗反应、病灶部位、是否存在脊髓、神经根压迫等因素来考虑。同样，化疗有效对于脊柱肿瘤外科治疗意义重大，随着外科技术的提高，报道显示全椎体整块切除术对于控制局部复发明显优于分块切除术，总体而言脊柱肿瘤由于本身解剖结构的限制，其局部复发率高于远隔转移，尤其是如果化疗无效，其生存率很低。对于不可切除或难以整块切除的病例，辅助放疗和化疗仍然是重要的治疗手段。

A. 切除边界的选择：发生于脊柱活动节段

的原发性或继发性骨肉瘤，在可能的情况下均应选择边缘阴性的全脊椎肿瘤整块切除术，这已成为脊柱肿瘤的治疗金标准。最近几个相对大样本的病例研究显示在全脊椎切除的基础上对骨肉瘤进行广泛切除或至少边缘切除能最大限度地避免因手术操作带来的瘤细胞污染，对降低术后肿瘤局部复发率、提高患者生存率有显著的积极作用。

在切除脊柱骨肉瘤的过程中，全脊椎切除、整块切除和边缘阴性切除是并行的概念，对手术技术提出了更高的要求，而肿瘤的发病部位、侵及范围的大小及周围的解剖结构在一定程度上限制了手术方法的选择。发生于胸椎及腰椎部位的骨肉瘤，Tomita 脊柱肿瘤外科分期中的 1 ～ 3 型可采用全脊椎肿瘤整块切除术并获得边缘阴性，而 4 ～ 7 型的患者多需采用囊内切除；而对于颈椎骨肉瘤来说，由于椎动脉系统及参与臂丛形成的颈神经根等因素存在，而几乎难以实现肿瘤边缘阴性的整块切除。目前关于颈椎骨肉瘤的整块切除偶见个案报道，常采用矢状切除、椎体切除及全脊椎切除等方式对肿瘤施行全切除，但切除方式仍然属于病灶内分块切除，肿瘤的污染、种植难以避免，术后肿瘤复发率高。

B. 复发及转移病例的治疗：脊柱骨肉瘤具有较高的复发率及转移率，复发灶及转移灶的处理依据患者的具体情况和病灶的具体位置来决定。目前，多个系列脊柱骨肉瘤病例报道均指出脊柱骨肉瘤外科术后的复发率与初次手术的手术方式密切相关，总体复发率为 27% ～ 60%，而边缘阴性术后的肿瘤复发率为 0 ～ 6%，虽然术前及术后的化疗及放疗也会影响复发率，但初次手术外科边界仍然是骨肉瘤复发的重要风险因素。在个体情况许可的情况下，即使是多次复发，也应尝试切除所有可切除的转移灶，部分患者可获得更多的治疗选择及更长的生存期。若复发性骨肉瘤为孤立肺转移灶，治疗方法则主要为手术切除。

C. 脊柱骨肉瘤切除后的稳定性重建：几乎所有的脊柱骨肉瘤在切除后都应进行脊柱稳定性重建。脊柱作为人体的中轴骨骼，在受到肿瘤破坏及外科切除后，稳定性重建是必须完成的手术步骤。脊柱的重建包括后柱的重建及前中柱的重建，后柱的重建国内外主要使用椎弓根螺钉，前中柱的重建方法国内主要为钛网支撑，考虑到骨肉瘤的高复发性及转移性，钛网内很少使用瘤骨灭活再植、自体腓骨移植或异体骨等生物重建方式，而是填充骨水泥等化合物材料。

要点小结

- 经典型骨肉瘤需要包括术前化疗、手术和术后化疗的整合治疗。
- 肢体骨肉瘤的外科治疗方式通常分为截肢和保肢。对骨肉瘤患者进行保肢和截肢手术都需要在安全的外科边界下进行。
- 普通骨科医生最常犯的错误是过分重视肢体功能的保留及重建，而忽略了肿瘤的治疗，即以牺牲肿瘤治疗的外科边界为代价，保留维持良好功能所需的组织解剖结构。
- 目前约 90% 的患者可接受保肢治疗。保肢手术包括肿瘤切除和功能重建两个步骤。对应的是骨肿瘤学所涵盖的两部分内容，即肿瘤学和骨科学。
- 骨肉瘤的术后标本需要进行外科边界的检测，外科边界分成治愈性边界、广泛性边界、边缘性边界和囊内边界四类。骨肉瘤的手术切除需要至少达到广泛性边界。

（二）内科治疗

1. 化学治疗

（1）化疗前评估及检查：化疗前需要详细评估患者是否存在化疗的禁忌，以及患者对拟行化疗方案的耐受情况，包括仔细评估患者的体力状态、年龄、恶性肿瘤化疗史、放疗史及合并内科基础病的控制情况。完善血液学检查，如血常规、肝肾功能、乳酸脱氢酶、碱性磷酸酶和凝血功能等。评价重要脏器，如心脏、肝、肾和肺的功能等。

（2）新辅助化疗

1）新辅助化疗方案：20 世纪 70 年代，随着辅助化疗的疗效被进一步肯定，骨肉瘤的外科技术也有了快速的发展，使得一部分患者可以接受人工假体置换，从而避免截肢。但人工假体的个体化设计和生产在当时需要 2 ～ 3 个月的时间，

Rosen 等为了避免患者在等待手术这段时间无治疗，设计了一个术前化疗方案 T5，即给予甲氨蝶呤（200mg/kg）、长春新碱（15mg/kg）和多柔比星（45mg/m^2）化疗，每种药物循环一次后再进行手术，这就是最早的新辅助化疗方案。后续美国儿童肿瘤协作组（Pediatric Oncology Group，POG）也设计了一项随机对照研究，一组为诊断后立即手术，另一组为术前接受新辅助化疗，结果显示两组患者的生存率没有差异。同样，德奥肉瘤协作组（The Cooperative Osteosarcoma Study Group，COSS）和 Sloan Kettering 纪念肿瘤中心的回顾性分析均证实，是否进行新辅助化疗并不影响生存率。另外，同样基于该研究结果，对于不能保肢的患者，则可以直接进行广泛性边界以上的截肢手术治疗后再行化疗，患者总生存率未因没有行术前化疗而受到影响。目前观点认为，新辅助化疗并不能在辅助化疗的基础上提高生存率，但至少有以下优点：①化疗期间有足够的时间进行保肢手术设计；②诱导肿瘤细胞凋亡，促使肿瘤边界清晰化，使外科手术更易于进行；③有效的新辅助化疗可以有效降低术后复发率，使保肢手术可以更安全地进行。对术前化疗后仍不能切除的肿瘤，可行放疗。骨肉瘤术前化疗推荐药物为大剂量甲氨蝶呤、异环磷酰胺、多柔比星和顺铂，给药方式可考虑序贯用药和整合用药，每例患者选用 2 种以上药物，经动脉或静脉给药（MTX 和 IFO 不适合动脉给药）。药物剂量的范围：甲氨蝶呤 8 ～ 10g/m^2（2 周），异环磷酰胺 15g/m^2（3 周），多柔比星 90mg/m^2（3 周），顺铂 120 ～ 140mg/m^2（2 周），用药时间 4 ～ 6 周期（2 ～ 3 个月）。广泛切除术术后病理证实，疗效好的患者术后应继续术前化疗方案；广泛切除术术后病理证实，疗效不好的患者术后可改变化疗方案或增加剂量强度。

2）新辅助化疗的疗效评估：骨肉瘤患者术前需评估新辅助化疗疗效，从临床表现、肢体周径变化可以获取化疗疗效好坏的初步判断，后续需通过影像学检查（X 线：肿瘤的表现及累及范围变化；CT：骨破坏程度变化；MRI：肿瘤局部累及范围、卫星灶、跳跃转移变化；骨扫描：范围及浓集度变化；PET/CT：肿瘤局部累及范围及骨外病灶变化来进一步评估）。术前化疗反应好表现为症状减轻、影像学上肿瘤界线变清晰、骨化更完全、肿块缩小和核素浓集减低。

骨肉瘤化疗疗效的评价包括临床症状及体征（肢体疼痛有无改善、皮温与健侧对比、肢体肿胀及表浅静脉怒张与化疗前比较、关节活动度与化疗前比较、患肢周径变化）、影像学、实验室检查（碱性磷酸酶、乳酸脱氢酶的变化趋势）和组织病理学等多方面的整合评定，其中最重要的是组织病理学对肿瘤坏死率的评估。研究人员以术后标本中肿瘤细胞的构成和坏死情况为基础，制订了多种病理评分标准，但都有一定的主观性，而且结果受取材部位的影响，因此要求多点、足量取材。关于肿瘤坏死率评估的具体技术方法和标准，文献报道各个中心不尽相同，其中 Huvos 评级系统是至今应用最为广泛的方法（表 12-1-15）。肿瘤坏死率在Ⅲ～Ⅳ级者为化疗反应好，推荐术后化疗采用与术前相同的化疗方案；肿瘤坏死率在Ⅰ～Ⅱ级者为化疗反应差，提示远期预后差，术后应提高剂量强度或修改化疗方案（包括增加新药），但由于目前除一线四大治疗药物外的其他有效药物较少，因此在增加新药上受到很多限制。术前化疗疗效持续不佳的患者应考虑停止术前化疗，而行外科手术治疗。由于挽救化疗（salvage chemotherapy）的疗效一直无严格的随机对照和临床试验证实，因此，尽管肿瘤坏死率评估有意义，但其临床价值明显小于科研价值。同时，由于肿瘤坏死率切片困难，工作量巨大，费用高昂，目前在国内并未广泛开展肿瘤坏死率评估，因此对其应用并没有详述。

表 12-1-15 Huvos 评级系统

Huvos 评级系统的具体标准
Ⅰ级：几乎未见化疗所致的肿瘤坏死
Ⅱ级：化疗轻度有效，肿瘤组织坏死率＞50%，尚存有活的肿瘤组织
Ⅲ级：化疗部分有效，肿瘤组织坏死率＞90%，部分组织切片上可见残留的存活的肿瘤组织
Ⅳ级：所有组织切片未见活的肿瘤组织

（3）辅助化疗：尽管 20 世纪 60 年代前就有学者对骨肉瘤进行试验性化疗，但直到 20 世纪

60年代，才有学者将一些细胞毒性药物联合用于骨肉瘤的术后治疗，骨肉瘤的术后化疗才真正拉开了序幕。许多学者进行了前瞻性的随机对照临床研究证实辅助化疗的确切疗效：辅助化疗组和单纯手术组的2年生存率分别为63%和12%（$P < 0.01$）。此后，众多数据均显示了术后辅助化疗能够显著提高患者生存率，其主要原因在于化疗能够杀灭肺微小转移灶或延迟肺转移灶出现时间。目前文献报道无转移骨肉瘤患者的5年存活率通常在50%～80%。

1）辅助化疗前评估：需要详细评估患者的体力状态，评估术前新辅助化疗的毒性和效果，制订整合治疗方案。术前化疗的疗效影响术后化疗方案的选择。目前观点认为，术前化疗疗效好的，术后可维持术前化疗药物种类和剂量强度；术前化疗疗效不好的则需更换药物，未达足够剂量强度者可考虑加大剂量强度。术前未进行化疗的，术后可进行一线常规化疗。年龄是影响预后的因素之一，Meta分析结果显示，年龄大于18岁的患者的预后较年龄小于18岁的患者差，并且随着年龄的增长预后越来越差。但化疗对于年龄大于40岁的患者仍是有效的，预后较不接受化疗的患者好。

2）推荐药物：骨肉瘤辅助化疗推荐药物亦为大剂量甲氨蝶呤、异环磷酰胺、多柔比星、顺铂，给药方式可考虑序贯用药或联合用药。建议骨肉瘤患者术后化疗维持总的药物剂量强度，用药时间为8～12个月。需要说明的是，国际上关于骨肉瘤的化疗方案众多，包括多个版本的T方案、不同历史时期的COSS方案和Rizzoli方案等。尽管不同的治疗中心采用的具体方案各异，但由于使用的药物种类和剂量强度相似，其疗效也相似。中国地大物博，人口众多，研究中心遍布全国各地，很难实行统一的化疗方案。因此，笔者并不强烈推荐某一具体化疗方案，但强调药物种类和剂量强度。

3）肺转移患者的辅助化疗：肺是骨肉瘤患者最常见的转移部位。手术切除肺转移病灶是目前推荐的措施。已有多个研究证实该方案可改善骨肉瘤肺转移患者的预后，提高总体生存率。对化疗过程中出现的肺转移或化疗结束1年内出现的肺转移，可选择二线药物治疗。但二线药物治疗方案/临床试验的循证医学证据力度较弱，目前应用较多的为吉西他滨联合多西他赛、依托泊苷联合异环磷酰胺、索拉非尼几个方案，具体可参考本章相关内容。对于结束治疗1年后出现的肺转移，推荐基于术前化疗方案的一线化疗药物治疗。

2. *二线治疗/靶向治疗*　目前骨肉瘤暂无证据级别较高、能明显提高生存率的二线治疗/靶向治疗方案，因此一线治疗失败后，首选是推荐患者参加临床试验。参加临床试验是一个获得更好疗效或最新治疗的机会，更有可能获得免费的药物和检查以明显减轻患者的经济负担，同时很可能为后来的患者提供宝贵的治疗经验和方向。文献报道认为，临床试验中有效药物标准为有效率＞5%或4个月无进展生存率（progression free survival，PFS）＞40%。

骨肉瘤二线药物治疗/靶向治疗方案循证医学证据力度均较弱，应用较多的为吉西他滨联合多西他赛、依托泊苷联合环磷酰胺或异环磷酰胺、索拉非尼和帕唑帕尼等几个方案。

（1）吉西他滨联合多西他赛：临床前期研究中，小样本Ⅱ期临床试验表明其单药的有效率均小于10%，但多西他赛能调高肿瘤组织中胸苷磷酸化酶的表达，从而增强吉西他滨的抗肿瘤活性，因此两药具有协同抗肿瘤效应，联合疗效可达17%～30%，且耐受性良好，患者中位OS和PFS分别可达13个月和6～7个月；在两药联合化疗基础上加用贝伐珠单抗（TAG方案：多西他赛100mg/m^{2}第8天，贝伐珠单抗15mg/kg第1天，吉西他滨1000mg/m^{2}第1天和第8天，每21天1次）治疗15～30岁的青少年骨肉瘤患者，ORR及DCR达到了57%和79%，中位PFS和OS分别为7个月和19个月。因此，吉西他滨联合多西他赛可作为骨肉瘤肺转移的备选二线化疗方案，但尚缺乏较大病例研究及与其他化疗方案比较的临床数据。

（2）依托泊苷联合环磷酰胺或异环磷酰胺：在Ⅱ/Ⅲ临床研究中，大剂量异环磷酰胺+依托泊苷（IFO 3.5g/m^{2}第1～5天+VP16 100mg/m^{2}第1～5天，每3周）在初治的转移性骨肉瘤患者，总缓解率为 59% ± 8%；在复发或难治骨肉瘤患者的Ⅱ期临床研究中，大剂量环磷酰胺 + 依托泊苷（CTX 4g/m^2 第1天+VP16 200mg/m^2 第2～4天，每3～4周）的 ORR 为 19%，DCR 为 54%，4个月 PFS 亦可达 42%。尽管此联合方案小样本研究显示对骨肉瘤二线治疗获得一定疗效，但需要注意防治毒性反应。

（3）索拉非尼：临床前研究显示，索拉非尼能同时抑制多种存在于细胞内和细胞表面的激酶，包括 RAF 激酶、血管内皮生长因子受体 2（VEGFR2）、血管内皮生长因子受体 3（VEGFR3）、血小板衍生生长因子受体 β（PDGFR-β）、KIT 和 FLT3。由此可见，索拉非尼具有双重抗肿瘤效应，一方面，它可以通过抑制 RAF/MEK/ERK 信号转导通路，直接抑制肿瘤生长；另一方面，它还可以通过抑制 VEGFR 和 PDGFR 来阻断肿瘤新生血管的形成，间接抑制肿瘤细胞的生长。意大利肉瘤协作组的一项Ⅱ期临床研究显示，索拉非尼治疗一线失败的复发及不可切除的骨肉瘤患者，中位 PFS 为 4 个月，临床获益率为 29%，17% 患者临床获益时间超过 6 个月，首次透出了小分子靶向治疗药物在骨肉瘤肺转移二线治疗中的希望曙光。

（4）帕唑帕尼：为多靶点抗血管生成药物，有学者尝试将帕唑帕尼应用于骨肉瘤，小样本研究显示，帕唑帕尼对于晚期多发转移的骨肉瘤化疗失败患者的挽救治疗 400～800mg，每天 1 次，PFS 可达 3～12 个月，显示出一定的治疗有效性，因此在谨慎处理不良反应的同时，帕唑帕尼可作为化疗失败的晚期骨肉瘤患者的挽救治疗。

总体而言，骨肉瘤的靶向治疗循证医学证据尚不充分，寻求或采用新的细胞毒性药物或靶向药物治疗方有可能为骨肉瘤的二线治疗带来新的契机。

3. 抗血管生成治疗　抗血管生成治疗是近年来兴起的一种新的肿瘤治疗策略，其原理是通过阻断肿瘤新生血管生成，进而达到治疗肿瘤的目的。生存率和无病生存率血管生成抑制因子的发现基于肿瘤血管生成理论，Folkman 教授认为恶性肿瘤细胞在早期便可以出现在身体其他部位，但它们并没有生长，而是处于休眠状态，原发性肿瘤可以同时生成促血管生成因子和血管生成抑制因子，因此局部恶性肿瘤可以持续生长，但在人体的血液循环系统所连接的身体其他部位恰恰相反，血管生成抑制因子水平高于促血管生成因子。当原发性肿瘤被切除，抑制因子的发生源不复存在，这时候促血管生成因子便占据主导地位，转移瘤便在周围的血液系统营养供给下迅速生长起来。因此，通过围术期应用抗血管生成药物治疗，能降低骨肉瘤远处转移，改善患者预后，具有十分重要的意义。

抗血管生成药物重组人血管内皮抑素联合长春瑞滨 + 顺铂方案在非小细胞肺癌的整合治疗中获得了显著的疗效。由于抗血管生成治疗没有肿瘤特异度，通过与传统化疗药物整合有可能降低骨肉瘤肺转移的发生。研究者在前期进行基础试验并获得阳性结果的基础上，将重组人血管内皮抑素应用于骨肉瘤的临床治疗，整合化疗药物治疗骨肉瘤，特别是在围术期应用。重组人血管内皮抑制素在体外能够显著抑制内皮细胞增殖、迁移和管状结构形成，在体内能够抑制肿瘤的生长。动物实验的体内和体外结果，重组人血管内皮抑制素单药对骨肉瘤具有抑瘤作用，与多柔比星整合用药具有协同作用，整合治疗的协同作用支持重组人血管内皮抑制素促使“肿瘤血管正常化”理论。

有临床病例的对照研究尝试围术期给予重组人血管内皮抑制素治疗骨肉瘤，能够明显地提高无远处转移生存率和疾病无进展生存率，安全性好，有一定的参考价值。对照治疗组给予术前化疗、手术和术后化疗，恩度治疗组在对照治疗组的基础上在围术期给予 4 个周期的恩度治疗。研究结果显示，对照治疗组 1 年、2 年和 3 年无远处转移生存率（DMFS）分别为 79%、70% 和 65%，恩度治疗组分别为 93%、86% 和 77%，有显著差异。对照治疗组 1 年、2 年和 3 年疾病无进展生存率（PFS）分别为 76%、66% 和 60%，恩度治疗组分别为 90%、83% 和 74%，有显著差异。该临床研究提示：在围术期给予重组人血管内皮抑制素治疗骨肉瘤能明显提高无远处转移生存率和疾病无进展生存率，安全性好，具有较好的临床应用前景。

要点小结

- 骨肉瘤的化疗推荐药物为大剂量甲氨蝶呤、异环磷酰胺、多柔比星和顺铂。
- 骨肉瘤患者术前需要先行新辅助化疗，新辅助化疗后应根据临床表现和影像学检查评估化疗效果，然后根据化疗效果制订手术方案。
- 术后标本的坏死率是评价新辅助化疗效果最客观的依据，其中 Huvos 评级系统是至今应用最为广泛的方法。
- 对化疗过程中出现的肺转移或化疗结束 1 年内出现的肺转移，可选择二线药物治疗。
- 二线药物治疗方案 / 临床试验的循证医学证据力度较弱，目前应用较多的为吉西他滨联合多西他赛、依托泊苷联合异环磷酰胺、索拉非尼等几个方案。
- 在围术期给予重组人血管内皮抑素治疗骨肉瘤具有较好的临床应用前景。

（三）放射治疗

1. 适应证　骨肉瘤是一种对放疗不敏感的肿瘤，在大剂量放疗后大多数患者仍有明显的肿瘤残存，局部控制率低，因此不能用单纯放疗治疗来治愈骨肉瘤。放疗的作用主要是辅助性治疗或姑息治疗，对于不能手术切除的病变或拒绝截肢的患者，局部放疗有一定作用。

单纯放疗效果差，可以作为整合治疗的一种手段，用于以下情况。

（1）因内科疾病不可外科手术的骨肉瘤。

（2）不可或难以手术切除部位（如骶骨 / 骨盆 / 脊柱等）的骨肉瘤。

（3）切缘阳性的骨肉瘤。

2. 放疗范围

（1）未手术者应包括原发性病灶和亚临床病灶区域。

1）GTV：影像学（CT 和 MRI）所见原发性病灶。

2）CTV：向外扩大 2 ～ 3cm。

（2）术后应包括瘤床、切缘阳性区域及手术瘢痕。

3. 放疗剂量

（1）近切缘但切缘阴性者：56 ～ 60Gy/2Gy。

（2）切缘阳性者：60 ～ 68Gy/2Gy。

（3）未手术者：≥ 68Gy/2Gy。

（4）放疗剂量须根据放疗部位及周围正常器官限量进行调整。

（四）其他治疗

1. 镇吐治疗和管理

（1）风险评估：临床上多种抗肿瘤治疗都可以引起恶心呕吐，其中以化疗引起的最为常见和较为严重（表 12-1-16）。抗肿瘤药物所致呕吐主要取决于所用药物的致吐潜能。一般可将抗肿瘤药物分为高度、中度、低度和轻微 4 个致吐风险等级，是指若不予以预防处理，呕吐发生率分别为＞ 90%、30% ～ 90%、10% ～ 30% 和＜ 10%。骨肉瘤常用的 4 种化疗药物都属于中度至高度致呕吐药物（表 12-1-17）。多种抗肿瘤药物的合并使用时及多周期化疗后，都有可能增加恶心、呕吐的发生率。

表 12-1-16　化疗所致恶心、呕吐的分类

化疗所致恶心、呕吐的分类（按照发生时间）	
急性恶心呕吐	一般发生在给药数分钟至数小时，并在给药后 5 ～ 6h 达到高峰，但多在 24h 内缓解
延迟性恶心呕吐	多在化疗 24h 之后发生，常见于应用顺铂、卡铂、环磷酰胺和多柔比星化疗时，可持续数天
预期性恶心呕吐	在前一次化疗时经历了难以控制的 CINV 之后，在下一次化疗开始之前即发生的恶心呕吐，是一种条件反射，主要是由精神因素、心理因素等因素引起。预期性恶心、呕吐常伴随焦虑、抑郁，与以往 CINV 控制不良有关，发生率为 18% ～ 57%，恶心比呕吐常见。由于年轻患者常比老年患者接受更强烈的化疗，并且控制呕吐的能力较差，容易发生预期性恶心呕吐
爆发性呕吐	即使进行了预防处理但仍出现的呕吐，并需要进行“解救性治疗”
难治性呕吐	在以往的化疗周期中使用预防性和（或）解救性镇吐治疗失败，而在接下来的化疗周期中仍然出现呕吐

表 12-1-17　骨肉瘤化疗镇吐策略

化疗药物	致吐风险	Ⅰ级推荐	Ⅱ级推荐	Ⅲ级推荐
大剂量甲氨蝶呤	中度	选择性 5-HT_3 受体拮抗剂 + 地塞米松（1A 类证据）	① NK_1 受体拮抗剂 ②质子泵抑制剂 ③镇静药 ④ H_2 受体拮抗剂（2A 类证据）	
异环磷酰胺 盐酸多柔比星 顺铂	高度	选择性 5-HT_3 受体拮抗剂 + 地塞米松 + NK_1 受体拮抗剂（1A 类证据）	①质子泵抑制剂 ②劳拉西泮 ③ H_2 受体拮抗剂（2A 类证据）	

化疗所致恶心、呕吐等消化道系统症状表现直观，恶心、呕吐对患者的情感、社会和体力都会产生明显的负面影响，降低患者的生活质量和对治疗的依从性，并可能造成代谢紊乱、营养失调、体重减轻，增加患者对化疗的恐惧感，影响化疗的剂量与疗程，严重时不得不终止抗肿瘤治疗。因此，化疗期间对于镇吐的管理非常重要，应常规采用预防性镇吐方案，保证化疗的实施。骨肉瘤的化疗基本为静脉化疗，按致吐风险分级均为中高度致吐危险方案，二线以上治疗方案多数为低度致吐危险。

（2）治疗方案：临床上常用镇吐药物包括 5-HT_3 受体拮抗剂，如托烷司琼、昂丹司琼、帕洛诺司琼等；NK_1 受体拮抗剂，如阿瑞吡坦；多巴胺受体拮抗剂，如甲氧氯普胺等。可以根据不同化疗方案及致吐的严重程度选择不同的镇吐药物。

1）高度致吐性化疗方案所致恶心和呕吐的预防：推荐在化疗前采用三药方案，如单剂量 5-HT_3 受体拮抗剂、地塞米松和 NK_1 受体拮抗剂。

2）中度致吐性化疗方案所致恶心和呕吐的预防：推荐第 1 天采用 5-HT_3 受体拮抗剂联合地塞米松，第 2 和第 3 天继续使用地塞米松。对于有较高致吐风险的中度致吐性化疗方案，推荐在地塞米松和 5-HT_3 受体拮抗剂的基础上加 NK_1 受体拮抗剂。

3）低度致吐性化疗方案所致恶心和呕吐的预防：建议使用单一镇吐药物，如地塞米松、5-HT_3 受体拮抗剂或多巴胺受体拮抗剂预防呕吐。

4）轻微致吐性化疗方案所致恶心和呕吐的预防：对于无恶心和呕吐史的患者，不必在化疗前常规给予镇吐药物。尽管恶心和呕吐在该催吐水平药物治疗中并不常见，但如果患者发生呕吐，后续化疗前仍建议给予高一个级别的镇吐治疗方案。

5）多日化疗所致恶心及呕吐的预防：5-HT_3 受体拮抗剂联合地塞米松是预防多日化疗所致 CINV 的标准治疗，通常主张在化疗期间每天使用第一代 5-HT_3 受体拮抗剂，地塞米松应连续使用至化疗结束后 2 ～ 3 天。对于高度致吐性或延迟性恶心呕吐高风险的多日化疗方案，可以考虑加入 NK_1 受体拮抗剂。

良好的生活方式也能缓解恶心呕吐，如少吃多餐、选择健康有益的食物、控制食量、不吃冰冷或过热的食物等。应注意可能导致或加重肿瘤患者恶心、呕吐的其他影响因素，如部分或完全性肠梗阻、前庭功能障碍、脑转移、电解质紊乱、尿毒症、与阿片类药物联合使用、肿瘤或化疗（如长春新碱），或其他因素，如糖尿病引起的胃轻瘫、心理因素，如焦虑、预期性恶心呕吐等。

2. 骨髓抑制的预防和治疗

（1）化疗药物引起的骨髓毒性的特点：①剂量限制性；②对粒细胞影响最大，其次为血小板，而红细胞系由于半衰期长，所受影响有时不易察觉；③随着累积量增加，骨髓抑制也逐渐加重，多数患者在化疗过程中骨髓毒性逐渐加重，恢复时间逐渐延长，甚至无法恢复到正常水平。大多数整合化疗在用药后 1 ～ 2 周出现白细胞数下降，10 ～ 14 天达到最低点，3 ～ 4 周恢复正常。为保证化疗的正常进行和减少化疗的骨髓毒性，通常需要给予对症支持。

（2）骨肉瘤化疗导致Ⅲ～Ⅳ度骨髓抑制及中性粒细胞缺乏性发热（febrible neutrpenia，FN）的风险及预防措施：骨肉瘤的化疗方案多为大剂量甲氨蝶呤、异环磷酰胺、多柔比星、顺铂，剂量强度与疗效密切相关，强调大剂量化疗，出现严重骨髓抑制的风险较高，Ⅲ～Ⅳ度粒细胞减少发生率为 12.4% ～ 100%，中性粒细胞缺乏性发热发生率可达 4% ～ 38%，属于高风险化疗方案（FN

发生率＞20%的化疗方案），推荐预防性应用粒细胞集落刺激因子（G-CSF）（表12-1-18）。

表12-1-18　骨肉瘤化疗预防升高白细胞策略

化疗药物	Ⅰ级推荐	Ⅱ级推荐
大剂量MTX	如既往大剂量MTX化疗出现Ⅳ度骨髓抑制，下次大剂量MTX化疗时预防应用G-CSF（1A类证据）	预防应用G- CSF（2A类证据）
异环磷酰胺 盐酸多柔比星	预防应用G-CSF（1A类证据）	
多药联合	预防应用G-CSF（1A类证据）	

（3）集落刺激因子（G-CSF）的预防性应用：G-CSF主要包括重组人粒细胞刺激因子（rhG-CSF）和聚乙二醇重组人粒细胞刺激因子（PEG-rhG-CSF）。

1）rhG-CSF：化疗后2～4天开始使用，以5μg/kg皮下注射或静脉注射，1次/天，持续用药至ANC恢复至正常或接近正常水平（ANC≥2.0×10^9/L）。

2）PEG-rhG-CSF：每个周期推荐使用6mg，并于化疗给药结束后24h给予。对于第一周期应用后，粒细胞数升高过于明显的患者，可以在后续治疗过程中减量至3mg；若预防措施为应用G-CSF，则剂量为3～5μg/kg，每天1次，于化疗后24～48h给予，直到ANC恢复到正常或接近正常水平（实验室标准）。PEG-rhG-CSF与rhG-CSF疗效相当，且我国临床实践中rhG-CSF基本存在延迟用药和提前停药的情况，患者依从性差，因此在非特殊情况下，建议预防用药时使用PEG-rhG-CSF。

（4）化疗所致血小板减少症（CIT）的诊治：CIT的治疗主要包括血小板输注和促血小板生长因子，目前国家药品监督管理局批准的用于肿瘤相关血小板减少的药物为重组人血小板生成素（rhTPO）、重组人白介素11（rhIL-11）及重组人白介素11（Ⅰ）［rhIL-11（Ⅰ）］。对于出血风险较高的患者，为预防下一个化疗周期再次出现严重的血小板减少，可预防性使用血小板生长因子，从而保证化疗顺利进行。血小板生长因子停药指征为血小板≥100×10^9/L或血小板较用药前升高50×10^9/L。需做手术者，应根据需要使用血小板生长因子，提高血小板计数到需要的水平，如100×10^9/L＞PLT＞75×10^9/L且无出血者，需使用rhTPO/rhIL-11（Ⅰ）以达到手术要求。

（5）化疗所致贫血的诊治：促红细胞生成素（EPO）及输血均为主要治疗手段。一般仅在重度及以上的贫血或伴有严重症状时考虑输血治疗。当Hb≤100g/L时可考虑起始EPO治疗，必要时可补充铁剂，使Hb平稳上升（每4周上升10～20g/L），目标值为110～120g/L。

3. 蒽环类药物的心脏毒性的预防

（1）风险评估和监测：蒽环类药物为具有心脏毒性化疗药物，最大累积剂量建议＜350～400mg/m^2（表12-1-19）。癌症患者心脏毒性风险：近年来，随着癌症患者的生存率明显延长，美国心脏协会/美国心脏学学会（AHA/ACC）相关指南认为接受蒽环类药物（ANT）治疗的患儿尽管暂时无任何临床症状，也属于远期慢性心力衰竭的高危人群；目前报道的蒽环类药物相关心功能异常的发病率多不一致，2015年Cardinale团队发表文章，对2625例接受蒽环类药物治疗的肿瘤患者经过长达5.2年的随访发现其发病率约为8.6%，9例在化疗期间发生急性心力衰竭，其中6例死亡；98%的心功能异常患者发生在蒽环类药物治疗结束后1年内。研究结果表明：尽管化疗方案不断改良，心脏毒性发病率依然较高，尤其是亚临床心毒性（12%～24%），其发病率是临床心毒性的3倍（3%～9%），更应得到临床医生的关注。蒽环类药物所致心脏毒性的潜在机制仍未阐明，目前基本观点认为其主要与产生有损伤作用的氧自由基直接相关，但是一些研究使用活性氧清除剂治疗未能防止蒽环类药物相关的心脏毒性，因此考虑存在其他发病机制，包括自由基导致脂膜的过氧化、抑制线粒体呼吸、药物毒性代谢物的形成、干扰钙离子稳态、自噬相关凋亡、破坏正常肌小节结构；近些年来也发现一些新致病机制，如有研究提示与拓扑异构酶-Ⅱ

（topoisomerase-Ⅱ，Top2）有关，心肌细胞表达 Top2-β，蒽环类药物可与 Top2-β 相互作用，进而诱导 DNA 双链断裂，导致细胞死亡；还可能与抑制 Erbb2 信号通路，破坏心肌细胞正常的纤维结构相关。

表 12-1-19　蒽环累积剂量与心力衰竭发生的关系

蒽环类药物	累积剂量（mg/m^2）	心力衰竭发生率（%）
多柔比星	400	3 ～ 5
	550	7 ～ 26
	700	18 ～ 48
	＞ 900	0.9 ～ 11.4
脂质体多柔比星	＞ 900	2
去甲氧柔红霉素	＞ 90	5 ～ 18
米托蒽醌	＞ 120	2.6

临床研究和实践观察都显示蒽环类药物导致的心脏毒性常呈进展性和不可逆性，特别是初次使用蒽环类药物就可能会造成心脏损伤，随着蒽环类药物剂量累积，出现心脏毒性的风险也逐渐增高。蒽环类药物所致心脏毒性呈剂量依赖性。但不同患者对蒽环类药物所致心脏毒性的表现有差异性。有些患者第一次应用蒽环类药物就可能出现心脏毒性表现。常见的蒽环类药物导致心功能异常的危险因素有累积剂量、女性患者、年龄大于 65 岁或小于 18 岁、肾功能不全、联合或既往放疗累及心脏、联合应用其他化疗药、既往史有心脏疾病所致室壁张力增高、高血压等。

超声心动图、心电图、生物标志物、心脏核磁、心内膜活检等均是监测心脏毒性的方法。但各种监测方法均有其优缺点。究竟以何种检查工具、检查频率来监测肿瘤治疗相关心脏毒性的发生尚无一致的结论，目前多依赖于临床试验或专家共识的建议。推荐将零射线、重复性最佳的、能反映更多临床信息的影像学检查和实验室指标作为监测指标。目前监测左心功能最常用的指标是左心室射血分数（LVEF）。监测心律失常最常用的方法是心电图。心脏标志物在心脏毒性的早期监测和诊断中有重要作用。然而，目前并无明确证据表明依据某一新的生物标志物异常可暂停或终止化疗、靶向治疗。

（2）蒽环类化疗患者的心脏毒性预防和治疗策略：既往有心血管疾病，接受过蒽环类药物化疗或放疗，年龄＞ 65 岁等具有心脏损伤高危因素患者使用药物前应充分评估心脏毒性风险，调整用药方案和用药剂量。风险高的患者避免使用蒽环类，对于需要用蒽环类的患者，在应用过程中早期监测和预防心脏毒性，对于 LVEF 降低超过 10% 的患者，建议选择更灵敏的方法进行监测，如动态监测肌钙蛋白等。对于以下两种情况应强化控制危险因素并考虑预防性应用心脏保护药物（表 12-1-20）。

表 12-1-20　蒽环类药物心脏毒性的预防策略

化疗药物	Ⅰ级推荐	Ⅱ级推荐	Ⅲ级推荐
盐酸多柔比星	①多柔比星终身累积剂量 ＜ $550mg/m^2$ ②右雷佐生（1A 类证据）	换用脂质体多柔比星（2A 类证据）	①其他心脏保护剂（3 类证据） ②辅酶 Q10 ③ N- 乙酰半胱氨酸 ④抗氧化剂（维生素 C 和维生素 E 等） ⑤铁螯合剂
盐酸多柔比星脂质体	右雷佐生（1A 类证据）		①其他心脏保护剂（3 类证据） ②辅酶 Q10 ③ N- 乙酰半胱氨酸 ④抗氧化剂（维生素 C 和维生素 E 等） ⑤铁螯合剂

1）高危患者，如患有心血管病、曾用蒽环类药物治疗或难以控制的危险因素。

2）低危患者计划应用多柔比星的累积剂量＞ 250 ～ $300mg/m^2$（或等量的结构类似物），心脏保护药物主要有 ACEI/ARB、β 受体阻滞剂、他汀类药物和右雷佐生。

蒽环类药物的慢性和迟发性心脏毒性与其累积剂量相关，因此限制蒽环类药物的累积剂量可以降低心脏毒性发生率；脂质体蒽环类药物也有可能减少蒽环类药物心脏毒性的发生率。出现心脏症状时需要请心脏内科专科医生协同治疗，给予对症处理［血管紧张素转化酶抑制剂（ACEI）、血管紧张素受体拮抗剂（ARB）和 β 受体阻滞剂］。目前为止，大多数已发表的相关研究多集中在蒽环类药物所致心功能异常的治疗方面，ACEI 作为一线用药已被证实在蒽环类药物所致 LVEF 降低的治疗中具有明显效果，建议长期应用，但具体应用的持续时间仍需进一步探索。但类似的效果并未在接受 ARB 治疗的患者中出现。β 受体阻滞剂同样是治疗抗肿瘤药物相关心功能异常的药物，尤其是在与 ACEI 联合应用时。醛固酮受体拮抗剂在抗肿瘤治疗所致心功能异常诊治中的确切作用仍未明了，但对于 NYHA ＞ Ⅰ 级且 LVEF ≤ 35% 的患者可应用。利尿剂和地高辛均不能使左心室收缩功能恢复。

（3）有效预防心脏毒性的药物：所有的 ACEI/ARB 类药物应用后均被证实有效，但 β 受体阻滞剂类药物中仅有卡维地洛和奈必洛尔被证实有效。

右雷佐生是唯一经过循证医学证据表明可以有效预防蒽环类心脏毒性的药物。右雷佐生是铁离子螯合剂，可降低蒽环类药物相关心脏毒性，但需要注意的是右雷佐生是预防蒽环类药物的心脏毒性，而非用于治疗。右雷佐生的具体使用方法为：第一次使用蒽环类药物即可联合应用右雷佐生，右雷佐生与蒽环类药物的剂量比为（10 ～ 20）：1。

其他心脏保护剂，包括辅酶 Q10、左卡尼汀、乙酰半胱氨酸、抗氧化剂（维生素 C 和维生素 E 等）及其他铁螯合剂（如去铁胺和 EDTA）等，理论上讲也可能具有一定的心脏保护效果，但其防治心肌病的作用尚需要进一步研究。

（4）脂质体多柔比星的应用：脂质体多柔比星可降低传统蒽环类药物的不良反应（尤其是心脏毒性），已在乳腺癌及血液系统肿瘤中获得疗效证据，但在骨肉瘤中疗效循证医学证据尚不十分充分，因此暂仅推荐对于下述患者可用脂质体多柔比星替代传统化疗方案中的多柔比星：①体力状态评分较差患者（ECOG ≥ 2）；②器官功能低下，美国纽约心脏病协会（The New York Heart Association，NYHA）评分认定Ⅱ级以下（尤其是伴有左心室功能不全的患者或具有心脏毒性风险高危因素）的患者；③≥ 60 岁的老年患者；④要注意远期毒性反应及需要保护心脏功能的儿童青少年患者；⑤根据患者意愿，对生活质量要求较高者。

要点小结

- 骨肉瘤常用的 4 种化疗药物都属于中度至高度致呕吐药物。多种抗肿瘤药物的整合使用时及多周期化疗后，都有可能增加恶心、呕吐的发生率。
- 骨肉瘤的化疗方案属于高风险化疗方案，推荐预防性应用粒细胞集落刺激因子（G-CSF）。
- 多柔比星属于蒽环类药物，为具有心脏毒性化疗药物，最大累积剂量建议＜ 350 ～ 400mg/m^2。

（五）顶层设计

当前，骨肉瘤的治疗模式是包括术前化疗、手术和术后化疗在内的整合治疗，而正确治疗的前提是将临床、影像学和病理学三者相整合做出的准确诊断，以及严谨的术前计划和术后评估。在诊断和治疗过程中，以肿瘤外科、肿瘤内科、放射科和病理科为核心的多学科整合诊疗模式十分重要。随着肿瘤学理念和治疗技术的改进，骨肉瘤患者的保肢率和生存率逐步提高，但由于骨肉瘤发病率较低，不同地区和医院的整合治疗方案存在差异，因此需要大力推动骨肉瘤的规范化治疗和临床研究的积极开展，通力合作来促进新型药物和治疗方案的研发，进一步提高骨肉瘤的整合治疗水平和患者的生存率。

要点小结

- 骨肉瘤的诊断和治疗需要多学科整合诊疗，主要目标是提高患者的保肢率和生存率。

【康复随访及复发预防】

（一）总体目标

骨肉瘤患者的术后康复和定期随访具有重要意义。术后康复有助于患者逐步恢复肢体的活动功能，如关节活动度和肌肉力量，帮助患者尽可能的回归到正常的日常生活中，有利于提升患者的自信心、生活质量和重新适应社会的能力。定期随访可以及时发现术后复发、转移，以及手术和化疗后的并发症，并尽早采取合理的整合治疗措施，以获得更好的预后结果。

（二）整合管理

1. 身体调理

（1）增强免疫力：骨肉瘤属于高度恶性肿瘤，适当增强患者的免疫力，有助于提高患者自身机体对抗肿瘤的能力。患者在整个治疗过程中，要接受 10 多个疗程的化疗，各种化疗药物都会引起不同程度的骨髓抑制和白细胞降低，容易出现发热和感染等并发症。因此，应当积极调理身体状态，密切观察和监测各项指标，可辅助应用扶正祛邪类中药，增强机体免疫力，便于顺利完成治疗。

（2）饮食调整：在应用药物进行对症和支持治疗的同时，患者的饮食状态对身体恢复十分重要，恶性肿瘤本身，以及手术和化疗等治疗对身体都会造成很大的功能损耗，为了获得均衡的营养补充，应指导和鼓励患者科学饮食，积极补充能力。

2. 心理支持　骨肉瘤好发于青少年患者，大部分患者年龄较小，心理状态相对不稳定或脆弱，容易出现消极、暴躁、对抗治疗等情绪波动的情况。因此，医务人员需要付出更多的精力去关心患者的心理状态，耐心的增加人文关怀，努力帮助患者疏导不良情绪，积极面对疾病和各种治疗方案。

3. 康复锻炼　大多数骨肉瘤发生于四肢骨骼，无论是保肢手术还是截肢手术，术后都需要积极的康复锻炼。而康复锻炼的时机、内容和具体方式等都需要在科学的指导下进行，否则可能会事倍功半，甚至导致不良事件。因此，医生应当耐心的指导患者进行功能康复，帮助患者树立信心，循序渐进的恢复肢体运动功能。

（三）严密随访

1. 随访时间　治疗结束后即应开始随访。术后半年内主要面临的是外科问题，如伤口不愈合、感染等。术后 2 年内是骨肉瘤局部复发的高峰时间，术后半年到 1 年半是肺转移的高峰时间，但也可在多年后出现。推荐的随访时间间隔为：手术后最初 2 年，每 3 个月 1 次；第 3 年，每 4 个月 1 次；第 4、5 年，每 6 个月 1 次；第 6 ～ 10 年，每年 1 次（表 12-1-21）。

表 12-1-21　随访时间策略

时间	随访频率
第 1、2 年	每 3 个月 1 次
第 3 年	每 4 个月 1 次
第 4、5 年	每 6 个月 1 次
第 6 ～ 10 年	每年 1 次

2. 随访项目　随访的内容包括全面体检、局部 X 线、B 超或 CT、骨扫描、胸部影像学检查（胸部 CT）、功能评分和实验室检查（表 12-1-22）。全面体检、局部 X 线、B 超或胸部 CT 是每次随访均应包括的检查项目，有助于发现局部复发或远隔转移。如怀疑有复发可能，需行局部增强 CT 检查。全身骨扫描、实验室检查和肢体功能评分在术后 5 年内，每 6 个月检查 1 次，术后 5 年以后，每年检查 1 次。

表 12-1-22　骨肉瘤患者随访内容

随访内容	Ⅰ级推荐	Ⅱ级推荐	Ⅲ级推荐
局部	①体格检查 ② X 线 ③ B 超 ④肢体功能 / 功能评分	局部 CT	
全身	①胸部 CT ②全身骨扫描（ECT ^{99m}Tc） 实验室检查 - 碱性磷酸酶 - 乳酸脱氢酶	①胸部 X 线 ②区域淋巴结 B 超和（或）MRI	PET/CT（FDG）

3. 随访的主要内容　骨肉瘤患者术后需要进行长期的规范化随访，随访内容和重要意义主要有以下几方面。

（1）肿瘤学预后结果：作为高度恶性肿瘤，局部复发和远隔转移是骨肉瘤的肿瘤学特点，因此局部和全身的检查有助于及时发现复发和转移，并进行治疗。

（2）骨科并发症：骨科术后可能面临多种并发症，如伤口感染、不愈合、皮瓣坏死等近期并发症，以及假体松动、假体周围骨折和内固定失效等远期并发症。

（3）功能恢复：骨骼系统肿瘤患者术后的肢体功能康复十分重要，如肌肉力量、关节活动度和步态训练，这些与患者能否恢复日常生活功能密切相关，因此术后需要进行功能评估的随访。

（4）化疗/放疗的毒副作用：长期生存患者还需要警惕化疗和放疗的潜在副作用，如蒽环类药物可能引起的心脏毒性，各种化疗药物可能导致的不育，放疗可能诱发的继发性恶性肿瘤等。

（四）常见问题处理

1. *肿瘤的复发* 对于复发的肉瘤患者，建议行手术治疗，术后再次进行化疗。通常认为，对于复发时间间隔小于术后1年的患者，建议换二线化疗；复发时间间隔超过1年者可考虑原一线方案化疗；术后边缘阳性者，如果能够接受手术可考虑行扩大切除或截肢术，如果不能接受手术可考虑行局部放疗。

2. *肿瘤的转移* 转移性骨肉瘤的二线治疗是骨肉瘤化疗的难点，长期生存率不足20%。目前，对于骨肉瘤肺转移的治疗强调多学科协作，至少需要骨肿瘤外科、肿瘤内科及胸外科医生的积极参与。如果化疗有效，对肺转移瘤进行外科切除非常有必要。对于进展期骨肉瘤患者建议行姑息性切除或截肢，不能切除者应进行放疗，即使有远隔转移也应考虑手术治疗，并强烈建议加入临床试验研究。支持治疗是晚期患者多采用的整合治疗方案。但到目前为止，国际上尚无标准的骨肉瘤二线治疗方案，因此在我国进行多中心随机对照临床试验，研究有效的二线治疗方案对于提高骨肉瘤的总体治疗水平非常重要。

3. *骨科并发症* 患者术后常见的近期并发症主要包括伤口不愈合、皮瓣坏死、伤口感染、神经损伤等，骨肉瘤患者由于接受过术前化疗，而且手术时间长，术中失血较多，骨与软组织创面大，容易出现上述并发症，术后需要密切观察和及时处理。远期并发症包括假体松动失效、植骨吸收或不愈合、双下肢不等长等，其中假体失效患者需要行人工假体翻修手术，植骨不愈合患者需要再次手术植骨，或者换用其他重建方式进行治疗。

4. *化疗相关并发症*

（1）延迟性恶心呕吐：化疗后急性恶心呕吐一般发生在给药数分钟至数小时，并在给药后5～6h达高峰，多在24h内缓解。但很多骨肉瘤化疗患者会出现延迟性恶心呕吐，多在化疗24h后发生，常见于顺铂、环磷酰胺和多柔比星化疗时，可持续数天甚至更长时间，需要仔细观察和及时处理。部分患者会出现预期性恶心呕吐，在前一次化疗时经历了难以控制的严重恶心呕吐之后，在下一次化疗开始之前即发生的恶心呕吐，是一种条件反射，主要由于精神、心理因素等引起。预期性恶心呕吐常伴随焦虑、抑郁，与前一次化疗时恶心呕吐控制不良有关，发生率为18%～57%，恶心比呕吐常见。由于骨肉瘤的年轻患者常比老年患者接受更强烈的化疗，并且控制呕吐的能力较差，容易发生预期性恶心呕吐。此类患者可以进行预防性处理和心理疏导。

（2）蒽环类药物心脏毒性：与累积用药剂量相关，随着累积剂量的增加，心脏并发症发生率逐渐增高。因此，即便患者已经完成全部化疗，在长期随访中也应警惕心脏毒性导致的心功能异常，常用的监测方法包括心电图、超声心动、心肌酶如肌钙蛋白等。超声心动图可显示心脏形态和功能，患者不需接触电离辐射，组织多普勒对监测心脏收缩舒张功能更敏感。肌钙蛋白是监测心肌损伤的高特异度和敏感度的标志物，是潜在的有效的筛查工具。其他检查如放射性核素心室显像术、负荷超声心动图、磁共振成像等，需心脏专科医生评估是否应用。

（五）积极预防

骨肉瘤好发于青少年，虽然研究者进行过大量的相关研究，但目前还没有发现与该疾病的发生明确相关的易感因素，也没有得出有效的预防措施。而且由于骨肉瘤发生率很低，大众对于该疾病的认知度普遍不足，容易被误诊为儿童生长痛或其他疾病，导致延误治疗，错过最佳的治疗时机，给患者造成难以挽回的损失。因此，有必要在普通人群中积极开展骨肉瘤相关知识的科普宣传，在基层或非专科医院积极进行骨肉瘤的规范化诊疗培训，通过早发现，早诊断，早治疗，规范化治疗和随访，努力改善患者预后。

三级预防的目标主要是通过积极措施帮助患者康复和恢复功能，既包括身体的康复锻炼，也包括心理功能的恢复。同时，应尽量帮助之前因为接受手术和化疗而长期住院的患者，在完成全部治疗后，能够重返家庭和社会，在身心各方面均能重新回归和适应原来的生活和工作状态，这既有利于提高患者自身的生活质量和身心健康，也有利于患者所在家庭乃至社会对患者的接纳。

要点小结

- 骨肉瘤患者的术后康复有助于患者逐步恢复肢体的活动功能，恢复日常生活自理能力。
- 定期随访可以及时发现术后复发、转移，以及手术和化疗后的并发症。
- 术后 2 年之内骨肉瘤局部复发的高峰时间，术后半年到 1 年半是肺转移的高峰时间，但也可在多年后出现。
- 推荐的随访时间间隔为：手术后第 1、2 年，每 3 个月 1 次；第 3 年，每 4 个月 1 次；第 4、5 年，每 6 个月 1 次；第 6～10 年，每年 1 次。
- 对于复发的肉瘤患者，建议行手术治疗，术后再次进行化疗。
- 对于进展期骨肉瘤患者建议进行姑息性切除或截肢，不能切除者应进行放疗，即使有远隔转移也应考虑手术治疗，并强烈建议加入临床试验研究。

骨肉瘤是青少年最常见的原发性恶性骨肿瘤，规范的整合治疗模式是术前化疗、外科手术和术后化疗。骨肉瘤的诊断与治疗强调多学科协作，怀疑为骨肉瘤的患者应转诊至骨肿瘤专科医生就诊，需要接受规范化的新辅助化疗。对于接受外科手术治疗的骨肉瘤患者，应该进行术前计划，术中需严格实施，术后进行外科边界和化疗效果的评估，治疗结束后仍需长期的随访。

当前对于我国骨肉瘤的诊疗迫切需要解决的是规范化问题，国际上的热点是如何在现有基础上进一步提高生存率，提高患者生活质量。目前治疗肺癌、乳腺癌、肾癌的新药层出不穷，不论是化疗药物还是靶向药物，均使患者有不同程度的受益，也极大鼓舞了医生的士气。这些研究成果，很多是得益于全球多中心合作及随机对照临床试验的开展。为了进一步提高我国骨肉瘤的诊治水平，在我国进行骨肉瘤多中心协作、随机对照的临床试验迫在眉睫。

中国临床肿瘤学会（CSCO）于 2018 年推出了经典型骨肉瘤诊疗指南，推动了我国骨与软组织肉瘤诊疗的规范化进程。但恶性骨肿瘤发病率低，治疗单位过于分散，即使是大型骨与软组织肿瘤治疗中心，在短时间内完成大宗病例的积累也非常困难，因此整个骨肿瘤的外科治疗还需要在骨肿瘤治疗中心的指导下，进一步规范诊断与治疗流程，并进行多中心合作，只有这样，才能使所有骨肿瘤患者都得到恰当治疗。

（牛晓辉　徐海荣）

【典型案例】

胫骨软骨肉瘤的整合性诊疗 1 例

（一）病例情况介绍

1. 基本情况

（1）女性，23 岁，主因“右胫骨下端肿瘤切除后 3 年复发”入院。

（2）青年女性，慢性病程。

（3）病史：患者 3 年前因右胫骨下端内侧无痛性包块于当地医院就诊，X 线检查诊为“胫骨下端骨软骨瘤”，遂行胫骨下端骨软骨瘤切除术，术后病理为“骨软骨瘤，部分区域软骨分化较活跃”。2 年后，患者自感手术部位再次逐渐隆起，进行性增大，且范围逐渐扩展至踝关节上方，X 线片及 CT 发现肿瘤复发。术后 3 年再来我院治疗。

2. 入院查体　患者行走基本正常，无明显疼痛。右侧股四头肌轻度萎缩，踝关节背屈、内外翻轻度受限，跖屈正常。踝关节上方隆起肿块，质硬，轻压痛，皮肤颜色正常，与肿块无粘连，内侧手术瘢痕纵行。全身情况正常，无发热。

3. 辅助检查

（1）影像学检查：X线片示右胫骨下端自内外踝向上约10cm范围内的软组织肿块，肿块内大片状钙化骨化影。增强CT及MRI示上述范围内胫骨皮质向外生长骨性肿块至软组织内，表面被覆软骨结构，肿块包绕胫骨，内为片状骨化和钙化影，部分区域髓腔内受侵。周围肌腱和血管神经束被推挤。

（2）实验室检查：常规实验室检查正常。

（3）病理学检查：行术前肿瘤穿刺活检，病理报告为高分化肿瘤性软骨，软骨肉瘤可能性大。

4. 入院诊断　右胫骨远端软骨肉瘤术后复发。

（二）整合性诊治过程

1. 关于诊断及评估

（1）整合诊疗团队组成包括骨肿瘤外科、骨影像科、骨病理科。

（2）讨论意见：骨肿瘤的诊断应遵循临床、影像、病理三方面整合的原则。该患者为复发病例，原诊断骨软骨瘤为良性肿瘤，本次复发后虽生长较慢但呈进行性增大，并已超出原肿瘤所在部位。影像表现肿瘤边界不清，质地不均匀，骨外软组织内形成肿瘤包块，髓内亦有肿瘤，这些均符合恶性骨肿瘤征象。患者为骨软骨瘤术后复发，肿瘤区域除骨性包块外，还有大量软骨钙化影像，故而首先考虑为软骨肉瘤。

大部分骨肿瘤临床表现特异性不强，影像学不典型表现非常常见，所以绝大部分病例笔者主张治疗前行活检。常用活检方法为穿刺活检和切开活检。穿刺活检损伤小，周围组织污染范围小，操作简单，是临床最常用的活检手段。本例患者的穿刺活检病理结果支持软骨肉瘤诊断，结合临床和影像表现，即可确诊。

2. 关于治疗方案

（1）MDT整合诊疗团队组成包括骨肿瘤外科、骨影像科、骨病理科、肿瘤内科、麻醉手术室医生。

（2）讨论意见：软骨肉瘤除部分肿瘤细胞去分化外，大部分为低度恶性骨原发性肿瘤。此病例肿瘤在骨外形成软组织肿块，未见远隔转移和跳跃病灶，所以应属Enneking分期的Ⅰb期肿瘤（图12-1-1，图12-1-2）。治疗应以局部肿瘤切除为主，切除范围应达到边缘至广泛的外科边界，以最大可能降低术后的复发率。在此基础上应尽可能保留肢体，恢复功能。重建方式的选择除最大限度的恢复功能外，还应考虑术后并发症的发生率和重建材料的使用时间。制订手术方案时需注意以下几点。

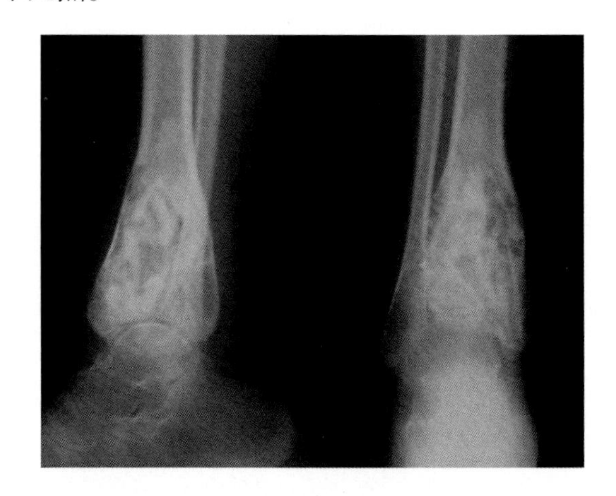

图12-1-1　患者术前胫骨远端X线片

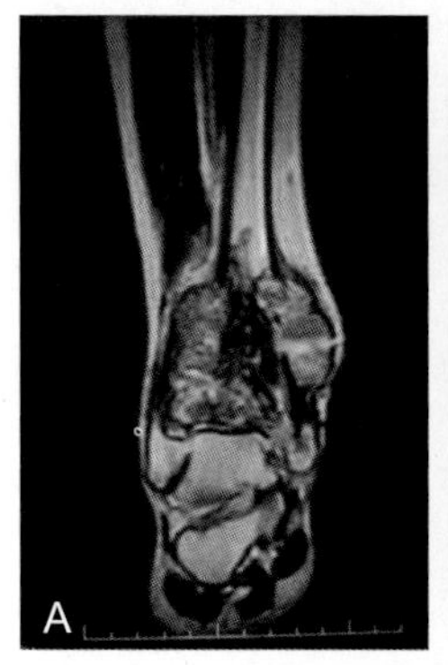

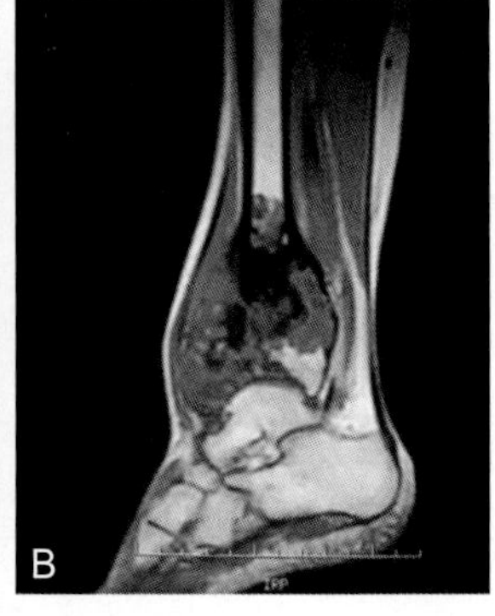

图12-1-2　术前胫骨远端磁共振成像
A. 冠状面；B. 矢状面

1）肿瘤切除过程中，肿瘤包块以外应包绕尽量多的骨膜、筋膜、肌膜、韧带等软组织袖（例图12-1-3）。关节囊、肌肉（腱）起止点因与骨密切衔接，更易肿瘤通过侵入软组织，因此一般应在1cm以外切断。将受肿瘤推挤的肌腱游离出，其外膜一并切除。部分受侵的肌腱应予以切除。与肿瘤包块较近的血管神经束，游离时应在血管外膜内剥离，将外膜连同肿瘤一起去除。

2）胫骨截骨处为超过 MRI 显示病变上缘 2 ～ 3cm（图 12-1-3），截骨部位髓腔最好取病理证实其为正常骨髓组织。异体骨截骨长度应长于肿瘤段截骨 0.5 ～ 1cm，以补足去除软骨面的厚度。

3）固定方式可采用钢板和螺钉固定或交锁髓内钉固定（图 12-1-4），钢板螺丝钉固定对于早期的异体骨两端的愈合尚能起到较好的作用，但因未能取得从胫骨上段至跟骨固定的连续性，所以当异体骨出现吸收承重强度下降时，出现骨折塌陷的概率增加。笔者建议多采用带锁髓内钉经足底逆行穿入将跟骨、距骨、异体骨和自体胫骨上段连续固定的方式。必要时加用小的钢板螺钉以防止异体骨的旋转和活动。这样可以增强患肢的负重能力。

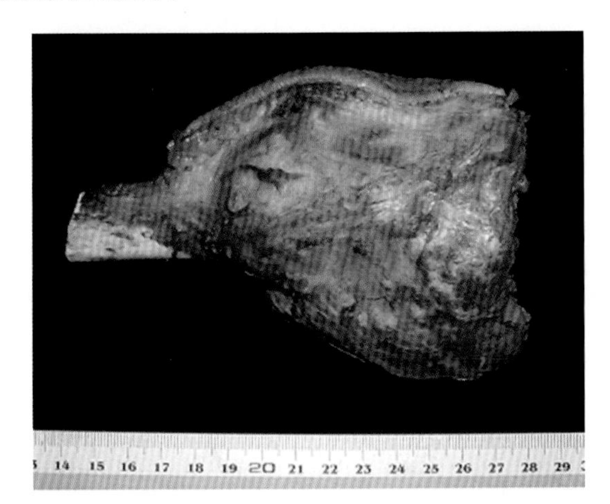

图 12-1-3　手术切除标本

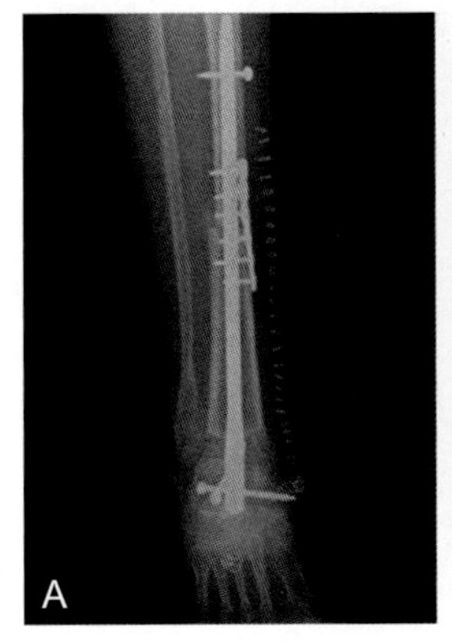
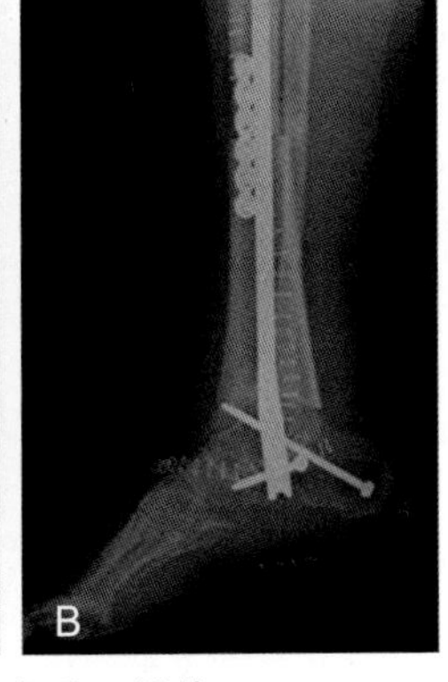

图 12-1-4　术后 X 线片
A. 正位；B. 侧位

3. 关于后续随访

（1）整合诊疗团队组成包括骨肿瘤外科、骨影像科、康复科医生。

（2）讨论意见：患者术后 2 周伤口Ⅰ期愈合拆线出院，嘱术后 4 ～ 6 周拄拐免负重下地活动，逐渐增加部分负重，待复查摄片显示明显骨愈合后弃拐完全负重活动。软骨肉瘤属于恶性骨肿瘤，有复发和转移倾向，术后需定期规范化复查和随访，以便及时发现复发或转移，以及手术并发症，并采用适当措施进行处理，同时应指导患者进行患肢功能锻炼。患者术后未见明显并发症，5 个月异体骨踝关节融合端出现骨愈合，9 个月接触端出现骨愈合（图 12-1-5）。现术后 4 年，未见肿瘤复发，未见异体骨吸收。患者平路行走功能正常，无疼痛。上台阶和下蹲时，受融合踝关节的影响，轻度受限。

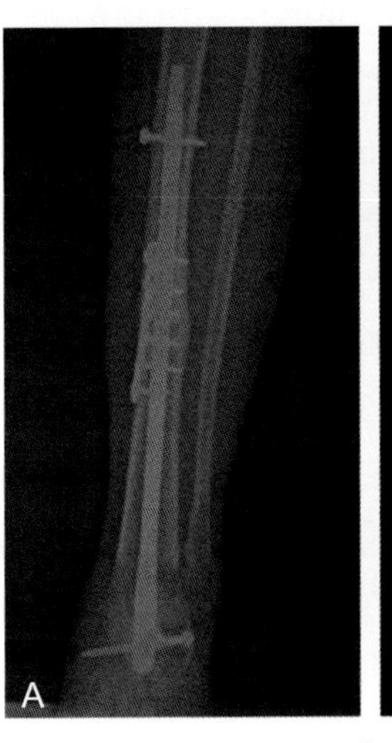
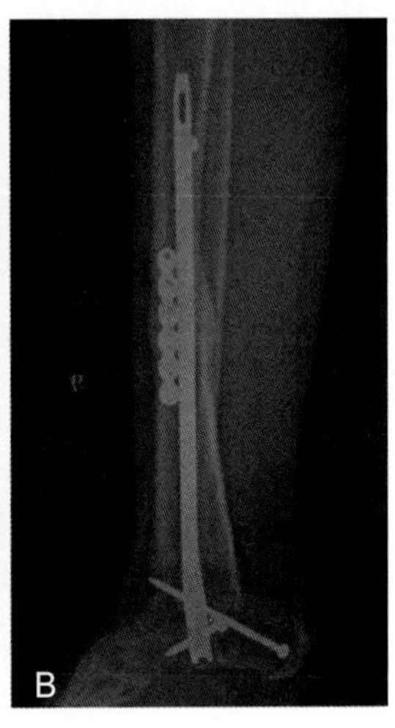

图 12-1-5　术后随访 X 线片
A. 正位；B. 侧位

（三）案例处理体会

同髋、膝、肩等骨肿瘤高发部位相比，胫骨下端的侵袭性和恶性肿瘤相对少见。因该部位软组织覆盖较薄，血供相对较差，所以传统概念认为，手术切除较难达到广泛的外科边界，采用保肢手术后并发症发生率较高。同时，小腿截肢后佩戴假肢能获得很好的下肢功能，所以以往对该部位的恶性骨肿瘤大多以采用膝下的小腿截肢为主。

然而，虽然小腿截肢后假肢功能良好，但日常生活中特殊情况下的功能不便和患者肢体缺如带来的严重心理障碍不容忽视。为了提高踝及胫骨下端恶性肿瘤的保肢水平，近年来可以见到国内外该部位保肢手术的报道。Abudu 等与 Casadei 等报道了应用人工特制全踝假体治疗此部位肿瘤的情况。David 报道了胫骨下端肿瘤切除后应用异体骨移植并踝关节融合进行治疗，并且得出的结果是，该部位肿瘤已切除后局部复发率和并发症发生率并不明显高于上述软组织覆盖较厚的关节部位。分析原因，认为与该部位解剖特点，如骨膜、肌膜、深筋膜等间隔组织完善；骨膜外肌腱多，肌肉组织少，组织结构间滑动范围大，肿瘤生长以推挤为主，浸润性较差；该区域内几乎没有肌肉（腱）附着点等因素有关。

骨肿瘤切除后遗留大段骨缺损的重建问题，关键是替代物的选择。人工假体因无法最终发生骨愈合，所以并不适用于所有部位。自体骨植入受到植骨量、形态及供区并发症的限制。人工替代物尚不适用于大段骨移植。同种异体骨移植已有百年的历史。近年来骨库的发展，使供体选择、制备、灭菌和保存方法更加规范严格。异体骨植骨量相对充足，形态可选择，能保留可利用的附着点和关节面，能与受区发生骨愈合，应用方式广泛。深低温冷冻和冻干保存是降低异体骨免疫原性的有效方法。虽然冻干保存异体骨的免疫原性最低，但其强度明显低于深低温冷冻异体骨，所以在行大段异体骨移植时，我们认为应用前者更好。

异体骨植入的同时，行踝关节的融合，不仅增加了异体骨与宿主骨的接触面积，进而增加了愈合面积，增强了异体骨的血供和强度，而且牢固的固定和融合减少了异体骨两端因存在关节活动而增加术后并发症发生的机会。

（牛晓辉　徐海荣）

参考文献

牛晓辉，蔡槱伯，张清，等，2005. Ⅱ B 期肢体骨肉瘤 189 例综合治疗临床分析. 中华外科杂志，43(24): 1576-1579.

张清，徐万鹏，牛晓辉，等，2009. 我国骨肉瘤治疗现状及改进建议——17 家骨肿瘤治疗中心 1998~2008 年资料分析. 中国骨肿瘤骨病，8(3): 129-132.

中国临床肿瘤学会骨肉瘤专家委员会，中国抗癌协会肉瘤专业委员会，2012. 经典型骨肉瘤临床诊疗专家共识. 临床肿瘤学杂志，17(10): 931-933.

Bacci G, Longhi A, Fagioli F, et al, 2005. Adjuvant and neoadjuvant chemotherapy for osteosarcoma of the extremities: 27 year experience at Rizzoli Institute, Italy. Eur J Cancer, 41(18): 2836-2845.

Bacci G, Mercuri M, Longhi A, et al, 2004. Neoadjuvant chemotherapy for the treatment of osteosarcoma of the extremities: a comparison of results obtained in single-institution and multicenter trials. Chir Organi Mov, 89(4): 283-292.

Bertrand TE, Cruz A, Binitie O, et al, 2016. Do surgical margins affect local recurrence and survival in extremity, nonmetastatic, high-grade osteosarcoma?. Clin Orthop Relat Res, 474(3): 677-683.

Bielack S, Carrle D, Casali PG, et al, 2009. Osteosarcoma: ESMO Clinical Recommendations for diagnosis, treatment and follow-up. Ann Oncol, 20(suppl 4): 137-139.

Cates JMM, 2017. Comparison of the AJCC, MSTS, and modified spanier systems for clinical and pathologic staging of osteosarcoma. Am J Surg Pathol, 41(3): 405-413.

Collins M, Wilhelm M, Conyers R, et al, 2013. Benefits and adverse events in younger versus older patients receiving neoadjuvant chemotherapy for osteosarcoma: findings from a meta-analysis. J Clin Oncol, 31(18): 2303-2312.

Dekutoski MB, Clarke MJ, Rose P, et al, 2016. Osteosarcoma of the spine: prognostic variables for local recurrence and overall survival, a multicenter ambispective study. J Neurosurg Spine, 25(1): 59-68.

Errani C, Kreshak J, Ruggieri P, et al, 2013. Imaging of bone tumors for the musculoskeletal oncologic surgeon. Eur J Radiol, 82(12): 2083-2091.

Ferrari S, Balladelli A, Palmerini E, et al, 2013. Imaging in bone sarcomas. The chemotherapist's point of view. Eur J Radiol, 82(12): 2076

Grignani G, Palmerini E, Dileo P, et al, 2012. A phase Ⅱ trial of sorafenib in relapsed and unresectable high-grade osteosarcoma after failure of standard multimodal therapy: an Italian Sarcoma Group study. Ann Oncol, 23(2): 508-516.

Hurley C, McCarville MB, Shulkin BL, et al, 2016. Comparison of 18F-FDG-PET-CT and bone scintigraphy for evaluation of osseous metastases in newly diagnosed and recurrent osteosarcoma. Pediatr Blood Cancer, 63(8): 1381-1386.

Joo MW, Shin SH, Kang YK, et al, 2015. Osteosarcoma in Asian populations over the age of 40 years: a multicenter study. Ann Surg Oncol, 22(11): 3557-3564.

Judith VMGB, 2017. Bone Tumor Pathology. Surg Pathol Clin, 10(3): 513-764.

Kim SH, Shin KH, Moon SH, et al, 2017. Reassessment of alkaline phosphatase as serum tumor marker with high specificity in osteosarcoma. Cancer Med, 6(6): 1311-1322.

Liu L, Bhatoolaul N, 2016. Endostar as a Perioperative Regimen with Chemotherapy in Osteosarcoma: A Review. Biomedical Letters, 2(1): 60-65.

Marais LC, Bertie J, Rodseth R, et al, 2015. Pre-treatment serum lactate dehydrogenase and alkaline phosphatase as predictors of metastases in extremity osteosarcoma. J Bone Oncol, 4(3): 80-84.

Ozkurt B, Basarir K, Yalcin B, et al, 2017. Chemotherapy in primary osteogenic sarcoma in patients over the age of forty. Acta Orthop Traumatol Turc, 51(2):213-217.

Parry MC, Laitinen M, Albergo J, et al, 2016. Osteosarcoma of the pelvis. Bone Joint J, 98-B(4):555-563.

Reddy KIA, Wafa H, Gaston CL, et al, 2015. Does amputation offer any survival benefit over limb salvage in osteosarcoma patients with poor chemonecrosis and close margins?. Bone Joint J, 97-B(1): 115-120.

Ren HY, Sun LL, Li HY, et al, 2015. Prognostic significance of serum alkaline phosphatase level in osteosarcoma: a meta-analysis of published data. Res Int, 2015: 1-11.

Salunke AA, Shah J, Warikoo V, et al, 2017. Surgical management of pelvic bone sarcoma with internal hemipelvectomy: Oncologic and Functional outcomes. J Clin Orthop Trauma, 8(3): 249-253.

Shankar GM, Clarke MJ, Ailon T, et al, 2017. The role of revision surgery and adjuvant therapy following subtotal resection of osteosarcoma of the spine: a systematic review with meta-analysis. J Neurosurg Spine, 27(1): 97-104.

Ta HT, Dass CR, Choong PFM, et al, 2009. Osteosarcoma treatment: state of the art. Cancer Metastasis Rev, 28(1-2): 247-263.

Taupin T, Decouvelaere AV, Vaz G, et al, 2016. Accuracy of core needle biopsy for the diagnosis of osteosarcoma: a retrospective analysis of 73 patients. Diagn Interv Imaging, 97(3): 327-331.

Wang YF, Guo W, Shen DH, et al, 2017. Surgical treatment of primary osteosarcoma of the sacrum. Spine, 42(16): 1207-1213.

Xing PP, Zhang J, Yan Z, et al, 2017. Recombined humanized endostatin (Endostar) combined with chemotherapy for advanced bone and soft tissue sarcomas in stage Ⅳ. Oncotarget, 8(22):36716-36727.

Xu HR, Huang Z, Li Y, et al, 2019. Perioperative rh-endostatin with chemotherapy improves the survival of conventional osteosarcoma patients: a prospective non-randomized controlled study. Cancer Biol Med, 16(1): 166.

第二节　软骨肉瘤

• 发病情况及诊治研究现状概述

软骨肉瘤（chondrosarcoma）是软骨分化的恶性肿瘤，约占全部原发性恶性骨肿瘤的9.2%，年发病率为1/200 000，是继骨肉瘤之后的第二位原发性恶性骨肿瘤。软骨肉瘤可发生在任何年龄，平均发病年龄在50岁左右，男性多于女性（55% ∶ 45%）。中轴骨的软骨肉瘤以骨盆最为好发，四肢长骨中股骨最常受累，另有10%的软骨肉瘤发生于骨外软组织，多为黏液型软骨肉瘤。

软骨肉瘤包括经典型软骨肉瘤和特殊亚型软骨肉瘤。经典型软骨肉瘤占所有软骨肉瘤的85%，包括原发性软骨肉瘤和继发性软骨肉瘤两大类。遗传性多发骨软骨瘤病、内生软骨瘤病（Ollier病）和马富奇综合征（多发性内生软骨瘤合并血管瘤）通常会恶变为继发性软骨肉瘤。继发性软骨肉瘤通常恶性程度低，转移率低。特殊亚型软骨肉瘤包括透明细胞型、去分化型、黏液型、皮质旁型、间叶型软骨肉瘤及恶性软骨母细胞瘤，占所有软骨肉瘤的10%～15%。原发于骨的黏液型软骨肉瘤相对少见，具有明显的临床病理学特点，是一类中度至高度恶性软骨肉瘤，常见于髋关节周围。

软骨肉瘤治疗的总体策略是以外科为主，外科边界不但取决于肿瘤的病理分级，还决定于肿瘤所在部位的局部条件。多数软骨肉瘤分化较好，通过规范的外科手术，很多患者可以被痊愈，但误诊、切除不彻底等不当的诊疗，非常容易引起局部复发，影响预后，造成严重的不良后果。对于无法外科切除的软骨肉瘤，可考虑放疗。因此，科学合理、规范个体的整合诊疗方案，有助于提高软骨肉瘤的治疗效果。

• 相关诊疗规范、指南和共识

- 软骨肉瘤临床循证诊疗指南（2018年），中国医师协会骨科医师分会骨肿瘤专业委员会
- NCCN肿瘤临床实践指南：骨肿瘤（2020.V1），美国国家综合癌症网络

【全面检查】

（一）症状

大多数软骨肉瘤的症状比较轻微，由肿瘤大小及部位决定。病变位于骨盆或中轴骨的患者通常在疾病后期肿瘤明显增大时才表现出症状，疼痛发作较隐匿。软骨肉瘤临床表现常包括：①临床发展缓慢，病史较长，病变早期不易发现；②主要表现为疼痛，开始为钝痛、间歇性、逐渐加重；③多有逐渐增大的肿块；④短期内肿块增大较快，提示肿瘤的恶性程度较高；⑤继发性软

骨肉瘤一般有较长的肿块病史。

（二）体检发现

一般软骨肉瘤早期常无显著体征，随病情进展下列典型体征常出现并加重。①局部肿块：大部分患者于病变处可扪及肿瘤包块，包块常质硬，形状不规则，无活动度，有时伴有病变处皮温增高，体表静脉曲张。②病变处可于体检时出现压痛及叩击痛，常为钝痛，疼痛感局限，未侵及神经时常无放射痛。③活动受限：四肢软骨肉瘤侵及邻近关节处时，可导致关节屈伸、内外旋等活动度减小。④神经压迫症状：四肢及骨盆软骨肉瘤包块较大时，可压迫邻近神经，查体时可出现相应神经支配区域感觉麻木、肌力下降等体征；脊椎软骨肉瘤出现对应节段处上位或下位神经元异常体征时，常提示瘤体已压迫进入椎管内。

（三）实验室检查

1. 常规检测　包括血常规、尿常规、肝功能、肾功能、传染系列及凝血功能等。这些检测是了解患者一般状况、制订整合治疗方案所必需的检测内容。

2. 特异检测　碱性磷酸酶（ALP 或 AKP）是广泛分布于人体肝、骨骼、肠、肾和胎盘等组织经肝向胆外排出的一种酶，其共有 6 种同工酶，其中第 3 种来自骨细胞。当发生软骨肉瘤等原发性骨肿瘤时，骨型碱性磷酸酶可能会显著提高，但 ALP 的升高并非软骨肉瘤的特异性表现，不能作为其诊断标准。目前，软骨肉瘤缺乏特异性实验室检查指标。

3. 基因检测　目前有关软骨肉瘤的基因检测是新兴的一大热点，既往研究中，有的学者认为 exostosin 糖基转移酶基因（*EXT1* 或 *EXT2*）的阳性激活可能与骨软骨瘤变异为软骨肉瘤有关；而约 50% 的软骨肉瘤和几乎所有的内生软骨瘤病和马寄存富奇综合征患者存在异柠檬酸脱氢酶（IDH1 或 IDH2）突变；此外，IHH/PTHrP 通路、PI3K–Akt–mTOR 通路等与软骨肉瘤，视网膜母细胞瘤（Rb）通路与透明细胞型、去分化型及间叶型软骨肉瘤之间也可能存在基因或蛋白的相关性。

（四）影像学检查

1. X 线检查　中心型软骨肉瘤表现为髓腔内形态不规则的溶骨性破坏，边界不清，少数边缘可有硬化。邻近骨皮质有不同程度的膨胀、变薄，肿瘤可压迫、穿破骨皮质形成大小不等的软组织肿块。周围型软骨肉瘤多为骨软骨瘤恶变，其内出现不同形态的钙化影。此外，序贯性的 X 线片会显示骨软骨瘤或内生软骨瘤缓慢增大。成年后原有病变或新发病变的软骨帽厚度超过 2cm 时应怀疑肉瘤变。

2. CT 检查　对软骨肉瘤中钙化及成骨的显示优于 X 线片，有助于定性诊断。经典型软骨肉瘤的 CT 影像上多同时存在溶骨和成骨病变，伴有钙化，有时软骨肉瘤瘤体较大，可形成其内有高密度影的软组织包块。

3. MRI 检查　T_1WI 上表现为低信号或等信号，恶性程度高的肿瘤常呈低信号；T_2WI 上信号强度不均匀，瘤体可呈高信号，钙化和骨化呈低信号。MRI 可以显示髓内病变及肿瘤向外侵袭范围。相比于其他软骨源良性肿瘤，软骨肉瘤常可见瘤体周围水肿带。

4. ECT 及 PET/CT 检查　对于估计病变范围、确定软骨肉瘤患者全身是否存在肿瘤转移灶有较大诊断意义，有利于下一步整合诊疗方案的制订。

（五）病理学检查

1. 标本类型

（1）穿刺活检病理标本：软骨肉瘤患者进行手术及相关治疗前，必须进行明确的病理学诊断，其中穿刺活检最为简便快捷，且诊断准确率为 88% ～ 96%。行软骨肉瘤穿刺活检前应先整合 X 线、CT、MRI 等影像学资料和临床检查，选择安全、表浅、可以取得典型组织的部位，而且必须考虑到以后手术能够将穿刺通路切除。选择恰当的体表标志，用标记笔标记，并根据影像学资料估测穿刺深度。常规消毒铺巾，以 0.5% 普鲁卡因溶液或 1% 利多卡因溶液局部逐层麻醉达到骨膜后，在穿刺点周围广泛浸润麻醉，同时可以用来探查周围骨质破坏及成骨情况。用刀片挑开局部皮肤，连针芯一起进针，估计方向和深度，或在B超透视、CT引导下逐步深入，尽量远离大血管和神经。到达肿瘤表面后，拔出针芯，旋转套管，边转边深入；进针至合适深度后，摇动并拔出套管，用针芯将组织推出，肉眼察是否为肿瘤组织，如不可靠，可调整方向和深度再次穿刺。取得肉眼观确定的肿瘤组织后，将穿刺组织用10%的甲醛溶液固定，及时送病理学检查。伤口加压包扎，观察患者情况。

（2）切开活检病理标本：切开活检和穿刺活检都是诊断软骨肉瘤的常用方法。切开活检的优点在于准确，可以提供较多的标本进行免疫组化学或细胞遗传学检查。但是，切开活检需要在手术室进行全身麻醉或局部麻醉，现多用于穿刺活检不能确定病变性质或穿刺难以取得组织时。活检时，应妥善固定病变骨，采取适当的措施防止病理骨折的发生。常规消毒铺巾，沿拟进行的切除手术入路选择切口，依次切开皮肤皮下及筋膜等，至暴露病变组织，用手术刀切除或刮匙刮取足量的病变组织，同时切除活检处周围组织至相对安全边界，送病理学检查并用10%的甲醛溶液固定。如果活检瘢痕在肿瘤切除时没有整块切除，切开活检和穿刺活检有导致肿瘤局部复发的可能，这与活检通道的肿瘤播散有关。因此，在计划活检路径时，应保证活检带在计划切除的范围内，使得手术时其切除范围与原发性肿瘤一样，达到同样的广泛边缘切除。

（3）术中快速病理标本：经穿刺或切开活检确诊为软骨肉瘤后，目前多需行切除手术，对于可行切除的经典型软骨肉瘤，广泛切除为最常见的首选方式，术中应行快速病理明确切缘，在行肿瘤广泛切除术后，取得切除边界的各切缘送术中快速病理学检查，同时暴露切缘等待结果，对于切缘阳性者，应继续手术直到获得病理学阴性边界，对于切缘阴性者，可冲洗止血后缝合并完成手术。对于难以彻底切除的软骨肉瘤，若切缘病理呈阳性，可建议放疗或再次手术获得阴性外科边界。

（4）术后病理标本：就经典软骨肉瘤而言，低度恶性或间室内软骨肉瘤的治疗：对于可切除的病灶，建议广泛切除或囊内切除 ± 外科辅助治疗；对不可切除的，应考虑放疗。高度恶性（2～3级）、透明细胞、间室外软骨肉瘤的治疗：对于可切除的病灶，可行广泛切除；对于不可切除的病灶，考虑放疗。无论行何种手术方式，都应将切除的主体病理标本送病理学检查，最终确诊是否为软骨肉瘤并确定具体的病理学分型，对于最终存在疑问的病理结果，应行临床、病理及影像学三方面整合会诊。

2. 软骨肉瘤具体病理学分级　软骨肉瘤根据病理可大体分为经典型软骨肉瘤（占85%）和一些特殊亚型软骨肉瘤（占10%～15%），包括透明细胞型、去分化型、黏液型、皮质旁型、间叶型软骨肉瘤及恶性软骨母细胞瘤等。其中经典型软骨肉瘤国内外最常用的软骨肉瘤分级是按照以下各项分别按程度估量后综合评定，将软骨肉瘤分成1、2、3级：①软骨细胞丰富程度；②软骨细胞异型程度；③双核细胞和核分裂象有无和多少；④软骨基质黏液变性的有无和程度。但是由于这种方法常缺乏客观性和可重复性，故有的学者将2级分成2a级和2b级。将软骨细胞丰富、核轻度异型性但仍保留软骨陷窝，无核分裂象、无肿瘤性黏液变性的软骨肉瘤2级列为2a级，并归入低级别软骨肉瘤。将软骨细胞丰富、核轻度异型并有核分裂象者，或者无核分裂象但有肿瘤性黏液变性、软骨陷窝部分或完全消失的软骨肉瘤2级列为2b级，并归入高级别软骨肉瘤。由此低级别软骨肉瘤包括良性内生性软骨瘤、软骨肉瘤1级和2a级，高级别软骨肉瘤包括软骨肉瘤2b级和3级，此种分级称二级分级。

3. 病理报告内容及规范

（1）大体描写：包括标本类型、肿瘤部位、大体分型、大小及数目。

（2）肿瘤相关描述：是否为经典型软骨肉瘤或其他特殊亚型（需注明透明细胞型、去分化型、黏液型、皮质旁型、间叶型软骨肉瘤及恶性软骨母细胞瘤等）、组织学分级、镜下所见具体细胞类型（如各类具有核分裂象的恶性肿瘤细胞、成骨细胞、成软骨细胞、巨细胞、炎性细胞、骨小梁、死骨等）、镜下所见肿瘤标本各细胞类型大体比例或分布规律、肿瘤细胞异型性程度等。

（3）免疫组化：对于难以确诊或难以确定亚型的软骨肉瘤，可行免疫组化，部分患者可能出现Vimentin（+）、S100（+）、Lyso（+）等表现，此外还应测定 Ki-67 阳性率等，评估肿瘤增殖情况。

要点小结

- 软骨肉瘤是一种来源于软骨细胞的原发性恶性肿瘤，也可在原有良性软骨肿瘤的基础上恶变而来，其确诊目前主要依靠临床、影像及病理三者结合的原则，缺一不可，治疗前必须拥有足够的影像学资料和准确的活检病理结果。
- 病变局部 X 线、CT、MRI 等可明确局部肿瘤的范围及邻近血管、神经、脏器毗邻关系，ECT 及 PET/CT 可明确全身情况，协助确定治疗方式。病理学目前多采用三级分级，确定病变性质及预后。

【整合评估】

（一）评估主体

软骨肉瘤整合治疗团队（MDT）的人员组成包括骨肿瘤外科、化疗科、放疗科、诊断科室（病理科、影像科、超声科、核医学科等）、康复科、护理部、心理学专家等。

人员组成及资质如下。

1. 医学领域成员（核心成员） 骨肿瘤外科医生 2 名、化疗科医生 1 名、放疗科医生 1 名、放射诊断医生 1 名、组织病理学医生 1 名、其他专业医生若干名（如普通外科、泌尿外科、康复科医生，根据 MDT 的需要加入），所有参与 MDT 的医生应具有副高级以上职称，有独立诊断和治疗能力，并有一定学识和学术水平。

2. 相关领域成员（扩张成员） 临床护士 1～2 名和协调员 1～2 名。所有参与 MDT 的人员应进行相应的职能分配，包括牵头人、讨论专家和协调员等。

（二）分期评估

目前，尚未制订专门针对软肉肉瘤的分期方法，最常用的临床分期方法为肌肉骨骼肿瘤的 Enneking 分期。该分期方法主要是为了指导手术及辅助治疗方法的选择（表 12-2-1）。

表 12-2-1 肌肉骨骼肿瘤的 Enneking 分期

分期	良性	恶性
表现	1. 静止性 2. 活动性 3. 侵袭性	Ⅰ. 低度恶性无转移 A. 间室内 B. 间室外 Ⅱ. 高度恶性无转移 A. 间室内 B. 间室外 Ⅲ. 低度或高度恶性，有转移 A. 间室内 B. 间室外

（三）疼痛评估

患者的主诉是疼痛评估的金标准，镇痛治疗前必须评估患者的疼痛强度。目前，临床常用的疼痛评估方法有以下几种。

1. 数字分级评分法（numerical rating scale，NRS） 用 0～10 代表不同程度的疼痛：0 为无痛，1～3 为轻度疼痛（疼痛尚不影响睡眠），4～6 为中度疼痛，7～9 为重度疼痛（不能入睡或睡眠中痛醒），10 为剧痛。应该询问患者疼痛的严重程度，做出标记，或者让患者自己圈出一个最能代表自身疼痛程度的数字。

2. 语言评价量表（verbal description scale，VDS） 可分为四级。0 级：无疼痛。Ⅰ级（轻度）：有疼痛但可忍受，生活正常，睡眠无干扰。Ⅱ级（中度）：疼痛明显，不能忍受，要求服用镇静药物，睡眠受干扰。Ⅲ级（重度）：疼痛剧烈，不能忍受，需用镇痛药物，睡眠受严重干扰，可伴自主神经紊乱或被动体位。

3. 视觉模拟评分（visual analogue scale，VAS） 在纸上画一条长线或使用测量尺（长为 10cm），一端代表无痛，另一端代表剧痛。让患者在纸上或尺子上将最能反映自己疼痛程度的位置画“×”。评估者根据患者画“×”的位置估计患者的疼痛程度。疼痛的评估不但在患者静息时进行，对使用镇痛药物的患者还应在运动时进行，只有运动时疼痛明显减轻，才更有利于患者的功能锻炼和防止并发症。VAS 虽在临床广泛使用，但仍存在缺点，如不能用于精神错乱或服用镇静药的患者；适用于视觉和运动功能基本正常的患者；需要由患者估计，医生或护士测定；如果照相复制长度出现变化，则比较原件和复制品测量距离时有困难。

4. Wong-Baker 面部表情疼痛量表　采用从微笑至哭泣 6 种面部表情表达疼痛程度，最适用于 3 岁及以上人群，没有特定的文化背景和性别要求，易于掌握。本量表尤其适用于急性疼痛者、老年人、小儿、表达能力丧失者、存在语言文化差异者。

5. McGill 调查问卷（MPQ）　主要目的为评价疼痛的性质，它包括一个身体图像指示疼痛的位置，有 78 个用来描述各种疼痛的形容词汇，以强度递增的方式排列，分别为感觉类、情感类、评价类和非特异类。此为一种多因素疼痛调查评分方法，它的设计较为精密，重点观察疼痛性质、特点、强度、伴随状态和疼痛治疗后患者所经历的各种复合因素及其相互关系，主要用于临床研究。

疼痛评估首选数字疼痛分级法，评估内容包括疼痛的病因、特点、性质、加重或缓解因素、疼痛对患者日常生活的影响、镇痛治疗的疗效和副作用等，评估时还要明确患者是否存在肿瘤急症所致的疼痛，以便立即进行相应治疗。

（四）病理评估

1. 三级法　目前国内外常用的病理学分级方法是三级法。根据软骨细胞丰富程度、软骨细胞异形程度、双核细胞和核分裂象有无及多少、软骨基质黏液变性的有无和程度，将经典型软骨肉瘤分为 1、2、3 级。1 级：肿瘤细胞数目中等，有浓染的、大小一致的圆核；偶尔可以发现双核细胞。2 级：肿瘤细胞数目较多，核的异形程度、浓染程度和核的大小都较大。3 级：病变的细胞数目更多，细胞的多形性和异型性高于 2 级，易见细胞的有丝分裂。2013 年 WHO 骨与软组织肿瘤分类标准已将 1 级软骨肉瘤归入交界性肿瘤。

2. 二级法　在三级分级法的基础上，有学者提出了软骨肉瘤的二级分级法，即将软骨肉瘤分为低级别和高级别。低级别软骨肉瘤是指成熟软骨细胞肿瘤性增生，软骨陷窝发育良好，轻度富于细胞，偶见双核细胞，无核分裂象，可有局灶退行性软骨基质黏液变，但无肿瘤性黏液变性，软骨细胞核呈固缩状，无明显异型性，大小相当于成熟淋巴细胞；但部分区域软骨细胞可丰富，核稍大，染色质呈开放状态，可见核仁，但无明显核异型性。高级别软骨肉瘤是指软骨细胞核明显增大、异型，并富于细胞，出现单核或多核瘤巨细胞或小叶周边区的瘤细胞梭形变，出现核分裂象；或者软骨细胞虽然并不明显丰富和异型，但出现大片肿瘤性黏液变性，软骨陷窝大部分消失。

（五）其他评估

软骨肉瘤的其他评估见表 12-2-2。

表 12-2-2　静脉血栓栓塞症的风险评估及预防建议

高危评分	VTE 高危评分（基于 Caprin 模型）		
	病史	实验室检查	手术
1 分 / 项	年龄 41 ～ 60 岁		计划小手术（< 45min）
	肥胖（BMI ≥ 25）		
	妊娠或产后		
	有不明原因的或习惯性流产史		
	口服避孕药或激素替代治疗		
	卧床的内科患者		
	炎症性肠病史		
	下肢水肿		
	静脉曲张		
	严重的肺部疾病，含肺炎（1 个月内）		
	肺功能异常，COPD		
	急性心肌梗死		
	充血性心力衰竭（1 个月内）		
	败血症（1 个月内）		
	大手术史（1 个月内）		
2 分 / 项	年龄 61 ～ 74 岁		中心静脉置管
	石膏固定（1 个月内）		腹腔镜手术（> 45min）
	患者需要卧床 > 72h		大手术（> 45min）
	恶性肿瘤（既往或现患）		关节镜手术
3 分 / 项	年龄≥ 75 岁	抗心磷脂抗体阳性	

续表

高危评分	VTE 高危评分（基于 Caprin 模型）		
	病史	实验室检查	手术
	深静脉血栓 / 肺栓塞病史	凝血酶原 20210A 阳性	
	血栓家族史	凝血因子 Vleiden 阳性	
	肝素诱导的血小板减少症（HIT）	狼疮抗凝物阳性	
	未列出的先天或后天血栓形成	血清同型半胱氨酸酶升高	
5 分 / 项	脑卒中（1 个月内）		选择性下肢关节置换术髋关节，骨盆或下肢骨折
	急性脊髓损伤（瘫痪）（1 个月内）		多发性创伤（1 个月内）
总分			

（六）精确诊断

1. 定性诊断　采用穿刺活检或切开活检及病理学检查等方法明确病变是否为软骨肉瘤，以及肿瘤的病理分级。

2. 分期诊断　采用肌肉骨骼肿瘤的 Enneking 分期对软骨肉瘤进行临床分期，主要目的是在制订整合治疗方案之前充分了解疾病的严重程度及特点，以便为选择合理的整合治疗模式提供充分的依据。

3. 分子诊断　目前尚缺少针对软骨肉瘤的相关分子检测。

要点小结

◆ 评估要通过多学科整合治疗协作组 MDT 团队合作完成，这样可以建立合理的软骨肉瘤整合诊疗流程，有助于实现最佳、个体化的整合治疗。

◆ 评估包括分期、疼痛、病理及血栓栓塞等方面，在此基础上得到精确的诊断。

◆ 无论哪一种评估都要求全面、动态，在整合评估基础上更加关注患者的个体特殊性，以选择最佳整合治疗策略。

【整合决策】

（一）外科治疗

外科治疗的原则：对于肿瘤体积较大或累及中轴骨的软骨肉瘤患者，切缘阴性的广泛切除是首选初始治疗。充分外科边界广泛切除可以明显改善患者预后，进行充分外科边界广泛切除的中轴骨及骨盆带软骨肉瘤患者 10 年总生存率及无事件生存率更高，分别为 61%、44%；而非充分外科边界切除后的患者为 17%、0。瘤内刮除术加冷冻辅助治疗可降低间室内 1 级软骨肉瘤患者复发率。对于某些低度恶性、较少影像学侵袭表现的非骨盆部位软骨肉瘤患者，瘤内切除可替代广泛切除且无明显不良后果。

1. 骨盆 / 骶骨

（1）初始治疗：对于任何病理分级的骨盆或骶骨软骨肉瘤患者，首选的初始治疗方案均为切缘阴性的广泛切除，因为外科边界的满意程度是影响骨盆 / 骶骨软骨肉瘤预后的最重要因素。

骨盆 / 骶骨软骨肉瘤患者的 10 年生存率在 51% ～ 88%，低于四肢软骨肉瘤的 10 年生存率。对于四肢的低级别软骨肉瘤患者，囊内切除肿瘤可以达到满意的治疗效果。但是，对于骨盆或骶骨的软骨肉瘤病例，即使病理分级为低度恶性，也必须选择切缘阴性的广泛切除。研究显示，中轴骨及骨盆软骨肉瘤患者在获得满意外科边界的广泛切除后 10 年总生存率及无事件生存率为 61% 和 44%；而切缘阳性患者的 10 年总生存率及无事件生存率仅为 17% 和 0。在肿瘤局部控制方面，切缘阴性的广泛切除优于囊内刮除。因此即使是低度恶性的骨盆 / 骶骨软骨肉瘤也不宜采用刮除术。

对于骨盆软骨肉瘤患者，肿瘤发生的部位同样影响预后。骨盆Ⅰ区（髂骨翼）未累及骶髂关节的软骨肉瘤预后较好，骨盆Ⅱ区、Ⅲ区、Ⅳ区的软骨肉瘤预后不良。另外，有研究显示外生性软骨肉瘤预后优于内生性软骨肉瘤。

骶骨软骨肉瘤发病率较低，国内外多为个案报道，对可切除病灶实施切缘阴性的广泛切除是降低复发率、提高长期生存率的有效方法。

（2）复发病例的处理：高级别骨盆软骨肉瘤

复发率高，复发病例是否接受二次手术需根据个体情况决定，部分患者可能从中受益。

骨盆软骨肉瘤复发率为 18% ～ 45%，初次手术外科边界的满意程度是最重要的影响因素。另一个影响复发的因素为肿瘤级别，高级别骨盆软骨肉瘤更容易复发。骨盆 / 骶骨软骨肉瘤复发患者接受外科治疗后复发的概率较高。局部复发与预后不良密切相关。

（3）切除方式的选择：骨盆软骨肉瘤切除方式的选择需充分考虑主要血管神经受累情况、周围软组织条件及肿瘤生物学行为等因素。

当体积巨大的骨盆软骨肉瘤累及主要血管神经，或复发、放疗等因素造成局部软组织条件不良的情况下应选择截肢。大多数研究结果显示，截肢和保肢手术获得满意外科边界的比例无统计学差异。另外，对于体积巨大的高级别软骨肉瘤，虽不伴远处转移的病例，也可以实施截肢术。

（4）肿瘤切除后的功能重建：对于低级别骨盆软骨肉瘤患者，在条件允许的情况下应进行恢复肢体功能的骨盆重建。接受保肢治疗的骨盆软骨肉瘤患者，可以获得较好的肢体功能。骨盆软骨肉瘤患者接受保肢治疗后的长期随访结果显示，48% ～ 92% 患者在末次随访时仍保留患肢，并依靠其行走。因此，对骨盆软骨肉瘤患者，肿瘤切除后一期完成功能重建很有必要。

骨盆Ⅲ区软骨肉瘤切除后一般无须重建，且术后功能较好；骨盆Ⅰ区、Ⅳ区软骨肉瘤切除后应重建骨盆环连续性。骨盆Ⅱ区（髋臼周围）软骨肉瘤切除后功能损失大，可采用人工假体重建。在国内，髋臼重建方法主要采用可调式人工半骨盆假体，其术后功能和并发症发生率优于国外的马鞍式假体、冰激凌假体。近年来，3D 打印技术在骨肿瘤外科中的应用不断增加，使肿瘤的切除和重建更加精准化、个性化，取得较好的临床效果。

由于多数软骨肉瘤患者生存期较长，肿瘤治愈率高，在选择重建方式时应兼顾内固定的持久性。在条件允许的情况下，可以选择瘤骨灭活再植、自体腓骨移植或异体半骨盆移植等生物重建。

骶骨部位的软骨肉瘤发病率低，是否重建取决于肿瘤的位置。对于低位骶骨（第 2、3 骶椎间盘以下）的软骨肉瘤，外科切除后无须重建；对于高位骶骨（第 2、3 骶椎间盘以上）的软骨肉瘤，外科切除后需重建骶髂关节连续性。

2. 四肢　肢体 1 级中央型软骨肉瘤初次手术可以采用囊内刮除治疗，这一方法可以保留更好的肢体功能，同时不会影响患者的生存率，对于出现局部复发的患者二次行扩大完整切除手术后仍可获得满意的局部控制率。有研究发现囊内切除辅助冷冻治疗，可以获得理想的临床效果。采用囊内刮除的另一个重要原因是 1 级软骨肉瘤和良性内生软骨瘤在临床表现、影像学检查，甚至病理组织学检查中都难以鉴别，以至于 2013 年 WHO 骨与软组织肿瘤分类标准已将 1 级软骨肉瘤归入交界性肿瘤范畴。肢体 1 级中央型软骨肉瘤初次手术采用囊内刮除治疗，局部复发率仅为 0 ～ 7.7%，MSTS 评分平均为 27 ～ 30 分。低级别外周型软骨肉瘤应手术完整切除，并争取切除的肿瘤表面有正常组织覆盖。

肢体高级别和透明细胞型软骨肉瘤应行足够广泛且边缘阴性的切除手术。

3. 脊柱

（1）初始治疗：对于脊柱软骨肉瘤患者，任何病理分级，首选初始治疗方案均为切缘阴性的广泛切除。脊柱软骨肉瘤的 5 年生存率在 33% ～ 71%，低于其他部位的软骨肉瘤。

对于脊柱软骨肉瘤，手术是目前最佳的治疗手段。全脊椎切除可以获得满意的外科边界，其中 en bloc 切除可以获得更好的局部控制率、更低的远处转移发生率及更长的总体生存期。同时，en bloc 切除的实施受到保护脊柱重要生理结构的制约，并非适用于所有的脊柱软骨肉瘤，主要适用于大多数 Tomita Ⅰ～Ⅳ型，部分Ⅴ、Ⅵ型，且需要术前周密的计划和较高的手术技术水平。如果 en bloc 切除涉及脊柱重要结构，可能无法实施，传统的手术干预配合术前、术中，乃至术后的辅助治疗就显得至关重要。

（2）颈椎：毗邻重要的血管、神经结构，复杂的解剖结构使 en bloc 切除很难实现。对于只有前侧或后侧侵犯的颈椎软骨肉瘤，在重要解剖结构不受明显影响的前提下，首选 en bloc 切除。对于前后侧皆有侵犯的颈椎软骨肿瘤，周密计划的经瘤分块切除配合辅助治疗的效果不亚于 en bloc

切除，且风险更低，应成为首选的治疗方式。对于无条件行全脊柱切除的颈椎软骨肉瘤，全病灶切除配合辅助治疗或行环椎骨切除术也能获得较长的无复发生存期及神经功能保留。

（3）胸椎：脊柱软骨肉瘤最常好发于胸椎，首选手术方案为 en bloc 切除。术中除了注意脊柱本身及其周围的脊髓、神经根等重要结构外，还需要注意胸腔内的重要结构。当椎体前方主动脉受累时，可行主动脉切除并置换术，以达到理想的切除边界。

根据肿瘤侵袭的情况，选择前路、后路或前后路联合手术。术中采用侧卧位可以一次性完成前后路操作，可以得到很好的术野暴露，降低了神经血管损伤的风险，减少了术中失血，缩短了手术时间。在手术过程中使用冷冻治疗，通过液氮形成的低温，从细胞层面杀伤肿瘤细胞，可有助于肿瘤切除更加彻底。

（4）腰椎：腰椎软骨肉瘤的首选手术方案仍是 en bloc 切除。同样可根据肿瘤侵袭的具体情况，选择前路、后路或前后路联合手术。如果条件允许，可选择一侧卧位的手术体位，一次性完成前后路操作，以期更好的预后。

（5）复发病例的处理：高级别脊柱软骨肉瘤复发率高，复发病例是否接受二次手术需根据个体情况决定，部分患者可能从中受益。脊柱软骨肉瘤患者在接受 en bloc 切除，获得满意外科边界的情况下，局部复发率远低于未接受 en bloc 切除的患者，局部复发与预后不良密切相关。有限的研究显示，二次手术可能会提高患者生存率。在处理复发病灶时，手术结合植入 ^{125}I 可有效预防复发。

（6）肿瘤切除后的功能重建：对于脊柱软骨肉瘤，在条件允许时选择 en bloc 切除术后，一期功能重建是必需的，重建包括脊椎重建及软组织重建。脊柱重建方法包括采用纳米羟基磷灰石 / 聚酰胺 66 笼、钛笼结合植骨、自锁式人工椎体假体、3D 打印人工椎体假体等。软骨肉瘤患者生存期较长，肿瘤治愈率高，在选择重建方式时应兼顾内固定的持久性。

（二）内科治疗

1. *化疗*　软骨肉瘤对化疗不敏感，特别是经典型软骨肉瘤。化疗主要用于区分软骨肉瘤和间叶型软骨肉瘤。

软骨肉瘤的化疗原则如下所述。①传统软骨肉瘤（1～3级）：没有已知的标准化疗方案，环磷酰胺和西罗莫司用于高度恶性软骨肉瘤全身性复发；②间叶型软骨肉瘤：按照尤因肉瘤化疗方案进行，化疗药物以多柔比星、长春新碱、环磷酰胺、依托泊苷和异环磷酰胺为主；③去分化软骨肉瘤：按照骨肉瘤治疗方案进行，化疗药物以多柔比星、顺铂、甲氨蝶呤和异环磷酰胺为主。

软骨肉瘤应用蒽环类药物为主的化疗后，RECIST 评估的客观反映率分别为间叶型软骨肉瘤 31%，去分化软骨肉瘤 20.5%，经典软骨肉瘤 11.5%，透明细胞软骨肉瘤 0。回顾性研究显示，顺铂、多柔比星的辅助化疗可提高去分化软骨肉瘤患者的生存率；但是，这一结果未被其他研究证实，仍有待进一步验证。对于间叶型软骨肉瘤，辅助化疗可提高该亚型软骨肉瘤患者的生存率，且在年轻患者中应用的效果更好。目前尚无前瞻性随机试验的证据，化疗在软骨肉瘤治疗中的作用还没有得到确认。

2. *镇痛治疗*　患者主诉是疼痛评估的金标准，镇痛治疗前必须评估患者的疼痛强度。疼痛评估首选数字疼痛分级法，评估内容包括疼痛的病因、特点、性质、加重或缓解因素、疼痛对患者日常生活的影响、镇痛治疗的疗效和不良反应等，评估时还要明确患者是否存在肿瘤急症所致的疼痛，以便立即进行相应治疗。

持续有效地缓解疼痛是软骨肉瘤治疗的重要策略。镇痛药物治疗应遵循 WHO 癌症三阶梯镇痛治疗基本原则，即口服及无创途径给药、按阶梯给药、按时给药、个体化给药、注意具体细节。针对患者不同的疼痛程度选择不同阶梯的镇痛药物。轻度疼痛（VAS 评分 1～3 分）：非甾体消炎镇痛药 ± 辅助用药；中度疼痛（VAS 评分 4～6 分）：弱阿片类镇痛药＋非甾体消炎镇痛药 ± 辅助用药；重度疼痛（VAS 评分 7～10 分）：强阿片类镇痛药＋非甾体消炎镇痛药 ± 辅助用药。非甾体抗炎镇痛药及阿片类镇痛药是缓解骨转移疼痛的主要药物，辅助用药包括抗抑郁药、抗惊厥药、糖皮质激素类等药物，并注意关注镇痛药物的不良反应。

（三）放射治疗

软骨肉瘤对放疗不敏感，对于高度恶性肿瘤或肿瘤难以切除的患者，放疗可作为一种不完全切除术后或缓解肿瘤复发患者症状的治疗方法。

软骨肉瘤放疗原则：颅底肿瘤，术后放疗或不可切除病灶放疗：＞ 70Gy 专业技术放疗；颅外病灶，考虑术后放疗（60 ～ 70Gy），尤其针对存在肿瘤细胞相近或切缘阳性的高度恶性 / 去分化 / 间叶亚型；不可切除的病例可考虑大剂量专业技术放疗。

对于接受手术治疗但无法达到广泛切除的颅外高风险软骨肉瘤，术前或术后放疗作为一种辅助治疗手段，可以减少局部复发及延长复发发生时间。对于间叶型软骨肉瘤患者，辅助性放疗可以降低局部复发率。对于低度恶性颅底及颈椎软骨肉瘤患者，质子束放疗或质子 + 光子束放疗可减少肿瘤局部复发及延长生存期，肿瘤局部控制率可达 90% 以上。碳离子放疗也被报道对颅底或不可切除的软骨肉瘤有较高的局部控制率。立体定向放疗可用于颅底软骨软肉瘤术后的辅助治疗。

（四）其他治疗

1. *介入治疗*　为减少手术出血，术前可通过选择性或超选择性动脉造影，明确肿瘤血供，并选用合适的栓塞材料进行封堵；或术中采用球囊置入、临时阻断技术。

2. *射频治疗*　可用于软骨肉瘤肺转移瘤除外科手术切除之外的局部微创治疗。另外，对于无法手术切除的软骨肉瘤患者，为缓解症状、减轻肿瘤负荷，可采用射频方法进行姑息治疗。

（五）顶层设计

目前，软骨肉瘤的治疗策略总体以手术治疗为主。对于可切除的、低级别、间室内的肢体软骨肉瘤，应选择单纯广泛切除或瘤内切除加用辅助治疗。对于可手术切除的，无论级别高低的骨盆、骶骨、脊柱部位的软骨肉瘤，高级别的肢体软骨肉瘤，透明细胞型软骨肉瘤，间室外的软骨肉瘤，均应选择切缘阴性的广泛切除。广泛性切除应通过保肢或截肢达到外科边缘阴性。

对于不可手术切除的高级别或低级别软骨肉瘤，放疗可作为不完全切除术后或缓解症状的治疗方法。术后质子束或结合光子束放疗可能对肿瘤部位不易切除的患者（尤其是颅底及中轴骨软骨肉瘤）有效。

对于未分化软骨肉瘤应等同于骨肉瘤、间叶型软骨肉瘤应等同于尤因肉瘤，采用新辅助化疗 + 手术 + 化疗的新辅助治疗模式。

对于复发病例，若病变可切除，可通过广泛切除来治疗；若达不到广泛切除的要求，应考虑采取放疗或再手术达到切缘阴性；若病变不能切除，可采取放疗。高度恶性软骨肉瘤全身复发时，可联合使用西罗莫司和环磷酰胺。

要点小结

- 病理学分级与肿瘤部位是决定软骨肉瘤治疗方式的最重要因素。
- 对于肿瘤体积较大或累及中轴骨的软骨肉瘤患者，切缘阴性的广泛切除是首选初始治疗。
- 除手术外，其他治疗方法的效果缺少足够的证据支持，仍需进一步研究。

【康复随访及复发预防】

（一）总体目标

软骨肉瘤年发病率约为 1/200 000，人群发生率相比常见肿瘤较低，早期应加强各级医院诊疗规范，避免漏诊；对于可手术切除的患者，在确定病理的情况下应尽可能切除彻底，定期随访观察，减少复发率；对于难以彻底切除或全身多发转移患者，应延长其生存期，提升患者生活质量。

（二）整合管理

1. 建立患者完善的信息档案。

2. 制订软骨肉瘤患者多级医院转诊标准。

3. 明确影像学及病理学诊断，MDT 团队要密切沟通，保证诊断正确率。

4. 可行手术切除的患者应尽可能地选择合适的切除术式，彻底切除，控制复发率；难以彻底切除的患者应适当行其他治疗，改善预后。

5. 强化患者健康宣教，提高患者积极治疗自信心。

（三）严密随访

对于软骨肉瘤，目前临床上尚以手术治疗作为最常见的整合治疗方案，定期的术后复查必不可少。软骨肉瘤生长缓慢，复发率高且可多次复发，大部分对放化疗敏感度差。经典型1、2、3级软骨肉瘤的5年生存率分别为90%、81%和29%，而肺转移率分别为0、10%和66%。

对于低度恶性或间室内软骨肉瘤，最初2年，每6～12个月进行1次体格检查、胸部CT，以及病变部位X线检查、CT检查或（和）MRI检查，之后改为每年1次。出现局部复发的，如果可切除，可继续行广泛切除。对于切缘阳性，可考虑放疗或再次手术获得外科阴性边界。对于切缘阴性的，继续观察。复发病灶不可切除者，建议放疗。

对于高度恶性（2～3级）、透明细胞、间室外软骨肉瘤，随访内容包括体格检查，原发部位影像学检查。前5年每3～6个月行胸部CT检查，之后每年1次，至少为期10年。出现局部复发时，对于可切除的病灶继续行广泛切除，切缘阳性的建议放疗或再次手术获得阴性外科边界。对于切缘阴性的，继续观察。不可切除的病灶建议行放疗。对于全身转移的患者，首选临床试验或应用环磷酰胺及西罗莫司，也可选择手术切除。

（四）常见问题处理

一般认为，软骨肉瘤尤其是经典型软骨肉瘤对于放疗及化疗均不敏感。但结合最新文献报道，对于高度恶性肿瘤或肿瘤难以切除的患者，放疗可作为一种不完全切除术后或缓解症状的治疗方法。其放疗原则如下。①颅底肿瘤：术后放疗或不可切除病灶放疗，＞70Gy专业技术放疗；②颅外病灶：考虑术后放疗（60～70Gy），尤其针对存在肿瘤细胞相近或切缘阳性的高度恶性/去分化/间叶亚型；不可切除的病例考虑大剂量专业技术放疗。就化疗而言，对于传统软骨肉瘤（1～3级）没有已知的标准化疗方案，环磷酰胺和西罗莫司用于高度恶性软骨肉瘤全身性复发的疗效尚需证实。而对于间叶型软骨肉瘤，可遵从尤因肉瘤化疗方案；对于去分化软骨肉瘤，可遵从骨肉瘤化疗方案。

（五）积极预防

1. 筛查　exostosin糖基转移酶基因（*EXT1*或*EXT2*）的阳性激活可能与骨软骨瘤变异为软骨肉瘤有关；约50%的软骨肉瘤和几乎所有的内生软骨瘤病和马富奇综合征患者存在异柠檬酸脱氢酶（IDH1或IDH2）突变；此外，IHH/PTHrP通路、PI3K–Akt–mTOR通路、视网膜母细胞瘤（Rb）通路等也可能和相关类型的软骨肉瘤存在相关性。然而上述软骨肉瘤的基因筛查相比于其他较为成熟的肿瘤基因筛查仍存在较大差距，相关结论的正确性及普遍成立性仍有待进一步证实。

2. 预防　外周型软骨肉瘤多继发于良性病变，如骨软骨瘤等。继发性软骨肉瘤最常继发于骨软骨瘤恶变、遗传性多发骨软骨瘤、内生软骨瘤病和马富奇综合征的恶变，另外佩吉特病、滑膜软骨瘤病等可继发软骨肉瘤，放射后也可导致软骨肉瘤。因此上述疾病患者为软骨肉瘤高危人群，若出现疼痛或进行性增大的包块应尽快进行影像学检查，除外软骨肉瘤。此外，避免接触一些有毒致癌物质，提高机体免疫力可能在一定程度上有益于预防原发性软骨肉瘤。

要点小结

- 软骨肉瘤目前尚无有效的预防措施，对确诊软骨肉瘤的患者，在病理明确的情况下，以手术切除为主要治疗方式。术后积极随诊观察局部有无复发及肺转移是重中之重，对于复发患者可考虑再行手术切除，对于特定有效的不可彻底切除的患者，再考虑放疗或化疗。
- 骨软骨瘤恶变、内生软骨瘤病和马富特综合征的恶变者为骨软骨瘤高危人群，应及时进行影像学检查，必要时考虑行活检。
- 对于原发性骨软骨瘤患者，各级医院应具备一般的诊疗经验，避免漏诊或误诊。

软骨肉瘤是一种常见的原发恶性骨肿瘤，手术是其主要的治疗方法。目前，在软骨肉瘤的诊治过程中仍存在一些问题，如术前对肿瘤进行准确的病理学分级仍然具有一定的挑战性，化疗、放疗仅适用于一些特殊组织亚型或特殊治疗病例，治疗方法相对较少，缺乏专门针对软骨肉瘤的靶向药物。对软骨肉瘤发生、发展的分子机制进行深入研究，探索新的治疗方案已经成为亟待解决的问题。因此，在软骨肉瘤诊治方面有以下展望。

提高认识、规范治疗。与其他癌种相比，软骨肉瘤发生率相对较低，对其认识相对较少，存在漏诊、误诊、误治的情况。通过提高各级诊疗机构对软骨肉瘤的认识、规范软骨肉瘤的治疗，做到早发现、早诊断、早治疗、规范治疗，提高软骨肉瘤的治疗效果。

加强多学科整合诊疗协作。软骨肉瘤的诊断和治疗是一个多学科的问题，需要多学科协作。软骨肉瘤的诊断需要临床、影像、病理三者相结合，治疗则需要骨肿瘤外科、放疗科、化疗科、康复科、心理科等多个科室共同合作，加强多学科合作有助于提高软骨肉瘤的整合诊治水平。

推进新药的研发、应用。对软骨肉瘤的发生、发展的分子机制进行深入的研究，研究针对软骨肉瘤治疗的靶向药物，丰富治疗方法，改善治疗预后。

个体化精准治疗的应用。根据基因测序、免疫评估及相关检测等方法，对个体针对性的使用精准治疗方案，提高治疗效果。

要点小结

- 目前，软骨肉瘤的诊治仍然存在一些问题，提高认识、规范治疗，充分发挥各学科的作用，探索新的治疗思路和方法，将是软骨肉瘤诊治的发展方向。

（李建民）

【典型案例】

骨盆软骨肉瘤的整合性诊疗 1 例

（一）病例情况介绍

1. 基本情况　女性，47 岁，因“左髋部疼痛 1 年余”入院。患者近 1 年余无明显诱因出现左髋部疼痛，活动后加重，休息可缓解。外院就诊，行影像学检查，发现左侧髋臼、左侧髂骨病变，未行特殊治疗。为求进一步诊治，来诊。患者自发病以来，一般情况良好，饮食、睡眠正常，二便正常，体重无明显变化。

2. 入院查体　左侧髋部无明显畸形，皮肤无色素沉着，无浅静脉纡曲、怒张，局部未触及明显肿块，左侧腹股沟中点处深压痛，局部皮温正常，左髋关节“4”字试验（+），左下肢感觉、运动正常，足背动脉搏动正常。

3. 辅助检查　MRI 检查示左侧髋臼和髂骨 FS-T_2WI 类圆形高信号，内含点状低信号，边界尚清，周围骨质和软组织可见片状 FS-T_2WI 高信号，X 线检查可见左腹髋臼及髂骨溶骨性骨质破坏，周围骨质有硬化，CT 检查示左侧髋臼和髂骨骨质破坏，其内可见砂粒样钙化灶（图 12-2-1 ～图 12-2-3）。

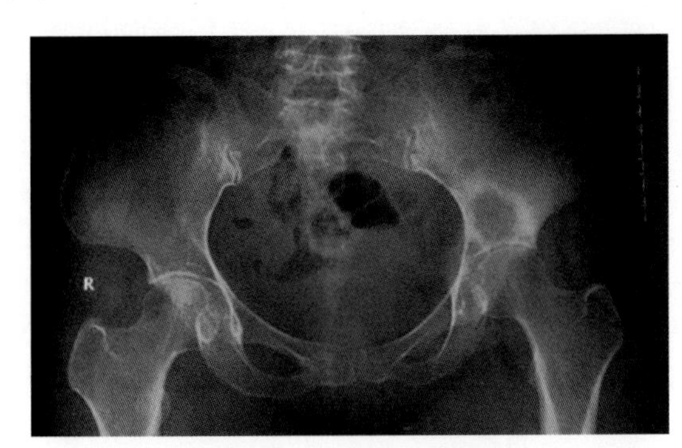

图 12-2-1　术前 X 线检查

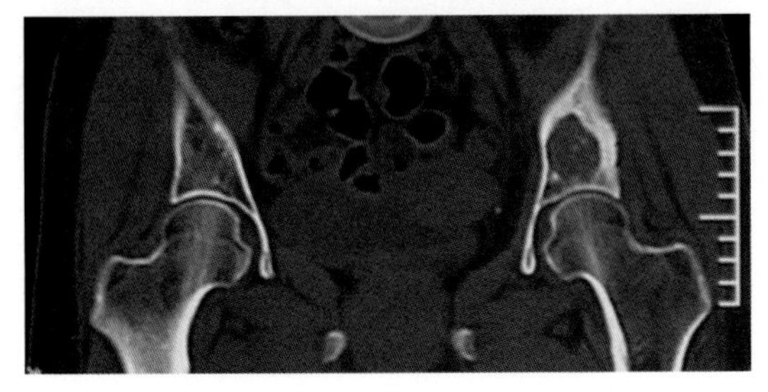

图 12-2-2　术前 CT 检查

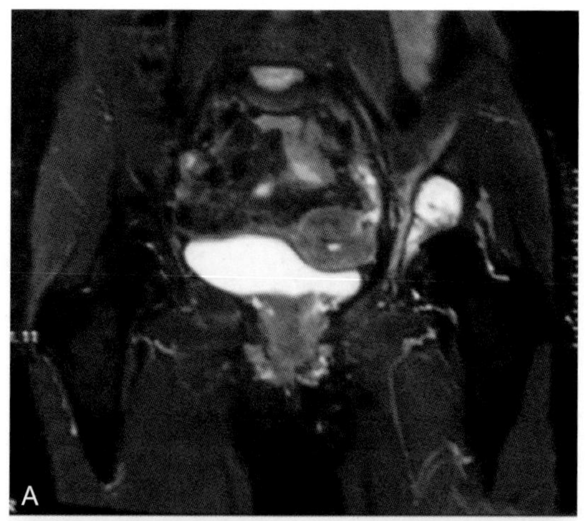

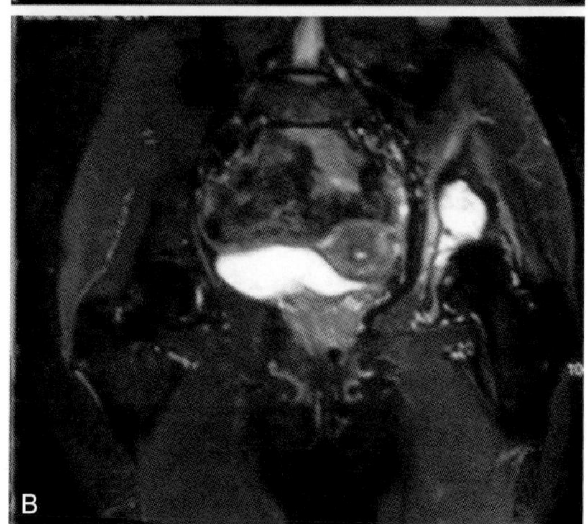

图 12-2-3 术前 MRI 检查

骨骼核素显像示左侧髋臼局限性显影剂高度浓聚灶（图 12-2-4）。

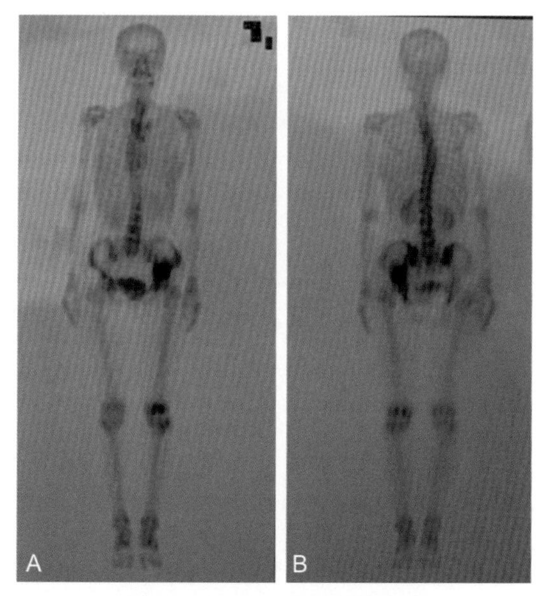

图 12-2-4 术前骨骼核素显像

4. 入院诊断 左侧骨盆肿瘤（Ⅰ区 + Ⅱ区）。

（二）整合性诊治过程

1. 关于诊断及评估

（1）MDT 团队组成：骨肿瘤科医生、影像科医生、病理科医生。

（2）讨论意见：具体如下。①骨肿瘤科医生：患者左髋部疼痛，病史较长，查体示局部压痛，影像学检查提示左侧髋臼和髂骨溶骨性病变，边界尚清，周围有硬化骨形成，MRI 示周围骨质和软组织异常信号，初步考虑为低度恶性肿瘤或良性肿瘤。②影像科医生：患者骨盆 X 线及 CT 平扫示左侧髋臼及髂骨区骨质破坏，可见溶骨病灶，周围见硬化成骨，病变内可见砂粒样肿瘤骨，MRI 检查示左侧髋臼和髂骨类圆形异常信号，边界尚清，周围骨质和软组织可见片状 FS-T_2WI 高信号，且骨核素显示单一部位的核素浓聚，结合患者年龄和发病部位，影像学考虑左侧骨盆低度恶性软骨源性肿瘤。下一步需行病理学检查，建议行穿刺活检，以明确诊断。完善检查后，行左侧髋臼、髂骨肿瘤穿刺活检。穿刺活检病理：左髋臼软骨组织增生伴轻度异型，考虑软骨源性肿瘤，倾向高分化软骨肉瘤（1 级），S100（+），Vimentin（+）。③病理科医生：根据患者穿刺活检标本镜下所见，考虑软骨源性肿瘤，细胞轻度异型，查见骨质破坏，因此病理诊断为高分化软骨肉瘤。

2. 关于治疗方案

（1）MDT 团队组成：骨肿瘤科医生、放疗科医生、化疗科医生。

（2）讨论意见：结合术前多学科整合会诊结果，初步诊断为左侧骨盆高分化软骨肉瘤（Ⅰ区 + Ⅱ区），该肿瘤对放疗、化疗敏感度较差，对于骨盆软骨肉瘤，首选的初始治疗方案为切缘阴性的广泛切除，且病变累及骨盆Ⅱ区，肿瘤切除后需重建。患者肿瘤侵犯范围较大，左侧髋臼、髂骨及周围软组织均受累，手术需经正常骨质和软组织切除肿瘤，达到广泛切除的边界要求。肿瘤切除后，为恢复肢体功能，选用半骨盆假体重建，同时应注重周围软组织的重建。

经周密术前计划，行左侧骨盆Ⅰ区、Ⅱ区肿瘤广泛切除 + 定制半骨盆假体重建术（图 12-2-

5），手术达到了切缘阴性的广泛切除。术后积极给予患者镇痛、预防血栓形成等治疗。术后常规病理结果显示：高分化黏液性软骨肉瘤，肿块直径 2mm。上切缘、下切缘、前切缘、后切缘、内侧切缘、外侧切缘均未查见肿瘤；免疫组化：S100（+），Ki-67 约 1%。骨盆高分化黏液性软骨肉瘤，已完成广泛切除和重建，术后无须进行放疗、化疗等辅助治疗。

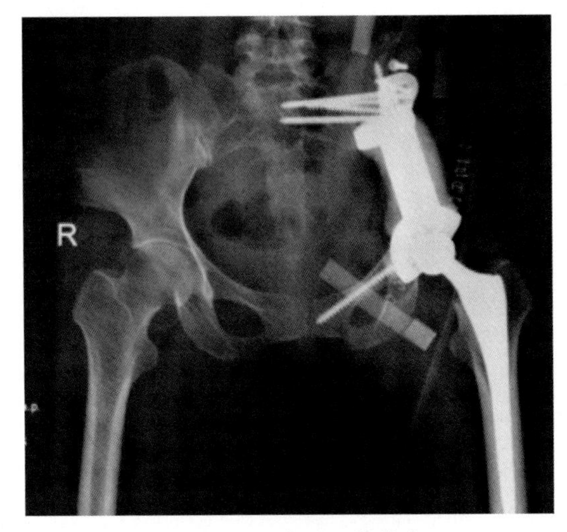

图 12-2-5　术后 X 线检查

3. 关于后续随访

（1）MDT 团队组成：骨肿瘤科医生、影像科医生、康复科医生。

（2）讨论意见：该病例病理考虑为高分化黏液性软骨肉瘤，手术切除彻底。术后 2 年内每 6 个月复查 1 次，复查内容包括体格检查、胸部 CT 和病变部位影像学检查；2 年后复查周期可改为每年 1 次。随访期间出现局部复发的，如果病灶可切除，可继续行广泛切除，如果不可切除，则建议放疗。为更好地恢复肢体功能，术后可进行循序渐进的康复训练。

术后 3 年该患者随访资料未见肿瘤复发征象，假体位置良好，无松动、断裂（图 12-2-6）。

（三）案例处理体会

目前，软骨肉瘤治疗方案以手术为主，放疗、化疗不敏感。术前根据影像学检查确定病变范围，明确病理学诊断，评估病理学级别。对于骨盆部位的高分化软骨肉瘤，初次治疗采用切缘阴性的广泛切除，可提高肿瘤局部控制率，改善预后。

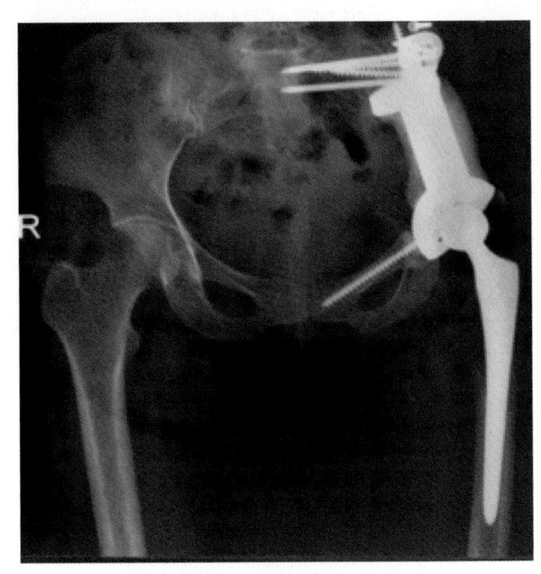

图 12-2-6　术后复查 X 线检查

本例中患者为累及左侧髂骨及髋臼区的高分化软骨肉瘤，病变范围较大，病理级别较低，可选择切缘阴性的广泛切除术，并注意肿瘤切除后，确保切除范围安全、重建髋关节功能等问题。此例高分化黏液性软骨肉瘤，广泛切除后可不进行放疗、化疗，但必须定期随访，密切观察。

（李建民）

参考文献

郭卫，邵增务，张伟滨，等，2018. 软骨肉瘤临床循证诊疗指南. 中华骨与关节外科杂志，11(4): 302-311.

强帅，李峰永，周宇，等，2019. 软骨肉瘤的诊疗进展. 现代肿瘤医学，27(12): 2195-2199.

Andreou D, Gilg MM, Gosheger G, et al, 2016. Metastatic potential of grade I chondrosarcoma of bone: results of a multi-institutional study. Ann Surg Oncol, 23(1): 120-125.

Andreou D, Ruppin S, Fehlberg S, et al, 2011. Survival and prognostic factors in chondrosarcoma: results in 115 patients with long-term follow-up. Acta Orthop, 82(6): 749-755.

Bindiganavile S, Han I, Yun JY, et al, 2015. Long-term outcome of chondrosarcoma: a single institutional experience. Cancer Res Trea, 47(4): 897-903.

Chen X, Yu LJ, Peng HM, et al, 2017. Is intralesional resection suitable for central grade 1 chondrosarcoma: a systematic review and updated meta-analysis. Eur J Surg Oncol, 43(9): 1718-1726.

Chow WA, 2018. Chondrosarcoma: biology, genetics, and epigenetics. F1000Res, 7: 1826.

Deckers C, Schreuder BHW, Hannink G, et al, 2016. Radiologic follow-up of untreated enchondroma and atypical cartilaginous tumors in the long bones. J Surg Oncol, 114(8): 987-991.

Ferguson JL, Turner SP, 2018. Bone cancer: diagnosis and treatment principles. Am Fam Physician, 98(4): 205-213.

Fromm J, Klein A, Baur-Melnyk A, et al, 2018. Survival and prognostic factors in conventional central chondrosarcoma. BMC Cancer, 18(1): 849.

Fugl HM, Jrgensen SM, Loft A, et al, 2012. The diagnostic and prognostic value of 18F-FDG PET/CT in the initial assessment of high-grade bone and soft tissue sarcoma. A retrospective study of 89 patients. Eur J Nucl Med Mol Imaging, 39(9): 1416-1424.

Gelderblom H, Hogendoorn PCW, Dijkstra SD, et al, 2008. The clinical approach towards chondrosarcoma. Oncologist, 13(3): 320-329.

Imai R , Kamada T , Araki N, 2017. Clinical Efficacy of Carbon Ion Radiotherapy for Unresectable Chondrosarcomas. Anticancer Res, 37(12):6959-6964.

Italiano A, Mir O, Cioffi A, et al, 2013. Advanced chondrosarcomas: role of chemotherapy and survival. Ann Oncol, 24(11): 2916-2922.

Juan GDP, Santiago ALC, Chebib I, et al, 2016. Intralesional versus wide resection of low-grade chondrosarcomas of the hand. J Hand Snrg Br, 41(4): 541-549.e5.

Kano H, Sheehan J, Sneed PK, et al, 2015. Skull base chondrosarcoma radiosurgery: report of the North American Gamma Knife Consortium. J Neurosurg, 123(5): 1268-1275.

Karpik M, Reszeć J, 2018. Low grade chondrosarcoma – epidemiology, diagnosis, treatment. Ortop Traumatol Rehabil, 20(1): 65-70.

MacPherson RE, Pratap S, Tyrrell H, et al, 2018. Retrospective audit of 957 consecutive 18F-FDG PET–CT scans compared to CT and MRI in 493 patients with different histological subtypes of bone and soft tissue sarcoma. Clin Sarcoma Res, 8: 9.

Mavrogenis AF, Angelini A, Drago G, et al, 2013. Survival analysis of patients with chondrosarcomas of the pelvis. J Surg Oncol, 108(1): 19-27.

Mermerkaya M, Bekmez S, Karaaslan F, et al, 2014. Intralesional curettage and cementation for low-grade chondrosarcoma of long bones: retrospective study and literature review. World J Surg Oncol, 12(1): 336.

Mery B, Espenel S, Guy JB, et al, 2018. Biological aspects of chondrosarcoma: Leaps and hurdles. Crit Rev Orcol Hematol, 126: 32-36.

Nota SPFT, Braun Y, Schwab JH, et al, 2015. The identification of prognostic factors and survival statistics of conventional central chondrosarcoma. Sarcoma, 2015: 1-11.

Qian X, 2018. Updates in Primary Bone Tumors: Current Challenges and New Opportunities in Cytopathology. Surg Pathol Clin, 11(3):657-668.

Riedel RF, Larrier N, Dodd L, et al, 2009. The clinical management of chondrosarcoma. Curr Treat Options in Oncol, 10(1/2): 94-106.

Sahgal A, Chan MW, Atenafu EG, et al, 2015. Image-guided, intensity-modulated radiation therapy (IG-IMRT) for skull base chordoma and chondrosarcoma: preliminary outcomes. Neuro Oncol, 17(6): 889-894.

Stevenson JD, Laitinen MK, Parry MC, et al, 2018. The role of surgical margins in chondrosarcoma. Eur J Surg Oncol, 44(9): 1412-1418.

Verdegaal SHM, Bovée JVMG, Pansuriya TC, et al, 2011. Incidence, predictive factors, and prognosis of chondrosarcoma in patients with ollier disease and maffucci syndrome: an international multicenter study of 161 patients. Oncologist, 16(12): 1771-1779.

Zoccali C, Baldi J, Attala D, et al, 2018. Intralesional vs. extralesional procedures for low-grade central chondrosarcoma: a systematic review of the literature. Arch Orthop Trauma Surg, 138(7): 929-937.

第三节 尤因肉瘤

• 发病情况及诊治研究现状概述

尤因肉瘤（Ewing's sarcoma）是第二位常见的原发性恶性骨肿瘤，发病率仅次于骨肉瘤，占所有原发性骨肿瘤的 6% ～ 8%。James Ewing 于 1921 年首先对该肿瘤进行了详细的描述，因此该肿瘤命名为尤因肉瘤。美国的尤因肉瘤发病率为 1/100 万左右。该病的发病高峰年龄为 10 ～ 25 岁，中位发病年龄为 15 岁。文献报道在 10 ～ 19 岁的人群中，尤因肉瘤的发病率为（9 ～ 10）/10 万左右。男性略多于女性。免疫组化、细胞学及分子生物学研究结果表明，尤因肉瘤起源于原始的骨髓来源的间充质干细胞或神经嵴干细胞。在 X 线上，尤因肉瘤主要表现为受累骨的广泛骨皮质破坏，但不存在肿瘤性成骨。尤因肉瘤病理上为一种小圆细胞肿瘤，在光镜检查、电镜扫描及免疫组化检查中均表现为不同程度的神经内分泌分化表现。在分子病理学方面，尤因肉瘤标本中可以检测到比较特异的 EWS-ETS 融合基因。

以往对该类肿瘤的认识及命名存有争议。有学者认为应按照肿瘤向神经外胚叶分化的程度来区分，保留尤因肉瘤和 PNET 的分别命名。而随着染色体易位和融合基因研究的进展，近年的文献中倾向于将原始神经外胚瘤、askin 肿瘤、骨外尤因肉瘤归为同一种肿瘤，称为尤因肉瘤家族肿瘤。

尤因肉瘤全身骨骼均可发病，但以四肢长骨多见，其中下肢骨约占 2/3。骨的尤因肉瘤最常见的发病部位为下肢、骨盆，胸壁、上肢和脊柱。扁骨中以髂骨和肋骨为多。骨外尤因肉瘤最常见的发病部位为躯干、四肢、头颈部和腹膜后。骨外尤因肉瘤发病年龄偏大，平均年龄为 20 岁，好发于大腿，骨盆周围及脊柱旁；而骨的尤因肉瘤更好发于骨盆及四肢长骨，平均年龄为 16 岁。

• 相关诊疗规范、指南和共识

- 尤因肉瘤肿瘤家族（ESFT）临床循证诊疗指南（2018 年），中国医师协会骨科医师分会骨肿瘤专业委员会
- NCCN 肿瘤临床实践指南：骨肿瘤（2021. V1），美国国家综合癌症网络

【全面检查】

（一）病史特点

疼痛是最常见的临床症状。病变刚开始发生时，甚至完全无症状。随着疾病的进展，患者可出现间断性疼痛，并逐渐表现为持续性疼痛及夜间痛。多数尤因肉瘤发展较快，到出现症状时肿瘤可以短时间明显增大。因此对确诊的尤因肉瘤

需要及时治疗。

（二）体检发现

1. 肿块　肿瘤的局部肿胀和肿块的形成一般晚于骨痛。多数患者在出现明显局部肿块之前一段时间会有骨痛症状。膝关节周围尤其是胫骨肿瘤因为位置表浅，患者常因出现肿块就诊。位于骨盆、股骨近端的肿瘤因为周围肌肉组织丰厚，因此肿瘤常长到很大才发现。而位于骨盆、骶骨的肿瘤可以生长到很大，甚至出现直肠、膀胱的压迫症状。

2. 触痛和压痛　病变发展到比较明显的阶段患者可出现明显的触痛及肿瘤部位的压痛。

3. 功能障碍　发生于关节周围的尤因肉瘤，因为疼痛等原因，导致患者关节屈伸及旋转功能受限，关节活动度减小。发生于长骨的肿瘤可致跛行、关节僵硬，伴有关节积液等症状。发生于重要神经周围骨骼的尤因肉瘤，可以累及邻近的神经，导致神经支配相应区域的麻木、放射性疼痛及功能障碍。发生于骨盆的尤因肉瘤疼痛可影响髋关节活动及导致下肢的放射痛；发生于脊柱的病变可导致相应部位的神经放射痛，甚至截瘫。累及肢体长骨的肿瘤可以出现病理性骨折。

4. 其他　发热是尤因肉瘤一个比较常见的特征，常见于肿瘤生长迅速、瘤体较大的患者。发热的主要原因为肿瘤生长迅速伴有明显出血、坏死所致。尤因肉瘤发展到晚期阶段，可出现明显消瘦、贫血等恶病质表现。出现肺转移患者可出现刺激性咳嗽、咯血。出现胸腔积液患者可见进展的呼吸困难。

（三）实验室检查

常规实验室检查血、尿、粪常规及生化检查及凝血功能等。部分患者实验室检查可以发现乳酸脱氢酶、C反应蛋白（C-reactive protein，RP）、红细胞沉降率及白细胞升高。乳酸脱氢酶水平的升高是尤因肉瘤常见的有意义的实验室检查，研究表明，治疗前的乳酸脱氢酶的水平是有意义的独立预后因素。治疗前血清乳酸脱氢酶水平明显升高的患者复发和转移率更高，总体生存率和无病生存期明显缩短。

（四）影像学检查

1. X线检查　是尤因肉瘤影像学检查最基本的方法。其主要优点是非常直观地将肿瘤从整体上反映出来。尤因肉瘤X线表现为边界不清的溶骨性破坏病灶。穿凿样、虫蚀状骨质破坏伴葱皮样的骨膜反应是尤因肉瘤典型的影像学表现。早期在X线片上，尤因肉瘤表现为筛孔样或小斑点状骨破坏。随着疾病的发展，病灶逐渐扩大或相互融合，进而表现为穿凿样或虫蚀样骨破坏。虽然肿瘤细胞本身并不产生骨基质，但约10%的患者肿瘤分泌的因子可以刺激周围宿主骨产生钙化。位于长骨的尤因肉瘤通常可见骨膜反应。葱皮样骨膜反应是尤因肉瘤比较有特征性的征象，也可表现为针状、放射状及Codman三角。

2. CT检查　可以显示骨质破坏的情况，软组织肿块的大小和范围。肿块密度通常不均匀，病灶内钙化不常见。病灶内可以出现坏死或出血灶。增强CT检查可以显示肿瘤血供情况，并可判断肿瘤和血管的关系，以便制订整合治疗方案和判断预后。胸部CT是检查有无肺转移的最重要手段，可以发现肺部较小的病灶，为制订整合治疗方案的重要依据。

3. MRI　可以准确显示病变的范围，以及骺板是否被侵及等情况，是判断手术范围最重要的影像学检查。尤因肉瘤 T_1 为低到中等信号，T_2 为不均匀高信号，增强后肿瘤呈不均匀强化。脂肪饱和序列中的TWI动态增强有助于判断肿瘤和神经血管束的关系、软组织肿块的范围及骨内的侵犯范围。尽管CT检查和MRI检查有一定的重叠性，但文献认为两者对尤因肉瘤的检查有互补性，有助于整合治疗方案的制订。

4. 全身骨扫描　用于判断患者全身骨骼有无受累。少数尤因肉瘤患者可以出现多部位受累的情况。多数尤因肉瘤在骨扫描检查上表现为核素浓聚，但是骨扫描反映肿瘤及肿瘤周边的成骨活性，而尤因肉瘤肿瘤本身并不成骨，因此体积较大的尤因肉瘤可以出现肿瘤中心核素缺失的情况。

5. PET/CT　可以更好地评价肿瘤的侵袭程度、发现远处转移的病灶、判断肿瘤对治疗的反应、早期发现复发和转移病灶。PET/CT检查是一种功能显像，主要检查肿瘤的糖代谢情况，进而反映肿瘤的增生活跃程度。和骨扫描相比，PET/CT 在发现淋巴结转移、内脏转移、骨转移方面均有明显的优势，对骨转移的敏感度和特异度均高于骨扫描检查。PET/CT 对于小于 0.7cm 的病灶有着较低的空间分辨率，因此在判断较小的肺部病灶方面不如胸部薄层 CT 敏感。并且接近纵隔的病灶因受心脏和大血管血流的影响，PET/CT 在判断肺部有无转移病灶方面不如 CT 效果好。

（五）病理学检查

术前的组织学和分子病理学检查的标本主要通过活检获得。骨肿瘤的活检应该在完成患者的病史采集、体格检查、影像学检查的基础上尽早进行。活检之前需要经过 MDT 团队讨论以制订活检方案。肿瘤的术前活检非常重要，取材需要能满足最基本的病理分析，免疫组化分析，最好同时要满足分子病理学分析及可能的基因组学分析。现在开放手术活检已经逐渐被 CT 引导下的粗针穿刺活检取代，CT 引导下的活检可以选择穿刺影像学上最能反映肿瘤性质的部位活检，以保证活检效果。无论是进行穿刺活检还是切开活检，需遵循以下原则。

1. 遵循无菌原则，仔细止血，避免血肿污染。穿刺活检后应立即适当加压穿刺点 5 ～ 10min，切开活检要精确止血，缩小切口的边缘缝合距离，以备手术时连同瘢痕一同切除。

2. 穿刺或切开活检的部位要充分考虑到以后的手术方式及切口位置，以便将来手术时一同切除活检通道，减少术后复发的机会。

3. 活检的操作者应是参与最终手术方案制订及肿瘤切除手术、有一定经验的医生。

4. 活检前要明确肿瘤的取材部位，病变部位要既能代表肿瘤的活跃成分，又要避免活检对骨骼的干扰，避免活检术后发生病理性骨折。

5. 活检尽量通过一个间室进行，避免污染多个间室及血管神经束。

6. 取材量要足够，既满足基本的病理形态分析，也要满足免疫组化及可能需要进行的分子生物学分析。

（六）骨髓活检

影像学检查发现转移的患者有较高的骨髓浸润现象。进行骨髓活检可以早期发现潜在的尤因肉瘤骨转移。活检的部位通常为髂前上棘或髂后上棘，最好进行双侧的活检。通常认为，成年人尤因肉瘤骨髓活检并非必需，而儿童患者要求进行骨髓活检。随着 PET/CT 检查的出现，也有研究认为 PET/CT 对检查尤因肉瘤骨髓受累有着较高的敏感度，可以代替骨髓活检。

（七）尤因肉瘤的分子病理学诊断

在尤因肉瘤中，11 号和 22 号染色体易位形成的融合基因的检测是尤因肉瘤比较特异的分子学标记。其中以 EWS-FLI1 融合为最常见的形式，占所有融合方式的 85% ～ 90%。

要点小结

- 尤因肉瘤常见的临床表现包括疼痛、肿胀及功能障碍。肿瘤生长迅速的患者可出现发热，以及白细胞计数、红细胞沉降率及 CRP 增高。患者血清乳酸脱氢酶水平是尤因肉瘤有意义的实验室检查，治疗前乳酸脱氢酶的水平是有意义的独立预后因素。
- 尤因肉瘤的诊断需要临床、影像学和病理学三者相结合，影像学检查对肿瘤分期、手术方式及治疗方式的选择具有重要意义。
- 尤因肉瘤最常见的转移部位为肺，胸部 CT 为首选的筛查有无肺部转移的影像学检查。约 3% 的患者存在骨髓浸润，对肿瘤体积较大，出现其他部位转移的患者有较高的骨髓浸润情况。对肿瘤体积大的患者或有其他部位转移的患者可考虑进行骨髓活检或进行 PET/CT 检查对肿瘤进行分期。
- 术前活检是尤因肉瘤确诊的重要依据，活检要遵循一定的原则，由有经验的、准备参加最后肿瘤切除术的医生进行。大多数尤因肉瘤存在染色体易位，对诊断困难的患者可进行融合基因的检测进一步明确。

【整合评估】

（一）评估主体

尤因肉瘤整合诊疗的 MDT 团队成员包括骨肿瘤科、骨肿瘤化疗科、影像科、病理科、儿科、康复科等科室医生，以及护理团队、心理方面及社会活动等方面成员。根据肿瘤累及的范围和发展程度，其他的可能需要加入 MDT 团队的相关科室成员包括泌尿外科、妇科、胃肠外科等科室医生。

MDT 团队包括骨肿瘤外科、骨肿瘤化疗科、放疗科医生 1 名，影像科、病理科医生各 1～2 名。根据患者的年龄决定是否邀请儿科医生的加入。依据肿瘤累及的部位决定是否召集其他科室加入 MDT 团队。参加尤因肉瘤 MDT 团队的医生需要有一定资质和独立诊断和治疗的能力。参与手术治疗的医生原则上要求至少副高级以上职称。

（二）分期评估

骨肿瘤有多种分期方法，这些分期方法同样适用于尤因肉瘤。临床工作中两种分期方法比较常用。一种为美国癌症联合委员会（American Joint Committee on Cancer, AJCC）制订的 TNM 分期方法，该分期方法主要根据肿瘤的位置、大小、淋巴结转移情况、远隔转移情况及肿瘤的病理分期将肿瘤分为不同的分期。分期级别越高，表明预后越差。T 指肿瘤的大小，其中 Tx 是不能评估原发性肿瘤，T0 指没有原发性肿瘤的证据，T1 指肿瘤最大尺寸＜ 8cm，T2 指肿瘤最大尺寸＞ 8cm；T3 指原发骨部位不连续性肿瘤。N 代表淋巴结，Nx 指区域淋巴结不能被评估，N0 指癌症没有扩散到淋巴结; N1 指存在区域淋巴结转移。M 指肿瘤是否扩散到身体其他部位，其中 Mx 指不能评估远处转移。M0 指癌症没有转移；M1 指肿瘤已经扩散到身体的另一部分，其中 M1a 指肿瘤有肺转移，M1b 指出现骨转移或其他部位转移。G 是指肿瘤的病理学分级。骨肿瘤中常用 2 种分级，即低级别和高级别。根据上述情况，骨肿瘤的 TNM 分期见表 12-3-1。

表 12-3-1 骨肿瘤的 TNM 分期法

ⅠA 期	T1	N0	M0	低级别
ⅠB 期	T2～T3	N0	M0	低级别
ⅡA 期	T1	N0	M0	高级别
ⅡB 期	T2	N0	M0	高级别
Ⅲ期	T3	N0	M0	高级别
ⅣA 期	任何 T	N0	M1a	任何 G
ⅣB 期	任何 T	N1 任何 N	任何 M M1b	任何 G

尤因肉瘤外科治疗中，最常用的分期方法为肌肉骨骼肿瘤外科治疗的 Enneking 分期。该分期方法是根据肿瘤的恶性程度、肿瘤在间室内外的位置及有无转移将骨肿瘤进行分期，其主要目的是规范手术切除范围及临床治疗效果。Enneking 同时将骨与软组织肿瘤的切除范围定义为囊内切除、边缘切除、广泛切除及根治性切除（表 12-3-2）。对尤因肉瘤而言，以治愈为目的的外科手术需要达到广泛或者根治的外科边界。

表 12-3-2 Enneking 定义的骨与软组织肿瘤的外科切除方式

种类	切除平面	组织学结果
囊内切除	肿瘤内的小块减瘤术及病灶刮除术	切除边界残留肉眼可见的肿瘤组织
边缘切除	肿瘤包膜外的反应区内的整块切除	可能残留肿瘤卫星灶及“跳跃”灶
广泛切除	同一间室、反应区外正常组织整块切除	正常组织内可能存在“跳跃”灶
根治切除	间室外正常组织的整块切除	无残留病变

（三）疼痛评估

疼痛是尤因肉瘤最常见的症状之一。疼痛会导致患者身体功能的障碍，同时也作为生活质量的一个重要指标。临床常用的疼痛评估方法有以下 2 个。

1. 数字分级评分法（numeric rating scale, NRS） 将疼痛程度用用数字表示，按照程度分为0～10，患者根据个人疼痛的自我感觉选取其中一个数字。0为无痛，1～3为轻度疼痛，4～6为中度疼痛，7～10为重度疼痛。此方法简单易行，患者易于根据自身的情况进行识别和判断，因此在国际上较为通用。

2. *疼痛视觉模拟评分*（visual analogue scale，VAS） 患者使用一条长约10 cm的可滑动的尺子，一端为表示无痛的0分，另一端为表示难以忍受的最剧烈的疼痛的10分。同样患者根据自己的痛觉在线上标记出疼痛程度。刻度较为抽象，标记线时需要必要的感觉、运动及知觉能力。

其他的量表还包括简明疼痛量表等。所有的这些量表只能对疼痛进行定量评估，受患者主观情绪影响较大；仅反映当时的状况，对过去时间段疼痛反映不准确，不能全面反映生活质量。因此临床上要根据患者的具体情况进行镇痛治疗。

（四）病理评估

骨的尤因肉瘤不产生骨基质，肉眼表现为质软的实性肿块，切面呈灰白色或鱼肉状。肿瘤生长迅速，因此瘤内可现明显的坏死及囊性变。显微镜下尤因肉瘤表现为细胞含量丰富、形态单一的小圆细胞，肿瘤细胞通常被纤维结缔组织分隔成簇状或分叶状。尤因肉瘤肿瘤细胞边界不清，胞质比较透明，核多表现为均匀一致的圆形。细胞染色质细腻，核仁通常不明显。肿瘤细胞可形成典型的Homer Wright菊形团。化疗后的尤因肉瘤标本表现为修复性改变，肿瘤组织中有明显的疏松结缔组织，病变中可有明显坏死，甚至标本中无活细胞。化疗后肿瘤标本的评价在患者的预后评估中具有重要意义，肿瘤活细胞残留小于10%说明肿瘤对化疗比较敏感，患者的预后较好。

免疫组化检查结果是诊断尤因肉瘤的重要依据之一。95%的尤因肉瘤标本中可以出现弥漫的、强阳性的CD99表达。CD99对尤因肉瘤而言是一个比较敏感但非特异的染色指标。FLI1的免疫组化染色较CD99特异，但敏感度不高。有时胞质含中等量糖原，PAS染色阳性。另外，因为尤因肉瘤可以出现神经内分泌方向的分化，标本中可表现为S100、Vimentin阳性。

（五）精确诊断

1. *尤因肉瘤的诊断* 该病化疗前及术前诊断主要采用穿刺或切开活检的方法进行，对于复杂位置的病变需要在B超或CT引导下穿刺。

2. *尤因肉瘤的分期* 主要采用骨与软组织肿瘤的Enneking外科分期系统进行，同时要充分评估肿瘤的部位、大小、累及范围，以及手术彻底切除的可能性。如果进行手术，还要看对患者功能影响等情况，以制订合理的整合治疗方案。

3. *尤因肉瘤的分子诊断* 涉及22号染色体的q12 EWSR1融合基因的检测是诊断尤因肉瘤的重要依据（表12-3-3）。*EWSR1*基因为RNA结合蛋白TET家族（TLS/EWS/TAF15）成员。FLI1为DNA结合蛋白ETS家族成员。尤因肉瘤中，EWS-FLI1融合为最常见的形式，占所有融合方式的85%～90%以上，其他融合方式包括EWSR1-ERG等。采用RT-PCR对组织标本或采用FISH对石蜡包埋标本进行融合基因可以进一步确定尤因肉瘤的诊断。

表12-3-3 已发现的尤因肉瘤的融合基因

TET家族成员	ETS样癌基因家族成员	染色体易位
EWS	EWSR1-FLI1 #	t（11；22）（q24；q12）
	EWSR1-ERG *	t（21；22）（q22；q12）
	EWSR1-ETV1	t（7；22）（p22；q12）
	EWSR1-ETV4	t（17；22）（q12；q12）
	EWSR1-FEV	t（2；22）（q35；q12）
	EWSR1-NFATc2	t（20；22）（q13；q12）
	EWSR1-POU5F1	t（6；22）（p21；q12）
	EWSR1-SMARCA5	t（4；22）（q31；q12）
	EWSR1-ZSG	t（6；22）（p21；q12）
	EWSR1-SP3	t（2；22）（q31；q12）
TLS（或称为FUS）	TLS-ERG	t（16；21）（p11；q22）
	TLS-FEV	t（2；16）（q35；p11）

#最常见的融合方式，占所有融合方式的85%～90%。*第二常见的融合方式，占所有融合基因的10%左右。

要点小结

- 尤因肉瘤的诊断过程是多学科整合诊疗的过程，核心学科为骨肿瘤科、骨肿瘤化疗组、影像科、病理科等学科。根据患者的年龄及肿瘤部位决定是否邀请其他科室进行多学科协作。
- Enneking 分期为尤因肉瘤最常用的分期方法，其对确定肿瘤的整合治疗方案、预估肿瘤的预后有较好的作用。根据 Enneking 外科手术边界，理想的外科边界需要达到广泛切除。

【整合决策】

尤因肉瘤患者在治疗之前需要进行规范的术前检查和分期，以正确制订整合治疗方案及判断预后。进行活检后，要根据患者的具体情况决定治疗方案。现阶段，尤因肉瘤的主要治疗手段包括规范的化疗、手术治疗、放疗、大剂量化疗并干细胞解救及近年来发展的靶向药物等有机整合治疗手段。接受手术的患者，术后要对组织标本进行坏死率及肿瘤切除边缘分析，以判断肿瘤的预后。

（一）外科治疗

外科治疗是尤因肉瘤局部治疗最常用的手段。手术治疗的原则是达到边界良好的肿瘤切除，达到有效的局部控制，防止和减少肿瘤的转移。手术应尽可能多的保留肢体功能，提高患者的生活质量。为了正确选择手术方案，术前应对患者进行全面、认真的评价，根据患者的年龄、肿瘤的部位及大小和肿瘤毗邻的重要解剖组织结构的关系，决定采用何种个体化的整合手术方式。对于肢体的尤因肉瘤，保肢手术治疗依然是最常用的治疗措施。对于发生于肢体、手术边界控制良好的患者，手术切除肿瘤对于肿瘤局部的控制来说依然是首选的治疗手段。位于关节周围的尤因肉瘤可以进行肿瘤局部切除、关节置换。对于长骨中段的尤因肉瘤可进行肿瘤瘤段切除、灭活再植及异体骨移植等。对于切除后对功能没有明显影响的病变，如腓骨近端肿瘤、肋骨肿瘤等，可以直接局部切除。儿童患者放疗后会导致肢体严重畸形或短缩，通常采用手术治疗。对化疗不敏感，并且出现神经血管束受累及的患者，可以进行截肢治疗。对于外科手术可获得良好边界的骨盆尤因肉瘤，手术依然是最主要的治疗措施。肿瘤切除后的重建方式包括半骨盆假体置换、髋关节移位重建术、异体骨、自体骨移植等。对脊柱和骶骨的肿瘤手术还是放疗效果更好尚存争议。一般认为，手术治疗适合局部切除对功能没有严重影响的患者，而不可切除的肿瘤患者，或者切除后对功能影响非常明显的患者适合进行放疗。

（二）内科治疗

1. *尤因肉瘤的化疗*　化疗的出现极大提高了没有远处转移的尤因肉瘤患者的生存率。在没有应用化疗前，尤因肉瘤的 5 年生存率为 10% 左右，而近年局灶性尤因肉瘤 5 年生存率可以达到 70% ～ 80%。化疗一方面可以早期控制远处转移，另一方面可以明显缩小肿瘤，有利于保肢治疗。多数患者在就诊时已经有隐匿的转移病灶，因此规范的尤因肉瘤治疗首先要进行多药联合化疗。多药联合化疗用药通常包括长春新碱（vincristine，V）、多柔比星（adriamycin，A）、异环磷酰胺（ifosfamide，I）及 VP-16（etoposide，E）。部分化疗方案中包括环磷酰胺（cyclophosphamide，C）或放线菌素 D（dactinomycin）。多数研究认为，药物的剂量强度越高，治疗效果越好。现在国际上最常用的尤因肉瘤化疗方案包括 VAC 和 IE 交替方案、VAI 方案、VAIE 方案等。因为化疗药物对骨髓有明显的抑制作用，为提高治疗效果，尤因肉瘤需要进行大剂量化疗结合集落细胞刺激因子的应用，以减少化疗对骨髓的移植，减少粒细胞减少等严重毒副作用的发生。

2. *尤因肉瘤的靶向药物治疗*　与其他儿童恶性肿瘤相似，尤因肉瘤为所有恶性肿瘤中肿瘤突变负荷最低的一种肿瘤。针对尤因肉瘤靶向药物治疗的研究主要集中在以下几个方面：阻断融合蛋白和关键蛋白结合的靶向药物；抑制融合基因转录药物的开发；赖氨酸特异脱甲基酶 1（LSD1）抑制剂；Poly ADP 核糖体多聚酶 1（PARP-1）抑制剂；IGF1 及 mTOR 通路；酪氨酸激酶抑制剂及血管生成抑制剂等。

针对尤因肉瘤融合基因及其下游信号通路系统一直是靶向药物研究的重点，尤因肉瘤的标志性融合基因 EWS-FLI1 结合到胰岛素样生长因子 1（IGF1）的启动子并且诱导 IGF1 的表达，故尤因肉瘤细胞系和肿瘤标本中检测 IGF-1R 和 IGF1 均为高表达。针对 IGF-1 及其结合蛋白的抑制剂及其受体结合物均可作为靶向药物治疗的靶点。虽然临床前研究和 Ⅰ 期临床试验效果颇有前景，但5种药物的 Ⅱ 期临床试验在进展期尤因肉瘤中，客观缓解率（ORR）均不到 15%。如何增加肿瘤对 IGF-1R 抗体的敏感度成为目前研究的重点。

此外，针对血管内皮生长因子抗体（VEGFR）的小分子酪氨酸酶抑制剂（VEGFR-TKI）也是尤因肉瘤中研究较多的靶向药物。作为早期 TKI 类药物，伊马替尼的体外实验表明其抑制尤因肉瘤的生长需要较高的药物浓度，在 3 项针对尤因肉瘤的 Ⅱ 期临床试验中，其 ORR 均不到 5%。其中，COG 的一项 Ⅱ 期临床研究结果表明 24 例进展期的尤因肉瘤中，仅有 1 例患者使用伊马替尼后出现了部分反应（CR）。除伊马替尼外，一些新型 VEGFR-TKI 在尤因肉瘤中显示出较好的疗效，如 Regorafenib、Cobozantinib，其 ORR 均在 15% 以上。其中我国原研药物安罗替尼联合化疗药物伊立替康在尤因肉瘤进展期疗效较好，ORR 高达 60% 以上。

PI3K-Akt-mTOR 通路作为细胞内非常重要的信号转导途径，在细胞的生长、存活、增殖、凋亡、血管生成、自吞噬等过程中发挥极其重要的生物学功能。体外实验表明，mTOR 抑制剂可以引起细胞周期的停滞，并下调 EWS-FLI1 的表达。动物实验表明，mTOR 抑制剂联合 EWS-FLI1 反义寡核苷酸可以明显抑制肿瘤的发展。现阶段，mTOR 抑制剂联合其他药物在尤因肉瘤中的作用正在进一步研究中，如 Everolimus、Sirolimus。其中 Temsirolimus 联合 IGF-1R 的 3 个 Ⅱ 期临床试验显示，其 ORR 分别为 0、12% 和 15%。

另一种较常用的靶向药物为抗血管内皮生长因子的单抗。动物实验研究结果表明，贝伐珠单抗对尤因肉瘤有一定的抑制作用。但是，贝伐珠单抗联合化疗药物的一项 Ⅱ 期临床研究表明，该方案可产生较大的心脏毒性，因而限制药物的应用。

此外一些新型药物如 Eribulin、Trabectedin，以及 PARP 抑制剂 Olaparib、FAD 抑制剂 LSD1 等在尤因肉瘤的临床试验也正在进行。

（三）尤因肉瘤的放疗

尤因肉瘤是一种放疗敏感的肿瘤，放疗在不可切除的尤因肉瘤的治疗中起重要作用。放疗要注意可能引起骨骺异常发育及软组织损伤，导致关节功能异常，出现肢体畸形等并发症。另外，放疗后出现远期继发性恶性肿瘤。尤因肉瘤的放疗可以分为两种。一种为不可切除的尤因肉瘤的根治性放疗，放疗剂量为 60Gy，放疗的主要目的为杀灭所有肿瘤细胞以达到局部的无瘤状态。另一种为结合手术的辅助放疗手段，放疗剂量为 45Gy 左右。辅助放疗分为术前辅助放疗及术后辅助放疗。术前辅助放疗的目的为缩小肿瘤，以利于手术切除；术后辅助放疗应用于手术切缘病理学检查阳性的患者，以降低局部复发率。术后有肉眼残留的患者，文献推荐术野局部放疗剂量为 45Gy，肿瘤残留部位追加剂量为 10.8Gy。对切缘阳性即镜下残留的病灶，术野局部放疗的剂量为 45Gy，加残留部位 5.4Gy 的追加剂量。而对没有镜下残留的患者，可以不做放疗。随着医学的发展，调强放疗（intensity-modulated radiation therapy，IMRT）和质子放疗可以更多地保护周围组织和增加肿瘤的局部控制。影响放疗效果的因素包括患者的年龄及肿瘤的大小等因素。患者年龄大于 14 岁并且肿瘤直径大于 8cm 不利于肿瘤局部的控制。选择放疗时要注意继发性恶性肿瘤的可能。一项大规模的回顾性研究表明，接受剂量超过 60Gy 的患者术后发生继发性恶性肿瘤的发生率为 20% 左右。接受 48 ～ 60Gy 剂量放疗的患者，放疗后发生继发性恶性肿瘤的患者为 5% 左右，而接受低于 48Gy 的患者没有发生继发性恶性肿瘤。

（四）顶层设计

尤因肉瘤的治疗策略主要以放疗或手术治疗达到局部控制，同时全身化疗及靶向治疗防止肿瘤复发。靶向药物及免疫治疗可应用于难治性及复发性尤因肉瘤。对于手术可以达到理想边界、切除术后对患者的功能及生活质量无明显影响的尤因肉瘤，局部治疗以手术为主。对切缘阳性的患者需进行局部放疗以减少肿瘤局部复发。而对手术难以达到满意边界，切除后可能对患者躯体功能造成严重影响的尤因肉瘤，局部治疗以放疗为主。

尤因肉瘤为化疗高度敏感肿瘤，因此在局部治疗之前至少进行2～3个疗程的术前化疗。术前化疗的最主要目的包括消灭可能存在的微小转移灶及肿瘤有利于保肢。化疗后需要重新进行影像学检查对肿瘤进行再次分期。再次分期评估包括胸部及原发部位影像检查及PET扫描或骨扫描检查。

对于手术的患者，在肿瘤切除后需对手术切缘进行病理学评估，对切缘阳性的病例，术后需要进行术野的辅助放疗。同时需要进行术后化疗。化疗的周期为4～6个疗程，时长为28～49周。化疗方案根据术后病理学检查结果而定。对化疗效果较好的患者可继续使用原方案化疗，而对化疗效果不佳的患者，可考虑进行二线化疗方案。

局部复发的患者可根据肿瘤的具体情况再次手术。再次手术之前需重新对患者进行影像学评估。对重要血管神经束受累、难以达到良好切除边界的患者可进行截肢术。

要点小结

◆ 尤因肉瘤为化疗高度敏感肿瘤，如果身体状况允许，所有的患者均需采用。化疗包括确诊后的初始诱导化疗及局部治疗后的全身化疗。化疗可控制肿瘤的远处转移。VAC及IE交替的方案是尤因肉瘤的首选方案。

◆ 肿瘤的局部控制要根据患者的具体情况而定。肿瘤的部位、累及范围、患者年龄及肿瘤对治疗的反应均需要考虑。对预计可达到良好边缘的患者以手术切除为主。而对肿瘤巨大，预计难以达到良好的边界或切除后对患者功能有严重影响的患者，局部治疗以放疗为主。对于切缘阳性或外科边缘非常邻近的患者，建议在化疗的基础上增加术后放疗。

【康复随访及复发预防】

（一）总体目标

尤因肉瘤康复随访及复发的预防和随访主要目标为检测患者的术后功能情况及早发现术后的远期并发症的发生及可能出现的复发和转移病灶。

（二）整合管理

1. 调整患者免疫力，均衡营养，适当补充可增加患者免疫力的维生素如维生素A、维生素C及微量元素锌、硒等。适当补充蛋白质、减少油腻多盐饮食，避免烟酒。

2. 适度劳逸：在身体情况允许的前提下，适当增加活动量和患肢功能锻炼，避免肢体失用性萎缩及骨质疏松。

3. 心理健康：积极面对疾病带来的挫折，培养一些兴趣和爱好，适度减压，以保证健康的心境。

4. 人文关怀：疾病诊断初期，患者会有一个诊断否认及恐惧的时期，需要医护人员及患者家属对患者积极沟通，帮助患者克服恐惧心理及树立战胜疾病的信心。在疾病治疗过程中，会出现放疗、化疗及手术等治疗手段带来的毒副作用及并发症，使患者焦虑加重，或出现淡漠的心态，进而放弃治疗。医护人员在做各种治疗之前和期间，要认真做好解释工作，克服患者的焦虑心理，同时鼓励患者配合治疗。

（三）严密随访

尤因肉瘤的随访贯穿患者治疗的始终。在患者就诊时，即开始建立良好的患者档案，包括患者的身高、体重、出生年月等基本信息。同时要记录好患者的诊断、影像学检查结果、化疗用药及剂量、化疗过程中的毒副作用等。术前化疗后的评估结果及和治疗初始评估结果的对比情况。治疗结束后，需每3个月进行原发部位的体格检查、影像学检查及胸部CT检查，并同时进行血常规及其他实验室检查，可考虑应用PET扫描或骨扫描进行监测。24个月后体格检查、胸部CT和局部影像检查的间隔可延长至6个月。5年后延长至每年1次。

（四）常见问题处理

尤因肉瘤治疗后随访过程中的主要问题是局部复发和远处转移。最常见的转移部位为肺，其次为骨骼、肝、脑等。尤因肉瘤在就诊时已经出现转移的患者约25%。文献报道初治时存在转移的患者5年无病生存率为28%左右。多发骨转移及多脏器转移为预后不良因素。

转移的尤因肉瘤的治疗包括手术、放疗和化疗等。化疗方案和没有转移尤因肉瘤类似，二线方案包括伊立替康结合替莫唑胺、吉西他滨结合多西他赛、环磷酰胺结合拓扑替康等。肺外转移的患者可行放疗和化疗的整合治疗。转移性尤因肉瘤的其他治疗方案包括大剂量化疗结合干细胞移植等。欧洲尤因肉瘤治疗协作组进行的一项研究表明，对初治的播散转移的尤因肉瘤患者进行长春新碱、异环磷酰胺、多柔比星和VP-16大剂量化疗结合干细胞移植，患者的3年无病生存率及总生存率分别为27%和34%。

80%的尤因肉瘤术后复发和肺转移出现在2年之内。治疗后出现复发或者转移的患者提示预后不佳。文献提示初次治疗失败的患者再次治疗后5年生存率仅为10%左右。

治疗前要明确肿瘤复发的部位、有无多发转移、既往治疗的情况及患者的具体要求。因为这部分患者均进行过一线方案的治疗，因此对这部分患者的化疗多数需要调整。尤因肉瘤的二线化疗方案如上所述。对于出现肺转移的患者可以考虑在全肺放疗的基础上进行转移病灶的切除。除了可以考虑进行大剂量化疗结合干细胞移植外，可以使用靶向药物及免疫治疗。

（五）积极预防

尤因肉瘤为儿童和青少年常见疾病，在预防过程中，首先要加强儿童及青少年监护人的健康宣教工作，及早发现疾病，及早治疗。加强基层医院对尤因肉瘤的认识及诊疗规范的普及，避免漏诊和误诊。对患者进行术后康复及定期复查的指导，及早发现术后远期的并发症及可能出现的复发和转移，提高患者的术后功能，增加治愈率。

（六）尤因肉瘤的预后

近年来随着治疗手段的进展，尤因肉瘤的治疗效果有明显的改善。1975～2010年，儿童恶性肿瘤患者的死亡率下降了50%左右。对于15岁以下的尤因肉瘤患者，5年生存率自59%提高到78%左右，对于15～19岁的尤因肉瘤患者，5年生存率自20%提高到60%左右。

影响尤因肉瘤预后的主要因素有两个。其一为治疗前存在的因素，其二为对肿瘤对初始治疗反应。治疗前因素包括肿瘤部位、肿瘤体积。肿瘤位于肢体远端的患者预后好于位于肢体近端，肿瘤位于肢体近端的患者预后好于位于脊柱及骨盆部位的肿瘤患者。肿瘤体积大于100ml或肿瘤直径大于8cm为预后不良因素。患者的年龄和预后也有一定影响。研究表明小于15岁的儿童和青少年患者预后好于15岁以上的患者。女性患者的预后略好于男性患者。血清乳酸脱氢酶也和预后有关系。血清乳酸脱氢酶升高和肿瘤体积大、远处转移有一定相关性，因此对预后有一定影响。远处转移预示预后不良。肺外转移预后更差。

肿瘤对化疗的反应程度和预后有相关性。多项研究表明，化疗后肿瘤完全坏死的患者预后明显好于化疗后有细胞残留的患者。女性患者和年轻患者肿瘤化疗后有较高的肿瘤坏死率。使用PET扫描的患者，化疗后PET摄取值明显下降的患者预后较好。

要点小结

- 尤因肉瘤无明显的遗传倾向及明确的致病因素，目前不存在有效的预防措施。及早发现肿瘤、及早进行规范化的治疗是目前提高治疗效果最主要的手段。因此需要加强对儿童和青少年患者及监护人进行健康宣教，加强基层医院的相关知识及规范化治疗的普及。
- 尤因肉瘤为少见病，该病需要进行多方面的整合治疗，因此有必要建立转诊制度，提高患者的治疗效果。
- 术后对患者的功能康复宣教及严格的复查随访制度也是及早发现肿瘤转移和复发的关键。

◆ 对复发及转移性病例肿瘤局部控制的方法依然是手术或者放疗，化疗可根据情况采用二线治疗方案、全肺照射、靶向药物及免疫治疗。

尤因肉瘤为儿童和青少年最常见的原发性骨恶性肿瘤之一。总体上，尤因肉瘤依然为一种少见的疾病，基层医疗机构普遍认识不足，现阶段在我国普及尤因肉瘤规范的术前诊断和治疗依然是提高治愈率的关键。虽然肿瘤对化疗和放疗均比较敏感，但临床上依然存在一些难治性及转移情况，影响总体肿瘤的治愈率。现在国内外的研究热点依然为化疗药物和靶向药物的开发，虽然近年来靶向药物及免疫治疗在尤因肉瘤的治疗中起一定的延缓肿瘤发展的作用，但患者的 5 年生存率并没有明显升高。对尤因肉瘤的发病及转移机制进行研究，有利于开发新的化疗药物及靶向药物，开拓新的治疗方案是提高治疗效果的关键。在手术治疗方面，期待新材料、新技术的出现，特别是提高患者的术后功能，并降低远期并发症的发生率。

（郭 卫 曲华毅）

【典型案例】

尤因肉瘤肿瘤的整合性诊疗 1 例

（一）病例情况介绍

1. 基本情况　女性，10 岁，主因“发现右侧大腿内侧肿块 6 月余”就诊。患者 6 月余前无明显诱因于右侧大腿偏内侧触及一质韧肿块，无明显疼痛，不伴活动受限。至医院行 CT 及 MRI 检查，发现右侧股骨中远段病变伴周围软组织肿块。为进一步检查收入院。患者自发病以来无发热等全身症状，肿块局部无明显疼痛。入院查体可见右侧股骨下端后及内侧可见不规则隆起，皮肤表面无红肿及浅静脉曲张，皮肤无破溃。局部皮温正常。触诊可触及股骨下端后侧及内侧明显的包块，包块边界不清，表面不光滑，质硬韧，无波动感，不能推动，压痛阳性。其他检查无阳性发现。

2. 实验室和影像学检查　实验室检查无明显异常。影像学检查，如股骨 X 线、CT、MRI 检查可判断肿瘤的大小、范围及肿瘤和股血管的关系，以及肿瘤在髓腔内的累及范围。胸部 CT 检查有无肺转移，进行全身骨扫描检查全身骨骼有无病灶。检查结果如下。

（1）右股骨正侧位 X 线检查可见右侧股骨中下段病变，病变位于偏内后侧，内后侧皮质变薄不光滑，骨皮质形态及密度欠佳。邻近软组织内可见混杂低密度影，局部可见骨膜反应（图 12-3-1）。

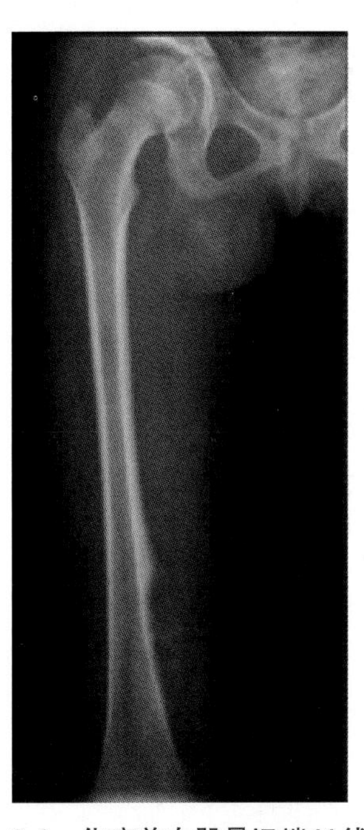

图 12-3-1　化疗前右股骨远端 X 线检查

（2）右股骨 CT 检查可见右股骨中下段内后侧病变，病变主要位于内侧皮质周围，病变皮质受侵犯，并伴股四头肌内形成较大的软组织肿块。增强扫描可见不均匀强化。

（3）MRI 扫描右侧股骨骨干下段内侧骨皮质内梭形长 T_1、长 T_2 信号影，杂有少许短 T_1 信号影，冠状位最大断面约 5.5cm × 6cm，轴位环周约 1/2 周，境界不清楚，增强扫描病灶不均匀强化，周围皮质增厚，邻近髓腔内可见异常信号，周围软组织内可见小片状长 T_1、长 T_2 信号影（图 12-3-2）。

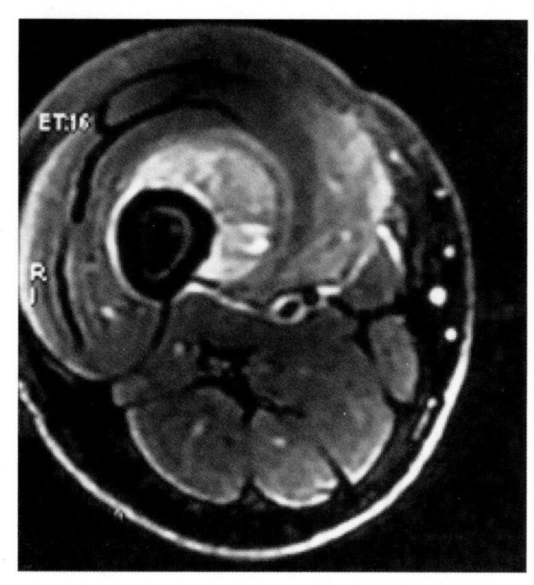

图 12-3-2 化疗前右股骨远端 MRI 检查

（4）骨扫描检查可见右侧股骨中下段异常浓聚，其余骨骼未见异常显像。

（5）胸部 CT 检查未发现异常。

（二）诊断和鉴别诊断

根据患者的临床表现、实验室检查和影像学检查，初步诊断为右侧股骨下端肿瘤，因为肿瘤侵犯股骨下端，形成明显的骨破坏和骨膜反应，伴有软组织肿块，并且白细胞、红细胞沉降率、C 反应蛋白均正常，因此考虑右股骨下端恶性肿瘤可能性大，鉴别诊断如下。

1. *右股骨中下段尤因肉瘤* 好发于青少年，多见于骨盆及四肢长骨干骺端。局部可有红肿热痛等表现，影像学检查多为溶骨性表现，表现为骨皮质受侵犯及软组织肿块形成，病变侵犯骨皮质形成软组织肿块后可形成骨膜反应。该病例的发病年龄和发病部位均相符合，影像学检查主要表现为溶骨性破坏，可见骨皮质破坏，髓腔侵犯及软组织肿块。肿瘤两侧和骨干交界处可见骨膜反应。根据上述情况，首先考虑右股骨中下段尤因肉瘤。

2. *右股骨下端动脉瘤样骨囊肿* 动脉瘤样骨囊肿可在任何年龄发病，但 80% 左右的患者于 20 岁之前发病。动脉瘤样骨囊肿最常见的发病部位也在长骨干骺端，尤其是股骨、胫骨和肱骨。脊柱的动脉瘤样骨囊肿常发生于附件。最常见的表现为疼痛和肿胀，病变可侵犯髓腔，并形成软组织肿块，骨膜反应少见。MRI 检查多数患者可看到大小不等的囊性变，增强扫描可不均匀强化。该例患者 X 线检查可见明显的骨膜反应，在 MRI 上并没有出现明显的囊性病变。

3. *右股骨下端骨肉瘤* 骨肉瘤好发于青少年，多见于四肢长骨干骺端、骨盆及脊柱等部位。病变多位于髓内，常侵破皮质形成软组织肿块。骨膜反应常见。部分患者会有碱性磷酸酶升高。该病例无明显骨膜反应，病变内无明显成骨，碱性磷酸酶无明显升高。最终诊断需进一步穿刺活检病理明确。

入院后于 CT 引导下肿块穿刺活检术。考虑肿瘤为恶性肿瘤，手术切口选择内侧，同时肿瘤也位于股骨的内侧，因此穿刺部位选择内侧切口线上。穿刺后病理提示右侧股骨中下段肿瘤，可见成片状排列的圆形肿瘤细胞，细胞明显异型，可见核分裂象。伴周围少量反应性成骨，骨小梁间纤维组织增生伴慢性炎细胞浸润。免疫组化结果：SMA（+），CD68（+），SATB2（+），CDK4（弱+），P16（–），MDM2（NS），LCA（+），Ki-67（15%），CD99（+）。病理诊断为尤因肉瘤（图 12-3-3）。荧光染色体原位杂交法检测 EWSR1 融合基因示：①镜下肿瘤细胞的荧光信号分布尚均匀；②荧光信号分布情况示荧光信号呈点状分布；肿瘤细胞 100 个，其中 83 个肿瘤细胞可见分离信号；*EWSR1* 基因断裂分离率为 83/100=83%。送检肿瘤样本 *EWSR1* 基因断裂分离检测，为阳性。分子检测支持尤因肉瘤（图 12-3-4）。

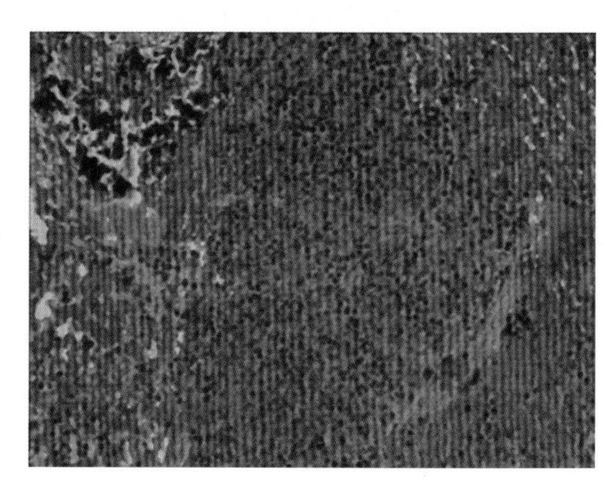

图 12-3-3 病理诊断示尤因肉瘤

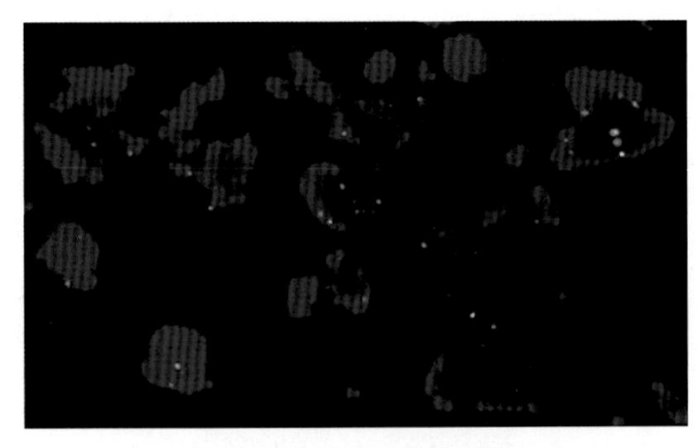

图 12-3-4　分子检测示尤因肉瘤

4. 肿瘤分期及新辅助化疗　综合患者的影像学和病理学检查，诊断为尤因肉瘤。按照 Enneking 外科分期，肿瘤为ⅡB 期。

按照诊疗原则制订治疗方案为新辅助化疗 + 手术 + 辅助化疗。化疗方案为“环磷酰胺 + 依托泊苷”及“多柔比星 + 长春地辛”化疗各 2 次。

化疗后重新进行 X 线及 MRI 进行局部复查，和胸部 CT 复查。检查结果如下。

（1）X 线检查：右股骨正侧位 X 线检查可见右侧股骨中下段病变，与上次 X 线检查相比，病变明显缩小，边界清楚，其中可见钙化成分增加及连续的骨壳形成（图 12-3-5）。

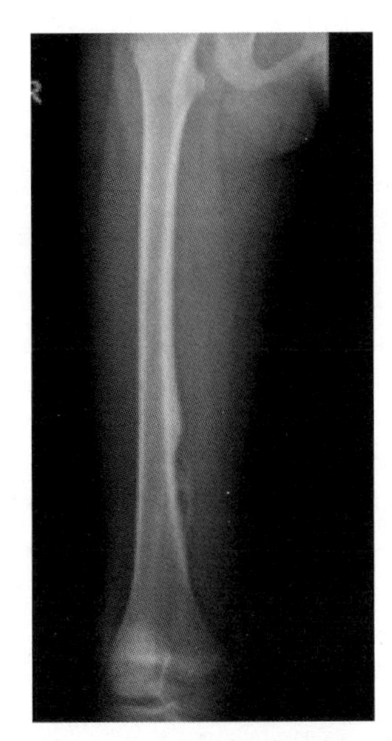

图 12-3-5　化疗后右股骨正侧 X 线片

（2）MRI 检查：右侧股骨远端内侧可见斑片状不规则骨质破坏区，呈混杂 T_2 信号，抑脂像上呈高信号，局部病灶略向外侧膨隆，形成软组织肿块。增强后病灶轻度强化，病变范围较前明显缩小，约为 5cm × 2.9cm × 3.1cm，肿块边界清楚。股骨远端骨骺无受累（图 12-3-6）。

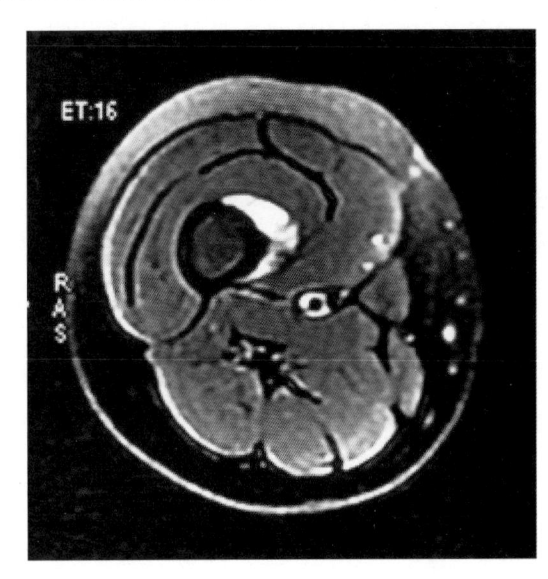

图 12-3-6　化疗后右股骨 MRI 检查

（三）整合性诊治过程

1. 关于诊断及评估

（1）MDT 团队成员：包括骨肿瘤外科医生、骨肿瘤化疗治疗组医生、影像科医生和病理科医生。

（2）讨论意见：讨论的主要内容包括患者的诊断和现在临床外科分期，以及化疗反应的效果及手术治疗的方案。从穿刺标本分析结合患者的影像学检查和临床表现，患者尤因肉瘤的诊断明确，肿瘤位于右侧股骨远端，突破皮质进入软组织，形成明显的软组织肿块。胸部 CT 未见肺部转移，全身骨扫描检查未见明显异常。整合考虑患者的病情，根据 Enneking 外科分期，患者的肿瘤目前为ⅡB 期。根据化疗后的影像学和化疗前的影像学对比，肿瘤体积缩小，边界清楚，肿瘤周围形成比较明显的包壳，肿瘤对化疗的反应结果较好。从肿瘤的边界来看，化疗后肿瘤局限于右侧股骨的中下段，血管神经束未累及，具备保肢的条件。股骨远端的部分干骺端、骨骺及关节无肿瘤累及，可以保留患者的关节，进行中下段瘤段肿瘤切除。切除后的重建方法有多种，包括异体骨移植、自体骨灭活再植、腓骨移植及 3D 打印假体等。因为 3D 打印假体有非常好的强度，并且和骨的结合端有很好的愈合，因此根据患者的病情，手术方案为保肢手术，肿瘤中下段瘤段切除，3D 打印假体置入术。肿瘤的切除边界为 MRI 测量的距离肿瘤边缘 2cm 以外的正常骨。

2. 围术期的治疗过程

（1）假体的定制及手术：按照骨肿瘤的切除原则进行肿瘤切除范围的规划，定制 3D 打印假体。体外摄片观察假体的外观和形状和病变切除部位的匹配程度。手术采用全身麻醉的方式，取右大腿内侧手术切口，梭形切除前次活检瘢痕，按照肿瘤切除原则自术前计划的截骨部位，使用截骨导板确定截骨位置和截骨方向，整段切除肿瘤。冲洗切口后，安置定制型 3D 打印假体（图 12-3-7）。假体安装完毕后检查膝关节活动是否正常。术后缝合切口，无菌包扎切口后患者返回病房观察病情。术后 2 周拆线后拍摄 X 线检查假体的情况（图 12-3-8）。

术后病理：术后大体标本如图（图 12-3-9）所示，肿瘤两段均为正常骨组织。骨组织正常结构破坏，骨梁间纤维组织增生伴有玻璃样变，可见反应性新生骨，未见明确肿瘤细胞残存，结合术前病理学检查，符合尤因肉瘤化疗后改变，肿瘤累及周围软组织（图 12-3-10）。

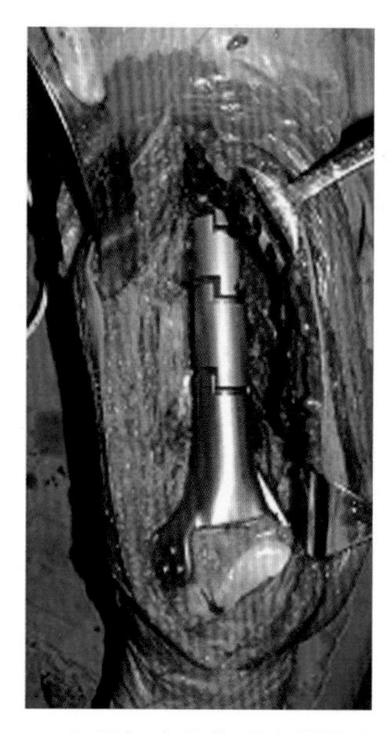

图 12-3-7 3D 打印组合假体重建股骨中下段骨缺损

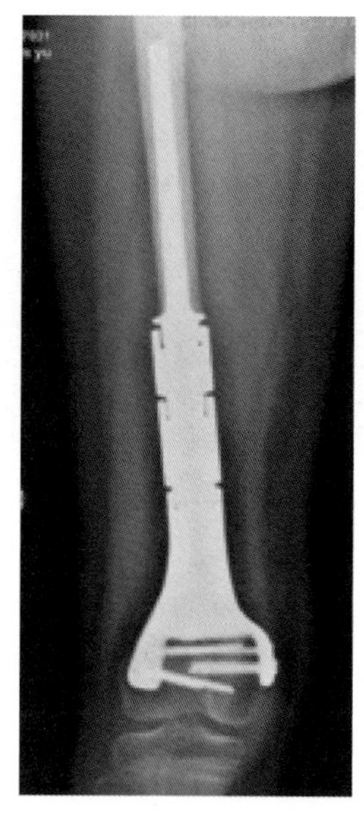

图 12-3-8 术后 X 线片所示假体情况

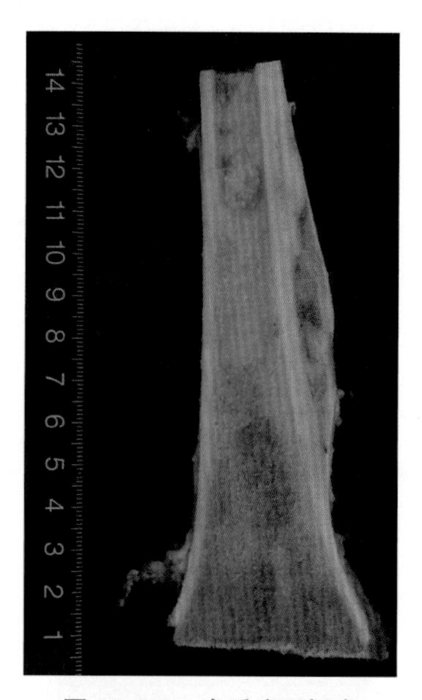

图 12-3-9 术后病理标本

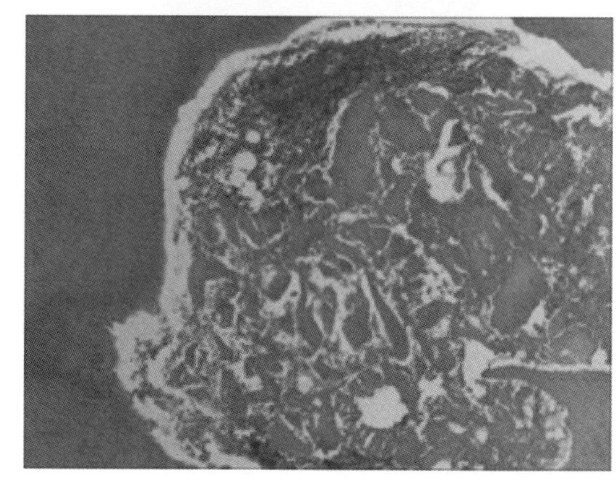

图 12-3-10 术后病理切片检查

（2）术后康复：嘱患者术后积极进行功能锻炼，以恢复患者肢体的功能。术后前3天，主要以肌肉的收缩为主，并做踝关节背伸活动。嘱患者进行上肢活动，避免肌肉萎缩。术后1～2周可逐渐增加肌肉活动量，进行直腿抬高并膝关节被动功能活动。应用CPM进行膝关节活动，从20°开始，每3天增加10°，至90°为止。术后3～4周患者佩戴支具下地站立。术后2～6周开始，继续练习抬腿至可抬离床面。同时增加膝关节主动活动，逐渐增加活动度。6周以后，膝关节活动度的进一步锻炼。膝关节力量性锻炼，增加负重程度逐渐至完全负重。

（3）饮食的护理：制订饮食计划，并维持体重，以避免术后关节负荷过大。饮食多样化，每天应进食谷物、蔬菜、水果、奶制品、瘦肉、豆制品等，瘦肉包括禽类和鱼类；多吃高纤维食物，如新鲜蔬果、全麦食品，适量饮水。

（四）术后的随访

术后随访的主要内容包括肿瘤学随访和功能学随访。原则上，术后2年内每2～3个月随访1次。2年后随访时间间隔延长至每4～6个月1次。5年后每年随访1次。随访的内容包括下肢全长片、股骨正侧位X线、股骨增强CT扫描、切口周围软组织彩超检查、胸部CT扫描。每年进行1次骨扫描检查。该患者现术后随访2年，功能学随访根据MSTS93评分（28分）示肿瘤无复发和转移迹象。

（郭　卫　曲华毅）

参考文献

DuBois SG, Krailo MD, Gebhardt MC, et al, 2015. Comparative evaluation of local control strategies in localized Ewing sarcoma of bone: a report from the Children's Oncology Group. Cancer, 121(3): 467-475.

Esiashvili N, Goodman M, Marcus RB, 2008. Changes in incidence and survival of ewing sarcoma patients over the past 3 decades. J Pediatr Hematol Oncol, 30(6): 425-430.

Hawkins DS, Schuetze SM, Butrynski JE, et al, 2005. [18F]Fluorodeoxyglucose positron emission tomography predicts outcome for Ewing sarcoma family of tumors. J Clin Oncol, 23(34): 8828-8834.

Italiano A, Mir O, Mathoulin-Pelissier S, et al, 2020. Cabozantinib in patients with advanced Ewing sarcoma or osteosarcoma (CABONE): a multicentre, single-arm, phase 2 trial. Lancet Oncol, 21(3): 446-455.

Kuttesch JF, Wexler LH, Marcus RB, et al, 1996. Second malignancies after Ewing's sarcoma: radiation dose-dependency of secondary sarcomas. J Clin Oncol, 14(10): 2818-2825.

Leavey PJ, Mascarenhas L, Marina N, et al, 2008. Prognostic factors for patients with Ewing sarcoma (EWS) at first recurrence following multimodality therapy: a report from the Children's Oncology Group. Pediatr Blood Cancer, 51(3): 334-338.

Meyer JS, Nadel HR, Marina N, et al, 2008. Imaging guidelines for children with Ewing sarcoma and osteosarcoma: a report from the Children's Oncology Group Bone Tumor Committee. Pediatr Blood Cancer 51 (2): 163-170.

Newman EN, Jones RL, Hawkins DS, 2013. An evaluation of [F-18]-fluorodeoxy-D-glucose positron emission tomography, bone scan, and bone marrow aspiration/biopsy as staging investigations in Ewing Sarcoma. Pediatr Blood Cancer, 60(7): 1113-1117.

Paulussen M, Ahrens S, Craft AW, et al, 1998. Ewing's tumors with primary lung metastases: survival analysis of 114 (European Intergroup) Cooperative Ewing's Sarcoma Studies patients. J Clin Oncol, 16(9): 3044-3052.

Rodríguez-Galindo C, Liu TB, Krasin MJ, et al, 2007. Analysis of prognostic factors in ewing sarcoma family of tumors. Cancer, 110(2): 375-384.

Salem U, Amini B, Chuang HH, et al, 2017. 18F-FDG PET/CT as an indicator of survival in Ewing sarcoma of bone. Cancer, 8(15):2892-2898.

Smith MA, Altekruse SF, Adamson PC, et al, 2014. Declining childhood and adolescent cancer mortality. Cancer, 120(16): 2497-2506.

Tap WD, Demetri G, Barnette P, et al, 2012. Phase Ⅱ study of ganitumab, a fully human anti–type-1 insulin-like growth factor receptor antibody, in patients with metastatic ewing family tumors or desmoplastic small round cell tumors. J Clin Oncol, 30(15): 1849-1856.

Tirode F, Laud-Duval K, Prieur A, et al, 2007. Mesenchymal stem cell features of Ewing tumors. Cancer Cell, 11(5): 421-429.

Wunder JS, Paulian G, Huvos AG, et al, 1998. The histological response to chemotherapy as a predictor of the oncological outcome of operative treatment of Ewing sarcoma. J Bone Joint Surg Am, 80(7): 1020-1033.

第四节　脊索瘤

脊索瘤（chordoma）是一种起源于胚胎残留脊索组织的原发性恶性骨肿瘤，一般多发生于中轴骨，又以骶骨、颅底和枕颈部最多见。该肿瘤生长比较缓慢，不易早期发现和诊断，因此一般就诊时肿瘤的体积都比较大或已经对颅内产生了严重的压迫。加之，该肿瘤的发病部位比较特殊，涉及众多重要神经结构和脏器，根治手术比较困难，并且缺乏有效的辅助治疗手段，所以复发率非常高。近年来，由于对脊索瘤的认识和治疗手段的改进，脊索瘤的治疗水平有所提高，但提高早期诊断率，降低复发率和死亡率仍是临床和基础科研工作者的重要任务。

• 发病情况及诊治研究现状概述

脊索瘤发病率相对较低，占所有恶性骨肿瘤的 1% ～ 4%。根据美国 SEER（Surveillance, Epidemiology, and End Results）数据库的大规模人群研究表明，脊索瘤的发病率为每百万人 0.8 例，男性较女性多见，发病年龄主要为 50 ～ 60 岁。脊索瘤在 40 岁以下的人群中发病率较低，但颅底脊索瘤的发病年龄偏低，好发于儿童及青少年（占所有脊索瘤病例的 5% 以下）。脊索瘤好发于中轴骨，但其具体分布比例仍存争议，多数研究表明，约 50% 发生在骶骨，30% 在颅底，20% 分布于颈、胸、腰椎，极少发生于中轴骨骼以外，如上颌骨、眼眶、鼻咽部或其他软组织；包含 400 例脊索瘤的 SEER 数据库表明，脊索瘤在颅底（32%）、活动节段脊柱（32.8%）和骶骨（29.2%）的分布相当。

在脊索动物门中，脊索是最先形成的骨结构。在脊椎动物亚门，脊索是形成中轴骨的基础。在现代爬行动物、鸟类的体内仅有少数脊索组织遗留，在成年人类脊索组织则倾向于消失。胚胎学上，脊索存在于胚胎发育的一个阶段，人类的脊索期为胚胎发育的第 20 ～ 30 天。它起源于原条侧面形成中胚层的一组细胞群，随着胚胎内中胚层的形成，外胚层的一端增厚形成 Hensens 节点，以 Hensens 节为起点，脊索细胞在内、外胚层之间向前迁移（头突），随着发育的进展，脊索融合并嵌入胚胎内胚层，最终形成一柱状细胞平板（脊索板）。然后，脊索板纵向折叠，并与内胚层头尾方向分离形成柱状的细胞团，一段时间后，该细胞团与神经管一起形成原始脊柱。胚胎发育期，脊索细胞产生骨形态发生蛋白等信号因子后，一部分被挤压出原始椎体，形成椎间盘的髓核。另一部分残留于原始椎体，并逐渐软骨化和骨化，脊索组织也随之退化和发生程序性凋亡。一旦后者凋亡受阻，则成为良性的脊索残留物，也就是良性脊索细胞瘤（benign notochordal cell tumor, BNCT），通常残存于体轴的两端，即颅底蝶骨、枕骨部和骶尾部。若良性脊索细胞瘤被一些肿瘤相关因子刺激，则可能形成脊索瘤。

• 生学物特点

脊索瘤病变常呈缓慢浸润性生长和溶骨性破坏。肿瘤可沿颅底或脊柱长轴纵向进展，形成 2 个或 2 个以上节段骨质破坏，在椎旁或椎管内形成软组织肿块；病程较长者可形成体积较大的软组织肿物，造成神经或脏器、血管的压迫。

1. *局部浸润与破坏* 近些年的研究表明，脊索瘤内的纤维隔膜含丰富的Ⅰ型和Ⅲ型胶原，而肿瘤浸润边缘区域基质金属蛋白酶 -9（MMP-9）表达水平明显高于其他部位。脊索瘤细胞通过表达上述蛋白质，游走并黏附正常组织，形成局部浸润和转移。脊索瘤细胞相互分离可能与钙黏蛋白表达水平有关，神经型钙黏蛋白表达上调和表皮型钙黏蛋白表达下调可使肿瘤细胞间黏附力下降。Yakkioui 等研究显示，CD44 可能参与肿瘤细胞形态改变和伪足形成。

2. *血管反应* 血管内皮生长因子受体 2（VEGFR2）和诱导型一氧化氮合酶（iNOS）可以促进淋巴管和血管生成，在肿瘤生长、扩散和复发中发挥重要作用。多项研究表明脊索瘤标本尤其是复发的脊索瘤标本中 VEGFR2 和 iNOS 阳性率较高，表明 VEGFR2 和 iNOS 阳性对脊索瘤复发和患者预后具有重要影响。

脊索瘤虽然生长缓慢，但具有极强的局部侵袭性，呈浸润性生长，确诊时通常体积巨大，并且对血管、神经等重要脏器造成压迫，引起顽固性剧烈疼痛、瘫痪等严重并发症，影响患者的生活质量甚至威胁生命。由于脊索瘤对常规放疗及细胞毒药物的化疗等辅助治疗不甚敏感，因此实施肿瘤根治性全部切除手术获得安全边界对于降低脊索瘤复发率和死亡率具有不可替代的作用。但是由于颅底及脊柱脊髓本身解剖结构的特殊性和复杂性，多数情况下难以做到根治性肿瘤切除，因此其术后局部复发率高达 40% ～ 70%，有 30% ～ 40% 患者在晚期发生肺转移，众多患者复发后不得不面临多次反复手术、最终瘫痪甚至死亡的结局。近些年随着放疗技术的发展，术前配合立体定向放疗和质子束放疗使脊索瘤 5 年控制率有所提高。同时，众多分子靶向药物也在尝试应用于复发脊索瘤患者的临床治疗，但无一能成为脊索瘤一线治疗的选择，并且存在因复发肿瘤体积巨大而无法取得理想放疗效果或短期耐药无法解决脊索瘤常规治疗所遇到的挑战。因此迫切需要规范脊索瘤诊治流程，普及脊索瘤外科根治手术理念和技术，并且寻找其他有效的干预路径或治疗方法来提高临床疗效。

• 相关诊疗规范、指南和共识

- 中国神经外科颅底内镜临床应用技术专家共识（2014 版），中国神经外科相关专家小组
- NCCN 肿瘤临床实践指南：骨肿瘤（2020. V1），美国国家综合癌症网络
- 2017 局部复发脊索瘤最佳实践管理建议，脊索瘤全球共识组
- 2015 脊索瘤全球共识意见书，脊索瘤全球共识组

【全面检查】

（一）病史特点及体检发现

脊索瘤生长相对缓慢，在早期一般很少有临床症状，常至疾病后期才表现出不适，通常脊索瘤的临床表现多变，主要取决于肿瘤的位置、大小和侵及范围。

1. *疼痛*

（1）颅内脊索瘤生长缓慢，病程较长，一般在 3 年左右，头痛为最常见症状，约 70% 的患者有头痛，常为全头痛，也可向后枕部或颈部扩展。头痛性质呈持续性钝痛，一天中无显著变化。如有颅内压增高则势必加重，脊索瘤的头痛与缓慢持久的颅底骨浸润有关，头痛也可再发。

（2）活动节段脊柱和骶骨的脊索瘤常表现为局部的深部痛和相应脊髓节段的神经根放射痛。如位于胸椎，通常是胸背部、肋间神经痛，卧床休息后症状缓解、直立后加重。75% 的骶骨脊索瘤患者疼痛的特点是下腰痛或骶尾部疼痛，偶尔有腿部疼痛，疼痛无明显特征性。早期症状常不典型，可能被患者及医生忽略，故常见脊索瘤在

诊断之前有6个月至1年甚至更久的不典型病史。许多患者因腰骶神经干受累出现髋、膝、踝部疼痛而被误诊为退行性关节炎；因出现神经性跛行而被误诊为腰椎管狭窄，特别是老年人。脊索瘤的腰背痛一般是逐渐出现的，可放射至臀部和下肢，可能被误诊为腰椎间盘突出症。

2. 神经功能障碍

（1）发生在鞍部或鞍旁的脊索瘤，如果肿瘤压迫垂体导致垂体功能低下可能会出现阳痿、闭经、肥胖等，如果视神经受压会产生原发性视神经萎缩、视力减退及双颞侧偏盲等。脑神经麻痹主要发生在第Ⅲ、Ⅳ、Ⅵ对脑神经，其中以外展受累较为多见，常为单侧。斜坡部脊索瘤主要表现为脑干受压症状，即步行障碍、锥体束征等。

（2）发生在其他活动节段的脊索瘤，由于肿瘤压迫脊髓或神经会引起一系列神经症状，颈椎脊索瘤除了局部疼痛，最常见的就是上肢的麻木和放射痛，严重者会引起上肢肌力及感觉的减退，脊髓受压明显会导致不全瘫或全瘫。胸腰段的脊索瘤引起的神经功能障碍常表现有下肢的运动和感觉障碍，骶骨脊索瘤除骶尾部疼痛外，还可表现为大、小便功能障碍、鞍区感觉异常、足下垂或步态异常。由于盆腔空间比较大，肿瘤可逐渐发展到非常巨大，在数月甚至数年缓慢出现尿潴留和便秘等神经症状。

3. 肿块　发生在颅底的脊索瘤很难在体检时发现肿块，但位于骶尾部的肿瘤因就诊时一般体积都比较大，有一部分患者会因为触及骶尾部肿块而就诊。如果肿瘤突入盆腔形成巨大肿块，有的患者可以在腹部查体时触及质地较硬的肿块。肿块活动度差，无血管搏动，压痛一般不甚明显。

（二）影像学检查

X线、CT、MRI、血管造影术、骨扫描、PET/CT等是诊断及定位脊索瘤常用的影像学检查方法。

1. X线检查　脊索瘤的X线表现因发生解剖部位不同而表现各异。脊柱脊索瘤常累及数个椎节，影像学表现为骨质破坏及椎体周围的软组织团块形成，很少呈偏心性生长。在早期，骨膨胀明显，骨内正常结构改变，呈磨砂玻璃样阴影。发生于骶骨的脊索瘤常伴有肠腔内积气，有时在X线正位片上很难判别而漏诊。晚期，X线表现为广泛性溶骨性破坏，在骨病灶周围可见大而边缘清楚的软组织肿块阴影，肿块内可见残存的骨片或钙化斑，如果仅见溶骨性破坏而未见到肿块内骨片或钙化斑，则较难确定是脊索瘤。尤其对于骶骨脊索瘤，为获得清晰度更好的X线片，在摄片前应做清洁灌肠，有助于确定肿瘤的范围、部位及与脏器可能的关系。

2. CT检查　CT扫描及三维重建可显示骨骼、椎体的破坏和周围软组织肿块影、肿瘤大小，侵犯椎节的范围，以及与神经根、血管、坐骨神经的毗邻关系。CT上脊索瘤表现出与肌肉相似的密度，可以观察到肿瘤的钙化和分布。体积较大的脊索瘤多有钙化灶。

3. MRI检查　MRI可显示脊索瘤呈异质性改变。不同于脊柱的骨肉瘤和软骨肉瘤，脊索瘤表现为局部侵袭性，可破坏椎间盘组织，侵及邻近椎体。在T_1加权MRI上表现为等信号或低信号的钙化灶和骨膨胀，T_2加权像表现为高信号，在钆造影剂作用下表现为增强信号。MRI对椎前软组织有更好的显影能力，为长TR、TE影像，对肿瘤周围假囊的辨认非常清晰，有助于判定肿瘤的范围、周围的反应带、直肠周围的浸润情况与后腹膜脏器的关系，对决定骶骨肿瘤的手术与重建策略的制订有十分重要的意义。此外，MRI的随访对复发病例能提供有价值的参考。

此外，尽管脊索瘤极少转移，然而一旦发生转移也很少在早期发现。因此对于进展较快或多次复发的脊索瘤患者，推荐定期行肺部薄层CT扫描，除外肺部转移。

由于肿瘤生长缓慢，细胞代谢不甚活跃，相对于其他骨肿瘤，骨扫描检查脊索瘤时放射性核素摄取相对较低。大多数脊索瘤有血管形成，血管造影可协助明确肿瘤的血供来源。虽然传统的影像技术，包括肾盂造影、钡灌肠、血管动脉造影、静脉造影等对脊索瘤的诊断均有各自的优越性，但相对而言，CT、MRI扫描更易显示肿瘤全貌。

总之，脊索瘤最常见的影像学改变是多节段的椎体或颅底骨质破坏和软组织团块影，软组织常超出骨结构，钙化达 40% ～ 80%，通常钙化是非结晶的，多位于外周区域。脊索瘤与相邻椎体之间的椎间盘一般不破坏，前外侧肿块几乎见于所有脊索瘤患者，软组织钙化阴影在普通 X 线片上显示不明显。

（三）病理学检查

1. 肉眼观察　肿瘤的大体标本颜色灰白，有时可为蓝白色，质地较软，表面不平整，呈明显的分叶状，有不完整的假包膜，包膜很薄，紧贴于瘤体上。切面可见肿瘤组织为灰白色的胶状物，出血灶为暗红色的坏死区，部分区域可发生液化、囊性变和钙化，钙化越多，肿瘤的恶性倾向也越大。

2. 光镜下特征　脊索瘤镜检下表现为不同程度的组织学变异，组织病理学特征和生物学特性仍然为脊索瘤研究的难点。光镜下脊索瘤表现为有纤维分割的密集的梭形纤维样细胞成分，其内部包裹高度液泡化的上皮样肿瘤细胞。组织病理学上，脊索瘤主要分三种组织病理类型。

（1）典型脊索瘤：镜下可见大小不等、形状各异的上皮样细胞，排列成束状或成片状，细胞间为黏液基质。大的肿瘤细胞细胞质内含有大量的空泡，这些大细胞多位于瘤小叶的中央，有时细胞的大空泡胀破或将胞核推到外围，形成印戒状空泡细胞。

（2）去分化型脊索瘤：瘤细胞排列紧密，细胞体积较小，细胞异型性明显，细胞内外的黏液成分较少，细胞呈梭形或多边形，空泡较小，核和核仁清晰，若用特殊的染色法，可显示细胞内空泡为黏液蛋白。凡肿瘤富含黏液者，其恶性程度一般较低，核分裂象较少见，当肿瘤呈高度恶性时，常可见到核分裂象，有时尚可见骨和软骨小岛，甚至出现骨肉瘤或纤维肉瘤的结节。胶质内黏液小滴变化很大，黏蛋白和糖原都被染色，小的、保存很好的脊索瘤小丘由多角细胞组成，大的肿瘤群散在黏蛋白中，尤其在外周区域，其中可见显著变化的细胞核和染色质。在整个区域中可见双核和多核巨细胞。细胞有丝分裂较少，一般无明显的细胞间变。

（3）软骨样脊索瘤：具有脊索瘤与软骨肉瘤的交界性特征，是一种恶性软骨细胞形成的肿瘤。实际上对骨肿瘤的组织学辨认主要依据软骨细胞的差别，组织学上斜坡处的软骨肉瘤和脊索瘤很难鉴别。此时细胞内外的黏蛋白成分有助区分肿瘤的性质。软骨肉瘤在磷酸钙苏木精染色呈阳性，而脊索瘤呈阴性，脊索瘤细胞的网硬蛋白易被银染色。在穿刺活检时，由于穿刺部位的因素，根据黏蛋白的情况很难对肿瘤定性，常见的几种易混淆的肿瘤是腺癌、黏液肉瘤、软骨肉瘤。软骨样脊索瘤细胞见于不典型的脊索瘤病理中，尤其多发生在斜坡。但有意义的是软骨样脊索瘤细胞的患者平均生存时间为 15.8 年，而典型的软骨肉瘤患者生存时间仅为 4.1 年。

3. 电镜下特征　在超微结构上，脊索瘤的细胞分两种：空泡细胞和星形细胞及一些过渡形态。体积较小、排列紧凑的星形细胞存在于原始细胞群中，其特征是有延长排列的细胞核和稀疏的细胞质，细胞内有滑面内质网，偶尔也可见粗面内质网和线粒体存在；空泡细胞的特征是间质中为小泡和空泡样结构，图像显示空泡细胞是由星形细胞演化而来。

虽然典型的脊索瘤细胞易于识别，但其在组织学上变化很大，空泡细胞中可能见到纺锤样肿瘤细胞，这就是脊索瘤细胞演化成恶性组织纤维细胞。对疑难病例，免疫组化有助于鉴别诊断。脊索瘤的病理确诊主要依据 S100 和上皮细胞标志物（如上皮细胞膜抗体 MUC1 和细胞角蛋白）。近期研究也表明 brachyury 可作为该肿瘤的特异标志物。

要点小结

- 脊索瘤早期症状不典型，临床表现主要取决于肿瘤的发生部位和大小。
- 影像学检查 MRI 的诊断意义要高于 CT 和 X 线。
- 病理学上有纤维分割的梭形纤维样细胞成分，其内部包裹高度液泡化的上皮样肿瘤细胞。brachyury 可作为该肿瘤的特异标志物。

【整合评估】

（一）评估主体

脊索瘤由于位置深在，多位于颅底或骶骨，常涉及很多重要的脏器及结构，所以特别需要 MDT 团队的讨论评估，制订整合治疗策略。一般需要骨肿瘤科、神经外科、放射治疗科、麻醉科、诊断科室（病理科、核医学科等）、介入治疗科、普外科、整形外科、营养科、护理部等科室的参与。所有参与科室讨论的专家应该具有副高级以上职称，并具有独立诊断治疗水平。

（二）分期评估

Enneking 根据骨与软组织肿瘤的组织学分级（G）、肿瘤与解剖学间隔的关系（T）和有无淋巴结或远处转移（M），提出了 GTM 外科分级系统（表 12-4-1），可用于脊索瘤的分期评估（表 12-4-2）。脊索瘤属原发性恶性骨肿瘤，组织学分期为 G1 或 G2。由骨皮质、骨膜、软骨终板、椎间盘、关节突软骨形成的脊椎可作为一个解剖学间室，脊索瘤好发于颈椎和骶骨，累及椎体或后部椎弓根内的为 T1；从脊椎骨组织突出到椎旁、骶旁软组织的脊索瘤为 T2。来源于椎体的脊索瘤向椎管内侵袭，于硬膜外的为 T1。直接来源于椎旁、骶旁软组织的脊索瘤为 T2。穿透软骨终板但未穿过椎间盘纤维环及后纵韧带的为 T1。穿透硬膜的肿瘤为 T2。

Weinstein-Boriani-Biagini（WBB）分期于 20 世纪 90 年代提出，根据术前脊柱肿瘤影像学资料描述脊索瘤侵犯的范围，可用于制订合理的外科切除边界，可用于对脊索瘤等脊柱原发性肿瘤进行评估。主要包括以下三方面内容：①横断面以顺时针方向分 12 个扇形区域；②从椎旁到椎管分为 A ～ E5 个组织层次，即 A 为骨外软组织，B 为浅层骨性结构，C 为深层骨性结构，D 为椎管内硬膜外部分，E 为椎管内硬膜内部分；③肿瘤纵向累及范围。该分期能够准确标记肿瘤的空间位置、范围、受累节段的毗邻关系等，每位患者都应根据上述三方面内容记录肿瘤的扇形位置、侵犯组织层次和受累椎体。WBB 分期最大的临床意义在于根据肿瘤的累及范围，在保护脊髓及马尾神经的情况下制订肿瘤整块切除的手术计划。

表 12-4-1　GTM 外科分级系统

组织学分级	解剖学间室	淋巴结或远处转移
G0：良性	T0：骨或椎旁软组织内有完整包膜	M0：无局部淋巴结转移和远隔转移
G1：低度恶性	T1：肿瘤位于囊外，间室内	M1：有局部淋巴结转移和远隔转移
G2：高度恶性	T2：肿瘤位于间室外或起源于分界不清的间室	

间室是指骨内、筋膜下、肌间隔及骨膜内等间隔。

表 12-4-2　肌肉骨骼系统恶性肿瘤的 Enneking 分期系统

分期	组织学分级	解剖学间隔	淋巴结或远处转移
ⅠA	G1	T1	M0
ⅠB	G1	T2	M0
ⅡA	G2	T1	M0
ⅡB	G2	T2	M0
Ⅲ	G1 ～ 2	T1 ～ 2	M1

（三）准确诊断与鉴别诊断

脊索瘤好发于骶骨及颅底，发病缓慢，头痛比较常见，常有展神经的功能障碍，斜视、视力障碍、步态不稳等。腰骶部疼痛，可引起直肠和膀胱压迫症状。查体可发现骶后叩击痛、压痛、局部隆起或肿块突起，骶神经分布区感觉减退、肌力减弱、肛门括约肌松弛。肛指检查时，可扪及巨大肿块。结合影像学检查有助于诊断本病。最终诊断依靠病理学检查。故只要条件允许建议在术前行穿刺活检，明确病理诊断。

脊索瘤需要与良性脊索细胞瘤、软骨肉瘤、骨巨细胞瘤和骶骨神经鞘瘤相鉴别。

1. *良性脊索细胞瘤*　又称胚胎脊索残留物，是残存于椎体的胚胎脊索组织，被认为可能是脊索瘤的前体。良性脊索细胞瘤生长于椎体中心，肿瘤周围有正常的骨皮质及软组织覆盖。CT 上表现为硬化骨，而在 MRI 表现为高 T_2 低 T_1 信号，在增强像上未见肿瘤摄取增高。如果影像学高度提示良性脊索细胞瘤，可不实施穿刺活检，但需通过影像学检查定期随访。

2. *骨巨细胞瘤* 20～40岁多见，也好发于骶尾部。X线片表现为膨胀性骨破坏。年轻人发生骨巨细胞瘤的可能性大。但40岁，甚至50岁以上的患者发生脊索瘤的可能性大。需根据术中或术后病理学检查结果排除骨巨细胞瘤的可能。

3. *软骨肉瘤* 恶性程度高于脊索瘤，是一种病情发展较快的肿瘤。好发年龄大致与脊索瘤相同。X线片为一密度减低的阴影，病灶中有斑点或块状钙化点，肿瘤生长过程中，周围皮质骨膨胀变薄，但很少有皮质骨穿破现象，有时不易鉴别，需依赖病理学检查。

4. *骶神经鞘瘤* 发源于骶神经根，影像学表现为大而居中的囊性改变，肿瘤内部钙化灶少见，外周为压力性的骨侵蚀，而非骨破坏，不累及邻近肌肉及骶髂关节。

要点小结

◆ 脊索瘤需要多学科个性化整合评估，依据不同分期制订整合治疗方案。

◆ 只要条件允许，疑似脊索瘤的患者推荐穿刺活检明确病理诊断。

【整合决策】

脊索瘤的治疗手段包括手术治疗、放疗等。脊索瘤的完整手术切除已被证明是最有效的治疗方法。脊索瘤对放疗的敏感度欠佳，大剂量的放疗虽然能一定程度上控制颅骨斜坡脊索瘤，但复发率很高。骶尾部脊索瘤通常体积很大且放疗敏感度较差，因此传统放疗效果不佳。但随着近年来立体定向放疗、质子重离子放疗技术的应用，手术治疗结合术后放疗的疗效值得期待。化疗目前对脊索瘤的应用较少，且研究结果表明其疗效并不理想。近年来，脊索瘤分子靶向的研究逐步深入，这使分子靶向药物在复发、难治脊索瘤中逐渐得到了应用。

（一）术前准备

脊索瘤的术前准备主要包括内容如下。

1. 改善全身情况，对有明显贫血和全身情况差者，术前酌情补液和输血，调整机体状态。

2. 腰、骶椎患者术前3天开始进无渣饮食，口服泻药或抗生素漱口液漱口。

3. 腰、骶椎患者术前1天开始用抗生素准备肠道，术前1天下午清洁灌肠。

4. 术晨留置导尿管和肛管。

5. 良好的术前沟通。虽然肿瘤整块切除术对肿瘤长期疗效的获得至关重要，但也可能导致一系列术后并发症，包括大小便功能障碍、双下肢活动障碍甚至死亡等。毕竟牺牲生活质量换取生存时间，需要患者及其家属充分知情。而且这些并发症均可通过术前手术方式的制订进行预测，因此术前术者需与患者及其家属充分沟通，权衡手术利弊。

（二）手术治疗

1. *颅底及活动节段脊柱脊索瘤* 颅底及活动节段脊柱脊索瘤的手术治疗原则为最大范围的切除肿瘤及肿瘤侵及的周围软组织，尽可能的保护神经功能，恢复和重建枕颈部或脊柱的稳定性，提高患者生活质量。对于颅底及颈椎脊索瘤而言，如累及一侧椎动脉，可行术前椎动脉阻断试验，若健侧代偿能力可，则应尽可能施行矢状en bloc以降低术后复发概率。若神经结构及优势椎动脉不能牺牲，手术的目的则为使受压迫的脑干、颈髓减压，尽可能多的分大块切除肿瘤组织，提高术后放疗的疗效。在手术之前，手术策略的制订也需放疗医生参与讨论，以确定内固定重建材料对术后放疗的影响。

2. *骶骨脊索瘤* 骶骨是脊索瘤的主要发病部位，而且手术难度较大，通常需要多学科整合讨论。术前建议行穿刺活检以明确病理学类型，穿刺活检区域应选择骶骨后侧，尽可能靠近中线处，手术切除范围应包括活检针道。由于手术方式是影响该类患者远期生存的关键因素，因此手术目标是完成肿瘤整块切除术并获得无瘤切缘，而囊内切除辅以术后放疗不能作为en bloc整块切除的替代治疗方案。术中应极力避免肿瘤破裂，因为肿瘤破裂可导致局部的肿瘤种植，进而造成术后肿瘤的局部复发。

骶骨脊索瘤的手术方法有肿瘤的囊内刮除、肿瘤分块完整切除、en bloc 肿瘤整块完整切除三种。顾名思义，囊内刮除是对肿瘤进行假包膜切除，属于姑息性手术、复发率较高；肿瘤分块完整切除是对肿瘤包膜外及反应带的切除，但保留正常的神经根、硬膜囊、马尾，但因为毕竟是经瘤手术，根治切除不够彻底，复发率也较高；en bloc 肿瘤整块完整切除是对肿瘤区域内一切组织予以切除，包括神经组织。在脊索瘤手术方式的探索道路上，许多学者做了有益的尝试。早在 1935 年，Mabry 等鉴于骶骨区域解剖的复杂性，提出不宜进行根治手术的观点；Mixter 后来主张从后路切除骶骨肿瘤，并保留骶神经，保全膀胱、直肠功能，这是保留骶神经广泛切除肿瘤的雏形；随着大量临床资料的积累，目前国内外学者多主张采用根治性切除，从健康组织入手将肿瘤连同骶神经一起切除，此种手术较为彻底，术后复发和转移的概率降低，显著提高患者的生存率，但术后患者会面临严重的膀胱、直肠及性功能障碍，同时下肢运动功能严重受损，臀肌功能障碍，严重影响生活质量。但从长远预后考虑，企图不伤害骶神经而未在肿瘤边界以外切除肿瘤，可导致肿瘤术后很快复发，一段时间同样可能丧失直肠、膀胱等脏器的功能。

3. *脊索瘤切除后的稳定性重建* 在 S_2 以下行骶骨切除将丢失骨盆承重的 30%，而 S_1 切除则失去骨盆承重的 50%，因此骶骨全切除及仅保留 S_1 上半或 S_1 一侧骶骨翼的骶骨切除术后需行稳定性重建。

有研究证实经髂骨棒或螺钉具有最强的抗负荷能力，是比较有效的腰、骶内固定方法。S_1 以下切除者均行骨盆稳定性重建，术中自双侧髂后上棘沿髂骨翼方向植入椎弓根螺钉，再通过钛棒与螺钉连接使下腰椎和骨盆间获得稳定。随着 3D 打印技术临床应用的逐渐兴起，3D 打印假体重建腰骶及骨盆稳定性的优势也逐渐显现，但还需要长期大量样本的随访。

斜坡部脊索瘤的发病年龄一般较骶尾区的年轻，颅底及枕颈部的脊索瘤，肿瘤前方常累及 L_1、L_2 椎体。术后常根据切除范围行前后路的内固定，维持枕颈部的稳定性。

胸腰椎脊索瘤在临床上相对少见，但大多数病例可实现肿瘤的 en bloc 切除。根据肿瘤大小手术采用经胸途径、腹膜外途径或单一后路，将肿瘤完整切除，并利用填塞骨水泥或整根肋骨的钛网、人工椎体或 3D 打印假体支撑，再行前后路内固定。

（三）放疗

颅底脊索瘤完全切除的可能性比较小，复发率高达 90% 以上，而活动节段脊柱尤其颈椎脊索瘤实行肿瘤整块或全椎节切除比较困难，加之一部分高位骶骨脊索瘤患者出于对生活质量影响考虑，拒绝行整块切除，使得复发十分常见。放疗作为脊索瘤治疗的首要或辅助治疗方式，其疗效仍存在一定争议。姑息性刮除术结合术后独立放疗已被证明对脊索瘤无效，40 ～ 60Gy 的传统放疗方式针对脊索瘤的局部控制率仅为 10% ～ 40%。

随着放射技术的提高，高剂量的放射线为肿瘤的放疗提供了新的治疗策略。目前专家针对手术治疗结合术后放疗可提高脊索瘤远期生存的概念已达成一致。由于脊髓、脑干、脑神经、直肠等对放射剂量的耐受都低于脊索瘤，因此高放射剂量的放疗方式也受到了一定的限制。

近期高能粒子（大剂量质子或带电粒子，包括碳粒子、氦、氖）的应用，放疗技术得到了明显提高，进而提升了单位靶区域的放射剂量，降低了对周围组织的损伤，提升了放射生物学效应。关于高能粒子在颅底、颈椎、骶尾部脊索瘤中的应用结果显示脊索瘤的 5 年局部控制率为 50% ～ 60%，其疗效不低于质子放疗。更多近期的研究表明，重离子治疗较传统放疗可更为有效地控制肿瘤的发展。来自日本的一项研究显示，对 95 名未切除骶骨脊索瘤患者行重离子治疗后，5 年无进展生存率为 88%。

（四）化疗

化疗在脊索瘤方面的报道并不多，且通常是在最大剂量放疗后或转移以后才采用。蒽环霉素、顺铂、烷化剂和喜树碱均被报道可在一定程度上影响脊索瘤的进展，但是大部分的病例报道仅局限于去分化型脊索瘤这种特殊类型，目前仍缺乏传统化疗方案有效于脊索瘤的系统性综述报道。

（五）分子靶向及免疫治疗

脊索瘤的分子筛查提示其过表达血小板源性生长因子受体（platelet-derived growth factor receptor，PDGFR），从而提示其可通过靶向药物对脊索瘤进行控制。2012 年和 2015 年的两项研究表明，酪氨酸受体抑制剂伊马替尼（Imatinib）应用于进展期脊索瘤治疗中，治疗后脊索瘤的体积明显减小。另一种酪氨酸受体抑制剂舒尼替尼（Sunitinib）已被应用于脊索瘤的临床研究中。国产小分子靶向药物阿帕替尼在治疗进展期脊索瘤的临床研究中取得了比较好的疗效。随着脊索瘤进一步分子研究的深度，其他分子通道也逐渐被发现。脊索瘤中应用可阻断过表达血管内皮生长因子受体（epidermal growth factor receptor，EGFR）和酪氨酸蛋白激酶受体 c-MetEGFR 信号通路的西妥昔单抗（Cetuximab）和吉非替尼（Gefitinib），均取得了一定的疗效。另外脊索瘤特异表达转录因子——brachyury，其在脊索瘤的发生发展中的作用被逐渐揭示。在体外实验中，在脊索瘤细胞敲除 brachyury 的表达可促进脊索瘤细胞的分化与衰老。针对 brachyury 在肿瘤中的重要作用，现已开发出靶向 brachyury 的肿瘤疫苗并行临床试验，有望在脊索瘤的治疗中得到应用。另外，一些潜在的分子靶点如 P13K/Mtor、MET、CDK4、FGFR 等也有可能成为未来分子治疗的新靶点。

要点小结

- ◆脊索瘤术前准备需要全面考虑，常需要 MDT 团队的协作。
- ◆肿瘤根治术是降低脊索瘤复发的关键，脊柱脊索瘤推荐全椎节切除术，术后需要注意脊柱及脊椎 - 骨盆的稳定性重建。
- ◆高能粒子放疗对脊索瘤的治疗有一定辅助治疗作用。
- ◆脊索瘤的分子靶向及免疫治疗正在探索中。

【康复随访及复发预防】

（一）总体目标

定期规范随访，更早发现肿瘤复发或者及早干预处理，提高患者的生活质量，延长生存期。

（二）严密随访

因目前尚无支持术后辅助治疗的高质量证据，需要规律的定期随访以监测疾病的复发可能。对于所有部位的脊索瘤，手术治疗后均应密切随访以监测肿瘤复发情况。骶骨脊索瘤根治手术后的患者应该在术后 2 周和 1 个月左右时注意复查伤口愈合情况，因为骶骨脊索瘤根治手术切除范围比较大，局部软组织条件差，肿瘤深在空腔比较巨大，术后伤口愈合并发症比较多，随访过程中能够及早发现问题及早处理。总之，脊索瘤术后的患者，建议每 3 个月随访 1 次，随访 5 年。其后每 6 个月随访 1 次， 随访至 10 年，因脊索瘤复发率很高，条件许可建议终身随访。若出现任何不适症状，随时复查。对于低位骶骨或尾骨脊索瘤行根治全切手术的患者，前 2 年应每 3 个月随访 1 次，以后每 6 个月随访 1 次，至少 5 年，之后每年 1 次，随访 10 年。有远处转移的患者，应每 3 个月随访 1 次，接受治疗的患者随访时间应适当缩短，一般为每 2 个月 1 次。

要点小结

- ◆脊索瘤手术创伤比较大，术后随访应及早进行。
- ◆脊索瘤复发率非常高，要注意定期按时随访，定期复查 MRI，建议终身随访。

脊索瘤的虽是一种发病率较低的原发性骨肿瘤，但因复发率居高不下严重影响患者的生活质量。手术是目前脊索瘤治疗的主要有效手段，肿瘤根治术或 en bloc 切除术是降低复发率的关键，但手术难度大、风险高，需要 MDT 团队的紧密配合。随着计算机导航、3D 打印，质子重离子放疗及相关技术的进步，相信以外科手术为主的整合治疗模式的应用，脊索瘤的疗效一定会得到很大的提升。同时，由于基础科学的进步，对脊索瘤发病机制及信号通路研究的进展，分子靶向治疗和免疫治疗将为复发脊索瘤的整合治疗提供了一个新的途径并有可能成为新的治疗手段。

（肖建如　杨　诚）

【典型案例】

骶骨脊索瘤的整合性诊疗1例

（一）病例情况

1. 基本情况　男性，31岁，已婚。主诉：骶尾部疼痛6月余，加重半个月。现病史：患者于6个月前无明显诱因出现骶尾部疼痛，性质为酸痛，呈阵发性，夜间明显，活动后可加重，休息后可缓解，未引起明显重视。半个月前疼痛症状加重，性质同前，疼痛放射至大腿前外侧，严重影响睡眠。就诊于当地医院行MRI检查提示：S_2至尾骨周围可见不规则团块样异常信号包绕骶尾骨生长。患者自起病以来，精神状态良好，体重无明显变化，大、小便困难，睡眠无异常。既往史：否认高血压、糖尿病、冠心病史，否认手术史、外伤史，输血史。

2. 入院查体　步入病室，步态欠稳，脊柱呈生理性弯曲，颈、腰椎活动无明显受限。骶尾部可见6cm×5cm体表包块，无压痛反跳痛，质韧，边界清晰，活动度差。会阴区触觉、痛温觉无明显减退。四肢肌张力正常，肛周肌肉无明显萎缩。双下肢髂腰肌、股四头肌、股二头肌、半腱肌、半膜肌、胫前肌、小腿三头肌肌力5级，双足跗趾背伸、跖屈肌力5级。提睾反射、肛门反射存在。

3. 辅助检查　X线检查：腰椎生理曲度存在，未见侧弯及滑脱。骶尾骨可见巨大软组织团块影。髂总动脉CTA检查：骶尾骨局部可见骨质破坏、骨皮质断裂，伴有巨大软组织肿块形成，长约11cm，边界尚清楚，其内密度不均匀，增强扫描局部见轻度强化，盆腔内见多个小淋巴影。MRI检查：S_2至尾骨周围可见不规则团块样异常信号肿块包绕骶尾椎生长，在T_1加权MRI上表现为低信号，T_2加权像表现为高信号，大小约10.8cm×7.0cm×9.8cm，边界清晰，相邻骶尾骨受侵，脊髓圆锥及马尾神经未见明显异常信号影。

4. 入院诊断　骶骨肿瘤（Ennecking分期：G1T2M0；WBB分期：1～12区，A～C层，S_2至尾骨）。

（二）整合性诊治过程

1. 关于诊断及评估

（1）病情分析：患者症状表现为骶尾部疼痛6个月余，性质为酸痛，呈阵发性，夜间明显，活动后可加重，休息后可缓解，且半个月内有加重，性质同前，疼痛放射至大腿前外侧。进一步查体可触及骶尾部巨大体表肿块，会阴区触觉、痛温觉无明显减退，四肢肌张力正常，肌力5级，肛周肌肉无明显萎缩，肛周反射存在。MRI提示S_2至尾骨周围可见团块样异常信号肿块，在T_1加权MRI上表现为低信号，T_2加权像表现为高信号，大小约10.8cm×7.0cm×9.8cm，边界清晰，相邻骶尾骨受侵，脊髓圆锥及马尾神经未见明显异常信号影。根据既往病史、症状、体征及辅助检查，诊断初步考虑骶骨肿瘤（Ennecking分期：G1T2M0；WBB分期：1～12区，A～C层，S_2至尾骨）。

（2）鉴别诊断

1）脊索瘤：好发于中年，40岁多见，常见于骶骨及颅底，患者可有疼痛、肿胀等症状，伴随神经功能受损且进行性加重。腰骶部肿瘤可引起直肠和膀胱压迫症状，如大、小便困难等。查体发现骶后叩击痛、压痛、局部隆起或肿块突起。在X线和CT上常见破坏性、溶骨性改变，MRI可见骨皮质破坏，局部软组织肿胀，增强可见强化。

2）骨肉瘤：多好发于青少年，表现为肿瘤部位相关的疼痛，疼痛较剧烈，夜间痛多见，伴随各种神经功能障碍，影像学可有Codman三角征或日光辐射征，但较少见，肿瘤内有钙化灶，常见远处转移。

3）尤因肉瘤：好发于儿童、青中年，疼痛为常见表现，可有弛张热，也可有压迫症状，多能在体表扪及肿块，影像学表现为虫蚀样、浸润性溶骨性改变，骨皮质与骨膜破坏，可见葱皮样改变，无边缘硬化、骨皮质膨隆和骨壳形成，密度类似于肌肉组织。

4）脊柱转移瘤：常见于中老年人，患者多表现为逐渐进展的夜间痛，以及脊髓、神经根压迫症状，可伴有活动受限、畸形及病理性骨折，影像学可见溶骨性或成骨性病损，血供常较丰富，病灶常多发，可有原发性病灶表现，相关肿瘤标志物、ALP可升高，最终诊断需依靠病理学检查。

2. 关于治疗方案

（1）进一步明确诊断：结合目前患者病史、症状、体征及辅助检查，考虑脊索瘤可能性大，由于肿瘤病理类型差异治疗方式变化较大，肿瘤具体性质尚需进一步确诊，考虑先行穿刺活检术，明确病理以决定下一步治疗方案。故行穿刺活检：患者取俯卧位，于骶尾部触及肿块，取骶骨后侧靠近中线处为进针点，用利多卡因逐层麻醉至肿瘤表面，根据术前影像片读片肿瘤包膜距体表距离为2.5cm，用18G活检针沿麻醉针方向刺入，入针3.5cm后透视见穿刺定点进入瘤体，位置佳，患者无不适主诉，用活检钳取出淡红色胶冻样肿瘤组织2块。最终穿刺活检病理提示：脊索瘤。免疫组化结果：CK（pan）（+），EMA（+），S100（部分阳性），Vimentin（部分阳性），CEA（–），NSE（弱阳性），CD57（–），Ki-67（3%阳性），D2-40（–），P53（–）。

（2）MDT团队会诊：由于肿瘤较大，血供丰富，与周边重要脏器关系紧密，联系普外科、肿瘤科、介入科、病理科、麻醉科等多学科医生会诊，协同制订整合治疗方案。

病理科意见：患者症状表现为骶尾部疼痛6个月，加重半个月；MRI提示S_2至尾骨周围可见团块样异常信号肿块，在T_1加权MRI表现为低信号，T_2加权像表现为高信号，大小约10.8cm×7.0cm×9.8cm，边界清晰，相邻骶尾骨受侵；穿刺活检标本大体为淡红色胶冻样组织，镜下可见大小不等、形状各异的上皮样细胞，排列成片状，细胞间含黏液基质，部分肿瘤细胞胞质内含有大量空泡。根据临床症状、影像学表现及病理特点和免疫组化结果，可初步诊断为骶骨脊索瘤。

肿瘤科意见：由于肿瘤较大，患者疼痛明显并逐步加重，已有大、小便困难等临床表现，非手术治疗无法缓解症状，且脊索瘤对放、化疗敏感度较差，内科治疗效果不佳，建议行手术治疗，术后结合最终病理诊断行相应辅助治疗。

普外科意见：目前肿瘤较大，且已造成周边肠管等器官压迫表现，建议行手术治疗。术前应严格执行灌肠操作，降低肠道感染的可能性，同时做好术中因肿瘤与肠管粘连紧密，切除时可能造成肠道受损的准备，及时行造瘘手术。如单行后路切除肿瘤，需注意髂动脉等周围大血管，避免术中大出血可能，同时注意保护并分离周边肠管等重要器官。必要时可会诊辅助联合前路切除肿瘤。

介入科意见：患者髂动脉CTA示肿瘤血供极其丰富，考虑术前行栓塞治疗，并辅助腹主动脉球囊阻断减少术中出血。术中注意把控阻断时间，过长易导致相应供血组织器官缺血坏死，术后及时拔出球囊，降低感染风险。

麻醉科意见：患者目前诊断明确，术前检查基本完善，未发现明显手术及麻醉禁忌证，应注意加强术中监护，避免术中生命体征过度波动，术前及术中充分扩容，尽可能减少术中出血，保持出入平衡，以维护手术安全进行。

骨肿瘤科意见：患者目前肿瘤体积巨大且发展较快（Ennecking分期：G1T2M0；WBB分期：1～12区，A～C层，S_2至尾骨），同时有进一步加重的风险。由于脊索瘤对常规放疗及细胞毒药物的化疗等辅助治疗不甚敏感，因此只有实施肿瘤根治性切除手术获得安全边界才能降低复发率和死亡率。考虑患者为青年男性，生存期较长，争取做到肿瘤根治性全椎节切除，至于神经功能保留何种程度，术中根据情况，在保证安全边界的前提下尽量给予第1、2骶神经予以保留，术前应充分与患者及其家属沟通，交代病情、手术的充分必要性及手术的风险等。同时依据患者目前肿瘤位置及相邻脏器的情况，考虑行一期后路骶骨肿瘤全椎节切除内固定重建术（备前路）。

（3）手术治疗：气管插管全身麻醉后，取俯卧位，常规消毒铺单。取L_4～S_3倒“Y”形切口，长约 20cm。切开皮肤、皮下组织、腰背筋膜。沿骨膜向两侧剥离骶棘肌，暴露 L_4 和 L_5 两侧关节突关节，自动拉钩撑开皮肤及软组织。透视定位后，于 L_4 和 L_5 双侧椎弓根置入万向椎弓根螺钉共4枚。于双侧深筋膜浅层分离至髂后上棘，暴露髂骨骨质。继续向远端分离 S_1 至尾椎后方及椎旁组织，S_3 ～ S_5 后方软组织见肿块形成，于肿块包膜外正常肌肉组织中仔细分离，避免误入瘤区。离断骶尾部两侧周围肌肉及韧带组织，分离至骶前疏松间隙，探查示 S_3 ～ S_5 前方软组织肿块形成，仔细分离骶前肿块与直肠间隙至骶髂关节前方，双极电凝、止血纱止血，以薄纱布垫将骶骨及骶髂关节前方软组织向前方分离并保护。切除 S_1 椎板，显露硬膜囊及双侧第1骶神经根。于第1骶神经根下方结扎、离断硬膜囊。充分止血，将留置腹主动脉球囊于 S_1 椎体下缘水平离断骶骨至双侧骶髂关节处。切断双侧骶髂关节处髂骨。逐步翻转、游离 S_2 ～ S_5 椎体（包含肿瘤）与双侧骶髂关节部，离断 S_2 ～ S_5 远端神经根，分离保护髂内动静脉，结扎处理骶前血管，整块取出 S_2 ～ S_5 椎体及肿瘤组织。检视切除的肿瘤包膜完整无破损，骶骨切缘骨质正常，距软组织肿块大于 2cm。骶前仔细止血，于双侧髂骨各置入3枚万向椎弓根螺钉。量取合适长度的连接棒并预弯，取4枚连接棒将双侧髂骨上方2枚螺钉分别与 S_4、S_5 椎弓根螺钉相连重建腰椎骨盆稳定，双侧连接棒间各安装横向连接棒1枚，另取1枚连于双侧髂骨下方螺钉之间重建骨盆后环稳定，锁紧。彻底止血，清点器械纱布无误。冲洗，顺铂无盐水浸泡 5min。残腔内置入明胶海绵，L_5 横突与髂骨间植入同种异体骨。置入2根负压引流管，逐层关闭切口，外敷无菌敷料。

麻醉满意，术中出血约 2000ml，予以输注红细胞 1000ml，血浆 800ml。患者清醒后双下肢活动良好，安全返回病房。

3. 关于后续随访 术后患者双下肢肌力3级，肌张力正常，感觉同术前。卧床休息4周后伤口基本愈合，在支具保护下逐渐下地活动，行四肢功能锻炼，肌力逐渐恢复，其余无明显异常。术后6个月，复查MRI未见明显肿瘤复发。四肢肌力、肌张力及浅感觉正常，会阴部浅感觉减退，二便控制稍差，但患者表示满意。术后一年半复查，X线片示内固定在位，未见断钉断棒现象。

（三）案例处理体会

脊索瘤是一种低度恶性肿瘤，好发于颅底及骶尾部。骶尾部因前方盆腔空间较大，一般就诊时肿瘤体积均较大，由于肿瘤侵袭性较强，易产生疼痛、肿胀感及神经压迫等症状，且症状常呈进行性加重。诊断时应结合病史、症状、体征、影像学检查及穿刺病理等结果加以明确。手术治疗是目前治疗脊索瘤的主要方案，因手术难度高，风险大，应联合多学科对患者进行个性化评估，制订相应治疗方案。术前根据肿瘤位置、血供情况可考虑针对性行栓塞或球囊阻断治疗降低术中出血。术中尽可能采用全椎节切除术，以降低术后肿瘤复发率，注意脊柱稳定性的重建，加强内固定强度降低术后断钉断棒的概率，操作时仔细分离、保护周边大血管及重要组织脏器，减少术后并发症的出现。术后鼓励患者早期进行功能锻炼，定期随访，复查X线片、CT三维重建、MRI等，重点关注患者伤口的愈合、肢体的功能锻炼、内固定的稳定性及是否复发等方面，随访过程中及早发现问题尽早处理。

（肖建如　杨兴海）

参考文献

Baratti D, Gronchi A, Pennacchioli E, et al, 2003. Chordoma: natural history and results in 28 patients treated at a single institution. Ann Surg Oncol, 10(3): 291-296.

Bergh P, Kindblom LG, Gunterberg B, et al, 2000. Prognostic factors in chordoma of the sacrum and mobile spine: a study of 39 patients. Cancer, 88(9): 2122-2134.

Boriani S, Biagini R, De Lure F, et al, 1996. En Bloc Resections of Bone Tumors of the Thoracolumbar Spine. Spine, 21(16):1927-1931.

Casali PG, Stacchiotti S, Sangalli C, et al, 2007. Chordoma. Curr Opin Oncol, 19(4): 367-370.

Chambers PW, Schwinn CP, 1979. Chordoma: a clinicopathologic study of metastasis. Am J Clin Pathol, 72(5): 765-776.

Enneking WF, 1986. A system of staging musculoskeletal neoplasms. Clin Orthop Relat Res, (204): 9-24.

Ferraresi V, Nuzzo C, Zoccali C, et al, 2010. Chordoma: clinical characteristics, management and prognosis of a case series of 25 patients. BMC Cancer, 10: 22.

Hart RA, Boriani S, Biagini R, et al, 1997. A system for surgical staging and management of spine tumors. A clinical outcome study of giant cell tumors of the spine. Spine, 22(15): 1773-1782.

Healey JH, Lane JM, 1989. Chordoma: a critical review of diagnosis and treatment. Orthop Clin North Am, 20(3): 417-426.

Horten BC, Montague SR, 1976. In vitro characteristics of a sacrococcygeal chordoma maintained in tissue and organ culture systems. Acta Neuropathol, 35(1): 13-25.

Ma X, Xia C, Liu D, et al, 2014. Benign notochordal cell tumor: a retrospective study of 11 cases with 13 vertebra bodies. Int J Clin Exp Pathol, 7(7): 3548-3554

Mcmaster ML , Goldstein AM , Bromley CM, et al, 2001. Chordoma: Incidence and survival patterns in the United States, 1973-1995. Cancer Causes Control, 12(1):1-11.

Meng T, Yin HB, Li B, et al, 2015. Clinical features and prognostic factors of patients with chordoma in the spine: a retrospective analysis of 153 patients in a single center. Neuro Oncol, 17(5): 725-732.

Osaka S, Osaka E, Kojima T, et al, 2014. Long-term outcome following surgical treatment of sacral chordoma. J Surg Oncol, 109(3): 184-188.

Terzi S, Mobarec S, Bandiera S, et al, 2012. Diagnosis and treatment of benign notochordal cell tumors of the spine: report of 3 cases and literature review. Spine, 37(21): E1356-E1360.

Walcott BP, Nahed BV, Mohyeldin A, et al, 2012. Chordoma: current concepts, management, and future directions. Lancet Oncol, 13(2): e69-e76.

Wang Y, Xu W, Yang X H, et al, 2013. Recurrent upper cervical chordomas after radiotherapy: surgical outcomes and surgical approach selection based on complications. Spine, 38(18): E1141-E1148.

Yamaguchi T, Suzuki S, Ishiiwa H, et al, 2004. Intraosseous benign notochordal cell tumours: overlooked precursors of classic chordomas?. Histopathology, 44(6): 597-602.

第五节 软组织肉瘤

软组织肉瘤（soft tissue sarcoma， STS）是一组起源于非上皮性骨外组织的恶性肿瘤，几乎可发生于身体任何部位的软组织，以未分化多形肉瘤、脂肪肉瘤、平滑肌肉瘤最多见。软组织肉瘤临床表现多样，大多与恶性程度相关，早期可无特异性。软组织肉瘤主要是以手术为主的整合治疗，近年来，随着人们对软组织肉瘤认识的加深，越来越多的靶向治疗药物显示对某些类型的软组织肉瘤有效，有望成为整合治疗软组织肉瘤的有效补充。

• 发病情况及诊治研究现状概述

软组织肉瘤是一组起源于非上皮性骨外组织的异质性肿瘤，其特点为具有局部侵袭性、呈浸润性或破坏性生长、可局部复发和远处转移。软组织肉瘤约占所有人类肿瘤的 0.7%，2019 年死亡病例占所有肿瘤的 0.9%，2009 ～ 2015 年的 5 年生存率为 64.9%，我国软组织肉瘤的年发病率为 2.38/10 万。

软组织肉瘤的发病率随年龄增长明显增高，根据年龄校准后的发病率，80 岁时发病率约为 30 岁时的 8 倍。软组织肉瘤最常见的发病部位是四肢，约占 43%，其次为内脏（19%）、腹膜后（15%）、躯干（10%）、头颈部（9%）。肺是软组织肉瘤常见的转移部位，来自腹腔的软组织肉瘤通常转移至肝和腹膜。软组织肉瘤依据组织来源共分 12 大类，再根据不同形态和生物学行为，有 50 种以上的亚型。最常见亚型包括未分化多形性肉瘤（undifferentiated pleomorphic sarcoma，UPS）、脂肪肉瘤（liposarcoma， LS）、平滑肌肉瘤（leiomyosarcoma， LMS）、滑膜肉瘤（synovial sarcoma， SS）。儿童和青少年最常见的软组织肉瘤为横纹肌肉瘤（rhabdomyosarcoma，RMS）。

软组织肉瘤多采用以手术为主的整合治疗，手术应达到安全的外科边界。术前放疗、化疗有利于对高级别肿瘤的降级，从而更有效地切除肿瘤。大量 Meta 分析及临床试验结果显示，术后化疗能有效提高软组织肉瘤的无复发生存率（RFS）。近年来，越来越多的研究表明，靶向治疗药物在某些组织类型的高级别或转移性软组织肉瘤中有效，如酪氨酸激酶抑制剂帕唑帕尼、伊马替尼、舒尼替尼、奥拉单抗、贝伐珠单抗、替莫唑胺等。

• 相关诊疗规范、指南和共识

- 中国临床肿瘤学会（CSCO）软组织肉瘤诊疗指南 2019，中国临床肿瘤学会指南工作委员会
- NCCN 肿瘤临床实践指南：软组织肉瘤（2019.V6），美国国家综合癌症网络
- 软组织肉瘤诊治中国专家共识（2015 年版），中国抗癌协会肉瘤专业委员会，中国临床肿瘤学会

- Adult Soft Tissue Sarcoma Treatment（PDQ®）: Health Professional Version（2002-2020 Feb 4）, National Cancer Institute（US）
- Childhood Soft Tissue Sarcoma Treatment（PDQ®）: Health Professional Version（2002-2020 Feb 6）, National Cancer Institute（US）
- 儿童及青少年横纹肌肉瘤诊疗规范（2019 版），中华人民共和国国家卫生健康委员会
- 儿童及青少年非横纹肌肉瘤类软组织肉瘤诊疗规范（2019 年版），中华人民共和国国家卫生健康委员会
- 原发性腹膜后软组织肉瘤诊治中国专家共识（2019 版），中华医学会外科学分会外科手术学学组，中国抗癌协会肉瘤专业委员会，中国医疗保健国际交流促进会软组织肿瘤分会，中国临床肿瘤学会肉瘤专家委员会
- 2014 肢体软组织肉瘤临床诊疗专家共识，中国临床肿瘤学会肉瘤专家委员会，中国抗癌协会肉瘤专业委员会
- 中国儿童及青少年横纹肌肉瘤诊疗建议（CCCG-RMS-2016），中国抗癌协会小儿肿瘤专业委员会，中华医学会儿科学分会血液学组，中华医学会小儿外科学分会肿瘤组
- 北京大学肿瘤医院原发性腹膜后软组织肿瘤诊治专家共识（2015），北京大学肿瘤医院软组织与腹膜后肿瘤中心
- 2016 英国软组织肉瘤管理指南，英国骨肉瘤小组
- 2018 ESMO/EURACAN 临床实践指南：软组织和内脏肉瘤的诊断，治疗和随访，欧洲肿瘤内科学会

【全面检查】

（一）病史特点及体检发现

软组织肉瘤主要表现为逐渐生长的无痛性包块，隐匿性强，病程可从数月至数年，当肿瘤增大压迫神经或血管时，可出现疼痛、麻木，甚至肢体水肿，但症状不具特异性。有些病例可出现短期内肿块迅速增大，皮肤温度升高、区域淋巴结肿大等，需要警惕肿瘤级别升高的可能。

（二）实验室检查

1. 常规检测　包括血常规，尿常规，粪常规，血生化，肝功能，肾功能，出凝血功能，传染性疾病筛查等。这些检测是了解患者一般状况、制订整合治疗方案所必需的评估内容。

2. 血液肿瘤标志物检测　通常认为软组织肉瘤暂无特异性肿瘤标志物。

（三）影像学检查

1. MRI 检查　是软组织肉瘤最重要的检查手段，能够精确显示肿瘤与邻近肌肉、皮下脂肪、关节及主要神经血管束的关系，对术前制订整合治疗方案非常有用，通常 T_1 为中等信号，T_2 为高等信号，增强 MRI 可以了解肿瘤的血供情况，对脂肪瘤、非典型脂肪瘤和脂肪肉瘤有鉴别诊断意义。此外，MRI 可以很好地显示肿瘤在软组织内侵及范围、骨髓腔内侵及范围和发现跳跃病灶（表 12-5-1）。

表 12-5-1　软组织肉瘤的影像学检查

分期检查	Ⅰ级推荐	Ⅱ级推荐
原发性肿瘤部位	MRI 或 CT（平扫＋增强）（根据患者情况选择）	① B 超 ② X 线检查
区域和全身	①区域淋巴结 MRI 或 CT（平扫＋增强）（根据患者情况选择） ②全身 CT/MRI（头颅、胸部、腹部）（根据患者情况选择）	① PET/CT（FDG） ②区域淋巴结 B 超 ③全身骨扫描（根据患者情况选择）

2. CT 检查　可以显示软组织肿块大小、范围、软组织肉瘤邻近骨有无骨破坏及破坏程度，强化后可显示肿瘤的血供情况、肿瘤与血管的关系。

3. X 线检查　用于排除骨肿瘤，确认软组织肿块位置，包块有无钙化特征，局部有无骨质异常（皮质破坏、骨膜反应、骨髓侵犯）等，可用于评估软组织肉瘤侵犯骨后发生病理骨折的风险。具体的病理类型 X 线特征性表现各异，如脂肪肉

瘤表现为脂肪样的低密度影，而钙化多见于滑膜肉瘤和软组织间叶软骨肉瘤等，血管瘤可观察到静脉石，骨化性肌炎可观察到骨化。

4. B超　用于判断肿块是囊性或实性，提供肿物的血流情况及区域淋巴结有无肿大等。B超在淋巴结转移检查时起重要作用，对于血管肉瘤、横纹肌肉瘤、滑膜肉瘤、上皮样肉瘤、腺泡状肉瘤及透明细胞肉瘤等，可利用B超检查区域淋巴结。

5. PET/CT　可为新辅助化疗或放疗的疗效评估提供基线数据，PET/CT不仅可显示原发性肿瘤部位的代谢状况，更重要的是还可评价患者的病灶区域和全身情况。

转移病灶：肺转移是软组织肉瘤最常见的转移部位，也是影响患者预后的重要因素，因此胸部CT是必需的影像学检查。黏液性脂肪肉瘤需进行腹部CT检查。黏液性/圆细胞脂肪肉瘤和尤因肉瘤可进行全脊髓MRI检查。对腺泡状软组织肉瘤及血管肉瘤需进行中枢神经系统检查。软组织肉瘤可出现区域淋巴结转移，因此区域淋巴结B超和MRI检查是诊断区域淋巴结转移的必要手段。

（四）病理学检查

1. 活检方式　对软组织肉瘤治疗前，强烈建议先行活检，即使临床和影像学都提示非常典型的软组织肉瘤，也需活检确诊。建议在拟行外科治疗的医院，由最终手术的医生或其助手进行活检操作。推荐进行带芯穿刺活检（core needle biospy）（表12-5-2），穿刺点必须位于最终手术的切口线部位，便于手术时能够切除穿刺通道。细针抽吸活检（fine needle biospy）获得的样本量常较少而不足供以诊断，仅推荐在有经验的医疗机构采用。若由于样本量小导致初次穿刺活检未能确诊，可考虑在影像引导下进行二次粗套管针穿刺活检。切开活检（open incision biospy）可获得更多的标本，有利于诊断，但存在肿瘤污染范围扩大等风险，以及对再次手术的要求比穿刺活检要高等缺点，另外费用也相对高。如病变较小、位于浅层，手术可完整切除病灶、切除后不会造成重大功能障碍，或者病灶紧邻重要血管神经，可考虑做切除活检。活检应尽可能获得足够多的肿瘤组织，以便病理科进行常规的病理学检查（HE染色切片、免疫组化），还可对新鲜标本进行分子检测。

表12-5-2　软组织肉瘤的活检方式

活检	Ⅰ级推荐	Ⅱ级推荐	Ⅲ级推荐
对病灶的活检方式	穿刺活检（1A类证据）		①切开活检（2B类证据） ②切除活检（2B类证据）

2. 病理分析

（1）标本固定：标本离体后尽快放入中性缓冲甲醛固定液，固定液的容积大于标本体积的10～15倍，固定时间为8～48h，如有分子遗传学检查需求可以固定前留取少许新鲜组织。

（2）标本边缘的取材：建议对肿块6个端面使用不同颜色墨汁标记，记录肿瘤组织边缘距每个切缘的距离。

（3）免疫组化染色：参照软组织肿瘤的HE切片形态，选择敏感度和特异度高的多种抗体盒，进行免疫组化染色，有时在鉴别诊断中不可或缺。如下情况可能干扰免疫组化结果：矿化标本脱钙处理、染色技术质量控制、显色定位、交叉阳性反应或异常表达及缺乏经验医生的判读（表12-5-3）。

表12-5-3　病理学诊断策略

标本类别	分析类别	Ⅰ级推荐	Ⅱ级推荐	Ⅲ级推荐
术前活检标本	切片	①HE染色切片（1A类证据） ②免疫组化（1A类证据） ③分子检测（1A类证据）-FISH等		分子检测（2B类证据） -PCR -DNA测序
术后标本	大体	边界分析（1A类证据）		
	切片	①HE染色切片（1A类证据） ②免疫组化（1A类证据） ③分子检测（1A类证据）-FISH等	放化疗后组织学改变病理评估（2B类证据）	分子检测（2B类证据） -PCR -DNA测序

（4）分子检测方法：部分软组织肿瘤中基因异常可以作为提示诊断的重要证据。分子检测需要在严格质控的条件下进行，这些方法包括荧光原位杂交（FISH）、反转录聚合酶链反应（RT-PCR）和 DNA 测序（一代测序、二代测序等）。

分子检测方法：部分软组织肿瘤中基因异常可以作为提示诊断的重要证据（表 12-5-4）。常见的几种分子遗传学异常包括透明细胞肉瘤 EWS-ATFI、黏液或圆细胞脂肪肉瘤 TLS-CHOP、滑膜肉瘤 SYT-SSX（SYT-SSX1 或 SYT-SSX-2）、腺泡状横纹肌肉瘤 PAX-FKHR（PAX3-FKHR 或 PAX7-FKHR）等。

表 12-5-4 软组织肉瘤分子检测

组织学类型	细胞遗传学异常	分子检测
腺泡状软组织肉瘤	t（X；17）（p11；q25）	TFE3-ASPL 融合
骨外黏液样软骨肉瘤	t（9；22）（q22；q12）	EWS-NR4A3 融合
	t（9；17）（q22；q11）	TAF2N-NR4A3 融合
	t（9；15）（q22；q21）	TCF12-NR4A3 融合
透明细胞肉瘤	t（12；22）（q13；q12）	EWSR1-ATF1 融合
	t（2；22）（q33；q12）	EWSR1-CREB1 融合
促结缔组织小圆细胞肿瘤	t（11；22）（p13；q12）	EWSR1-WT1 融合
皮肤隆突性纤维肉瘤	环状染色体 17 and 22 t（17；22）（q21；q13）	COL1A1-PDGFB 融合
尤因肉瘤	t（11；22）（q24；q12）	EWSR1-FLI1 融合
	t（21；22）（q12；q12）	EWSR1-ERG 融合
	t（2；22）（q33；q12）	EWSR1-FEV 融合
	t（7；22）（p22；q12）	EWSR1-ETV1 融合
	t（17；22）（q12；q12）	EWSR1-E1AF 融合
	inv（22）（q12q12）	EWSR1-ZSG 融合
	t（16；21）（p11；q22）	FUS-ERG 融合
纤维肉瘤，婴儿型	t（12；15）（p13；q26） 8, 11, 17 和 20 形成三倍体	ETV6-NTRK3 融合
平滑肌肉瘤	染色体变异复杂，短臂 1 区缺失常见	
脂肪肉瘤	环状染色体 12	MDM2 扩增，CDK4 及其他基因扩增
- 高分化	t（12；16）（q13；p11）	
- 黏液 / 圆细胞	t（12；22）（q13；q12）	TLS-DDIT3 融合
	复杂性	EWSR1-DDIT3 融合
低级别纤维黏液样肉瘤	t（7；16）（q33；p11）	FUS-CREB3L2 融合

续表

组织学类型	细胞遗传学异常	分子检测
恶性周围神经鞘瘤	复杂型	
黏液纤维肉瘤	环状染色体 12	
肾外横纹肌样瘤	22q 长臂缺失	INI1 基因失活
横纹肌肉瘤		
- 腺泡状	t（2；13）（q35；q14）	PAX3-FOXO1A 融合
	t（1；13）（p36；q14），双倍体	PAX7-FOXO1A 融合
		PAX-NCOA1 融合
	t（2；2）（q35；p23）	PAX-AFX 融合
- 胚胎性	2q, 8 和 20 形成三倍体	11p15 失去杂合性
滑膜肉瘤		
- 单相型	t（X；18）（p11；q11）	SS18-SSX1, SS18-SSX2 or SS18-SSX4 融合
- 双相型	t（X；18）（p11；q11）	SS18-SSX1 融合

大多数胃肠道间质瘤（95%）表达 KIT（CD117），约 80% 的胃肠道间质瘤存在编码 KIT 受体酪氨酸激酶的基因突变，另外 5%～10% 的胃肠道间质瘤存在编码 PDGFRA 相关受体酪氨酸激酶的基因突变。10%～15% 的胃肠道间质瘤未发现存在 KIT 或 PDGFRA 突变（野生型胃肠道间质瘤）。其他常见表达的标志物包括 CD34 抗原（70%）、平滑肌肌动蛋白（25%）和肌间线蛋白（＜5%）。因此，胃肠道间质瘤强烈推荐行 KIT 及 PDGFRA 突变检测。对于没有 *KIT* 或 *PDGFRA* 突变的 GIST，应考虑进一步采取 SDHB 免疫组化染色、BRAF 突变分析及 *SDH* 基因突变分析等评估方法。

（5）诊断依据：病理学诊断是以组织形态学为基础，根据临床诊断需求依次开展免疫组化和分子检测等，当形态学意见与免疫组化和分子检测结果冲突时，需以组织形态学诊断为主要依据。

（6）分类与分级：参照 *WHO Classification of Tumours of Soft Tissue and Bone*（4th edition），肿瘤依据组织来源共分为 12 大分类，再根据不同形态和生物学行为分为众多亚型。分级推荐使用 FNCLCC（表 12-5-5），分级是在组织学已经明确诊断恶性肿瘤的前提下进行。对假恶性肿瘤的分级会误导治疗。经过放疗或化疗或活检取材不佳的标本不宜分级，很少转移的交界性肿瘤不分级。

表 12-5-5 软组织肉瘤 FNCLCC 分级系统

A. 肿瘤细胞分化	
1 分	肉瘤非常类似正常成年人间叶组织（如低级别平滑肌肉瘤）
2 分	肉瘤细胞有自己特定的组织学特点（如黏液样脂肪肉瘤）
3 分	胚胎样特点和未分化肉瘤，滑膜肉瘤，类型不明的肉瘤
B. 核分裂计数	
1 分	0 ～ 9/10HPF
2 分	10 ～ 19/10HPF
3 分	＞ 19/10HPF
C. 坏死	
0 分	无坏死
1 分	20% 肿瘤坏死
2 分	50% 肿瘤坏死
组织学分级 =A+B+C	
1 级 =2 或 3 分；2 级 =4 分或 5 分；3 级 =6 ～ 8 分	

（7）报告内容：推荐的软组织肉瘤病理报告内容包括标本取材方法、解剖位置、组织学类型及分级（FNCLCC）、核分裂象、坏死范围、脉管及神经侵犯情况、切缘情况、辅助性检查结果(免疫组化及分子遗传学检测 FISH、RT-PCR 及 DNA 测序等）。

要点小结

◆ 软组织肉瘤治疗前的基本诊断手段主要包括临床、影像及病理三者相结合，用于软组织肉瘤的定性诊断、定位诊断和分期诊断。

◆ MRI 是软组织肉瘤最重要的影像学检查手段，胸部 CT 及 PET/CT 为评估全身转移提供了有效方法。

◆ 基于带芯穿刺活检的术前病理诊断是软组织肉瘤确诊的依据，免疫及分子手段的应用为病理明确诊断提供了有效帮助。

【整合评估】

（一）评估主体

软组织肉瘤特别需要 MDT 团队的讨论评估，其人员组成包括骨与软组织肿瘤科、相关外科、肿瘤内科、放射治疗科、介入治疗科、医学影像诊断科、病理诊断科、超声诊断科医生，以及护理部护士、心理学专家等。

人员组成及资质：①医学领域成员（核心成员），如骨与软组织肿瘤科医生 2 名、肿瘤内科医生 1 名、放射治疗科医生 1 名、放射诊断医生 1 名、组织病理学医生 1 名、其他专业医生若干名（根据 MDT 团队的需要加入），所有参加 MDT 团队讨论的医生应具有副高级以上职称，有独立诊断和治疗能力,并有一定学识和学术水平。②相关领域成员（扩张成员），如临床护师 1 ～ 2 名和协调员 1 ～ 2 名。所有参与 MDT 团队的人员应进行相应职能分配，包括牵头人、讨论专家和协调员等。

（二）分期评估

Enneking 提出的外科分期系统（surgical staging system，SSS）是目前临床上使用比较广泛的分期系统，此分期系统与外科治疗密切相关，因此被美国骨骼肌肉系统肿瘤协会（Musculoskeletal Tumor Society，MSTS）及国际保肢学会（International Society of Limb Salvage，ISOLS）采纳，又称 MSTS/Enneking 外科分期（表 12-5-6）。另外较为通用的有美国癌症联合委员会（AJCC）分期系统（表 12-5-7，表 12-5-8）。

表 12-5-6 软组织肉瘤 MSTS/Enneking 外科分期

分期	病理分级	部位	转移
ⅠA 期	低恶（G1）	间室内（T1）	无转移（M0）
ⅠB 期	低恶（G1）	间室外（T2）	无转移（M0）
ⅡA 期	高恶（G2）	间室内（T1）	无转移（M0）
ⅡB 期	高恶（G2）	间室外（T2）	无转移（M0）
Ⅲ期	任何 G	任何 T	区域或远处转移（M1）

表 12-5-7　AJCC 软组织肉瘤分期（第 8 版）

原发性肿瘤（T）	表现
Tx	原发性肿瘤无法评价
T0	无原发性肿瘤证据
T1	肿瘤最大径≤ 5cm
T2	肿瘤最大径＞ 5cm，≤ 10cm
T3	肿瘤最大径＞ 10cm，≤ 15cm
T4	肿瘤最大径＞ 15cm
区域淋巴结（N）	
N0	无局部淋巴结转移或局部淋巴结无法评价
N1	局部淋巴结转移
远处转移（M）	
M0	无远处转移
M1	有远处转移
病理分级	
Gx	病理分级无法评价
G1，G2，G3	

表 12-5-8　AJCC 软组织肉瘤分期（第 8 版）

分期	T		N		M		G	
ⅠA 期	T1		N0		M0		G1，GX	
ⅠB 期	T2/T3/T4		N0		M0		G1，GX	
Ⅱ期	T1		N0		M0		G2，G3	
ⅢA 期	T2		N0		M0		G2，G3	
ⅢB 期	T3/T4		N0		M0		G2，G3	
Ⅳ期	任何 T	任何 T	N1	任何 N	M0	M1	任何 G	任何 G

（三）准确诊断与鉴别诊断

1. 诊断本病的要求

（1）诊断要求：根据临床、影像及病理三者相结合，进行软组织肉瘤的诊断。

（2）伴随诊断：伴随诊断不能作为诊断软组织肉瘤的依据，但在制订诊治策略时，应充分考虑患者是否存在合并症及伴随疾病，伴随诊断会对软组织肉瘤的整体治疗措施产生影响。

2. 需要鉴别诊断的疾病

（1）恶性病变：原发性或转移性癌、黑色素瘤、淋巴瘤等。

（2）良性病变：脂肪瘤、淋巴管瘤、平滑肌瘤、神经瘤等。

（3）其他病变：硬纤维瘤等。

要点小结

- 完整的诊断内容包括肿瘤部位、分级、分期及伴随疾病。
- 评估要通过 MDT 团队的合作完成，才可以建立合理的软组织肉瘤整合诊疗流程，有助于实现最佳、个体化的整合治疗。

【整合决策】

软组织肉瘤治疗通常采用以手术为主的整合治疗模式。由多学科医生共同制订整合治疗计划，手术治疗是最主要的治疗手段，应根据适应证，个体化选择放疗、化疗和靶向药物治疗，积极治疗区域和远处转移。

（一）外科治疗

规范的外科手术是治疗软组织肉瘤最有效的方法，也是绝大多数软组织肉瘤唯一的治愈措施。根据肿瘤分期选择不同的手术方式（表 12-5-9）。首次手术治疗尤为重要。手术的目的是完整切除肿瘤，并且获取切缘为阴性的安全外科边缘。手术切除方式包括广泛切除、根治性切除及血管神经等重要器官旁的有辅助治疗措施的边缘切除。规范手术是在明确的病理学诊断和充分的影像学评估基础上，具有良好的术前计划、规范的手术切除步骤和术后切除边缘的评估的手术。不规范手术将导致肿瘤的局部残留和扩散，是肿瘤局部复发的重要原因。

表 12-5-9 软组织肉瘤不同分期的外科治疗

Ⅰ期软组织肉瘤的外科治疗				
分期	分层[a]	Ⅰ级专家推荐	Ⅱ级专家推荐	Ⅲ级专家推荐
ⅠA		①局部广泛切除（2A 类证据） ②局部根治切除（2A 类证据）		截肢手术[b]（2B 类证据）
ⅠB	神经血管无受累	①局部广泛切除（2A 类证据） ②局部根治切除（2A 类证据）		截肢手术（2B 类证据）
	主要血管受累	截肢手术（2A 类证据）	局部广泛切除 + 血管置换[c]（2A 类证据）	①局部边缘切除[d]+ 血管外膜剥离[e]+ 放疗（3 类证据） ②新辅助放疗 + 局部边缘切除（3 类证据）
	①局部广泛切除（2A 类证据） ②局部根治切除（神经一并切除）（2A 类证据）	①局部广泛切除（2A 类证据） ②局部根治切除（神经一并切除）（2A 类证据）	截肢手术（2A 类证据）	①局部边缘切除 + 神经外膜切除[f]+ 放疗（3 类证据） ②新辅助放疗 + 局部边缘切除（3 类证据）

Ⅱ期软组织肉瘤的外科治疗				
分层	分期	Ⅰ级专家推荐	Ⅱ级专家推荐	Ⅲ级专家推荐
ⅡA	无神经血管受累	①局部广泛切除（2A 类证据） ②局部根治切除[g]（2A 类证据）		截肢手术（2B 类证据）
	神经血管无受累	①局部广泛切除（2A 类证据） ②局部根治切除[g]（2A 类证据）		截肢手术（2B 类证据）
	主要血管受累	截肢手术（2A 类证据）	局部广泛切除 + 血管置换（2A 类证据）	①局部边缘切除 + 血管外膜剥离 + 放疗（3 类证据） ②新辅助放疗 + 局部切除（3 类证据）
	主要神经受累	①局部广泛切除（2A 类证据） ②局部根治切除（神经一并切除）（2A 类证据）	截肢手术（2A 类证据）	①局部边缘切除 + 神经外膜切除 + 放疗（3 类证据） ②新辅助放疗 + 局部边缘切除（3 类证据）

Ⅲ期软组织肉瘤的外科治疗					
分期	分层		Ⅰ级专家推荐	Ⅱ级专家推荐	Ⅲ级专家推荐
ⅢA	低级别恶性[h]	转移性病灶可切除	原发性病灶广泛切除 + 转移性病灶切除（2A 类证据）	截肢手术 + 转移性病灶切除（2A 类证据）	原发性病灶边缘切除 + 放疗 + 转移性病灶切除（3 类证据）
		转移性病灶不可切除	原发性病灶边缘及以上切除 ± 放疗（2A 类证据）		①原发性病灶截肢手术[i]（3 类证据） ②原发性病灶放疗（3 类证据） ③临床试验[j]（3 类证据）
	高级别恶性[h]	转移性病灶可切除	原发性病灶广泛切除 + 转移性病灶切除（2A 类证据）	原发性病灶边缘切除 + 放疗，转移灶切除（2A 类证据）	原发性病灶截肢手术 + 转移性病灶切除（3 类切除）
		转移性病灶不可切除	原发性病灶边缘及以上切除 ± 放疗（2A 类证据）		①原发性病灶截肢手术[i]（3 类证据） ②原发性病灶放疗（3 类证据） ③临床试验（3 类证据）

续表

分期	分层			Ⅰ级专家推荐	Ⅱ级专家推荐	Ⅲ级专家推荐
ⅢB期	无主要神经血管受累	低级别恶性	转移性病灶可切除	原发性病灶广泛切除＋转移性病灶切除（2A类证据）	截肢手术＋转移性病灶切除（2A类证据）	原发性病灶边缘切除＋放疗＋转移性病灶切除（3类证据）
			转移性病灶不可切除	原发性病灶边缘及以上切除±放疗（2A类证据）		①原发性病灶截肢手术[i]（3类证据） ②原发性病灶放疗（3类证据） ③临床试验（3类证据）
		高级别恶性	转移性病灶可切除	原发性病灶广泛切除＋转移性病灶切除（2A类证据）	原发性病灶边缘切除＋放疗＋转移灶切除（2A类证据）	原发性病灶截肢手术＋转移性病灶切除（3类证据）
			转移性病灶不可切除	原发性病灶边缘及以上切除±放疗（2A类证据）		①原发性病灶截肢手术[i]（3类证据） ②原发性病灶放疗（3类证据） ③临床试验（3类证据）
	主要血管受累	低级别恶性	转移性病灶可切除	原发性病灶广泛切除＋血管置换，转移性病灶切除（2A类证据）	截肢手术＋转移性病灶切除（2A类证据）	①原发性病灶边缘切除＋血管外膜剥离＋放疗＋转移性病灶切除（3类证据） ②新辅助放疗＋局部边缘切除（3类证据）
			转移性病灶不可切除	原发性病灶边缘及以上切除±放疗（2A类证据）		①原发性病灶截肢手术（3类证据） ②原发性病灶放疗（3类证据） ③临床试验（3类证据）
		高级别恶性	转移性病灶可切除	原发性病灶广泛切除＋血管置换＋转移性病灶切除（2A类证据）	原发性病灶边缘切除＋血管外膜剥离＋放疗＋转移性病灶切除（2A类证据）	①原发性病灶截肢手术＋转移性病灶切除（3类证据） ②新辅助放疗＋局部边缘切除（3类证据）
			转移性病灶不可切除	原发性病灶边缘及以上切除±放疗（2A类证据）		①原发性病灶截肢手术（3类证据） ②原发性病灶放疗（3类证据） ③临床试验（3类证据）
	主要神经受累	低级别恶性	转移性病灶可切除	①原发性病灶广泛切除（神经一并切除）[k]＋转移性病灶切除（2A类证据） ②局部根治切除（神经一并切除）[k]＋转移性病灶切除（2A类证据）	截肢手术（2A类证据）	①原发性病灶边缘切除＋神经外膜剥离＋放疗（3类证据） ②新辅助放疗＋局部边缘切除（3类证据）
			转移性病灶不可切除	原发性病灶边缘及以上切除±放疗（2A类证据）		①原发性病灶截肢手术（3类证据） ②原发性病灶放疗（3类证据） ③临床试验（3类证据）
		高级别恶性	转移性病灶可切除	①原发性病灶广泛切除（神经一并切除）（2A类证据） ②局部根治切除（神经一并切除）（2A类证据）	①原发性病灶边缘切除＋神经外膜切除＋放疗（2A类证据） ②新辅助放疗＋局部边缘切除（2A类证据）	原发性病灶截肢手术＋转移性病灶切除（3类证据）
			转移性病灶不可切除	原发性病灶边缘及以上切除±放疗（2A类证据）		①原发性病灶截肢手术（3类证据） ②原发性病灶放疗（3类证据） ③临床试验（3类证据）

a. 根据有无主要神经血管受累，作为保肢手术的重要考虑因素。

b. 恶性肿瘤患者，如有截肢意愿，或截肢局部控制更有利，可以考虑截肢手术。

c. 连同血管一并切除，达到广泛切除外科边界。

d. 此类切除中为显露血管，外科边界不足需术后辅助放疗局部控制。

e、f. 血管和神经外膜剥离有严格要求，建议显微镜下显微外科操作。

g. 肿瘤位于深筋膜浅层，达到安全边界时需要考虑皮肤扩大切除作为外科边界的一部分，需要进行测量和计算。

h. Ⅲ期软组织肉瘤主要在于全身系统治疗，经MDT团队讨论决策手术治疗后，按照本表格推荐原则进行。

i. 对于原发性病灶巨大、疼痛或严重影响生活质量的软组织肉瘤，即使转移性病灶不可切除，为缓解症状提高生活质量，延长生命，经MDT团队讨论决策可行截肢手术。

j. 不可切除肿瘤见术前化疗部分。

k. 下肢神经尤其是坐骨神经受累，含神经一并切除后造成肢体严重功能障碍，如预计义肢功能优于患肢，截肢手术可以作为选择。神经血管原位在体灭活技术对于R0及R1切除效果为佳。

术前计划包括术前多学科整合诊疗讨论、切除范围的确定、毗邻重要血管神经的处理，以及合并转移部位的评估和处理。对于体积较大、较深或侵犯邻近大血管、神经、关节和骨骼等重要组织的肿瘤，预计一期手术难以达到根治切除，而对化疗、放疗可能敏感的肿瘤，需要术前多学科讨论，采取术前放化疗、介入治疗等手段使肿瘤体积缩小、坏死和形成明显的假包膜，从而获得安全的切除边缘。肿瘤切除范围是指 MRI 显示软组织肉瘤边缘或反应区外 1cm 处或有筋膜组织间隔，还应包括活检通道或不规范手术的污染术野和引流通道。如果肿瘤紧贴或压迫了重要血管、神经，可实施鞘内游离的边缘切除，切除血管 / 神经鞘膜和（或）腹膜，实施术中放疗或后装放疗。如术前评估肿瘤包绕并侵犯重要血管和神经，应连同累及的血管神经实施广泛性切除。术中对无法确定区域可术中冷冻活检，如活检呈阳性，需要进一步扩大切除范围。对于术中边缘切除或肉眼阳性（特别是腹膜后或腹腔肿瘤）区域，术中应放置钛夹标记高危复发区域，以指导术后放疗。术中边缘切除部位必须标记，肿瘤极相也要标记。术后病理科医生需要评估切缘安全性，术后切缘评估采用国际抗癌联盟的 R0/R1/R2 标准：R0 切除为镜检无残留病灶，R1 切除为镜检残留病灶，R2 切除为肉眼残留病灶。若病灶靠近切缘（< 1cm）或镜检切缘呈阳性（骨、大血管及神经），可术后辅助放疗。如果最终病理提示切缘呈阳性，应在不严重影响功能的前提下再次手术切除。

四肢手术软组织肉瘤手术方式分为保肢和截肢两种。保肢的适应证：①保肢手术可以获得满意的外科边界；②重要血管神经束未受累；③软组织覆盖良好；④预计保肢功能优于义肢；⑤远处转移不是保肢禁忌证。如果肿瘤侵犯多个间室或主要血管、神经，不能达到间室切除或广泛切除，保肢手术不可能获得满意的外科边界，截肢手术将使患者获益。截肢的适应证：① 重要血管、神经束受累；②缺乏保肢后骨或软组织重建条件；③预计假肢功能优于保肢；④患者严重疼痛或为了彻底去除肿瘤要求截肢；⑤区域或远处转移不是截肢手术的禁忌证。

局部复发的外科治疗：局部复发的软组织肉瘤，无论是否合并远处转移，局部复发灶均考虑手术切除，基本要求是将复发肿瘤和皮肤切口在内的瘢痕组织一并切除。 切除方式具体如下。①根治性切除：在解剖结构允许的情况下完整间室切除或关节离断；②广泛切除：切缘通过正常组织，切除范围包括肿瘤及其周围反应区；③边缘切除：切缘通过瘤周的反应区或复发肿瘤瘢痕的切除。一期完整切除困难者，仍然可以选择术前化疗、放疗和介入治疗等治疗手段。 低级别肉瘤未出现远处转移可以仅仅手术切除，原则上无须术后全身化疗。高级别肉瘤需要在全身治疗的基础上，待复发病灶稳定后再进行手术切除，术后辅助化疗和（或）放疗。

邻近 / 远处转移的外科治疗：软组织肉瘤邻近淋巴结转移率为 0.9% ~ 5.9%，不推荐常规清扫区域淋巴结，但对于容易发生淋巴结转移的透明细胞肉瘤、上皮样肉瘤、血管肉瘤、胚胎型横纹肌肉瘤和未分化肉瘤等，应常规检查淋巴结。如影像学检查怀疑有淋巴结转移，应在切除原发性肿瘤的同时行淋巴结清扫术，术后病理若证实区域淋巴结转移且侵及包膜外者，需要术后放疗。软组织肉瘤最常见的远处转移器官是肺，是否能够完整切除转移病灶，对患者的生存期至关重要。孤立病灶可一次性手术切除。可切除的多发转移者，建议经化疗病情稳定后再接受手术治疗。对于放化疗较敏感的多部位转移灶，经放化疗病情控制后，姑息性切除影响患者生活质量的病灶。

（二）内科治疗

1. 化疗　是软组织肉瘤最重要的内科治疗手段，分为新辅助化疗、辅助化疗和姑息性化疗等。目前文献报道化疗对软组织肉瘤的疗效仍有争议，具有明显的病种差异，根据肉瘤对化疗的敏感度可分为以下几种。①高度敏感：尤因肉瘤，胚胎 / 腺泡状横纹肌肉瘤，骨外骨肉瘤；②中度敏感：滑膜肉瘤、黏液 / 圆细胞脂肪肉瘤、多形性脂肪肉瘤、促结缔组织增生性小圆细胞肿瘤、上皮样肉瘤、多形性横纹肌肉瘤、子宫 / 尿道平滑肌肉瘤；③低度敏感：黏液样纤维肉瘤、恶性周围神经鞘膜瘤、血管肉瘤、头皮和面部的血管肉瘤；④不敏感：去分化脂肪肉瘤，透明细胞肉瘤；⑤耐药：腺泡状软组织肉瘤，高分化脂肪肉瘤，骨外黏液性软骨肉瘤。

（1）新辅助化疗：即术前化疗。其对软组织肉瘤的治疗效果仍有争议。新辅助化疗优点是可以提供化疗敏感度的证据，为术后化疗方案的选择提供参考；对于较大肿瘤、与周围血管神经及重要脏器关系密切的肿瘤可以缩小病灶，促使肿瘤边界清晰化，有利于保留重要的神经、血管或脏器，使外科手术更易进行。但也存在化疗过程中不敏感肿瘤进展的风险。因此 NCCN 指南对软组织肉瘤未做常规推荐。对于低级别、肿瘤体积小、可 R0 切除，以及对化疗不敏感的软组织肉瘤不需要术前化疗。但对于一期切除困难或不能切除，且对化疗敏感的成年人高级别软组织肉瘤，可以使用新辅助化疗。具体适应证：①化疗相对敏感的高级别软组织肉瘤包括骨外骨肉瘤、尤因肉瘤、横纹肌肉瘤、多形性未分化肉瘤、滑膜肉瘤、去分化脂肪肉瘤等；②肿瘤体积较大，与周围重要血管神经关系密切，预计无法一期 R0 切除或保肢治疗；③局部复发需要二次切除或远处转移行姑息手术前。术前化疗推荐方案：多柔比星（ADM）± 异环磷酰胺（IFO）方案或 MAID 方案（美司钠＋多柔比星＋异环磷酰胺＋达卡巴嗪）。

（2）辅助化疗：术后化疗的目的是消灭亚临床病灶，降低肿瘤的远处转移率和局部复发率，提高总体生存率。对于Ⅰ期有安全外科边界的软组织肉瘤患者，不推荐辅助化疗；辅助化疗可以改善非多形性横纹肌肉瘤的 DFS 和 OS，推荐根据危险度分级，选择具体化疗方案：低危患者选择 VAC 方案，中危患者选择 VAC 方案或 VAC/VI 交替方案，高危患者选择 VAC/VI/VCD/IE 方案。尤因肉瘤家族肿瘤推荐术前后辅助化疗，选择 VCD/EI 方案。对于非特异的软组织肉瘤，多数研究发现术后化疗能够延长无病生存期，但对于 OS 仍有争议。对于Ⅱ～Ⅲ期患者，建议术后放疗 ± 辅助化疗，对有以下情况的Ⅱ～Ⅲ期患者，强烈推荐术后辅助化疗：①化疗相对敏感；② FNCLCC 分级为 G3；③手术未达到安全外科边界或局部复发二次切除后的患者。辅助化疗方案推荐 ADM ± IFO 方案，建议化疗 6 个周期。

（3）姑息性化疗：对于不可切除的局部晚期或转移性软组织肉瘤，积极有效的化学治疗有利于减轻症状、延长生存期和提高生活质量。由于化疗存在较严重的毒副作用，化疗方案的实施应通过肿瘤药物敏感度、患者的体能状态、既往的化疗效果等因素决定是否化疗，并对化疗方案选择进行整合。对于化疗敏感肿瘤，如非多形性横纹肌肉瘤、骨外尤因肉瘤、多形性未分化肉瘤等，建议积极化疗。对于多次多线化疗失败，已经证明很难从化疗中获益，且美国东部肿瘤协作组体能状态（ECOG-PSE）评分＞ 1 分的患者，不推荐再次化疗。多柔比星（A）和异环磷酰胺（I）是非特指型软组织肉瘤的基石药物。ERORTC62012 比较单药 A（多柔比星）和 AI（多柔比星＋异环磷酰胺）方案治疗晚期软组织肉瘤的疗效发现：AI 组的 ORR 和 PFS 高于 A 组，但两组 OS 没有明显差异。另外一项Ⅲ期研究发现，提高多柔比星的剂量虽然能够使 PFS 由 19 周提高到 29 周，但中位 OS 由 56 周降低到 55 周。姑息化疗一线方案可以选 A 或 AI，不建议提高剂量。

二线方案没有定论，可以根据病理类型选择：平滑肌肉瘤可以选择吉西他滨联合达卡巴嗪，吉西他滨联合多西紫杉醇或曲贝替定，脂肪肉瘤可以选择曲贝替定或艾日布林，未分化多行性肉瘤可以选择吉西他滨或多西紫杉醇；血管肉瘤可以选择紫杉醇等。

2. *靶向治疗* 是指针对肿瘤生长和转移的关键分子设计的特异性小分子抑制剂或单抗药物，与化疗相比，靶向治疗特异度高，不良反应小，在软组织肉瘤治疗的临床试验中显示较好的前景。二代测序（NGS）出现和普及能够通过一次检测获得患者数百个可治疗靶点基因的突变、插入缺失、扩增、转位等基因改变的情况，研究证实能够增加肉瘤获得分子靶向治疗的机会，提高软组织肉瘤精准治疗。目前，软组织肿瘤的靶向治疗包括针对肿瘤中高表达或扩增的驱动基因，如促进肿瘤血管生成的 VEGF 受体及融合的肿瘤驱动基因几个方面。多数应用于晚期或不可切除肿瘤的二线治疗（表 12-5-10），但在一些特殊病理亚型中，由于缺乏有效的一线化疗方案，靶向治疗成为不可切除或转移肉瘤的一线治疗方案（表 12-5-11）。

表 12-5-10 不可切除或转移性软组织肉瘤的靶向 / 免疫治疗药物

药物名称	靶点类型	病理类型
帕唑帕尼	VEGFR1/2, PDGFRα/β, c-Kit	非脂肪肉瘤的软组织肉瘤二线治疗，腺泡状软组织肉瘤一线治疗
安罗替尼	VEGFR1/2/3, FGFR1/2/3, PDGFRα/β, c-Kit, RET	软组织肉瘤尤其滑膜肉瘤和平滑肌肉瘤的二线治疗，腺泡状软组织肉瘤的一线治疗
瑞格非尼	RET, VEGFR1, VEGFR2, VEGFR3, KIT, PDGFR-α, PDGFR-β, FGFR1, FGFR 2	非脂肪肉瘤外的软组织肉瘤二线治疗
拉罗替尼	NTRK	NTRK 融合基因软组织肉瘤的二线治疗
伊马替尼	c-Kit, PDGFR	胃肠道间质瘤一线治疗、隆突性皮肤纤维肉瘤一线治疗、硬纤维瘤二线治疗
舒尼替尼	VEGFR1/2/, PDGFRα/β, Kit, FLT3, RET	恶性孤立性纤维瘤二线治疗、腺泡状软组织肉瘤一线治疗、透明细胞肉瘤二线治疗、促结缔组织增生小圆细胞肿瘤二线治疗
索拉非尼	VEGFR1-3, PDGFR-β, c-KIT, FLT-3, RET, BRAF, c-RAF	硬纤维瘤二线治疗、血管肉瘤二线治疗、恶性孤立性纤维瘤二线治疗
克唑替尼	ALK, MET, ROS1	炎性肌成纤维细胞瘤（IMT）一线治疗
贝伐珠单抗	VEGF	血管肉瘤、上皮样血管内皮瘤、孤立性纤维瘤二线治疗
依维莫司	mTOR	恶性血管周上皮样细胞瘤一线治疗
西罗莫司	mTOR	恶性血管周上皮样细胞瘤一线治疗
帕博西林	CDK4	腹膜后高分化 / 去分化脂肪肉瘤一线治疗
帕博利珠单抗	PD-1	腺泡状软组织肉瘤二线治疗、未分化多形性肉瘤二线治疗

表 12-5-11 特殊病理亚型晚期或不可切除软组织肉瘤的靶向 / 免疫治疗

病理亚型	Ⅰ级推荐	Ⅱ级推荐	Ⅲ级推荐
血管肉瘤			①贝伐珠单抗 + 化疗（二线治疗）（3 类证据） ②索拉非尼（二线治疗）（3 类证据）
腹膜后高分化 / 去分化脂肪肉瘤			帕博西林（一线治疗）（3 类证据）
腺泡状软组织肉瘤		安罗替尼（一线治疗）（2B 类证据）	①帕唑帕尼（一线治疗）（3 类证据） ②舒尼替尼（一线治疗）（3 类证据） ③帕博利珠单抗（二线治疗）（3 类证据）
ALK 融合的炎性肌成纤维细胞瘤			①克唑替尼（一线治疗）（3 类证据） ②塞瑞替尼（一线治疗）（3 类证据）
恶性孤立性纤维瘤			①索拉非尼（二线治疗）（3 类证据） ②舒尼替尼（二线治疗）（3 类证据） ③帕唑帕尼（二线治疗）（3 类证据） ④贝伐珠单抗 + 替莫唑胺（二线治疗）（3 类证据）
隆突性皮肤纤维肉瘤			伊马替尼（一线治疗）（3 类证据）
恶性血管周上皮样细胞瘤			①依维莫司（一线治疗）（3 类证据） ②西罗莫司（一线治疗）（3 类证据） ③替西罗莫司（一线治疗）（3 类证据）
未分化多形性肉瘤			帕博利珠单抗（二线治疗）（3 类证据）

（1）抗血管生成靶向治疗：新生血管形成是恶性肿瘤的重要特征，血管内皮生长因子（VEGF）是血管生成的重要驱动基因之一，软组织肉瘤中 VEGF 血清水平明显高于健康对照，因此抗血管治疗是软组织肉瘤靶向治疗中重要的组成部分。推荐药物包括培唑帕尼、安罗替尼和瑞格非尼等用于不可切除或晚期软组织肉瘤的二线治疗。培唑帕尼是拮抗 VEGF 受体 R1、R2、R3 和血小板源性生长因子受体（PDGFR）的多靶点酪氨酸酶抑制剂（TKI）。与安慰剂对比，培唑帕尼能够显著降低患者的无进展生存期，对总体生存期无明显影响。2012 年美国 FDA 批准用于化疗失败的（除脂肪肉瘤外的）转移性软组织肉瘤。盐酸安罗替尼是一种多靶点酪氨酸酶抑制剂，具有抑制血管生成和肿瘤生长的双重靶向作用，Ⅱ期临床研究结果显示能够延长软组织肉瘤无进展时间，降低疾病进展风险，尤其对滑膜肉瘤、平滑肌肉瘤和腺泡状软组织肉瘤等亚型的 PFS 延长效果显著。瑞格非尼在与安慰剂对比的随机Ⅱ期临床 REGOSARC 纳入晚期脂肪肉瘤、平滑肌肉瘤、滑膜肉瘤和其他非胃肠道间质瘤 GIST 软组织肉瘤亚型患者，结果表明，瑞格非尼可延长除脂肪肉瘤组外的 PFS；在非脂肪软组织肉瘤患者中，治疗组及安慰剂组的总 PFS 为 4 个月和 1 个月。

（2）细胞周期蛋白依赖性激酶 CDK4 和 CDK6 抑制剂：超过 90% 高分化 / 去分化脂肪肉瘤中存在 *CDK4* 基因扩增。帕博西尼是细胞周期蛋白依赖性激酶 CDK4 和 CDK6 抑制剂，Ⅱ期临床试验结果显示在 *Rb* 基因阳性的高分化 / 去分化的脂肪肉瘤（WD/DDLS）患者中引起客观肿瘤应答，中位 PFS 为 17.9 周，为进展期脂肪肉瘤的治疗带来希望。

（3）针对融合基因的靶向治疗：有些软组织肉瘤有特异性的融合基因，转录形成致癌性融合蛋白，是肿瘤发生的重要驱动因子，已经证实是肿瘤治疗的靶点。克唑替尼是间变性淋巴瘤激酶（ALK）抑制剂，存在 ALK 转位的炎性肌成纤维细胞瘤（IMT）中 50%（6/12）获得了客观缓解。在 MET 过表达的透明细胞肉瘤中获得 3.8% 客观缓解率（OBB）和 69.2% 的疾病控制率（DCR）。90% 的隆突样皮肤纤维肉瘤（DFSP）具有 COL1A1-PDGFB 融合基因表达，产生持续活化的 PDGFB，伊马替尼对含有 COL1A1-PDGFB 融合基因的肿瘤患者具有效果。拉罗替尼（Larotrectinib）是融合基因 NTRK 的抑制剂，临床试验显示患者的客观应答率为 75%，治疗 1 年后，有效率仍然高达 71%，55% 的患者在 1 年后疾病仍然没有进展。拉罗替尼在婴儿、儿童和青少年等各个年龄段具有较好的耐受性，而且在所有含 NTRK 融合基因的患者均体现出抗肿瘤特性。这是第一个基于肿瘤的遗传特征，而不是肿瘤在人体内起源的抗癌药。

其他靶向药物如西罗莫司、坦罗莫司和依维莫司在转移性血管周上皮样细胞肿瘤（PEComas）及复发淋巴管平滑肌增多症、血管肌脂瘤中有良好结果。另外，索拉非尼可能在经选择的晚期和（或）转移性软组织肉瘤亚型（GIST 除外）中有效，如平滑肌肉瘤和硬纤维瘤。贝伐珠单抗在转移或局部晚期或复发上皮样血管外皮细胞瘤和恶性硬纤维瘤中，单药应用或结合替莫唑胺方案均有效且耐受性好，瑞格非尼被批准用于治疗 GIST。

3 *免疫治疗*　免疫逃逸是肿瘤的一个重要特征，为了克服免疫逃逸，激活免疫系统对肿瘤的杀伤作用，根据不同机制，开发了针对免疫检查点抑制剂、过继性 T 细胞治疗和肿瘤疫苗等方法。

基于免疫检查点抑制剂 PD-1 在软组织肿瘤中的效果因肿瘤类型不同，表现出较大的差异。在一项研究帕博利珠单抗（Pembrolizumab）对进展期软组织肉瘤不良反应和疗效的Ⅰ期临床试验中，2 例腺泡状软组织肉瘤（ASPS）获得 PR，另外 2 例 ASPS 达到 SD。另外一项多中心研究帕博利珠单抗对晚期软组织肉瘤的有效性和安全性评价Ⅱ期临床试验（SARC028）中，平均随访期 17.8 个月，40 例软组织肉瘤中有 7 例达到客观缓解，其中包括 4 例（40%，4/10）多形性未分化肉瘤（1 例 CR，3 例 PR），2 例脂肪肉瘤（20%，2/10），以及 1 例滑膜肉瘤（10%，1/10）。所有平滑肌肉瘤均未观察到临床反应。2019 年 ASCO 报告的 SARC028 延长随访时间，结果显示多形性未分化肉瘤总体反应率达 23%。另外 1 项单臂的纳武利尤单抗的临床研究结果显示：12 例子宫平滑肌肉瘤均无效。CTLA-4 抑制剂伊匹单抗（Ipilimumab）在滑膜肉瘤的研究中未显示明显效果。由于 CTLA-4 抑制剂和 PD-1 抑制剂具有不同的作用机制，1 项比较纳武利尤单抗和伊匹单抗 - 纳武利尤单抗联合应用的Ⅱ期临床试验显示，纳武利尤单抗单药临床有效率为 5%，联用组的有效率为 16%，而且联合用药不仅对 UPS 有效，对平滑肌肉瘤、黏液样纤维肉瘤和血管肉瘤也有一定效果，值得深入研究。

检查点抑制剂和其他治疗方案整合的临床试验也取得了一定的效果。研究显示 VEGR 能够抑制 T 细胞发育，促进抑制性免疫细胞增殖，破坏树突细胞成熟，从而影响肿瘤抗原呈递和 T 细胞反应。抗血管生成药物能够使血管上皮正常化，有利于将肿瘤特异性 T 细胞运送到瘤床。抗血管生成药物阿西替尼（Axitinib）和帕博利珠单抗联合的Ⅱ期临床试验结果显示一定的初步效果，尤其是在腺泡状软组织肉瘤中客观反应率达 50.4%。2019 年 ASCO 报告中，多柔比星和帕博利珠单抗的联用虽然达到 29% 的目标反应率，但与多柔比星单药比较，联合用药组的无病生存期明显延长（8.1 个月 vs. 4.1 个月）。

（三）放疗

放疗是软组织肉瘤除手术以外最有效的局部治疗方式之一，能显著降低局部复发率，尽管在改善总生存率方面的作用还不明确。总放疗剂量取决于组织耐受性。放疗可作为初始、术前或术后治疗。新的放疗技术如近距离照射、术中放疗（IORT）、调强放疗（IMRT）可改善软组织肉瘤的治疗预后。目前软组织肉瘤放疗主要推荐高度恶性软组织肉瘤（G2 ～ G3，Ⅱ～Ⅳ期），除非肿瘤非常小，能够做到大范围的广泛切除，否则不论切缘状态如何，均建议进行放疗，低度恶性肿瘤边缘呈阳性尤其是肿瘤＞ 5cm 时，也建议放疗。

1. 近距离照射　尤指后装放疗，在术中通过导管将放射性粒源放置到瘤床，分为高剂量率放疗和低剂量率放疗。高剂量率和低剂量率具有相似的局部控制率，但高剂量的严重毒性反应发生率较低。近距离放疗的优点是手术医生可以将导管放置于切缘可疑部位或毗邻骨或重要血管神经等结构的计划性边缘切除部位，提高局部的放射剂量，减少对周围正常组织的影响和对伤口愈合的影响。

2. 调强放疗　针对靶区三维形状和要害器官与靶区的具体解剖关系对束强度进行调节，降低重要器官和正常组织的剂量，从而降低化疗反应。41 例四肢软组织肉瘤保肢治疗患者的回顾性研究结果显示，包括邻近切缘、阳性切缘患者及阴性切缘患者，5 年局部控制率达到 92%，水肿和关节强直等不良反应也较常规放疗低。术前调强放疗伤口并发症低于常规术前放疗。

3. 术中放疗　采用电子束近距离放疗，能够在可疑或边缘阳性的区域实施高剂量放疗，减少对正常组织的损伤和治疗疗程。在软组织肉瘤中主要适用于邻近边缘 / 边缘阳性或复发患者，腹膜后肉瘤患者可以联合外照射。

4. 术前放疗　也称新辅助放疗，主要用于Ⅱ / Ⅲ期不可切除或预期难以达到理想外科边缘或可能造成肢体功能损伤的患者。新辅助放疗有助于获得更高的 R0 切除率，从而提高局部控制率，延长总生存，并更好地保留肢体功能。对于可切除的Ⅲ期软组织肉瘤患者，也可以考虑进行术前放疗（表 12-5-12）。

表 12-5-12　软组织肉瘤的术前放疗策略

适应证	Ⅰ级推荐	Ⅱ级推荐	Ⅲ级推荐
Ⅱ期（T1N0M0）	术前放疗（1A 类证据）		
Ⅲ期（T2N0M0，G2 ～ 3 或 T3 ～ 4N0M0，G2 ～ 3）	术前放疗（1A 类证据）	术前同步放化疗（2B 类证据）	

（1）术前放疗的目的：术前放疗的目的是刺激形成致密的纤维组织区、取代假包膜及除去反应区内的卫星灶，因此经放疗后，仅在纤维包壳之外切除就可以获得广泛的外科边界。虽然放疗也可以造成肿瘤的坏死，但放疗的目的在于刺激包膜形成，从而可以施行保肢手术。由于包膜形成是机体对放疗的反应而非放疗对肿瘤的效应，因此这种刺激包膜形成的效应不仅仅局限于那些对放疗敏感的病变。

（2）术前放疗的优点：使肿瘤范围更清晰，放疗治疗范围更小、血供好、乏氧细胞少、放疗剂量低。近年研究数据体现了术前放疗与术后放疗相比在长期预后中有进一步优势，并且可以降低关节僵硬、纤维化等远期并发症发生率。

（3）术前放疗的并发症及防治措施：术前放疗主要并发症的发生率约为20%。首要原因是组织血供减少，延迟或阻碍了伤口的愈合，继发感染。减少这些并发症的方法包括：①放疗结束后短期内施行手术，因为在经过照射的组织内，血管损伤在照射后6个月内逐渐加重且不恢复。②仔细地进行手术操作。③使用带血管蒂的皮瓣以增加伤口的愈合能力。④术后预防性使用高压氧疗法。第2个并发症是放疗显著减少了骨的强度，使之易于发生病理骨折。在放疗前或在手术时使用预防性内固定，可以显著减少这一并发症。第3个并发症是迟发的水肿和（或）纤维化，使活动受限，力量丧失。减少此并发症的方法包括：①仔细地计划照射野；②放疗期间及放疗后进行适量的物理治疗；③在合适的病例中植入放射源进行局部放疗。由于术前放疗发生伤口并发症的风险相对较高，放疗后距离手术的间隔时间至少为3～6周。

（4）放疗范围

GTV：CT/MRI图像显示的可见肿瘤。

CTV：边界向四周方向扩大1.5cm，向纵向方向扩大3cm，包括MRI图像T_2序列显示的水肿区，避开关节。如外扩超过肌肉起止点则缩至肌肉起止点。如外扩超过天然解剖屏障，如皮肤、肌群筋膜、骨，则缩至解剖屏障处。

（5）放疗剂量：95%PTV 50Gy/25f/25d为目前推荐的标准剂量。其他非常规分割放疗方式如大分割放疗的疗效与不良反应是否与常规分割放疗相当，目前仍缺乏高级别的证据支持。

（6）摆位原则：患者患侧病变部位或肢体尽量采取自然体位，以固定良好、重复性好为原则，采用真空垫、发泡胶或其他体位固定装置，减少靶区部位的各方向位移及旋转。同时，应注意保护正常组织器官或患侧肢体，从而利于放射野设置。摆位还应考虑治疗中心应在肿瘤区域皮肤表面清晰可见，不被肢体或定位装置遮挡。

（7）术前放疗疗效评估：评估应在术前放疗后4～8周进行。评估方式包括查体、CT、MRI和（或）PET/CT，评估方式应与放疗前一致。术后应评估治疗后病理反应率，包括切缘状态，残留活细胞比例或肿瘤坏死率等。术前放疗后拟进行广泛切除前，建议再次进行分期检查，以避免漏诊在此期间可能出现的远处转移。

5. *术后放疗*　切缘阳性患者中，术后放疗可提高局部控制率（表12-5-13）。切缘阳性患者伤口愈合后，可应用术后放疗增量16Gy。放疗时间不宜超过术后8周。术后放疗的远期相关不良反应发生率高。决定术后放疗前，应评估肿瘤局部复发风险和术后放疗毒性。

表12-5-13　软组织肉瘤术后放疗策略

适应证	Ⅰ级推荐	Ⅱ级推荐
ⅠA期（T1N0M0/G1），切缘不足		术后放疗（2B类证据）
ⅠB期（T2～4N0M0，G1），切缘不足	术后放疗（2A类证据）	
Ⅱ期	术后放疗（2A类证据）	
Ⅲ期	术后放疗（2A类证据）	
术前放疗后，切缘阳性或肉眼残存		术后放疗补量（2B类证据）

（1）放疗范围

GTV（如有肉眼残存）：CT/MRI图像显示的可见肿瘤。

CTV：瘤床区域，在此区域边界向四周扩大1.5cm，向纵向方向扩大3cm，包括手术瘢痕及引流口，避开关节。如外扩超过肌肉起止点则缩至肌肉起止点。如外扩超过天然解剖屏障，如皮肤、肌群筋膜、骨，则缩至解剖屏障处。

CTV加量：瘤床区域[+GTV（如有）]，向区域四周和纵向扩大1.5cm。

（2）放疗剂量

95% PTV：50Gy/25f。

95%PTV加量：60～66Gy/（30～33）f。

6. *姑息性放疗*

（1）主要适应证

1）对于经术前抗肿瘤治疗仍无法手术切除或

手术可能严重影响肢体功能、无法保肢或拒绝截肢的局部晚期软组织肉瘤患者。

2）针对局部晚期无法手术切除肿瘤导致的各种并发症，如疼痛、急性脊髓压迫症和肢体功能障碍等。主要目的：①较长时间控制局部肿瘤生长；②尽量延缓或减轻局部严重症状，提高生活质量；③联合或序贯化疗、介入等其他治疗方法，达到延长患者总生存时间的目的。

（2）放疗范围

GTV：CT/MRI图像显示的可见肿瘤。

CTV：范围与术前放疗相同，可根据病变情况及患者一般状态调整靶区。

（3）放疗剂量

95%PTV：50 ～ 60Gy/（25 ～ 30）f 或 30Gy/6f。

（四）顶层设计

软组织肉瘤的治疗需要MDT团队协作的序贯过程，要充分考虑肿瘤的分期、部位、病理类型和遗传学特点，选择恰当的整合治疗方案。外科治疗、放疗和内科治疗是三种主要治疗方法。外科治疗是软组织肉瘤最主要的治疗方法，放疗和内科治疗是重要的辅助治疗和姑息治疗手段。低级肉瘤（MSTS Ⅰ期），以手术切除为主，切缘阳性或复发需要辅以放疗。高级别肉瘤（MSTS Ⅱ期）能够广泛切除达到安全外科边界的以手术切除为主，如肿瘤累及重要的血管和神经，需要辅以新辅助放疗、化疗或术中/术后放疗，目的是降低局部复发率和远处转移率，争取治愈肿瘤。发生转移或难以切除的肉瘤（MSTS Ⅲ期）主要以全身治疗和放疗为主。原发性病灶和转移性病灶能够切除的，新辅助放化疗后，行边缘以上切除，术后辅以化疗和放疗；无法切除患者可以根据肿瘤的药物敏感度和遗传学特征，选择化疗或靶向治疗方案，局部可采取姑息放疗，符合条件者可参与临床试验，目的是减轻症状，提高患者的生活质量，延长生存期。在以上原则的基础上，根据患者身体状况、肿瘤分期、病理类型和遗传学特点，为患者制订个体化的整合治疗方案。

要点小结

- 规范的广泛性切除手术是软组织肉瘤治疗的首选方式，获取安全的外科边界最为关键。
- 放疗能够降低高级别软组织肉瘤的局部复发率，术前放疗优于术后放疗。
- 根据肿瘤的病理亚型和遗传学特征，选择恰当的化疗方案、靶向/免疫治疗，肿瘤组织二代测序有助于推动肿瘤个体化精准的整合治疗。

【康复随访及复发预防】

（一）总体目标

软组织肉瘤原发性病灶手术10年的局部复发率可达10% ～ 20%，高风险患者通常在2 ～ 3年复发，而低风险患者复发率较低。对患者进行长期随访监测，及早发现、及早处理局部复发和远处转移病灶，有利于提高患者生存时间，提高生活质量。例如，转移最常发生在肺部，早期发现肺部转移灶对早期干预改善预后具有意义。长期生存患者还需要注意手术的潜在并发症，以及放疗和化疗的潜在不良反应，如心脏毒性、不育、继发性恶性肿瘤等。基于肿瘤分级、肿瘤大小和肿瘤部位的风险评估有助于选择常规的随访策略。

（二）康复期的整合管理

1. 营养调理　营养不良和恶病质在恶性肿瘤患者中很常见，是预后不良的指标。建议所有癌症患者在诊断时和治疗中使用营养筛查表（PG-SGA评分系统）进行评估，以便发现有营养不良风险的患者，并进行早期干预和必要的营养支持。患者的营养治疗原则是：能够进行肠内营养的优先进行肠内营养，在不能使用消化道给予营养或肠内营养不充分时可以使用肠外营养。营养调理目标是：维持或改善营养摄入，减轻代谢紊乱，维持骨骼肌质量和体能，避免中断定期治疗，提高生活质量。

2. 功能锻炼　肢体软组织肉瘤患者术后功能

锻炼有利于及早恢复肢体功能，避免关节僵硬、肌肉萎缩等。功能锻炼包括关节活动度锻炼、肌力锻炼、负重锻炼等，可在康复科医生指导下进行，尤其是肌肉的等长收缩锻炼。

3. 心理治疗　恶性肿瘤常给患者带来巨大的精神压力，包括抑郁、焦虑和精神绝望等，患者每次就诊时都应进行心理痛苦状态筛查，特别是疾病状态发生改变时，如缓解、进展、复发、转移、出现治疗相关并发症时，可利用 DIS-A 筛查表进行评分，对需要心理干预的患者建议行多学科合作和转诊，由精神科医生为患者出现的精神症状提供及时治疗，多个学科的医生可以从不同的角度开导患者、解答疑虑，从而使患者对疾病有客观的认识，保持积极健康的心态，配合完成治疗。另外，需要格外关注患者躯体症状和心理症状的相关性，在关注症状的同时，对患者情绪、心理方面给予高度重视。

（三）严密随访

患者在治疗结束后即应开始随访。术后 6 个月内患者面临的外科问题居多，如伤口不愈合、感染等。软组织肉瘤的复发多在术后 2 年发生，尤其是高危患者常在术后 2 ～ 3 年复发，低危患者复发高峰时间可有所推迟。软组织肉瘤最常见的转移部位是肺，因而肺部影像学检查尤为重要。尚没有前瞻性研究评估软组织肉瘤的随访策略，目前基本推荐如下。

1. 按肿瘤恶性程度规范随访时间（表 12-5-14）。

表 12-5-14　软组织肉瘤随访时间策略

时间	随访频率	
	高 / 中度恶性	低度恶性
第 1 ～ 3 年	3 ～ 4 个月	4 ～ 6 个月
第 4 ～ 5 年	6 个月	4 ～ 6 个月
5 年以后	每年 1 次	每年 1 次

（1）低度恶性软组织肉瘤：第 1 ～ 5 年，每 4 ～ 6 个月随访 1 次；5 年以后每年随访 1 次。

（2）中 / 高度恶性软组织肉瘤：第 1 ～ 3 年，每 3 ～ 4 个月随访 1 次；第 4 ～ 5 年，每 6 个月随访 1 次；5 年以后每年随访 1 次。

2. 按随访部位分级推荐随访内容（表 12-5-15）。

表 12-5-15　软组织肉瘤随访内容策略

随访内容	Ⅰ级推荐	Ⅱ级推荐	Ⅲ级推荐
局部	①体格检查 ② B 超 ③肢体功能 / 功能评分 ④ MRI	局部 CT	
全身	①胸部 CT ②区域淋巴结 B 超	PET/CT（FDG）	全身骨扫描 *（^{99m}Tc）

* 骨扫描一般适用于骨受侵犯的软组织肉瘤患者随访。

（1）局部检查

Ⅰ级推荐：局部体格检查，B 超检查，肢体功能 / 功能评分，局部磁共振（MRI）检查。

Ⅱ级推荐：局部 CT 检查。

（2）全身检查

Ⅰ级推荐：胸部CT检查，区域淋巴结B超检查。

Ⅱ级推荐：PET/CT 检查。

Ⅲ级推荐：全身骨扫描检查。

体格检查、局部 B 超及胸部 CT 检查是每次随访均应包括的检查项目，有助于发现局部复发或远处转移。如怀疑有局部复发可能，需行局部增强 MRI 和（或）CT 检查；有累及骨的软组织肉瘤患者，全身骨扫描在术后 5 年内每 6 个月检查一次，术后 5 年以后每年检查一次。所有进行过手术或者放疗的患者，均应随访相应部位的功能。

软组织肉瘤化疗常用的蒽环类药物有心脏累积毒性，因而对长期生存患者注意监测心脏功能，随访其心电图变化，心肌酶指标。放疗可诱发第二肿瘤的发生，对于接受过放疗的软组织肉瘤患者，应注意随访放疗区的组织情况。化疗对生育功能有一定损伤，长期生存的患者需随访其生育情况，必要时指导患者在化疗前进行生殖细胞冻存。

（四）常见问题处理

1. 复发转移　定期复查有助于早期发现复发转移灶，尽早采取相应治疗，延长患者生存。根据 ESMO 指南，如果软组织肉瘤患者发现肺部转移灶，应进行 PET/CT 或胸腹部 CT、全身骨扫描评估，排除肺外其他部位的转移，对于仅有肺转移瘤的患者，如果评估可以进行全部病灶的切除，则优先选择手术治疗切除肺转移瘤。对于有全身多发转移灶的患者，或者肺部转移灶不可切除者，化疗应作为标准治疗，还可联合应用免疫治疗及靶向治疗。

2. 化疗不良反应　软组织肉瘤化疗所致的常见不良反应主要有：骨髓抑制、蒽环类药物所致的心脏毒性、出血性膀胱炎、化疗相关恶心呕吐。

（1）骨髓抑制的处理：化疗引起的骨髓抑制具有剂量限制性。骨髓抑制作用以粒细胞降低为最显著表现，考虑到依从性和有效性，预防性用药推荐使用聚乙二醇重组人粒细胞刺激因子（PEG-rhG-CSF），若预防用药效果不佳、出现粒细胞减低，可应用重组人粒细胞刺激因子（rhG-CSF）治疗。血小板减少的治疗方式主要是血小板的输注和促血小板生成因子（重组人血小板生成素和重组人白细胞介素 -11）的应用，对出血风险较高的患者，为预防下一个化疗周期再次出现严重的血小板减少，可预防性使用血小板生长因子。针对红细胞降低，一般不需要对患者预防性给药。化疗相关的贫血多为轻度，在血红蛋白降低时可给予促红细胞生成素（EPO）和铁剂，仅在重度及以上贫血时才考虑输注浓缩红细胞。

（2）蒽环药物所致心脏毒性的处理：蒽环类药物对心脏毒性通常呈进展性、不可逆性和剂量累积性，对有基础心脏疾病、心脏功能较差、年龄大于 60 岁的患者；以及儿童患者，应充分评估心脏毒性风险，通过超声心动图、心电图、心肌酶指标等监测心脏毒性，必要时调整给药剂量。推荐应用蒽环类药物时联合应用右丙亚胺，预防性降低心脏毒性作用。

（3）出血性膀胱炎的处理：软组织化疗中应用的大剂量环磷酰胺或异环磷酰胺的代谢物可以引起泌尿系统上皮黏膜损伤，进而导致出血性膀胱炎。化疗过程中应充分水化，保证每天尿量不少于 3000ml，用美司钠进行预防性泌尿系统保护，一旦发生出血性膀胱炎，则需要追加美司钠进行解救，辅以抗炎、镇痛、解痉治疗，严重时需要输血、膀胱冲洗，甚至手术治疗。

（4）化疗所致恶心呕吐的处理：化疗所致的恶心呕吐易导致电解质紊乱、营养失调、体重下降，影响患者的生活质量，降低化疗依从性。应按照致吐风险分级进行预防性镇吐，常用药物包括 5-HT3 受体拮抗剂、地塞米松和 NK_1 受体拮抗剂，难治性呕吐可在此三药联合的基础上加用奥氮平，质子泵抑制剂也可缓解恶心呕吐。

3. 化疗耐药的处理　部分患者在化疗期间出现进展，如果在新辅助化疗期间肿瘤进展，则建议尽快行手术治疗，术后化疗出现进展，则应用二线治疗，也可加用免疫治疗或靶向治疗。二线化疗药物没有明确限制，主要根据软组织的病理类型进行选择，如平滑肌肉瘤可以选择吉西他滨联合达卡巴嗪，吉西他滨联合多西紫杉醇，或者曲贝替定；脂肪肉瘤可以选择曲贝替定或者艾日布林；滑膜肉瘤可以选择大剂量异环磷酰胺；未分化多形性肉瘤可以选择吉西他滨联合多西紫杉醇；血管肉瘤可以选择紫杉醇。

4. 放疗不良反应的处理　放疗所致的全身不良反应包括恶心呕吐、血象降低、发热；局部不良反应主要包括放射区皮肤损伤、组织纤维化和瘢痕形成、淋巴水肿。针对全身不良反应有相应的护胃止呕、升高血象、降温等对症支持治疗，严重时应暂停放疗。放疗过程中应指导患者保护放射区皮肤，出现皮肤损伤时要严防感染，用含抗生素和地塞米松的软膏涂抹，发生渗液、糜烂时需要停止放疗。放疗导致的组织纤维化或淋巴水肿一旦发现通常难以治疗，主要在于预防，需要放疗科医生对肿瘤的大小、深浅、解剖部位、分期、组织学分型、病理分级及患者自身的合并症等进行整合考虑，严格评估放疗靶区、放疗剂量、次数和患者受益，与手术医生充分沟通，以降低放疗相关的局部组织不良反应。

5. 肢体功能不佳的处理　手术和放疗对患者肢体的关节、肌肉、血管、神经都可能造成损伤，进而影响患者肢体功能。医生在患者手术和放疗前应充分沟通，使患者有充分的心理应对能力。对出现肢体功能障碍的患者及早进行干预，联合运动康复科的电疗、光疗等多种手段或者借助器械，改善患者关节活动范围，增强残余肌肉肌力，增强肌肉耐力，恢复协调和平衡能力。

（五）积极预防

软组织肉瘤的病因目前尚不明确，根据现实情况，对高危人群加强筛查，对普通人群科普预防，实现“三级预防”，对延长患者生存和改善患者预后的意义至关重要。

1. 筛选　对于有遗传易感性疾病的患者，推荐其进行基因检测，关注是否有易致软组织肉瘤的基因突变。并对该类患者进行长期监测随访。对有放疗史的患者进行规律随访，及早发现放疗相关肿瘤的发生。对软组织肉瘤患者做到早期发现，早期诊断，早期治疗。

2. 预防　目前对于软组织肉瘤的发生尚无有效的措施，主要以提倡合理健康的生活方式为主，均衡饮食，增强体育锻炼，增强自身免疫力，积极治疗癌前病变。定期进行全身体检，发现不适或触及体表肿块及早就医。

临床诊断、基因分析及影像学方面的技术进步，从临床和分子层面不断加深对软组织肉瘤的认识，分析软组织肉瘤大数据，了解发病病因，以利于寻找预防软组织肉瘤的新手段。

要点小结

- 按照软组织肉瘤恶性程度和病情，规范随访时间和随访内容，随访监测目的在于及时发现复发转移，并干预处理，以延长患者生存提高生活质量。
- 对放化疗导致的恶心呕吐、骨髓抑制、脏器毒性，应进行规范化评估，并给予相应的预防措施。
- 关注患者心理、营养和功能状况，进行随访筛查及有效干预，提高患者依从性和生存质量。

软组织肉瘤发病率较低，但由于其转移率和复发率很高，许多患者在确诊时已是晚期，因而早诊早治，整合多学科诊疗，不断推进患者的个体化精准诊疗，以及提高晚期患者的生存质量显得尤为重要。在软组织肉瘤的诊疗方面有如下展望。

1. 增强民众对疾病的重视，建议早发现早就诊。多数患者在发现软组织肿块时未予以重视，47%的患者存在就诊延误，就诊时甚至已到晚期，错失最佳治疗时机。加强民众科普和就诊意识，在发现肿块时及早完善影像学检查，必要时进行穿刺活检，是早期确诊的重要手段。

2. 充分发挥MDT团队的优势。在诊断方面，坚持软组织肿瘤临床、影像和病理三科结合讨论，规范诊断流程，提高诊断水平。在治疗方面，整合外科、内科、放疗科医生的意见，进行个体化临床分期和危险度分组，进而决定更加有效的手术、化疗、放疗、靶向治疗和免疫治疗的整合治疗模式，这也是软组织肉瘤治疗探讨的热点。

3. 精准医疗是医学发展的趋势，软组织肉瘤病理类型多样性和生物学行为的差异性决定其精准医疗的巨大发展空间，主要体现在以下几个方面。

（1）分子诊断和预测：软组织肉瘤的许多亚型都与特征性的遗传畸变有关，包括单碱基替换、缺失、扩增和易位。有反复染色体易位的软组织肉瘤可以根据融合基因转录本的存在而分为不同的亚型。融合基因转录本的分子异质性已被认为可以预测一些肉瘤亚型的预后。利用核酸分子杂交、聚合酶链反应和生物芯片技术等，在分子层面探索更适于软组织肉瘤诊断的分子靶标及相关信号通路，深入进行分子分型的研究，建立相应的疗效预测模型，指导临床医生的治疗方案选择，能够改善患者的结局或成本效应。

（2）靶向治疗：一些靶向治疗在某些组织学类型的晚期或转移性软组织肉瘤患者中显示出有希望的结果，软组织肉瘤的罕见性和分子的异质性给靶向药物的发展带来了挑战。不少研究结果表明，相当一部分软组织肉瘤包含潜在的靶向基因改变，随着分子层面研究的逐步深入及对软组织肉瘤免疫微环境的加深理解，应该会加速这一领域的临床转化研究。同时，有条件的中心还需要针对现有药物开展更多前瞻性的临床试验，探索靶向药物在不同亚型的软组织肉瘤的疗效和安全性，探索不同临床分期患者应用靶向药物治疗后的临床获益情况，探索靶向药物与其他治疗方法联合的用药时机和疗效及安全性，为临床应用靶向药物治疗软组织肉瘤提供更多依据。

（3）免疫治疗：①依靠自身免疫系统杀死肿瘤的方式备受瞩目，其中针对抗PD-1/PD-L1的免疫检查点抑制剂治疗尤为突出，但还需要从更多的临床试验中获得有效的循证医学证据。同时需要从分子分型、肿瘤分期、危险分层等方面寻找真正能从免疫治疗中获益的患者群体。免疫治疗与其他治疗方法整合能否使患者获益也亟待解决。软组织肉瘤领域需要更快地开发测试新的靶点，如 B7-H3、OX40、GITR 和 ICOS。为了诱导一致和持久的免疫反应，还可以探索已建立靶点和未测试靶点的新颖整合。②肿瘤相关巨噬细胞（TAM）广泛存在，并且对免疫逃避很重要。M1 TAM 能分泌肿瘤坏死因子和溶解肿瘤细胞；M2 TAM 能促进血管生成和肿瘤生长。因而需要尽快开发耗尽 TAM 或将其表型从 M2 转化为 M1 的药物。③免疫细胞治疗可诱导抗肿瘤免疫和细胞应答。嵌合抗原受体 T 细胞免疫疗法（CAR-T 疗法）利用装上 CAR（肿瘤嵌合抗原受体）的 T 细胞，靶向识别体内肿瘤细胞，并通过免疫作用释放大量效应因子杀灭肿瘤细胞，从而达到治疗恶性肿瘤的目的。针对人表皮生长因子受体 2 的 CAR-T 细胞用于骨肉瘤和尤因肉瘤患者，能导致肿瘤坏死，未来还需要开发更多软组织肉瘤的 CAR 靶点应用于免疫细胞治疗中。④肿瘤疫苗能刺激患者的内源性免疫反应，可选择性地靶向树突细胞上的 CD209，进而诱导强烈的 T 细胞反应，在肉瘤领域对这类肿瘤疫苗的研究也在不断开展。

4. 细化完善软组织肉瘤患者全疗程诊疗记录和疗效评估，加强患者随访管理，完善临床标本库建立。充分利用大数据平台和互联网远程医疗等，深化多临床中心合作交流，从而实现“少见病的大数据”共建共享。有条件的临床中心优势互补，推进前瞻性多中心随机对照研究的开展，不断探索更优化的整合诊疗方案。

相信随着基础和临床研究的不断深入，以及转化医学的飞速发展，软组织肉瘤的整合诊断和个体化整合治疗将取得更大的突破。

要点小结

- 完整的影像学检查和病理活检是早期确诊的重要手段。
- 充分发挥临床、影像和病理多学科整合诊疗的优势，探索手术、化疗、放疗、靶向治疗和免疫治疗的最优整合医学模式。
- 软组织肉瘤的精准医疗是大势所趋，分子诊断和预测能提高诊断水平，靶向治疗及免疫治疗为晚期患者个体化整合治疗带来了曙光。

（尹军强　沈靖南　黄　纲
邹昌业　谢显彪）

【典型案例】

假性肌源性血管内皮瘤的整合性诊疗 1 例

（一）病例情况介绍

女性，51 岁，于 2017 年 12 月 15 日因出现右小腿皮肤局限性肿块在天津市中医药研究院附属医院（长征医院）接受局部切除术后，出现复发性软组织肿瘤并右小腿皮肤溃疡（图 12-5-1），转入天津市肿瘤医院。回顾以往手术石蜡切片并进行免疫组化染色，确诊为假性肌源性血管内皮瘤（PHE）（图 12-5-2）。此外，PET/CT 发现右小腿皮下及右踝关节前部、股骨、胫骨、髋臼及坐骨均有病变(图 12-5-1）。

（二）整合性诊治过程

考虑到肿瘤复发且全身多发病变，对新鲜肿瘤组织和邻近正常组织进行全外显子序列分析（WES），以确定肿瘤相关突变，制订下一步个性化整合治疗方案。WES 检测有多个基因的改变（图 12-5-3），涉及多个肿瘤相关的信号通路（图 12-5-4），其中 S 期激酶相关蛋白 2 基因突变（SKP2，核苷酸变异：c.536+63_536+64insT，且 SKP2 与京都基因和基因组百科全书数据库中雷帕霉素（mTOR）信号途径相关（图 12-5-5），因此推荐使用 mTOR 抑制剂依维莫司进行治疗，并获得天津市肿瘤医院伦理委员会的批准。

2018 年 3 月 1 日开始以 0.8mg/（m^2·d）的剂量进行治疗，并进行剂量调整，以将药物维持在 10 ～ 15ng/ml 的治疗水平。在 2019 年 3 月 18 日的最近一次放射学随访中，未见复发，骨损伤均稳定（图 12-5-6）。

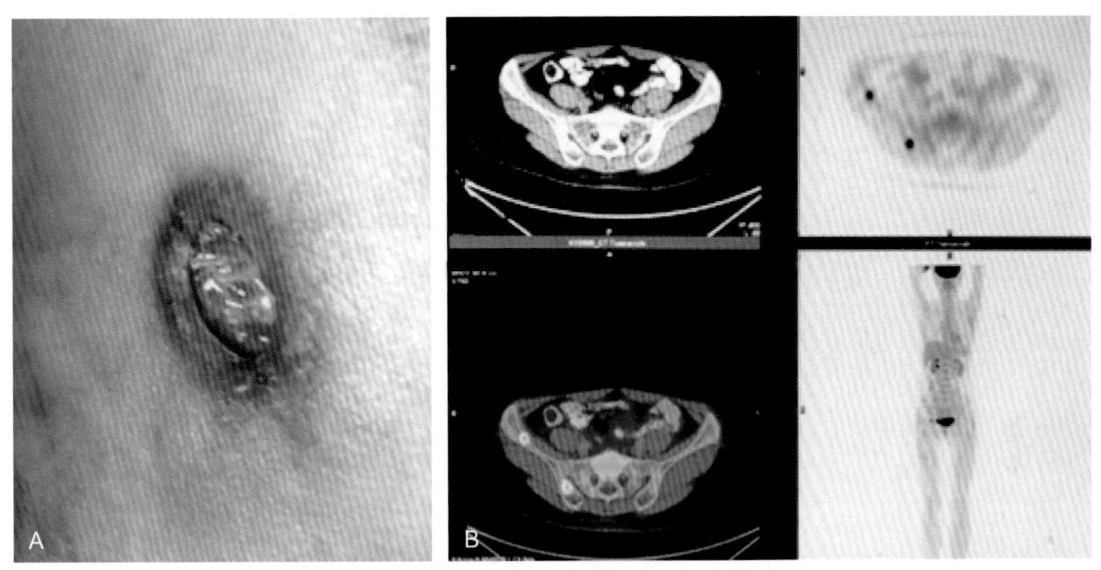

图 12-5-1　假性肌源性血管内皮瘤的皮肤表现和多灶性特点

A. 右小腿皮肤病变伴溃疡；B.PET/CT 示髂骨等多发部位病变

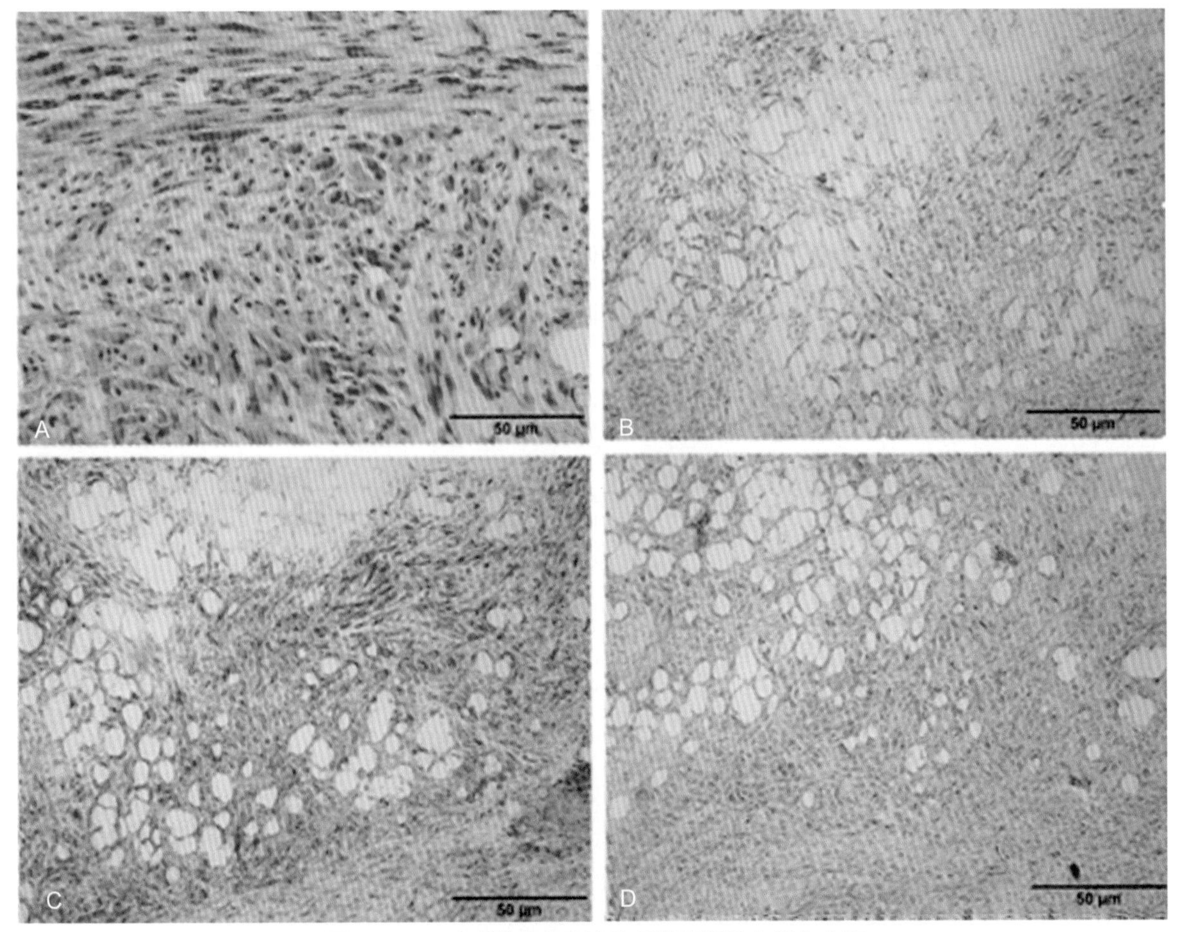

图 12-5-2　病理学检查确诊为假性肌源性血管内皮瘤

A.HE；B.CK；C.CD31；D.INI-1

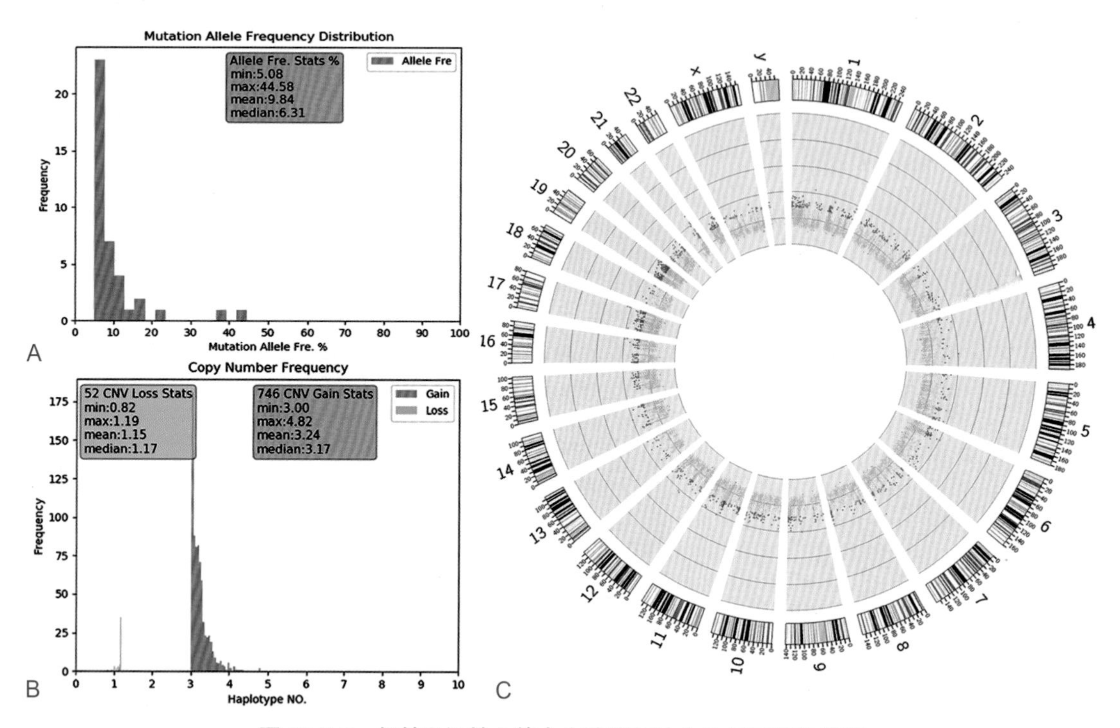

图 12-5-3 假性肌源性血管内皮瘤病例的全外显子测序概览

A. 突变等位基因频率分布，突变基因的等位基因频率为 5.08% ～ 44.58%，平均为 9.84%，中位数为 6.31%；B. 拷贝数变异频率（CNV）：52 个基因处于 CNV 缺失状态，从 0.82 到 1.19 倍，746 个基因处于 CNV 扩增状态，从 3.00 到 4.82 倍；C. 基因改变在常染色体和性染色体中的分布

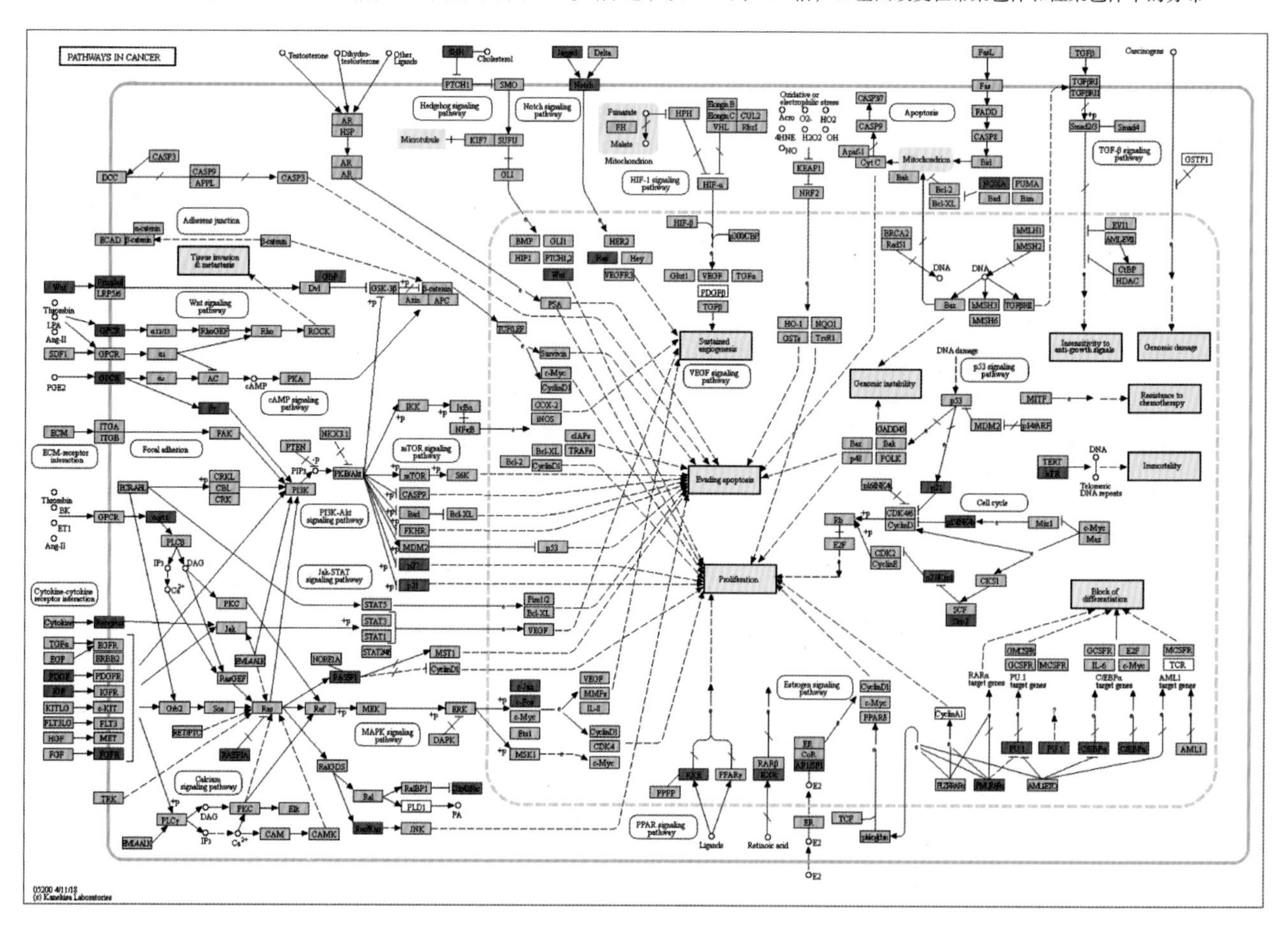

图 12-5-4 假性肌源性血管内皮瘤病例基因突变所涉及的肿瘤相关信号通路如 mTOR

红色代表扩增的基因

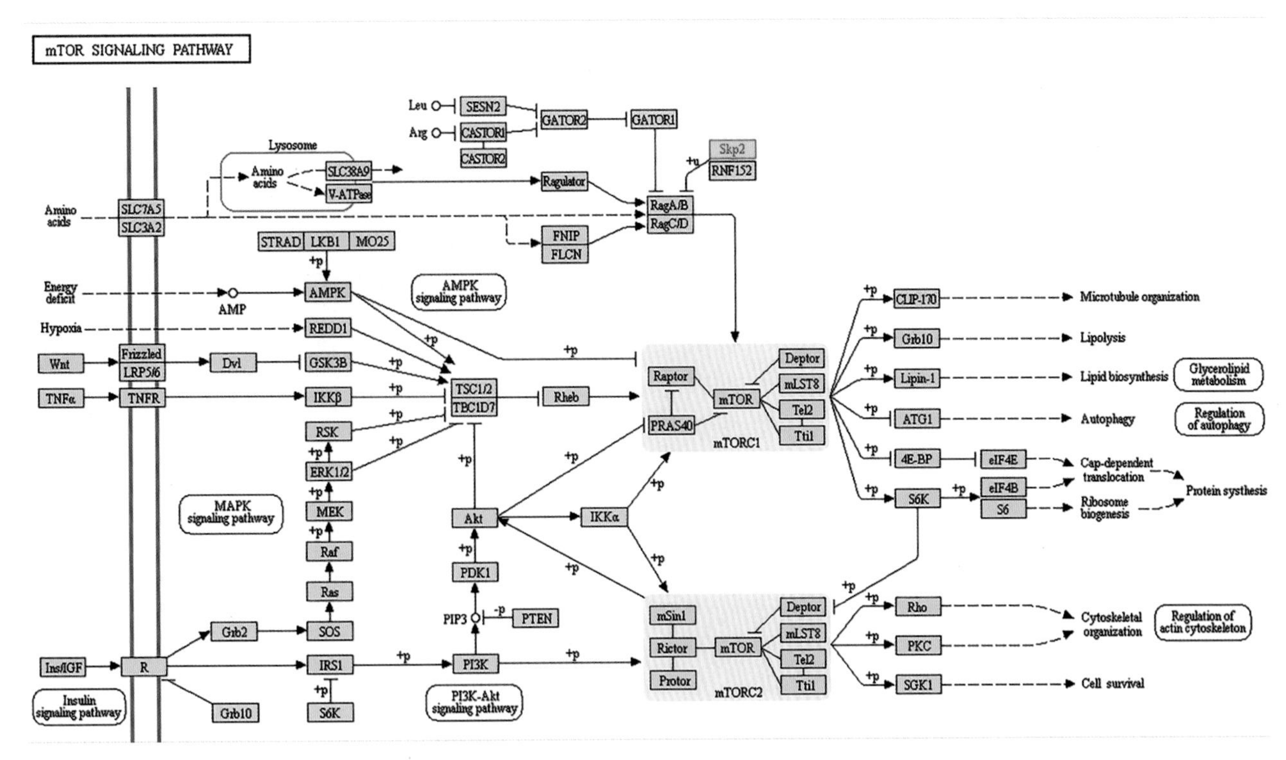

图 12-5-5　假性肌源性血管内皮瘤病例 mTOR 信号通路异常，*Skp-2* 基因扩增

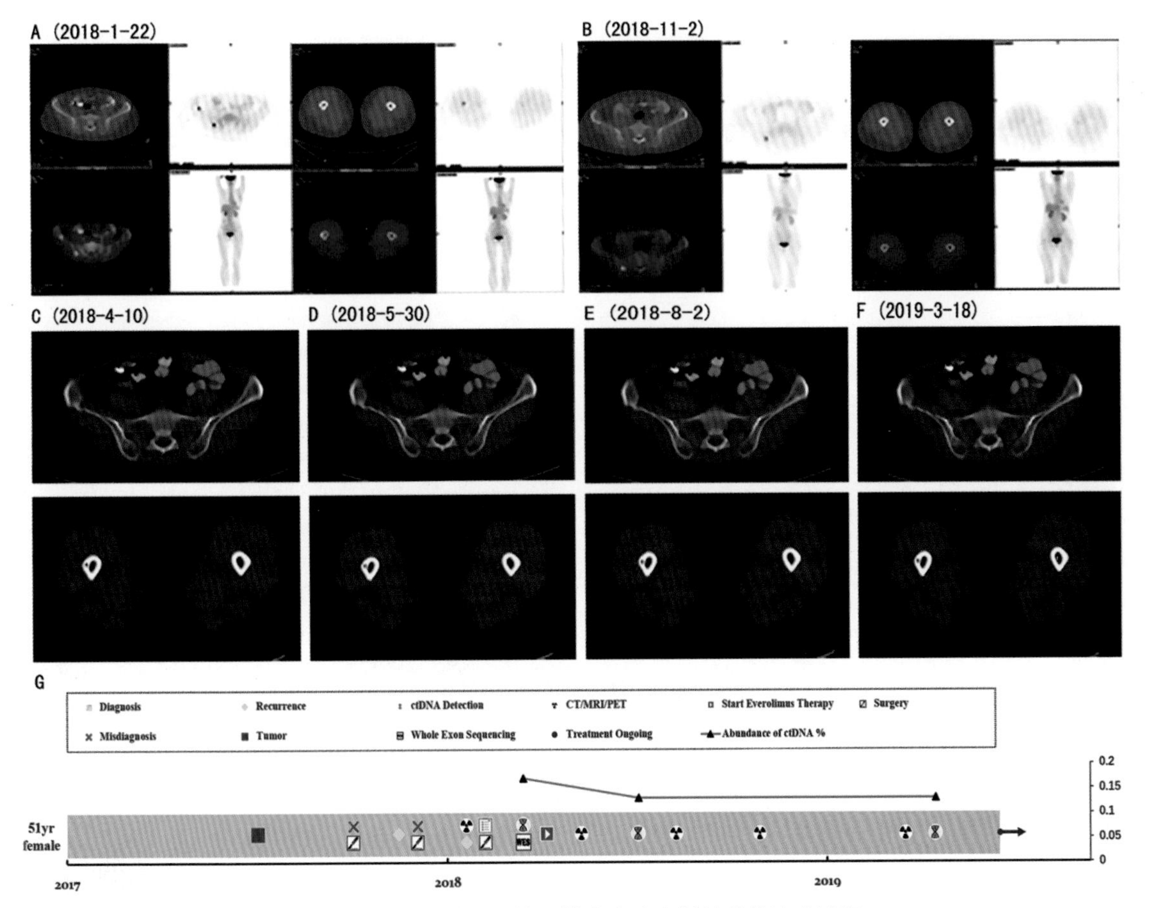

图 12-5-6　假性肌源性血管内皮瘤病例的整体治疗过程

ctDNA 的丰度为 0.17，而依维莫司治疗后 ctDNA 丰度降至 0.13 并持续稳定

此外，检测患者全外周血中循环肿瘤DNA（ctDNA）的丰度，2018年2月2日为0.17，2018年4月10日和2018年5月19日为0.13。该患者的整个临床过程如图（图12-5-6）所示。

此病例的整合医学思维提示：①发病特点——罕见，诊断困难；②发病部位——多发灶性；③发病年龄——青壮年；④病变影像学特点——多发多部位；⑤诊疗特点——多学科协作；精准医疗；⑥技术手段的应用——测序；cDNA的检测及疗效预测；⑦治疗手段的进步——靶向治疗。

（三）案例处理体会

假性肌源性血管内皮瘤（PHE）是一种新发现的血管内皮瘤亚型，其特征是纤维组织细胞和肌样细胞排列成纤维瘤样或皮肤纤维瘤样。这种罕见的肿瘤首先由Hornick和Fletcher命名，并于2013年被世界卫生组织列入新的软组织肿瘤分类系统。在此之前，它被称为上皮样肉瘤（ES）的纤维瘤样变体和上皮样肉瘤样血管内皮瘤。相关文献表明，65%以上的多灶性病变可能同时累及真皮、皮下组织、肌肉和骨骼，使得一些病变难以切除。此外，PHE与手术切除后近36%的局部复发风险相关。显然，PHE的治疗受到了不可切除性和高复发风险的挑战。然而，作为罕见的血管内皮瘤亚型，目前还没有有效的全身治疗方法来治疗不能切除的PHE。

（杨吉龙　刘昊天　杨　蕴　廖智超）

参考文献

中国临床肿瘤学会指南工作委员会，2019. 中国临床肿瘤学会(CSCO)软组织肉瘤诊疗指南2019. 北京：人民卫生出版社.

Ahmed N, Brawley VS, Hegde M, et al, 2015. Human epidermal growth factor receptor 2 (HER2)–specific chimeric antigen receptor–modified T cells for the immunotherapy of HER2-positive sarcoma. J Clin Oncol, 33(15): 1688-1696.

Assi M, Ropars M, Rébillard A, 2017. The practice of physical activity in the setting of lower-extremities sarcomas: a first step toward clinical optimization. Front Physiol, 8: 833.

Awasthi S, Hook LM, Shaw CE, et al, 2017. An HSV-2 trivalent vaccine is immunogenic in rhesus macaques and highly efficacious in Guinea pigs. PLoS Pathog, 13(1): e1006141.

Ben-Ami E, Barysauskas CM, Solomon S, et al, 2017. Immunotherapy with single agent nivolumab for advanced leiomyosarcoma of the uterus: Results of a phase 2 study. Cancer, 123(17): 3285-3290.

Brinkmann EJ, Ahmed SK, Houdek MT, 2020. Extremity soft tissue sarcoma: role of local control. Curr Treat Options Oncol, 21(2): 13.

Chellappan DK, Chellian J, Ng ZY, et al, 2017. The role of pazopanib on tumour angiogenesis and in the management of cancers: a review. Biomed Pharmacother, 96: 768-781.

Chi Y, Fang ZW, Hong XN, et al, 2018. Safety and efficacy of anlotinib, a multikinase angiogenesis inhibitor, in patients with refractory metastatic soft-tissue sarcoma. Clin Cancer Res, 24(21): 5233-5238.

Colosia A, Khan S, Hackshaw MD, et al, 2016. A systematic literature review of adverse events associated with systemic treatments used in advanced soft tissue sarcoma. Sarcoma, 2016: 3597609.

Comandone A, Petrelli F, Boglione A, et al, 2017. Salvage therapy in advanced adult soft tissue sarcoma: a systematic review and meta-analysis of randomized trials. Oncologist, 22(12): 1518-1527.

D'Angelo SP, Mahoney MR, van Tine BA, et al, 2018. Nivolumab with or without ipilimumab treatment for metastatic sarcoma (Alliance A091401): two open-label, non-comparative, randomised, phase 2 trials. Lancet Oncol, 19(3): 416-426.

Dickson MA, Schwartz GK, Keohan ML, et al, 2016. Progression-free survival among patients with well-differentiated or dedifferentiated liposarcoma treated with CDK4 Inhibitor palbociclib. JAMA Oncol, 2(7): 937.

Ecker BL, Peters MG, McMillan MT, et al, 2017. Implications of lymph node evaluation in the management of resectable soft tissue sarcoma. Ann Surg Oncol, 24(2): 425-433.

Ferrari A, Dirksen U, Bielack S, 2016. Sarcomas of soft tissue and bone. Prog Tumor Res, 43: 128-141.

Gamboa AC, Gronchi A, Cardona K, 2020. Soft-tissue sarcoma in adults: an update on the current state of histiotype-specific management in an era of personalized medicine. CA Concer J Clin, 70(3): 200-229.

Griffin AM, Dickie CI, Catton CN, et al, 2015. The influence of time interval between preoperative radiation and surgical resection on the development of wound healing complications in extremity soft tissue sarcoma. Ann Surg Oncol, 22(9): 2824-2830.

Groisberg R, Roszik J, Conley A, et al, 2017. The role of next-generation sequencing in sarcomas: evolution from light microscope to molecular microscope. Curr Oncol Rep, 19(12): 78.

Hall F, Villalobos V, Wilky B, 2019. Future directions in soft tissue sarcoma treatment. Curr Robl Cancer, 43(4): 300-307.

Heymann MF, Schiavone K, Heymann D, 2020. Bone sarcomas in the immunotherapy era. Br J Pharmacol, 23.

Hoang NT, Acevedo LA, Mann MJ, et al, 2018. A review of soft-tissue sarcomas: translation of biological advances into treatment measures. Cancer Manag Res, 10: 1089-1114.

Hong DS, Bauer TM, Lee J J, et al, 2019. Larotrectinib in adult patients with solid tumours: a multi-centre, open-label, phase I dose-escalation study. Ann Oncol, 30(2): 325-331.

Jiang L, Jiang S, Lin Y, et al, 2005. Significance of local treatment in patients with metastatic soft tissue sarcoma. Am J Cancer Res, 5(6):2075-2082.

Jo VY, Doyle LA, 2016. Refinements in sarcoma classification in the current 2013 world health organization classification of tumours of soft tissue and bone. Surg Oncol Clin N Am, 25(4): 621-643.

Jones RL, Cesne AL, 2018. Quality of life and patients' expectations in soft tissue sarcoma. Future Oncol, 14(10s): 51-62.

Li XY, Seebacher NA, Hornicek FJ, et al, 2018. Application of liquid biopsy in bone and soft tissue sarcomas: Present and future. Cancer Lett, 439: 66-77.

Mantas D, Garmpis N, Polychroni D, et al, 2020. Retroperitoneal sarcomas: from diagnosis to treatment. Case series and review of the literature. G Chir, 41(1):18-33.

Mir O, Brodowicz T, Italiano A, et al, 2016. Safety and efficacy of regorafenib in patients with advanced soft tissue sarcoma (REGOSARC): a randomised, double-blind, placebo-controlled, phase 2 trial. Lancet Oncol, 17(12): 1732-1742.

Naghavi AO, Fernandez DC, Mesko N, et al, 2017. American Brachytherapy Society consensus statement for soft tissue sarcoma brachytherapy. Brachytherapy, 16(3): 466-489.

Salah S, Lewin J, Amir E, et al, 2018. Tumor necrosis and clinical outcomes following neoadjuvant therapy in soft tissue sarcoma: a systematic review and meta-analysis. Cancer Treat Rev, 69: 1-10.

Sayles LC , Breese MR , Koehne AL, et al, 2018. Genome-informed targeted therapy for osteosarcoma. Cancer Discov, 9(1): 46-63.

Schöffski P, Sufliarsky J, Gelderblom H, et al, 2018. Crizotinib in patients with advanced, inoperable inflammatory myofibroblastic tumours with and without anaplastic lymphoma kinase gene alterations (European Organisation for Research and Treatment of Cancer 90101 CREATE): a multicentre, single-drug, prospective, non-randomised phase 2 trial. Lancet Respir Med, 6(6): 431-441.

Shah C , Verma V , Takiar R , et al, 2016. Radiation Therapy in the Management of Soft Tissue Sarcoma: A Clinician's Guide to Timing, Techniques, and Targets. Am J Clin Oncol, 39(6):630.

Siegel RL, Miller KD, Jemal A, 2020. Cancer statistics, 2020. CA Cancer J Clin, 70(1): 7-30.

Tawbi HA, Burgess M, Bolejack V, et al, 2017. Pembrolizumab in advanced soft-tissue sarcoma and bone sarcoma (SARC028): a multicentre, two-cohort, single-arm, open-label, phase 2 trial. Lancet Oncol, 18(11): 1493-1501.

Thoenen E, Curl A, Iwakuma T, 2019. TP53 in bone and soft tissue sarcomas. Pharmacol Ther, 202: 149-164.

Thomas DM, Ballinger ML, 2015. Etiologic, environmental and inherited risk factors in sarcomas. J Surg Oncol, 111(5): 490-495.

Tom MC, Joshi N, Vicini F, et al, 2019. The American Brachytherapy Society consensus statement on intraoperative radiation therapy. Brachytherapy, 18(3): 242-257.

Wilky BA, Trucco MM, Subhawong TK, et al, 2019. Axitinib plus pembrolizumab in patients with advanced sarcomas including alveolar soft-part sarcoma: a single-centre, single-arm, phase 2 trial. Lancet Oncol, 20(6): 837-848.

Xiang P, Zhang XL, Liu DW, et al, 2019. Distinguishing soft tissue sarcomas of different histologic grades based on quantitative MR assessment of intratumoral heterogeneity. Eur J Radiol, 118: 194-199.

Yang ZX, Zheng RS, Zhang SW, et al, 2019. Incidence, distribution of histological subtypes and primary sites of soft tissue sarcoma in China. Cancer Biol Med, 16(3): 565-574.

Zer A, Prince RM, Amir E, et al, 2018. Multi-agent chemotherapy in advanced soft tissue sarcoma (STS) - A systematic review and meta-analysis. Cancer Treat Rev, 63: 71-78.

第六节　骨转移瘤

• 发病情况及诊治研究现状概述

骨转移瘤是指原发于骨外器官（组织）的恶性肿瘤通过血行或淋巴系统转移到骨骼所产生的继发肿瘤。骨内有丰富的血窦，血流缓慢，肿瘤细胞容易滞留，是恶性肿瘤转移的第三好发器官，好发于中老年人，大部分多发，以中轴骨特别是脊柱、肋骨、骨盆和四肢长骨近端多见，躯干骨多于四肢骨，下肢多于上肢。晚期恶性肿瘤的骨转移概率大于 70%，因此骨转移瘤是临床最常见的恶性骨肿瘤，是原发性恶性骨肿瘤发病率的 30～40 倍。原发性肿瘤以乳腺癌、肺癌、前列腺癌、甲状腺癌、肾癌等最为常见，约占所有骨转移瘤病例的 4/5，我国肝癌发病率高，所以临床上肝癌骨转移也不少见。

近年来，各种原因导致恶性肿瘤的发病率不断上升，癌症已成为人类死亡的第二大病因。但随着恶性肿瘤治疗水平的不断提高，恶性肿瘤患者存活期明显延长，骨转移瘤的发病率也越来越高。骨转移瘤引起的骨相关事件（skeletal related event，SRE），尤其是病理性骨折或瘫痪，严重影响患者的生活质量和生存期，给患者、家庭和社会带来沉重负担。传统观念认为骨转移瘤是恶性肿瘤的晚期形式，常姑息消极，甚至放弃治疗。随着对骨转移瘤发生、发展机制的进一步认识，已把骨转移瘤当作一种疾病看待，以全身治疗为主的个体化整合治疗已成为主流。如何让患者尽早确诊并得到合适的治疗，以获得更长的生存时间和更好的生活质量，是骨转移瘤整合诊疗的重要内容。

• 相关诊疗规范、指南和共识

- 难治性癌痛专家共识（2017 年版），中国抗癌协会癌症康复与姑息治疗专业委员会
- 氯化锶[^{89}Sr]治疗转移性骨肿瘤专家共识(2017 年版)，中华医学会核医学分会转性骨肿瘤治疗工作委员会
- 骨保护剂在乳腺癌转移中应用专家共识（2017 年版），美国临床肿瘤学会
- 肾癌骨转移诊疗专家共识（2018 年版），Nature Reviews
- 肺癌骨转移诊疗专家共识（2019 年版），北京医学奖励基金会，肺癌青年专家委员会，中国胸科肺癌联盟
- 四肢骨转移瘤外科治疗指南（2019 年版），中华医学会骨科学分会骨肿瘤学组
- 脊柱转移瘤外科治疗指南（2019 年版），中华医学会骨科学分会骨肿瘤学组
- 中国骨肿瘤大手术加速康复围手术期管理专家共识（2019 年），中华医学会骨科学分会骨肿瘤学组

【全面检查】

（一）病史特点

骨转移瘤患者的病史采集重点如下。

1. 既往肿瘤病史　对于临床怀疑骨转移瘤的患者，既往是否有肿瘤病史非常重要，包括肿瘤确诊时间、肿瘤手术史、病理类型、肿瘤分期、详细治疗经过等；特别要关注既往恶性肿瘤诊疗至本次发病的时间间隔，尤其要注意易发生骨转移的肿瘤；还要了解职业、化学有害物资暴露、吸烟史、家族肿瘤史。

2. 临床表现　包括骨转移瘤、原发性肿瘤相关临床表现和全身症状。

（1）骨转移瘤的临床表现：可无明显症状被偶然发现，或在对既往恶性肿瘤的随访中发现。原发性肿瘤也可在骨转移瘤被诊断以后查出，有时原发性肿瘤十分隐匿，骨转移瘤是唯一的临床表现。大部分患者因疼痛就诊，表现为位置相对固定的钝痛和酸痛，可有夜间静息痛，疼痛进行性加剧，对症药物治疗效果不佳；部分患者伴有肿块，逐渐增大并出现相应功能障碍；20%左右的患者以病理性骨折就诊；对于有恶性肿瘤病史的患者，任何轻微外伤导致的骨折都应该考虑骨转移瘤引起病理性骨折的可能性；肿块或病理性骨折压迫神经、脊髓会有相应感觉、运动和二便功能障碍等症状。

（2）原发性肿瘤的临床表现：注意原发性肿瘤的临床表现，如果没有恶性肿瘤病史，应关注易发生骨转移的脏器肿瘤，如甲状腺、乳腺、肺部、泌尿和消化系统症状，部分患者可能根据症状线索找到原发性病灶。如果有恶性肿瘤病史，注意原发性病灶是否复发等局部情况。

（3）全身症状：恶性肿瘤晚期的共有症状，如食欲缺乏、消瘦、体重减轻、贫血及营养状态差等恶病质表现；其他如内脏转移症状；晚期肿瘤的高凝状态引起的深静脉血栓形成及其并发症等表现。

（二）体检发现

1. 局部检查　局部有无肿块，肿块大小、质地、界线、表面是否光滑、可否移动，有无压痛、叩痛或肢体纵向叩击痛，关节活动度，肢体感觉、运动功能；怀疑脊柱转移瘤的，还要检查脊柱稳定性和相应脊髓神经是否受累。

2. 全身查体　重点关注易发生骨转移的甲状腺、乳腺、肺、肾、前列腺和肝等器官、脏器的体检，还要注意早期发现深静脉血栓形成。

（三）实验室检查

1. 常规检查　包括血常规、粪常规、尿常规、血生化、血炎症指标、血清蛋白电泳、结核相关实验室检查。血炎症指标变化有助于鉴别骨的感染性病变；多发性骨髓瘤患者常白/球比例倒置，血清蛋白电泳对其诊断有帮助；结核相关指标的变化有助于排除继发性骨或脊柱结核；甲状旁腺激素和钙磷指标检测有助于甲状旁腺激素功能亢进的鉴别诊断；血红蛋白和白蛋白的变化可反映患者的整体状况；碱性磷酸酶的变化是脊柱转移瘤的一个重要实验室指标，对于成骨性骨转移患者几乎均有明显升高；广泛溶骨性破坏可引起高钙血症，但在临床上少见。

2. 血液肿瘤标志物　部分肿瘤标志物检测可作为查找和发现原发性病灶的线索。美国临床生化委员会和欧洲肿瘤标志物专家组推荐常用的非小细胞肺癌标志物有鳞状上皮细胞癌抗原、癌胚抗原、细胞角蛋白片段19；小细胞肺癌标志物有胃泌素释放肽前体和神经元特异性烯醇化酶；临床表现为成骨转移的男性患者，推荐行前列腺特异性抗原（PSA）检查；甲胎蛋白对于肝癌的诊断也有一定的价值。

（四）影像学检查

1. X线　尽管目前有多种影像学检查方法可供选择，但常规X线检查仍是骨转移瘤最基本、最有意义的检查。骨转移瘤的X线表现大部分为溶骨性病变，其次是混合性改变，成骨性病变较少。溶骨性破坏常为多发性，表现为虫蛀样、穿凿状、地图样骨质破坏，边界不清，无明显骨膜反应。前列腺癌骨转移一般骨的外形没变化，病变呈高密度硬化的成骨改变。混合性骨转移兼有成骨和溶骨两种表现。甲状腺癌、肾癌、肝癌骨转移以溶骨性改变为主；肺癌和乳腺癌转移多表现为溶骨性病变，内科治疗有效时可逐渐成骨，成骨改变可作为判断内科治疗疗效的指标之一。但X线不是骨转移瘤敏感的检查方法，只有当骨皮质破坏30%～50%或骨松质骨小梁破坏超过50%才能发现，对髓腔病变也不敏感，仅作为骨转移瘤筛查的基础方法，早期诊断的意义不大。

2. CT　分辨率和敏感度较高，可显示早期病变及骨破坏的细微改变，更准确地了解骨皮质破坏程度、病理性骨折风险和周围软组织累及情况；有助于发现X线难以明确的特殊解剖部位的病变，如胸骨、肋骨和骨盆等；肺部和腹部的CT扫描有助于寻找原发灶和评估内脏转移情况。但CT检查无法显示髓腔内肿瘤侵犯的范围。

3. MRI　是目前骨转移瘤较敏感的检查方法，对软组织侵犯和邻近结构关系显示清晰，可评估脊髓、神经和血管受累情况，以及髓内的侵犯范围，有利于术前制订整合治疗计划。溶骨性病变在MRI中T_1加权像表现为低信号、T_2加权像高信号；而成骨性病变T_1和T_2加权像均为低信号；弥散成像可鉴别骨质疏松和骨转移瘤引起的椎体压缩性骨折。

4. ECT全身骨显像　可以协助诊断骨转移瘤。其敏感度高，但特异度较差，主要用于骨转移瘤的筛查，有助于确诊转移灶的部位和数量，但必须除外假阳性结果。对于乳腺癌、前列腺癌、肺癌、甲状腺癌、肾癌等高骨转移潜能的肿瘤，建议常规行ECT骨显像检查。但要特别注意的是，ECT骨显像检查结果显示的是病变内形成的反应骨的代谢活性，甲状腺癌、肾癌、肝癌骨转移表现为溶骨改变，很少有反应性骨形成，所以ECT骨显像的阳性率较低；而肺癌、乳腺癌等如果内科治疗有效，会有成骨性的反应，ECT骨显像显示更浓聚，不是肿瘤进展，而是治疗有效。

5. PET/CT　可同时显示全身器官、淋巴结和软组织，准确定位原发性病灶和（或）转移性病灶，诊断转移性骨肿瘤的阳性率高，是目前最敏感的一种检查方法，有助于发现一般方法难以明确的微小原发性病灶或软组织转移性病灶，对骨转移瘤的诊断和临床分期有重要意义。因为PET/CT具备功能显像，也用于治疗疗效的评估，特别是对甲状腺癌、肾癌、肝癌骨转移表现为溶骨性病变，具有更大的应用价值，目前已在临床上广泛应用。

6. 彩超　用于脏器普查，对于无恶性肿瘤病史的患者，可作为体检筛查，寻找原发性病灶和评估内脏转移情况。骨转移瘤患者常处于高凝状态，彩超也可用于发现有无下肢深静脉血栓形成。

（五）病理学检查

病理学检查对明确骨转移瘤的来源、指导寻找原发性病灶，进一步进行分子分型，协助制订个体化整合治疗方案有重要临床意义，但有时还需要病史、影像学和病理学三者结合进行确诊。对于病灶要不要活检，已形成的共识是，对于既往无恶性肿瘤病史、肿瘤原发性病灶不明，或恶性肿瘤病史明确但仅出现单发骨破坏者，应当通过穿刺活检病理学检查来明确诊断；既往有恶性肿瘤病史，就诊时全身有多发骨质破坏者，可不行活检；但对于生存期较长的恶性肿瘤患者，如果出现新发骨病灶，则建议进行穿刺活检，因15%～18%的新发骨病变可能是其他新发肿瘤或非肿瘤病变，而不是原发性肿瘤骨转移。另外很多肿瘤具有异质性，有时为了治疗需要，仍需要活检进行病理或分子分型，指导个体化整合治疗。目前大多学者建议在CT引导下行粗针穿刺活检，如果仍然无法明确诊断或与临床表现不符合，则需要切开活检。

要点小结

- 中老年人若出现不明原因、相对固定位置的疼痛，呈进行性加重，休息、制动不能缓解或轻微外伤出现骨折，既往有恶性肿瘤病史，应注意发生骨转移的可能。
- 根据病史、临床表现、影像学检查三者结合诊断骨转移瘤。为明确骨转移瘤来源和指导治疗，需要病灶穿刺活检，有时甚至须切开活检。
- 骨转移瘤应注意与原发性骨肿瘤、多发性骨髓瘤、脊柱结核和代谢性骨病等进行鉴别诊断。

◆ 既往有乳腺癌、甲状腺癌、前列腺癌、肺癌或肾癌病史，这些恶性肿瘤患者易发生骨转移，建议核素全身骨扫描（ECT）应作为定期随访的常规检查项目，对早期发现骨转移，以及转移瘤的定位、肿瘤的准确分期及整合治疗方案的制订具有重要临床意义。对于溶骨性改变的骨转移瘤，建议行 PET/CT 检查。

【整合评估】

（一）MDT 的综合评估

随着医学的进步和对骨转移瘤的深入认识，已经证明，许多恶性肿瘤的早期就已出现微小转移，因此不应把骨转移瘤视为一种晚期的疾病而放弃积极的治疗。以综合治疗为主的个体化整合治疗明显提高了骨转移瘤患者的生存期和生活质量。因此，任何一个病例的诊疗都需要 MDT 团队的共同参与，MDT 团队成员包括骨肿瘤科、肿瘤内科、放疗科、介入科、核医学科、影像科、病理科、疼痛科、营养科、心理科和原发性肿瘤相关科室等科室的医生。评估内容包括诊断、病理及分子分型、骨相关事件发生概率、预计生存期、治疗策略等，最后形成一个整合治疗方案，使患者从个体化的整合治疗中获益。

（二）患者全身状况和营养状态评估

患者的全身状况和营养状态评估多采用美国东部肿瘤协作组（Eastern Coopenrative Oncology Group，ECOG）体能状态评价表（表 12-6-1）和 Karnofsky 体能状态评价表（表 12-6-2），以判断患者能否按计划进行治疗，指导治疗方案的选择。ECOG 体能状态评价表将患者的全身状况分为 6 级，简洁明了，可避免主观判断带来的误差，建议作为骨转移瘤患者术前全身状况评估的主要依据。另外患者的白蛋白水平、贫血严重程度等也提供有益的参考。

表 12-6-1　ECOG 体能状态评价表

等级	体力状态
0	活动能力完全正常，与起病前活动能力无任何差异
1	能自由走动及从事轻体力活动，包括一般家务或办公室工作，但不能从事较重的体力活动
2	能自由走动及生活自理，但已丧失工作能力，日间一半以上的时间可以起床活动
3	生活仅能部分自理，日间一半以上的时间卧床或坐轮椅
4	卧床不起，生活不能自理
5	死亡

表 12-6-2　Karnofsky 体能状态评价表

评分（分）	描述	请选择
100	正常，无任何症状和体征	
90	可以正常活动，仅有轻微的症状和体征	
80	勉强进行正常活动，有一些症状或体征	
70	生活可以自理，但不能维持正常生活和工作	
60	偶尔需要别人帮助，但生活大部分能够自理	
50	经常需要人帮助和护理	
40	生活不能自理，需要特别照顾和帮助	
30	生活严重不能自理	
20	病情严重，必须住院治疗	
10	病情危重，随时有生命危险	
0	死亡	

（三）患者预计生存期评估

患者预计生存期评估是最重要的评估内容，预计生存期长短是决定患者是否行手术干预、选择什么样术式的重要依据。

多年来虽然有多种评估方法用于骨转移瘤患者预计生存期的评估，但目前脊柱转移瘤应用较广泛的仍然是 Tomita 评分系统（表 12-6-3）和脊柱转移瘤修正 Tokuhashi 评分系统（表 12-6-4）。尽管这两种评分方法提出时间较早，却缺乏原发性肿瘤对放疗、化疗敏感度的评价，患者也未能从靶向治疗等新的治疗手段中收到获益的评价，但在目前没有更合理、更精确的评价系统出现之前，更推荐应用脊柱转移瘤修正 Tokuhashi 评分系统对患者预后生存期进行评估。近期 Tokuhashi 针对接受靶向治疗的肺癌脊柱转移患者设计了新的生存期评价系统，该系统主要基于患者的全身状况、神经功能、原发性肺癌的病理类型及靶向治疗四个方面进行评估，预计患者的生存期以指导整合治疗方案的选择。但该评价系统仍需要进一步和多中心、大样本的临床检验。

四肢骨转移瘤推荐应用修订后的 Katagiri 评分系统来预测患者的生存期（表 12-6-5）。Katagiri 评分系统是对原发性肿瘤类型、内脏或颅内转移、ECOG 评分、前期化疗、多发骨转移五个方面分别赋值并进行累加，根据累计得分情况，评估骨转移瘤患者生存期、指导治疗。2014 年，Katagiri 对该评分系统进行了修订，将实验室检查分为异常和严重异常两个等级，并纳入影响预后的因素中。修订后的评分系统提高了骨转移瘤患者生存期评估的准确性。评分≥ 7 分的患者，评估为短期生存；评分 4 ～ 6 分的患者，评估为中等期生存；评分≤ 3 分的患者，评估为长期生存。

表 12-6-3　脊柱转移瘤预后评分（Tomita 评分）系统

大项	小项	分值(分)
原发性肿瘤的部位及恶性程度	原发于乳腺、甲状腺、前列腺、睾丸等生长较慢的恶性肿瘤	1
	原发于肾、子宫、卵巢、结直肠等生长中等的恶性肿瘤	2
	原发于肺、胃、食管、鼻咽、肝、胰腺、膀胱、黑色素瘤、肉瘤（骨肉瘤、尤因肉瘤、平滑肌肉瘤等）等生长快的恶性肿瘤、其他少见的恶性肿瘤及原发性病灶不明者	4
内脏转移情况	无内脏转移灶	0
	内脏转移灶可通过手术、介入等方法治疗者	2
	内脏转移灶不可治疗者	4
骨转移情况（以全身核素骨扫描为准）	单发或孤立脊柱转移灶	1
	多发骨转移（包括单发脊柱转移灶伴其他骨转移、多发脊柱转移伴或不伴其他骨转移）	2
总分		

Tomita 评分 2 ～ 3 分者，预期生存期较长，外科治疗以长期局部控制为目的，对肿瘤椎体采取广泛性或边缘性肿瘤切除术；4 ～ 5 分者，以中期局部控制肿瘤为目的，可行边缘性或病灶内肿瘤切除术；6 ～ 7 分者，以短期姑息为目的，可行姑息减压稳定手术；8 ～ 10 分者，以临终关怀支持治疗为主，不宜手术干预。

表 12-6-4　脊柱转移瘤修正 Tokuhashi 评分系统

大项	小项	分值(分)
全身情况（根据 Karnofsky 功能评分确定）	差（10 ～ 40 分）	0
	中等（50 ～ 70 分）	1
	良好（80 ～ 100 分）	2
脊椎外骨转移灶数目（以全身核素骨扫描为准）	≥ 3 个	0
	1 ～ 2 个	1
	0 个	2
受累脊椎数目（以全身核素骨扫描为准）	≥ 3 个	0
	2 个	1
	1 个	2
主要脏器转移灶（头部 CT、胸腹部 CT 或B超确定）	不能切除	0
	可以切除	1
	无转移灶	2
原发性肿瘤部位	骨肉瘤、肺、胃肠道、食管、膀胱和胰腺	0
	肝、胆囊、原发性病灶不明者	1
	淋巴、结肠、卵巢和尿道	2
	肾、子宫	3
	直肠	4
	甲状腺、乳腺、前列腺	5
瘫痪情况（根据 Frankel 神经功能分级确定）	完全瘫（Frankel 分级 A、B）	0
	不全瘫（Frankel 分级 C、D）	1
	无瘫痪（Frankel 分级 E）	2
合计		

Bunger 等根据修正 Tokuhashi 评分，建议：评分 0 ～ 4 分，预计患者的生存期< 3 个月，行小的外科干预；5 ～ 8 分，预计生存期< 6 个月，行后路减压、重建；9 ～ 11 分，预计生存期> 6 个月，行病灶边缘或广泛切除、重建；12 ～ 15 分，预计生存期 12 个月以上，行全椎体切除 +360° 重建。

表 12-6-5　肢体骨转移瘤修订后的 Katagiri 评分系统

预后因素		分值（分）
原发性肿瘤类型		
缓慢生长	激素依赖性的乳腺癌和前列腺癌、甲状腺癌、多发骨髓瘤、恶性淋巴瘤	0
中等生长	接受靶向药物治疗的肺癌、非激素依赖型的乳腺癌和前列腺癌、肾细胞癌、子宫内膜癌、卵巢癌、肉瘤	2
快速生长	未接受靶向药物治疗的肺癌、结直肠癌、胃癌、胰腺癌、头颈部恶性肿瘤、食管癌、其他的泌尿系恶性肿瘤、黑色素瘤、肝细胞癌、膀胱癌、宫颈癌、其他未知来源的恶性肿瘤	3

续表

预后因素		分值（分）
内脏或颅内转移	结节性内脏或颅内转移	1
	播散性转移[a]	2
实验室检查	异常[b]	1
	严重异常[c]	2
ECOG 评分	3 分或 4 分	1
前期化疗		1
多发骨转移		1

a. 播散性转移：胸腔、腹腔、软脑膜转移；b. 异常：CRP ≥ 0.4mg/dl，LDH ≥ 250IU/L，血清白蛋白＜ 3.7g/dl；c. 严重异常：血小板＜ 100 000/μl，血清钙≥ 10.3mg/dl，总胆红素≥ 1.4μmol/L。

预计生存期评估主体是骨肿瘤科医生，由于对各专科原发性肿瘤治疗的进展情况掌握有限，随着肿瘤治疗技术的进步，特别是恶性肿瘤靶向治疗和免疫治疗的进展，患者的生存期明显延长，甚至可以与肿瘤长期共存，因此部分病例的预计生存期可能被严重低估。

（四）病理评估

病理诊断与分型对于患者预后判断、指导治疗方案选择和精准治疗有重要的临床意义。

（五）骨肿瘤专科评估

骨肿瘤专科评估主要评估患者骨相关事件（SRE）的发生概率及后果，包括骨痛、病理性骨折、脊柱压缩性骨折、脊髓神经压迫风险等。专科评估强调动态评估，根据评估情况适时调整治疗方案，让患者得到最佳的获益。

1. *四肢长骨转移瘤病理性骨折风险评估*　目前较广泛使用的依然是 Mirels 评分量表（表 12-6-6），该评分量表包括病变类型、病变大小、部位、疼痛程度 4 个因素，评分≤ 7 分时病理性骨折风险较低（4%），不建议手术干预；8 分时骨折风险为 15%；9 分时骨折风险为 33%；≥ 9 分时应进行预防性内固定。近年来，基于 CT 的骨质刚度分析评价方法，即对病变骨 CT 扫描，利用图像分析软件分析计算每个骨截面的平均骨密度，通过弹性模量与骨密度计算公式计算出骨的结构刚度。具有较高的敏感性和特异性，受到学者们的关注，但仍需大数据建模并进一步临床研究加以验证。

表 12-6-6　Mirels 评分量表

	1 分	2 分	3 分
病变类型	成骨型	混合型	溶骨型
病变大小	＜周径 1/3	周径 1/3 ～ 2/3	＞周径 2/3
部位	上肢	下肢	转子周围
疼痛程度	轻度	中度	重度

Mirels 评分总分 12 分。评分≤ 7 分，表明病理性骨折风险较低（4%），不建议手术治疗；8 分时骨折风险为 15%，而 9 分时骨折风险达到 33%；当评分≥ 9 分时，应进行预防性内固定。

2. *脊柱肿瘤脊椎不稳定性评分（spinal instability neoplastic score，SINS）表*　是目前常用的评估脊柱肿瘤脊椎不稳定性的表格。该表格从肿瘤部位、疼痛情况、病变性质、脊柱是否畸形、椎体塌陷情况、后柱是否受累等方面，为脊柱转移瘤脊柱不稳提供了一个客观标准。评分 0 ～ 6 分，脊柱稳定；7 ～ 12 分，脊柱濒临不稳定；13 ～ 18 分，脊柱不稳定；SINS 评分在 7 ～ 18 分一般需要外科干预。SINS 评分对脊柱潜在不稳定或不稳定病变的敏感度及特异度较高，可以帮助临床医生发现可能出现脊柱不稳的高风险患者（表 12-6-7）。

表 12-6-7　脊柱肿瘤脊椎不稳定评分表

1. 脊柱受累节段	
脊柱受累节段	分值（分）
接合部（枕骨～ C_2，C_7 ～ T_2，T_{11} ～ L_1，L_5 ～ S_1）	3
活动椎（C_3 ～ C_6，L_2 ～ L_4）	2
半固定椎（T_3 ～ T_{10}）	1
固定椎（S_2 ～ S_5）	0
2. 脊柱力学稳定性	
卧床后疼痛缓解和（或）活动 / 站立后疼痛加重	分值（分）
是	3
不是（偶尔疼痛，但与体位无关）	1
无症状	0
3. 脊柱病变类型（CT 是首选评估手段）	
病变类型	分值（分）
溶骨性	2
溶骨 / 成骨混合性	1
成骨性	0

续表

4. 脊柱力线情况	
影像学上脊椎排列情况	分值（分）
存在脱位或半脱位	4
新出现的畸形（后突或侧凸畸形）	2
脊椎序列正常	0
5. 椎体塌陷程度	
脊椎塌陷程度	分值（分）
＞ 50% 塌陷	3
＜ 50% 塌陷	2
椎体无塌陷，但椎体＞ 50% 受累	1
以上都没有	0
6. 脊椎后外侧结构受损情况	
脊椎后外侧结构受损程度（小关节、椎弓根或肋椎关节）	分值（分）
双侧	3
单侧	1
无	0

以上 6 个项目总分 18 分，评分 0 ～ 6 分，脊柱稳定；评分 7 ～ 12 分，脊柱濒临不稳定；评分 13 ～ 18 分，脊柱不稳定。当评分为 7 ～ 18 分时，建议手术干预。

3. *脊髓受压程度（ESCC）分级* 应用 MRI T_2 加权像进行脊髓受压程度评估，0 级为病变局限于骨组织内；1 级为病变侵犯硬膜外；2 级为病变压迫脊髓，但可见脑脊液；3 级为病变压迫脊髓且脑脊液不可见；2 ～ 3 级为高级别脊髓压迫（表 12-6-8）。

表 12-6-8 硬膜外脊髓压迫分级

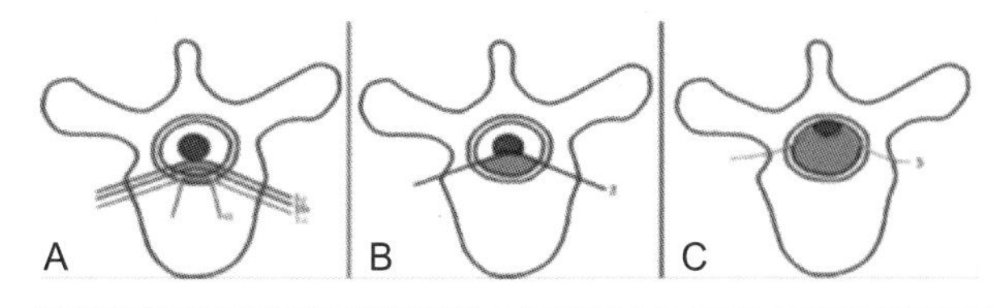

0 级：病变局限于骨组织

1 级：为硬膜外侵犯

1a：硬膜侵犯，但硬膜囊未变形

1b：硬膜囊变形，但未接触脊髓

1c：硬膜囊形变，接触脊髓但无脊髓压迫

2 级：脊髓压迫但可见脑脊液

3 级：脊髓压迫且脑脊液不可见

0 ～ 1 级，低级别脊髓压迫；2 ～ 3 级，高级别脊髓压迫。

4. *脊髓功能评估* 临床上常用的评估方法有 Frankel 分级和美国脊柱损伤协会（American spinal injury association，ASIA）脊髓损伤分级标准。ASIA 脊髓损伤分级标准包括损伤水平和损伤程度的量化，便于统计和比较，因此对于有脊髓神经功能障碍的患者推荐应用 ASIA 分型系统（表 12-6-9）。

表 12-6-9 ASIA 脊髓损伤分型

脊髓损伤类型	运动感觉功能状况
A. 完全性损伤	在 S_4 ～ S_5 无任何感觉，运动功能丧失
B. 不完全性损伤	损伤平面以下感觉存在，但无运动功能
C. 不完全性损伤	损伤平面以下存在运动功能，但大部分关键肌肌力小于 3 级
D. 不完全性损伤	损伤平面以下存在运动功能，且大部分关键肌肌力大于或等于 3 级
E. 完全恢复	运动、感觉功能正常

5. *疼痛评估* 常用疼痛视觉模拟评分（visual analogue scale，VAS）法（表 12-6-10），骨转移瘤疼痛发生率高，病因复杂，要仔细判断引起疼痛的原因，针对病因对症治疗，才能得到较好的镇痛效果。

表 12-6-10 疼痛视觉模拟评分法

在纸上面画一条 10 cm 的横线，横线的一端为 0，表示无痛；另一端为 10，表示剧痛；中间部分表示不同程度的疼痛。让患者根据自我感觉在横线上画一记号，表示疼痛的程度。

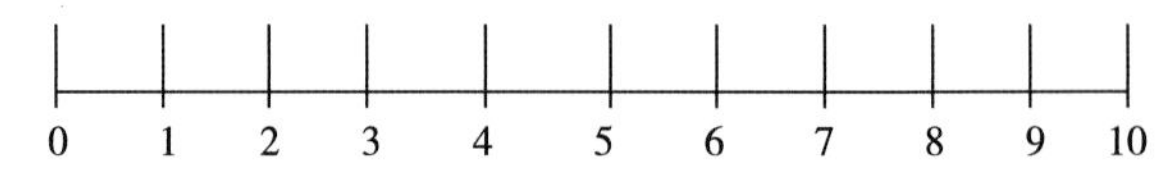

0 ～ 2 分，表示舒适；3 ～ 4 分，表示轻度疼痛；5 ～ 6 分，表示中度疼痛；7 ～ 8 分，表示重度疼痛；9 ～ 10 分，表示剧痛。

6. *转移瘤状态评估* 针对转移性肿瘤状态的评估主要依据三个方面：肿瘤的组织类型；肿瘤转移的范围和肿瘤 的分期；肿瘤的既往治疗史。

美国斯隆凯特林癌症证实中心（Memorial Sloan-kettering cancer center）的神经外科、肿瘤科、放射科与放疗科专家基于神经病学、肿瘤学、生物力学、全身状况提出 NOMS 系统（neurological oncological mechanical systemic）（表 12-6-11），可以方便地用于脊柱转移瘤的治疗决策。对于放疗敏感的转移瘤，无论 ESCC 级别，选择传统放疗（cEBRT）；对于脊柱转移瘤伴低级别 ESCC，立体定向放射（SRS）是非创伤而有效的治疗手段；对于高级别 ESCC 的转移瘤，先行脊髓分离手术减压，再行 SRS，已证明是局部安全有效的控制方法，并能缓解疼痛，改善预后。

表 12-6-11 NOMS 系统

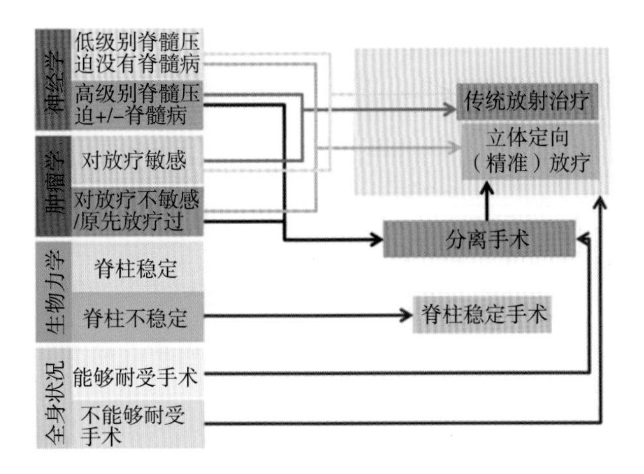

要点小结

- 骨转移瘤患者治疗前均需要 MDT 团队进行全面、科学的整合评估，以制订个体化、适宜的整合治疗方案。
- 整合评估包括患者的全身状况和营养状态、预计生存期、病理诊断与分型等；骨肿瘤专科重点评估患者骨相关事件的发生风险，包括骨痛、肢体病理性骨折、脊柱稳定性、脊髓神经压迫和脊髓功能、转移瘤状态等。
- 所有的评分和评估均应动态评价，在全面、科学的整合评估基础上要注意患者个体的特殊性，以选择更合适的个体化整合治疗策略。

【整合决策】

骨转移瘤患者大部分以非手术治疗为主，包括内科治疗（内分泌、化疗、靶向、免疫和中医药治疗）、放疗和对症处理，或上述几种疗法的整合。对保守治疗无效或合并脊柱不稳、脊髓神经压迫、负重骨病理性骨折高风险或已发生病理性骨折，如果全身情况允许，没有手术禁忌证，可考虑手术治疗。最近的临床研究结果表明，对骨转移瘤患者采取相对积极的外科干预，以及合理的手术时机和手术方式，可直接影响患者的生活质量和生存时间。但术前应对患者进行全面、科学的评估，整合判断患者预后的基础上，制订个体化的外科干预策略，避免给患者造成不必要的创伤和经济负担。

（一）手术治疗

1. 手术原则　手术为主的整合治疗，治疗方案以简单有效为原则。

2. 手术方式选择　骨转移瘤手术方式的选择要考虑两个因素：患者生存期内原则上只做一次手术，病理性骨折一般不会愈合。

（1）长骨转移瘤：病理性骨折是四肢长骨转移瘤的严重并发症，是导致患者死亡的重要相关事件，并严重影响患者的生存质量。因此肢体长骨转移瘤已经出现病理性骨折或濒临病理性骨折的患者，应积极行手术治疗或预防性内固定。肢体骨转移瘤出现病理性骨折，除非是开放性或合并血管、神经损伤等紧急情况，一般先对症处理并完善必要的检查。在明确原发性病灶后，根据患者全身情况、预期生存期、病理骨折位置、病变范围、受累骨骨质条件、周围软组织受累情况等制订整合治疗方案。

对于病变范围大、关节面受累或骨端发生病理性骨折者，选择病灶切除、肿瘤型人工假体重建，术后可提供即刻稳定，并允许患者早期负重，可以满足患者生存期内的使用要求。对于肢体长骨骨端转移瘤病变范围较小者，可选择病灶刮除、骨水泥填充、内固定手术。

对于骨干转移瘤濒临骨折或已发生病理性骨折的患者，推荐行病灶刮除、骨水泥填充、钢板或髓内钉固定。钢板固定长度应足够长，以避免生存期内局部二次手术。下肢优先考虑髓内固定，髓内钉固定具有创伤小、出血少的优点，且可贯穿全骨长度，固定范围广，降低术后肿瘤进展导致再次骨折的风险。对于预计生存期较长或骨干病变范围较大，骨缺损较严重者，可考虑肿瘤段切除、节段假体重建。节段型假体一般采用骨水泥固定，以提供立刻稳定和恢复肢体功能。

长骨不同部位转移瘤的手术方式选择如表 12-6-12。

表 12-6-12　不同部位长骨转移瘤术式选择

部位		重建方式
股骨	近端	假体重建
	骨干	骨水泥填充内固定 / 节段假体
	远端	假体重建
肱骨	近端	假体重建
	骨干	骨水泥填充内固定 / 节段假体
	远端	假体重建或内固定
胫骨	近端	假体重建 / 钢板固定
	骨干	骨水泥填充内固定 / 节段假体
	远端	截肢 / 放疗
尺桡骨		假体 / 钢板骨水泥 / 放疗加支具

肢体骨转移瘤濒临骨折或已发生病理性骨折，手术干预后应配合放疗和积极的内科治疗，以控制局部肿瘤进展、降低再手术的风险。

（2）脊柱转移瘤：脊柱是恶性肿瘤骨转移最常见的部位，30% ～ 70% 的恶性肿瘤患者会出现脊柱转移，其中 5% ～ 10% 的患者会出现脊髓压迫。脊柱转移瘤可导致脊柱不稳、疼痛、椎体病理性骨折、脊髓及神经根压迫症状，进而引起神经功能障碍或瘫痪，严重影响患者的生活质量，甚至加速死亡进程。近年来的研究证明，及时有效的外科治疗是使脊柱转移瘤患者获益并改善预后的关键因素。因此，只要脊柱转移瘤患者预期术后生存期超过 3 个月即可从外科治疗中受益。

1）脊柱转移瘤手术的目的：缓解疼痛；重建脊柱稳定性；改善神经功能，提高生活质量；抑制或控制局部肿瘤进展，为患者接受放疗、化疗、免疫治疗等其他治疗手段提供条件，甚至延长生存期。

2）手术适应证：患者预期术后生存期超过 3 个月，肿瘤导致脊柱不稳与畸形和（或）压迫脊髓、马尾及神经根引起进行性神经功能损害，顽固性疼痛经非手术治疗无效，转移灶对放、化疗不敏感或经放、化疗后复发引起脊髓压迫，为明确病变性质。

3）常用的手术方式

A. 微创椎体成形术：有经皮椎体成形术（percutaneous vertebroplasty，PVP）和经皮椎体后凸成形术（percutaneous kyphoplasty，PKP）两种，临床常用经皮椎体成形术。

应用目的：强化或稳定椎体的高度，缓解疼痛，预防病理性骨折。

PVP 对缓解脊柱转移瘤疼痛、提高生活质量等有肯定的疗效。

适应证：① Tomita 评分≥ 6 分 + 无神经根受压；②有脊髓受压者开放减压 +PVP；③ Tokuhashi 修正评分≤ 8 分，为改善生活质量；④ SINS 评分≤ 6 分，脊柱稳定 + 疼痛明显者。

PVP 可以与开放手术、放疗、局部射频消融（RFA）、选择性动脉栓塞、放射性粒子植入、介入肿瘤切除（ITR）等联合应用。对于椎体后壁受累或缺损的，应特别注意防止骨水泥椎管内渗漏。预防骨水泥渗漏可以在 CT 和 X 线引导下操作；采用快速凝固的 PMMA 和相对较小的注入剂量（2 ～ 8ml）；当术中 X 线透视发现有骨水泥渗漏或达到椎体后 1/3 时，应停止骨水泥注入。另外应用 PKP 技术可以降低骨水泥渗漏的发生率。

B. 姑息性椎板切除内固定术：主要适用于转移病灶位于椎体后柱、一般情况较差的患者。单纯椎板切除破坏了脊柱后柱的稳定性，因此不推荐单纯行椎板切除，而应当同时行后路脊柱稳定性重建。该术式仅可解除背侧肿瘤压迫，对腹侧压迫处理不够，术后放疗剂量无法保证，疗效欠佳，仅在特殊情况下使用。

C. 全脊椎切除（total en bloc spondylectomy，TES）和整块切除：TES 是脊柱手术中难度最大、最具挑战性的手术，应严格掌握手术适应证。TES 通常适用于胸、腰椎单节段的转移瘤；原发性病灶控制良好，且恶性程度较低，如肾癌、甲状腺癌、乳腺癌、前列腺癌及对化疗或靶向药物敏感的肺癌等；不伴有重要脏器转移；患者预计生存期较长；一般不超过邻近 2 个椎体的病变。肿瘤切除后前方椎体重建、后方行椎弓根固定。多项研究表明，对于合适的患者行全脊椎切除有助于延长患者的生存期。对于肿瘤侵袭范围较局限的患者，可采用椎体切除、矢状位切除术、附件整块切除等方式达到肿瘤完整切除的目的。然而临床上对于 en bloc 切除困难，或者患者耐受性较差的情况，经病灶的肿瘤分块切除也是可以接受的。

D. 脊髓分离手术（separation surgery）：对脊髓产生或即将产生压迫的转移瘤，通过后路切除椎板和至少一侧的关节突关节，环形切除硬脊膜周围5～8mm的肿瘤及后纵韧带和部分椎体，以达到对脊髓的充分环形减压，扩大肿瘤与硬膜间的间隙，缓解神经症状，重建脊柱稳定性，为进一步放疗提供条件和时间。减压后（术后2～4周），对局部施行高强度的精准放疗，即可以减少放疗引起的脊髓神经损伤，相对于全椎体切除术又可减少手术创伤，降低手术的难度，减少相关并发症，并且获得较长时间的肿瘤局部控制。该术式应将具备精准放疗条件作为前提，对一些中晚期转移瘤患者改善生活质量不失为一种可选择的姑息治疗手段。

脊髓分离手术结合立体定向放疗尤其适用于高级别硬膜外脊髓压迫且对传统放疗不敏感的脊柱转移瘤（如黑色素瘤、肾细胞癌、非小细胞肺癌、肉瘤、甲状腺癌以及结直肠癌等），以及不能耐受大手术的患者 。

3. 围术期处理

（1）术前准备：骨转移瘤常是恶性肿瘤晚期，患者多经历了放疗、化疗，术前要注意调整重要脏器，特别是心、肺、肝、肾功能状况，以适应手术；注意评估病变局部情况，软组织情况，减少手术并发症；对于血供丰富的转移瘤，如肾癌、甲状腺癌和肝癌等，术前可配合肿瘤滋养血管栓塞，以减少术中出血。

（2）药物的应用：行化疗的患者应合理安排化疗间隔，对于一些靶向和免疫药物，可根据其对切口愈合的影响，权衡利弊，酌情停用。

（3）抗生素应用：恶性肿瘤患者大多免疫功能低下，特别是经过化疗后的患者，要做好感染预防，围术期应合理使用抗生素。

（4）抗凝与止血：恶性肿瘤患者大多处于高凝状态，注意VTE的预防，但同时需注意围术期出血风险的控制。

4. 控制疼痛　为提高生活质量，减轻患者的痛苦，可按照WHO“三阶梯给药方案”的疼痛治疗方案及多模式镇痛治疗方案，常规给予镇痛药。另外可根据疼痛特点，联合使用糖皮质激素、抗抑郁药、抗惊厥药等。如肿瘤浸润引起的疼痛，吗啡效果好；肿瘤坏死广泛炎性水肿，加用非甾体消炎镇痛药；对于神经病理性疼痛，加用抗癫痫药或抗抑郁药；对于力学不稳或濒临病理性骨折，需要外科干预；脊髓或神经压迫引起的疼痛，常需要手术减压。

5. 骨保护药的应用　双膦酸盐类药物对于骨转移瘤引起的高钙血症及疼痛的作用肯定，可以有效减少和延迟骨转移瘤患者发生骨相关事件的概率和时间，近年来已成为溶骨性转移瘤的基础治疗，对减轻骨痛、抑制肿瘤进展、预防病理性骨折有益，推荐早期规律使用。地舒单抗一样可以很好地预防或延缓骨转移瘤患者骨相关事件的发生，如果药物可及，地舒单抗在安全性和有效性方面均比双膦酸盐要好。

（二）内科治疗

内科治疗是骨转移瘤治疗的主要手段，应根据转移瘤的来源进行相应的内科治疗，如化疗、内分泌、靶向、免疫和中医药治疗等。

（三）放疗

脊柱转移瘤患者放疗的目的是缓解疼痛， 预防进一步的病理性骨折，缓解或预防脊髓神经根受压。随着精准放疗的进展，立体定向放疗（stereotactic radiosurgery，SRS）已广泛用于临床，其优点是精准定位，剂量梯度迅速跌落。弱化病理辐射敏感度差异等已成为脊柱转移瘤放疗发展的方向。对于病理性骨折风险低的、无明显脊柱不稳和脊髓压迫的骨转移瘤患者，SRS可作为首选的治疗方法。放疗的镇痛效果明显，可减少骨相关事件发生，改善生活质量。脊柱转移瘤行分离手术者，在伤口愈合情况下尽快配合立体定向放疗。最新研究显示，无论肿瘤组织对放疗的敏感度如何，分离手术后辅以SRS是一种安全有效的局部肿瘤控制策略。

对于多发性骨转移瘤患者，ECT骨显像证实骨转移灶有浓聚，应用氯化锶的内放疗，也是一种有效的治疗手段，可与外放射联合应用，但要注意不宜用于脊髓压迫、病理性骨折和生存期小于8周的患者。放疗后短期内部分患者出现骨髓抑制，与化疗联合使用时要考虑血液毒性的不良反应叠加。

（四）介入治疗与微创治疗

微创技术在外科各领域的快速发展，也日益

影响骨转移瘤的外科治疗，并已成为脊柱转移瘤的重要治疗手段和热点。脊柱转移瘤常用的微创治疗手段包括射频消融、选择性动脉栓塞、微波治疗、激光间质热疗、腔镜治疗等。射频消融可以改善脊柱转移瘤患者的症状，特别是在减轻局部疼痛方面有着较好疗效，但不推荐单独使用。介入栓塞可单独应用于血供丰富的骨转移瘤的姑息治疗，可控制局部肿瘤生长速度；术前介入栓塞可明显减少术中出血，缩短手术时间；并使肿瘤发生缺血坏死，术中易于分离，提高了手术的安全性和成功率。建议对于血供丰富的肿瘤术前行血管栓塞，并在栓塞后48h内手术。微波具有杀伤肿瘤但不影响脊柱稳定性的优点，目前认为微波仅适用于单纯局限于间室内的肿瘤（Tomita分级中1～3区），对于间室外的肿瘤应考虑联合手术或其他辅助治疗手段。其他的微创成形技术也可用于骨转移瘤的姑息治疗，如椎体成形术、髋臼骨水泥成形术等。

要点小结

- 骨转移瘤患者强调整合治疗，外科治疗只是整合治疗的一个重要环节。术前应对患者进行全面、科学评估的基础上，整合判断骨转移瘤的预后，制订个体化、适宜的外科干预策略，避免给患者造成不必要的创伤和经济负担。
- 骨转移瘤患者外科治疗应掌握好适应证，术式选择要整合考量（重视脊柱转移瘤的微创治疗），包括患者的全身状况和营养状态、预计生存期、能否解决患者的主诉问题、接诊医生手术能力、后续治疗的可及性等因素，其原则仍然是简单、有效。
- 骨转移瘤患者大多是肿瘤的中、晚期，外科干预常配合放化疗等整合治疗，患者通常全身状况较差，免疫力低下，要重视围术期的管理。
- 骨转移瘤的治疗强调MDT团队的协同诊治，应根据患者的具体情况制订个体化的整合治疗方案，才能有效延长患者的生命，最大限度地提高患者生存期的生活质量。

【康复随访与复发预防】

（一）总体目标

延长生存期，提高生存期的生活质量。

（二）康复治疗

鼓励患者尽早进行康复锻炼，尽快、尽量恢复到术前活动水平，改善心肺功能，预防深静脉血栓形成。

（三）密切随访

因为大多数患者采取的是简单有效的手术方式，所以要重点关注手术局部病变的进展和复发情况、原发性肿瘤情况和定期随访。随访内容包括以下内容。

1. 局部内固定的有效性，康复锻炼、关节和肢体功能恢复情况，重点随访局部病灶是否复发及其再发生骨相关事件的风险。

2. 原发性肿瘤和全身情况根据专科治疗意见随访。

（四）诊疗展望

1. 诊断　遵循临床、影像、病理三者相结合的原则，骨转移瘤大多诊断不困难，难的是原发性肿瘤的确定，但有时甚至活检也难以对原发性肿瘤的诊断做出肯定的结论。又由于恶性肿瘤的异质性，原发性肿瘤和骨转移病灶在生物学行为上尚有诸多不一致的现象，从而影响疗效。进一步研究原发性肿瘤与骨转移瘤生物学行为的变异，以指导临床治疗，是目前的研究热点。

2. 治疗　骨转移瘤的诊断和治疗均需要MDT团队的全程管理，如何选择合适的整合治疗方案，使患者得到最大获益，需要更多的循证医学证据支持。一方面随着外科技术的进步和内固定器械的发展，很多以前认为的手术禁区逐渐被攻克，手术越做越复杂，创伤越做越大；另一方面随着放疗技术的进步，如立体定向放疗、质子重离子放疗等越来越多的应用于临床，一些简单的手术配合精准放疗，甚至单纯精准放疗，同样可以获得较长时间的肿瘤局部控制。随着肿瘤分子生物学的深入研究，恶性肿瘤的靶向药物不断研发和应用于临床，肿瘤免疫治疗的进步，相信恶性肿瘤（骨转移瘤）患者的 5 年生存率和生存期生活质量将显著提高。

（林建华　吴朝阳）

【典型案例】

肝癌脊柱转移的整合性诊疗 1 例

（一）病例情况介绍

1. 病史　男性，67 岁，以“右胸背部疼痛伴胸壁放射 3 个月”为主诉入院。患者 3 个月前无明显诱因出现右背痛，呈钝痛，程度中等，但夜间疼痛明显，活动后加重，疼痛可向右侧胸壁放射。下肢无麻木、乏力和二便障碍。无发热、盗汗等，胸背痛症状逐渐加重。一年半前有“肝癌”手术治疗史。

2. 入院查体　腹部切口愈合好。腹软，无压痛、反跳痛，未扪及明显包块；背部右肩胛骨内侧有压痛点，轻叩痛，未触及明显肿块，双下肢肌力、感觉对称，膝、腱反射正常，肌张力无改变，病理征（–）。

3. 辅助检查

（1）影像学检查

1）X 线：T_3 右侧椎弓根模糊，疑有破坏，胸椎退行性改变（图 12-6-1）。

2）CT：T_3 右侧椎板、椎弓根及肋横突骨质破坏，并见软组织肿块影（图 12-6-2）。

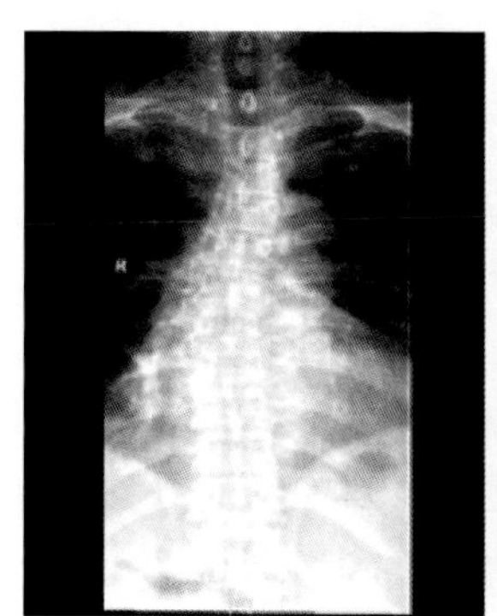
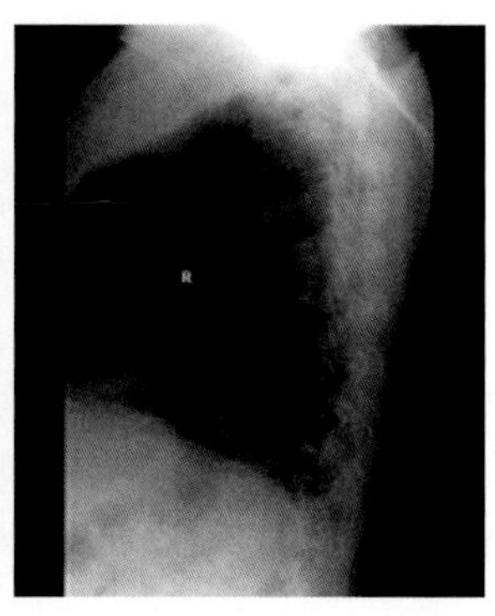

图 12-6-1　术前胸椎正侧位 X 线片

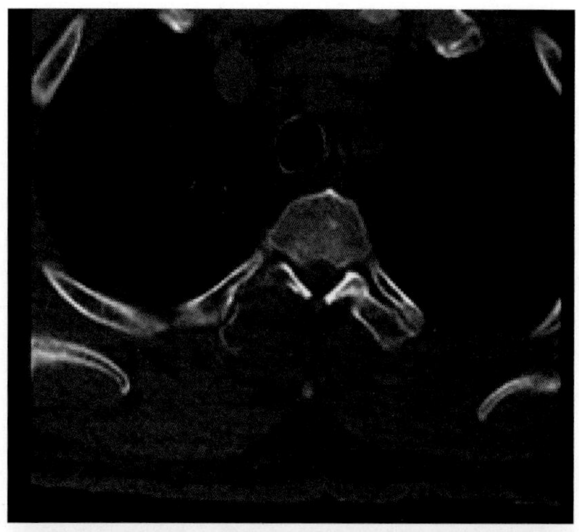
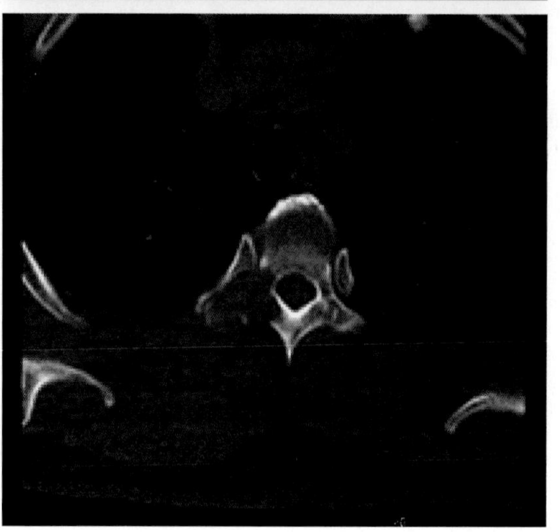

图 12-6-2　术前 T_3CT 平扫

3）MRI：T_3 椎体右侧附件区见一不规则软组织影，呈 T_1 等信号或 T_2 稍长信号，内部见多发斑点状更长 T_2 信号影，病变侵犯 T_3 椎体右侧椎板、椎弓根、肋横突，范围约为 3.8cm × 2.2cm（图 12-6-3）。

（2）ECT：全身骨骼显影清晰，T_3、L_1 ～ L_2 椎体右侧缘稍见异常放射性浓聚，余未见明显异常（图 12-6-4）。

（3）PET/CT：T_3 椎体右侧附件见团块状异常放射性浓聚影，范围约为 2.2cm × 3.0cm × 3.6cm，SUV_{max}=4.5，CT 扫描相应骨质见溶骨性骨质破坏，局部见软组织影，其内密度欠均匀，CT 值约为 36Hu（图 12-6-5）。

4. 入院初步诊断　脊柱（T_3）转移瘤。

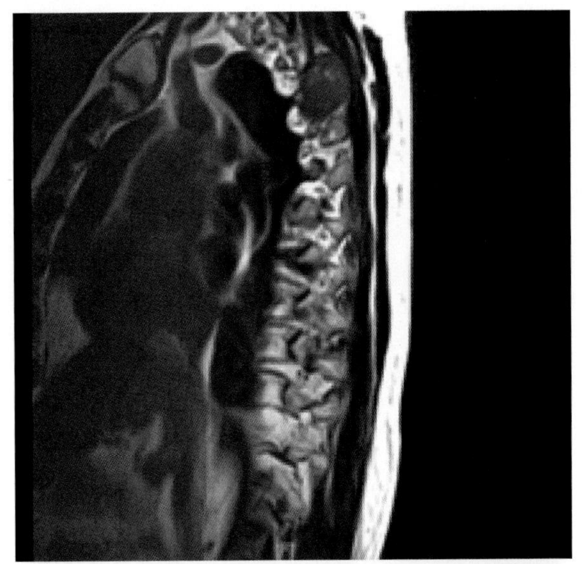

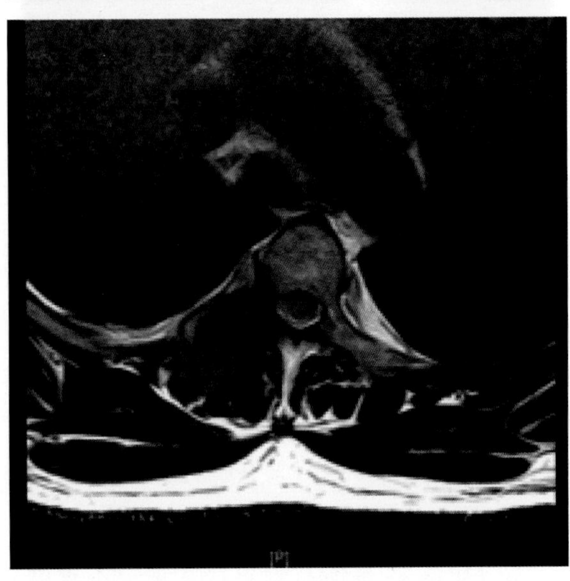

图 12-6-3　术前胸椎 MRI 检查

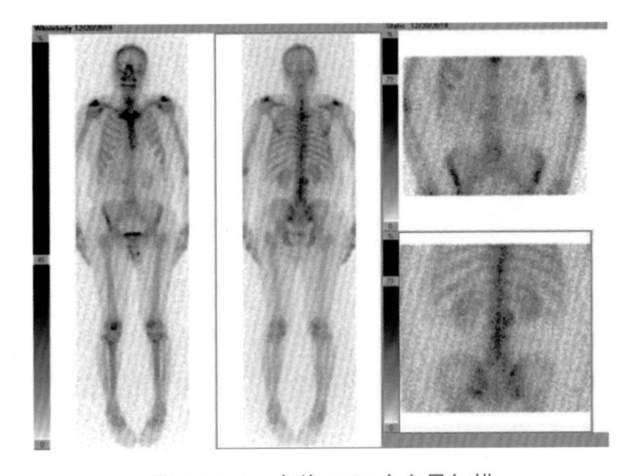

图 12-6-4　术前 ECT 全身骨扫描

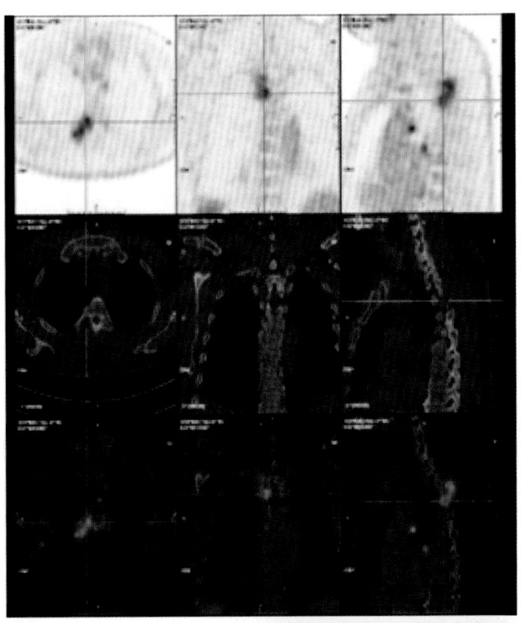

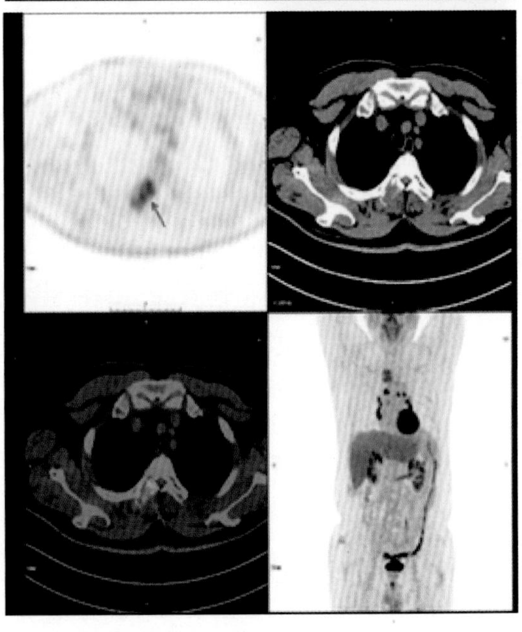

图 12-6-5　术前 PET/CT 检查

（二）整合性诊疗过程

1. 诊断与评估

（1）MDT 整合诊疗团队的人员组成及理由：患者胸背部无明显诱因出现疼痛，夜间明显，症状进行性加重。既往有肝癌病史。影像学显示：T_3 椎体右侧附件、椎板、肋横突骨质破坏，并见软组织肿块影，首先考虑为脊柱转移瘤。对脊柱转移瘤由过去认为是恶性肿瘤的晚期形式到现在的进一步认识，由原来的放弃到现在积极、恰当的个体化整合治疗，可明显改善患者的预后。因此需要多学科整合诊治团队会诊，以制订适宜、个体化的整合治疗方案。该 MDT 团队将由脊柱外科、肝胆外科、肿瘤内科、放疗科、影像科、核医学科、介入科、病理科等科室的医生组成。

（2）会诊讨论意见

1）诊断：该患者虽然恶性肿瘤病史明确，但仅出现单处脊椎骨质破坏，在制订整合治疗计划前应进一步行病灶活检以明确脊柱转移瘤的诊断。患者在 CT 引导下穿刺活检，术后病理报告：肝癌 T_3 转移。

2）治疗前的整合评估：患者肝癌 T_3 转移诊断已明确，脊柱转移瘤治疗前需对患者进行全面、科学的整合评估。从而制订出合理、个体化的整合治疗方案。评估内容包括患者的全身状况，原发性肿瘤的性质，骨转移瘤的数目、部位，是否合并病理性骨折，其他器官转移情况，脊柱稳定性，脊髓功能，预计生存期等。

患者治疗前评估：①全身状况评估。应用 Karnofsky 体能状态评分，该患者 Karnofsky 评分为 80 ～ 90 分。②脊柱稳定性评估。应用 SINS 评分，该患者 SINS 评分约为 7 分。③预计生存期评估。应用修正 Tokuhashi 评分和 Tomita 评分，该患者修正后 Tokuhashi 预后评分为 11 分，Tomita 评分为 5 分。

根据上述各因素的科学评估，最后的整合评估意见是，患者为脊柱单处转移瘤，无其他器官转移；目前全身状况 Karnofsky 评分为 80 ～ 90 分，显示体能状态较好；脊柱稳定性 SINS 评分约为 7 分，表明脊柱已濒临不稳定；目前脊髓功能正常；预计生存期修正后 Tokuhashi 预后评分为 11 分，Tomita 评分为 5 分，预计患者的生存期超过 6 个月。因此具备手术适应证，可以考虑以外科干预为主的整合治疗。

2. 治疗方案

（1）手术方式：患者修正后 Tokuhashi 评分为 11 分，治疗可行病灶边缘或广泛切除；Tomita 评分为 5 分，以中期局部控制为目的，可行边缘性肿瘤切除；患者病变主要位于 T_3 椎体右侧附件区，病变侵犯 T_3 椎体右侧椎板、椎弓根、肋横突，范围约为 3.8cm × 2.2cm。根据 WBB 分期系统，病变主要位于 9 ～ 12 区。综上，该患者的手术方案可考虑经后路、肿瘤边缘矢状整块切除（sagittal resection）受累的椎板、椎弓根（包括肋横突）及部分椎体，并行椎弓根内固定以同时纠正脊柱不稳。

另外，患者为肝癌 T_3 转移，椎体附件血供较丰富，为减少术中出血，术前宜配合肿瘤介入治疗。因此术前可由介入科先行肿瘤滋养血管栓塞（TAE）（图 12-6-6），栓塞后 48h 内行手术。

患者于肿瘤滋养血管栓塞后 48h 内行经后路 T_3 部分椎体、附件矢状整块切除（包括肋横突、椎板、椎弓根及部分椎体）+ 椎弓根内固定术。术后大体标本如图 12-6-7。

术后 X 线见图 12-6-8。

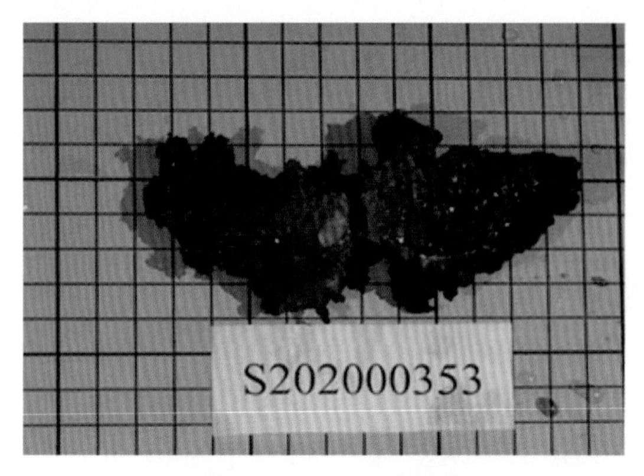

图 12-6-6　整块切除的肿瘤

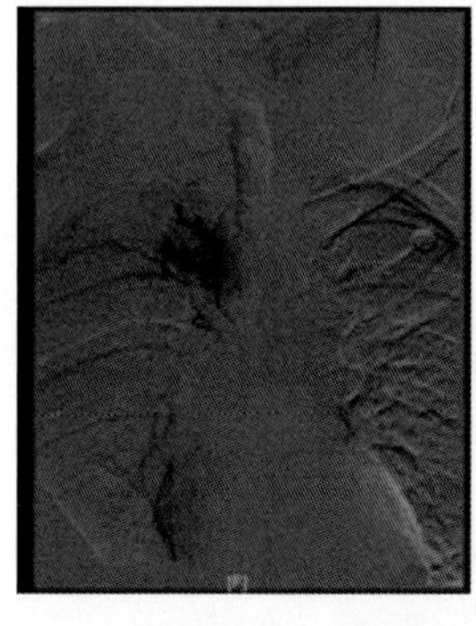
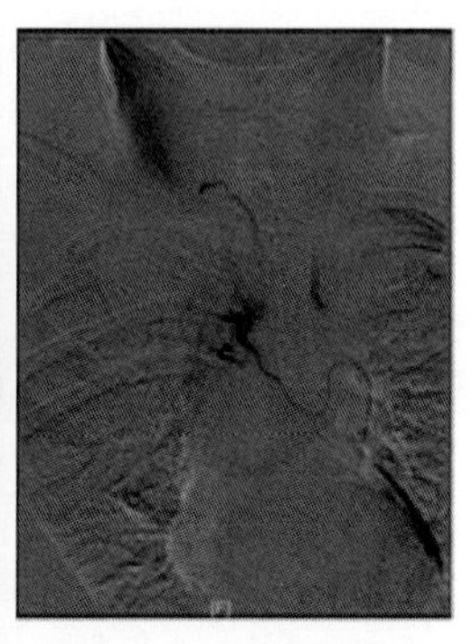

12-6-7　术前行肿瘤滋养血管栓塞

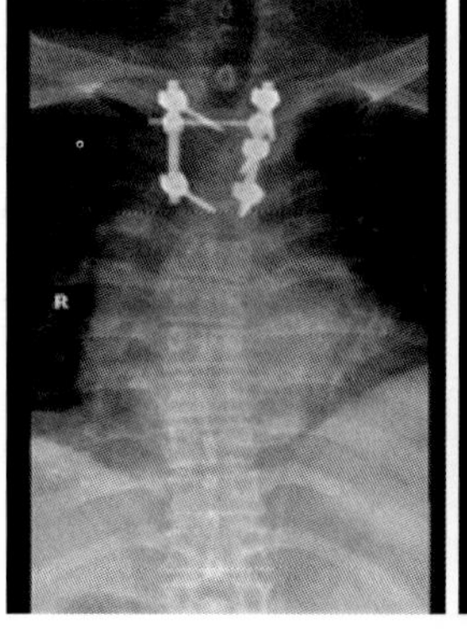

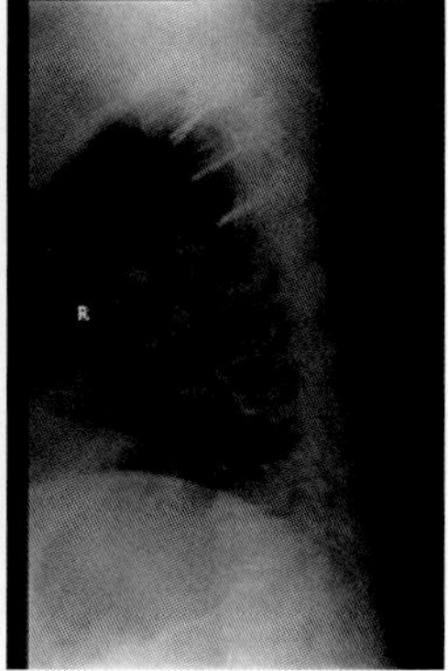

图 12-6-8　术后胸椎正位 X 线片

（2）术后 CT：已切除部分第 3 肋骨、T_3 肋横突、椎板、椎弓根及部分椎体（图 12-6-9）。

术后病理报告：符合肝细胞癌转移（图 12-6-10）。

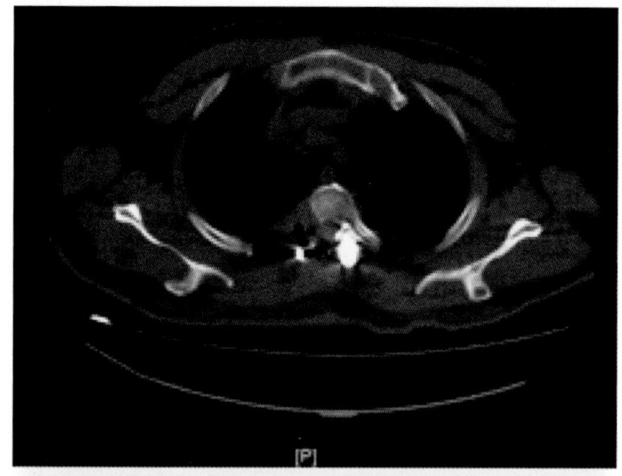

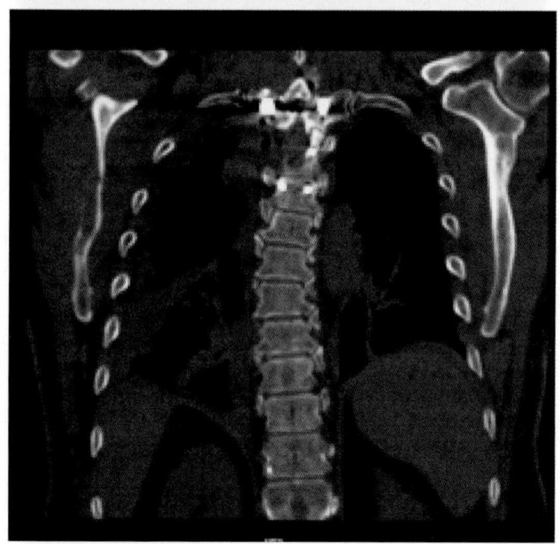

图 12-6-9　术后 T_3 CT 平扫 + 重建

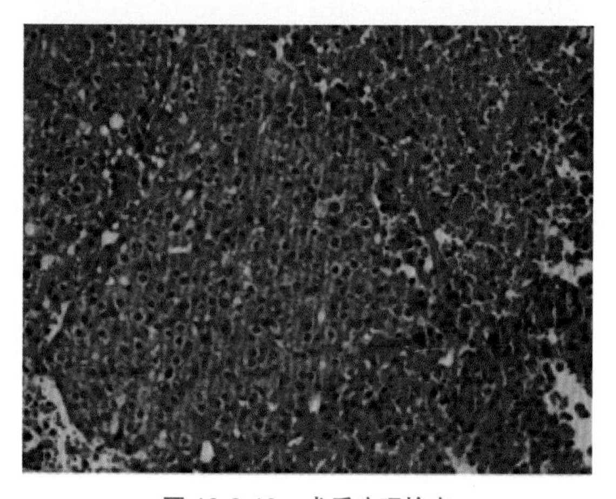

图 12-6-10　术后病理检查

（三）术后整合治疗

1. 化疗：患者肝癌术后出现骨转移，尽管单处的脊柱转移瘤已再次行手术切除，术后要辅助化疗。常用的是 FOLFOX 化疗方案，该方案对晚期肝癌患者控制病情、生存期获益等有较好的客观疗效。

2. 放疗：患者肝癌术后单处脊柱转移，预计生存期为 6 个月至 1 年，术后配合局部放疗，对控制局部肿瘤复发和骨质破坏有益。

3. 靶向和免疫治疗：靶向药物联合免疫治疗改变了肝癌的治疗模式。国际上，阿特珠单抗联合贝伐珠单抗、乐伐替尼联合帕博利珠单抗等免疫联合靶向治疗的整合，被 FDA 授予晚期肝细胞癌的突破性疗法认证。由我国自主研发的国内首个 PD-1 抑制剂——卡瑞利珠单抗联合阿帕替尼的整合治疗方案，在肝癌患者中取得协同增效的作用，明显改变了患者的预后。一些医院还在临床上同时配合放疗等多种手段，进行个体化的整合治疗，使患者获得更多生存获益的机会。

4. 双膦酸盐治疗：双膦酸盐可抑制破骨细胞活性、诱导破骨细胞凋亡，从而减少骨质破坏和吸收，常用唑来磷酸盐。

5. 密切随访和定期影像学检查观察。

（四）案例处理体会

随着恶性肿瘤早期诊疗技术、诊治水平的进步，患者 5 年生存率明显提高，脊柱转移瘤已经成为临床的常见病、多发病，临床上强调 MDT 团队的协同诊疗，以制订更合适的个体化治疗方案。有手术适应证的患者，特别强调术前全面、科学的整合评估，手术方案以简单、有效、提高患者生存期和生活质量为原则。术后积极配合放化疗、靶向药物联合免疫治疗，以及中医药等整合治疗，并密切随访观察，及时发现和处理局部复发和远处的转移。

脊柱肿瘤 WBB 分期系统是由 3 个国际性的肿瘤机构（Rizzoli Institute，Mayo Clinic，University of Iowa Hospital）于 1996 年提出并用 Weinstein、Boriani、Biagini 3 位作者的名字命名的分期系统。该系统根据脊柱肿瘤术前影像学表现，判断肿瘤侵袭的范围，从而制订合理的肿瘤切除进路及切除范围（图 12-6-11）。

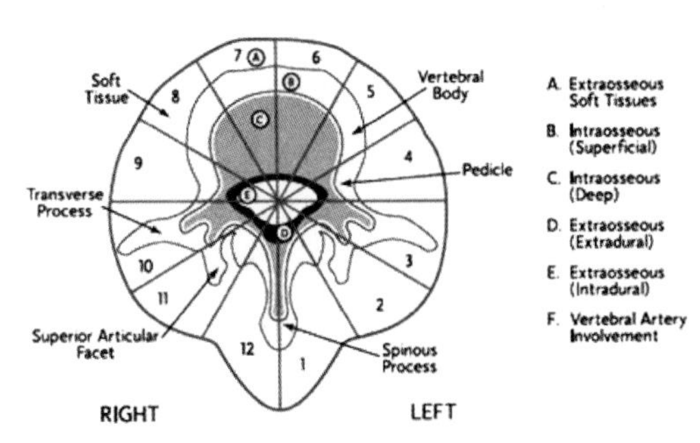

图 12-6-11　脊柱肿瘤 WBB 分期系统

该系统包括：①按逆时针方向把脊椎横断面分成 12 个扇区，其中 4 ～ 9 区为前部结构，1 ～ 3 区和 10 ～ 12 区为后部结构；②组织层次从椎旁至椎管内共分成 5 层：A 为骨外软组织，B 为浅层骨性结构，C 为深层骨性结构，D 为椎管内硬膜外部分，E 为椎管内硬膜内部分；③肿瘤涉及的纵向范围。

根据肿瘤的空间位置和毗邻关系，肿瘤的切除分为以下几种。①椎体切除（vertebrectomy）：肿瘤位于 4 ～ 8 区或 5 ～ 9 区，可行前方入路切除椎体，并行前路稳定性重建。②矢状切除（sagittal resection）：肿瘤位于 3 ～ 5 区或 8 ～ 10 区。经后路整块切除受累椎弓根及部分椎体；也可从侧方入路行肿瘤切除。③后弓切除（resection of posterior arch）：肿瘤位于 10 ～ 3 区。经后方入路，自椎弓根处离断肿瘤。④全脊椎切除（total en bloc spondylectomy，TES）：肿瘤同时累及 3 ～ 10 区和 4 ～ 9 区，经后方入路全脊椎整块切除，再行稳定性重建。

（林建华　吴朝阳）

参考文献

曹叙勇，刘耀升，雷明星，等，2016. 椎体成形术联合术后放疗与单纯放疗治疗脊柱转移瘤的疗效比较 . 中华医学杂志，96(47): 3805-3810.

董智，赵军，柳晨，等，2019. 肺癌骨转移诊疗专家共识 (2019 版). 中国肺癌杂志，22(4):187-207.

王昆，金毅，2017. 难治性癌痛专家共识 (2017 年版). 中国肿瘤临床，44(16):787-793.

张闻力，毕文志，董扬，等，2019. 中国骨肿瘤大手术加速康复围手术期管理专家共识 . 中华骨与关节外科杂志，12(05):321-327.

中华医学会骨科学分会骨肿瘤学组，2019. 四肢骨转移瘤外科治疗指南 . 中华骨科杂志，39(24): 1485-1495.

中华医学会骨科学分会骨肿瘤学组，2019. 脊柱转移瘤外科治疗指南 . 中华骨科杂志，39(12):717-726.

中华医学会核医学分会转移性骨肿瘤治疗工作委员会，2018. 氯化锶 [89Sr] 治疗转移性骨肿 瘤专家共识 (2017 年版). 中华核医学与分子影像杂志，38(6): 412-415.

Allemani C, Matsuda T, Di Carlo V, et al, 2018. Global surveillance of trends in cancer survival 2000-14 (CONCORD-3): analysis of individual records for 37 513 025 patients diagnosed with one of 18 cancers from 322 population-based registries in 71 countries. Lancet, 391(10125): 1023-1075.

Allemani C, Weir HK, Carreira H, et al, 2015. Global surveillance of cancer survival 1995-2009: analysis of individual data for 25 676 887 patients from 279 population-based registries in 67 countries (CONCORD-2). Lancet, 385(9972): 977-1010.

Amoretti N, Diego P, Amélie P, et al, 2018. Percutaneous vertebroplasty in tumoral spinal fractures with posterior vertebral wall involvement: Feasibility and safety. Eur J Radiol, 104: 38-42.

Anract P, Biau D, Boudou-Rouquette P, 2017. Metastatic fractures of long limb bones. Orthop Traumatol Surg Res, 103(1): S41-S51.

Barzilai O, Fisher CG, Bilsky MH, 2018. State of the art treatment of spinal metastatic disease. Neurosurgery, 82(6): 757-769.

Barzilai O, Laufer I, Yamada Y, et al, 2017. Integrating evidence-based medicine for treatment of spinal metastases into a decision framework: neurologic, oncologic, mechanicals stability, and systemic disease. J Clin Oncol, 35(21): 2419-2427.

Barzilai O, McLaughlin L, Amato MK, et al, 2018. Predictors of quality of life improvement after surgery for metastatic tumors of the spine: prospective cohort study. Spine J, 18(7): 1109-1115.

Bate BG, Khan NR, Kimball BY, et al, 2015. Stereotactic radiosurgery for spinal metastases with or without separation surgery. J Neurosurg Spine, 22(4): 409-415.

Benevenia J, Kirchner R, Patterson F, et al, 2016. Outcomes of a modular intercalary endoprosthesis as treatment for segmental defects of the femur, tibia, and humerus. Clin Orthop Relat Res, 474(2): 539-548.

Bollen L, Wibmer C, van der Linden YM, et al, 2016. Predictive value of six prognostic scoring systems for spinal bone metastases: an analysis based on 1379 patients. Spine, 41(3): E155-E162.

Cao XY, Liu YS, Lei MX, et al, 2016. Comparison of curative effect and prognosis analysis of patients with spinal metastases treated by percutaneous vertebroplasty combined with postoperative radiotherapy and radiotherapy alone. Zhonghua Yi Xue Za Zhi, 96(47): 3805-3810.

Chen FX, Pu FF, 2016. Safety of denosumab versus zoledronic acid in patients with bone metastases: a meta-analysis of randomized controlled trials. Oncol Res Treat, 39(7/8): 453-459.

Clara-Altamirano MA, Garcia-Ortega DY, Martinez-Said H, et al, 2018. Surgical treatment in bone metastases in the appendicular skeleton. Rev Esp Cir Ortop Traumatol, 62(3): 185-189.

Errani C, Mavrogenis AF, Cevolani L, et al, 2017. Treatment for long bone metastases based on a systematic literature review. Eur J Orthop Surg Traumatol, 27(2): 205-211.

Gül G, Sendur MAN, Aksoy S, et al, 2016. A comprehensive review of denosumab for bone metastasis in patients with solid tumors. Curr Med Res Opin, 32(1): 133-145.

Kam NM, Maingard J, Kok HK, et al, 2017. Combined vertebral augmentation and radiofrequency ablation in the management of spinal metastases: an update. Curr Treat Options Oncol, 18(12): 1-19.

Katagiri H, Okada R, Takagi T, et al, 2014. New prognostic factors and scoring system for patients with skeletal metastasis. Cancer Med, 3(5): 1359-1367.

Kendal JK, Abbott A, Kooner S, et al, 2018. A scoping review on the surgical management of metastatic bone disease of the extremities. BMC Musculoskelet Disord, 19(1): 279.

Lu CW, Shao J, Wu YG, et al, 2019. Which combination treatment is better for spinal metastasis: percutaneous vertebroplasty with radiofrequency ablation, 125i seed, zoledronic acid, or radiotherapy?. Am J Ther, 26(1): e38-e44

Menshawy A, Mattar O, Abdulkarim A, et al, 2018. Denosumab versus bisphosphonates in patients with advanced cancers-related bone metastasis: systematic review and meta-analysis of randomized controlled trials. Suppor Care Cancer, 26(4): 1029-1038.

Parkes A, Warneke CL, Clifton K, et al, 2018. Prognostic factors in patients with metastatic breast cancer with bone-only metastases. Oncologist, 23(11): 1282-1288.

Shapiro CL, Moriarty JP, Dusetzina S, et al, 2017. Cost-effectiveness analysis of monthly zoledronic acid, zoledronic acid every 3 months, and monthly denosumab in women with breast cancer and skeletal metastases: CALGB 70604 (alliance) . J Clin Oncol, 35(35): 3949-3955.

Spratt DE, Beeler WH, de Moraes FY, et al, 2017. An integrated multidisciplinary algorithm for the management of spinal metastases: an International Spine Oncology Consortium report. Lancet Oncol, 18(12): e720-e730.

Szendrői M, Antal I, Szendrői A, et al, 2017. Diagnostic algorithm, prognostic factors and surgical treatment of metastatic cancer diseases of the long bones and spine. EFORT Open Rev, 2(9): 372-381.

Willeumier JJ, van de Sande MAJ, van der Wal RJP, et al, 2018. Trends in the surgical treatment of pathological fractures of the long bones: based on a questionnaire among members of the Dutch Orthopaedic Society and the European Musculo-Skeletal Oncology Society (EMSOS) .Bone Joint J, 100-B(10): 1392-1398.

Willeumier JJ, van der Linden YM, van de Sande MAJ, et al, 2016. Treatment of pathological fractures of the long bones. EFORT Open Rev, 1(5): 136-145.

Wisanuyotin T, Sirichativapee W, Sumnanoont C, et al, 2018. Prognostic and risk factors in patients with metastatic bone disease of an upper extremity. J Bone Oncol, 13: 71-75.

Wolanczyk MJ, Fakhrian K, Adamietz IA, 2016. Radiotherapy, bisphosphonates and surgical stabilization of complete or impending pathologic fractures in patients with metastatic bone disease. J Cancer, 7(1): 121-124.

Yao A, Sarkiss C A, Ladner T R, et al, 2017. Contemporary spinal oncology treatment paradigms and outcomes for metastatic tumors to the spine: a systematic review of breast, prostate, renal, and lung metastases. J Clin Neurosci, 41: 11-23.

Zhang L, Wang YC, Gu YT, et al, 2019. The need for bone biopsies in the diagnosis of new bone lesions in patients with a known primary malignancy: a comparative review of 117 biopsy cases.J Bone Oncol, 2018, 14: 100213.

Zheng GZ, Chang B, Lin FX, et al, 2017. Meta-analysis comparing denosumab and zoledronicacid for treatment of bone metastases in patients with advanced solid tumours. Eur J Cancer Care(Engl), 26(6): e12541.

第七节　骨肿瘤整合诊疗中整合医学的思考

整合医学，全称整体整合医学（holistic integrative medicine，HIM），是指从人的整体出发，将医学各领域最先进的理论知识和临床各专科最有效的实践经验分别加以有机整合，并根据社会、环境、心理的现实进行修正、调整，使之成为更加符合、更加适合人体健康和疾病诊疗的新的医学体系。

整合医学是一种不仅看“病”，更要看“患者”的方法论。其理论基础是从整体观、整合观和医学观出发，将人视为一个整体，并将人放在更大的整体中（包括自然、社会、心理等）考察，将医学研究发现的数据和证据还原成事实，将临床实践中获得的知识和共识转化成经验，将临床探索中发现的技术和艺术聚合成医术，在事实、经验和医术层面反复实践，从而形成整体整合医学。整合医学最根本的核心是整体观，整合医学不再仅单独关注疾病本身，更是将原本孤立的生物体中复杂的生物大分子相互作用，并与生理、生化、行为、环境的影响相互整合，使不同学科、不同领域的先进技术及成果相互交流，相互支持，相互渗透。将人与自然，人与科技，不同科技领域有机地结合为一个整体。

1. 是适应骨软组织肉瘤疾病特点，提高整体疗效的需要　骨与软组织肉瘤，是指发生在间叶系统的肿瘤，包括原发性恶性骨肿瘤及软组织肉瘤两大类。原发性恶性骨肿瘤和软组肉瘤约占成年人恶性肿瘤的 1%，约占儿童恶性肿瘤的 15%。骨肉瘤、软骨肉瘤和尤因肉瘤是最常见的 3 种原发性恶性骨肿瘤。而软组织肉瘤则病理类型复杂，亚型有 50 余种，其中最常见的是未分化多型性肉瘤、脂肪肉瘤及平滑肌肉瘤等。相对于其他恶性肿瘤，骨与软组织肉瘤发病率相对较低，病理类型多样，涉及多个器官部位。因此，骨与软组织肉瘤的治疗，既要符合肿瘤治疗的一般规律和最新理念，又有自身的特点，主要表现在如下几个方面。①MDT 模式已经成为肿瘤治疗的标准模式。医学的不断进步，一方面使得专业分科越来越细，另一方面各种新的有效的治疗方式不断出现，因此单独的医生或单独的科室，仅靠单一的治疗方式很难进一步提高肿瘤的疗效，需要多学科整合协作完成整合治疗方案。因为 MDT 模式使不同专科的专家根据所擅长的领域发挥所长，可以有效率地解决治疗中的疑难问题，避免不恰当的治疗方案，根据肿瘤患者的个体情况，制订出个体化且全面的整合治疗方案，增加治疗方案的有效率，提高患者的生存概率。只有通过多学科合作，共同为患者诊断、制订方案，才能为患者选择合适的治疗手段，避免过度治疗导致加重患者的精神痛苦和经济损失。这也是 MDT 制度的初衷。对于骨软组织肉瘤来说，MDT 模式亦成为治疗共识，单纯靠外科治疗难以达到满意疗效，需要以外科为主的包括放疗、化疗、生物治疗、中医中药治疗、康复治疗等的整合治疗手段，近年来新的治疗方式如免疫治疗，靶向治疗等更为我们提供了更多整合治疗手段。通过学科整合保证对所有患者治疗的规范性，实现多手段的优势互补，使患者得到各学科先进技术的治疗，同时也带动了临床科研水平的提升，针对不同患者，不同阶段，发挥各个科室及治疗手段的优势，排兵布阵，合理有效地采取各种治疗方法，最终使患者获益。②相对于其他类型的肿瘤，骨与软组织肉瘤生长多位于四肢软组织，腹膜后腔隙等部位，手术方案除了需要考虑完整切除肿瘤外，还需要考虑如何最大限度地保全功能及功能重建、组织重建，同时也需要与力学、材料科学相互融合和补充。对于腹膜后软组织肉瘤，周围遍布其他重要器官，多数患者需要联合脏器切除、血管重建，需要骨科、普通外科、血管外科、整形外科等多科整合与协作。③骨肿瘤患者好发于青少年，青少年心理发育尚未完全，与成年人相比更容易出现心理及精神障碍。同时，骨与软组织肉瘤患者术后多合并不同程度的肢体残缺或功能障碍，容易使患者进一步产生焦虑、抑郁。另外，软组织肉瘤术后极易局部复发，常需要反复接受手术治疗，这也给患者的身心造成极大的伤害。因此，在治疗肿瘤的同时，更应该关注患者的心理疏导。

综上，骨软组织肉瘤作为一类特殊的恶性肿瘤，其发生的根本原因是自身抗肿瘤免疫力降低和机体内环境紊乱条件下，在基因水平上出现的表达失衡与恶性突变，是社会、环境、机体因素互相作用的结果，因此肿瘤是全身疾病的局部表现，在肿瘤治疗中应兼顾自身机体，局部肿瘤与治疗手段之间的相互作用，应明确肿瘤的发生、发展、疗效是受到多方面因素影响制约的复杂过程。单一的，分裂的思维方式难以胜任骨与软组织肉瘤的防治，需要整合医学的思维。在理论上，应重视整体观念，注意外界环境变化、精神等因素对肿瘤患者的影响，要把握在基因表达稳态调控与生命系统整体调节两大层次上，激活和调动人体自主抗癌的生命潜能，加强人体抗癌的自愈能力。在保障患者生命安全与生存质量的前提下，实现肿瘤临床治疗近期缓解率与远期生存率的双赢。在实践中，一方面要将不同领域、不同学科进行系统整合，如将基因组学、蛋白组学和代谢组学等先进的分子生物医学技术，以及社会学、心理学、材料学、信息科学等诸多学科在临床有效地交叉整合，将不同领域先进的研究技术进行整合，形成系统研究肿瘤发病、治疗及预防的方法。同时还要将基础研究与临床诊疗系统整合，促使基础、临床不同层面医学研究者进行紧密合作，促进转化医学研究，形成多领域多学科的交叉、多靶点的系统防治研究、微观与宏观相整合、静态与动态相整合、生理与病理相整合、医学与人文相整合的新型医学研究体系。另一方面，要将主流医学与非主流医学进行整合，非主流医学及替代医学有其自身特点和作用，在我国以中医药、针灸为主要代表，其在肿瘤预防、肿瘤康复、功能重建、改善机体免疫状态等方面具有独到的优势，两种医学相互补充，可显著提高疾病的预防和治疗效果，是整合医学的具体体现。在肿瘤治疗领域，将两者恰当地整合，可能会是攻克肿瘤的突破点。

在骨与软组织肉瘤整合医学的实践中我们还要牢记，整合医学不是各种方法的简单累加或次序随意组合，而应根据患者机体状况、肿瘤病理类型、侵犯范围、临床病理分期和发展趋势，有计划、合理地运用各种治疗手段，以期较大幅度提高治愈率，并尽可能延长生存期，改善患者生活质量。将来自微观和宏观、基础和临床的研究成果进行多层次整合，从整体上认识肿瘤的全过程；整体认识自身机体、局部肿瘤与治疗手段三者间的相互关系，调动机体内在的调节、代偿功能，抗癌与扶正并举；最终形成以“个体化治疗”为中心的整合医学体系，是未来医学发展的必然趋势。建立基于整合医学的扶正抗癌并举的个体化整合治疗新模式，将为肿瘤治疗开辟新的方向。

2. 是医学进步和社会发展的必然结果 随着科学文化技术的不断飞速发展，人类对自身及外部世界认识的不断深入，医学的进步突飞猛进。从传统的生理学、病理学、生物化学、分子生物学、细胞生物学、免疫学、遗传学，到生物信息学、生物物理学，都取得了长足的进步，许多新的治疗手段和方法得到应用。无论基础学科还是临床学科，研究不断深入，分科不断细化。诚然，这有利于医学的深入发展，但也带来另一个

不容回避的问题。一方面，医学的范畴越来越深入细化，使人体被“器官化、碎片化”，各学科的业务范围越来越狭窄，各专科医生在不同领域互不了解，专业知识局限。患者成了器官，疾病成了症状，临床成了检验，医生成了药师，心理与躯体分离，医疗护理配合不佳，西医中医相互抵触，重治疗轻预防的问题随之而来。过度局限专科知识使医生减少了整体观念，逐渐失去整体思维和整合治疗的能力。另一方面，先进的医学影像技术、超声技术、激光技术、腔镜技术等现代化诊疗技术的发展提高了诊疗水平，但技术程序化和便捷化诱发医生越来越关注高端医疗设备的测量指标，寻找和分析偏离正常值的数据，发现细胞或分子的结构和功能的变化，却忽视了对疾病症状及患者体征的细致观察。医生更多地将视角和努力集中到人体本身，探究分子，原子的变化导致疾病的发生，忽视了能量与信息对人体变化的作用，忽视了环境和社会因素对疾病的影响，也忽视了其作为生命个体的情感需求。人们用解剖刀把人体变成了器官，用显微镜把器官变成了细胞，用分子生物学方法把细胞变成了分子，患者成了需要重组或更换功能失常零件的机器，人的真实性和完整性在上述过程中被逐渐消解。

针对现代医学发展呈现出的弊端，20世纪80年代初，美国学者首次提出“整合医学”的概念，希望能进行多途径治疗。1996年美国正式建立整合医学委员会，我国在20世纪90年代才初步有了整合医学的理念，至今尚处于萌芽阶段。2009年首届医学发展高峰论坛——医学整合会议明确提出了临床医学与预防医学、公共卫生的整合，临床多学科的整合，高等医学教育与全民健康需求的整合，以及医学科学与医学人文的整合（Holistic Integrative Medicine，HIM），这与国外的整合医学有联系，但更有不同，它是对整合医学的概念内涵的创新和升华。2012年樊代明院士在整体整合医学高峰论坛上首次提出整体整合医学的概念。整合医学的服务理念是将人看成一个整体，同时将人与自然，人与社会看成一个整体，多层次深度整合，形成“一体化诊疗，个体化治疗”，还器官为人。

由此可见，整合医学的诞生和发展，是科技进步和社会发展的必然结果。整合医学不是对现代飞速发展的医学科技的否定，而是对现代医学理论及技术的拓展和升华。整合医学是医学的方法论和认识观，强调整体观点，强调打破不同学科之间的壁垒，更加合理高效地利用整合与医学相关各领域的理论知识和实践技术，强调众多层次和众多角度的多重整合，如技术与思想、局部与整体、预防与治疗、病症与病因、已病与未病，严重性与顽固性、感染性与免疫性的整合。在更深层次上是动态与静态、信息与功能、物质与能量、时间与空间、叠加态与坍缩态、确定性与不确定性的整合。最终的目的是使医学回归“以人为本”和“以患者为中心”。使现代的医学技术更好地为人的健康服务。

3. 是以患者为中心，转变传统医疗模式的需要 医学模式也可称为医学观，是指在一定历史时期中，医学的基本观点、理论框架及思维方式的总和。它又是关于人的生命和死亡、健康和疾病认识的总观点。它反映了人类用什么观点、方法来认识和处理健康与疾病问题，勾画出医学这门学问与医药卫生工作的总特征。医学模式起着为医学研究和医疗实践确定方向、道路、原则和总方针的作用。医学模式是与相应历史阶段的生产力水平、科学技术的发展水平及医学水平相适应的，也和当时的哲学思想与文化历史特征有关。一般认为，在医学的发展中经历了古代神灵的医学模式和自然哲学的医学模式，近代以后形成了生物医学模式，而现代则向生物-心理-社会学模式转变。医学模式的发展，也体现了两次医学发展的飞跃，第一次飞跃是从以感官和实地观察为手段获得对人体生命现象、健康和疾病的认识和理解的古代经验医学，变为通过有目的的实验、进行科学论证、立足于科学研究和生物学进步的现代实验医学。第二次飞跃是充分认识到人类除了自然的生物学属性外，还具有复杂的社会属性，在考虑生物学致病因素的同时，还应该考虑社会、心理因素对人体疾病和康复的影响。

现代医学模式是由美国纽约罗切斯特大学医学院教授恩格尔根据社会发展及科技进步，为适应新形势变化于20世纪70年代提出的，该医学模式指出了传统生物医学模式的局限性，提出应该从生物学－心理学－社会学三个不同领域，整合考察人类健康和疾病，运用整合措施防病治病，增强人类健康。现代医学模式从单纯的生物学模式向生物－心理－社会学模式的转变，有其历史必然性。第一，由于科技进步及社会生产力的提高，现代化生产方式和生活方式的变化，造成人们日常行为节奏加快、竞争加剧、心理压力增大，从而导致人类的疾病谱及死亡谱发生了明显的改变。导致人类死亡的最主要病因已经从传染病、寄生虫病和营养缺乏病转为非传染性疾病，如心脑血管疾病、恶性肿瘤、糖尿病、慢性呼吸性疾病等。发病因素由单一的生物学因素向包括生物学、心理学、社会学的多因素转变，有研究表明，当前在生物、环境、保健服务和社会因素及生活方式四类致病因素中，生活方式的影响已经占60%以上。第二，随着医学技术的不断进步，人类的健康需求不断提高。人类在防病、治病的同时，又进一步希望提高生活质量，已经不再满足于机体器官功能正常，更追求精神状态的良好。世界卫生组织提出的健康标准为“健康不仅是没有疾病，而且是个体在身体上、精神上、社会适应上完全良好的状态”。这对医学提出了更高的要求。第三，医学发展趋于社会化。针对心理和社会致病因素，需要采用心理和社会措施来预防和治疗，需要社会多方面共同进行配合。第四，医学发展趋于整体化。医学所面对的对象是人，人具有生物和社会的双重属性，决定了医学也应具备自然科学和社会学的双重属性。医学必须结合人文和社会因素考虑对人体生命健康的维护，将有关人文社会学科纳入自己的体系中来。

现代医学模式的转变具有深刻的意义，它克服了生物医学模式的片面性，强调心理和社会因素在医学中的地位，全面体现了医学及其研究对象人的本质属性，促进了医学和人文社会学的汇流。由此可见，整合医学的理念完全契合现代医学模式的转变，整合医学强调把医学融入整个社会发展和科技进步的大系统中，强调医学的整体观和全面观，它使医学研究从分析－还原的思维方式转变为分析与整合相结合，以系统整合为主的辩证思维方式。有利于从微观和宏观两个方面全面深入认识人体的生命和疾病现象，推动医学的进步。

4. 是适应科学技术领域飞速发展进步的需要　社会文明的提高和科学技术的进步是推动医学发展的强大动力，科学理论或技术的每一次重大突破，都将产生新的医学认识，推动医学新技术、新装备、新药品的发展，增加人类医学救治和医疗服务的能力。在过去500年里，有学者认为世界上先后发生了5次科技革命，包括2次科学革命和3次技术革命，第一次科技革命是16～17世纪的近代物理学诞生，第二次是18世纪中后期的蒸汽机和机械革命，第三次是19世纪中后期的电气和运输革命，第四次是20世纪初的相对论和量子论革命，第五次是20世纪中后期的电子和信息革命。目前已经进入的第六次科技革命是以生命科学为基础，融合信息科技和纳米科技，提供解决和满足人类精神生活和生活质量需要的最新科技。从科学角度看，第六次科技革命将可能是一次新生物学革命；从技术角度看，将可能是一次“创生和再生革命”；从产业角度看，将可能是一次“仿生和再生革命”；从文明角度看，将可能是一次“再生和永生革命”。医学一直紧跟科学的发展脚步，科技创新和学科交叉共同促进现代医学的进步。回顾医学发展的历程，我们不难发现，医学的发展很大程度上依赖于科学技术的进步，渗透着化学、物理、生物、信息等多种学科的交叉整合。医学的进步与科技创新和前沿学科交叉整合息息相关。从越来越完善精准的医学影像设备，到各种新药的不断涌现，从不断进步的医疗技术、医疗方法，到3D打印、人工关节，科技的进步使医学不断发展完善。医学发展体现了医工整合、医理整合、医学和生命科学、医学与光学、电子、材料、信息等技术的整合。医学可以作为一个平台，多种前沿科学在这个平台上能够交叉整合，医学同时也可以作为一个出口，承接多种前沿技术的转化和应用，目前医学领域的新技术新思想无不体现出整合医学的理念。例如，组学技术通过整合现有的基因组学、蛋白质组学、代谢组学和微生物组学，能有助更好地解释疾病发生的分子机制，寻找新的药物靶点，探索人体内外环境的稳态平衡，为疾病防治开拓新的途径。生物信息学整合了生物、数学、物理、化学、信息科学等多种学科，通过信息学、统计学、化学、物理学等知识，借助计算机对海量数据进行科学分析，对认识生命本质、了解疾病发生发展机制、药物研发和临床用药标准制订都有很好的指导作用。

健康医疗大数据：利用移动互联网与计算平台，整合包括健康公共卫生与慢病管理数据、临床诊断治疗数据、医院管理数据、科学研究数据等医疗大数据，可在提高医疗质量、优化医院管理、强化患者安全、降低医疗风险、缩减医疗成本等方面发挥巨大作用。医疗大数据将越来越多应用于群体疾病预防及个性化诊疗体系、特定疾病的机制阐释、精准医学知识体系的完善、临床决策支持系统的构建等方面。纳米医学，是通过将最新的纳米技术的理论与方法，应用于医学、药物研究以及临床治疗的新兴边缘交叉学科。它整合了纳米结构的材料和器件、分子医学及分子机器系统的分子技术。应用纳米技术，可以让医学诊断技术更加快速灵敏，使治疗方法更加准确有效，能够深入理解微观层面的生命活动。纳米技术在药物传递体系的研究，为药物特异度的治疗提供了广阔的空间。纳米科技在医学领域拥有巨大潜力，未来可能带来突破性进展。分子影像学，整合了分子生物学、细胞生物学、化学、纳米技术、数据处理、图像处理技术等多学科结合的成果，主要采用以分子探针为基础的分子影像技术，在活体的细胞和分子水平上研究组织器官的功能异常，能够观察到早期微小的病变，达到疾病早诊和特异度诊断、疗效观察和制订治疗计划或进行新药研制筛选的目标。它使医学影像学科体系更加完备、科学、合理。类似的还有智慧医疗、分子病理、分子诊断、靶向治疗、免疫治疗等最新医学进展，都是医学与现代最新科技整合的典型范例。

人类现在处于知识爆炸的时代，技术创新、技术更新的脚步在不断加快，人类知识更新速度也在加速，在 18 世纪时，知识更新周期为 80 ～ 90 年，19 世纪到 20 世纪初，缩短为 30 年，20 世纪 60 ～ 70 年代，一般学科的知识更新周期为 5 ～ 10 年，而到了 20 世纪 80 ～ 90 年代，许多学科的知识更新周期缩短为 5 年，进入新世纪时，许多学科的知识更新周期已缩短至 2 ～ 3 年。现代医学呈现跨越式快速发展的态势，新方法和新技术层出不穷，仅靠一个医生，一个学科，一个团队都无法紧跟科学发展的步伐，只有通过整合医学，通过医学各学科之间、医学与自然科学之间、医学与人文学之间的整合，才能使医学取得突破性进展，才能更好地诊治疾病，造福患者。

5. 是合理应用现有资源，避免过度损耗和浪费的需要　我国医疗改革已经进入深水区，但是目前医疗资源配置不合理，过度消耗和浪费的现象仍然严重，如医疗资源在不同地区间配置不合理，医疗服务社会公平性有待提高。我国优质医疗资源大多集中在城市，仅有小部分在农村，而城市医疗资源中的大部分又集中在大医院。高新技术、先进设备和优秀人才基本集中在城市大医院，农村和城市社区卫生服务能力十分薄弱，基层社区缺少卫生资源。城乡居民就诊向城市大医院集中，不合理的患者流向一方面使基层医疗机构的资源利用率和技术水平下降，另一方面也使大医院的资源得不到合理利用，造成小病大治，大病难治的现象。公立医院垄断医疗资源，民营医院发展艰难。由于公立医院也进入了市场化，公立医院与私立医院同样在追求医院利益的最大化，公立医院并未体现出真正的公益性。同时政府在政策性补贴或医保等方面给予公立医院更多优惠，因此公立医院运行成本较低，处于垄断性经营地位，民营医院的立项非常复杂，门槛高，准入难，竞争中处于绝对劣势地位。由于医疗市场缺乏公平竞争，导致民营医院经营状况不佳，市场淘汰率高，难以通过民营资本和社会资本来增加医疗资源，不能让患者真正享受优质的医疗服务。单个医院内部资源错配，目前医院分科越来越细，不同科室为了追求更大的收入，常互相争抢能够带来经济效益的患者，导致治疗不规范，过度医疗，重复检查的现象越来越严重，又进一步导致医疗资源的浪费。整合医学虽然不能解决医疗政策相关的问题，但通过整合医学的理念，可以更好地整合不同地区，不同学科，不同科室的优质资源，通过整合医学的理念，也可以更好地分配和利用现有的医疗资源，使医学重新回归以人为本，使现有医疗资源实现效益最大化。

综上所述，现阶段大力推广和发展整合医学有其历史必然，也有其重要的现实意义，我们要充分利用整合医学观来推动医学的发展，做好如下方面的整合。①医学与自然：人体自身是一个整体，人体又是自然环境的一部分，自然环境是人体赖以生存的基础，自然环境的变化如果过于剧烈，就可能导致疾病的发生。因此，对于任何疾病的研究均应考虑自然环境因素的影响。②医学与社会：人不仅是自然环境的一部分，更是社会的一分子，人的社会属性是其更重要的属性。时代的进步，社会的发展，人类生活方式的改变和生活质量的提高，一方面可以改善整体医学水平，延长寿命，另一方面也会造成新的健康问题，导致疾病谱的变化。因此要重视政治因素、经济因素、文化因素等社会因素变化对疾病的影响。③医学与预防：现代医学更多关注疾病的治疗，却忽视了患者的抗病能力和自愈能力，同时也忽视了对于亚健康状态的干预，出现了患者越治越多，病种越治越多，病情越治越复杂，医疗费用越来越昂贵的怪圈。我国传统医学在很早就提出了“不治已病、治未病”的预防医学理念，如果能在亚健康状态时及时改变机体的不平衡状态，就有可能阻止疾病的发展，提高整体人群的健康水平，降低整体医疗费用。因此应重视预防与治疗的整合，建立和完善新的公共卫生工作管理体系与运作机制。④医学与工程：一方面，医学与工程的结合既是医学发展的要求，又是医学发展的强大推动力。每一次新的工程技术革命，都会产生新的医疗器械，新的治疗方法，从而推动医学不断发展。另一方面，虽然目前医学有了长足的进步，但是人类对于复杂生命现象的认识仍然十分粗浅，对许多疾病仍然束手无策，需要更多新的技术和手段探索生命的奥秘，因此医学的强大需求也推动了科学技术的不断进步。医工整合不仅是医疗器械、健康装备研发的基础，也是提高医疗器械、健康设备质量的途径，更是提高医疗水平的关键。⑤医学与人文：医学与人文的整合，是现代生物－心理－社会医学模式的要求，也是医学从治疗“患者的疾病”向治疗“患有疾病的人”转化的要求，注重对患者的人文关怀有利于增加患者的自愈能力，提高治疗效果，有利于增加患者对药物和手术治疗的依从性，也有利于缓解医患矛盾，减少医疗纠纷的发生。⑥中医与西医：总体来讲，中医主要是用整体观的哲学思想观察现象、分析问题，而西医主要是用还原论的科学思想来观察现象、分析问题。中医是以人为整体，提倡天人相应，心身合一，形神相合等宏观哲学思想为基础，中医治病更多关注的是患者本人，而不只是疾病，在于提高人的抗病能力和自愈力能力，而且重视自然环境和社会环境对人体的影响。西医则以解剖、生理、病理、生化、免疫、微生物、药理等为基础理论，以还原论为核心，重视局部与微观现象，是建立在对经验医学的结论进行科学实验验证之上，具有确定性和可重复性等特点。如果能用西医的文化和科学方法去证实中医的有效性和正确性，用中医的文化和哲学思想去分析西医的微观发现并将之整合，那么两种思想、两种文化、两种方法的有机整合一定会获得非常好的效果。⑦医学与药学：医学与药学相辅相成，互相促进，医学是药学的依据，药学是医学的出口。医学与药学的整合，最重要的是要认识到人是一个整体，患病是人体失衡的表现，因此需要多种药物整合才能改变失衡状态，恢复健康。探索和寻找有效治疗的靶点，既要认识到药物作用于治疗靶点带来的治疗效果，也要清楚地认识到由此对全身带来的毒副作用，只有通过不断的医药整合，才能找到既有效又对人体伤害最小的药物或药物组合。⑧基础与临床：临床问题的提出是基础研究进步的动力，基础研究的进步反过来促进了临床医学的发展，两者相辅相成，螺旋上升，缺一不可。但是目前基础研究与临床研究脱节，大量基础研究不能应用于临床的问题仍然严重，基础研究也存在着学科过于细化，研究者仅关注细胞，分子本身，而忽视了各个细胞，分子与整体的关联。要解决这一问题，就需要临床与基础更好地整合，从医学教育到学科分配，从医生的临床轮转到科研培训，均要体现整合医学的思想，使基础医学真正为解决临床实际问题服务。

科技发展瞬息万变，医学的进步日新月异，尤其是在肿瘤治疗领域，新的知识，新的理念，新的治疗方法不断涌现，一方面为广大患者带来更多的福音，另一方面也对医学模式提出了更高要求，只有适应时代发展，不断转变观念，整合现有的先进理念和技术，全视野、多角度、多因素、立体、发展地看待问题，认识问题，分析问题，解决问题，才能更好地推动医学发展，为广大患者服务。

（蔡建强）

参考文献

樊代明, 2017. HIM, 医学发展新时代的必由之路. 医学争鸣, 8(3): 1-19.
李勇, 修燕, 梁敏, 等, 2016. 整合医学研究进展与趋势分析. 医学与哲学(A), 37(12): 16-18, 72.
马小军, 蔡郑东, 2019. 骨肿瘤的诊治与整合医学的发展. 医学教育研究与实践, 27(3):538-541.
牛晓辉, 2020. 骨与软组织肿瘤的治疗进展. 肿瘤防治研究, 47(1): 1-5.
王忠, 师乐, 陆林, 2019. 现代医学模式：困境、挑战和机会. 中国医学伦理学, 32(7):837-839.
杨迪生, 叶招明, 陶惠民, 等, 2000. 骨与软组织肉瘤治疗的回顾与展望. 中华骨科杂志, 20(S1): 40-43, 75.
姚贱苟, 何英, 2019. 医疗资源浪费中的政府责任探析. 桂林师范高等专科学校学报, 33(3): 80-84.
应美珂, 韩婷婷, 王永晨, 等, 2018. 全科医学与整合医学的现状与展望. 中国全科医学, 21(23): 2895-2898.
赵彪, 潘慧, 2016. 从整合医学谈肿瘤治疗的新模式. 医学争鸣, 7(3): 43-46.
Sierpina V, Kreitzer M J, Anderson R, et al, 2010. The American board of integrative and holistic medicine: past, present, and future. EXPLORE: The Journal of Science and Healing, 6(3): 192-195.
Wang HD, Dwyer-Lindgren L, Lofgren KT, et al, 2012. Age-specific and sex-specific mortality in 187 countries, 1970-2010: a systematic analysis for the Global Burden of Disease Study 2010.Lancet, 380(9859): 2071-2094.

第 13 章 神经内分泌肿瘤

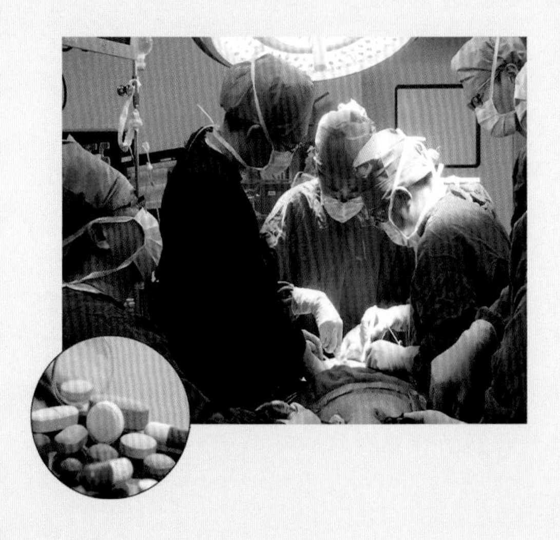

第一节　神经内分泌肿瘤概述

• 发病情况及诊治研究现状概述

神经内分泌肿瘤（neuroendocrine neoplasm，NEN）是一类来源于神经内分泌细胞的异质性肿瘤。神经内分泌细胞在内分泌腺、呼吸道、消化道、皮肤、乳房和泌尿生殖系统中都有分布，因此NEN可以发生于人体各个器官或组织，但以胃肠胰神经内分泌肿瘤（gastroenteropancreatic neuroendocrine neoplasm，GEP-NEN）最为常见。近年来，各国流行病学研究均提示，NEN的发病率呈明显上升趋势。来自美国的流行病学调查结果显示，美国神经内分泌肿瘤的发病率在1973～2012年40年增加了6.4倍，达到了6.98/100 000。我国的流行病学研究也发现了类似的上升趋势。

根据原发部位所对应的组织胚胎的起源，NEN可以分为前肠（支气管、肺、胃、十二指肠、胆管和胰腺）、中肠（空肠、回肠、阑尾和近端结肠）和后肠（远端结肠和直肠）NEN。在不同人种中，GEP-NEN的发病部位呈现不同特点，其中直肠和胰腺是亚洲人群最常见的发病部位，而小肠和胰腺是欧美白种人最常见的发病部位；根据肿瘤细胞是否产生激素和激素相关症状，NEN又可分为功能性肿瘤和非功能性肿瘤，其中功能性肿瘤包括胰岛素瘤、胃泌素瘤、胰高血糖素瘤、血管活性肠肽瘤和生长抑素瘤等；此外，根据是否与遗传综合征相关，NEN可分为散发性NEN和遗传性NEN。绝大多数NEN为散发，但有不到5%的患者可表现为遗传性肿瘤综合征，这些肿瘤的发生与遗传因素有关，如多发性内分泌腺瘤病（MEN）1型和2型、林道综合征（VHL）、1型多发性神经纤维瘤病（neurofibromatosis type 1，NF1）等。

自2010年世界卫生组织更新了GEP-NEN病理分类标准以来，NEN的诊治发展进入了快车道，多种药物、治疗方式在GEP-NEN的价值得以证实并在临床上广泛应用，这极大改善了GEP-NEN患者的预后。然而，由于GEP-NEN异质性较高，且目前对于GEP-NEN的治疗药物选择及顺序、疗效及预后预测因素、患者随访等多个领域仍存在较多未知，如何针对不同患者精准选择整合诊治方案值得深入研究。

• 相关诊疗规范、指南和共识

- WHO：消化系统肿瘤分类（第5版）
- 常见肿瘤AJCC分期手册（第8版）
- NCCN肿瘤临床实践指南：神经内分泌肿瘤和肾上腺肿瘤（2019.V1），美国国家综合癌症网络
- 2016 ENETS共识指南：功能性胰腺神经内分泌肿瘤和非功能性胰腺神经内分泌肿瘤的管理，欧洲神经内分泌肿瘤学会
- 2016 ENETS共识指南：胃十二指肠神经内分泌肿瘤，欧洲神经内分泌肿瘤学会

- 2016 ENETS 共识指南：空回肠神经内分泌肿瘤，欧洲神经内分泌肿瘤学会
- 2016 ENETS 共识指南：阑尾神经内分泌肿瘤，欧洲神经内分泌肿瘤学会
- 2016 ENETS 共识指南：结直肠神经内分泌肿瘤诊，欧洲神经内分泌肿瘤学会
- 2016 ENETS 共识指南：高级别胃肠胰神经内分泌肿瘤和神经内分泌癌，欧洲神经内分泌肿瘤学会
- 2016 ENETS 共识指南：转移性肠道、胰腺、支气管神经内分泌肿瘤及不明原发灶神经内分泌肿瘤，欧洲神经内分泌肿瘤学会

【全面检查】

（一）病史特点及体检发现

1. 功能性神经内分泌肿瘤　常表现为肿瘤过度分泌的激素引起的相应症状。

（1）类癌综合征：因为肿瘤分泌 5- 羟色胺等血管活性激素导致的突发性或持续性头面部、躯干部皮肤潮红，可因酒精、剧烈活动、精神压力或进食含 3- 对羟基苯胺的食物如巧克力、香蕉等诱发；轻度或中度的腹泻，腹泻并不一定和皮肤潮红同时存在，可能与肠蠕动增加有关。部分患者可伴发类癌心脏病和类癌危象。前者多表现为三尖瓣或肺动脉瓣狭窄或关闭不全，后者是由于类癌综合征相关激素快速释放入血而诱发的危象，表现为低血压、心律失常、呼吸困难等，抢救不及时有生命危险。

（2）胃泌素瘤：常表现为佐林格 - 埃利森综合征，腹痛、腹泻常见，呈间歇性腹泻，有反复发作的消化性溃疡及胃食管反流，症状多在服用质子泵抑制剂后明显好转，停用质子泵抑制剂后症状复发。

（3）胰岛素瘤：临床症状与肿瘤细胞分泌过量的胰岛素相关，特征性表现是神经性低血糖症，常见于清晨或运动后，其他还有视物模糊、精神异常等表现。

（4）胰高血糖素瘤：常伴有过量的胰高血糖素分泌，典型表现是坏死游走性红斑伴消瘦、贫血及血小板减少，约 50% 患者可有中度糖尿病表现，还可有痛性红舌、口唇干裂、静脉血栓、肠梗阻及便秘等表现。

（5）血管活性肠肽瘤（vasoactive intestinal peptide tumor）：典型症状是 Verner-Morris 综合征，即胰性霍乱综合征，表现为周期性发作的水样泻、低钾血症、胃酸缺乏症和代谢性酸中毒。

2. 非功能性神经内分泌肿瘤　常缺乏典型的临床表现，就诊时发生肝转移较多见。临床表现多与肿瘤增大引起的占位效应有关。

3. 既往病史和家族史　部分 GEP-NEN 与遗传综合征相关。对于年轻患者，需详细询问既往病史和家族史。既往曾患其他部位肿瘤，如甲状腺、甲状旁腺、肾上腺、肾等肿瘤或直系亲属曾患 NEN，应考虑遗传性 NEN 的可能。

（二）标志物及基因检测

1. 通用标志物

（1）嗜铬粒蛋白 A（Chromogranin A，CgA）：血清 / 血浆 CgA 是目前最常用的神经内分泌肿瘤通用标志物，可用于功能性和非功能性 GEP-NEN 的临床诊断、治疗反应及预后评估。血清 / 血浆 CgA 诊断敏感度和特异度在 60% ～ 95%，但其对直肠神经内分泌肿瘤和胰岛素瘤的诊断敏感度较低。

（2）NETest：是目前用于神经内分泌肿瘤的临床诊断、治疗反应及预后评估的新型标志物，通过检测血液中 51 个与神经内分泌肿瘤相关的特定基因的转录产物水平，并构建基于数学模型的积分系统（0 代表低活动性，100% 代表疾病高活动性）。研究报道 NETest 诊断胃肠胰神经内分泌肿瘤的敏感度和特异度分别达到了 80% ～ 98% 和 93% ～ 97%。由于 NETest 较 CgA 在敏感度和特异度方面均有较大提升，且不易受使用质子泵抑制剂等因素影响，因此 NETest 有望取代 CgA 作为神经内分泌肿瘤的通用标志物。

（3）其他：神经元特异性烯醇化酶（NSE）主要用于低分化神经内分泌癌疾病评估，在高分化神经内分泌瘤中价值较低。此外，胰抑素、嗜铬粒蛋白 B、胃泌素释放肽前体、降钙素原等标志物在神经内分泌肿瘤诊断及疾病评估方面均有一定价值。

2. 激素相关标志物检测　除了 CgA 等通用肿瘤标志物，功能性神经内分泌肿瘤还可通过检测其分泌的特定激素或者激素代谢产物来提示诊断，如胃泌素瘤可以检测血清胃泌素水平，胰岛素瘤可以检测血清胰岛素水平。5- 羟基吲哚乙酸（5-HIAA）是5-羟色胺的代谢产物，检测尿液中5-HIAA水平有助于伴有类癌综合征的神经内分泌肿瘤诊断及疾病评估。

3. 基因检测　约 5% 的 GEP-NEN，尤其是十二指肠、胰腺 NET 与体细胞基因突变有关，常见的有多发性内分泌腺瘤病 1 型、2 型，以及林道综合征、神经纤维瘤病 1 型等，受影响的基因分别为 *MEN1*、*RET*、*VHL*、*NF1* 等。根据患者既往病史及家族史考虑遗传性神经内分泌肿瘤的患者，应行相应基因检测，可采取静脉全血、口腔黏膜刮片等方式，采集体细胞进行基因检测。

（三）影像学检查

影像学检查包括内镜、超声内镜、超声、CT、PET/CT、MRI、生长抑素受体显像（somatostatin receptor scinigraphy，SRS）等是对神经内分泌肿瘤进行定位和定性诊断的重要手段。

1.CT/MRI 检查　CT 及 MRI 检查有助于 GEP-NEN 的定位诊断。由于 GEP-NEN 尤其是胰腺神经内分泌瘤，血供通常较丰富，在 CT 动脉增强期强化明显。因此，在无 CT 增强造影剂禁忌情况下，均应采用增强扫描。

2. 超声检查　具有无放射性、可重复性和可动态观察等优点。普通超声与操作者的经验有关，内镜超声（EUS）、术中超声（IOUS）、腹腔镜超声等技术提高了 GEP-NEN 的检出率。EUS 结合细针穿刺活检能检测到 45% ～ 60% 的十二指肠来源病变和 90% ～ 100% 的胰腺来源病变，而腹腔镜超声结合细针肝活检有利于判断肝转移灶性质。

3. 生长抑素受体显像（somatostatin receptor scintigraphy，SRS）　大多数胃肠胰神经内分泌肿瘤的细胞高表达生长抑素受体，70% ～ 90% 的 GEP-NEN 表达多种生长抑素受体亚型，其中主要为 2 型及 5 型受体。因此，采用合成的生长抑素短肽 [奥曲肽或喷曲肽（pentetreotide）] 与放射性核素 [铟（In）-111] 结合的核素显像检查，极大提高了肿瘤的定位诊断率，其敏感度为 81% ～ 96%，但诊断胰岛素瘤的敏感度仅为 25%。

4.PET/CT　^{18}F-脱氧葡萄糖-PET/CT（^{18}F-FDG PET/CT）对高分化的神经内分泌瘤敏感度相对不高，但其能在一定程度上反映肿瘤糖酵解水平，对于评估患者预后具有一定价值。采用镓-68 标记的生长抑素（^{68}Ga-DOTANOC/DOTATATE）PET/CT 可更为有效地检出 GEP-NEN，是目前检测 GEP-NEN 敏感度最高的功能成像手段。

5. 消化内镜检查　作为消化道常用的检查手段，内镜的使用日渐普遍，有利于提高胃肠道 NEN 的检出率。内镜检查虽然不能直接确诊 NET，但结合活检可以在术前发现而不是等到术后的病理检测后发现。小肠镜能对小肠病变进行有限的目视检查，其优势是能确定小肠 NET 的位置及通过活检确定肿瘤的组织学来源。虽然这种技术诊断的敏感度仅为 21% ～ 52%，但对确定 NET 导致的小肠出血有一定应用价值。与小肠镜相比，胶囊内镜具有无痛苦和更安全的优点，其缺点是定位不十分准确和无法取活检组织。

6. 血管造影技术　虽然单纯性血管造影在很大程度上已经被 MRI 血管成像或 CT 三维血管重建取代，选择性或超选择性血管造影在判断肿瘤血供情况、鉴定血供来源及肿瘤与毗邻血管的关系等方面仍具有一定价值，对确定手术方式有一定帮助。

（四）病理学检查

GEP-NEN 最终的诊断需要依靠病理学检查。与同部位的腺癌或其他肿瘤相比，GEP-NEN 肿瘤标本的取材方法无明显不同，但有几个需要注意的地方。首先，由于 GEP-NEN 进一步治疗策略的制订依赖准确的病理分级，因此取材应尽可能大；其次，由于分化好的胃肠道 NET 多位于黏膜下层，并往深层生长，因此活检时应尽可能采取深活检。

GEP-NEN 病理诊断要点包括首先通过细胞形态、细胞排列情况及神经内分泌标志物突触素（Synaptophysin，Syn）和 CgA 的免疫组化染色确定肿瘤是否为神经内分泌肿瘤，然后根据分化程度，确定是高分化的神经内分泌肿瘤（neuroendocrine tumor，NET）还是低分化的神经内分泌癌（neu-roendocrine carcinoma，NEC）。对于神经内分泌肿瘤，尚需根据肿瘤的增殖活性明确肿瘤的分级。具体分类分级标准如表 13-1-1 所示。

表 13-1-1 WHO 2019 年第 5 版胃肠胰神经内分泌肿瘤病理分类分级标准

命名	分化程度	分级	核分裂象数*（/2mm^2）	Ki-67 增殖指数[a]
NET, G1	高分化	低	＜2	＜3%
NET, G2		中	2～20	3%～20%
NET, G3		高	＞20	＞20%
NEC，小细胞型（SCNEC）	低分化	高	＞20	＞20%
NEC，大细胞型（LCNEC）			＞20[b]	＞20%[b]
混合性神经内分泌 - 非神经内分泌瘤（MiNEN）	高或低分化	多样的[c]	多样的[c]	多样的[c]

LCNEC. 大细胞神经内分泌癌；MiNEN. 混合性神经内分泌 - 非神经内分泌肿瘤；NEC. 神经内分泌癌；NET. 神经内分泌肿瘤；SCNEC. 小细胞神经内分泌癌。

* 核分裂象数表示为核分裂象计数 /2mm^2（该面积等于 40 倍放大倍数及每个视野直径 0.5mm 情况下的 10 个高倍镜视野），通过计数 50 个 0.2mm^2 的视野。a. Ki-67 增殖指数通过计数高染色区域（即热点区）至少 500 个细胞获得；最终分级采用 2 种增殖指数所对应的分级中较高的分级。b. 低分化 NEC 并无正式分级，但根据其定义，一般考虑为高分级。c. 在大部分 MiNEN 中，神经内分泌肿瘤和非神经内分泌瘤成分均为低分化的，并且神经内分泌瘤成分的增殖指数与其他 NEC 一致。但这一概念分类允许这两种成分均可能是高分化的，并且这两种成分在适用的情况下均应分别进行分级。

要点小结

- 神经内分泌瘤通用的血清学标志物有嗜铬粒蛋白 A（Chromogranin A，CgA）。
- 诊断常分为定位诊断和定性诊断。
- 对于功能性神经内分泌肿瘤，根据激素分泌的相关症状和血清激素水平可判断肿瘤的功能状态，并指导对激素相关症状的对症治疗。
- 定位诊断的常用手段有内镜、超声、CT/MRI 检查、内镜超声检查、生长抑素受体显像（SRS）、正电子发射体层摄影（PET）/CT 等。
- 病理检查是定性诊断的金标准。

【整合评估】

（一）评估主体

GEP-NEN 特别需要多学科整合诊疗团队（MDT）讨论评估，其人员组成包括消化内科、内分泌科、胃肠外科、胆胰外科、肿瘤内科、放射治疗科、诊断科室（病理科、影像科、超声科、核医学科等）、内镜科、肿瘤介入科、护理部、心理学专家等。针对不同的患者，MDT 团队的成员组成有所不同。

（二）分期评估

2013 年，中国胃肠胰神经内分泌肿瘤病理学诊断共识建议，病理科医生在按照组织病理学形态特点、分化程度、分类和分级标准进行 NEN 诊断的同时，必须在手术切除标本的诊断报告中详细提供分期所需要的重要参数，包括肿瘤部位、大小、浸润深度、区域淋巴结和远处转移情况，以及其他治疗、预后相关因素（如切缘情况、神经脉管侵犯等），因为这些对 GEP-NEN 的分期尤为重要。目前 GEP-NEN 存在欧美两套不同的分期标准，即欧洲 ENETS 和美国 AJCC 分期系统，但自 2016 年 10 月 AJCC 发布第 8 版肿瘤分期系统后，欧美两套分期标准开始趋于一致。由于 NET 与 NEC 生物学行为相差较大，AJCC 第 8 版分期系统在神经内分泌肿瘤部分，主要针对 NET 进行分期，而 NEC 则根据相应部位腺癌的标准进行分期。此处仅提供 AJCC 第 8 版针对高分化的胃肠胰神经内分泌瘤分期的定义及标准（表 13-1-2），低分化神经内分泌癌的分期定义及标准请参考本书相应部位腺癌的分期标准。

表 13-1-2 AJCC 第 8 版胃肠胰神经内分泌肿瘤 TNM 分期

分期	TNM 定义
T1	侵犯黏膜固有层或黏膜下层，且肿瘤直径≤ 1cm（胃、十二指肠、空回肠） 局限于奥迪括约肌，且肿瘤直径≤ 1cm（壶腹部） 肿瘤最大径≤ 2cm（阑尾） 侵犯黏膜固有层或黏膜下层，且肿瘤直径≤ 2cm（结直肠）；局限于胰腺内，且肿瘤直径＜ 2cm（胰腺）

续表

分期	TNM 定义
T2	侵犯固有肌层，或肿瘤直径＞1cm（胃、十二指肠、空回肠） 侵犯十二指肠固有肌层或黏膜下层，或肿瘤直径＞1cm（壶腹部） 2cm＜肿瘤直径≤4cm（阑尾） 侵犯固有肌层，或侵犯黏膜固有层或黏膜下层，且肿瘤直径＞2cm（结直肠） 局限于胰腺内，且肿瘤直径 2～4cm（胰腺）
T3	穿透固有肌层至浆膜下层，未突破浆膜层（胃、空回肠、结直肠） 侵犯胰腺或胰周脂肪组织（十二指肠、壶腹部） 肿瘤直径＞4cm，或侵犯浆膜下层，或侵犯阑尾系膜（阑尾） 局限于胰腺内，且肿瘤直径＞4cm；或侵犯十二指肠或胆管（胰腺）
T4	侵犯脏层腹膜或其他器官或邻近组织（胃、空回肠、结直肠、阑尾） 侵犯脏层腹膜或其他器官（十二指肠、壶腹部） 侵犯邻近器官，如胃、脾、结肠、肾上腺，或大血管壁（胰腺）
N0	无区域淋巴结转移（所有部位）
N1	区域淋巴结转移，数量不限（除空回肠外其他部位） 区域淋巴结转移数量＜12 颗（空回肠）
N2	直径＞2cm 的肠系膜根部肿块和（或）广泛淋巴结转移（大于 12 颗），尤其是包绕肠系膜上血管的淋巴结（仅针对空回肠）
M0	无远处转移（所有部位）
M1	有远处转移（所有部位）

分期	T	N	M
Ⅰ	T1	N0	M0
Ⅱ	T2、T3	N0	M0
ⅡA*	T2	N0	M0
ⅡB*	T3	N0	M0
Ⅲ	T4	N0	M0
	任何 T	N1、N2（空回肠）	M0
ⅢA*	T4	N0	M0
ⅢB*	任何 T	N1	M0
Ⅳ	任何 T	任何 N	M1

* 仅适用于结直肠 NET。

要点小结

- GEP-NEN 分期较为复杂。
- 依据 AJCC 第 8 版分期标准，不同部位的分期标准有所不同。相同部位中，高分化的神经内分泌肿瘤和低分化的神经内分泌癌所采用的分期标准也有所不同。

（三）精准诊断

1. 诊断本病的要求　根据相应的临床表现、肿瘤标志物检测、影像学检查及病理学检查进行神经内分泌肿瘤的诊断。完整的诊断内容包括肿瘤部位、分级、分期、分型（针对胃 NEN）及功能状态。

（1）定性诊断：功能性神经内分泌瘤患者由于具有相对特异的临床表现，据其初步诊断，结合血清激素水平检测、影像学检查及病理学检查可最终确诊；对于非功能性肿瘤，血清学标志物如血清 CgA 及影像学检查镓 -68 标记的生长抑素 PET/CT 对提示神经内分泌肿瘤具有重要价值，最终确诊依赖病理学检查。

（2）定位诊断：常用手段包括内镜、超声、CT/MRI 检查、内镜超声检查、生长抑素受体显像（SRS）、PET/CT 等。

（3）分级分期诊断：参见病理学检查和分期评估部分。

（4）功能状态诊断：对于功能性神经内分泌瘤，根据激素分泌的相关症状和血清激素水平可判断肿瘤的功能状态，并指导对激素相关症状的对症治疗。

（5）分型：胃 NET 根据其发病机制和相关背景疾病的不同分为 3 型，即 1 型、2 型和 3 型（表 13-1-3）。1 型与 2 型胃 NET 患者均存在血清胃泌素水平升高，肿瘤多为高分化 G1/G2 级 NET，前者常具有自身免疫性萎缩性胃炎背景，其血清胃泌素水平升高的原因在于萎缩性胃炎引起胃酸减少，进而反馈性引起胃窦 G 细胞分泌胃泌素，刺激胃底体的肠嗜铬样细胞（ECL 细胞）增生，逐渐形成 1 型胃 NET，肿瘤在胃镜下呈多发息肉样病变，转移率低，为 1%～3%，预后较好；后者继发于胃泌素瘤，胃泌素瘤大量自主分泌的胃泌素刺激 ECL 细胞增生的同时也导致胃泌酸黏膜增生，大量胃酸分泌，导致消化性溃疡，其肿瘤特点为肥厚增生并有糜烂溃疡的胃黏膜背景下形成的多发息肉样病变，转移率较 1 型高，为 10%～30%。3 型胃 NET 患者血清胃泌素水平常正常，肿瘤多为单发，转移率相对 1 型和 2 型明显升高，约 50%。

（6）肝转移类型：GEP-NEN 肝转移非常常见，神经内分泌瘤肝转移从解剖学上分为 3 种类型：简单型、复杂型和弥漫型。简单型占 20% ～ 25%，表现为肝转移局限于一个肝叶或相邻两个可完整切除的肝节段；复杂型占 10% ～ 15%，多表现为一侧肝叶较大的肿瘤灶，伴对侧肝叶多发较小的子灶，这类肝转移仍有完全切除的可能；弥漫型占 60% ～ 70%，表现为肝弥漫性多发转移灶，通常已不适合手术切除。不同类型的肝转移反映了患者肝肿瘤负荷，同时也是影响患者整合治疗方案选择的关键因素。

表 13-1-3　1、2、3 型胃神经内分泌瘤的临床病理特征（2019 年第 5 版 WHO 胃神经内分泌肿瘤分型）

特征	1 型胃 NET	2 型胃 NET	3 型胃 NET
男女比例	0.4 ∶ 1	1 ∶ 1	2.8 ∶ 1
相对频率	80% ～ 90%	5% ～ 7%	10% ～ 15%
高胃泌素血症	是	是	否
胃窦 G 细胞增生	是	否	否
胃酸分泌	低或缺乏	高	正常
黏膜病变	萎缩性胃炎	壁细胞肥大 / 增生	无特征性改变
ECL 细胞增殖	是	是	否
分级	G1 G2（罕见） G3（极罕见）	G1 G2（罕见）	G1（罕见） G2 G3（罕见）
分期	Ⅰ～Ⅱ：95% Ⅲ：4% Ⅳ：1%	Ⅰ～Ⅱ：70% Ⅲ：20% Ⅳ：10%	Ⅰ～Ⅱ：38% Ⅲ：32% Ⅳ：30%
转移率	1% ～ 3%	10% ～ 30%	50%
5 年生存率	100%	60% ～ 90%	＜ 50%

2. 需要鉴别的疾病

（1）胃肠道神经内分泌肿瘤（GI-NEN）鉴别要点：主要包括胃、十二指肠、空肠、回肠、阑尾、结肠及直肠 NET。

1）胃 NEN：不同分型胃 NET 内镜下表现不同。1 型胃 NET 需与炎性息肉、增生性息肉、腺息肉等相鉴别；2 型胃 NET 胃黏膜增生肥厚，需与肥厚增生性胃炎等相鉴别。3 型胃 NET 需与胃间质瘤或胃癌相鉴别。

2）十二指肠 NEN：较少见，超过 90% 的十二指肠 NEN 位于近段十二指肠，大部分肿瘤无功能，仅 10% 左右患者可表现为功能性激素过度分泌引起的综合征，如卓 - 艾综合征、类癌综合征等。十二指肠乳头壶腹周围的 NEN 可因胰胆管梗阻引起的相应临床表现就诊，这部分患者肿瘤分级通常较高，接近 50% 的肿瘤为 G3 级，易发生远处转移，诊断依赖活检病理学检查；而非壶腹周围的十二指肠 NEN 多表现为腹痛、腹胀等非特异性的消化道症状，约 15% 的患者因内镜检查偶然发现。

3）空回肠 NEN：多为高分化的 NET，主要需与小肠其他常见肿瘤相鉴别。空回肠 NEN 易引起肠道及肠系膜纤维化，进而引起肠梗阻，因此部分空回肠 NEN 患者可因肠梗阻的表现而就诊。此外，转移性的空回肠 NEN 可因肿瘤释放的 5-羟色胺等激素未经肝灭活而导致类癌综合征。

4）阑尾神经内分泌肿瘤（a-NET）：临床症状不典型，术前难以诊断，多因阑尾切除术后病理学检查而偶然发现。

5）结肠 NEN：以低分化 NEC 为主，临床表现与结肠腺癌无异，诊断依赖病理学检查。

6）直肠 NEN：是胃肠道 NEN 最常见的发病部位，经常在结肠镜检查过程中被偶然发现。较小的（＜ 1cm）的高分化直肠 NET 需与炎性息肉或腺瘤性息肉相鉴别。直肠 NEN 多在内镜下钳除或切除术后病理学检查而确诊，这部分 NET 转移率极低，患者预后好；＞ 1cm 的直肠 NEN 临床表现有所不同，高分化的直肠 NET 内镜下多表现为凸出肠腔的黏膜下肿块，但黏膜表面通常光滑，部分肿瘤中央部有凹陷，形成类似“甜甜圈或蘑菇样”的外形，尽管黏膜表面光滑，但这部分肿瘤的转移率较＜ 1cm 的胃 NEN 高，超过 2cm 大小者转移率高达 50% 以上，部分患者因肿瘤远处转移形成压迫症状而就诊；对于低分化的直肠 NEC，其临床表现与内镜表现均与直肠腺癌类似，诊断依赖病理学检查。

（2）胰腺神经内分泌肿瘤（pNEN）鉴别要点：功能性 pNET 典型的临床表现再结合影像学资料，诊断不难，但非功能性 pNEN 由于没有典型的临床表现，有的甚至是体检发现，需与胰腺癌等其他胰腺肿瘤相鉴别。

1）胰腺癌：一般是缺乏血供的，动脉期增强CT可见强化程度低于正常胰腺实质，且有明显围管性浸润和嗜神经生长的特点，侵犯胰腺管和胆总管（指胰头癌）引起的胰管和（或）胆总管扩张、胰腺萎缩较常见。pNEN根据分化程度不同［高分化的胰腺神经内分泌肿瘤（pNET）和低分化的神经内分泌癌（pNEC）］，表现也有所不同，pNET致胆总管与胰管扩张原因是外部压力，扩张管壁相对光滑，程度较轻，且一般不伴有远端胰腺实质的萎缩，动脉期增强CT上可见强化程度多高于正常胰腺实质；但pNEC恶性度较高，表现与胰腺癌类似，鉴别诊断依赖病理学检查。

2）胰腺囊腺瘤或癌：当pNET发生明显囊变时，需与胰腺囊腺瘤或癌相鉴别。胰腺囊腺瘤或癌以囊性成分为主，可见囊壁及分隔，其中囊腺癌多为大单囊，少数呈多囊，囊壁厚薄不一，囊内可有粗细不均的分隔，并可见壁结节，增强后囊壁、分隔及壁结节可轻度强化，而pNET的囊壁及实性成分多为中到明显的强化。

3）胰腺实性假乳头状瘤：pNET还需要与胰腺实性假乳头状瘤相鉴别，一般胰腺实性假乳头状瘤以年轻女性多见，肿瘤包膜完整且伴钙化和出血较多，其囊性区域多在周边包膜下；而NET出血、坏死区域多在肿瘤中央。

4）其他：较小的pNET，特别是位于胰腺组织内的病灶，平扫时很难发现，需要进行增强扫描，当其增强程度与血管相似时，容易发生漏诊，因此减薄并多平面重建可以明显区分病灶与血管的关系。较大的pNET常呈外向性生长，需要与胃肠道、腹腔、腹膜后来源的肿瘤侵犯胰腺进行鉴别，发现肿瘤近胰腺边缘侧与胰腺的交界面呈“杯口状”或“喇叭口样”改变，则有帮助于胰腺来源肿瘤的诊断。另也可通过CTA检查，观察肿瘤血管的分支来源与胰腺血管的关系判断肿瘤来源。

要点小结

- 完整的诊断内容包括肿瘤部位、分级、分期、分型（胃NET）及功能状态。
- 不同部位NEN具有不同临床或影像特点，需与相应部位其他常见肿瘤仔细鉴别。

【整合决策】

（一）局限性GEP-NEN的手术治疗

手术主要适用于早期局限性神经内分泌瘤根治治疗，以及进展期患者尤其是功能性肿瘤的局部减瘤姑息治疗。对于局限性肿瘤，根治性手术切除是首选治疗方式；对于进展期的肿瘤患者，部分也可通过外科减瘤术进行姑息治疗，尤其对于伴有远处转移的功能性肿瘤，应尽可能地降低肿瘤负荷，因此姑息性手术治疗具有重要地位；对于只有肝转移的患者，可选择针对肝转移病灶的局部治疗。其中，对于伴肝转移的原发性病灶可切除的高分化NET，在仔细排除其他部位转移后，可考虑肝移植。

1. 局限性胃肠道神经内分泌瘤的治疗

（1）胃神经内分泌肿瘤：局限性胃NEN的治疗手段与其分型、分级及肿瘤大小有关。1型胃NET在治疗上可采取相对保守的治疗方式。每1～2年复查内镜，当病灶直径增大≥1cm时，可采取ESD或EMR等内镜手术进行切除。术前应行超声内镜评估肿瘤浸润深度，对于肿瘤浸润深度达到肌层或切缘阳性的患者，应考虑局部切除术或胃部分切除术。药物治疗方面，生长抑素类似物（somatostatin analogues，SSA）不推荐用于早期肿瘤，可作为晚期并表达生长抑素受体（somatostatin receptor， SSTR）且Ki-67指数较低患者的备选方案。2型胃NET治疗的关键在于寻找引起高胃泌素血症的胃泌素瘤原发性病灶并尽量切除，对于原发性病灶无法完整切除的患者，可使用SSA治疗原发性胃泌素瘤及继发性胃NET。对于3型胃NET，较小的T1期病灶（≤1cm）可采取内镜下切除，但怀疑肿瘤浸润至肌层或考虑淋巴结转移的3型胃NET需采取部分或全胃切除并淋巴结清扫。胃NEC或MANEC按照胃腺癌的原则进行手术治疗。

（2）十二指肠神经内分泌肿瘤：由于十二指肠NEN远处转移很少见，因此大部分患者可采取根治性切除，具体术式根据肿瘤大小及部位略有不同。对直径小于 1cm 的非壶腹周围区域的肿瘤，且无可疑淋巴结转移，推荐内镜下切除；位于壶腹周围区域的肿瘤，需采取外科局部切除并淋巴结活检或清扫。对于直径在 1 ～ 2cm 的肿瘤，具体治疗方式尚有争议，其中位于壶腹周围区域的肿瘤推荐采用胰十二指肠切除术。对于直径较大的肿瘤（＞ 2cm），或者伴有淋巴结转移的肿瘤，应采取外科手术切除，包括局部切除术（肿瘤位于十二指肠第一段）、远段十二指肠切除术（肿瘤位于十二指肠第四段）和胰十二指肠切除术（肿瘤位于十二指肠第二、三段），术前应行超声内镜及 CT 检查进行分期。

（3）空回肠：对于空回肠 NEN 患者，任何时候都应首先考虑根治性手术切除原发性病灶及区域淋巴结，即使肿瘤为多发。腹腔镜手术虽然创伤较小，但可能存在切除不完全的风险，尤其当肿瘤为多发时，其作用并未得到高级别证据所支持。因此，对于肠系膜区肿瘤浸润范围较大及多发性肿瘤而言，腹腔镜手术可能不是合适的手术方式。由于空回肠 NEN 多为高分化的 G1/G2 级 NET，因此术前新辅助治疗及根治术后的辅助治疗并无证据证实。

（4）阑尾：对于阑尾 NEN 的治疗，其焦点问题主要为手术切除范围。是单纯阑尾切除术还是扩大至右半结肠切除术，主要取决于肿瘤大小、肿瘤侵犯深度及病理分级。对于直径在 1cm 以下的肿瘤，单纯的阑尾切除术多可达到根治目的，只有极少数肿瘤侵犯阑尾系膜＞ 3mm 或位于阑尾根部，推荐扩大切除右半结肠。对于肿瘤直径在 1 ～ 2cm 时，少部分患者可能存在切缘阳性、淋巴结转移、淋巴血管侵犯、肠系膜浸润＞ 3mm 或肿瘤分级为 G2 级等高危因素，在这种情况下，右半结肠切除术也是应该考虑的。对于肿瘤直径≥ 2cm 或病理确诊为低分化的 NEC 患者，均应扩大至右半结肠行切除术。

（5）结肠：局限性的结肠 NEN 术式的选择与结肠腺癌的术式类似。在极少数情况下，如果肿瘤直径＜ 2cm 且浸润深度未超过固有肌层，可采取内镜下治疗。但结肠 NEN 发现时直径多＞ 2cm，浸润深度超过固有肌层更常见，因此外科手术切除肿瘤及淋巴结清扫是更为常用的治疗方式。此外，对于内镜下没有完整切除肿瘤或病理提示为 NEC 时，也应追加外科根治性手术。

（6）直肠：在直肠 NEN 的治疗中，肿瘤直径、浸润深度及病理分级同样是影响治疗决策的主要因素。超声内镜可协助明确肿瘤大小及浸润深度。＜ 1cm 的肿瘤发生转移的概率较低（＜ 3%），且多为 G1/G2 级 NET，对于这部分患者，若肿瘤未浸润至固有肌层，可采用内镜下切除肿瘤；若肿瘤浸润至固有肌层，则需要外科局部手术。而对于肿瘤直径大于 2cm 的患者，其发生远处转移的概率显著升高（60% ～ 80%），因此应行全身影像学检查排除远处转移，若没有发现远处转移，则可行外科手术切除肿瘤，可采用骶前切除术（anterior resection）或全直肠系膜切除术（total mesorectal resection，TME）。目前存在较多争议的主要是直径在 1 ～ 2cm 的直肠 NEN，对于这部分肿瘤，激进的手术治疗势必会影响患者的生活质量，但其是否能比相对保守的局部切除手术给患者带来更多生存获益仍存在争议。对于这部分患者，可首先行 MRI/CT 检查排除远处转移，对于肿瘤未浸润至固有肌层的患者，且病理分级为 G1/G2 级时，可选用经肛门局部手术。而对于肿瘤浸润达到或超过固有肌层的患者，应选用骶前切除术或 TME 术。对于少数病理提示为 NEC 而无远处转移的患者，无论肿瘤直径多大，均按相应部位的腺癌手术方式处理，术后予以顺铂联合依托泊苷方案（即 EP 方案）辅助化疗。而对于明确发生远处转移的直肠 NEN 患者，手术仅适用于缓解局部症状，如梗阻、出血等。

2. 局限性胰腺神经内分泌肿瘤的治疗 根据肿瘤功能状态、肿瘤大小及病理分级不同，局限性 pNEN 手术的方式和范围有所不同。

（1）对于功能性 pNET，需积极采取根治性手术治疗，术前和术中仔细评估淋巴结转移状态，以避免遗漏肿瘤病灶。

（2）对于＜ 1cm 的无功能性 pNET，是否采取积极手术切除的方式目前尚有争议，尤其是生长在胰头的 pNET，需整合考虑患者意愿、肿瘤生长速度、肿瘤是否压迫周围器官引起相应并发症、手术范围等多方面问题，在根治性切除和随访之间做选择。对于选择随访的患者，如随访期间发现肿瘤生长速度变快，可转而采用根治性手术；而对于肿瘤体积更大的无功能性 pNET，应采取根治性手术切除，同时常规进行局部淋巴结清扫；对于低分化的 pNEC，应采取与胰腺癌相同的手术策略进行根治性切除，并行大范围的淋巴结清扫，术后应予以辅助化疗。

（二）局部进展无法切除或伴远处转移的 GEP-NEN 的整合治疗

尽管多数 GEP-NEN 生长相对缓慢，但不少患者在确诊时已发生远处转移，这一比例高达40%～50%，其中以肝转移最常见，其次为骨转移。转移性 GEP-NEN 的治疗方式包括手术治疗、药物治疗、放射介入治疗及核素治疗，药物治疗又分为生物治疗、靶向治疗和化疗。

1. *手术治疗* 对于已有远处转移的 GEP-NEN，是否采取手术治疗及采取何种术式主要根据以下方面考虑，包括肿瘤病理学分级、是否存在肝外转移、肿瘤的功能状态，以及肿瘤原发性病灶及转移灶的可切除性。对于仅伴有肝转移的 G1/G2 级 GEP-NET，不少研究表明对原发性病灶及肝转移性病灶进行根治性切除能为患者带来生存获益，因此对于这部分患者任何时候都应该考虑根治性切除的可能性。一般而言，应完整切除原发性病灶及切除 90% 以上肝转移灶。但对于存在肝外转移或者 NEC 肝转移的患者，并不推荐积极手术治疗。由于功能性 NET 能分泌过多激素引起相应的症状或综合征，这类肿瘤原发性病灶或转移性病灶均能分泌激素，因此减瘤手术十分重要，主要包括原发性病灶及肝转移性病灶减瘤手术。此外，对于仅有肝转移的 G1/G2 级患者，肝移植也是可供选择的方案。

2. *药物治疗*

（1）生物治疗：包括生长抑素类似物（somatostatin analog，SSA）及 α 干扰素（interferon-α，IFN- α）。SSA，如奥曲肽、兰瑞肽等是当前用于功能性 NEN 的一线治疗药物。同时，SSA 也具有抗肿瘤增殖的作用，可作为高分化 NET 的一线治疗药物，主要用于 Ki-67 指数在 10% 以下的患者。而 IFN-α 为功能性 NEN 的二线治疗药物，主要用于 SSA 难治性的功能性神经内分泌肿瘤激素过度分泌所引起症状的控制，可单独或联合 SSA 使用。

（2）靶向治疗：目前用于 GEP-NEN 靶向治疗药物包括依维莫司和舒尼替尼，这两个靶向药物最初的适应证均为晚期 G1 级或 G2 级 pNET，主要用于 SSA 治疗后进展的 pNET。随后依维莫司对于晚期肠道 NET 的抗增殖作用也得到高级别证据的支持，因此依维莫司也可作为晚期肠道 NET 的二线治疗药物，适用于 SSA 类药物或核素治疗后进展的肠道 NET 患者。

（3）化疗：目前可用的化疗方案有替莫唑胺单药或联合卡培他滨，以及以铂类为基础的化疗方案（如顺铂联合依托泊苷，即 EP 方案），前者主要适用于高分化的 NET 患者，包括 G2/G3 级、SSTR 表达阴性而肿瘤生长迅速的患者，而后者是 NEC 的一线化疗方案。

（4）核素治疗：肽受体放射性核素治疗（peptide receptor radionuclide therapy， PRRT）是用于晚期 NET 治疗的有效手段，其利用放射性核素（目前常用的主要为 ^{90}Y 及 ^{177}Lu）标记的生长抑素类似物，杀伤表达 SSTR 的肿瘤细胞，一般用于一线药物治疗失败的晚期 NET 患者。最新研究表明，与大剂量长效奥曲肽相比，PRRT 可显著延长晚期中肠 NET 患者的无进展生存时间。目前欧洲和美国指南推荐 PRRT 用于晚期 G1/G2 级肠道 NET 患者，可作为 SSA 或依维莫司治疗失败的二线治疗方案；对于高表达生长抑素受体的胰腺 NET 患者，也可尝试使用 PRRT。

3. *介入治疗* 包括经皮消融治疗、经动脉栓塞治疗等，主要用于高分化 NET 肝转移病灶的局部处理。

（1）消融治疗：包括射频消融、微波消融、激光诱导热治疗、冷冻消融等，其中射频消融（radiofrequency ablation， RFA）是最常用的消融治疗。RFA 单用或与手术治疗联合应用可实现部分患者根治性治疗，目前主要用于肝转移灶数量相对较少（＜5 个）且转移灶直径小于 3 ～ 3.5cm 的 G1、G2 级 NET 简单型或复杂型肝转移患者。在简单型肝转移患者中，RFA 主要用于有手术禁忌者；而在复杂型肝转移患者中，RFA 可以联合手术治疗，用于无法手术完整切除的高分化NET肝转移瘤患者。

（2）经动脉栓塞治疗：常用经导管动脉栓塞（transcatheter arterial embolization，TAE）和经导管动脉化疗栓塞（transcatheter arterial chemoembolization，TACE），其中TACE常用的化疗药物为多柔比星和链脲霉素。在NET 3种类型肝转移且肝转移灶血供丰富的患者均可考虑TAE/TACE。具体而言，在简单型和复杂型肝转移的患者中，TAE/TACE用于有手术禁忌证且不满足RFA指征的患者；而在弥漫性肝转移患者中，在全身治疗的基础上可考虑TAE/TACE。关于TAE和TACE的选择目前尚无定论，有研究显示，与TAE相比，TACE并未能使患者获益明显增加，但不良反应却显著增加，因此肝转移患者选择TAE可能更加合适。

（3）其他：如选择性内放疗（selective internal radiation therapy，SIRT）。SIRT在NET肝转移中的应用尚处于早期临床研究阶段，有研究显示，在NET肝转移患者中，^{90}Y标记的SIRT客观反映率为50%～60%，并能改善患者预后。因此，SIRT或可在GEP-NET肝转移患者中应用，但仍需更多临床研究证实其疗效及安全性。

要点小结

◆ 根治性手术是局限性神经内分泌肿瘤的首选治疗方式。

◆ 对于局部晚期或晚期的患者，药物治疗、核素治疗及介入治疗均有重要地位。需根据原发部位、肿瘤分级、功能状态、转移部位、肿瘤负荷选择个体化整合治疗方案。

【康复随访及复发预防】

（一）总体目标

定期规范随访，减少复发，延长生存期，提升患者生活质量。

（二）整合管理

1. 建立完善患者健康档案。

2. 制订神经内分泌患者双向转诊标准。

3.MDT整合诊疗团队协作开展持续性管理。

4. 实行医院—社区—家庭三位一体照护。

5. 强化GEP-NEN患者健康教育。

（三）严密随访

对于低分化NEC患者，根治性手术后应行辅助化疗，并密切随访以监测肿瘤复发情况，一般每3个月随访1次。对于高分化NET患者，已行根治性切除手术者，因目前尚无支持术后辅助治疗的高质量证据，需要规律的定期随访以监测疾病的复发可能。总体而言，对于已行根治切除术的患者，建议每6～12个月随访1次，随访10年，若出现症状，随时复查。对于未行手术切除的低危患者，第1年应每3个月随访1次，以后每6个月随访1次，至少持续3年，之后每年1次。对于有远处转移的患者，应每3～6个月随访1次。对于接受治疗的患者，随访时间应适当缩短，一般为每3个月1次。

值得注意的是，NET异质性强，随访复查项目不同于其他肿瘤，有其独特性。

1. 血清学检查　对于患者随访而言，最常用的肿瘤标志物仍然是血浆/血清CgA，可反映肿瘤大小、负荷变化及分泌激素的活性，但主要适用于治疗前血浆/血清CgA即升高的患者。24h尿5-羟基吲哚乙酸（5-HIAA）是分泌5-羟色胺的小肠/阑尾NEN的标志物，特别是类癌综合征患者的随访。而神经元特异性烯醇化酶（NSE）和胃泌素释放肽前体（NT-pro-BNP）等主要适用于低分化NEC的随访。对于功能性肿瘤，监测相应激素水平的变化，也可以动态评估疾病控制和复发状态。

2. 影像学检查　对于生长缓慢的NET，影像学检查建议每6～12个月1次，注意部分患者需根据病情缩短影像评估的间隔时间。目前的影像学检查包括CT、MRI、腹部超声。对于年轻患者，优选MRI以减少辐射。此外，评估肝转移、胰腺/直肠NEN，MRI的效果优于CT。生长抑素受体扫描（SRS）和镓-68标记的生长抑素PET/CT一般不作为首选随访检查方式，对于CT/MRI等影像学检查发现可疑复发病灶难以判断，且患者肿瘤表达生长抑素受体时，可考虑使用生长抑素受体扫描或镓-68标记的生长抑素PET/CT。

3. 内镜复查　对于胃、十二指肠及直肠NET，尤其是1型胃NET，内镜是重要的随访方式，但由于这些部位的NET多数生长缓慢，因此根治性切除后的随访时间可相对延长，每年1次。

4. 组织病理学　由于神经内分泌肿瘤存在病理时空异质性，在NEN随访中，如发现肿瘤转移复发或疾病快速进展时，应对新发肿瘤病灶或快速增长的转移灶再次活检，重新评估病理分级。肿瘤分级的增加意味着需改变治疗策略。

（四）常见问题处理

神经内分泌瘤异质性较高，因此对于神经内分泌瘤复发、耐药、药物不良反应和并发疾病的处理需临床医生充分了解患者的肿瘤起源部位、肿瘤负荷、生长速度、激素分泌状态、现有治疗手段后，才能为患者量体裁衣，制订个体化的整合治疗方案。

（五）积极预防

1. 筛选　对无家族史的患者，要早期发现，早期诊断，早期治疗。对存在家族史的患者，还需要进行遗传咨询和基因检测，并定期监测相应肿瘤的发生发展。对存在家族史的患者，当出现多个特征性的临床表现或有2个及2个以上的相关肿瘤时，需要考虑遗传性NEN综合征的临床诊断。对于已知或怀疑患有遗传性NEN综合征的患者，临床评估包括激素水平在内的生化评估和影像学定位肿瘤部位。同时需要对这些患者及其家属进行遗传咨询和基因检测。需要注意的是，基因检测是遗传性NEN综合征确诊的金标准，但如果临床诊断或怀疑有遗传性NEN综合征的个体，即使基因检测结果为阴性，也不能完全排除其可能，仍需要定期随访。

2. 预防　目前对于NEN本身并没有有效的预防措施。注意NEN早期的一些相关症状，如不明原因的腹泻、腹痛、潮红、贫血、低血糖、高血糖等。随着胃肠镜筛查及B超等常规体检措施的广泛推广，GEP-NEN的检出率也将越来越高。

要点小结

- 血清标志物检查和影像学检查可用于GEP-NEN的常规随访监测
- 肿瘤复发转移或快速进展时需进行病理学再评估
- 对无家族史患者，尽量早期发现，早期诊断，早期治疗
- 对于存在家族史的患者，还需要进行遗传咨询和基因检测

近年来随着对GEP-NEN认识的增加，特别是在分子生物学水平上认识的增加，使GEP-NEN的诊治水平取得很大进步。然而，GEP-NEN的异质性非常高，如何对NEN进行精准诊断及正确治疗仍是很大难题。今后，随着临床技术、基因组学、影像组学等方面的进步，必将加深对NEN的认识，从而可能寻找到NEN的最佳治疗模式和个体化整合治疗方法，以改善此类疾病的预后。

（陈洛海　陈　洁）

参考文献

陈洛海，陈洁，2018. 胰腺神经内分泌肿瘤肝转移治疗策略. 中国实用外科杂志，38(7):753-758.

陈洛海，陈洁，周志伟，2016. 胃肠道神经内分泌肿瘤治疗最新指南解读. 中华胃肠外科杂志，19(11): 1201-1204.

陈洛海，陈旻湖，陈洁，2017. 胃肠胰神经内分泌肿瘤循环生物标记物研究进展. 中华胃肠外科杂志，20(3): 357-360.

陈洛海，周志伟，陈洁，2017. 美国癌症联合委员会(AJCC)第8版胃肠胰神经内分泌肿瘤分期解读及评价. 中华胃肠外科杂志，20(9): 972-976.

Dasari A, Shen C, Halperin D, et al, 2017. Trends in the incidence, prevalence, and survival outcomes in patients with neuroendocrine tumors in the United States. JAMA Oncol, 3(10): 1335-1342.

Delle FG, O'Toole D, Sundin A, et al, 2016. ENETS consensus guidelines update for gastroduodenal neuroendocrine neoplasms. Neuroendocrinology, 103(2): 119-124.

Falconi M, Eriksson B, Kaltsas G, et al, 2016. ENETS consensus guidelines update for the management of patients with functional pancreatic neuroendocrine tumors and non-functional pancreatic neuroendocrine tumors. Neuroendocrinology, 103(2): 153-171.

Garcia-Carbonero R, Sorbye H, Baudin E, et al, 2016. ENETS consensus guidelines for high-grade gastroenteropancreatic neuroendocrine tumors and neuroendocrine carcinomas. Neuroendocrinology, 103(2): 186-194.

NCCN, 2019. NCCN Clinical PracticeGuidelines in Oncology: Neuroendocrine tumors, V1.2019. Available.https://www.nccn.org/professionals/physician_gls/ f_guidelines. asp.

Niederle B, Pape UF, Costa F, et al, 2016. ENETS consensus guidelines update for neuroendocrine neoplasms of the jejunum and ileum. Neuroendocrinology, 103(2): 125-138.

Pape UF, Niederle B, Costa F, et al, 2016. ENETS consensus guidelines for neuroendocrine neoplasms of the appendix (excluding goblet cell carcinomas). Neuroendocrinology, 103(2): 144-152.

Pavel M, O'Toole D, Costa F, et al, 2016. ENETS consensus guidelines update for the management of distant metastatic disease of intestinal, pancreatic, bronchial neuroendocrine neoplasms (NEN) and NEN of unknown primary site. Neuroendocrinology, 103(2): 172-185.

Ramage JK, de Herder WW, Delle FG, et al, 2016. ENETS consensus guidelines update for colorectal neuroendocrine neoplasms. Neuroendocrinology, 103(2): 139-143.

第二节 胃神经内分泌肿瘤

• 发病情况及诊治研究现状概述

胃神经内分泌肿瘤(gastric neuroendocrine neoplasm，g-NEN) 是一组起源于胃神经内分泌细胞的异质性肿瘤。既往认为 g-NEN 为罕见病，随着近年来内镜诊疗技术的发展与广泛应用，以及对疾病认识的不断深入，g-NEN 的发病率呈上升趋势。据美国 SEER 数据库报道，g-NEN 的发病率从 1975 年的 0.031/10 万升至 2014 年的 0.49/10 万，上升了 15 倍之多，在所有 NEN 中排第五位。我国目前尚未开展全国范围内大规模的流行病学调查研究，但多个单中心的数据提示 g-NEN 在我国较欧美国家更为常见。然而，g-NEN 的临床表现复杂多样，由于其相对低的发病率及检测条件的限制，目前多数医生对 g-NEN 认识不足，过度治疗或治疗不足时有发生，g-NEN 的规范化整合诊治模式有待进一步推进。

大部分的 g-NEN 发展缓慢，病程长，但有些 g-NEN 生长迅速，类似于胃腺癌的发展进程，因此其治疗的总体策略和预后也有较大的差别。为了精准诊治，临床上根据 g-NEN 的疾病背景、临床表现和病理特点将其分为 4 个不同的亚型，不同的分型决定着不同的治疗原则。g-NEN 的总体治疗目标是降低肿瘤负荷、缓解症状和改善预后，目前的整合治疗方式主要包括内镜下治疗、外科手术治疗、生长抑素类似物治疗、化疗、中医药治疗、PRRT 等。临床工作中需在肿瘤科、消化内科、外科、放射科等多学科协作的前提下，结合肿瘤的临床分型、病理分级、肿瘤分期、肿瘤功能状态等因素对患者进行全面系统评估，对治疗方式进行选择，为患者提供个体化的整合治疗方案。

• 相关诊疗规范、指南和共识

- 中国胃肠胰神经内分泌肿瘤专家共识（2016 年版），CSCD 神经内分泌肿瘤专家委员会
- 2016 ENETS 共识指南：胃十二指肠神经内分泌肿瘤（更新版），欧洲神经内分泌肿瘤学会
- 2016 ENETS 共识指南：高级别胃肠胰腺神经内分泌肿瘤和神经内分泌癌（2016 年版），欧洲神经内分泌肿瘤学会
- 2018 IARC/WHO 专家共识：神经内分泌肿瘤常用分类方法，国际癌症研究机构，世界卫生组织
- NCCN 肿瘤临床实践指南：神经内分泌肿瘤和肾上腺瘤（2019.V1），美国国家综合癌症网络
- 中国胃肠胰神经内分泌肿瘤病理诊断共识（2013 年版），2013 年中国胃肠胰神经内分泌肿瘤病理诊断共识专家组
- WHO 胃肠 / 肝胆胰神经内分泌肿瘤分类分级标准（2019 年版），世界卫生组织

【全面检查】

（一）病史特点

g-NEN 患者临床表现通常并不典型，大多数患者可表现为胃部不适、食欲缺乏、腹胀、腹痛、嗳气、胃灼热、黑粪等消化系统症状，或伴有头晕、乏力等贫血的全身症状，有的患者并无明显症状。总之，临床表现无明确特异性。大部分患者因胃部不适行胃镜检查发现胃部病变，病理提示为神经内分泌瘤，部分患者则是胃镜检查时偶然发现。不同临床分型其临床症状有所差别。2016 年版中国胃肠胰神经内分泌肿瘤专家共识依据 G-NEN 的发病机制、临床特征、治疗策略和预后将 G-NEN 分为 4 型。

1. 1 型 g-NEN　由于萎缩性胃炎的原因，其胃酸分泌缺乏，通常表现为进食后上腹胀满或疼痛、食欲缺乏、嗳气、恶心等临床症状，但不会出现胃灼热、反酸等胃酸分泌过多表现，部分患者发现合并桥本甲状腺炎。

2. 2 型 g-NEN　常发生于多发性内分泌腺瘤病 1 型（NEN-1）相关的胃泌素瘤（另一种 NEN）患者，由于患者血中胃泌素升高，刺激壁细胞分泌过多胃酸，进而引起反复难愈的胃、十二指肠溃疡，即卓 - 艾综合征，更有甚者可影响到下消化道，出现小肠溃疡。临床表现为上腹部疼痛、反酸、胃灼热、腹痛，口服抑酸药物后症状可缓解，一旦停药症状即可再次出现。

3. 3 型 g-NEN　一般症状表现上腹部不适或疼痛，无明显的特异性，少数患者出现不典型类癌综合征，表现面部潮红、皮肤水肿和瘙痒、流泪、头痛、支气管痉挛等；早期时大多数患者无症状，部分患者发现时已有肝转移。

4. 4 型 g-NEN　即分化差的胃神经内分泌癌，其恶性程度较高，多数患者确诊即为晚期，临床表现与胃腺癌类似，可出现消化道出血、贫血、腹痛、消瘦、乏力等症状。

（二）体检发现

1. 全身检查　包括营养状况，有无消瘦、贫血、恶病质，注意观察皮肤、巩膜有无黄染，全身淋巴结情况。

2. 腹部检查　主要看腹部有否压痛、反跳痛，有否上腹部肌紧张。可在上腹部相当于胃区的任何部位扪及肿块，以右上腹（胃窦区）最常见，了解肿块大小、边界是否清楚、硬度、活动度以及是否有压痛。

3. 肛诊　很重要，肛诊时可触及直肠前窝肿块，此为肿瘤腹膜转移的表现，为晚期表现之一。

4. 其他　如全身远处转移部位的表现等。

（三）实验室检查及其他特殊检查

1. 常规检测　包括血常规、尿常规、粪常规、肝肾功能、凝血功能及术前检查等。根据以上检测了解患者的一般情况。

2. 血清胃泌素　病理诊断 g-NEN 后，首先应做血清胃泌素检测，用于进一步临床分型。分化良好的胃 NEN 分 3 型：1 型和 2 型 g-NEN 患者血清胃泌素升高，胃泌素正常的为 3 型。正常人的空腹血清胃泌素水平在 100pg/ml 以下。1 型和 2 型 g-NEN 都伴有高胃泌素血症，但血清胃泌素升高水平不同。通常 1 型 g-NEN 的血清胃泌素水平在正常值的 2 ～ 10 倍，2 型 g-NEN 的血清胃泌素一般为正常值的 10 倍或 10 倍以上。注意已行胃窦切除术、远端胃大部切除术等完整切除胃窦的患者，由于分泌胃泌素的 G 细胞已切除，血清胃泌素水平可正常。3 型和 4 型患者胃泌素一般都在正常范围。4 型 g-NEN 是基于病理诊断，即分化差的胃 NEC 属于 4 型，血清胃泌素并不作为必须检测的项目。

3. 血清 CgA　是诊断高分化无功能 NEN 的敏感指标，它在神经内分泌细胞中广泛表达，可以由神经内分泌细胞外分泌至血浆中。正常人的血清 CgA 水平在 100 ng/ml 以下。研究显示血清 CgA 水平的变化与影像学提示的肿瘤大小变化相一致，这说明血清 CgA 水平能够反映肿瘤负荷程度。也有研究显示，对于部分肿瘤负荷较小的 g-NEN 患者，CgA 阳性率较低。目前医生建议，高分化 g-NEN 患者应该定期监测血清 CgA 水平，帮助评估疗效。

4. 肿瘤标志物　高分化 NEN 患者的血清常规肿瘤标志物一般是在正常参考值范围内，4 型

g-NEN 患者血清 NSE、ProGRP 可能会升高。有研究显示，伴有 AFP、CEA 等其他非 NEN 肿瘤标志物升高的 g-NEN 患者，预后较差，原因在于可能存在其他来源的肿瘤成分。这些患者需要定期检测阳性的肿瘤标志物，帮助评估疗效。同时，一线治疗失败的、表达 CEA、CA125 的患者，改用胃癌的化疗方案可能有效。

5. 壁细胞抗体、内因子抗体、维生素 B_{12} 和贫血相关检查　检测血清壁细胞抗体和内因子抗体可帮助诊断自身免疫性萎缩性胃炎。其中壁细胞抗体在自身免疫性萎缩性胃炎中的阳性率约为 83.4%。自身免疫性萎缩性胃炎患者中 80% 存在维生素 B_{12} 缺乏。内因子抗体在恶性贫血中的阳性率为 60%～80%。研究显示，约 10% 的 1 型 g-NEN 伴发恶性贫血。

6. 其他实验室检查　1 型 g-NEN 患者需行自身免疫性萎缩性胃炎相关实验室检查，检测血清壁细胞抗体、内因子抗体、维生素 B_{12} 等。1 型 g-NEN 常伴有自身免疫性甲状腺炎（即桥本甲状腺炎），需检测甲功五项、血清抗甲状腺球蛋白抗体（Tg-Ab）、抗甲状腺过氧化物酶抗体（TPO-Ab）。2 型 g-NEN 患者需要检测血清钙离子水平、甲状旁腺激素、垂体相关激素，以排外 MEN-1。

7. 特殊实验室检查　胃 24h pH 监测，血清胃泌素升高的患者，可考虑行胃 24h pH 监测，有利于进一步分型。1 型患者胃酸缺乏（pH＞4），2 型患者胃酸分泌过多（pH＜2），3 型患者胃酸分泌正常（pH＜4）。

（四）电子胃镜检查及活检要求

1. 电子胃镜　在 g-NEN 的诊断、病理活检、治疗及随访过程中具有不可替代的作用。通过电子胃镜可以看到胃内病灶的大小、数目、分布等内镜下肿瘤形态学表现，还可以观察到胃内其他情况，如胃炎、胃或十二指肠溃疡等。

检查前必须充分准备，建议应用去泡剂和去黏液剂等。胃镜检查时需要注意内镜检查的规范性。除对肿瘤进行活检外，还需对胃窦、胃体或胃底处进行多点活检，以了解胃黏膜的背景疾病，帮助确定临床分型。在胃镜检查的范围上应注意覆盖食管、胃、十二指肠，甚至 Treitz 韧带水平。胃镜检查同时需要对胃内病灶取活检，进行组织病理学诊断。对怀疑 1 型和 2 型 g-NEN 的患者还需进行无瘤胃黏膜多灶活检。1 型 g-NEN 与自身免疫性萎缩性胃炎相关，即胃底、胃体黏膜表现萎缩性胃炎，一般不侵及胃窦，但胃窦黏膜中的 G 细胞会出现反馈性增生。因此在内镜下观察胃黏膜表现的同时，需要在未见肿瘤病灶的胃黏膜处进行活检。具体要求是：胃窦大弯侧和小弯侧各 1 块；胃底黏膜至少 2 块；胃体黏膜至少 2 块，根据中国慢性胃炎共识意见进行诊断。同时，1 型和 2 型 g-NEN 均为 ECL 细胞瘤，胃黏膜多灶活检还可以评估胃底、胃体、ECL 细胞异性增生等前驱病变情况，帮助诊断和评估疗效。4 型 g-NEN 患者也应进行无瘤胃黏膜多灶活检。自身免疫性萎缩性胃炎一般不伴发幽门螺杆菌（Hp）感染。但是由于我国 Hp 感染发病率很高，且 Hp 感染已是公认的胃腺癌的癌前病变，因此也应对胃窦黏膜活检标本进行检测。

各型 g-NEN 内镜下表现差别很大。具体表现如下。

（1）1 型 g-NEN 典型内镜表现：胃体和（或）胃底黏膜萎缩，在此基础上可见多发广基息肉样病变，直径多＜ 1cm（图 13-2-1）。

（2）2 型 g-NEN 典型内镜表现：胃底和胃体黏膜肥厚、水肿，甚至溃疡，在此基础上可见多发大量息肉样或黏膜下病变，胃窦黏膜正常（图 13-2-2）。

（3）3 型 g-NEN 典型内镜表现：单发的、较大的息肉样或溃疡型病灶，直径多＞ 1cm。

（4）4 型 g-NEN 典型内镜表现：与胃腺癌类似，通常为单发的、较大的溃疡型或溃疡隆起型病变，表面破溃出血。

2. 超声内镜　可将胃壁分成 5 层，即黏膜层、黏膜肌层、黏膜下层、固有肌层和浆膜层。由此可判断 g-NEN 对胃壁的浸润深度。同时可以探查胃周淋巴结情况。胃内病灶＞ 1cm 的患者应该完善超声内镜检查，确定肿瘤分期，确定合适的治疗方案。部分 g-NEN 在活检后无法再次确定肿瘤部位，给进一步治疗带来困扰。因此对于可疑病例建议在充分准备下（包括全身检查和超声内镜检查）完整切除肿瘤进行病理学评价。

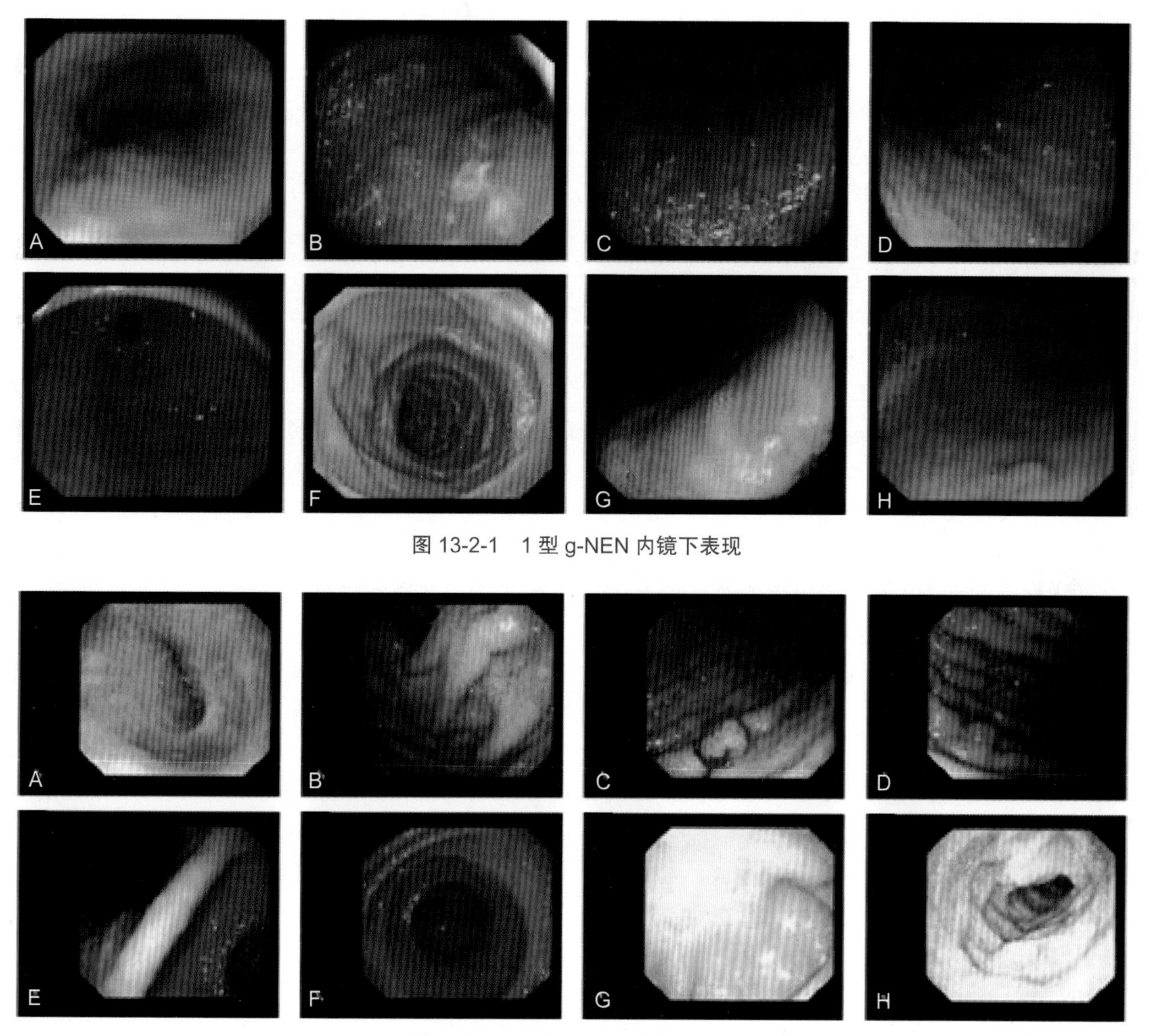

图 13-2-1　1 型 g-NEN 内镜下表现

图 13-2-2　2 型 g-NEN 内镜下表现

（五）影像学检查

影像学检查包括 X 线检查、CT、MRI、超声、生长抑素受体显像（somatostatin receptor scinigraphy，SRS）、PET/CT 等是对神经内分泌肿瘤进行定性诊断的重要手段。通常 1 型 c-NEN 无须常规行 CT、MRI、SRS 检查。2 型 g-NEN 由于易合并 MEN1，应行包括甲状旁腺和垂体在内的全身检查。3 型和 4 型 g-NEN 应参照胃腺癌进行全身检查。

1.X 线气钡双重对比造影　可用于定位诊断，对临床医生手术方式及胃切除范围的选择有指导意义。3 型和 4 型 g-NEN 可参照胃癌进行该项检查。

2.CT/MRI 检查　常用于 g-NEN 的定位诊断、病灶内形态特征及有无淋巴结转移和远处转移，以及提供分期信息。但对＜ 1cm 的肿瘤诊断较为困难，肝病灶的检查优先推荐腹部 MRI。

3. 超声检查　方便快捷且无反射性，常用于初步检查腹腔实质器官和淋巴结有无转移。

4. 核医学检查　核医学功能成像技术能够观察到 NEN 的分子生物标志物的存在及过度表达，与传统影像学检查相比，能够更早、更准确地发现 NEN 原发性病灶和转移性病灶。常用于 NEN 的核医学检查包括生长抑素受体显像（SRS）、^{99m}Tc-HYNIC-TOC SPECT、^{68}Ga-DOTA-TATE PET/CT 和 ^{18}F-FDG PET/CT 等。

（1）生长抑素受体显像（SRS）：高分化

NEN 通常过度表达生长抑素受体（SSTR），尤以 SSTR2 为主。^{99m}Tc-HYNIC-TOC SPECT 显像是最早开展的针对 SSTR2 表达阳性的 NEN 的 SRS，其敏感度与肿瘤类型和肿瘤大小有关。

（2）^{99m}Tc-HYNIC-TOC SPECT：多用于 2 型和 3 型 g-NEN 患者，1 型 g-NEN 肿瘤直径通常小于 1 cm，在 SRS 中多不显示，故不作为常规推荐。SRS 对分化差的 NEC 敏感度较低，因此也不推荐用于 4 型 g-NEN 患者。

（3）^{68}Ga-DOTA-TATE PET/CT：是一项新的成像技术，在确定高分化 g-NEN 的临床分期、原发性病灶和转移性病灶方面，它比 ^{99m}Tc-HYNIC-TOC SPECT 更灵敏，对 NET 的检出率更高。

（4）^{18}F-FDG PET/CT：通常用于普通癌症以及恶性程度高的神经内分泌癌，如 4 型 g-NEN。分化良好的 1 型、2 型和 3 型，均不推荐行 ^{18}F-FDG PET/CT 检查。

（六）病理学检查

1. 标本类型及其固定

（1）标本类型：日常工作中常见的标本类型包括内镜活检标本，内镜下黏膜切除术 / 内镜下黏膜剥离术标本（EMR/ESD）和根治切除术标本（近端胃大部切除标本、远端胃切除标本和全胃切除标本）。

（2）标本固定：采用 10% 中性缓冲福尔马林固定液，应立即固定（手术切除标本也尽可能在 30min 内进行固定），固定液应超过标本体积的 10 倍以上，固定时间为 6 ～ 72h，固定温度为正常室温。

2. 取材及大体描述　应该规范取材，核对基本信息，如姓名、送检科室、床位号、住院号、标本类型等。

（1）活检标本：描述送检组织的大小及数目。送检黏膜全部取材。内镜活检应包括最大腺瘤的活检、胃窦部（2 块）、胃底（2 块）及胃体（2 块）。

（2）内镜下黏膜切除术 / 内镜下黏膜剥离术标本：测量并记录标本大小（最大径 × 最小径 × 厚度），记录黏膜表面的颜色，是否有肉眼可见的明显病变，病变的轮廓是否规则，有无明显隆起或凹陷，有无糜烂或溃疡等，记录病变的大小（最大径 × 最小径 × 厚度）、大体分型及病变距各切缘的距离（至少记录病变与黏膜侧切缘最近距离）。EMR/ ESD 标本全部取材。

（3）根治术标本：应根据幽门及贲门的特征来正确定位。测量胃大弯、小弯长度，胃网膜的体积；检查黏膜面，应描述肿瘤的部位、大小（新辅助治疗后标本，测量瘤床的大小，以及内镜下黏膜切除术后标本，描述溃疡 / 黏膜缺损区 / 瘢痕的大小及有无肿瘤的残余），以及数目、大体分型、外观描写、浸润深度、浸润范围、肿瘤与两侧切缘及环周切缘的距离。应观察除肿瘤以外的胃壁黏膜是否有充血、出血、溃疡、穿孔等其他改变；观察浆膜面有无充血、出血、渗出、穿孔、肿瘤浸润等；肿瘤周围胃壁有无增厚及弹性情况。对肿瘤侵犯最深处及可疑环周切缘受累处应重点取材。对早期癌或新辅助化疗后病变不明显的根治术标本，建议将可疑病变区和瘤床全部取材。对周围黏膜糜烂、粗糙、充血、出血、溃疡、穿孔等改变的区域或周围食管 / 胃壁内结节及食管胃交界部组织应分别取材，远端、近端切缘及环周切缘分别取材。所有检出淋巴结均应取材。未经新辅助化疗的根治术标本应至少检出 16 枚淋巴结，最好 30 枚淋巴结以上。

3. 病理报告内容及规范

（1）报告内容：根据中国胃肠胰神经内分泌肿瘤病理学诊断共识，推荐病理报告中必须包括的信息如表 13-2-1。

表 13-2-1　神经内分泌肿瘤病理报告中需要包含的内容

标本类型
肿瘤部位
肿瘤大小和数目
肿瘤浸润深度和范围
脉管和神经周累及情况
核分裂象数（/10 HPF）和（或）Ki-67 阳性指数
神经内分泌标志物：突触素和 CgA
切缘情况
淋巴结转移情况
其他有关的改变
诊断

（2）注意事项：病理报告中还需注意以下几项。

1）标本类型包括活检、局部切除和根治标本等。

2）肿瘤大小需测量长（cm）× 高（cm）× 宽（cm），如有多个肿瘤，需分别测量每个肿瘤的大小，并评价相关的组织学指标（包括分级）。

3）切缘情况分为阳性和阴性，当肿瘤接近切缘 < 0.5cm 时，应具体测量距切缘的距离。

4）淋巴结应有各组检出的数目和有转移的阳性数。

5）原发性肿瘤不明的转移性病变或临床疑有特殊综合征的标本，根据需要检测相关的激素和其他标志物。

要点小结

- g-NEN 的诊断需要通过电子胃镜、实验室检查、影像学和病理学检查，用于 g-NEN 的定性诊断、定位诊断、分型诊断和分期诊断。
- 胃镜活检组织病理学诊断是 g-NEN 确诊的金标准，为判断患者预后、制订有针对性的个体化整合治疗方案提供必要的组织病理学依据。

【整合评估】

（一）评估主体

1. 单位配置　g-NEN 属于少见疾病，在诊治过程中 MDT 团队的参与尤为重要。g-NEN 的 MDT 团队成员包括肿瘤内科、消化内科、病理科、胃肠外科、放射诊断科、核医学科、肝胆外科、中医科、超声医学科、护理部等科室成员。

2. 人员素质要求　组织 MDT 的牵头人，应具有神经内分泌瘤专科知识和经验，副高级以上职称。g-NEN 的 MDT 团队的核心成员包括肿瘤内科、消化内科、病理科、胃肠外科、放射诊断科、中医科医生各 1 名（主治医生以上职称），其他专业医生如肝胆外科医生、核医学科医生及临床护士等若干名。

（二）病理评估

g-NEN 是发生于胃的伴有神经内分泌分化的肿瘤，包括高分化（低级别、低度恶性）神经内分泌肿瘤（NET）、低分化（高级别、高度恶性）神经内分泌癌（NEC）及混合性神经内分泌 - 非神经内分泌瘤（MiNEN），包括混合性腺神经内分泌癌（MANEC）。

1. 分类、分级　g-NEN 分类分级标准，与全胃肠道和肝胆胰神经内分泌肿瘤分类相同（表 13-2-2）。

表 13-2-2　2019 WHO 胃肠 / 肝胆胰神经内分泌肿瘤分类分级标准

命名	分化程度	分级	核分裂象数[c]（/$2mm^2$）	Ki-67 指数
NET，G1	高分化	低级别	< 2	< 3%
NET，G2		中级别	2 ～ 20	3% ～ 20%
NET，G3		高级别	> 20	> 20%
NEC，大细胞型（LCNEC）	低分化[a]	高级别	> 20	> 20%
NEC，小细胞型（SCNEC）		高级别	> 20	> 20%
混合性神经内分泌 - 非神经内分泌肿瘤（MiNEN）	高或低分化[b]	不确定的[b]	不确定的[b]	不确定的[b]

a. 低化神经内分泌癌并无正式分级，但根据其定义，一般考虑为高分级。b. 在部分混合性神经内分泌 - 非神经内分泌肿瘤中，神经内分泌肿瘤和非神经内分泌肿瘤成分均为低分化，并且神经内分泌肿瘤成分的增殖指数与其他神经内分泌癌一致。但这一概念分类允许这两种成分均可能是高分化，并且这两种成分在适用的情况下均应分别进行分级；c. 核裂象数表示为核分裂象计数 / $2mm^2$（该面积 40 放大倍数和每个视野直径 0.5mm 情况下的 10 个高倍镜视野），计数 50 个 0.$2mm^2$；Ki-67 通过计数高染色区域（即热点区）至少 500 个细胞获得；最终分级采用两种增殖指数所对应的分级中较高的分级。

2. g-NEN 的病理亚型　大部分 g-NEN 是神经内分泌瘤，即高分化、非功能性肠嗜铬样细胞类癌（ECL 细胞神经内分泌瘤），主要发生于胃底和胃体。有以下 3 种类型。

（1）1 型：与自身免疫性慢性萎缩性胃炎有关。

（2）2 型：与多发性内分泌瘤 1 型（MEN-1）和佐林格 - 埃利森综合征（ZES）有关。

（3）3 型：散发性，与高胃泌素血症或自身免疫性慢性萎缩性胃炎无关。5-羟色胺生成性肠嗜铬样细胞、胃泌素细胞、胃促生长素细胞或促肾上腺皮。

3. 发生情况 激素细胞神经内分泌瘤非常罕见，可以发生于胃底体及胃窦。神经内分泌癌（包括小细胞癌及大细胞神经内分泌癌）和混合性神经内分泌-非神经内分泌瘤相对少见，可以发生于胃的任何部位（表 13-2-3）。

表 13-2-3 2019 WHO 胃神经内分泌肿瘤的病理亚型

神经内分泌肿瘤（8240/3）
分泌组胺的肠嗜铬样细胞（ECL 细胞）神经内分泌肿瘤
1 型 ECL 细胞神经内分泌肿瘤（8242/3）
2 型 ECL 细胞神经内分泌肿瘤（8242/3）
3 型神经内分泌肿瘤（8240/3）
G1 神经内分泌肿瘤（8240/3）
G2 神经内分泌肿瘤（8249/3）
G3 神经内分泌肿瘤（8249/3）
分泌生长抑素的 D 细胞神经内分泌肿瘤（8156/3）
分泌促胃泌素的 G 细胞神经内分泌肿瘤（8153/3）
分泌 5-羟色胺的肠嗜铬细胞（EC 细胞）神经内分泌肿瘤（8156/3）
神经内分泌癌（8246/3）
小细胞神经内分泌癌（8041/3）
大细胞神经内分泌癌（8013/3）
混合性神经内分泌-非神经内分泌肿瘤（8154/3）
混合性腺癌-神经内分泌癌或混合性腺神经内分泌癌（8244/3）
混合性腺癌-神经内分泌肿瘤（8244/3）

4. 发病部位 g-NEN 不同亚型发生部位也不同。肠嗜铬样细胞（ECL 细胞）NET 发生于胃底、胃体；分泌生长抑素的 D 细胞 NET 及分泌促胃液素的 G 细胞 NET 发生于胃窦；肠嗜铬细胞（EC 细胞）NET 可发生于胃的任何部位。NEC 和 MiNEN 发生于胃的任何部位，但常见于胃窦。

5. 组织病理学

（1）神经内分泌肿瘤（NET）：胃的 NET 对 CgA 和 Syn 呈免疫组化强阳性，大部分 NET 主要由 ECL 细胞构成。这些细胞特异性生成组胺和组胺酸脱羧酶，对于常规处理的标本很难通过免疫组化证实，尽管在少数细胞亚群能测出表达 5-羟色胺、胃促生长素、胃泌素、生长抑素、胰多肽或人绒毛促性腺激素，但在文献中一般将其称为“ECL 类癌”。

（2）分泌组胺的肠嗜铬样细胞（ECL 细胞）NET：通常呈小叶状和（或）小梁状结构，无坏死，由分化良好的细胞组成，有着丰富的嗜酸性胞质，细胞呈圆形，核仁不明显。核分裂象罕见。在极少数情况下肿瘤表现为实性结构，伴大的、无序的小梁结构，偶见斑点状坏死；这些肿瘤由较大细胞组成，染色质丰富，中-重度核异型性，核仁明显，核分裂象多见，有时可见不典型的核分裂象。

1）1 型 ECL 细胞 NET：直径＞0.5cm，通常浸润至黏膜肌层或黏膜下层；非常罕见的直径＞1cm 且固有肌层侵犯的Ⅰ型 ECL 细胞 NET 可能发生转移。大多数病例为 G1 或 G2，其在胃壁侵犯程度、远处转移、结局方面相似。非常罕见 G3 型已被描述，约占Ⅰ型 ECL 细胞 NET 系列病例的 1.6%。该类型周围胃黏膜萎缩，伴肠上皮化生、假幽门腺化生及复杂的ECL细胞增生和发育异常。同时可在胃窦部位观察到产生胃泌素的 G 细胞增生。绝大多数是Ⅰ型 ECL 细胞 NET 都是低级别。

2）2 型 ECL 细胞 NET：其中 G1 主要位于黏膜或黏膜下层，淋巴结转移及远处转移的发生率分别为 30%、10%。该类型周围胃黏膜增生及表现为各种类型的增生和 ECL 细胞增殖。

3）3 型 ECL 细胞 NET：可表现为 G1、G2、G3，常侵犯胃壁深部，伴有淋巴结转移和远处转移。Ⅲ型 ECL 细胞 NET 常是高级别。

4）与壁细胞胃酸分泌固有缺陷相关的 ECL 细胞 NET：具有多种病变特点，类似于 1 型、2 型 ECL 细胞 NET，与高胃泌素血症有关；未受累的胃黏膜表现为泌酸腺体肥大和增生及与高胃泌素血症相关的 ECL 细胞增生。泌酸腺体常扩张，里面充满浓缩的物质，壁细胞肿胀。与 I 型相似，胃窦部产生胃泌素的 G 细胞增生。区域淋巴结转移已有报道。

（3）分泌 5-羟色胺的肠嗜铬细胞（EC 细胞）NET：胃 EC 细胞 NET 形态学特点类似于回肠的 EC 细胞 NET，包括周围呈栅栏样的圆形细胞巢。肿瘤细胞分布均匀，胞质强嗜酸性，亲银、嗜银，CgA 染色呈阳性。

（4）分泌促胃泌素的 G 细胞 NET（胃泌素瘤）：真正的胃泌素瘤极为罕见。高分化的胃泌素生成性 NET 表现为黏膜及黏膜下的小结节，内镜检查时或胃切除标本中偶然发现，常发生于幽门附近。肿瘤排列呈窄的小梁状或实性巢状，肿瘤细胞大小一致，胞质稀少，胃泌素呈强阳性。

（5）分泌生长抑素的 D 细胞 NET：是由分化好的、细胞形态一致肿瘤细胞组成。生长抑素呈阳性。

（6）神经内分泌癌：这类高度恶性的肿瘤由大片排列紊乱的呈梁状、巢状或层状的细胞构成，细胞呈圆形、多边形及梭形。可细分为小细胞 NEC（SCNEC）和大细胞 NEC（LCNEC），这类似于常见的肺的相对应肿瘤。LCNEC 是由大细胞组成，细胞核呈泡状，有丰富的嗜酸性胞质。SCNEC 的肿瘤细胞胞质少，染色质丰富，核仁不清楚。NEC 核分裂象＞ 20 个 /mm^2，Ki-67 在 60% ～ 70%，特别是 SCNEC。

（7）混合性神经内分泌 - 非神经内分泌瘤（MiNEN）：混合性腺神经内分泌癌（MANEC）是腺癌合并 NEC；肿瘤表现为实性或器官样结构，伴广泛坏死，核分裂象很高，神经内分泌瘤标志物阳性可能提示 MANEC 诊断；MANEC 中神经内分泌癌成分 Ki-67 常＞ 55%。混合性腺癌 -ENT 是由管状、乳头状结构或黏液的腺癌区与 G1 或 G2 组成；胃腺癌与 NET 混合的 MiNEN 与慢性自身免疫性胃炎相关，胃混合性腺瘤 -NET 是非常少见的肿瘤类型，由管状、绒毛管状腺瘤合并 G1 或 G2 组成；神经内分泌成分一般位于息肉的深部，腺瘤位于息肉的周边，这些不常见的肿瘤目前不认为是 MiNEN。

6. 免疫组化　胃 NET 表达特异的神经内分泌标志物有 Syn、CgA。此外，所有 ECL 细胞 NET 对 VMATS、HDC、SSTR2A 呈阳性。部分肿瘤细胞散在 5- 羟色胺、生长激素释放多肽、生长抑素及 HCG 呈阳性。ECL 细胞所有表型并不能在 3 种类型的 NET 中证明；除了有 ECL 细胞组成的病例之外，这一类肿瘤还包括缺乏特定表型的没有特征性的细胞组成的病例。HDC、SSTR2A 可能会在少许 G3 NET 中呈阴性。胃 EC 细胞 NET 对 5- 羟色胺、SSTR2A 及 CDX2 呈阳性表达。胃泌素瘤对胃泌素及 SSTR2A 呈阳性表达。分泌生长抑素的 D 细胞 NET 对生长抑素、Syn、CgA 和 SSTR2A 呈阳性表达。胃 NECs Syn 阳性，但是 CgA 表达可能缺失或者局部病灶阳性；SCNEC 也可以表达 TTF1 和 ASH1。*P53* 和 *RB1* 突变有助于鉴别 NEC 和 G3 NET（NEC 常 *P53* 突变，*RB1* 基因缺失）。因 NEN 的分级标准根据 Ki-67 和核分裂象，所以 Ki-67 是必染项目。

（三）临床分型

当患者经病理确诊为 g-NEN 后，需要对患者行进一步的临床分型以指导治疗。2016 年版中国胃肠胰神经内分泌肿瘤专家共识建议将 g-NEN 分为 4 型，其中分化良好的 g-NEN 分 3 型：1 型 g-NET、2 型 g-NET 和 3 型 g-NET；而分化差的 NEC 包括 MANEC，归为第 4 型。

1 型和 2 型 g-NET 都伴有高胃泌素血症，也都可表现为胃内多发小息肉，但两者引起胃泌素升高的病因不同。1 型 g-NET 与 A 型慢性萎缩性胃炎（自身免疫性胃炎）相关，患者体内存在抗胃壁细胞抗体导致胃壁细胞破坏，胃酸分泌不足甚至缺乏，胃内 pH 升高，进而反馈性刺激胃窦 G 细胞增生，分泌胃泌素而出现的高胃泌素血症。然而，2 型 g-NET 是由于体内本身存在胃泌素瘤（十二指肠或胰腺），肿瘤分泌大量的胃泌素导致的高胃泌素血症，胃酸分泌多，伴有卓 - 艾综合征的表现。1 型 2 型病因不同，但导致的高胃泌素血症相同。长期升高的胃泌素可刺激胃底 / 体的 ECL 细胞增生、异型增生，导致肿瘤形成（ECLoma），胃镜表现为多发、小的、息肉样病灶。

血清胃泌素正常、无相关疾病背景、既不是 1 型又不是 2 型的分化良好的 g-NEN，均划为 3 型 g-NET（非胃泌素依赖型）。该型可发生在胃的任何部位，多为单发的息肉或溃疡型病灶，约 50% 的患者可发生转移，3 型患者预后较 1 型和 2 型稍差。胃镜活检提示为分化差的胃 NEC 包括 MANEC，则直接归于 4 型，4 型 g-NEN 患者一般胃泌素正常，胃酸分泌正常。4 型 g-NEN 恶性程度高，确诊时多数已有远处转移，胃镜可表现为巨大肿块或溃疡，病程类似于胃腺癌，其预后不佳、生存期短。可见 g-NEN 的分型不同，其临床表现、治疗策略和预后也各不相同。因此在内镜检查病理诊断为 g-NEN 时，需进一步明确临床分型，以选择最为合适的治疗方案，改善患者的预后。

（四）分期评估

根据2013年中国胃肠胰神经内分泌肿瘤病理学诊断共识建议，病理科医生在按照组织病理学形态特点、分化程度、分类和分级标准进行NET诊断的同时，必须在手术切除标本的诊断报告中详细提供分期所需要的重要参数，如肿瘤部位、大小、浸润深度、区域淋巴结和远处转移情况，以及其他治疗、预后相关因素（如切缘情况、神经脉管侵犯等）。

由于NET与NEC生物学行为相差较大，AJCC第8版分期系统在g-NEN部分，主要针对胃NET进行分期（表13-2-4，表13-2-5），而胃NEC则参照胃腺癌的标准进行分期。

表13-2-4 AJCC/UICC胃神经内分泌肿瘤的TNM分期（第8版）

原发性肿瘤（T）
Tx 原发性肿瘤无法评估
T0 无原发性肿瘤的证据
T1 侵及固有层或黏膜下层且肿瘤≤1cm
T2 侵及固有肌层或肿瘤＞1cm
T3 浸透固有肌层到达浆膜下层，未穿透浆膜
T4 侵及脏层腹膜（浆膜）或其他器官或邻近结构
区域淋巴结（N）
Nx 区域淋巴结无法评估
N0 无区域淋巴结转移
N1 有区域淋巴结转移
远处转移（M）
M0 无远处转移
M1 有远处转移
M1a 仅有肝转移
M1b 至少有一处肝外转移（如肺、卵巢、非区域淋巴结、腹膜、骨）
M1c 同时有肝和肝外转移

对于任意T分期，加m表示多发性肿瘤Tx（#）或Tx（m），x=1～4，#=原发性肿瘤的数量，多发性肿瘤如T分期不同，则使用分期最高者。

表13-2-5 g-NEN的预后分期分组（TNM）

Ⅰ期	T1	N0	M0
Ⅱ期	T2、T3	N0	M0
Ⅲ期	T1～T3	N1	M0
	T4	N0、N1	M0
Ⅳ期	任意T	任意N	M1

（五）精确诊断

1. 定性诊断　内镜医生通过电子胃镜检查仔细观察病灶并按规范组织活检，病理学医生进行精准的病理评估，明确胃内病变性质（NET、NEC、MiNEN）、病理分级（G1、G2、G3）及与神经内分泌瘤生物行为学相关的特征。

2. 分型诊断　内镜检查提示g-NEN，接下来要进一步明确临床分型。根据不同的病因结合病理类型，g-NEN分为4个亚型。不同的临床分型其生物学行为、治疗策略及预后很不一样，因此临床医生应重视治疗前的分型诊断。通过询问病史、临床症状，结合相关实验室检查及影像学检查，g-NEN的分型诊断并不困难。

3. 分期诊断　在明确病理分类分级、临床分型，对g-NEN进行治疗前，还应充分评估疾病严重程度及特点，明确分期。选择合理的检查手段，明确肿瘤局部浸润深度、淋巴结转移情况及有无远处转移，精准评估，为后续选择合理的治疗策略提供充分的依据。

4. 分子诊断　神经内分泌肿瘤经组织活检病理确诊后，应行SSTR2和MGMT检测，为选择治疗药物及疗效预测提供依据。

5. 伴随诊断　应该明确伴随诊断，评估是否存在合并症及伴随疾病，为后续制订诊治策略提供依据。

要点小结

- g-NEN的诊治需要MDT整合诊治团队的全程参与，有助于给患者提供最佳的整合治疗方案。
- 治疗前的临床分型，可以帮助临床医生制订个体化的整合治疗方案。

【整合决策】

g-NEN的主要治疗手段包括内镜下治疗、外科手术切除、药物治疗、介入治疗、放射性核素治疗、中医药治疗等。方案选择主要依据肿瘤的临床分型、分期及患者的一般状况和就诊诉求，从而做出整合性治疗方案。

（一）内镜下治疗

内镜下治疗的主要适应证为不伴转移的限于黏膜、黏膜下层且分化良好的 g-NEN。内镜下切除治疗前需超声胃镜判断肿瘤侵犯的层次和胃周淋巴结的转移情况。对于＜ 1 cm 多发 1 型 g-NEN，可以随访观察。对于＞ 1 cm 的 1 型 g-NEN，超声胃镜证实肿瘤未浸润到固有肌层，无脉管侵犯和局部淋巴结转移，可行内镜下切除，内镜下切除＜ 2cm 和（或）＜ 6 个病灶的非转移性局部病变与手术切除一样有效。1 型 g-NEN 在内镜下治疗后复发是常见的，因为高胃泌素血症和潜在的 ECL 过度增生变化持续存在，在初始治疗后 1 年内复发高达65%,故应长期内镜下随访。3 型 g-NEN 早期、病灶较小也可行内镜下切除。内镜下黏膜剥离术（endoscopic submucosal dissection，ESD）在获取肿瘤的完整性和阴性切缘方面优于内镜下黏膜切除术（endoscopic mucosal resection，EMR）。然而，内镜下切除存在穿孔、出血等严重并发症的风险，应谨慎操作。对术后病理提示脉管侵犯、切缘阳性等不良预后因素的病例应果断地进行外科手术，从而达到根治的目的。

（二）外科手术

外科手术在 g-NEN 治疗中可以起到根治、减瘤、改善患者生活质量等多种不同的作用，因此无论是局限性病变、局部进展期病变还是转移性病变都应首先评价外科治疗的必要性和可行性。对于具有阳性切除边缘的内镜切除病灶、肌层固有层浸润和（或）局部淋巴结的转移、直径＞ 2cm、多个病变（病灶＞ 6 并且多个病灶直径＞ 1cm）、较差的病理类型（Ki-67 ＞ 2%），应考虑行根治性手术及淋巴结清扫术。胃切除和淋巴结清扫范围可参照相同部位胃腺癌的手术方式。对于部分伴有高胃泌素血症的 1 型 g-NEN 也可考虑胃窦切除术，但术后仍有 20% 的患者症状未能改善，肿瘤出现复发，且术后存在肠梗阻、残胃癌等相关并发症风险，国内外仍存在争议。对于多发病灶无法内镜切除或切除后多次复发的 1 型 g-NEN 也可慎重选择全胃切除术，但一般不作为推荐方法。2 型 g-NEN 可通过切除胃泌素瘤去除高胃泌素血症，进而胃内病变可能消失或缩小。3 型和 4 型 g-NEN 应当按照胃癌的处理模式进行手术及术后治疗。对于转移性 g-NEN，虽然外科手术很难达到根治，但具备适应证的患者，特别是功能性 g-NEN 患者，可以从转移瘤切除术或姑息减瘤手术中获益，以达到延长带瘤生存期的目标。除非需要外科解决急性并发症，否则对广泛转移的 NEC 及 MiNEC 不应进行手术治疗。目前腹腔镜等微创手术技术已广泛应用于胃手术中，尚无明确循证证据认为腹腔镜手术对 g-NEN 预后有影响。

（三）药物治疗

1. 生长抑素类似物（SSA） 目前推荐用于临床的 SSA 类药物主要为长效奥曲肽和兰瑞肽。SSA 通过生长抑素受体 2 发挥作用，可抑制肿瘤生长、改善 NEN 患者的生化指标、控制类癌综合征及其他功能性肿瘤的症状，从而改善患者的生活质量。SSA 特别适用于伴有高胃泌素血症、内镜难以切除的多发 g-NEN，如反复复发的 1 型 g-NEN。此外，SSA 还可用于治疗远处转移无法完全切除的 2 型 g-NEN 和晚期 3 型 g-NEN。但 SSA 停药后肿瘤容易复发，故需长期用药，部分患者还可能会出现食欲缺乏、腹胀、腹泻等消化道不良反应，长期使用还会增加胆囊结石形成的风险，需定期复查胆囊超声。

2.mTOR 抑制剂 主要用于中低级别晚期 g-NEN，目前用于临床的 mTOR 抑制剂主要为依维莫司。依维莫司是一种雷帕霉素靶蛋白（mTOR）抑制剂。RADIANT-4 临床试验亚组分析结果显示，依维莫司用于晚期进展性无功能性胃肠 NET，能够显著延长无进展生存期。但需注意的是，有未控制的糖尿病和严重肺部疾病的患者不宜使用依维莫司。

3. 化疗药物 主要用于 g-NEC 的术后辅助治疗和晚期 g-NEC 的挽救治疗，以及用于肿瘤生长速度快、肿瘤负荷高晚期高分化 g-NET 的治疗。以铂类为基础的化疗方案（如顺铂联合依托泊苷）常为 g-NEC 的辅助化疗和一线化疗方案。胃低分化神经内分泌癌，恶性度高，局限期患者可行胃部分或全胃切除＋区域淋巴结清扫，术后需行辅助化疗。但多数4型患者确诊时已发生远处转移，无手术机会，治疗首选化疗。常用EP方案作为一线治疗，有效率为67%。在日本，EP方案也常用做一线治疗。国内也有小样本的报道，EP方案治疗16例胃肠胰神经内分泌癌，有效率为57.1%。二线化疗方案包括FOLFOX和FOLFIRI。胃混合性腺神经内分泌癌非常罕见，化疗方案建议以顺铂为基础。对于高分化NET，EP方案反应较差，故多采用以替莫唑胺为基础的化疗方案，如替莫唑胺联合卡培他滨/替吉奥方案。

4. *免疫治疗* 用于g-NEN疗效尚不明确，临床研究显示PD-1单抗单药治疗的胃肠胰神经内分泌肿瘤疗效不理想。

5. *其他药物治疗* H_2组胺受体拮抗剂和质子泵抑制剂通过抑制胃酸分泌负反馈高胃泌素血症，可用于治疗合并ZES的2型g-NEN，以控制消化性溃疡。此外，新药Netazepide是一种胃泌素/胆囊收缩素-2受体拮抗剂，可减弱胃泌素的作用，达到控制肿瘤生长甚至使肿瘤消失的目的，但停药后易复发，且目前仍缺乏高级别的临床证据支持。

（四）肽受体放射性核素治疗

肽受体放射性核素治疗（peptide receptor radionuclide therapy，PRRT）主要用于表达生长抑素受体的晚期高分化神经内分泌肿瘤，PRRT通过注射标记有放射性核素的生长抑素类似物进入血管，由于大部分神经内分泌肿瘤高表达生长抑素受体，放射性核素可富集于肿瘤并被肿瘤细胞摄取，进而发挥杀伤肿瘤细胞的作用。在多项回顾性研究中，PRRT治疗的安全性、症状缓解率、肿瘤控制率和无进展生存时间均有令人鼓舞的数据。我国在放射性核素的治疗方面由于面临相应法规等问题，目前尚不能开展。

（五）介入治疗

介入治疗主要用于高分化神经内分泌肿瘤肝转移灶的治疗（如射频消融、肝动脉栓塞等），有助于降低肿瘤负荷。

（六）中医药治疗

中医药在g-NEN的治疗中可发挥良好作用，其从整体出发，可根据不同患者自身体质情况进行个体化治疗，改善患者症状，减轻化疗的毒副作用，调整和改善术后患者的免疫功能，帮助提高患者生活质量。尤其是在预防1型g-NEN复发方面效果明显，不仅能延长复发时间、降低复发率，还可以显著改善患者临床症状。临床上以肝郁脾虚证、肝火犯胃证、脾胃虚寒证、胃阴亏虚证等证候为主，其中以肝郁脾虚证最为多见，治以香砂六君子汤合逍遥散随症加减治疗颇有效果。而2型、3型或4型g-NEN患者因需手术、化疗等整合治疗，中药可以起到辅助治疗的作用，用于缓解术后并发症和化疗期间减轻不良反应，改善食欲，增加体力。晚期患者身体无法耐受化疗时，也可应用中药治疗以减缓症状、扶正抑瘤，改善生活质量。

（七）顶层设计

g-NEN的分型诊治流程见图13-2-3。

要点小结

- 1型g-NEN的首选治疗方法是内镜治疗和随访，手术切除是内镜下切除以外的主要治疗手段。
- 晚期g-NEN患者可以选择药物治疗、介入治疗、核素治疗及中医药治疗等方法。

【康复、随访及预防复发】

（一）总体目标

定期随访，及早发现肿瘤复发，及时干预处理，延长患者生存期，提高生活质量。按照患者个体化和肿瘤分期的原则，为患者制订个体化、人性化的随访方案。

（二）整合管理

在肿瘤的诊断及治疗全过程中，肿瘤患者承

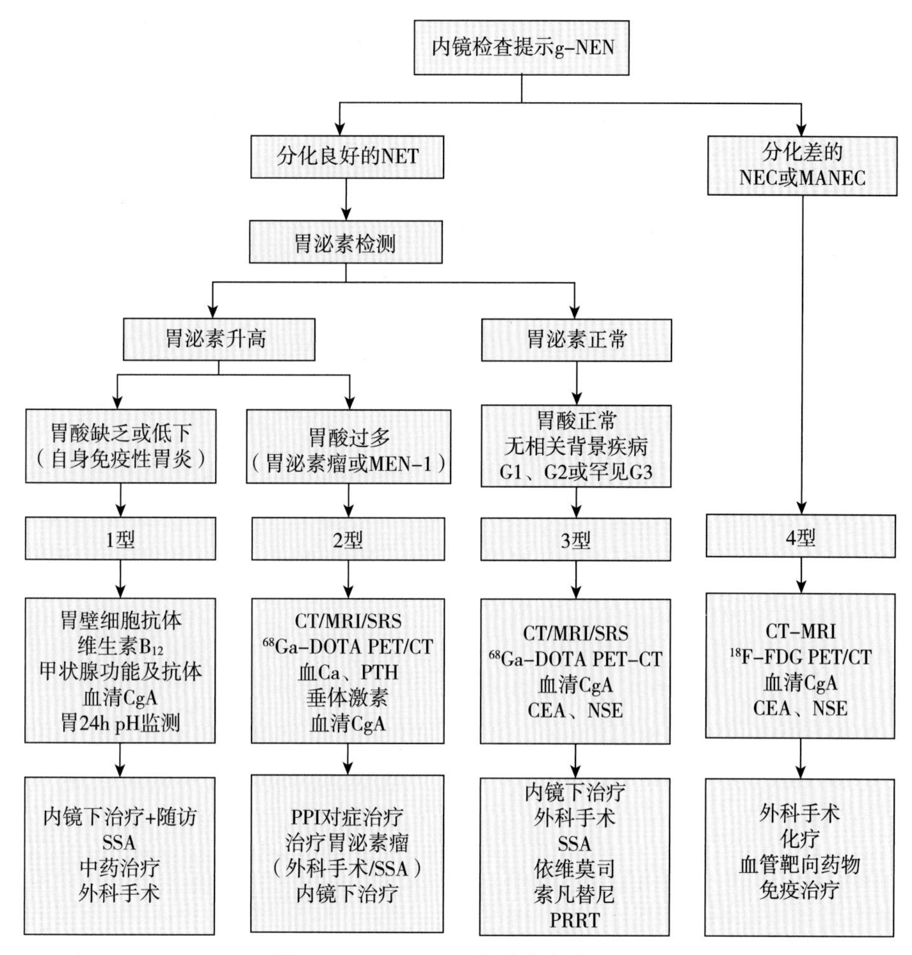

图 13-2-3　g-NEN 分型诊治流程

受着心理、情感及社会压力。加之角色的改变、社交能力的下降、躯体功能的改变，工作及家庭生活的限制，造成经济上的负担，同时精神上遭受巨大的打击，导致生活质量明显下降。人文关怀和心理疏导可以改善患者不良情绪及自我认知，增加有效的应对策略，减轻肿瘤患者的疾病症状和治疗的不良反应，提高机体免疫力。不良的心理状态对肿瘤的病程转变会造成严重的负性作用，从而促进肿瘤患者的病情恶化，加速患者的死亡。仅用手术、化疗、生物治疗等治疗手段，很难满足现在人们对医疗的需要。对癌症的治疗应当强调整合治疗，既要注重躯体的治疗，又不可忽视人文关怀和心理疏导，针对肿瘤患者的实际情况采取有针对性的心理咨询措施，可使其消除不良心理反应，避免采取对抗行为，减轻精神压力，树立战胜疾病的信心，让患者在心理和身体均保持舒适、放松的状态下经历诊疗，更好地配合诊断和配合治疗，变消极心态为积极心态，对维持器官系统正常功能和心理平衡，增强应激能力和免疫力，减轻痛苦，延长患者生存期和提高生活质量有非常积极的作用。此外，人文关怀符合当前医疗行业发展的需求，可以改善医患关系，减少医患矛盾和纠纷。

（三）严密随访

1.1 型 g-NEN　患者预后良好，极少转移，但胃内复发常见，建议每 6 ～ 12 个月进行实验室检查及胃镜随访，如发现直径＞ 0.5cm 的病灶建议内镜下切除。

2.2 型 g-NEN　患者预后稍差，转移率为 10% ～ 30%，死亡率＜ 10%。2 型 g-NEN 患者应每年复查 1 次胃镜。

3.3 型 g-NEN　患者的预后取决于诊断时肿瘤的大小及有无转移。能内镜下切除或外科切除的早期患者预后良好，但50%以上的3型g-NEN患者确诊时有转移，肿瘤相关死亡率为25%～30%。3型g-NEN晚期患者的随访及影像学复查可参照胃腺癌。

4.4型g-NEN 患者（胃NEC及MANEC）预后最差，确诊时80%～100%有远处转移，生存期短，治疗期间每3个月进行1次疗效评估。值得注意的是，NEN异质性强，随访复查项目不同于其他肿瘤，有其独特性。随访检查项目包括血清学检查、影像学检查、胃镜检查等。

（四）常见问题处理

g-NEN异质性较高，因此对于神经内分泌肿瘤复发、耐药、药物副作用和并发疾病的处理需充分了解患者的肿瘤起源部位、肿瘤负荷、生长速度、激素分泌状态、现有治疗手段后，才能为患者正确选择个体化的整合诊治方案。

（五）积极预防

目前对于g-NEN本身并无有效的预防措施，应贯彻“三级预防”理念，提倡采取以“合理膳食和适度运动”为核心的健康生活方式，早发现，早治疗，积极治疗癌前病变。时刻警惕g-NEN早期的一些相关症状，如患者出现腹胀、消化不良，以及不明原因的恶性贫血、长期反酸、胃灼热，久治不愈，要考虑g-NET。

要点小结

- 定期随访，及早发现肿瘤复发，及时进行干预处理，延长患者生存期，提高生活质量。
- 对肿瘤患者进行人文关怀和心理干预非常有必要。

随着内镜技术的发展与广泛应用，以及医学对NEN认识的提高，g-NEN这类少见的肿瘤也越来越多地被发现和关注。但g-NEN是一组高度异质性肿瘤，临床表现复杂多样，由于发病率低、检测条件限制，目前多数医生对g-NEN认识不足，分型诊断意识不强，过度治疗或治疗不足时有发生，因此g-NEN的规范化诊治有待进一步推进。

普及g-NEN临床分型的知识，恰当告知疾病风险，可减少患者焦虑。最常见的1型g-NEN看似多发，但肿瘤较小（多数＜1cm），生长缓慢，多为G1，给予内镜下切除＋随访，患者预后良好，无须做全胃切除术。在监测肿瘤复发的同时，需关注慢性萎缩性胃炎相关的消化不良症状，以及维生素B_{12}缺乏带来的贫血、神经系统病变，给予中西医对症治疗。针对1型g-NEN复发的问题，除了SSA治疗以外，国内专家进行了中医药治疗的临床观察和机制探索，国外开发了一种新药胃泌素/胆囊收缩素-2受体拮抗剂（Netazepide），Ⅱ期临床试验表明该药可明显减少肿瘤数目及大小。给1型g-NEN患者的治疗带来了新的希望。

2型g-NEN，继发于（十二指肠或胰腺）胃泌素瘤，这种胃泌素瘤通常与MEN-1相关。所以，应常规检查甲状旁腺及垂体，以及相关激素及影像学检查。PPI抑酸对症治疗非常重要，胃泌素瘤通常发展缓慢，可选择外科手术或SSA治疗胃泌素瘤及其转移灶。2型g-NEN非常罕见，临床发现针对胃泌素瘤有效治疗后，继发的胃内病灶也会随之好转。

3型g-NEN肿瘤多单发，无相关疾病背景，可通过EUS、CT、MRI等精准评估，如早期患者可选择内镜下切除或外科手术，预后良好；伴远处转移的3型患者可接受SSA、mTOR抑制剂、血管靶向药物、PRRT及肝局部治疗。与普通胃癌不同，尽管肝多发转移患者，通过选择合适的治疗，仍然可获得较长的带瘤生存期。

4型g-NEN发展迅速，确诊时多数为晚期。这类患者首选化疗，总体预后极差，生存期短。如何提高这类患者的疗效，延长生存期，是临床医生面临的一道难题，可将现有治疗药物如化疗、血管靶向药物、免疫治疗整合使用，但急需设计良好的临床研究来探索其有效性。

总之，g-NEN属于少见瘤种，分型不同，其治疗策略与预后大不一样。除了病理学的精准评估，临床医生应重视治疗前的分型检查，给予规范化的分型治疗。大力推进MDT模式，实施个体化整合治疗，将给我国的g-NEN患者带来最大的生存益处。

（谭煌英　祁志荣　史艳芬
张大奎　陈莹莹）

【典型案例】

1 型胃神经内分泌瘤的整合性诊疗 1 例

（一）病例情况介绍

1. 基本情况　男性，51 岁，主因“饭后饱胀、嗳气 4 月余”就诊。患者于 2012 年 4 月因食后饱胀、嗳气于当地医院行胃镜检查，胃体见一 1.0cm × 1.0cm 结节，伴胃体、底散在颗粒样变，约 0.3cm × 0.3cm。胃体结节行活检，病理结果提示：胃神经内分泌瘤 G2，免疫组化：Syn（+），CgA（+），Ki-67（+8%），NSE（–），CK（+），Gastrin（–）。于 2012 年 5 月超声内镜检查示胃体大弯可见一约 0.5cm × 0.4cm 颗粒样变，病变胃壁内可见 5.6mm × 3.7mm 低回声占位，主要位于黏膜层和黏膜下层，周围未见明显肿大淋巴结。在某肿瘤医院遂行内镜下黏膜切除术（EMR）。术后病理：胃神经内分泌瘤 G1，病变侵犯黏膜固有层 - 黏膜下层，切缘未见肿瘤。免疫组化：CgA（+），Syn（+），Ki-67（1%）。同年 7 月复查胃镜，示：胃体前壁可见 3 个颗粒样病变，分别行活检。病理结果示：胃神经内分泌肿瘤 G1 级，免疫组化：CgA（++），Syn（+++），Ki-67（+2%），AE1/AE3（+++）。患者有食后饱胀、嗳气，口干，晨起口苦，纳欠佳，睡眠差，二便正常。舌红，苔黄，脉细数。

既往有高血压病史 30 余年，血压最高至 190/110mmHg，目前规律口服硝苯地平控释片（30mg，1 次 / 天）降压，血压可控制在正常范围。2019 年 4 月 21 日出现右上肢无力、口角流涎，诊断为脑梗死，经治疗无后遗症遗留，目前规律口服阿司匹林 100mg，1 次 / 天。否认糖尿病史，余过去史无特殊。

2. 入院查体　体温 36.5℃，脉搏 70 次 / 分，呼吸 20 次 / 分，血压 130 / 82mmHg。神清，精神可，心音有力，律齐，各瓣膜听诊区未闻及病理性杂音，听诊双肺呼吸音清，未闻及干、湿啰音。腹部平软，无压痛反跳痛，肝脾肋下未触及，双下肢无水肿。

3. 辅助检查　血清胃泌素 919.06pg/ml（< 100pg/ml），血清 CgA 123.04ng/ml（< 100ng/ml），抗胃壁细胞抗体呈阳性。贫血三项示维生素 B_{12} 70pmol/L（133 ～ 675pmol/L）。24h 胃酸监测提示胃内 pH < 4 的百分比为 0，考虑胃酸缺乏。TPO-Ab 581.15 IU/ml（0 ～ 100IU/ml），TG-Ab 399.31 IU/ml（0 ～ 100IU/ml），TSH 升高。甲状腺超声示：甲状腺右叶 4.2cm × 1.4cm × 2.0cm，左叶 3.1cm × 1.4cm × 1.7cm，峡部 0.27cm，甲状腺腺体回声不均，呈弥漫性非均质改变，CDF1 示腺体内未见异常血流信号。双侧颈部未见明显异常肿大淋巴结。超声影像：甲状腺弥漫性病变，请结合甲状腺功能检查。

4. 入院诊断　① 1 型胃神经内分泌肿瘤 G1；② EMR 术后；③ A 型慢性萎缩性胃炎；④维生素 B_{12} 缺乏；⑤自身免疫性甲状腺炎。

中医诊断：胃积（胃神经内分泌肿瘤）脾虚气滞、肝经郁热证。

（二）整合性诊治过程

1. 关于诊断及评估

（1）MDT 团队的组成：肿瘤内科、消化内科、病理科、中医科、超声医学科医生。

（2）讨论目的：明确诊断和制订治疗方案。

讨论意见：患者院外诊断为胃神经内分泌肿瘤，胃内最大病变直径达 1cm，超声内镜示病变未侵及肌层，周围无淋巴结转移，行内镜黏膜切除术，病理分级为 G1。诊治过程中不仅要考虑病理分级、临床分期，更要重视临床分型。如果没有分型意识，缺乏相关疾病知识，临床上容易导致误诊误治。患者后在本院进行实验室检查，示血清胃泌素、血清 CgA 升高，维生素 B_{12} 缺乏，抗胃壁细胞抗体呈阳性，胃酸缺乏，合并慢性萎缩性胃炎和自身免疫性甲状腺炎，临床分型为 1 型胃神经内分泌瘤 G1（T1N0M0 I 期）明确，给予相应治疗。

2. 关于治疗方案的意见

（1）西医结合治疗：告知患者需要定期复查治疗，预后好，缓解患者心理压力；予以肌内注射补充维生素 B_{12} 纠正维生素 B_{12} 缺乏；嘱患者定期复查胃镜、贫血三项和甲功五项。

（2）中医辨证论治：患者镜下可见胃内息肉，内镜下黏膜切除术后仍食欲缺乏、食后饱胀、嗳气，素体脾胃虚弱，而致气机升降不利，肝气郁而化热，辨证为脾虚气滞、肝经郁热，治宜理气健脾、疏肝解郁，以疏木六君子汤加减合半夏泻心汤加减。

具体方剂：生山楂 20g，白术 15g，炒薏苡仁 30g，砂仁 6g，木香 6g，醋莪术 10g，鸡内金 15g，酸枣仁 30g，合欢皮 10g，女贞子 10g，枸杞 20g，清半夏 10g，干姜 6g，黄芩 10g，黄连 10g，炙甘草 6g。14 剂，每天 1 剂，水煎服。早晚 2 次温服。

后续处理：讨论后，与患者沟通，给予内服中药治疗。治疗后患者食后饱胀、嗳气症状逐渐消失，睡眠、饮食明显改善，提示治疗方案有效。每 6 ～ 12 个月至我中心复查胃镜，均提示胃底、胃体散在直径在 0.2 ～ 0.3cm 的颗粒样变，患者此后基本每 3 个月左右复诊 1 次，期间坚持服用中药，定期予以维生素 B_{12} 肌内注射。末次胃镜随访时间为 2019 年 9 月 18 日，距初诊时间已达 8 年之久，镜下仍见胃底体散在直径为 0.2 ～ 0.3cm 颗粒样改变（图 13-2-4）。胃内情况稳定，未见明显变化，无须内镜下切除治疗。从临床症状、辅助检查均可说明患者服中药 8 年多来，病情得到了很好的控制。

（三）案例处理体会

胃神经内分泌瘤分型不同，治疗策略和预后大不一样。分化良好的胃神经内分泌肿瘤治疗决策和预后的因素，除了病理分级、临床分期，与临床分型关系最为密切。1 型胃神经内分泌肿瘤预后较好，罕见转移。多数患者胃内病灶呈多发、扁小的（＜ 1cm）息肉样病灶，肿瘤发展缓慢，首选内镜下治疗（EMR 或 ESD），较大的病灶切除，＜ 0.5cm 的病灶可观察。肿瘤经内镜治疗后，胃内复发常见，故需定期（间隔 6 ～ 12 个月）随访。自身免疫性萎缩性胃炎常引起消化不良、贫血，甚至神经系统病变，需要关注和同时治疗。部分患者可合并其他自身免疫性疾病如桥本甲状腺炎，需注意监测和适时治疗。中药治疗可改善患者症状，控制病变生长，提高患者生活质量。

该患者实验室检查示血清胃泌素升高，维生素 B_{12} 缺乏，抗胃壁细胞抗体呈阳性，胃酸缺乏，合并慢性萎缩性胃炎和自身免疫性甲状腺炎，明确诊断为 1 型胃神经内分泌肿瘤（T1N0M0 Ⅰ期），予以心理疏导，缓解患者紧张情绪，根据血清维生素 B_{12} 水平，定期肌内注射补充维生素 B_{12}，定期复查胃镜，可见胃内病变无明显增大、增多，病情稳定，服用中药后胃内病灶得到很好的控制，相关症状消失，提示中医治疗有效，可以延长复发时间，降低复发率。

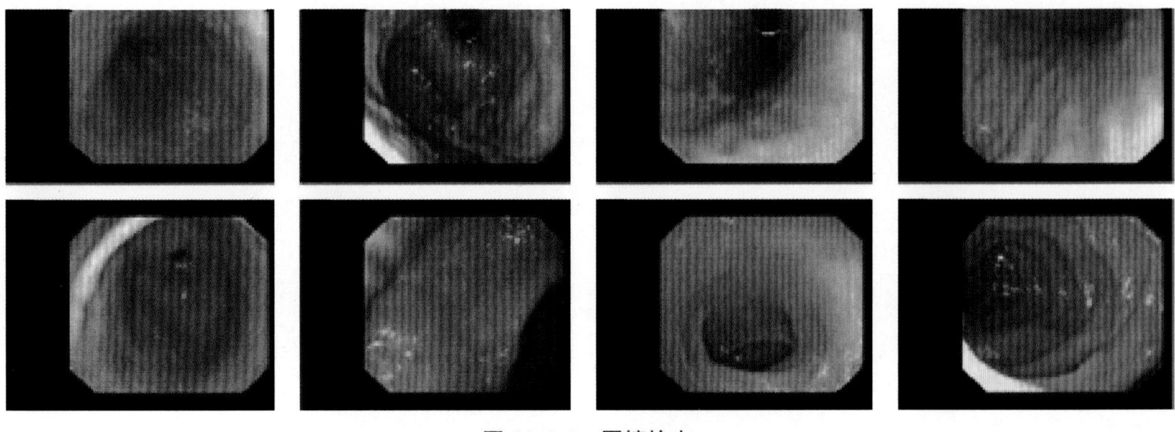

图 13-2-4　胃镜检查

胃底、体粗糙，散在颗粒样变，直径为 0.2 ～ 0.3cm

（陈莹莹　谭煌英）

参考文献

冷家骅, 季加孚, 2016. 胃神经内分泌肿瘤的诊治进展与争议. 中华普通外科杂志, 31(6):441-444.

刘丹, 沈琳, 陆明, 2015. 胃神经内分泌肿瘤的诊断和治疗. 临床肿瘤学杂志, 20(6): 549-554.

罗杰, 史艳芬, 谭煌英, 2019. 胃神经内分泌肿瘤临床分型与病理. 中华消化杂志, 39(8):516-520.

谭煌英, 2016. 胃神经内分泌肿瘤的诊断与治疗进展. 世界华人消化杂志, 24(22): 3329-3336.

谭煌英, 2017. 胃神经内分泌肿瘤临床分型的共识和争议. 中华胃肠外科杂志, 20(9):977-981.

谭煌英, 娄彦妮, 罗杰, 等, 2014. 胃神经内分泌肿瘤的分型诊断和治疗. 中国医学前沿杂志 (电子版), 6(11): 4-8.

中国临床肿瘤学会神经内分泌肿瘤专家委员会, 2016. 中国胃肠胰神经内分泌肿瘤专家共识 (2016 年版). 临床肿瘤学杂志, 21(10): 927-946.

中国胃肠胰神经内分泌肿瘤病理专家组, 2011. 中国胃肠胰神经内分泌肿瘤病理学诊断共识. 中华病理学杂志, 40(4): 257-262.

Bosman FT, Carneiro F, Hruban RH, et al, 2010. WHO classification of tumours of the digestive system. 4th ed. Geneva: WHO: 78-84.

Boyce M, Moore A R, Sagatun L, et al, 2017. Netazepide, a gastrin/cholecystokinin-2 receptor antagonist, can eradicate gastric neuroendocrine tumours in patients with autoimmune chronic atrophic gastritis. Br J Clin Pharmacol, 83(3): 466-475.

Caplin M E, Pavel M, Ćwikła J B, et al, 2014. Lanreotide in metastatic enteropancreatic neuroendocrine tumors. N Engl J Med, 371(3): 224-233.

Delle FG, O'Toole D, Sundin A, et al, 2016. ENETS consensus guidelines update for gastroduodenal neuroendocrine neoplasms. Neuroendocrinology, 103(2): 119-124.

Faggiano A, Di Maio S, Mocerino C, et al, 2019. Therapeutic sequences in patients with grade 1-2 neuroendocrine tumors (NET): an observational multicenter study from the ELIOS group. Endocrine, 66(2): 417-424.

Hadoux J, Malka D, Planchard D, et al, 2015. Post-first-line FOLFOX chemotherapy for grade 3 neuroendocrine carcinoma. Endocr Relat Cancer, 22(3): 289-298.

Hentic O, Hammel P, Couvelard A, et al, 2012. FOLFIRI regimen: an effective second-line chemotherapy after failure of etoposide-platinum combination in patients with neuroendocrine carcinomas grade 3. Endocr Relat Cancer, 19(6): 751-757.

Kulke MH, Anthony LB, Bushnell DL, et al, 2010. NANETS treatment guidelines: well-differentiated neuroendocrine tumors of the stomach and pancreas. Pancreas, 39(6): 735-752.

Lamberti G, Faggiano A, Brighi N, et al, 2020. Nonconventional doses of somatostatin analogs in patients with progressing well-differentiated neuroendocrine tumor. J Clin Endocrinol Metab, 105(1): 194-200.

Lu M, Zhang PP, Zhang YQ, et al, 2019. Safety, efficacy and biomarkers of toripalimab in patients with recurrent or metastatic neuroendocrine neoplasms: a multiple-center phase Ib trial. Clin Cancer Res, 21: 2337-2346..

Lu ZH, Li J, Lu M, et al, 2013. Feasibility and efficacy of combined cisplatin plus irinotecan chemotherapy for gastroenteropancreatic neuroendocrine carcinomas. Med Oncol, 30(3): 1-5.

Niederle M B, Hackl M, Kaserer K, et al, 2010. Gastroenteropancreatic neuroendocrine tumours: the current incidence and staging based on the WHO and European Neuroendocrine Tumour Society classification: an analysis based on prospectively collected parameters. Endocr Relat Cancer, 17(4): 909-918.

Pericleous M, Toumpanakis C, Lumgair H, et al, 2012. Gastric mixed adenoneuroendocrine carcinoma with a trilineage cell differentiation: case report and review of the literature. Case Rep Oncol, 5(2): 313-319.

Rinke A, Müller HH, Schade-Brittinger C, et al, 2009. Placebo-controlled, double-blind, prospective, randomized study on the effect of octreotide LAR in the control of tumor growth in patients with metastatic neuroendocrine midgut tumors: a report from the PROMID study group. J Clin Oncol, 27(28): 4656-4663.

Strosberg J, El-Haddad G, Wolin E, et al, 2017. Phase 3 trial of 177Lu-dotatate for midgut neuroendocrine tumors. N Engl J Med, 376(2): 125-135.

Strosberg JR, Coppola D, Klimstra DS, et al, 2010. The NANETS consensus guidelines for the diagnosis and management of poorly differentiated (high-grade) extrapulmonary neuroendocrine carcinomas. Pancreas, 39(6): 799-800.

Strosberg JR, Fine RL, Choi J, et al, 2011. First-line chemotherapy with capecitabine and temozolomide in patients with metastatic pancreatic endocrine carcinomas. Cancer, 117(2): 268-275.

Sundaresan S, Kang AJ, Hayes MM, et al, 2017. Deletion of Men1 and somatostatin induces hypergastrinemia and gastric carcinoids. Gut, 66(6): 1012-1021.

Vanoli A, La Rosa S, Luinetti O, et al, 2013. Histologic changes in type A chronic atrophic gastritis indicating increased risk of neuroendocrine tumor development: the predictive role of dysplastic and severely hyperplastic enterochromaffin-like cell lesions.Hum Pathol, 44(9): 1827-1837.

WHO Classification of Tumours Editorial Board, 2019. Digestive svstem tumours. WHO classification of tumours.5th ed.Geneva: WHO: 16.

Xu JM, Li J, Bai CM, et al, 2019. Surufatinib in advanced well-differentiated neuroendocrine tumors: a multicenter, single-arm, open-label, phase Ib/II trial. Clin Cancer Res, 25: 3486-3494.

Yamaguchi T, Machida N, Morizane C, et al, 2014. Multicenter retrospective analysis of systemic chemotherapy for advanced neuroendocrine carcinoma of the digestive system. Cancer Sci, 105(9): 1176-1181.

Yao JC, Fazio N, Singh S, et al, 2016. Everolimus for the treatment of advanced, non-functional neuroendocrine tumours of the lung or gastrointestinal tract (RADIANT-4): a randomised, placebo-controlled, phase 3 study. Lancet, 387(10022): 968-977.

Zhao JD, Zhao H, Chi Y, 2018. Safety and efficacy of the S-1/temozolomide regimen in patients with metastatic neuroendocrine tumors. Neuroendocrinology, 106(4): 318-323.

第三节　直肠神经内分泌肿瘤

• 发病情况及诊治研究现状概述

直肠神经内分泌肿瘤（rectal neuroendocrine neoplasm，r-NEN）是起源于直肠神经内分泌细胞的少见肿瘤，随着人们对神经内分泌肿瘤（neuroendocrine neoplasm，NEN）的认识及诊疗手段的不断提高，其发病率逐年上升。在世界范围内，r-NEN 发病率均位居消化道神经内分泌瘤前列。在我国，r-NEN 发病率仅次于胰腺神经内分泌肿瘤（pancreatic neuroendocrine neoplasm，p-NEN），位居消化道神经内分泌瘤发病率第二。由于 r-NEN 分化程度、病理分级及临床分期等不同，临床表现各异。r-NEN 中约 90% 为高分化的神经内分泌肿瘤（neuroendocrine tumor，NET），多呈惰性生长，早期患者预后较好。少部分为低分化神经内分泌癌（neuroendocrine carcinoma，NEC），临床表现类似于直肠癌，肿瘤生长较快，预后较差。r-NEN 多为非功能性肿瘤，仅少数可产生肽激素或生物胺并引起激素相关综合征。r-NEN 治疗的总体策略是以外科为主的整合治疗。90% 的直肠 NET 诊断时不足 1cm，分级为 G1 或 G2，所以首选是内镜下切除，完整切除率较高。对于直径较大、T3/T4、分级为 G3 或存在区域淋巴结转移者，手术治疗方法同直肠腺癌。随着对 r-NEN 研究的深入及经验的积累，r-NEN 已经进入了外科手术、介入治疗、化疗、靶向治疗、免疫治疗的整合治疗时代。但如何合理布局规划多种治疗手段，有效进行多学科整合诊疗协作，提高 r-NEN 患者，尤其晚期 r-NEN 患者的生存获益，仍是摆在临床医师面前的一大难题。

• 相关诊疗规范、指南和共识

- NCCN 肿瘤临床实践指南：神经内分泌肿瘤和肾上腺瘤（2019.V1），美国国家综合癌症网络
- 2012 ENETS 消化道神经内分泌肿瘤患者管理指南：结直肠神经内分泌肿瘤，欧洲神经内分泌肿瘤学会
- 2016 ENETS 共识指南：结直肠神经内分泌肿瘤（更新版），欧洲神经内分泌肿瘤学会
- 2016 ENETS 共识指南：高级别胃肠胰腺神经内分泌肿瘤和神经内分泌癌，欧洲神经内分泌肿瘤学会
- 2017 ENETS 神经内分泌肿瘤的生物标记物共识指南，欧洲神经内分泌肿瘤学会
- 2017 ENETS 共识指南：神经内分泌肿瘤患者术前和围术期治疗，欧洲神经内分泌肿瘤学会
- 中国胃肠胰神经内分泌肿瘤专家共识（2016 年版），中国临床肿瘤学会神经内分泌肿瘤专家委员会
- 2019 WHO（5th）胃肠 / 肝胆胰神经内分泌肿瘤分类分级标准，世界卫生组织

【全面检查】

（一）病史特点

尽管有少数家族性结直肠 NEN 的报道，但 r-NEN 多为散发，通常与多发性内分泌肿瘤综合征及其他遗传综合征无关。r-NEN 临床表现与直肠癌类似。r-NEN 多为非功能性肿瘤，通常没有激素分泌相关的类癌综合征症状，早期 r-NEN 可无明显临床症状，通常在乙状结肠镜或结肠镜检查中偶然发现，病情发展至一定程度可出现一些非特异性症状，如排便习惯改变、大便性状改变（变细、血便、黏液便等）、腹痛或腹部不适、腹部肿块、肠梗阻相关症状、贫血及其他全身症状（如消瘦、乏力、低热等）。肝脏、淋巴结、骨为 r-NEN 常见转移部位。晚期出现转移病灶可表现为右上腹痛、肝大、消瘦、厌食等症状。仅少数患者就诊时已合并远处转移。

（二）体检发现

1. *一般状况评价*　了解全身浅表淋巴结尤其是腹股沟及锁骨上淋巴结情况。

2. *腹部查体*　主要检查有无肠型、肠蠕动波、肠鸣音异常、移动性浊音、肝大等。

3. *直肠指检*　应常规行直肠指检，了解直肠肿瘤大小、形状、质地、占肠壁周径的范围、基底部活动度、下缘距肛缘的距离、肿瘤向肠外浸润状况、与周围器官的关系、有无盆底种植等。同时观察指套有无血染。

（三）实验室检查

1. *常规检查*　血常规、尿常规、粪常规＋隐血、肝肾功能、凝血功能等。

2. *肿瘤标志物*

（1）常用于直肠癌的肿瘤标志物如癌胚抗原（CEA）、CA19-9、CA125 等对于 r-NEN 价值有限。

（2）神经元特异性烯醇化酶（NSE）：是神经元和神经内分泌细胞所特有的一种酸性蛋白酶，是神经内分泌肿瘤的特异性标志。血清 NSE 在 G1/G2 的 NEN 中诊断价值有限，主要用于协助 NEC 的诊断、鉴别诊断、疗效评价及复发监测等。

（3）胃泌素释放肽前体（Pro GRP）：在神经内分泌癌的诊断及疾病评估方面具有一定价值。

3. *血清嗜铬粒蛋白 A*（chromogranin A，CgA）　广泛存在于神经内分泌细胞的嗜铬性颗粒中，是 NEN 中最常用、最有效的肿瘤标志物，可用于协助 NEN 的诊断、治疗、疗效评估及随访监测。与 p-NEN 一样，在胃肠神经内分泌肿瘤（gastrointestinal neuroendocrine neoplasm，GI-NEN）血清 CgA 是较灵敏的肿瘤标志物，并且可预测患者的预后，但其对 r-NEN 的应用价值有限（大部分直肠 NET 不表达），值得注意。血清 CgA 水平可受多种因素影响，如应用生长抑素类似物、质子泵抑制剂，合并肾衰竭、肝衰竭、慢性胃炎、肝细胞癌及甲状腺髓样癌等疾病。分化差的 NEC 患者血清 CgA 通常不高。

4. *激素检测*　r-NEN 极少出现激素相关症状。对于临床提示可能为功能性 r-NEN 时，应根据不同症状提示选择不同的检测指标。合并类癌综合征的肿瘤可分泌 5- 羟色胺（5-HT）。24h 尿 5- 羟吲哚乙酸（5-hydroxyindoleacetic acid，5-HIAA）是 5-HT 的代谢产物，其检测类癌综合征的灵敏度为 100%，特异度为 85% ～ 90%。但血浆 5-HIAA 水平易受到某些食物或药物的影响。怀疑类癌综合征的患者均可行 24h 尿 5-HIAA 检测。对于出现向心性肥胖、满月脸、高血压、皮肤紫纹等症状的患者，应完善库欣综合征相关检测。不推荐对无症状患者常规检测激素。

（四）影像学检查

r-NEN 肿瘤的大小、浸润深度及转移情况是决定治疗手段的关键。r-NEN 常用影像学检查方法包括内镜、超声、CT、MRI、PET/CT、生长抑素受体显像等，对疾病诊断、定位、分期、指导治疗方案的选择及评估疗效等均具有重要价值。

1. *直肠镜、乙状结肠镜、电子结肠镜*　内镜检查联合镜下组织活检是 r-NEN 确诊的重要手段，对 r-NEN 的治疗及治疗后随访过程均具有重要价值。所有疑似 r-NEN 的患者均推荐行内镜检查，内镜检查报告应包括进镜深度、肿块大小、距肛缘距离、形态、局部浸润范围，对可疑病变须行组织活检。推荐患者行全结肠镜检查以评估是否合并结肠病变或同时合并癌的可能。如患者存在以下情况除外：①一般状况不佳，难以耐受；②急性腹膜炎、肠穿孔、腹腔内广泛粘连；③肛周或严重肠道感染。

2. 超声内镜　与直肠癌相似，经直肠超声内镜（transrectal endoscopic ultrasound，TEUS）可以准确评估 r-NEN 的肿瘤大小、浸润深度及淋巴结受累情况，为治疗方式的选择提供重要信息。多项研究比较了 TEUS 与 CT 和 MRI 对直肠癌 T 分期的准确性，结果表明 TEUS 对直肠癌的 T 分期效果更好，而 T 分期准确性的提高可能会改变治疗方式的选择。因此建议有条件的前提下，r-NEN 患者均应行 TEUS 进行治疗前评估，为后续治疗方式的选择提供依据。

3. 超声　超声检查相对方便快捷，且具无放射性、可重复性等优点，通常可用于初步判断有无肝等实质脏器转移、腹腔淋巴结转移情况等，并且可以指导对肝脏可疑病变进行穿刺活检。

4. CT/MRI 检查　有助于肿瘤定位，并可有效评估有无肝脏、淋巴结等转移。但对于直径较小的肿瘤诊断较困难。增强 CT 在对胸部、腹部和盆腔分期方面有其优势。腹部 MRI，尤其是使用弥散加权成像和肝特异性造影剂时，在评估肝转移方面更有优势。对内镜下未完全切除的 r-NEN，需行盆腔 MRI 或超声内镜检查以评估盆腔局部情况。

5. 生长抑素受体显像（somatostatin-receptor scintigraphy，SRS）　由于大多数胃肠胰神经内分泌瘤（gastroenteropancreatic neuroendocrine neoplasm，GEP-NEN）的细胞表面富含大量的生长抑素受体，因此可用放射标记的生长抑素类似物奥曲肽进行成像检查，即所谓的奥曲肽扫描。SRS 可用于判断肿瘤分期、肝转移及其他远处转移。SRS 对于分级为 G1/G2 的肿瘤灵敏度和特异度较高，但对于 G3 的肿瘤通常不作为常规推荐。

6. PET/CT 检查　^{18}F- 脱氧葡萄糖（FDG）标记的 PET/CT（^{18}F-FDG PET/CT）对分化好的 NEN 的敏感度不高，但对于分化差的 NEC 在诊断、定位和分期方面均具有重要价值。大多数 NET 表达生长抑素受体，采用 ^{68}Ga 标记生长抑素类似物的 PET/CT（^{68}Ga-DOTA PET/CT）不仅可以明确原发肿瘤的位置，反映肿瘤生长抑素受体表达情况，决定临床治疗策略，还可检出一些其他常规检查不易发现的微小转移灶，对 NET 患者的原发灶定位、分期、治疗及预后评估具有重要意义；较 SRS 及其他检测手段对 NET 的检出率和敏感度更高，是目前 NET 诊断、定位和分期的金标准。

7. 全身骨显像　骨是 r-NEN 常见转移部位之一，对临床疑似发生骨转移的 r-NEN 患者建议增加全身骨显像检查。

（五）病理学检查

1. 标本类型及其固定

（1）标本类型：日常工作中常见的标本类型包括内镜活检标本、内镜下黏膜切除术（EMR）/ 内镜下黏膜剥离术（ESD）标本和根治切除术标本。

（2）标本固定：采用 10% 中性缓冲甲醛固定液，应立即固定（手术切除标本也尽可能 0.5h 内），固定液应超过标本体积的 10 倍以上，固定时间 6 ～ 72h，固定温度为正常室温。

2. 取材及大体描述　应当规范，应仔细核对基本信息，如姓名、送检科室、床位号、住院号、标本类型等。

（1）活检标本：描述送检组织的大小及数目。送检黏膜全部取材。

（2）EMR/ESD 标本：测量并记录标本大小（最大径 × 最小径 × 厚度），记录黏膜表面的颜色，是否有肉眼可见的明显病变，病变的轮廓是否规则，有无明显隆起或凹陷，有无糜烂或溃疡等，记录病变的大小（最大径 × 最小径 × 厚度）、大体分型及其距各切缘的距离（至少记录病变与黏膜侧切缘最近距离）。EMR/ESD 标本全部取材。

（3）根治术标本：应根据肛管的特征正确定位。测量切除肠管长度、周径；检查黏膜面，应描述肿瘤的部位、大小（新辅助治疗后标本，测量瘤床的大小；内镜下黏膜切除术后标本，描述溃疡 / 黏膜缺损区 / 瘢痕的大小及有无肿瘤残余）、数目、大体分型、外观、浸润深度、浸润范围、与两侧切缘及环周切缘的距离、与齿状线的关系。

应观察除肿瘤以外的肠黏膜是否有充血、出血、溃疡、穿孔等其他改变；观察浆膜面有无充血、出血、渗出、穿孔、肿瘤浸润等。对肿瘤侵犯最深处及可疑环周切缘受累处应重点取材。对早期癌或新辅助治疗后病变不明显的根治术标本，建议将可疑病变区和瘤床全部取材。对周围黏膜糜烂、粗糙、充血、出血、溃疡、穿孔等改变的区域或周围肠壁内结节及齿状线部组织应分别取材，远端、近端切缘及环周切缘分别取材。所有检出淋巴结均应取材。未经新辅助治疗的根治术标本应至少检出 12 枚淋巴结。

3. 病理报告内容及规范　根据《中国胃肠胰神经内分泌肿瘤病理学诊断共识》，神经内分泌肿瘤病理报告中需要包含的内容：标本类型、肿瘤部位、肿瘤大小和数目、浸润深度、脉管神经侵犯、核分裂象数和 Ki-67 阳性指数、神经内分泌瘤标志物 Syn 和 CgA、切缘情况、区域淋巴结和远处转移情况等。

病理报告中还需注意以下几项：

（1）标本类型包括活检、局部切除和根治标本等。

（2）肿瘤大小需测量长（cm）× 高（cm）× 宽（cm），如有多个肿瘤，需分别测量每个肿瘤的大小，并评价相关的组织学指标（包括分级）。

（3）切缘情况分为阳性和阴性，当肿瘤接近切缘＜ 0.5cm 时，应具体测量距切缘的距离。

（4）淋巴结应有各组检出的数目和有转移的阳性数。

（5）临床疑有特殊综合征的标本，根据需要检测相关的激素和其他标志物。

要点小结

- r-NEN 多为散发的非功能性肿瘤，早期可无明显症状，通常在内镜检查中偶然发现，病情发展至一定程度可出现一些非特异症状。
- 内镜活检组织病理是 r-NEN 确诊和治疗的依据，完整的病理报告可为制订临床治疗策略、预测治疗效果及评估预后提供重要依据。
- 血 NSE 主要用于协助 NEC 患者的诊断、鉴别诊断、疗效评价及复发监测等。
- 不推荐对无症状患者常规进行相关激素检测。
- 对于 r-NEN，如果肿瘤直径＜ 10mm，经内镜下完全切除，Ki-67 较低，通常不需要进一步分期。除此以外的 r-NEN，均建议术前行超声内镜或直肠 MRI 评估肿瘤局部侵犯情况，CT/MRI/SRS/PET 评估有无转移，为后续整合治疗策略的选择提供依据。
- ^{68}Ga-DOTA PET/CT 是目前神经内分泌肿瘤诊断、定位和分期的金标准，但不作为常规推荐。

【整合评估】

（一）评估主体

随着对 r-NEN 认识的不断深入，单一治疗手段已经无法给患者带来最大获益。多学科整合诊治团队（multidisciplinary team，MDT）的整合诊疗模式可以整合医疗资源，避免单一治疗手段带来的局限性，为患者提供规范化和全程化的临床诊断和治疗，改善患者预后，提高患者的生活质量。推荐有条件的单位将尽可能多的 r-NEN 患者诊疗纳入 MDT 的整合诊治管理，使 MDT 原则贯穿治疗全程。MDT 整合诊治实施过程中由多学科专家共同分析患者的临床表现、影像、病理和分子生物学等资料，整合考虑肿瘤的功能、病理学分级、原发部位、肿瘤负荷、生长抑素受体状态、肿瘤的生长速度等，并根据当前的国内外指南和循证医学证据，利用现有的治疗手段，为患者制订最适合的整合治疗策略。MDT 团队应根据治疗过程中患者机体状况的变化、肿瘤的反应而适时调整治疗方案，以期最大限度地延长患者的生存期、提高治愈率和改善生命质量。

r-NEN 的 MDT 整合诊疗学科构成应包括肿瘤内科、消化内科 / 内镜科、胃肠外科、肝胆外科、中医肿瘤科、介入治疗科、病理科、放射诊断科、放射治疗科和核医学科。MDT 成员应至少高年资主治医师以上职称。

（二）分期评估

肿瘤分期是临床制订整合治疗方案的重要因素之一。直肠 NET 分期推荐美国癌症联合委员会（AJCC）和国际抗癌联盟（UICC）联合制订的直肠神经内分泌肿瘤 TNM 分期（表 13-3-1、表 13-3-2），对于直肠低分化的 NEC，分期参考直肠腺癌分期系统。

表 13-3-1 AJCC/UICC 直肠神经内分泌肿瘤 TNM 分期（第八版）

原发肿瘤（T）
Tx 原发肿瘤无法评估
T0 无原发肿瘤的证据
T1 肿瘤侵及黏膜固有层或黏膜下层且≤ 2cm
T1a 最大径＜ 1cm
T1b 最大径 1 ～ 2cm
T2 肿瘤侵及固有肌层，或侵及黏膜固有层或黏膜下层且＞ 2cm
T3 肿瘤侵透固有肌层达浆膜下组织，未穿透浆膜
T4 肿瘤侵及脏层腹膜（浆膜）或其他器官或邻近结构
区域淋巴结（N）
Nx 区域淋巴结无法评估
N0 无区域淋巴结转移
N1 有区域淋巴结转移
远处转移（M）
M0 无远处转移
M1 有远处转移
M1a 仅有肝转移
M1b 至少有一处肝外转移（如肺、卵巢、非区域淋巴结、腹膜、骨）
M1c 同时有肝和肝外转移

对任意 T 分期，加 m 表示多发肿瘤 Tx（#）或 Tx（m），x=1 ～ 4，#= 原发肿瘤的数量，多发肿瘤如 T 分期不同，则使用分期最高者。

表 13-3-2 直肠神经内分泌肿瘤的预后分期分组（TNM）

Ⅰ期	T1	N0	M0
ⅡA 期	T2	N0	M0
ⅡB 期	T3	N0	M0
ⅢA 期	T4	N0	M0
ⅢB 期	T1/2/3/4	N1	M0
Ⅳ期	任意 T	任意 N	M1

（三）病理评估

r-NEN 是指具有神经内分泌分化的直肠上皮性肿瘤，包括高分化的 NET 和低分化的 NEC，以及混合性神经内分泌 - 非神经内分泌肿瘤（MiNEN），包括混合性腺神经内分泌癌（MANEC）。

1. 分类、分级　直肠神经内分泌肿瘤分类、分级标准，参照 2019WHO（5th）胃肠 / 肝胆胰神经内分泌肿瘤分类分级标准执行（表 13-3-1）。

2. 大体表现　直肠 NET 通常体积较小，内镜下常检出黏膜下小结节。超过 50% 病例肿瘤直径＜ 1cm，只有约 7% 直径＞ 2cm，直肠 NEC 大体表现类似于传统腺癌。

3. 组织病理学

（1）NET：直肠来源为胚胎后肠，因此直肠 NET 是后肠型 NET，即直肠 L 细胞（胰高血糖素样肽和胰多肽生成性）NET。L 细胞（胰高血糖素样肽和胰多肽生成性）NET 组织学主要表现为小梁状结构，混有腺管状或宽的具有菊形团样的不规则梁状结构，偶尔为实性巢状［与结肠嗜铬细胞（EC）NET 不同，多为实性巢状结构］。NET 细胞轻度 - 中度异型性，胞质丰富，核规则、圆形或卵圆形，染色质粗颗粒状、椒盐样。通常无坏死，如有坏死，多为斑点状，常伴有细胞中度 - 重度异型性。NET 大部分病例为 G1、G2 级，但罕见的 G3 级也有报道。

（2）NEC：常表现为器官样结构，可见大小梁状、玫瑰花样和栅栏状结构，实性巢中央伴有坏死，有时可见单个细胞坏死。肿瘤细胞异型明显，核分裂象活跃（常见非典型核分裂象）。小细胞型 NEC 显示弥漫或巢状生长方式，由小 - 中等大小的细胞组成，细胞质少，染色质呈颗粒状，核仁不明显。可见有一些稍大的细胞偶尔有核仁出现（＜ 25% 肿瘤细胞）。坏死很常见，核分裂平均 65 个 /10HPF。大细胞型 NEC 呈器官样、巢状、菊形团样结构，提示神经内分泌分化，但需要免疫组化进一步证实。与小细胞癌不同，肿瘤细胞胞质丰富，泡状核，核仁明显。

（3）MiNEN：绝大多数都是低分化的 NEC 与腺癌混合，极为罕见的是伴高分化的 NET。这种肿瘤常发生于长期特发性的炎症背景。极其罕见的 NET 与腺瘤混合。

4. 免疫组化　L 细胞 NET 弥漫表达 Syn、CD56 及多种肽类激素，通常 CgA 仅呈灶状阳性，约 80% 病例表达胰多肽（PYY）、胰高血糖素样肽（GLP-1 和 GLP-2）；PAP 具有特异性；SSTR2A 也常阳性表达。小细胞癌典型表达 Syn、CgA、CD56，至少表达三种标志物之一，角蛋白多为核旁点状样，Ki-67 通常＞ 50%，甚至接近 100%。1/5 小细胞癌表达 CDX2，CK20 也可表达，甚至有部分病例表达 TTF1。大细胞 NEC 通常 Syn 弥漫阳性，CgA 常呈灶阳，Ki-67 通常在 30% ～ 80%，至少两种神经内分泌标志物（Syn、CgA、CD56）弥漫阳性方可诊断大细胞 NEC，TTF1 一般阴性。与 NET 相比较，NEC 通常伴有 P53 和 RB1 基因突变。因 NEN 的分级标准根据 Ki-67 和核分裂象，所以 Ki-67 是必检项目。

（四）精确诊断

1. *定性诊断* 直肠 NEN 病理分级非常重要，NET 与 NEC 患者在治疗决策和预后上大不一样。通过内镜检查进行组织活检及病理检查可明确病变性质、肿瘤分类分级（NET/NEC）及与神经内分泌肿瘤生物行为学相关的特征。

2. *分期诊断* 在明确疾病性质，对疾病进行治疗前，应充分评估疾病严重程度及特点，根据评估结果选择超声内镜、CT/MRI、^{68}Ga-DOTA PET/CT 等检查手段，明确肿瘤大小、局部浸润深度、淋巴结转移情况及有无远处转移，精准分期，为后续选择合理的整合治疗方法提供充分依据。

3. *分子诊断* 神经内分泌肿瘤经组织活检病理确诊后，应该行相关的分子检测，如 SSTR2、MGMT 状态等，为治疗选择及疗效预测提供依据。

4. *伴随诊断* 应该明确伴随诊断，评估是否存在高血压、糖尿病、冠心病等合并症，以及其他伴随疾病，为后续制订整合诊治策略提供依据。

要点小结

- 推荐有条件的单位将尽可能多的 r-NEN 患者诊疗纳入 MDT 整合诊治团队管理，MDT 整合诊治应贯穿治疗全程。
- 明确肿瘤病理分级及准确的临床分期是临床制订整合治疗方案的前提。直肠 NET 分期推荐 AJCC 第八版分期系统，直肠 NEC 分期参考直肠腺癌分期系统。
- 在治疗全程应对患者进行全面、动态的评估，以制订个体化最佳整合治疗方案。

【整合决策】

（一）外科治疗

外科治疗包括局部切除和经腹手术。局部切除包括内镜下切除和经肛局部切除。经腹手术遵循全直肠系膜切除（total mesorectal excision，TME）原则，有直肠前切除（anterior resection，AR）和腹会阴联合切除（abdominoperineal resection，APR）两种方式。r-NEN 的初始治疗方式选择要根据肿瘤大小、浸润深度、远处转移、组织学分级等多种因素选择（表 13-3-3）。

表 13-3-3　不同肿瘤大小、分期和组织学分级的 r-NEN 的初始治疗选择

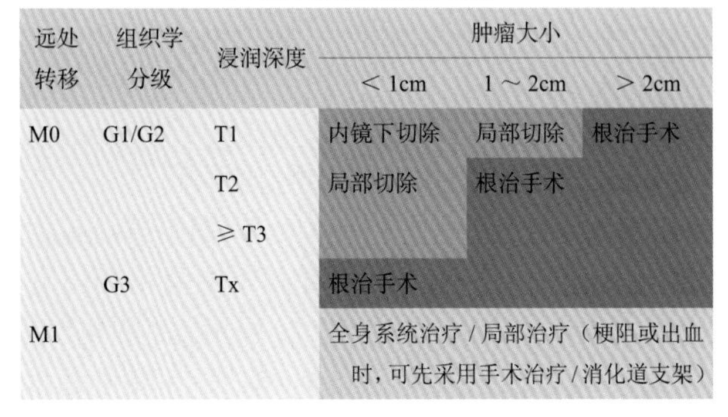

远处转移	组织学分级	浸润深度	肿瘤大小		
			＜ 1cm	1 ～ 2cm	＞ 2cm
M0	G1/G2	T1	内镜下切除	局部切除	根治手术
		T2	局部切除	根治手术	
		≥ T3			
	G3	Tx	根治手术		
M1			全身系统治疗 / 局部治疗（梗阻或出血时，可先采用手术治疗 / 消化道支架）		

1. *局部切除* 主要应用于＜ 1cm 者，以及 1 ～ 2cm、未侵犯肌层的 G1/G2 患者，分为内镜下治疗、经肛直视下切除和经肛腔镜手术。三种局部切除的方式各有优势和不足，临床中应恰当选择。

内镜下治疗推荐用于＜ 1cm、未侵犯肌层的 r-NEN。内镜下治疗具有创伤小、无须全身麻醉等优势，但对超过 1cm、距肛缘太近的肿瘤操作困难，易造成切缘阳性。某些 T2（侵犯肌层）者，

即使直径＜ 1cm，也无法进行内镜下切除。经肛门直视下切除可用于内镜下无法切除的 r-NEN 的局部切除。经肛门直视下切除在某些距肛缘近、直径较大的肿瘤切除中有优势，但在肿瘤距肛缘的距离超过 8cm 时切除困难。经肛腔镜手术目前有经肛门微创手术（TAMIS）和经肛门内镜微创手术（TEM）两种，均可应用于 r-NEN 的局部切除。一些距肛缘更远的肿瘤，经肛腔镜手术比直视下切除视野更清晰，操作更方便。经肛腔镜手术可进行切口缝合，因此相比于内镜下切除，可切除直径更大、浸润更深的肿瘤。

局部切除不完整者的后续治疗方案与浸润深度、肿瘤大小、组织学分级相关。后续治疗的策略为：

（1）＜ 1cm 且分级为 G1 的 T1 期患者可在 6 个月后再次肠镜检查，考虑再次局部切除。

（2）≥ 1cm 或分级为 G2 的 T1 期患者可选择再次局部切除。

（3）T2 期（侵犯肌层）应积极进行经腹手术切除。

2. 经腹手术　根据患者肿瘤位置，可选择直肠前切除术（AR）或腹会阴联合切除术（APR），原则同直肠腺癌，遵循 TME 标准。无远处转移的 r-NEN 经腹手术的适应证如下。

（1）肿瘤直径＞ 2cm。

（2）肿瘤直径 1 ～ 2cm，且已侵犯肌层。

（3）组织学分级为 G3。

（4）影像学怀疑有区域淋巴结转移。

（5）局部治疗后有残留的 T2 期患者。根治术后根据病理结果决定是否需要全身治疗。对于存在淋巴结转移（N1）、分级为 G2 的 T4 期（G2，T4）、组织学分级差（G3），可考虑术后辅助治疗。

r-NEN 最常见的远处转移部位是肝。手术治疗是控制肿瘤生长和激素分泌过多症状的局部治疗方案之一，在肝转移为主的晚期 r-NEN 治疗中发挥重要作用。转移病灶的手术治疗需要考虑病灶的范围、肿瘤的生物学行为、肿瘤引起的相关症状和患者对手术的耐受程度。对于无肝外转移、弥漫性双侧肝叶受累和肝脏储备功能受损的低级别肿瘤，可考虑切除原发灶和肝转移灶。肝转移灶切除的原则与腺癌转移相近，可选择解剖性肝切除或非解剖性楔形切除。一些单中心回顾性研究认为，即使双侧肝叶同时受累负荷较大的肿瘤，手术切除（联合 / 不联合射频）也可以明显改善晚期 r-NEN 患者的症状和生存情况，其结论尚存在争议。转移灶肿瘤负荷大且无法切除时，不推荐单纯切除原发灶。但在发生梗阻、出血等严重临床症状时也可考虑优先切除原发灶。

（二）内科治疗

1. 非转移性 r-NEN 的术后治疗　对于达到 R0 切除的 r-NET 患者，目前尚没有辅助治疗相关的证据。通常可以进行随访观察。对于存在淋巴结转移、分级为 G2 的 T4 期（G2，T4）、组织学分级差（G3）的患者，可考虑术后辅助治疗，方案选择同晚期 r-NEN 的治疗。

对于可手术切除的直肠 NEC 患者，推荐术后行 4 ～ 6 个周期辅助化疗，常用方案包括依托泊苷 + 顺铂（EP）、依托泊苷 + 卡铂（EC）。

2. 无法手术切除的局部晚期及转移性 r-NEN 的内科治疗　目前可用于 r-NEN 治疗的药物包括生长抑素类似物、干扰素、依维莫司、化疗和中医药治疗等。对于不同肿瘤分级的患者首选的治疗方案应该不同。对于分化好的 r-NET，首选生长抑素类似物，只有标准治疗均失败后才考虑化疗。NEC 患者一般首选 EP 或伊立替康 + 顺铂（IP）方案化疗。

（1）生长抑素类似物（SSA）：包括奥曲肽、奥曲肽微球及兰瑞肽等。

1）适应证：SSA 可用于抑制多种功能性神经内分泌肿瘤激素分泌，控制激素相关症状，是控制类癌综合征等功能性神经内分泌瘤综合征的首选药物。也可用于晚期肿瘤增殖指数较低的高分化 NET 的一线抗肿瘤增殖治疗。对于不可切除的、无症状、生长抑素受体阳性、高分化 GI-NET 且肿瘤负荷较大的患者，建议采用 SSA 治疗。对于无症状的、肿瘤负荷较低同时疾病稳定的晚期 GI-NET 患者，可考虑每 3 ～ 6 个月进行肿瘤标志物和影像学的密切随访，如疾病进展可考虑开始 SSA 治疗。如 SSA 治疗过程中出现病情进展的无功能性肿瘤可停用 SSA 治疗或增量治疗，功能性肿瘤患者应继续使用 SSA 治疗控制激素相关症状，并可与后续方案整合使用。SSA 不适用于 NEC 患者的治疗。

2）SSA 给药方案：对于有激素相关症状的患者，可采用短效奥曲肽开始治疗，之后更改为长效制剂。长效 SSA 临床应用相对方便，避免每日注射，是目前临床晚期直肠 NET 治疗的常用剂型。

奥曲肽 LAR 是一种长效 SSA 制剂，PROMID 研究证明了其抗肿瘤增殖作用。奥曲肽 LAR 初始剂量通常为 20 ～ 30mg 肌内注射，4 周 1 次。对于有症状的患者，可逐渐增加给药剂量或缩短给药间隔，如 20 ～ 30mg 每 2 ～ 3 周 1 次，或 60mg 每 4 周 1 次给药，以最大限度地控制症状。对于治疗过程中出现疾病进展的无功能性肿瘤，有研究表明，增加给药剂量或缩短给药间隔的高剂量 SSA 可获得较高的疾病控制率，无进展生存期（PFS）与依维莫司、肽受体放射性核素治疗及化疗无明显差异。

另一种长效 SSA 药物兰瑞肽与奥曲肽 LAR 临床疗效相似，随机安慰剂对照的Ⅲ期临床研究 CLARINET 证明了其对 GEP-NEN 的抗肿瘤作用。兰瑞肽（索马杜林）的用法为 40mg 肌内注射，每 2 周 1 次。兰瑞肽皮下注射的新剂型为 120mg，每 4 周 1 次。

多数患者对 SSA 治疗耐受性好。少数患者可出现食欲缺乏、恶心、腹胀、稀便、腹泻和脂肪泻等。使用胰酶补充剂可改善胰腺功能不全引起的症状。长期使用 SSA 治疗可能增加胆囊结石风险。由于 SSA 可抑制胰岛素的分泌，部分患者可出现血糖升高。

干扰素单独或与 SSA 整合使用对进展期 NET 具有一定疗效，但现已较少作为神经内分泌抗瘤增殖药物使用，主要用于难治性功能性神经内分泌肿瘤患者。

（2）靶向药物：依维莫司是最早获批应用于 r-NET 治疗的靶向药物，是一种哺乳动物雷帕霉素靶蛋白（mammalian target of rapamycin，mTOR）抑制剂，可用于 SSA 治疗后进展的中低级晚期（不可切除或转移）直肠 NET 的二线治疗。

RADIANT-4 经过一项前瞻性、随机、安慰剂对照的Ⅲ期临床研究，对比了依维莫司与安慰剂治疗非功能性的肺 NET 和 GI-NET（最常见部位：肺 30%、回肠 24%、直肠 13%）的疗效，结果显示，依维莫司组的主要研究终点中位无进展生存期（mPFS）显著长于安慰剂组（11 个月 vs. 3.9 个月），并降低 52% 的疾病复发率和死亡率，从而证明了依维莫司对胰腺外 NET 的疗效。不良反应大多为 1 级或 2 级，包括口腔炎、腹泻、非感染性肺炎、外周性水肿、乏力和皮疹等。

神经内分泌瘤是一种富血供肿瘤，抗血管生成药物一直是神经内分泌瘤领域研究的热点。舒尼替尼在胰腺外 NET 的临床研究未能取得成功。索凡替尼是一种针对血管内皮生长因子受体和成纤维细胞生长因子受体的小分子抑制剂，是我国自主研发药物，近年来索凡替尼相关临床研究结果显示其在胰腺外 NET 治疗中的良好应用前景。在针对进展期 NET 的Ⅰb/Ⅱ期临床研究中，索凡替尼显示出良好的抗肿瘤作用及可控的毒副作用，在胰腺外 NET，其客观反应率（ORR）为 15%（95% CI 6 ～ 31），疾病控制率（DCR）为 92%（95%CI 79 ～ 98），mPFS 13.4 个月（95%CI 7.6 ～ 19.3）。在 2019 年欧洲肿瘤内科学会（ESMO）的口头报告中，首次公布了评估索凡替尼在中国晚期非胰腺来源 NET 治疗中的疗效与安全性。该研究为Ⅲ期 SANET-ep 临床研究，共入组 198 例进展期的低或中级别晚期非胰腺来源 NET 患者，随机分为索凡替尼组（300mg 口服，1 次 / 天，*n*=129）和安慰剂组（*n*=69），结果显示，索凡替尼组的主要研究终点 PFS 显著长于安慰剂组（9.2 个月 vs. 3.8 个月），风险比（HR）为 0.334（95%CI 0.223 ～ 0.499）。因达到 PFS 这一预设主要研究终点，独立数据监察委员会建议提前终止研究。目前索凡替尼治疗 NET 各项研究仍在继续进行。

（3）化学治疗：直肠 NEC 患者恶性程度高，内科治疗首选化疗。目前尚缺乏有关胃肠胰 NEC 的前瞻性研究数据。鉴于肺外低分化 NEC 与小细胞肺癌在生物学行为、临床病程和对铂类为基础的化疗方案的反应有相似之处，目前胃肠胰低分化 NEC 的治疗多参考小细胞肺癌的治疗推荐。对于晚期低分化 NEC，一线治疗首选以铂类为基础的双药联合化疗方案，如依托泊苷联合顺铂或卡铂、顺铂联合伊立替康（IP）方案。目前尚未确定最佳疗程，通常建议 4 ～ 6 个周期，如患者对治疗依然有反应且耐受性好，可继续化疗至出现最大疗效。低分化 NEC 二线治疗，目前尚无标准治疗方案。停止一线治疗超过3个月后出现疾病进展的患者，可能对铂类药物仍然敏感，可再次采用原方案治疗。其他可选方案包括以替莫唑胺、氟尿嘧啶、伊立替康或奥沙利铂为基础的方案。

对于晚期高分化r-NET，若肿瘤增殖指数较高（G2或G3）、肿瘤负荷较大，在标准治疗失败后亦可选择化疗，但这类患者通常对铂类为基础的化疗方案反应较差，可采用以替莫唑胺为基础的化疗方案，如替莫唑胺联合卡培他滨（CAPTEM）、替莫唑胺联合替吉奥（STEM）。

常用化疗方案如下。

1）依托泊苷+顺铂（EP方案）

依托泊苷100mg/m^2，静脉滴注，第1～3天；顺铂75mg/m^2，静脉滴注，第1～21天，为一个周期。

2）伊立替康+顺铂（IP方案）

伊立替康80mg/m^2，静脉滴注，第1、8天；顺铂75mg/m^2，静脉滴注，第1～21天，为一个周期。

3）卡培他滨+替莫唑胺（CAPTEM方案）

卡培他滨750mg/m^2，口服，每日2次，第1～14天；替莫唑胺200mg/m^{2}口服，每晚1次，第10～14天，28天为一个周期。

4）替吉奥+替莫唑胺（STEM方案）

替吉奥40～60mg口服，每日2次，第1～14天；替莫唑胺200mg口服，每晚1次，第10～14天，21天为一个周期。

（4）免疫治疗：近年来，以PD-1/PD-L1抑制剂为主的免疫治疗在常见实体瘤中发展迅猛，给晚期肿瘤患者带来了希望。免疫治疗在小细胞肺癌领域取得了一些进展，但在NET领域的数据仍然有限。目前为止尚无相关药物获批用于NET。

美国的一项开放、多中心Ⅱ期临床研究探索了spartalizumab（PD-1抑制剂）治疗分化良好、无功能的胰腺、胃肠道、肺NET，以及分化差的胃肠胰NEC的疗效和安全性。共纳入116例患者，其中胃肠NET 32例，胰腺NET 33例，肺NET 30例，胃肠胰NEC 21例，在分化好的NET中，ORR为7%，DCR为63%。国内开展的一项探索特瑞普利单抗在晚期NEN患者中的疗效及安全性的Ⅰb期临床研究中，共纳入了40例Ki-67≥10%的晚期NEN患者，其中分化好的NET 8例（G2 5例，G3 3例），低分化NEC 32例，按原发部位9例为胰腺NEN，31例为非胰腺NEN（包括结直肠10例、胃6例、十二指肠4例、食管3例、其他部位8例）。观察到8例PR和6例SD，ORR为20%，DCR为35%，中位DOR为15.2个月。

总之，在神经内分泌瘤领域免疫治疗尚处于临床试验阶段，距离临床广泛应用还有很长的路要走。目前应用免疫抑制剂治疗高分化NET相关数据有限，但有多项临床试验正在进行中，应鼓励符合条件的患者参加临床试验。

（5）中医药治疗：传统中医疗法在辨证论治原则指导下的个体化整合治疗，可以部分缓解患者的临床症状，减轻化疗、靶向治疗及免疫治疗等带来的副作用，提高患者的生活质量。在控制肿瘤方面，中药治疗尤其适合发展缓慢的直肠NET G1～G2晚期患者，可单独应用，或联合SSA以协同抑制肿瘤生长，延长待瘤生存期。

（三）核素治疗

对于晚期生长抑素受体阳性的胃肠神经内分泌肿瘤（gastrointestinal neuroendocrine tumors，GI-NET）（G1/G2）患者，可考虑肽受体放射性核素治疗（peptide receptor radionuclide therapy，PRRT）。临床常用于标记SSA的放射性核素主要有^{90}Y和^{177}Lu。多项欧洲Ⅱ期临床试验的总结分析发现，1000余例GEP-NEN患者的总有效率为20%～40%。NETTER-1研究是一项全球性的Ⅲ期临床研究，是PRRT治疗对GI-NET有益的最有力证据。该研究共纳入了229例无法手术的30mg奥曲肽LAR治疗进展的生长抑素受体阳性中肠NET患者，随机分成两组，一组接受4剂^{177}Lu-Dotatate（每8周1次），另一组接受奥曲肽LAR加量（60mg/4周）治疗，结果显示，^{177}Lu-Dotatate组第20个月无进展生存率估计值更高（65.2% vs. 10.8%），^{177}Lu-Dotatate组有效率为18%，对照组为3%。基于此，美国FDA批准PRRT用于治疗生长抑素受体阳性的包括前肠、中肠和后肠在内的胃肠胰NET。因此，对于SSA治疗后进展的晚期r-NET患者的二线治疗，以及SSA和依维莫司治疗后进展的r-NET患者，进一步治疗可以考虑选用放射性标记生长抑素类似物进行 PRRT。根据 NCCN 指南，采用 PRRT 治疗的患者应满足以下条件：①中低级别 NET（Ki-67 ≤ 20%）；② ^{68}Ga-DOTA PET/CT 或 PET/MRI，或 SRS 等提示生长抑素受体表达；③骨髓及肝肾功能正常。PRRT 治疗的主要不良反应为骨髓抑制和肾毒性。

（四）针对肝转移灶的局部治疗

肝是 r-NEN 最常见的转移部位，对于合并肝转移的 r-NEN，在恰当的时机选择合适的局部治疗手段，对于改善患者临床症状及提高患者生存有益。除手术切除外，常用的局部治疗手段还包括肝动脉栓塞（transarterial embolization，TAE）、经肝动脉化疗栓塞（transarterial chemoembolization，TACE）、放疗栓塞、消融术、肝移植等。对于合并激素相关症状的患者，局部治疗有助于降低肿瘤负荷，缓解患者激素相关临床症状；对于非功能性肿瘤，局部治疗有助于控制局部肿瘤生长，降低肿瘤负荷，缓解肿瘤负荷过大引起的相关症状。

1.TAE、TACE　对于不可手术切除的合并肝转移的 r-NET 患者，TAE、TACE 或放疗栓塞等可作为一种姑息治疗手段，用于替代单纯内科治疗缓解患者临床症状或控制局部肿瘤生长。经动脉治疗用于 r-NET 治疗的禁忌证和并发症与治疗肝细胞癌相似。虽然多项研究证实经肝动脉局部治疗能够控制与激素分泌或肿瘤负荷过大相关的症状，但该疗法的生存获益尚不明确。

2. 消融术　对于＜ 3cm 的 NEN 肝转移灶的治疗，包括射频消融术（radiofrequency ablation，RFA）、冷冻消融术及微波消融术等消融术的作用尚未确定，尤其是对于适合手术切除的患者。由于大多数患者表现为多灶性双侧病变，所以当肝切除术可能损害残余肝功能时，可采用消融术作为手术切除的辅助手段，以便对所有病变进行局部治疗。消融术可作为 NEN 肝转移灶的初始治疗手段，或作为手术切除的辅助治疗手段。消融术操作可经皮、经腹腔镜或在剖腹手术时实施，引起并发症的可能性相对较低。因可消融区域有限，消融术通常仅适用于≤ 3cm 的小病灶。

3. 肝移植（orthotopic liver transplantation，OLT）　目前并非不可切除性 NEN 的标准治疗方法，尚需进一步的研究来评估其给患者带来的获益。

（五）顶层设计及整合管理

直肠 NET 的具体诊疗流程见图 13-3-1。

要点小结

- 肿瘤＜ 1cm 且局限于黏膜层或黏膜下层（T1）可行内镜下切除。肿瘤＞ 2cm、T3/T4、分级为 G3 或存在区域淋巴结转移者，手术方法同直肠腺癌。
- 肝是 r-NEN 最常见的转移部位，对原发灶及肝转移灶均可切除的患者，可将手术切除作为初始治疗。对于不能完全切除的转移性 r-NEN，手术减瘤的益处尚存争议。
- 对于合并肝转移的 r-NEN，在恰当时机选择合适的局部治疗手段，对于提高患者生存有益。
- 药物包括 SSA、依维莫司、索凡替尼、化疗和免疫治疗等。对于不同分级的患者首选的治疗方案不同。对于分化良好的 r-NET，只有标准治疗均失败后才考虑化疗。直肠 NEC 患者一般首选含铂方案化疗，但疗效不尽如人意。

【康复随访及复发预防】

（一）总体目标

随访及监测的目的主要是及时发现肿瘤复发，及时给予最佳干预措施，以提高患者生命质量。目前 r-NEN 随访尚无高级别循证医学证据的支持，应当按照个体化和肿瘤分期的原则，为患者制订个体化、人性化的随访监测方案。

（二）严密随访

一般认为，所有的 NET 都具有恶性潜能，应该进行长期随访。对于手术切除的患者，应当在手术后 3 ～ 12 个月进行复查评估，如果患者出现相应的临床症状，则应提前进行复查；此后每 1 ～ 2 年进行一次评估，持续 10 年。对于复查结果阴性的患者，后续可适当降低随访频率。对于高级别肿瘤应该进行更频繁的监测。

对于切缘阴性的＜ 1cm 的直肠肿瘤，由于预后良好，通常不需随访。直肠 MRI 或直肠内超声随访检查适用于直肠肿瘤小（＜ 1cm），边缘不确定，有残留病变或中等程度，或肿瘤直径在 1 ～ 2cm，初始治疗后 6 ～ 12 个月进行随访，此后在临床有提示时再行随访。

（三）常见问题处理

规律的随访复查能够及时发现复发转移病灶，从而进行早期干预和处理，以提高治疗疗效，延长患者生存期。

无论是生物治疗，还是靶向治疗、化疗、免疫治疗等，药物治疗的毒性反应都无法避免，由于患者个体差异及治疗方案不同，不良反应各异。但临床医师通过一些手段积极处理，可以最大程度减轻治疗带来的不良反应，一方面可以提高患者的治疗依从性，另一方面也可极大地提高肿瘤患者的生命质量。临床医师除应掌握化疗带来的常见不良反应的预防和处理外，还应掌握生物治疗及依维莫司靶向治疗、PRRT 等治疗带来的不良反应的预防和处理。

（四）积极预防

大多 r-NEN 为散发病例。对于 r-NEN 本身并没有有效的预防措施，应贯彻“三级预防”理念，提倡采取以“合理膳食和适度运动”为核心的健康生活方式，警惕 NEN 早期的一些相关症状，早发现早治疗。随着结肠镜筛查及诊断性活检的广泛推广，预计 r-NEN 的检出率将越来越高。

要点小结

- 临床医师应掌握常见治疗的不良反应，最大程度减轻治疗带来的不良反应，提高患者的治疗依从性及生命质量。
- 规律随访可以及时发现复发转移病灶，进行早期干预，延长患者生存期。

随着内镜检查的普及及对神经内分泌肿瘤意

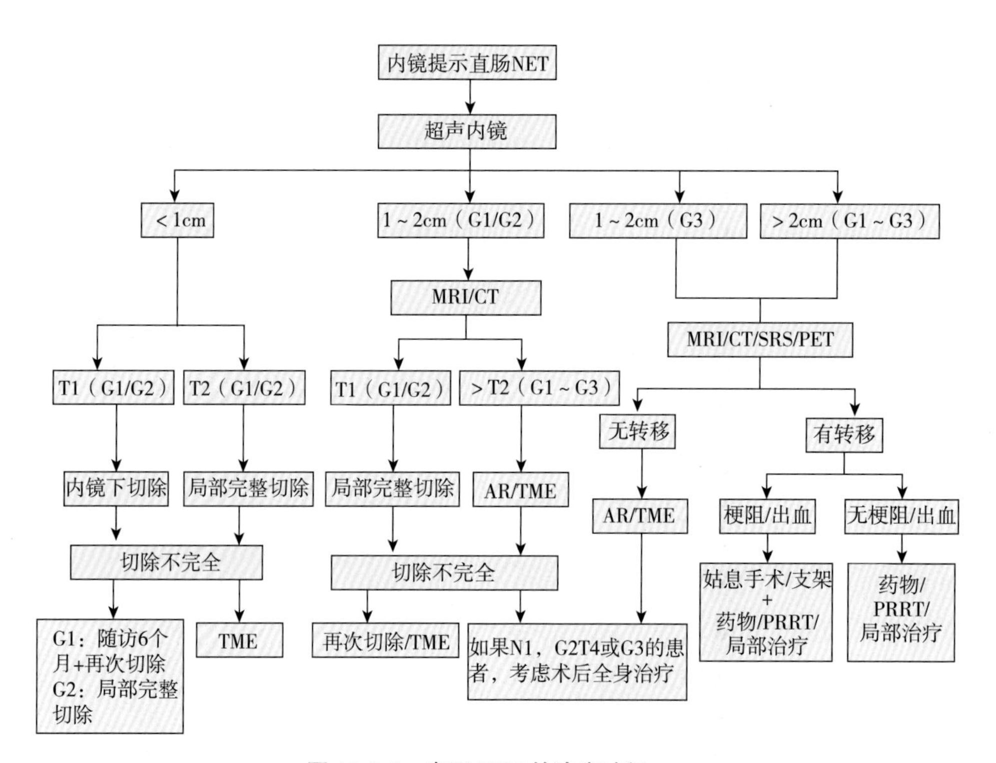

图 13-3-1　直肠 NET 的诊疗过程

识的普遍提高，越来越多的 r-NEN 被诊断，而规范的病理诊断对于 r-NEN 的精准治疗尤为重要，NET 与 NEC 治疗决策及预后大不一样。分化良好的直肠 NET 预后相对良好，其发生转移的概率与肿瘤大小密切相关。1cm 以上肿瘤就有淋巴结转移甚至肝转移的风险，临床医师应重视治疗前分期评估。目前，超声内镜、CT/MRI 等常规影像学检查，分别能有效评估肿瘤浸润深度、淋巴结有无转移及肝转移情况等。必要时可行 SRS、^{68}Ga-DOTA PET/CT 检查以全身探查可能隐匿的转移病灶，同时也为 SSA 及 PRRT 治疗提供依据。

r-NEN 绝大多数是低级别的早期患者，通过精准评估，选择内镜下切除或外科手术，预后良好。分化好的晚期直肠 NET 患者，首选 SSA 治疗，有条件者建议行 ^{68}Ga-DOTA PET/CT，了解肿瘤生长抑素受体表达情况。免疫组化 SSTR2 相对容易开展，SSTR2（+/–）有助于临床医师选择用药、预测疗效，对于 SSTR2 阳性判读的方法，有待规范和统一。目前除了 SSA 以外，依维莫司、索凡替尼等靶向药物取得约 10% 客观缓解率，在晚期直肠 NET 内科治疗中扮演重要角色。PRRT 是生长抑素受体阳性患者的又一有效治疗选择，欧洲国家应用时间较长，美国 FDA 也批准 PRRT 的适应证，目前国内只有少数医院在开展临床研究，相信 PRRT 在中国未来几年内会得到快速发展。对于某些以肝转移为主的晚期 NET 患者，在全身用药的基础上，根据肝转移的不同情况，恰当选择外科减瘤术、TAE、射频消融术等局部治疗，个体化的整合治疗可能给这些晚期患者带来最大的生存益处。

多数直肠 NEC 患者确诊时已出现转移，肿瘤发展快，生存期短，预后极差。现有的一线化疗方案（EP/EC）对直肠 NEC 疗效不尽人意。二线治疗可考虑 FOLFOX、FOLFIRI、CAPTEM 方案，但均来自小样本报道。化疗联合血管靶向药物如贝伐珠单抗、安罗替尼可能有生存获益，仍需进一步研究。以 PD-1/PD-L1 抑制剂为代表的免疫治疗在常见实体瘤中发展迅猛，给晚期患者带来了希望，但在神经内分泌瘤研究数据较少，目前尚无相关药物获批用于 NET。

总之，对于分化好的直肠 NET，SSA 治疗是基石，其疗效与 SSTR2 表达量相关，开发新药，或联合治疗，提高 SSA 及 PRRT 敏感度，控制肿瘤、延长带瘤生存期，是今后需要整合医学研究的重要课题。直肠 NEC 患者预后差，生存期短，是目前治疗的难点，探索整合治疗如化疗联合免疫治疗、化疗联合血管靶向药物等，有望延长生存期，是直肠神经内分泌肿瘤未来的重点研究方向。

（谭煌英　王　超　张大奎　史艳芬）

【典型案例】

直肠神经内分泌瘤 G2 的整合性诊疗 1 例

（一）病例情况介绍

1. 基本情况　患者，男性，66 岁。主因“发现直肠肿物 8 月余”就诊。患者于 2017 年 12 月因便血就诊于当地医院，肠镜示距肛门约 10cm 直乙交界处见一肿物环肠腔约 2/3 周，活检病理示黏膜慢性炎。2017 年 12 月 22 日外院行腹部增强 MRI 示多发肝转移瘤。直肠 MRI 示直肠病变，考虑直肠癌并盆腔淋巴结转移可能。2017 年 12 月 26 日当地医院行超声引导下肝穿刺活检，病理诊断神经内分泌肿瘤，核分裂象 2 ～ 5 个 /10HPF，结合临床所见，不除外直肠转移。免疫组化：Syn（+），CD56（+），CgA（+），Ki-67（+10%）。2018 年 1 月 23 日外院行生长抑素受体显像示膀胱后生长抑素受体高表达病变，神经内分泌肿瘤可能，肝多发神经内分泌肿瘤转移灶。2018 年 1 月开始肌内注射醋酸奥曲肽微球 20mg，28 天一次。2018 年 4 月 17 日复查腹部增强 MRI 示肝内病灶较 2017 年 12 月 22 日片增大、增多。2018 年 5 月调整为肌内注射醋酸奥曲肽微球 20mg，14 天一次。2018 年 8 月 4 日复查腹部增强 MRI 示肝内转移灶较 2018 年 4 月增大、增多。为进一步治疗就诊于我院。

既往有高血压病史10余年。否认药物过敏史。

2. 入院查体　全身浅表淋巴结未触及肿大。腹平坦，未见胃肠型及蠕动波，听诊肠鸣音正常。全腹未触及包块，无反跳痛、肌紧张，肝大，肋下5cm，质韧，移动性浊音阴性。

3. 辅助检查　腹部MRI诊断肝转移瘤（图13-3-2）。

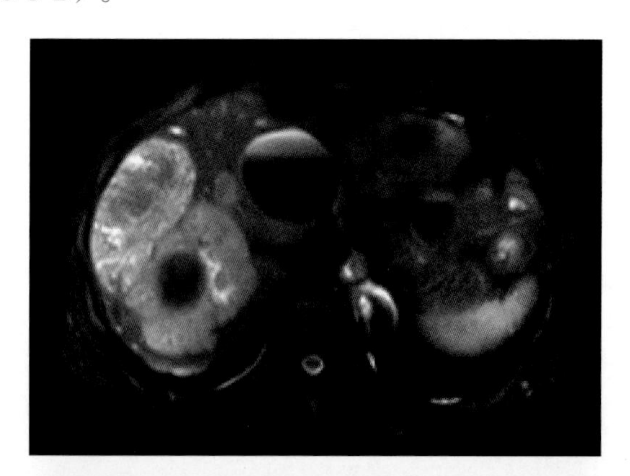

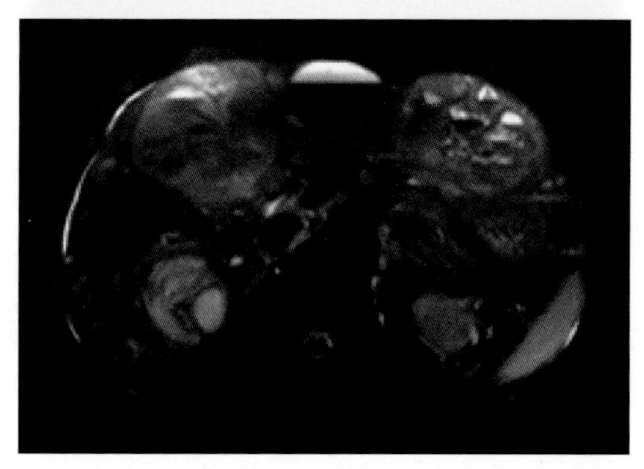

图 13-3-2　患者 2018 年 8 月 4 日腹部 MRI 结果

4. 入院诊断　①直肠神经内分泌肿瘤G2，cTxN1pM1 Ⅳ期；②盆腔淋巴结转移，肝多发转移；③高血压；④肝囊肿。

（二）整合性诊治过程

1.MDT整合诊疗团队组成　普外科、肿瘤内科、病理科、放射科。

2. 讨论目的　确诊并制订整合治疗方案。

病理科专家：（肝）神经内分泌肿瘤，主要依据NET G2，Ki-67（+10%），核分裂象3个/10HPF，结合临床病史符合神经内分泌肿瘤转移。免疫组化：CK（+），SCK8/18（+），CD56（弱+），SATB2（核弱+），CK7（－），CD19（－），CgA（个别+），Ki-67（+10%），Syn（弥漫强+）。

放射科专家：根据患者外院及本院影像学检查，符合直肠神经内分泌肿瘤肝转移瘤。

普外科专家：患者直肠神经内分泌肿瘤合并盆腔淋巴结及肝多发转移，原发灶目前无梗阻、出血等症状，暂不考虑手术治疗。

肿瘤内科专家：患者原发灶肿瘤较大，环肠腔约2/3周，影像学检查提示存在盆腔淋巴结及肝转移，原发灶无出血、梗阻等症状，治疗以药物、PRRT、局部治疗为主。肿瘤分级为G2，一线应用生长抑素类似物常规剂量及加量治疗后疾病进展。二线可选方案包括PRRT、依维莫司等治疗。但考虑肿瘤负荷大，也可采用替莫唑胺为基础的化疗，如STEM方案（替吉奥+替莫唑胺）。

患者后续处理：讨论后与患者沟通并制订和实施了整合治疗方案。

2018年10月16日复查胸腹盆腔CT：肝多发转移瘤较2018年8月15日片大小变化不大；直肠局部增厚，周围淋巴结明显增大，较前片变化不大。评效SD。2019年2月19日复查电子肠镜：距肛门口约8cm处可见盘状隆起肿块，直径约3.0cm，表面糜烂，覆白苔，触之较硬（图13-3-3）。2019年4月25日复查腹部增强MRI示：肝内多发转移瘤（大者约11cm×8.5cm），部分病灶出血坏死较2019年2月19日增加。评效SD（图13-3-4）。

患者因化疗后恶心、呕吐等不良反应明显，要求暂停口服化疗。2019年5月7日改为口服依维莫司（5mg，1次/日）。2019年11月20日复查腹部MRI示肝内病灶部分较前缩小（图13-3-5）。继续口服依维莫司至今。疗程中出现1级口腔溃疡。2020年3月当地医院复查腹部增强MRI示肝内病灶较前缩小（大者约9.6cm×8.7cm）。目前继续口服依维莫司5mg，1次/天。

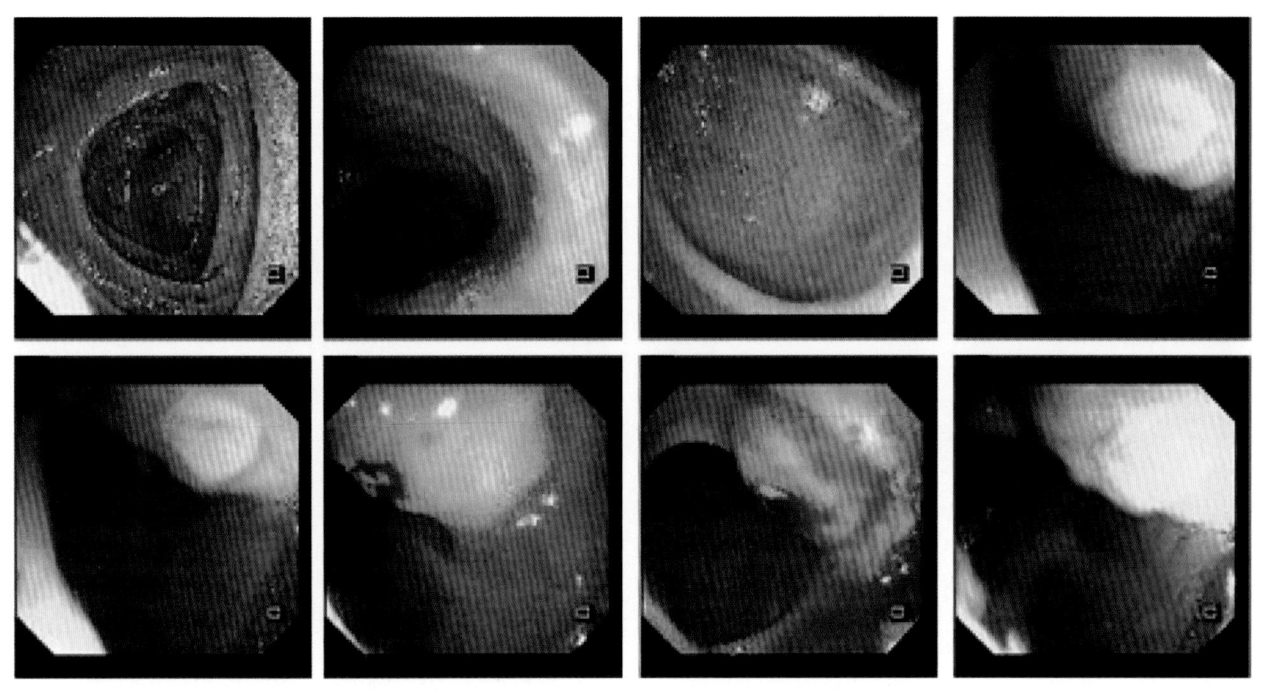

图 13-3-3　患者 2019 年 2 月 19 日电子结肠镜复查结果

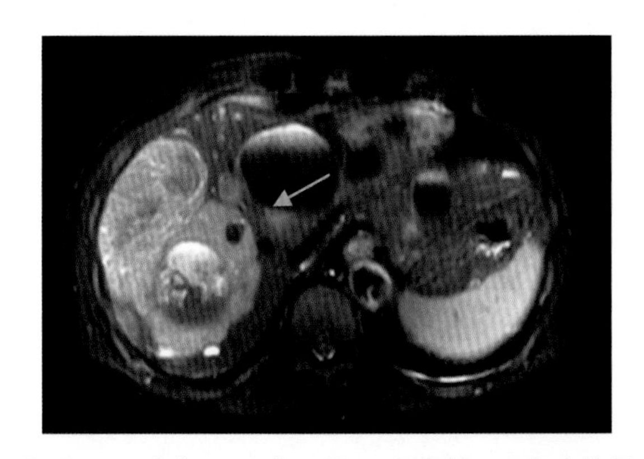

图 13-3-4　患者 2019 年 4 月 25 日腹部 MRI 复查结果

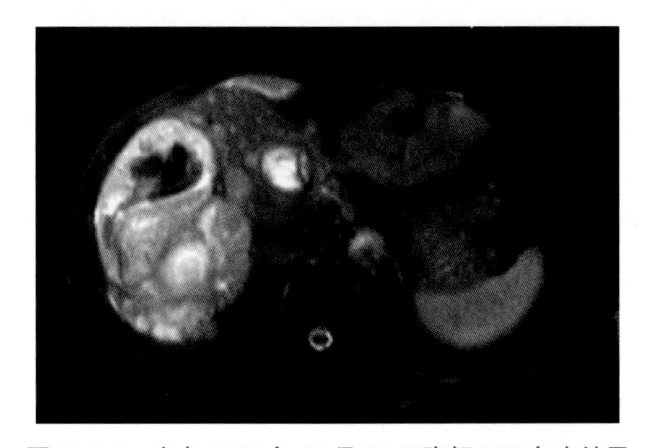

图 13-3-5　患者 2019 年 11 月 20 日腹部 MRI 复查结果

（三）案例处理体会

大多数直肠神经内分泌瘤发现较早，仅少数患者发现时已有转移。直肠神经内分泌瘤总转移率为 2.3%。其中，＜ 1cm 者发生淋巴结转移概率为 1% ～ 4%，＞ 2cm 的息肉及淋巴血管受侵犯的直肠神经内分泌肿瘤更易发生转移。本例患者初诊肠镜提示肿瘤环肠腔约 2/3 周，直径较大，发生转移概率较高，与文献报道相符。因此对于肿瘤直径较大的患者，临床应注意筛查是否存在转移。对于不同分级的直肠神经内分泌肿瘤，治疗选择不同。对于分化好（G1/G2）的直肠神经内分泌肿瘤，一线治疗通常选择生长抑素类似物，在只有标准治疗均失败后才选择化疗。但如患者肿瘤负荷较大，可以选择以替莫唑胺为基础的化疗方案。依维莫司是治疗直肠神经内分泌瘤常用靶向药物，常见不良反应有口腔炎、腹泻、非感染性肺炎、乏力和皮疹等。非感染性肺炎通常发生在用药 3 ～ 4 个月后，临床应用过程中，如患者出现胸闷、气短等症状，应警惕。

（王　超　苏雯婷　谭煌英）

参考文献

冷家骅，季加孚，2016. 胃神经内分泌肿瘤的诊治进展与争议 . 中华普通外科杂志, 31(6): 441-444.
刘丹, 沈琳, 陆明, 2015. 胃神经内分泌肿瘤的诊断和治疗. 临床肿瘤学杂志, 20(6): 549-554.
罗杰, 史艳芬, 谭煌英, 2019. 胃神经内分泌肿瘤临床分型与病理. 中华消化杂志, 39(8): 516-520.
谭煌英, 2016. 胃神经内分泌肿瘤的诊断与治疗进展. 世界华人消化杂志, 24(22): 3329-3336.
谭煌英, 2017. 胃神经内分泌肿瘤临床分型的共识和争议. 中华胃肠外科杂志, 20(9): 977-981.
谭煌英, 娄彦妮, 罗杰, 等, 2014. 胃神经内分泌肿瘤的分型诊断和治疗. 中国医学前沿杂志(电子版), 6(11): 4-8.
中国临床肿瘤学会神经内分泌肿瘤专家委员会, 2016. 中国胃肠胰神经内分泌肿瘤专家共识(2016年版). 临床肿瘤学杂志, 21(10): 927-946.
中国胃肠胰神经内分泌肿瘤病理诊断共识专家组, 2013. 中国胃肠胰神经内分泌肿瘤病理诊断共识(2013版). 中华病理学杂志, 42(10): 691-694.
Bosman FT, Carneiro F, Hruban RH, et al, 2010.WHO classification of tumours of the digestive system. 4th ed. Geneva WHO: 78-84.
Boyce M, Moore AR, Sagatun L, et al, 2017. Netazepide, a gastrin/cholecystokinin-2 receptor antagonist, can eradicate gastric neuroendocrine tumours in patients with autoimmune chronic atrophic gastritis. Br J Clin Pharmacol, 83(3): 466-475.
Caplin ME, Pavel M, Ćwikła JB, et al, 2014. Lanreotide in metastatic enteropancreatic neuroendocrine tumors. N Engl J Med, 371(3): 224-233.
Delle Fave G, O Toole D, Sundin A, et al, 2016. ENETS consensus guidelines update for gastroduodenal neuroendocrine neoplasms. Neuroendocrinology, 103(2): 119-124.
Faggiano A, Di Maio S, Mocerino C, et al, 2019. Therapeutic sequences in patients with grade 1-2 neuroendocrine tumors (NET): an observational multicenter study from the ELIOS group. Endocrine, 66(2): 417-424.
Hadoux J, Malka D, Planchard D, et al, 2015. Post-first-line FOLFOX chemotherapy for grade 3 neuroendocrine carcinoma. Endocr Relat Cancer, 22(3): 289-298.
Hentic O, Hammel P, Couvelard A, et al, 2012. FOLFIRI regimen: an effective second-line chemotherapy after failure of etoposide-platinum combination in patients with neuroendocrine carcinomas grade 3. Endocr Relat Cancer, 19(6): 751-757.
Kulke MH, Anthony LB, Bushnell DL, et al,2010. NANETS treatment guidelines:well-differentiated neuroendocrine tumors of the stomach and pancreas.Pancreas, 39(6): 735-752.
Lamberti G, Faggiano A, Brighi N, et al, 2020. Nonconventional doses of somatostatin analogs in patients with progressing well-differentiated neuroendocrine tumor. J Clin Endocrinol Metab, 105(1): 194-200.
Lu M, Zhang PP, Zhang YQ, et al, 2019. Safety, efficacy and biomarkers of toripalimab in patients with recurrent or metastatic neuroendocrine neoplasms: a multiple-center phase ib trial. SSRN Electronic Journal.
Lu ZH, Li J, Lu M, et al, 2013. Feasibility and efficacy of combined cisplatin plus irinotecan chemotherapy for gastroenteropancreatic neuroendocrine carcinomas. Medical Oncology, 30(3): 1-5.
Niederle MB, Hackl M, Kaserer K, et al, 2010. Gastroenteropancreatic neuroendocrine tumours: the current incidence and staging based on the WHO and European Neuroendocrine Tumour Society classification: an analysis based on prospectively collected parameters. Endocr Relat Cancer, 17(4): 909-918.
Pericleous M, Toumpanakis C, Lumgair H, et al, 2012. Gastric mixed adenoneuroendocrine carcinoma with a trilineage cell differentiation: case report and review of the literature. Case Rep Oncol, 5(2): 313-319.
Rinke A, Müller HH, Schade-Brittinger C, et al, 2009. Placebo-controlled, double-blind, prospective, randomized study on the effect of octreotide LAR in the control of tumor growth in patients with metastatic neuroendocrine midgut tumors: a report from the PROMID study group. J Clin Oncol, 27(28): 4656-4663.
Strosberg JR, Coppola D, Klimstra D S, et al, 2010. The NANETS consensus guidelines for the diagnosis and management of poorly differentiated (high-grade) extrapulmonary neuroendocrine carcinomas. Pancreas, 39(6): 799-800.
Strosberg JR, Fine RL, Choi J, et al, 2011. First-line chemotherapy with capecitabine and temozolomide in patients with metastatic pancreatic endocrine carcinomas. Cancer, 117(2): 268-275.
Strosberg J, El-Haddad G, Wolin E, et al. Phase 3 trial of 177 Lu-dotatate for midgut neuroendocrine tumors. N Engl J Med, 2017, 376(2): 125-135.
Sundaresan S, Kang AJ, Hayes MM, et al, 2017. Deletion of Men1 and somatostatin induces hypergastrinemia and gastric carcinoids. Gut, 66(6): 1012-1021.
Vanoli A, La Rosa S, Luinetti O, et al, 2013. Histologic changes in type A chronic atrophic gastritis indicating increased risk of neuroendocrine tumor development: the predictive role of dysplastic and severely hyperplastic enterochromaffin-like cell lesions. Hum Pathol, 44(9): 1827-1837.
WHO Classification of Tumours Editorial Board, 2019. Digestive svstem tumours. WHO classification of tumours. 5th ed. Geneva: WHO: 16.
Xu J, Li J, Bai C, et al, 2019. Surufatinib in advanced well-differentiated neuroendocrine tumors: a multicenter, single-arm, open-label, phase ib/II trial. Clin Cancer Res, 25(12) : 3486-3494.
Yamaguchi T, Machida N, Morizane C, et al, 2014. Multicenter retrospective analysis of systemic chemotherapy for advanced neuroendocrine carcinoma of the digestive system. Cancer Sci, 105(9): 1176-1181.
Yao JC, Fazio N, Singh S, et al, 2016. Everolimus for the treatment of advanced, non-functional neuroendocrine tumours of the lung or gastrointestinal tract (RADIANT-4): a randomised, placebo-controlled, phase 3 study. Lancet, 387(10022): 968-977.
Zhao J, Zhao H, Chi Y, 2018. Safety and efficacy of the S-1/temozolomide regimen in patients with metastatic neuroendocrine tumors. Neuroendocrinology, 106(4): 318-323.

第四节　胰腺神经内分泌肿瘤

• 发病情况及诊治研究现状概述

神经内分泌肿瘤（neuroendocrine neoplasm，NEN）是一类起源于肽能神经元和神经内分泌细胞的异质性肿瘤，近 30 年间其发病率从 1.09/10 万上升至 5.25/10 万，上升势头显著。胰腺神经内分泌肿瘤（pancreatic neuroendocrine neoplasm，p-NEN）是最常见的神经内分泌肿瘤之一，也是第二位的胰腺恶性肿瘤。p-NEN 总体发病率为（0.3 ～ 0.5）/10 万，占所有胃肠胰神经内分泌肿瘤（gastroenteropancreatic neuroendocrine neoplasm，GEP-NEN）的 50%。根据肿瘤是否分泌肽类激素，并出现相关临床症状将其分为功能性和无功能性，其中无功能性 p-NEN 占多数，患者往往无特殊临床表现，多因肿瘤局部进展产生压迫症状或出现远处转移时才得以确诊，功能性 p-NEN 占 20% 左右（常见类型为胰岛素瘤、胃泌素瘤、血管活性肠肽瘤等）。

近年来随着国际病理诊断的规范统一及影像学、生化诊断技术的进步，其诊断率增加了近 5 倍，多数 p-NEN 为散发性，但其中 10% ～ 15% 的 p-NEN 属于胚系突变导致的遗传性肿瘤综合征。世界卫生组织（WHO）于 2010 年根据肿瘤细胞在每高倍镜下的核分裂象数和 Ki-67 阳性指数，将其分为 G1 ～ G3 3 个级别，2017 年 WHO 对 p-NEN 的组织分级进一步修订，根据肿瘤细胞病理形态和分化程度将 G3 级肿瘤分为高增殖活性的神经内分泌肿瘤 G3（G3NET）和低分化神经内分泌癌 G3（G3NEC）。

目前根治性切除是治愈 p-NEN 的唯一方式，根治性手术患者 20 年的存活率＞ 50%，即使对于有转移的 p-NEN 患者，若能够切除 90% 以上的肿瘤负荷，在确保手术安全的前提下，减瘤手术仍然可以使患者生存获益。20% ～ 64% 的 p-NEN 在确诊时已发生远处转移，但由于肿瘤惰性特点，中位生存期仍可达 5 年。药物治疗在 p-NEN 中也具有非常重要的地位，依维莫司和舒尼替尼是目前被推荐用于 p-NEN 的两种小分子靶向药物，长效生长抑素类似物（SSA）主要治疗 Ki-67 较低（＜ 10%）且生长抑素受体表达阳性的 p-NEN。化疗主要用于肿瘤负荷大且生长速度快的低级别 p-NEN 及分化差的神经内分泌癌（neuroendocrine carcinoma，NEC）。肽受体放射性核素治疗（PRRT）愈来愈引起大家重视，目前国内已经开展相关临床试验，PRRT 在生长抑素受体表达丰度高的多发转移 p-NEN 的治疗中具有重要价值。p-NEN 的诊断和治疗需要由经验丰富且专业规范的多学科整合诊疗团队合作开展。

• 相关诊疗规范、指南和共识

- ENETS 共识指南：胰腺神经内分泌肿瘤诊疗共识指南（2016 年），欧洲神经内分泌肿瘤协会

- ENETS共识指南高级别胃肠胰神经内分泌肿瘤诊疗共识指南（2016），欧洲神经内分泌肿瘤协会
- 中国胃肠胰神经内分泌肿瘤专家共识（2016年版），中国临床肿瘤学会神经内分泌肿瘤专家委员会

【全面检查】

（一）生物学特点

1. 容易转移　神经内分泌肿瘤（NEN）均有转移潜能，尤其是胰腺神经内分泌肿瘤（p-NEN）。因此，2010年WHO消化系统肿瘤分类将其归类为恶性肿瘤，20%～64%的无功能p-NEN在确诊时已发生远处转移，肝为其常见的转移部位。

2. 分泌激素　肿瘤细胞可以分泌肽类激素，包括非特异性激素，如5-羟色胺代谢产物或胰肽激素；以及特异性激素物质，如胰岛素、胃泌素、血管活性肽等，这些特异性激素释放入血会产生特异的临床症状，称之为功能性P-NEN。然而绝大多数P-NEN是无功能性的。

3. 具有高度空间和时间异质性　同一患者转移灶和原发部位肿瘤的病理分级、分化及分子背景可以不同，同一患者在不同时间的复发转移病灶也可出现肿瘤进化现象。

4. 惰性和高侵袭性并存　分化良好的中低级别（G1\G2）p-NEN表现出惰性特点，自然病程7～9年，患者可以长期带瘤生存，中位生存期仍可达5年。而低分化神经内分泌肿瘤，即神经内分泌癌则是一种快速进展的恶性肿瘤，占p-NEN的2%～3%，男性稍多，通常不表现激素释放症状，与遗传性肿瘤综合征无关，其临床特征和生物学行为与胰腺导管腺癌相似，有高侵袭性和转移性的特点。

（二）发病机制

不同于其他肿瘤，神经内分泌肿瘤（NEN）的分子发病机制目前仍处于研究探索阶段，相关的特定基因型和表型虽然已明确，但导致肿瘤发生发展的确切机制仍存争议。目前比较公认的发病机制如下：

1. 散发性胰腺神经内分泌肿瘤　最新研究表明，通过全基因测序证实在散发性p-NEN中也存在很高比例（17%）的胚系突变，这些突变包括MEN1、VHL、BRCA2和mTOR通路上的其他基因。主要的异常基因组位点区域包括17q、7q、20q、9p、7p、9q（获得性）和11q、6q、11p、3p、1p、10q、1q（缺失），如3号染色体杂合性丢失在不同亚型的胰腺神经内分泌肿瘤中很常见，尤其多见于恶性程度高的患者，发生率为33%～83%。

参与外分泌肿瘤发生的“经典”癌基因（*k-Ras*、*c-Jun*、*c-Fos*）在胰腺神经内分泌肿瘤发生中作用有限，TSGs、Kras、DPC4/Smad等也与胰腺神经内分泌肿瘤发生无相关性。现认为酪氨酸激酶受体通路和mTOR通路在p-NEN发生机制中起关键作用，已经成为临床药物开发的重要靶点，也有研究发现DNA损伤修复通路在肿瘤演进过程中也扮演重要角色。在胰腺神经内分泌肿瘤与胰腺神经内分泌癌的对照研究中，发现两者遗传学差异显著，胰腺神经内分泌癌起源于胰腺的祖细胞，表现为p53和Rb蛋白表达异常；而胰腺神经内分泌肿瘤起源于胰岛的祖细胞，导致*MEN1*、*VHL*、*DAXX*、*ATRX*等基因的突变。

（1）DAXX或ATRX蛋白的丢失和端粒的选择性延长被证实对胰腺神经内分泌患者有预后意义：研究发现，死亡结构域相关蛋白基因（*DAXX*）或ATR-X基因（*ATRX*）（两者都编码与染色体重塑有关的蛋白质）的突变在40%的胰腺神经内分泌肿瘤中被检测到，这两者的突变与端粒选择性延长（ALT）的激活有关。有争议的研究显示，ALT表达阳性、*DAXX*或*ATRX*基因的缺失性突变提示胰腺神经内分泌肿瘤患者预后不良，但也有研究表明它们是转移性胰腺神经内分泌肿瘤患者良好预后的预测因子。

（2）EGFR（ErbB-1）：是酪氨酸激酶受体家族的一员，包括HER2/Neu（ErbB-2）、HER-3（ErbB-3）和HER-4（ErbB-4），其与配体相互作用后的激活导致许多下游级联分子事件，涉及细胞增殖和转化，磷酸化EGFR是p-NEN预后不良的标志物。

（3）哺乳动物雷帕霉素靶蛋白（rapamycin, mTOR）：是一种丝氨酸苏氨酸激酶，参与调控细胞生长和凋亡。它在通过磷脂酰肌醇 3 激酶（PI3K）/ 蛋白激酶 B（AKT）途径介导的多种增殖信号转导中起关键作用，主要是通过激活核糖体生物合成和细胞周期进展关键蛋白 mRNA 的翻译所需的下游蛋白激酶。mTOR 上游的信号通路包括抑癌基因如 *PTEN*、*NF1*、激酶 *LKB1* 和 *Ras*、*Raf* 等基因。mTOR 还介导多种生长因子（如 IGF-1 和 VEGF）下游的信号转导。已发表的数据分析表明，在大多数基因组测序中发现，mTOR 信号通路中的基因表达发生了改变。mTOR 通路抑制剂——依维莫司已被证明能提高晚期胰腺神经内分泌肿瘤患者的无进展生存期。如果 mTOR 途径中蛋白质编码基因的突变状态预测了对 mTOR 抑制剂的临床反应，通过对患者的基因分析，有可能筛选出从 mTOR 抑制剂中获益最多的患者。

2. 遗传性胰腺神经内分泌肿瘤　p-NEN 可发生于多种遗传性综合征，包括多发性神经内分泌肿瘤Ⅰ型、von Hippel-Lindau 病、神经纤维瘤病Ⅰ型和结节性硬化症，后三者是起源于外胚层组织的内分泌肿瘤，特征表现为少见的神经性皮肤性多发性病变。在这些遗传综合征中，胰腺神经内分泌瘤常表现为无功能性的或胰岛素瘤，与散发性胰腺神经内分泌肿瘤无差异，只是发病率不同而已（表 13-4-1）。

（1）多发性神经内分泌肿瘤Ⅰ型（MEN-1）：20% ～ 60% 的 MEN-1 伴有 p-NEN，是位于染色体 11q13 的抑癌基因 *Menin* 失活突变的结果。该基因由 10 个外显子组成，编码 68 kDa 的核蛋白，由 610 个氨基酸组成。Menin 的功能主要是抑制细胞的增殖，包括许多核转录因子（尤其是 JunD，也包括 SMAD3、mSin3a 和 Trithorax 族组蛋白甲基转移酶复合物）的结合和失活，上调细胞周期素的表达，影响 DNA 修复的过程。

（2）von Hippel-Lindau 病（VHL）：是一种非常罕见的常染色体显性遗传性疾病，5% ～ 17% 的 VHL 会出现 p-NEN，其表型多变，以出现其中至少一种主要表现为特征：单个视网膜或小脑血管母细胞瘤、肾细胞癌或嗜铬细胞瘤和其他更罕见的多器官病变如胰腺囊肿或胰腺神经内分泌肿瘤、肾囊肿、内淋巴囊肿瘤、附睾乳头状囊腺瘤、副神经节瘤、红细胞增多症和其他罕见肿瘤。本病

表 13-4-1　遗传性神经内分泌肿瘤特点比较

综合征	基因	异常基因功能的主要分子特点	主要临床多发瘤种	p-NEN	p-NEN 亚型	转移性
多发性神经内分泌肿瘤Ⅰ型	*Menin*（11q13）	抑癌基因下调： *JunD* *SMAD3* *p27KIPI* *p18Ink4c*	2 个或多个内分泌肿瘤： （1）GEP-NET （2）甲状旁腺腺瘤 （3）垂体腺瘤	20% ～ 60%	80% 为非功能性 15% 胰岛素瘤 3% 胰高血糖素瘤 1% 胃泌素瘤	＜ 10%
von Hippel-Lindau 病	*VHL*（3p25-26）	抑癌基因 *HIF* 和 *VEGF* 的过表达	2 个以上内分泌肿瘤： （1）视网膜或小脑血管母细胞瘤 （2）肾细胞癌 （3）嗜铬细胞瘤	5% ～ 17%	80% ～ 100% 为非功能性	＜ 10%
神经纤维瘤病Ⅰ型	*NF1*（17q11.2）	抑癌基因 *Ras* 通路 mTOR 下调	（1）皮肤咖啡斑 （2）神经系统来源的多类型肿瘤	罕见	胰岛素瘤和生长抑素瘤	
结节性硬化症	*TSC1*（9q34）*TSC2*（16p13.3）	mTOR 通路的肿瘤抑制因子失调	（1）皮肤改变 （2）肾血管平滑肌脂肪瘤 （3）多发性和弥漫性错构瘤 （4）神经系统改变	非常罕见	主要为非功能性	

的致病基因是 *VHL* 基因，*VHL* 基因是位于 3p25-26 上具有 3 个外显子的抑癌基因，通过选择性剪接可分别编码 213 和 160 个氨基酸的 2 种蛋白（pVHL）。这两个 VHL 产物在细胞质中具有相似的活性，特别是它们与 cullin-2、Rbx1 和 elongins B 形成泛素复合物，命名为 VBC，在常氧状态下，VBC 可以结合并灭活缺氧诱导因子（HIF）。

（3）神经纤维瘤病Ⅰ型：也是一种常染色体显性遗传性疾病，在其综合征表现中，胃肠胰腺神经内分泌肿瘤的发生率低于 MEN-1 和 VHL 病，尤其是胰腺神经内分泌肿瘤的发生率非常低。神经纤维瘤病Ⅰ型主要是 *NF-1* 基因的突变引起，*NF-1* 基因是位于 17q11.2 染色体上由 50 个外显子组成的一个大的肿瘤抑制因子。其产物，称为 neurofibromin，是一种 GTP 酶，作为有丝分裂 Ras 信号通路的负调控因子，尤其是 mTOR 信号通路的关键调控因子。

（4）结节性硬化症（TSC）：也是一种常染色体显性遗传性多器官疾病。结节性硬化症具有 100% 的外显率和高度可变的临床表现；临床表现为典型的皮肤改变、肾血管平滑肌脂肪瘤、多发性和弥漫性错构瘤、精神发育迟滞和神经系统改变，胰腺神经内分泌肿瘤偶尔可见。导致这种疾病的两个基因：分别编码 hamartin 和 tuberin 的 *TSC1*（9q34）和 *TSC2*（16p13.3）。这两种蛋白形成二聚体后与磷酸肌醇 3- 激酶通路 -mTOR 活性和胰岛素受体信号相互作用来调节细胞生长。

（三）分类

1. 无功能性 p-NEN　约占 50%，无特异性临床表现，患者通常在晚期被诊断，多因肿瘤局部进展产生压迫症状甚至出现远处转移时才得以确诊。

2. 功能性 p-NEN

（1）胰岛细胞瘤：来源于 B 细胞，占 20%～30%，以过量分泌胰岛素所引起的低血糖、中枢神经系统症状为主要临床表现，术后患者的临床预后相对较好。

（2）胃泌素瘤：来源于 G 细胞，占 15%～20%，以过量分泌胃泌素所引起的顽固性消化道溃疡、腹痛、腹泻等为主要临床表现，肿瘤的侵袭性较高，33% 的患者出现肝转移。

（3）胰高血糖素瘤：来源于 A 细胞，占 1%～3%，以过量分泌胰高血糖素所引起的体重减轻、糖耐量受损、游走性坏死性红斑等为主要临床表现，肿瘤侵袭性较强。

（4）生长抑素瘤：来源于 D 细胞，占 1%，以过量分泌生长抑素所致糖尿病、胆石症、不明原因腹泻等为主要临床表现。

（5）血管活性肠肽瘤（VIP 瘤）：来源于 PP 细胞，占 2%～4%，以过量分泌 VIP 所引起的腹泻、顽固性低钾血症、脱水等为主要临床表现，可以合并肝转移。

要点小结

- 胰腺神经内分泌肿瘤的命名：统称 p-NEN；p-NET 一般特指胰腺神经内分泌“瘤”，包括分化好的 G1/G2；p-NEC 特指胰腺神经内分泌“癌”，即分化差的 NEC-G3。
- p-NEN 生物学特点：所有 p-NEN 都是恶性肿瘤，具有空间和时间异质性。
- p-NEN 分类：根据肿瘤是否分泌肽类激素，并出现相关临床症状将其分为功能性和无功能性，介于两者之间还有一类，即具分泌性但非功能性的亚类，特指分泌非特异性激素的 p-NEN。
- 分子病因：胰腺神经内分泌肿瘤（NET）与胰腺神经内分泌癌（NEC）分子背景不同，NEC 起源于胰腺的祖细胞，表现为 p53 和 Rb 蛋白表达异常，与导管腺癌更为接近；NET 起源于胰岛的祖细胞，导致 *MEN1*、*VHL*、*DAXX*、*ATRX* 等基因的突变，因此治疗措施截然不同。

【全面检查】

（一）病史特点和体检发现

1. 类癌综合征　是肿瘤细胞分泌肽类激素（5-羟色胺、缓激肽、组胺及前列腺素等）产生的非特异性激素释放入血循环而产生的症状，表现为阵发性或持续性头面部、躯干部皮肤潮红，诱因包括乙醇、剧烈活动、精神压力、进食含色胺酸较多的食物（牛奶、橘类水果、菠萝、马铃薯、香蕉等）；轻度或中度腹泻，腹泻并不一定和皮肤潮红同时存在，可能与肠蠕动增加有关，并伴有腹部绞痛；类癌相关心脏疾病，如肺动脉狭窄、三尖瓣关闭不全等；其他症状如皮肤毛细血管扩张症、糙皮病等，偶见皮炎、痴呆和腹泻三联征。

2. Whipple 三联征　是胰岛细胞瘤引起高胰岛素血症而出现的特异症状，患者表现为心慌、颤抖、冷汗、皮肤苍白等发作性低血糖症状，严重时会出现精神障碍；检测血糖水平＜2.8mmol/L，血清胰岛素水平常＞25μU/ml；口服或静脉注射葡萄糖后症状缓解。

3. 卓－艾综合征（Zollinger-Ellison syndrome，ZES）　是胃泌素瘤患者的临床表现，十二指肠球部或者胃的顽固性消化性巨大溃疡，常规内科治疗无效，且进行性加重，中上腹部有烧灼样疼痛；高胃酸分泌，空腹基础胃酸分泌量（BAO）＞15mmol/h；可伴有腹泻、脂肪泻。

4. 胰高血糖素瘤综合征（glucagonoma syndrome，GS）三联征　指临床发现分泌胰高血糖素的胰腺肿瘤、中度糖尿病（DM）和典型的坏死性游走性红斑（necrolytic migratory erythema，NME）。可伴有贫血及血小板减少，还可能有痛性红舌、口唇干裂、静脉血栓、肠梗阻及便秘等表现。

5. Verner-Morrison 综合征　VIP 瘤典型症状是霍乱样腹泻，表现为周期性发作的水样泻，伴有重度低钾血症、胃酸缺乏症和代谢性酸中毒，且内科治疗难以纠正。

6. 无功能性神经内分泌瘤　常缺乏典型的临床表现，就诊时往往已出现肝转移，多因肿瘤局部进展产生压迫症状，出现腹痛腹胀，胰头区域的肿瘤也会出现阻塞性黄疸。

（二）实验室检查

1. 嗜铬分泌蛋白 A（chromogranin A，CgA）　是肿瘤细胞内神经内分泌颗粒的成分之一，是病理诊断免疫组化染色的特异标志物，也是目前最常用的血液系统肿瘤标志物，通过检测血清或血浆 CgA 水平可以作为辅助诊断指标判断患者是否患有神经内分泌肿瘤。CgA 的敏感度为 66%，特异度为 95%，总准确率为 71%。CgA 可以监测治疗反应，并用于生存预后评价。但有一些慢性病如慢性萎缩性胃炎、肾衰竭、肝衰竭、帕金森病、高血压或妊娠等生理情况下可能会显示假阳性结果，另外，在糖皮质激素治疗、质子泵抑制剂类药物（PPI）及长效生长抑素类似物治疗期间也会影响其检测的准确性。

2. 神经元特异性烯醇化酶（NSE）　为烯醇化酶的一种同工酶，可以作为神经内分泌瘤非特异性血液系统肿瘤标志物，尤其在小细胞肺癌（SCLC）的诊断中价值明确，诊断阳性率为 91%；有助于小细胞肺癌和非小细胞肺癌（NSCLC）的鉴别诊断，对小细胞肺癌的疗效观察和复发监测也有重要价值。神经母细胞瘤和其他神经内分泌瘤的血清 NSE 浓度也可明显升高，表明其特异度不高，在胰腺神经内分泌癌（NEC）的随访中具有一定的价值。

3. 胃泌素释放肽前体（ProGRP）　胃泌素释放肽是一种重要的调节分子，也是一种胃肠激素，它的 148 个氨基酸的前蛋白原进一步分解生成 27 个氨基酸的胃泌素释放肽和 68 个氨基酸的胃泌素释放肽前体（ProGRP），ProGRP 水平升高可见于多种神经内分泌肿瘤，包括小细胞肺癌、类癌、具有神经内分泌功能的未分化大细胞肺癌、甲状腺髓样癌、其他神经内分泌恶性肿瘤及具有神经内分泌功能的不依赖雄激素的前列腺癌亚组。目前关于胰腺神经内分泌肿瘤的研究较少。

4. 肽类激素和相关代谢酶　胰岛素、胃泌素、胰高血糖素、血管活性肠肽、生长抑素等是功能性胰腺神经内分泌瘤的特异检测指标。研究表明，多巴脱羧酶（DOPA）、蛋白基因产物 9.5（PGP9.5）等在神经内分泌细胞中也有表达，其诊断价值仍需进一步证实。

5. 其他生物学标志物研究

（1）CA19-9：通常是胰腺导管腺癌的主要肿瘤标志物，研究发现尽管大多数 p-NEN 的 CA19-9 在正常范围，但是 p-NEN 中 CA19-9 升高是预后不良的一个标志，反映其侵袭性等恶性表型。

（2）VS-1：是 CgA 的一个蛋白水解后产生的小片段，其表达不受质子泵抑制剂类药物（PPI）的影响，有望成为 p-NEN 的新型循环生物学标志物。

（3）泛素羧基末端水解酶 1（UCHL1）：是一个免疫组化染色标志物，研究发现 UCHL1 可用于区分 p-NEN 的恶性潜能，与 Ki-67 联合可以作为 p-NEN 转移性表型的独立预测因子。

（三）影像学检查

1. *增强三期动态 CT 薄层扫描* 是目前诊断胰腺肿瘤最常用的手段，能清晰显示肿瘤大小、位置、密度及血供情况，并依此判断肿瘤与血管［必要时采用计算机断层血管成像（computed tomography angiography，CTA），如腹腔干动脉、肝总动脉、肠系膜上动静脉、门静脉、脾血管等］、邻近器官的毗邻关系，有无区域淋巴结及远处器官的转移等情况，指导术前肿瘤的可切除性评估。

分化好的 p-NEN G1/G2 病灶单发或多发、形态规则、边缘光滑、包膜完整、与周围胰腺组织相比多呈等密度或低密度（平扫时），在增强扫描动脉期多呈现明显强化，包膜也可见明显强化，门静脉期仍高于胰腺实质，肿瘤与邻近结构边界清晰，周边组织及血管无明显侵犯，胆总管和远端胰管多无明显扩张，淋巴结及周边器官转移的情况少见（图 13-4-1，图 13-4-2）。

分化差的高级别 NEC 肿块（G3）直径常＞2cm，肿瘤多呈不规则的分叶状团块，呈乏血供表现，边界多不清楚，内部密度欠均匀，坏死、钙化常见，囊实性肿瘤内壁及分隔往往不规整、厚薄不一，可见壁内结节；胰管及周边胰腺实质常受累，位于胰头部的肿瘤常引起胰管扩张和阻塞性黄疸，腹膜后肿大淋巴结和肝脏转移较常见（图 13-4-3，图 13-4-4）。

功能性和无功能性 p-NEN 也有不同的影像学表现，一般功能性 p-NEN 较小（直径 2cm 以内），边界清晰，富血供。无功能性 p-NEN 一般发现时病变较大，可超过 5cm，不均匀强化，内部常出现坏死和囊变（图 13-4-5）。

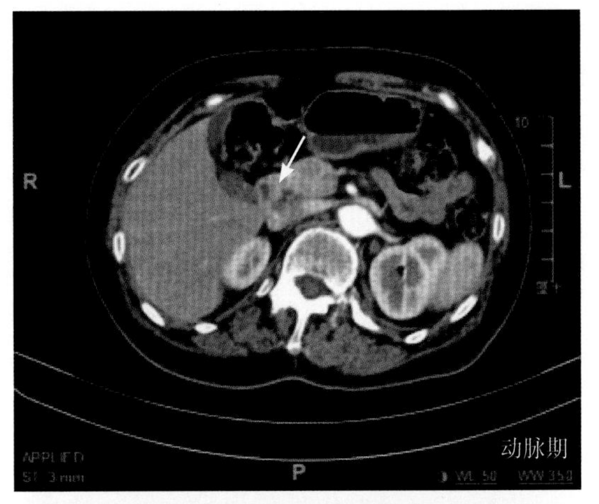

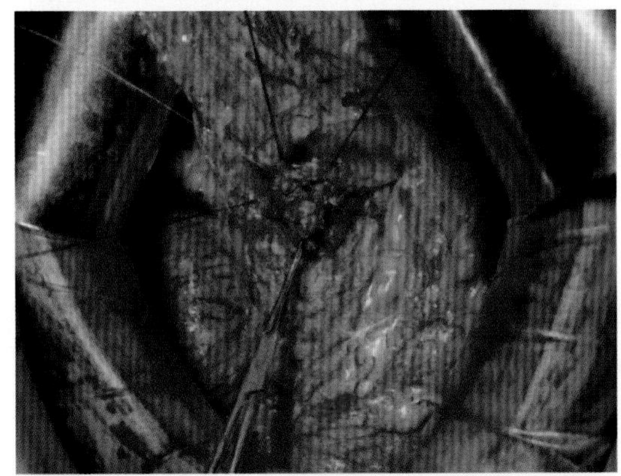

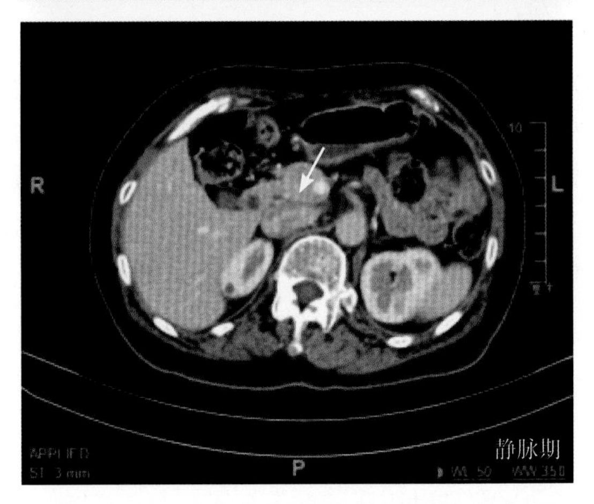

图 13-4-1　p-NEN G1 患者的 CT 检查和术中所见

2. *磁共振成像*（magnetic resonance imaging，MRI）　除显示胰腺肿瘤解剖学特征外，MRI 具有更好的软组织对比度，可用于 CT 检查阴性或者可疑阳性的患者，还可清晰地显示胰腺旁淋巴结和肝脏内有无转移病灶，MRI 可以将转移的检出率提升到 95%，使用肝特异性造影剂可进一步提高对微小肝转移灶的检出率。MR 平扫时 p-NEN 病灶在 T_1WI 呈低信号，T_2WI 呈高信号，DWI 与周围正常胰腺组织相比具有较高的表观扩散系数（ADC），在增强扫描动脉期大多数病灶均呈现明显强化（75%），少数病灶不强化。在静脉期，多数 p-NEN 病变仍呈强化。较大的 p-NEN 中还可出现坏死、囊变及钙化。磁共振胰胆管造影（magnetic resonance cholaniopancreatography，MRCP）与 MRI 薄层动态增强联合应用，有助于明确胰腺囊 / 实性病变（尤其是囊腺瘤、IPMN 的鉴别诊断），并进一步明确胰、胆管的扩张及侵犯情况，诊断价值更高。

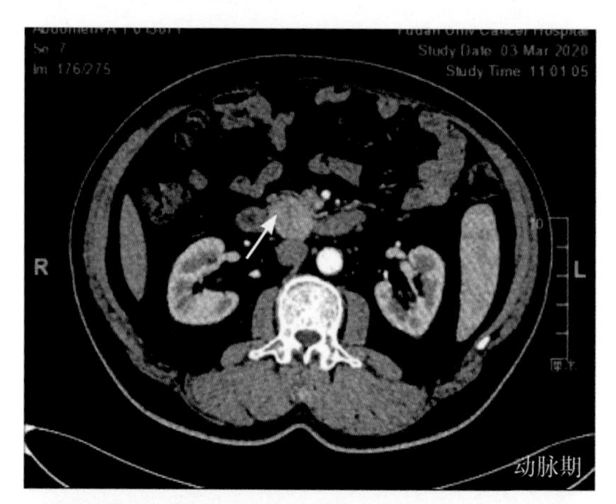

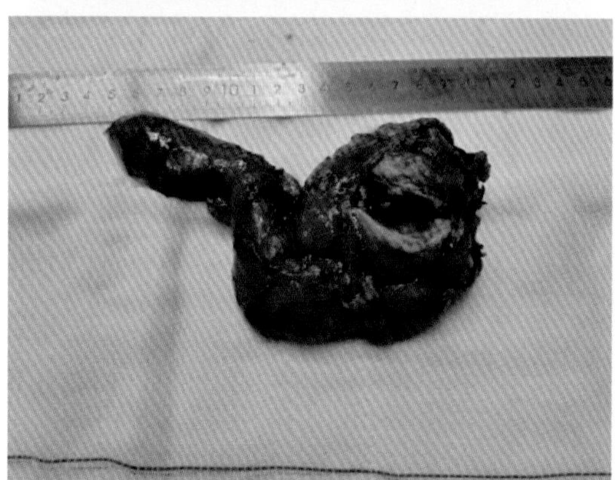

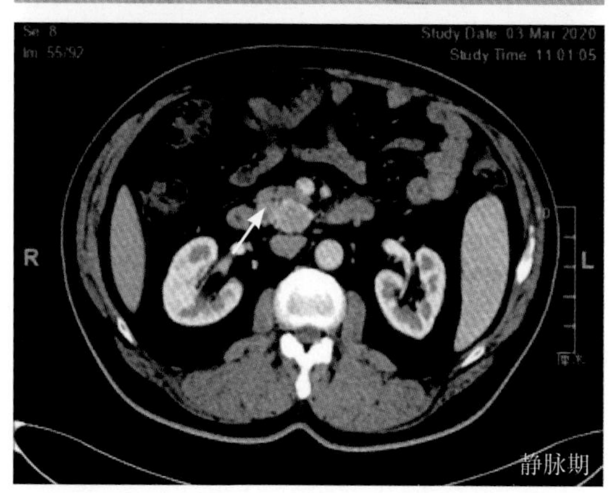

图 13-4-2　p-NEN G2 患者的 CT 检查和术中所见

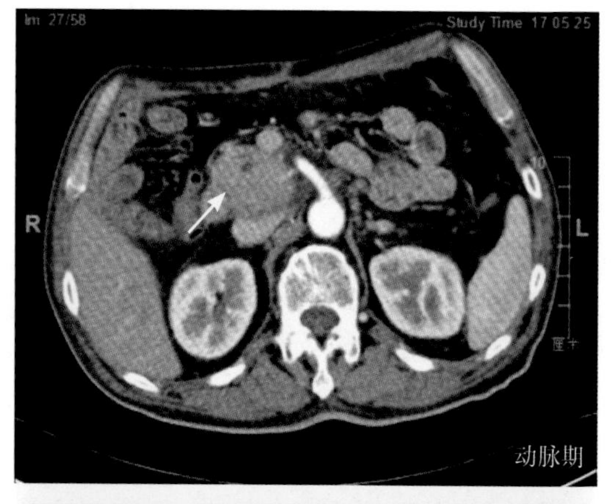

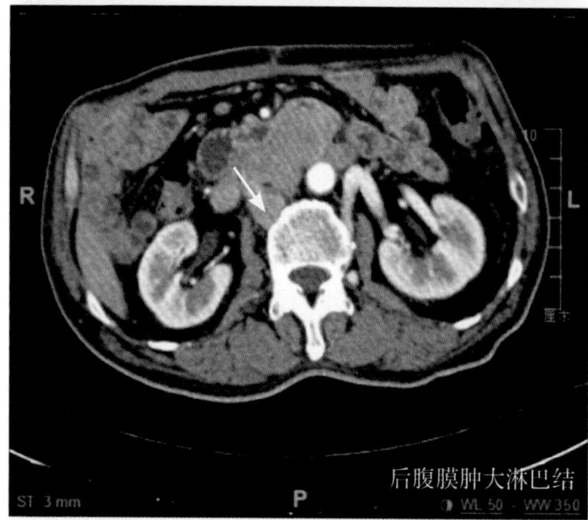

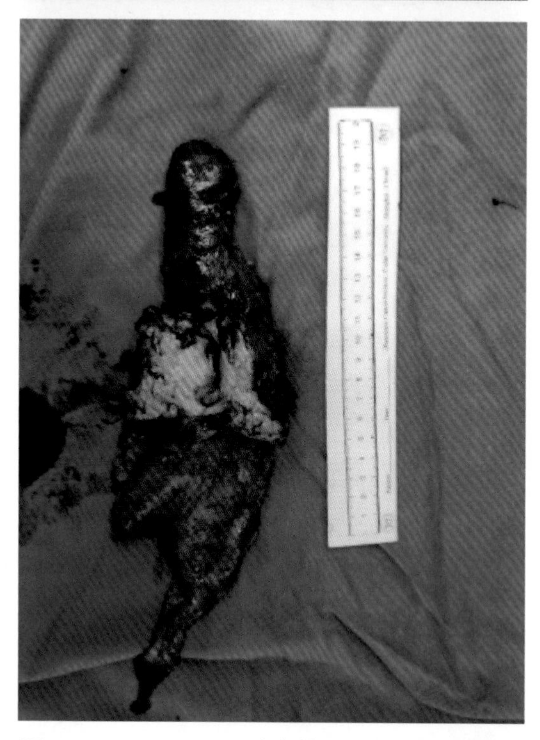

图 13-4-3　p-NEN G3 患者的 CT 检查和术中所见

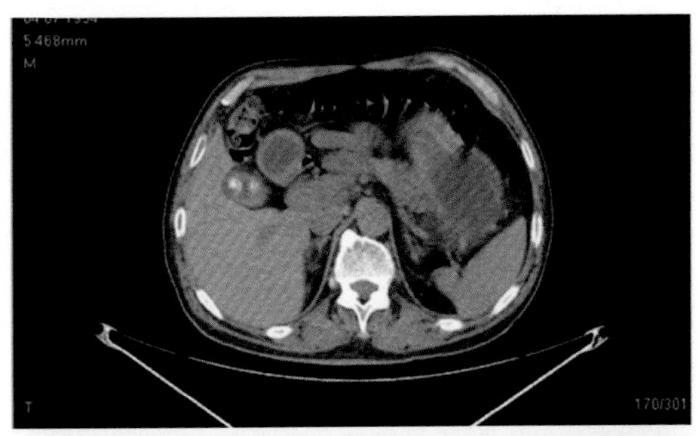

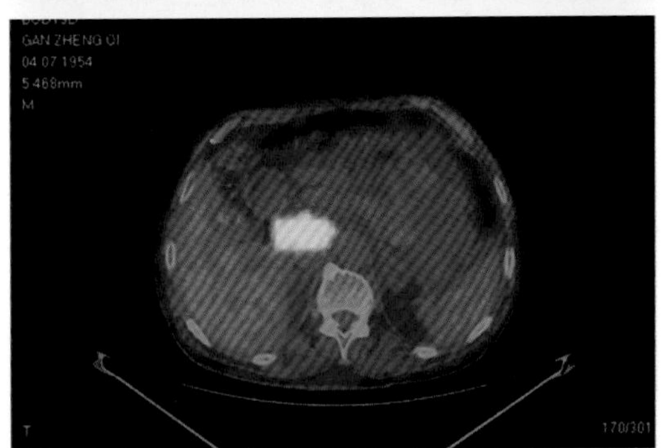

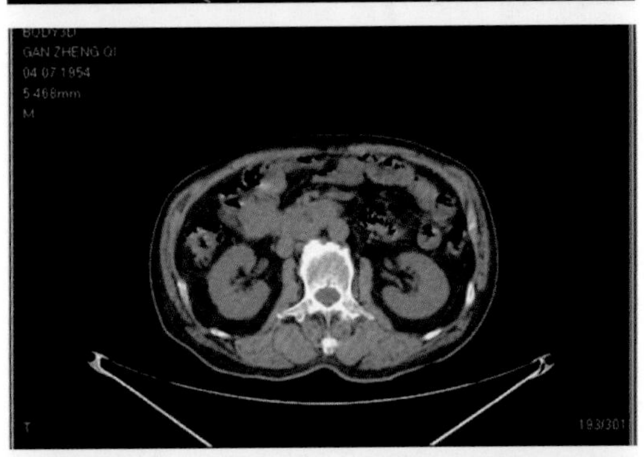

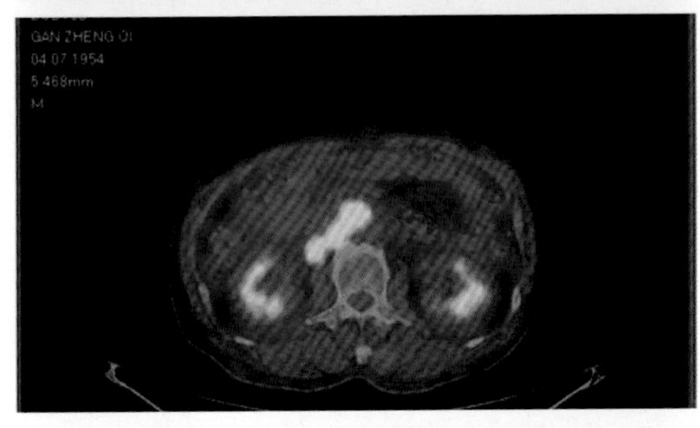

图 13-4-4 p-NEN G3 患者的 PET/CT 所见

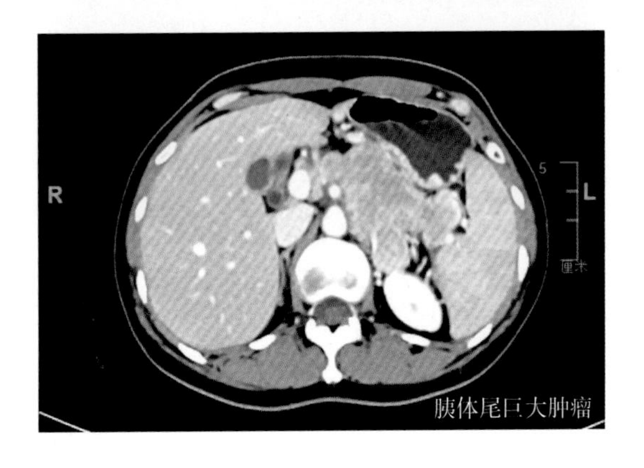

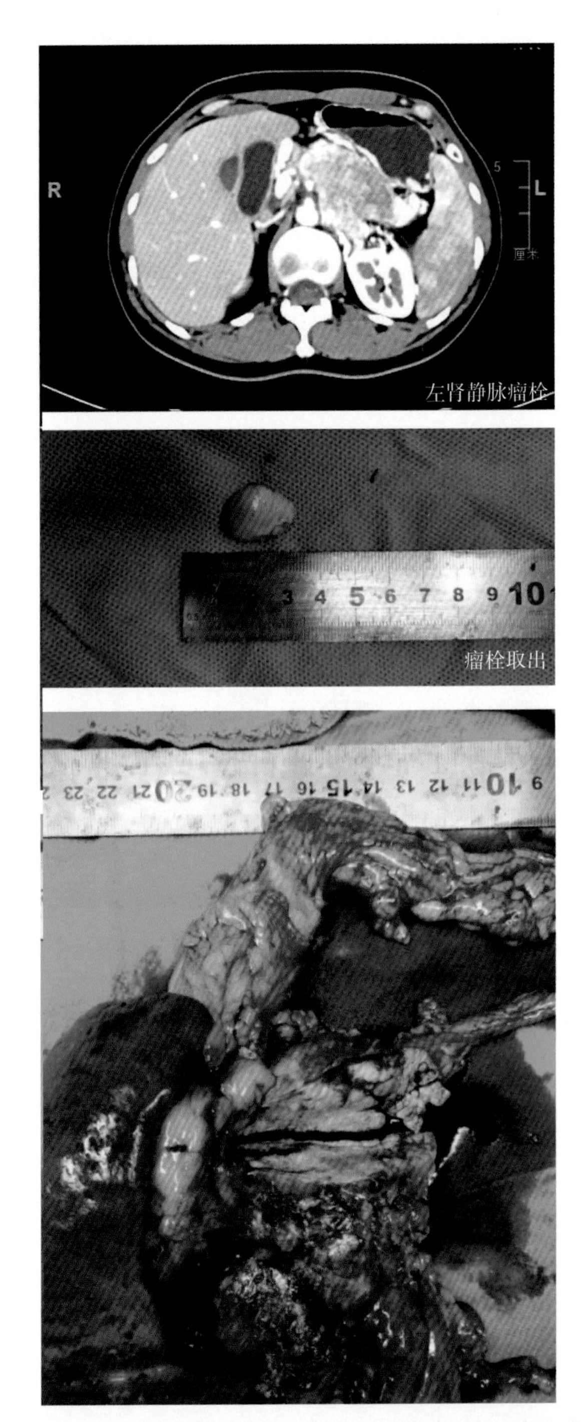

图 13-4-5 无功能巨大占位 p-NEN 患者的 CT 检查和术中所见

3. *超声内镜检查*（endoscopic ultrasonography，EUS） 正逐步普及并成为 p-NEN 诊断及获取穿刺病理的重要手段。EUS 高频探头通过胃或十二指肠，以最近距离对胰腺进行实时扫查，可检出直径小至 3 ～ 5mm 的胰腺异常回声，是目前诊断胰腺肿瘤最敏感的方法，具有无辐射、实时检查的优点。在 EUS 引导下，细针穿刺活检（fine needle aspiration，EUS-FNA）穿过胃壁或十二指肠壁进入胰腺头、颈、体、尾部的病灶，进行组织活检，具有风险低、方便快捷、并发症少的优势，对 T1 ～ T2 期胰腺肿瘤的敏感度和特异度分别达到 72% 和 90%。

4. 功能影像检查生长抑素受体（somatostatin receptors，SSTR） 广泛分布于人体细胞表面，是一种 G 蛋白偶联受体，分为 SSTR1、SSTR2、SSTR3、SSTR4 和 SSTR5 五种亚型，与正常组织相比神经内分泌肿瘤表面富有更高的表达，70% ～ 90% 的 p-NEN 表达生长抑素受体，尤其以 SSRT2 和 SSTR5 型最为常见，因此，利用放射性核素标记的生长抑素类似物可进行肿瘤显像。

（1）生长抑素受体显像（SRS）：应用放射性核素铟（^{111}In）链接生长抑素短肽（奥曲肽）作为显像剂，与肿瘤细胞表面 SSTR 特异结合而使肿瘤显像，可以定位和评估肿瘤负荷，但是 SPECT 显像分辨率较低，逐步被 ^{68}Ga-PET/CT 取代。

（2）^{68}Ga-PET/CT 检查（positron emission tomography-computed tomography，PET/CT）：^{68}Ga 标记的多肽（DOTATATE、DOTATOC 和 DOTANOC 等）能特异结合 SSTR，尤其与 SSTR2 的亲和力最高，因此，^{68}Ga 标记的生长抑素受体正电子发射计算机断层扫描（^{68}Ga-SSA-PET/CT）具有比 SRS 更高的分辨率，对 NEN 敏感度及特异度可分别达 93% 及 95%。^{68}Ga-SSA-PET/CT 可精确定位病灶分布，在寻找原发病灶，诊断淋巴结、肝、骨、肺、脑等远处转移方面具有优势，还可以计算 SSTR 表达丰度，评估肿瘤活性和肿瘤负荷，对于制订 p-NEN 个体化方案起重要作用，是判断减瘤手术指征的关键依据。分化好的低级别 p-NEN 通常高表达 SSTR，分化较差的 NEC 则低表达或不表达 SSTR。

（3）^{18}F-FDG PET/CT 检查：^{18}F（氟）标记氟代脱氧葡萄糖（^{18}F-FDG），是最常用的功能影像核素标记药物，恶性程度越高的肿瘤对葡萄糖的摄取越高，显示代谢更加旺盛，而生长缓慢的惰性肿瘤通常摄取较少，G1/G2 p-NEN 分化好、生长缓慢、葡萄糖代谢率较低，所以 ^{18}F-FDG PET/CT 对 p-NEN G1/ G2 的病灶阳性率较低，而对神经内分泌癌 NEC 的检出率更高，肿瘤组织对 ^{18}F-FDG 的高摄取常提示预后不良。^{18}F-FDG PET/CT 在无功能 p-NEN 的肿瘤负荷评估中仍具有一定价值。有条件的单位通过 ^{68}Ga 和 ^{18}F 双 PET/CT 检测，可以对 p-NEN 的生物学行为进行评估。

（4）胰高血糖素样肽受体显像：胰岛 B 细胞富含胰高血糖素样肽受体 1（glucagon-like peptide-1 receptor，GLP-1R），部分高于 SSTR，是胰岛素瘤（分化好）理想的分子靶点，但是因为胰高血糖素样肽 1（glucagon-like peptide-1, GLP-1）配体易被降解，而且半衰期短，所以目前临床上使用其天然类似物 exendin-3/4 标记放射性核素作为分子探针。GLP-1R 显像对分化好的胰岛素瘤有较好的诊断价值，对于分化差的胰岛素瘤，由于其常缺乏 GLP-1R 表达，诊断敏感度较低。

（四）病理学检查

神经内分泌肿瘤病理确诊的特异免疫组化标志物是嗜铬分泌蛋白 A（chromogranin A，CgA）和突触素（synaptophysin，Syn），一份规范的病理报告除了病理常规（标本类型、肿瘤部位、大体分型、大小及数目、组织学类型、亚型及分级、浸润深度、脉管和神经侵犯、周围黏膜情况、淋巴结情况、环周及两端切缘情况）外，还要包括肿瘤的分化和分级（根据肿瘤的增殖活性），肿瘤的增殖活性通过核分裂象数或 Ki-67 阳性指数进行评估。

1. 肿瘤分化 p-NEN 可分为分化好的 p-NET 和分化差的胰腺神经内分泌癌 p-NEC。

（1）分化好的 p-NET 肿瘤细胞：可呈实性、小梁状、回转状、器官样、小管腺状或腺泡样生长，有或无假菊形团形成，但通常无坏死。细胞核相对均匀，具有低至中度异型性，有特征性的粗点状染色体，胞质颗粒细小。肿瘤细胞的形态也不同，呈现圆形、多边形、纺锤状等。皮下基质显示为纤维化或透明化，偶尔也有丰富的血管化。在生长缓慢的肿瘤中，可观察到钙化。在胰岛素瘤和生长抑素瘤可见特殊的淀粉样沉积和砂粒体。

（2）分化差的 p-NEC 肿瘤细胞：可大可小，大细胞的细胞质丰富，细胞核重度不典型。小细胞的细胞质很少，细胞核轻度或中度不典型。在组织学检查中，p-NEC通常为嵌套状、瘤样或实体状的生长模式，由不典型的由小到大的多边形细胞组成，有大的泡状核，通常有突出的核仁。大细胞型更为常见，约占60%，特点为区域性坏死、血管浸润、有丝分裂。与分化良好的p-NET不同，免疫染色具有差异性。肿瘤细胞呈弥漫性或局灶性，有时仅呈点样，Syn表达保持在中高水平。

神经内分泌肿瘤成分与非神经内分泌肿瘤并存的具有"混合"特性的肿瘤通常为NEC。非神经内分泌部分可以是腺上皮、鳞状上皮或其他细胞类型。2010年WHO将这种特殊的混合性肿瘤命名为混合性腺神经内分泌癌（MANEC）。2017年重新命名为混合神经内分泌-非神经内分泌肿瘤（MiNEN）。这些肿瘤包括神经内分泌成分和腺癌型外分泌或腺泡细胞成分。

2. 肿瘤分级　2010年WHO根据有丝分裂计数（核分裂象）和Ki-67标记指数将p-NET分为G1（核分裂象< 2个/2 mm^2，且Ki-67 ≤ 2%）、G2（核分裂象2～20个/2 mm^2，Ki-67为3%～20%）和G3（核分裂象> 20个/2 mm^{2}或Ki-67 > 20%）。2017年WHO对该分级进一步修订，在Ki-67 > 20%的G3患者中，分类出p-NET-G3，其细胞分化相对较好，且临床预后介于G2和NEC-G3之间，可更好地指导临床治疗方式的制订，剩余分化较差的肿瘤则定义为p-NEC-G3级。2019年版WHO消化系统肿瘤分类中胰腺NEN分类延续2017年版内分泌器官肿瘤分类标准。肿瘤病理学分级越低，其分化程度越好，肿瘤越表现为良性生物学行为（表13-4-2）。

表13-4-2　p-NET的2017年版WHO分类和分级

分类/分级	Ki-67标记指数	核分裂象
高分化p-NEN：胰腺神经内分泌肿瘤（p-NET）		
p-NET G1	< 3%	< 2个/2mm^2
p-NET G2	3%～20%	2～20个/2mm^2
p-NET G3	> 20%	> 20个/2mm^2
低分化p-NEN：胰腺神经内分泌癌（p-NEC）		
p-NEC G3		
小细胞型		
大细胞型		
混合神经内分泌-非神经内分泌肿瘤		

3. 肿瘤分期　2007年欧洲神经内分泌肿瘤学会（ENETS）根据原发肿瘤的大小和肿瘤的浸润层次建立了内分泌肿瘤的分期。2010年美国癌症联合委员会（AJCC）建立的p-NEN分期与胰腺外分泌肿瘤分期类似（详见分期评估）。

要点小结

- 功能性及伴有遗传性综合征的p-NEN具有特征性临床表现，往往可以及时确诊，临床如果发现胰腺肿瘤伴有广泛转移（肿瘤负荷大），但患者呈现无症状带瘤生存这样矛盾的情况，要注意无功能p-NEN的可能，需要穿刺病理诊断。
- 神经内分泌肿瘤常用的血清学指标有嗜铬分泌蛋白A（chromogranin A，CgA）。
- 诊断常分为定位诊断和定性诊断，定位诊断的常用手段有CT/MRI检查、内镜超声检查、PET/CT，尤其是^{68}Ga-PET/CT功能检查兼有定性价值。
- 穿刺活检和病理检查是金标准，突触素（synaptophysin，Syn）和嗜铬素A的免疫组化染色对确定神经内分泌瘤至关重要，Ki-67是独立预后因子。
- 病理学诊断不仅是p-NEN确诊的金标准，精准规范的病理分期和分级诊断还是制订整合治疗策略的关键依据。

【整合评估】

（一）评估主体

1. 组织MDT整合诊疗团队的必要性　p-NEN在病理生理学、分子生物和遗传学方面有了长足的进展，使得分类、分期、影像诊断和治疗也更为规范。神经内分泌肿瘤患者病情复杂，在传统诊疗模式下患者需要在不同的专科医师间辗转奔波，各科专家间缺乏协调性和对疾病的统一认识，导致患者的治疗不仅等待时间长，而且常获得不一致的诊疗方案，因此多学科整合诊疗模式需要推广应用，一个有经验的多学科整合诊治团队对于协调诊治至关重要。

2. MDT 团队的组成　主要包括胰腺肝胆外科、内分泌科 / 消化科、肿瘤内科、病理科、影像科、检验科、核医学科、超声内镜科、放疗科、介入治疗科、营养科和护理团队等。患者被临床科室接诊后，申请转交多学科团队讨论，若患者尚未获得病理诊断，需先由介入科或内镜专科医师实施定位穿刺，获得组织标本，然后由病理科专家进行病理诊断分级，再依据肿瘤的诊断分期，由各专科医师做出诊疗决策，最后讨论汇总，确定诊疗和随访流程，专业先进的神经内分泌肿瘤中心应该有序开展各类 RCT 研究，所有患者都应考虑入组进行临床试验。

（二）分期评估

良好的分期系统可以反映患者生存预后，但既往 ENETS 与第七版 AJCC 的分期标准在 T 的定义、周围软组织浸润和预后方面存在差异性，而且在分层研究时发现，ENETS 和 AJCC 的分期标准不能精准匹配患者预后和临床实际情况，比如基于 ENETS 分期标准的 Ⅰ 期患者生存数据和 Ⅱ A 无差别，AJCC 分期系统 T4 定义是参照胰腺导管腺癌，即侵犯腹腔干动脉和肠系膜血管，但是 p-NEN 很少出现这种情况。因此，Luo 等报道了改良的 mENETS 分期标准，如果使用 ENETS 的 T、N、M 的定义，同时结合 AJCC 的分期定义则可以规避两者的缺陷。第八版 AJCC 分期 T、N、M 的定义已经采用了 ENETS 的定义，且分期定义也和 ENETS 一致（表 13-4-3）。

表 13-4-3　胰腺神经内分泌瘤 TNM 分期（AJCC 8th, WHO 2017）

原发肿瘤（T）	Tx 原发肿瘤无法评估		
	T0 无原发肿瘤证据		
	T1 肿瘤限于胰腺内，最大直径＜ 2cm		
	T2 肿瘤限于胰腺内，最大直径在 2 ～ 4cm		
	T3 肿瘤限于胰腺内，最大直径＞ 4cm 或侵犯十二指肠或胆总管		
	T4 肿瘤侵犯邻近器官（胃、脾、结肠、肾上腺）或者腹腔主干血管（腹腔干动脉或肠系膜上动脉）		
区域淋巴结（N）	Nx 区域淋巴结无法评估		
	N0 无区域淋巴结转移		
	N1 区域淋巴结转移		
远处转移（M）	M0 无远处转移		
	M1 远处转移		
	M1a 仅肝脏转移		
	M1b 仅肝脏外转移		
	M1c 肝脏和肝脏外均有转移		
分期			
Ⅰ	T1	N0	M0
Ⅱ	T2	N0	M0
	T3	N0	M0
Ⅲ	T4	N0	M0
	Any T	N1	M0
Ⅳ	Any T	Any N	M1

该分期与以前的不同之处在于：①取消 Tis；②T2 肿瘤局限于胰腺，2 ～ 4cm；T3 肿瘤局限于胰腺，＞ 4cm，或者肿瘤侵及十二指肠或胆总管；③ M1a 转移局限于肝内；M1b 肝以外转移，至少一个（如肺、卵巢、非区域淋巴结、腹膜、骨）；M1c 同时存在肝脏和肝外器官转移；④分期只用于 p-NET（p-NEC 目前使用胰腺癌分期）。

（三）营养代谢评估

G1 和 G2 胰腺神经内分泌肿瘤的患者即使出现远处转移也可长期带瘤生存，一般很少出现疼痛，但营养不良发生率很高，胰腺内外分泌功能下降是主要原因，应该在评估全身营养状况和患者胃肠道功能状况基础上制订营养治疗计划。

同其他肿瘤一样，p-NEN 营养评估以 NRS-2002 量表为主，NRS-2002 ≥ 3 分，应在围治疗期给予营养支持。术后患者推荐首选肠内营养，鼓励患者尽早恢复经口进食，对于能经口进食的患者推荐口服营养支持；对不能早期进行口服营养支持的患者，应用管饲肠内营养，有助于正氮平衡和免疫增强，肠内营养配方中应包含 ω-3PUFA、精氨酸和核苷酸等成分，而以脂肪为主供能的研究逐渐增多。

（四）精确诊断和鉴别诊断

根据前述的临床表现，尤其是功能性神经内分泌肿瘤特异的临床特征，结合肿瘤标志物检测、影像学定位检查及病理学金标准进行神经内分泌肿瘤诊断。完整的诊断内容包括肿瘤部位、分级、分期及功能状态，p-NEN应与以下胰腺肿瘤相鉴别：

1. 胰腺导管腺癌　胰腺癌患者多伴有明显的腹痛、腰背疼痛、阻塞性黄疸、突发糖尿病等，CA19-9/CEA/CA125等肿瘤指标明显上升，影像学检查一般是乏血供病灶，强化程度明显低于正常胰腺实质，且有明显的主干血管侵犯和区域淋巴结肿大，可引起胰管和胆总管扩张（双管征），胰腺萎缩较常见，FDG摄取异常增高，胰腺分化差的NEC患者往往术前与之难以鉴别。

2. 胰腺假乳头状瘤　好发于年轻女性，常于体检时意外发现，主要表现为囊实性或实性肿块，包膜完整，可见钙化，增强扫描动脉期多为轻中度强化、门静脉期或延迟期强化程度较明显，但始终低于胰腺实质；部分病灶囊实性相间分布，增强后呈特征性的“浮云征”强化。

3. 胰腺囊腺瘤和囊腺癌　好发于中老年人，以囊性成分为主，多呈分房状改变，囊壁常厚薄不均，可见附壁结节，囊腺癌与囊实性胰腺神经内分泌肿瘤平扫时比较难鉴别，但囊腺癌增强扫描的强化程度低于p-NEN，且FDG摄取异常增高。

4. 胰腺内转移瘤　患者有原发肿瘤治疗史，肾癌最常见，其次是肺癌、甲状腺癌等。胰腺内转移瘤多呈富血供特点，增强扫描时肿瘤均匀强化或边缘强化，尤其与分化好的低级别胰腺神经内分泌瘤较难鉴别。

5. 胰腺内副脾　主要在胰尾部实质内（接近脾门）单发类圆形结节或肿块，边界清晰，与脾密度相近，增强扫描各期强化程度亦与脾相近：动脉期多为不均匀强化，门静脉期为均匀强化，由于脾组织同样表达生长抑素受体（SSTR），故 ^{68}Ga-DOTATOC-PET/CT无法鉴别。^{99m}Tc-HDRBC显像（^{99m}Tc-热变性红细胞显像）对胰腺内副脾具有特异性诊断价值。

要点小结

◆ 胰腺神经内分泌肿瘤生物学行为特殊，患者可以长期带瘤生存，依据循证原理，有计划、合理应用有效治疗手段对每一位患者量体裁衣，制订规范个体化整合诊治方案极其重要。

◆ p-NEN诊疗对医疗机构的专业化水平要求较高，不仅需要内、外科等临床技术配备，更需要特殊的检查和治疗手段，如生长抑素受体显像（SRS-SPECT、^{68}Ga-PE）、CgA、生长抑素、胃泌素、NSE、SSTR2、SSTR5等特殊检查和PRRT核素治疗设备等。

◆ 一个有经验的多学科整合诊治团队不仅为患者提供诊疗方案，更需要协调这些患者的全程管理。

【整合决策】

（一）手术治疗

1. 手术的重要性　对于没有转移的局限性胰腺神经内分泌肿瘤，根治性手术切除是唯一的治愈手段，即使对于有转移的p-NEN患者，若能切除90%以上的肿瘤负荷，在确保手术安全前提下，减瘤手术仍可使患者生存获益，对于功能性p-NEN患者，手术可以起到立竿见影的治疗效果。

2. 手术的选择　传统的手术方法是开腹手术，术中探查胰腺、肝等器官时除了双手触诊，还可以结合术中超声检查。对于胰腺浅表部位的小肿瘤（尤其是十二指肠胃泌素瘤），可以采用腹腔镜或机器人技术处理，并发症发生率和生存数据与开放式手术无显著差异。对于在胰腺实质内的多发肿瘤，纯腹腔镜或机器人方法缺乏触觉反馈，有可能残留病灶或切除过多正常胰腺器官，无法兼顾功能保留。腹腔镜和（或）机器人胰十二指肠切除术推荐在大型胰腺中心开展，因为学习曲线需要大量手术例数的积累，并不适合普及，与开放式手术相似，通常成本增加明显。

（1）根治性手术：由于p-NEN均有恶性潜能，因此局限性的病灶都应该手术根治切除，但对于＜ 2cm 的无功能性 p-NEN，有一定争议，如不行手术，需要严格定期随访。

1）手术方式：病灶位于胰头部位行标准的胰十二指肠切除 Whipple 术联合区域性淋巴结切除；对于病灶较小、未侵及血管及周围器官、周围无淋巴结转移的 p-NEN，提倡在根治基础上尽量选择保留器官功能的术式，如保留幽门的胰十二指肠切除术（pylorus-preserving pancreatoduodenectomy，PPPD）或保留十二指肠的胰头切除术（Beger 手术）。位于胰体尾者行胰体尾联合脾脏切除，若病灶较小则提倡行保留脾脏的胰体尾切除术；位于胰腺颈体部者，也可行胰腺中段切除术；对于直径＜ 2 cm 且肿瘤位于表浅部位，距主胰管＞ 3 mm 的 p-NEN，也可考虑行肿瘤剜除术，若术中发现主胰管损伤，则应进一步做胰腺空肠 Roux-en-Y 吻合。

2）淋巴结清扫：研究显示直径＜ 2 cm 的神经内分泌瘤中有 25% 的患者会发生淋巴结转移，甚至直径＜ 1cm 的肿瘤也会有 12% ～ 14% 发生淋巴结转移，对于存在局部浸润或周围淋巴结转移者，综合 ENETS 和 NCCN 的手术指南，可以总结为：①针对无功能性 p-NEN，直径＞ 2cm 者均建议行标准的胰腺切除术加区域淋巴结清扫；②针对无功能性 p-NEN，直径＜ 2cm 者是否行淋巴结清扫仍需高级别的临床研究证据；③胰岛素瘤，无明显恶性征象，可考虑不行淋巴结清扫；④胰高血糖素瘤、胃泌素瘤和 VIP 瘤，恶性表型明确，无论大小均考虑行淋巴结清扫。

3）联合脏器切除：对于 p-NEN 交界可切除及局部进展期患者，累及周围器官如胃、胆管、十二指肠、脾、结肠、肾上腺等，在充分术前评估前提下可行联合器官切除，即使肿瘤累及周围重要血管（如门静脉、肠系膜上静脉、肠系膜上动脉、肝动脉、腹腔动脉干等），若能够术前充分评估和准备，在大型胰腺外科中心推荐联合血管切除重建，研究显示患者在渡过近期手术风险后，远期生存获益是肯定的。

4）多发性胰腺神经内分泌瘤处理：术前除通过功能影像检查（^{68}Ga-PET/CT）充分评估病灶部位、大小及数量外，尤其是 p-NEN 发生在遗传综合征（如 MEN-1）、VHL 综合征等，要行术中超声检查，以免遗漏直径较小的多发病灶。

（2）减瘤手术：对于有转移的 G1/G2 p-NEN 患者，通过术前功能影像检查准确评估，若能切除 90% 以上的肿瘤负荷，在确保手术安全的前提下，减瘤手术仍可使患者生存获益。肝是 p-NEN 最常见的远处转移部位，50% ～ 75% 的 p-NEN 患者确诊时已合并肝转移，研究发现肝转移灶切除患者术后 1、3、5 年存活率均显著高于未切除者，对合并肝转移的 p-NEN，可行原发灶联合转移灶的减瘤切除，常用的手术方式包括局部切除、肝段或肝叶切除，对于位置较深的小转移灶，可行术中超声联合射频消融治疗。

（3）姑息手术：当患者出现阻塞性黄疸、反复胆道感染、消化道梗阻或者消化道出血等时，如果内镜支架等微创手段无法解除症状，可行消化道改道或短路手术（胆肠、胃肠吻合）。

（二）内科药物治疗

对于有转移的胰腺神经内分泌瘤，尤其是长期带瘤生存的患者，药物治疗具有非常重要的地位。依维莫司和舒尼替尼是目前被推荐用于 p-NEN 的两种小分子靶向药物。长效生长抑素类似物（SSA）是 p-NEN 的主要治疗药物之一。化疗主要用于肿瘤负荷大且生长速度快的低级别神经内分泌瘤（NET）及分化差的神经内分泌癌（NEC），免疫治疗则刚刚起步。

1. *靶向药物*　主要是酪氨酸激酶抑制剂（tyrosine kinase inhibitors，TKIs）舒尼替尼和哺乳动物雷帕霉素靶蛋白（mammalian target of rapamycin，mTOR）抑制剂依维莫司。舒尼替尼可抑制血管内皮生长因子受体（VEGFR）和血小板衍生生长因子受体（PDGFR）。它们主要用于晚期不可切除的 p-NEN-G1/G2，也可用于部分 p-NET-G3 患者。前瞻性随机对照研究提示，与安慰剂对比，舒尼替尼和依维莫司能显著延长晚期 p-NEN 患者的 PFS，中位 PFS 分别为 11.4 个月和 11.0 个月。研究结果还证明依维莫司和舒尼替尼可以有效提升 p-NEN 总生存数据（overall survival，OS），中位 OS 分别为 44.0 个月、38.6 个月。因此，NCCN 指南推荐依维莫司和舒尼替尼被用于晚期不可切除的 G1/G2 级 p-NET。我国多中心回顾性研究结果显示，舒尼替尼治疗晚期 p-NEN 患者，TTP 和中位 OS 分别达到 15.3 个月和 47.5 个月，然而由于药物的副作用，35.2% 的患者需要从 37.5mg/d 减量至 25mg/d 才可以耐受。依维莫司在中国人群中的剂量选择仍在进一步研究，多数患者从 5mg/d 开始，可逐步增加到 7.5mg/d、10mg/d。目前 p-NEN 治疗中进入Ⅱ/Ⅲ期临床试验的其他抗肿瘤血管生成的 TKI 药物还包括索凡替尼、仑伐替尼、卡博替尼等。数据显示，卡博替尼可以同时靶向 VEGF 和 c-MET 通路，与舒尼替尼有协同互补的效果并可减少肿瘤侵袭和转移。

2. *生物治疗* 70% ～ 90% 的 p-NEN 表达生长抑素受体，尤其以 SSTR2 和 SSTR5 型最为常见，因此生长抑素类似物（SSA）药物可以抑制肿瘤过度分泌激素，也有一定的抗肿瘤细胞增殖作用，但疗效相对有限，主要用于分化好的 SSTR 受体阳性的 G1/G2 级别的 p-NEN，Ki-67 一般在 10% 以内。值得注意的是，在缓解功能性 p-NEN 激素相关症状时对于胰岛素瘤患者，慎用 SSA，因为在抑制肿瘤分泌胰岛素的同时，可能同时更加抑制了胰高血糖素的分泌，进而在某些患者可能导致更严重的低血糖发作。

（1）PROMID 研究：仅入组中肠 NET 患者，证实长效奥曲肽（LAR）可以延长小肠原发神经内分泌瘤患者无进展生存期（PFS）。

（2）CLARINET 研究：入组了更为全面的胃、肠、胰 GEP-NET（前肠和中肠）患者，结果显示兰瑞肽水凝胶不仅能显著延长晚期无功能性肠道 NET 患者 PFS，亦能延长无功能性 p-NET 患者的 PFS，因此，兰瑞肽水凝胶的循证依据更加扎实，FDA 于 2014 年 12 月批准了索马杜林用于 GEP-NET（包括 p-NET）治疗。

（3）ELECT 研究：与上述 SSA 相比，帕瑞肽（pasireotide）能同时结合 SSTR1、SSTR2、SSTR3 和 SSTR5，药理机制上推测能发挥更加广泛的抗肿瘤激素分泌和增殖的作用。

3. *化疗* 主要针对神经内分泌癌 p-NEC 和肿瘤负荷大且进展迅速的 p-NET，NCCN 和 ENETS 指南推荐用于 p-NEN 的化疗方案主要包括：

（1）以链脲霉素为基础的化疗方案，即链脲霉素（STZ）联合 5-FU。最近研究表明，用 STZ/5-FU 治疗晚期 p-NEN 有 28% ～ 43% 的良好客观反应率和 66% ～ 92% 的疾病控制率，但毒性相当大。

（2）以替莫唑胺（TMZ）为基础的化疗方案，可与多种药物整合使用，包括卡培他滨、贝伐珠单抗、SSA、沙利度胺和依维莫司。

（3）以铂类为基础的静脉化疗方案，指 EP 方案（顺铂联合依托泊苷），主要用于 p-NEC。

4. *免疫治疗* 在 p-NEN 领域刚刚起步，参照其他癌种，方案包括单药 PD-1、PD-1/ PD-L1 单抗联合 CTLA-4（cytotoxic T lymphocyte-associated antigen 4）抗体等。在胃肠胰神经内分泌瘤治疗中，PD-1 单药治疗的疗效不佳，总体 ORR ＜ 10%。相关研究发现，分化良好的 p-NEN，PD-L1 表达较少、肿瘤微卫星不稳定性（microsatellite instability，MSI）低和肿瘤突变负荷（tumor mutation burden，TMB）也较低，因此免疫应答预测效果有限。目前针对分化差的神经内分泌癌的多个临床研究正在进行中。

（三）放射性核素治疗

肽受体放射性核素治疗（peptide receptor radionuclide therapy，PRRT）的原理为通过注射放射性核素（如 ^{90}Y 或 ^{177}Lu）标记的 SSA 进入体内，被高表达 SSTR 的肿瘤细胞识别、结合、内吞，核素进入肿瘤细胞释放能杀伤肿瘤细胞。NETTER-1 前瞻对照研究入组 229 例分化好的转移性中肠神经内分泌瘤患者，其中 ^{177}Lu-DOTATATE 组共入组了 116 例，剂量为 7.4 GBq，每 8 周一次，并配合长效奥曲肽治疗，剂量为 30mg 肌内注射；对照组共入组 113 例，只接受奥曲肽（LAR）治疗，剂量为 60mg 肌内注射，每 4 周一次。结果显示，实验组中预估无进展生存时间达到 20 个月的比例为 65.2%，明显高于对照组（10.8%）。传统认为，在经 SSA 或靶向药物治疗失败后的 SSTR 表达阳性的 p-NET 患者中应使用 PRRT，随着循证依据的积累，对患者精准评估后，PRRT 有望成为一线治疗的选择方案之一。PRRT 治疗目前主要适合肝脏肿瘤负荷特别大的 SSTR 阳性患者。

（四）介入治疗

介入治疗主要针对胰腺神经内分泌肿瘤肝转移，ENETS 指南根据肝转移灶在肝脏的分布将其分为 3 型：单个转移灶分布在肝脏一侧（左或右半肝）为Ⅰ型；转移灶分布在两侧肝脏者，转移数目可数，为Ⅱ型；转移灶在肝叶两侧弥漫性分布者为Ⅲ型。肝动脉栓塞（TAE）、肝动脉化疗栓塞（TACE，常用药物为多柔比星和顺铂）及射频治疗（RFA，一般肿瘤＜5cm）主要针对无法减瘤切除的肝转移病灶。近年来，放射栓塞术（也称为选择性肝内放疗，SIRT）逐步开展，将放射性核素 ^{90}Y 嵌入树脂微球（Sir-Sphere）或玻璃微球（TheraSphere）中，然后选择性注射到肝内病灶，优势是 ^{90}Y 微球栓塞相关的急性毒性低于其他栓塞技术，主要优点是该手术不会诱发缺血性肝损伤，需要注意的是如果放射微球意外注入胃肠道供血动脉，就会发生放射性肠炎。

（五）中医中药治疗

中医药治疗胰腺癌的循证医学证据不多，需要积极开展临床多中心试验研究。

（六）顶层设计

胰腺神经内分泌肿瘤的分型诊治流程见图 13-4-6。

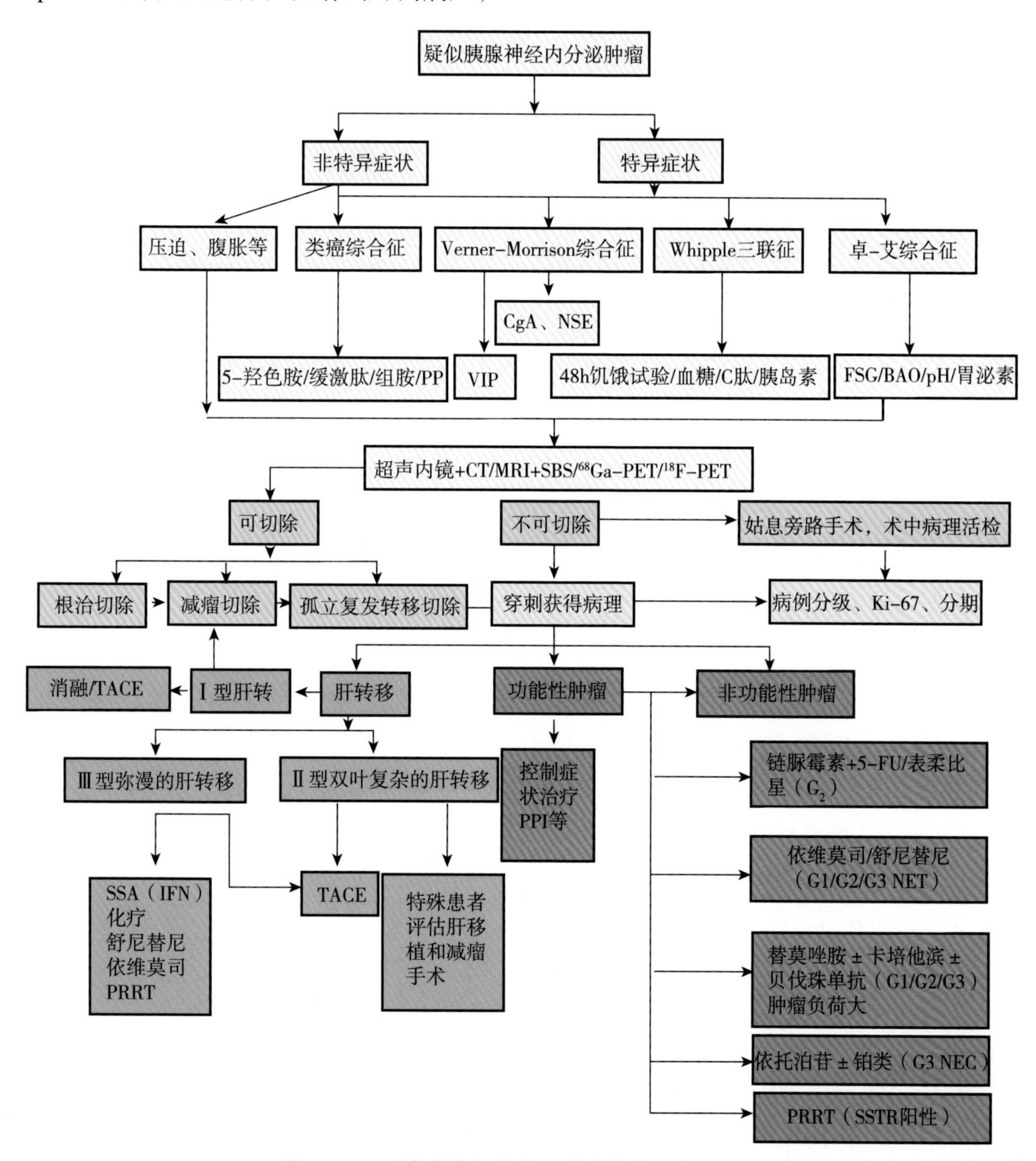

图 13-4-6　胰腺神经内分泌肿瘤的分型诊治流程

要点小结

- 外科手术仍然是局限性肿瘤的首选治疗，即使复发的病灶或者孤立转移灶，仍可再次手术根治切除。
- 经验丰富的胰腺外科医师能以较低的并发症发病率和死亡率切除胰腺神经内分泌肿瘤，减瘤手术即切除原发性肿瘤及其大部分转移灶对 IV 期患者仍然获益。
- 生长抑素类似物 SSA 主要的治疗效果是使疾病稳定，SSA 联合其他治疗整合可以增强其生物反应性。
- 舒尼替尼和依维莫司等靶向治疗在转移性 G1/G2 肿瘤的治疗中发挥着越来越大的作用。
- 铂类化疗是转移性 G3-NEC 一线治疗。
- 肽受体放疗（PRRT）为晚期 SSTR 阳性 p-NET 患者增加了另一种治疗选择，已获欧美批准。
- 对于全身转移患者，应采用系统治疗与局部治疗相整合的整合治疗策略。
- 治疗无效或疾病快速进展时，应考虑再次活检(如果安全可行)，获得新的病理循证依据，因为肿瘤异质性和进化理论在 p-NET 中已获明确证实。

【康复随访及复发预防】

（一）总体目标

胰腺神经内分泌肿瘤患者是一个特殊的人群，部分患者自然病程 7 ～ 9 年，带瘤生存是常态，肿瘤的进展速度像是在变速跑，很长一段时间，发展非常缓慢，但不经意间又会快速进展，与其他瘤种不同，患者往往需要长时间维持用药。

因此肿瘤康复的目标包括如下内容。

1. 监测与预防肿瘤复发或转移，良好的康复手段可以指导肿瘤幸存者健康的生活方式，改善身心健康，进而减少肿瘤复发与转移的风险。

2. 改善与预防因肿瘤及其治疗导致的近期和远期不良反应，针对肿瘤的各种治疗手段，都或多或少地对患者造成不良反应，这些不良反应包括身体的、心理的，应当根据患者的不适症状制订个体化康复方案。

3. 提供个人、家庭、社会人文关怀和支持，其中包括情感、关系、工作、经济、宗教、法律等各方面的信息与关怀，帮助肿瘤患者在康复过程中回归家庭与社会是最终目标。

（二）整合管理

除了前述的积极配合医师诊疗以外，自我管理同样重要，肿瘤患者自我管理的目标，就是使其具备应对与解决这些问题的能力，包括提高患者对疾病的正确认识，增强健康信念，形成良好的遵医行为，调整适应社会角色，自觉改变不良生活行为方式等。

1. 自我管理　以“自我效能感”理论为核心，美国心理学家在 1977 年提出的自我效能，是慢性疾病自我管理的核心理论，其定义是指对自身能否利用所拥有的技能去完成某项工作行为的自信程度。研究显示在肿瘤的预防、治疗、康复、复发、转移等不同阶段发挥自我技能，可有效增强患者战胜疾病的信心，提高治疗依从性，即对疾病的自我管理能力。通过患者的行为来保持和增进自身健康，监控和管理自身疾病的症状、征兆，减少疾病对自身社会功能、情感和人际关系的影响，并持之以恒地治疗自身疾病，具体包括如下内容。

（1）患者对疾病的管理：服药、饮食、运动、自我监测等，如治疗期间记录各种不适症状，及时反馈主管医师。

（2）用药管理：口服靶向药物时，对于激素症状控制不好的患者，尤其是高胰岛素血症、充血性心力衰竭、高血压控制不佳、胃肠道出血风险高或有心肌梗死或卒中史的患者，依维莫司被认为是首选。对于糖尿病控制不佳、肺部疾病或高感染风险的患者，舒尼替尼将是更合适的选择。

（3）角色管理：学会由被动接受转向主动参与。

（4）自我情绪管理：学会应对疾病所致的各种负性情绪，让肿瘤患者学习并掌握“自我效能感”的实践方法具有重要意义。

2. 健康相关生活质量（HRQOL）的评估　评估疾病过程和治疗对患者症状、社会、情感、心理和身体功能的影响至关重要。

（三）严密随访

1. *术后随访* 患者术后第1年，建议每3个月随访1次；第2～3年，每3～6个月随访1次；之后每6个月随访1次。随访项目包括血常规，生化，CgA、NSE、CA19-9等血清肿瘤标志物，B超，X线，胸部薄层CT扫描，上腹部增强CT等。随访时间至少5年。怀疑肝转移或骨转移的患者，加行肝MRI和骨扫描，必要时每年行^{68}Ga-PET/CT复查1次。

2. *晚期或合并远处转移的胰神经内分泌肿瘤患者随访* 应至少每2～3个月随访1次。随访包括血常规，生化，CgA、NSE、CA19-9等血清肿瘤标志物，胸部CT，上腹部增强CT等检查，必要时复查^{68}Ga-PET/CT。

（四）积极预防

三级预防，首先要避免各种致癌因子的接触，其次是养成健康的饮食、运动、睡眠等生活方式，再者就是要做到早期发现和早期诊断，对临床怀疑胰腺神经内分泌肿瘤，但难以与自身免疫性胰腺炎、慢性胰腺炎等疾病鉴别诊断时，应对患者进行密切随访，重视典型的功能型NET的特殊临床表现。随访项目包括CT、MRI等影像学检查和CA19-9、CgA、NSE等血清肿瘤标志物检查，必要时可重复行EUS穿刺活检和（或）^{68}Ga-PET/CT检查。推荐随访时间为每2～3个月1次。

要点小结

- 胰腺神经内分泌肿瘤患者是一个特殊的人群，带瘤生存是常态，全程管理很重要。
- 血清学检查CgA、NSE、5-HIAA、胃肠激素等，可用于监测预后。
- 帮助肿瘤患者在康复过程中回归家庭与社会是最终目标。
- 对于无家族史的患者，需要早期发现，早期诊断，早期治疗。
- 对于明确存在家族史的人群，需要进行遗传咨询和基因检测，并时刻监测相应症状。

对于明确来源于遗传性综合征的胰腺神经内分泌肿瘤患者，由于大多数是显性遗传，因此一级亲属或直系亲属的胚系基因检测非常必要，尤其要关注*MEN1*、*VHL*、*BRCA2*等基因的致病突变位点，对于阳性家系成员，筛查时间提早至30～40岁，需要每年针对性地防癌体检。

“治愈”胰腺神经内分泌肿瘤还有很长的路要走。作为典型的罕见疾病，单个医疗机构每年收治的患者极少，很难有足够数量的病例入组开展相关研究，设计和实施前瞻性随机研究具有挑战性。因此胰腺神经内分泌肿瘤亚专科发展有重要意义。创建专业规范的神经内分泌肿瘤中心可以收治更多的患者，同时多个同质化大中心的共享合作是趋势，只有这样才可以开展高质量多中心临床研究。随着肿瘤分类和分期的改进，临床研究设计将会更为改善，所有患者都应进入临床试验，Clinicaltrials.gov及其他机构和组织网站极大地推动了研究开展，需要科学设计，让更多患者参与临床试验以推进整合诊疗水平提升。

虽然CLARINET、RADIANT等研究使胰腺神经内分泌肿瘤诊疗已经取得巨大进展，但与其他瘤种相比，针对胰腺神经内分泌肿瘤的高质量的临床研究太少，目前尚缺乏标准化的系统治疗。由于长期带瘤生存，大多数患者接受过多种治疗，以及不同顺序的治疗，很难评估特定治疗相对于其他治疗的有效性，同时缺乏治疗方法头对头的随机比较，更需要长期随访以评估治疗相关结局的差异，因此患者管理的创新模式需要探索。一个经验丰富的多学科整合诊治团队对于指导这些患者的管理至关重要，尤其是治疗晚期和转移性患者，基于共识指导原则，应该提供多种有效的整合治疗方法，“量体裁衣”整合考虑患者个体的健康状况、疾病负担、症状、进展速度、治疗毒性和对QOL的影响及成本，为他们制订个体化最佳的整合治疗方案。

新的诊疗手段的出现，一定是基于基础研究的突破，目前临床前或Ⅱ期试验中有许多药物值得期待，如PI3K激酶抑制剂、生长因子VEGFR/FGFR/PDGFR抑制剂、Burton酪氨酸激酶抑制剂（BTK）、细胞周期蛋白依赖性激酶CDK4/6抑制剂等，目前几项专门为NET患者设计的免疫疗法试验（NCT02939651、NCT02955069）也在进行中，最新的研究热点是关于PRRT治疗可以诱导肿瘤细胞释放新生抗原，从而增强免疫疗法的功效。但迄今为止还没有基因治疗的开展，也没有阐明基因型-表型相关性，基于二代测序等多组学研究都是未来亟待深入的方向。

（龙 江 徐 近 王 峰 肖志文）

【典型案例】

胰腺神经内分泌肿瘤肝转移的整合性诊疗1例

（一）病例情况介绍

1. 基本情况 患者，女性，41岁。主因“体检发现胰头及肝脏占位1月余”就诊。患者1月余前于外院体检，超声提示胰头及肝内占位，进一步行^{18}F-FDG PET/CT提示肝多发占位，右上腹肠系膜间、肝门区及胰头周围多发软组织肿块，部分糖代谢增高。遂行超声引导下腹腔肿块穿刺活检术，病理示：神经内分泌肿瘤，G2级。患者为行进一步诊治来我院就诊。发病以来，患者精神、胃纳可，无腹痛、腹泻等不适，大小便正常，体重未见明显变化。

2. 入院查体 神清，生命体征平稳。腹部查体：腹软，未触及包块，肝脾未触及明显肿大。

3. 辅助检查

（1）外院^{18}F-FDG PET/CT：肝脏多发占位，右上腹肠系膜间、肝门区及胰头周围多发软组织肿块，部分病灶与胰头及胃窦分界不清，上述病变部分糖代谢增高，提示恶性肿瘤，间叶组织来源恶性肿瘤伴多发转移可能。

（2）超声引导下腹腔肿块穿刺活检术：病理示穿刺纤维脂肪及横纹肌组织内见异型细胞呈巢片状或腺样分布，细胞质丰富、红染，核圆形或椭圆形。免疫组化：异型细胞CK（+），CK7（+），Syn（+），CDX2（+），β-catenin膜（+），Ki-67约8%（+），Vimentin、CK20、CK5/6、CK19、Hepatocyte、Glyptcan-3、CD10、CgA、WT-1、CR、CD99、M-CEA均（-）。结合HE形态及免疫组化结果，考虑神经内分泌肿瘤，G2级。

4. 入院诊断 胰腺神经内分泌肿瘤肝转移（G2级，TxN1M1，Ⅳ期）。

（二）整合性诊治过程

1.MDT整合诊疗团队组成 病理科、核医学科、放射科、消化内科、胆胰外科、肿瘤介入科。

2. 讨论目的 目前尚存在的问题主要包括：①由于胰腺神经内分泌肿瘤相对少见，病理上容易误诊或病理分级评估不准确，因此，尚需对该患者进行病理再评估；②目前初步考虑高分化的胰腺神经内分泌肿瘤，但患者未行^{68}Ga标记的生长抑素PET/CT，肿瘤侵犯范围可能被低估；③患者已存在肝转移，局部治疗的可能性和价值如何；④肿瘤已经发生远处转移，应采用全身药物治疗，但选择何种药物治疗仍需进一步讨论。

为了解决这些问题，需进行MDT讨论，整合各专科意见。具体讨论过程及结果如下。

病理科专家：会诊外院腹腔肿块穿刺活检病理，同意外院胰腺神经内分泌肿瘤G2级的诊断。

核医学科和放射科专家：患者经^{68}Ga-DOTA-NOC-PET/CT及^{18}F-FDG-PET/CT双扫描，结果提示：胰腺头、颈部软组织肿块，糖代谢活跃；肝内多发结节及肿块，部分坏死囊变，糖代谢不均匀性轻度增高；肝门部、胰头周围、右上腹肠系膜区多发肿大淋巴结，糖代谢活跃；以上病灶生长抑素受体显像强阳性（图13-4-7），符合胰腺神经内分泌肿瘤并转移。我院上腹部MRI提示：肝、肝门区、胰头及右上腹肠系膜区多发结节及肿块，结合病史，符合多发神经内分泌肿瘤MRI表现；其中肝内部分病灶合并囊变及出血；门静脉右后支受侵犯。

胆胰外科专家：患者原发病灶为胰头神经内分泌肿瘤，胰腺原发灶与周围血管关系密切，手术切除风险较大，同时主要肿瘤负荷位于肝，单独行胰腺原发灶切除术的价值较低，应先予以降低肝肿瘤负荷，为进一步手术切除原发灶争取时机。

消化内科专家：结合病理及影像学检查，目

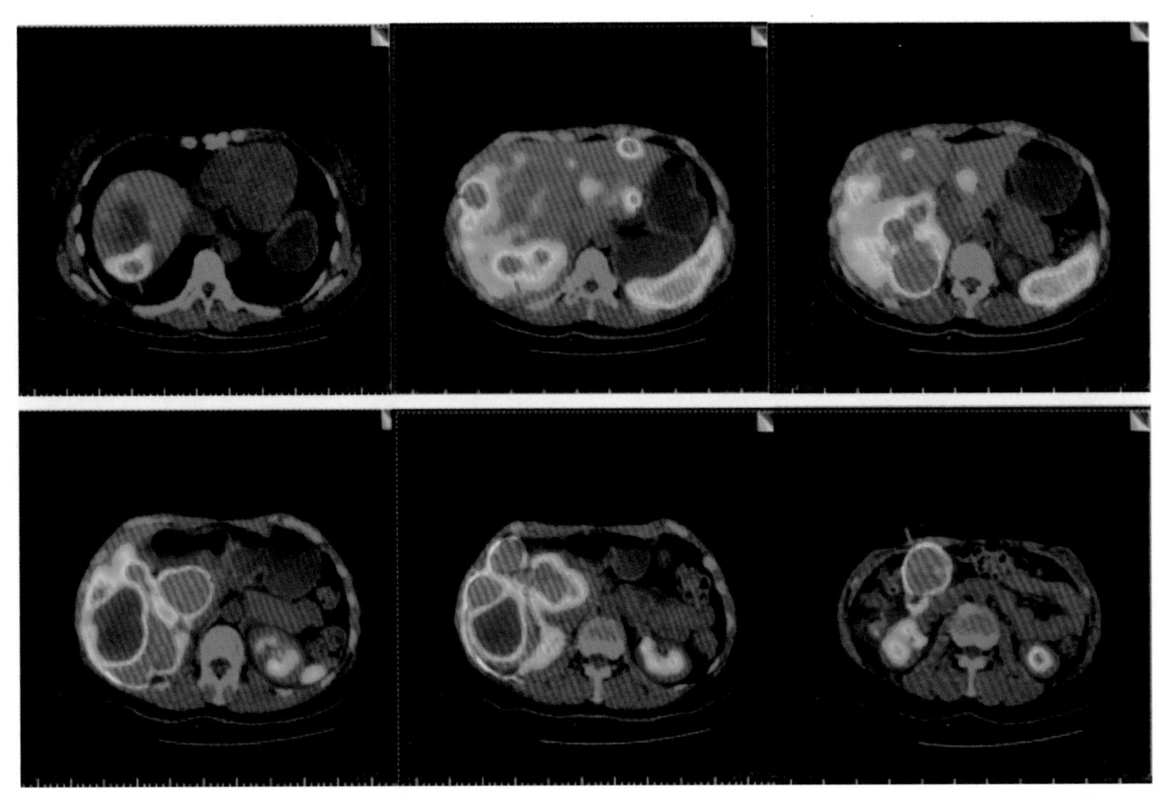

图 13-4-7 患者行 ^{68}Ga-DOTA-NOC-PET/CT 及 ^{18}F-FDG-PET/CT 双扫描结果

前考虑晚期 G2 级胰腺神经内分泌肿瘤，无功能，Ki-67 指数为 8%，肿瘤生长抑素受体表达强阳性，可选择长效生长抑素类似物作为全身治疗药物，控制肿瘤生长。

肿瘤介入科专家：患者主要肿瘤负荷位于肝内，肝转移瘤类型属于弥漫型，且部分转移瘤体积较大，不适合行外科手术或射频消融术，但可采取 TAE 术，栓塞肝转移瘤供血动脉，降低肝脏肿瘤负荷。

讨论总结：患者确诊无功能胰腺神经内分泌肿瘤伴肝、淋巴结多发转移（G2 级，TxN1M1，Ⅳ期），需进行系统性药物治疗，目前考虑使用长效生长抑素类似物。此外，患者原发灶切除难度较大，而主要肿瘤负荷位于肝，计划采用 TAE 降低肝肿瘤负荷。

患者后续处理：与患者沟通后给予上述治疗随访。患者在长效生长抑素类似物治疗基础上，先后共行 4 次肝转移瘤 TAE 治疗，治疗后复查上腹部增强 CT 提示肝脏肿瘤逐步坏死缩小（图 13-4-8），且患者一般情况较好。但 CT 提示肝外肿瘤有增大趋势，且肝内外胆管开始扩张，为避免进一步发展出现阻塞性黄疸，遂行胰十二指肠切除及淋巴结清扫术。术后继续使用长效生长抑素类似物控制残余肿瘤。

（三）案例处理体会

GEP-NEN 容易发生肝转移，并且大部分患者就诊时肝内转移病灶弥漫分布，无法进行完整的外科切除。肝动脉栓塞术可有效减少肝内肿瘤负荷，但已行外科胰十二指肠切除术的患者，将会大大增加介入栓塞术后并发症的机会。因此，可考虑在全身治疗基础上，先行肝转移瘤的介入栓塞以尽可能降低肝脏肿瘤负荷，为原发灶切除创造机会，再选择时机行原发病灶的外科切除，最后继续予以药物维持治疗。这样一个多学科协作的整合治疗模式，对治疗复杂的 GEP-NEN 至关重要。

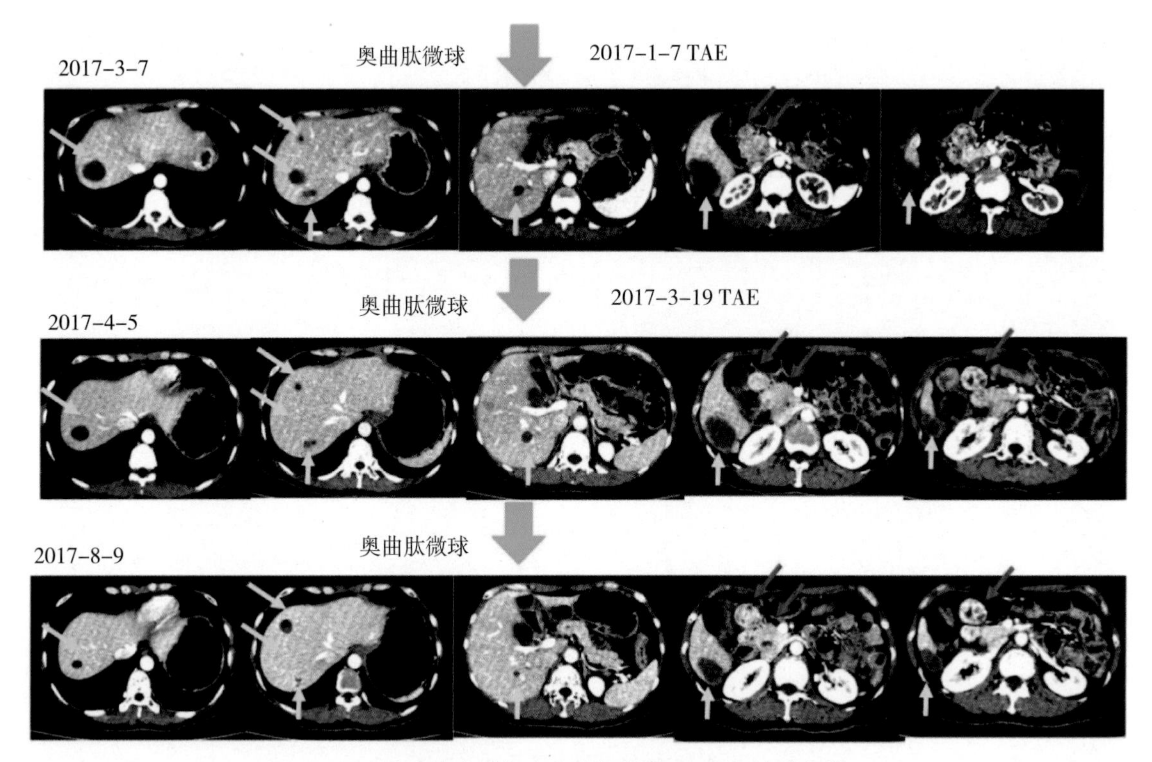

图 13-4-8 患者治疗后复查上腹部增强 CT 显示治疗有效

（陈洛海 陈 洁）

胰腺神经内分泌肿瘤术后复发性肝转移的整合性诊疗 1 例

（一）病例情况介绍

1. 基本情况 患者，男性。主因“发现胰腺神经内分泌肿瘤 1 年，术后复查考虑广泛转移”由外院转入。患者 2018 年 12 月因“腹痛 1 周”于外院就诊，考虑“胆总管结石伴胆管炎；急性胰腺炎”，内镜下行奥狄括约肌切开胆总管取石术 + 胆管支架置入术。术后复查 CT 发现胰腺周围少许渗出，胰腺尾部低密度影，且患者主诉术后仍有腹痛，性质同前。

2019 年 8 月 26 日外院增强 MRI：胰腺尾部占位，肝多发占位，胰腺尾部 MT 伴肝内多发转移可能；胆总管稍扩张。

2019 年 9 月 26 日于外院行胰体尾 + 脾切除术 + 肝转移瘤剜除 + 左外肝切除术。共剜除肝转移结节 20 余个。外院病理：神经内分泌瘤；大小：2.5cm × 2cm，神经侵犯，脉管癌栓，倾向 G3，Ki-67 25%，SSTR5+，SSTR2+，胰周淋巴结 10/10。

病理检查结果：（胰体尾）神经内分泌瘤（NET G2）；免疫组化：瘤细胞：AE1/AE3（+），Syn（+），CgA（+），SSTR2（+++），SSTR5（–），ATRX 部分（–），DAXX（–），INSM1（+），Ki-67（+5%），脉管内 D2 ～ 40 和 CD31 显示。

术后未经辅助治疗。

2. 入院查体 无特殊发现。

3. 辅助检查

（1）实验室检查：肿瘤指标示 CA19-9、CA125、CEA、CA242、AFP、CA724、CA50 均正常，ProGRP：正常，NSE：17.90 ng/ml。

（2）影像检查：2019 年 11 月 12 日外院复查增强 CT：胰腺术后；肝左叶术后，肝内多发转移瘤；左肾小结石。2019 年 12 月 2 日我院增强 MRI 报告见图 13-4-9；意见为胰腺及肝左外叶术后，脾切除后；肝多发转移可能，请结合临床。胆总管扩张，双肾小囊肿，随访。

2019 年 12 月 3 日我院 ECT：胰腺神经内分泌瘤肝转移术后，残余肝多发转移，放射性摄取增高，生长抑素受体高表达（图 13-4-10）。

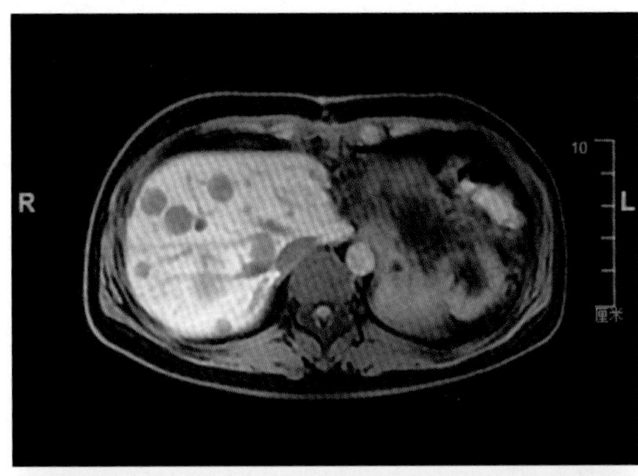

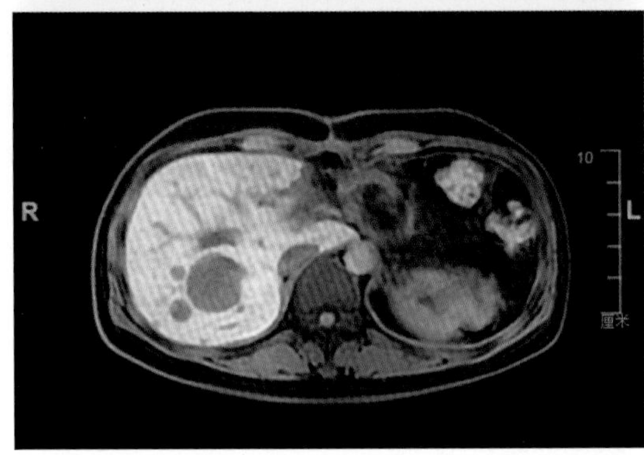

图 13-4-9　患者 2019 年 12 月 2 日增强 MRI 结果

4. 入院诊断　①胰腺神经内分泌肿瘤伴肝转移；②胰体尾＋脾切除术＋肝转移瘤剜除＋左外肝切除术后；③术后新发肝脏肿瘤。

（二）整合性诊治过程

1. 第一次 MDT 讨论

（1）MDT 整合诊疗团队组成：胰腺外科、肿瘤内科、放疗科、介入科、影像学科、核医学科等。

（2）讨论目的：进一步明确诊断并做出评估。

（3）讨论意见：建议行 ^{68}Ga-DOTA- 生长抑素受体 PET/CT 神经内分泌肿瘤显像；建议行肝穿刺以明确病理，明确肝肿瘤病理后确定下一步治疗方案。

2. 第二次 MDT 讨论

（1）MDT 整合诊疗团队组成：胰腺外科、肿瘤内科、放疗科、介入科。

（2）讨论目的：根据检查结果制订整合治疗方案。

（3）讨论意见：肝占位建议行介入治疗；首先给予舒尼替尼治疗。后续随访可采用 SSA+CAPTEM 化疗。

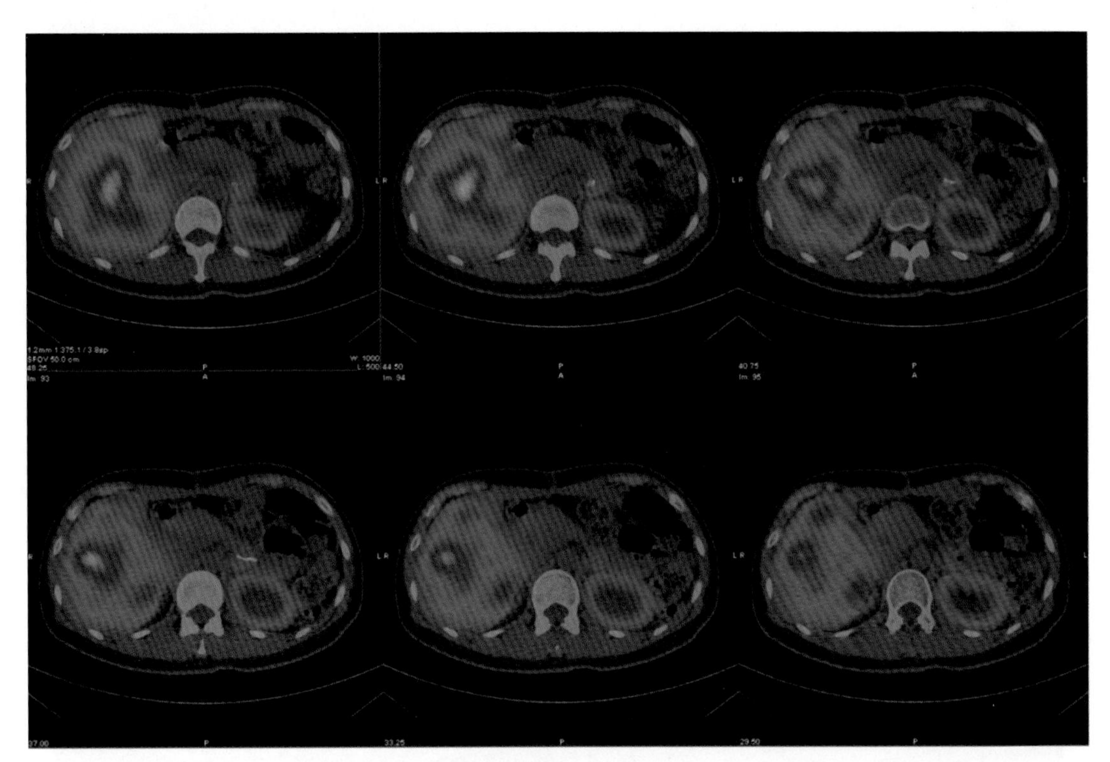

图 13-4-10　患者 2019 年 12 月 3 日 ECT 检查结果

（三）案例处理体会

患者初次治疗时影像学检查提示胰腺尾部肿瘤伴肝内多发转移可能，当时患者肿瘤负荷过大，应考虑先行新辅助治疗；术后理应进行辅助的化学治疗。神经内分泌瘤术后怀疑复发的患者，应先获取病理，确定分级后采取合适的整合治疗方案。因此该例前期处理存在一些问题，没有做整合诊治。

（龙　江　武春涛）

多发性内分泌肿瘤综合征1型（MEN-1）的整合诊疗1例

（一）病例情况介绍

1. 基本情况　患者，女性，41岁，因“反复晕厥一月余”入院。

2. 入院查体　ECOG：0，皮肤黏膜无黄染。腹部平软，未见肠型及蠕动波，未见腹壁静脉曲张。全腹无压痛及反跳痛。肝肋下未及，剑突下未及，脾肋下未及。亦未扪及明显肿块。Murphy征阴性，移动性浊音阴性，肠鸣音3～5次/分。

3. 辅助检查

（1）腹部加强CT（2014年10月24日），结果见图13-4-11。

（2）SRS显像（2014年11月4日），结果见图13-4-12。

（3）超声内镜（2014年10月15日），结果见图13-4-13。

（4）肿瘤标志物检查：CA19-9 19.25U/ml；CA125 16.22U/ml，CA724 14.99U/ml；CA50 7.98IU/ml；CA242 12.40U/ml；AFP 3.31ng/ml；CEA 1.37ng/ml；CA153 6.36U/ml。

（5）NET相关检查

1）Insulin：85.3pmol/L（正常值17.8～173pmol/L）。

2）NSE：11.32ng/ml（正常值0～16.3μg/ml）。

3）降钙素：20.93pg/ml（正常值0～50pg/ml）。

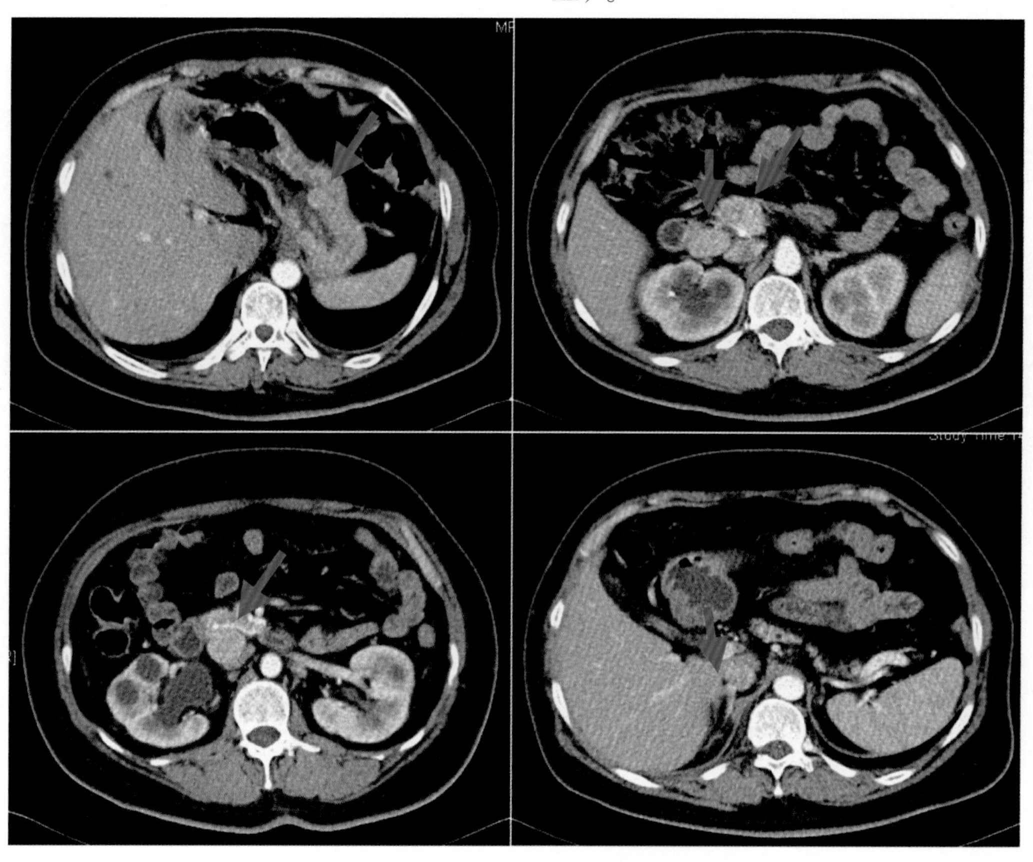

图13-4-11　患者2014年10月24日腹部加强CT检查结果

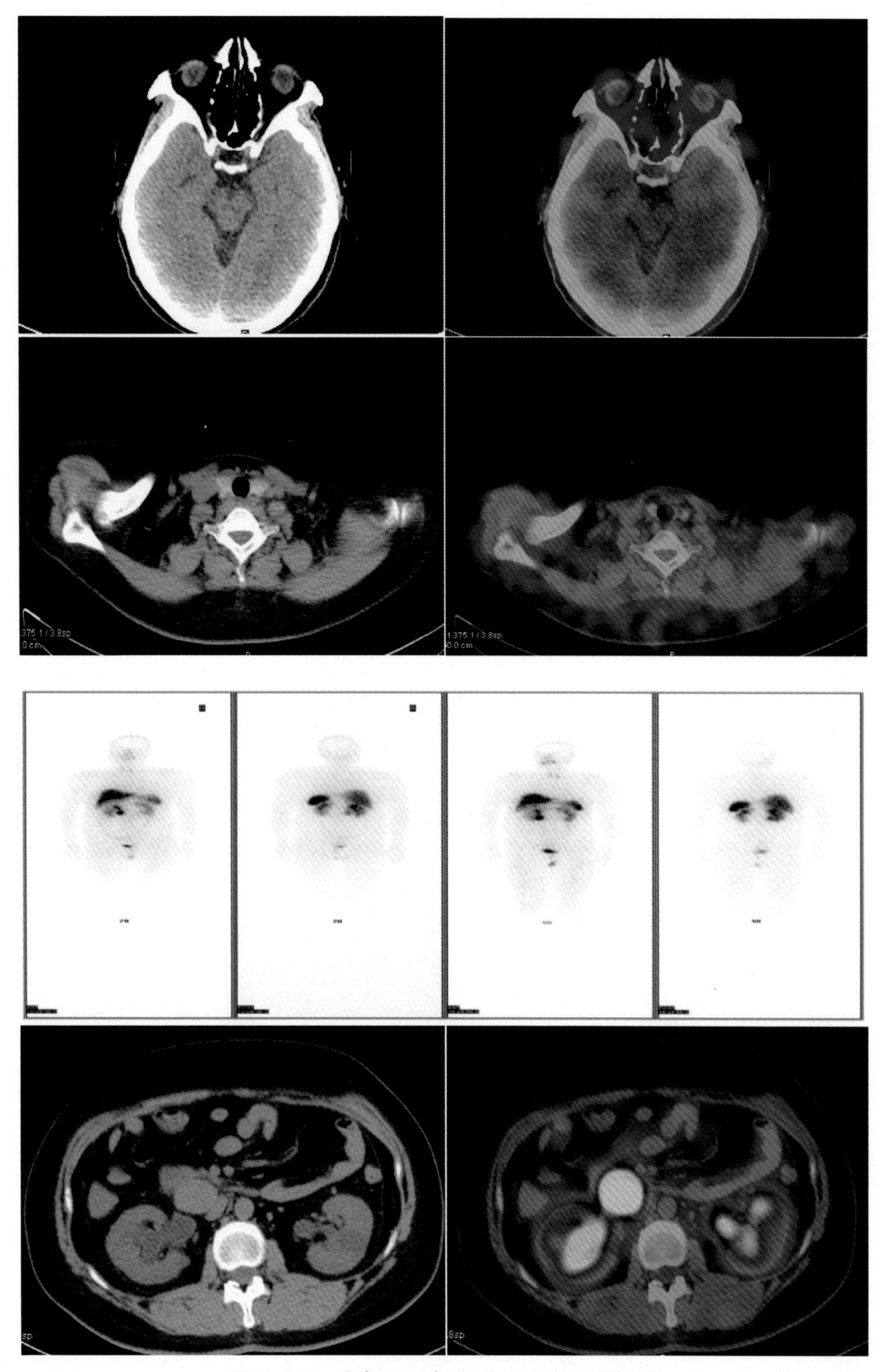

图 13-4-12　患者 2014 年 11 月 4 日 SRS 显像结果

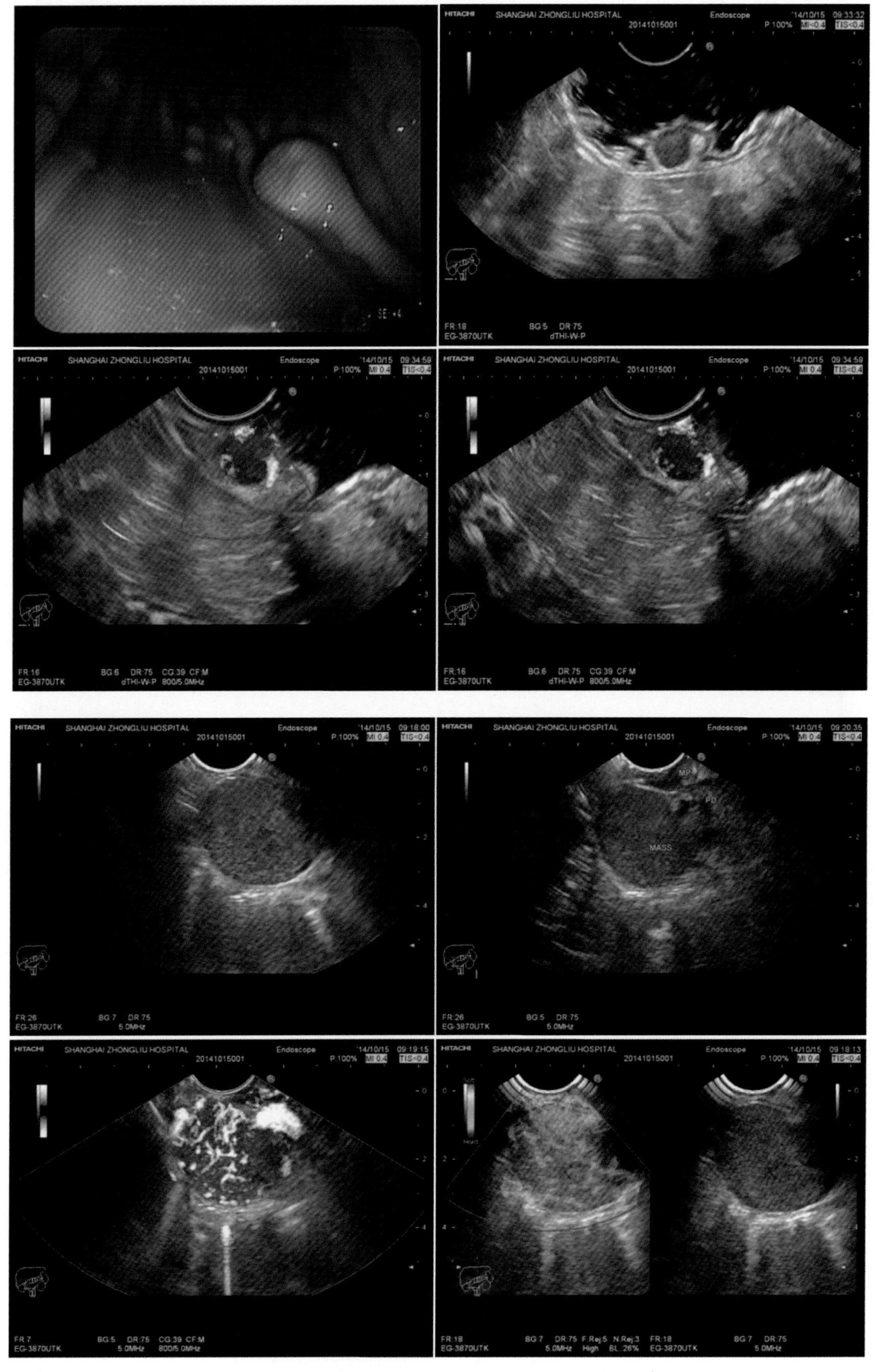

图 13-4-13　患者 2014 年 10 月 15 日超声内镜检查结果

4）PTH：38.270pmol/l（正常值 1.575 ～ 6.825pmol/L）。

5）CgA：114.09pmol/L（正常值 0 ～ 30pmol/L）↑。

6）胃泌素：13.04pmol/L（正常值 0 ～ 2.7pmol/L）↑。

4. 入院诊断　多发性内分泌肿瘤综合征 1 型（MEN-1）。

（二）整合性诊治过程

1. 关于诊断及评估

（1）MDT 整合诊治团队组成：由来自放射科、病理科、核医学科、内镜科、肿瘤内科、胰腺外科等科室的专家组成 MDT 专家组。

（2）讨论意见

放射科专家：患者腹部增强 CT 可见胰头区见结节影，与胰腺分界不清，动脉期明显强化，局部强化程度超过胰腺实质，门脉期强化程度与胰腺类似，大小约 15mm×12mm，胰头后方及后下方见 2 枚类似强化方式结节，大小分别约 30mm×22mm 及 33mm×22mm，边清，胰管及胆总管未见明显扩张。考虑胰头区及胰头后方、后下方多发富血供结节，神经内分泌肿瘤可能，建议结合其他影像学检查。

核医学科专家：患者 ECT 结果：2h 时腹部断层融合图像示胰头后缘见一稍高密度影，大小约 3.0mm×2.5cm，与右肾静脉分界不清，放射性异常浓聚，十二指肠水平部与下腔静脉间一枚肿大淋巴结，大小约 3.3 mm×3.0cm，放射性摄取异常增高。4h 头颈部断层融合图像示垂体窝见一低密度灶，未见放射性异常摄取；双侧甲状腺未见明显异常密度影及放射性摄取增高灶；右甲状腺后方见一软组织结节影，局灶性放射性摄取增高。考虑：①胰头部肿块及后方淋巴结放射性摄取均异常增高，考虑神经内分泌肿瘤可能，生长抑素受体高表达。②右甲状腺后方结节影，生长抑素受体高表达，考虑甲状旁腺瘤可能。③垂体窝未见放射性摄取异常增高。

内镜科专家：超声内镜检查可见胃体胃窦多发息肉样隆起，直径 0.5 ～ 1.0cm，胃体中部大弯侧一处隆起直径约 1.0cm，呈半球形，中央糜烂、破溃。超声结束后活检 6 块。超声探查所示，胰腺头部探及一类圆形实质性占位，直径约 1cm，边界规则，内部呈均匀低回声，血流丰富，弹性成像提示质地硬（SR：40.33）。胰腺边缘、腔静脉旁见两枚类圆形实质性占位，直径分别约 3cm、3.5cm，边界规则，内部呈均匀低回声，血流丰富，弹性成像提示质地硬（SR：38.29）。胃壁大弯侧隆起处探及类圆形低回声占位，边界规则，内部回声均匀，直径 9.7mm，起源于胃壁超声第 3 层结构，低回声改变累及第二层回声，内部血流丰富，弹性成像提示质地硬（SR：64.33）。根据检查，怀疑患者胰腺神经内分泌肿瘤可能性大，腹腔、胃壁神经内分泌肿瘤可能。胃体活检组织学诊断：重度慢性非萎缩性胃炎伴急性活动，部分腺体轻度不典型增生。

胰腺外科：根据患者检查结果，考虑多发性内分泌肿瘤综合征 1 型（MEN-1）可能性大。根据指南推荐，MEN-1 诊断标准包括临床诊断、家族史和基因诊断。临床诊断包括临床表现、血液生化和激素水平检查及影像学检查。本病常累及甲状旁腺、垂体、胰腺和肾上腺等，其他少见的还有胸腺癌、脂肪瘤等。本例患者符合 MEN-1 临床表现。

2. 关于治疗方案

（1）MDT 整合诊疗团队组成：由来自放射科、病理科、核医学科、内镜科、肿瘤内科、胰腺外科等科室的专家组成 MDT 专家组。

（2）讨论意见

肿瘤内科专家：多发性内分泌瘤综合征 1 型（MEN-1）属于常染色体显性疾病，甲状旁腺、胰岛、垂体是最常累及的 3 个腺体。其中甲状旁腺是最常累及的内分泌腺体，胰腺神经内分泌瘤是 MEN-1 患者死亡的重要原因。有关侵犯不同部位的多发性内分泌肿瘤的各类特点见表 13-4-4。正是由于 MEN-1 有多器官、多腺体发病的特点，常牵涉甲状腺外科、胰腺外科、泌尿外科、神经外科、内分泌科等多个学科，因此需要在多学科整合会诊情况下制订合理的整合治疗方案，决定某个腺体病变是否需要处理及何时处理。

表 13-4-4 多发性内分泌肿瘤侵犯不同部位后的分级和相关检查结果比较

Location	Grade	Ki-67	CgA	CD56	SSTR2	Syn	Gas	Ins	Glu	Vip
Gas	G2	6%	+	+	+	+	+	+	+	–
Panc	G1	1%	+	+	+	+	+	+	+	–
Duo	G1	1%	+	+	+	+	+	+	+	–

对于病灶局限的 MEN-1 的治疗，主要针对相应的激素综合征或引起症状的根源。对于伴有甲状旁腺功能亢进且伴 p-NET 的患者，建议优先处理甲状旁腺功能亢进。MEN-1 患者都要考虑接受内分泌科会诊。MEN-1 相关的 p-NET 整合治疗方式类似散发性 p-NET。先行药物治疗（如需要），再行手术。但不同于散发性 p-NET（病灶多为孤立性），MEN-1 相关的 p-NET 病灶常为多发性。对于散发性 p-NET 单一病灶切除是合理且足够的。但对于 MEN-1 相关的 p-NET 不能漏掉其他部位的肿瘤。MEN-1 相关的 p-NET 进展速度常慢于散发性 p-NET。对于无功能的、进展缓慢的肿瘤可考虑规律随访。当出现以下情况时应考虑转移：①药物治疗效果不佳的功能性肿瘤；②肿瘤＞1 ～ 2cm；③持续时间超过 6 ～ 12 个月，生长较快的肿瘤。

MEN-1 并转移 p-NET 患者治疗参考散发性转移性 p-NET，可考虑系统治疗如生长抑素类似物及分子靶向治疗（舒尼替尼与依维莫司）联合局部治疗如射频消融、肝动脉栓塞术等。

胰腺外科专家：MEN-1 治疗以手术为主。胰岛素瘤应积极手术治疗，需注意有多发肿瘤可能。专家组推荐术前要行 EUS 对肿瘤进行评估定位。对于疾病明显进展或有症状患者的治疗，可参考散发性 p-NET 治疗方式。对可能需要进行脾切除的患者，术前应注射三价疫苗（如肺炎球菌、乙型流感嗜血杆菌）。此外，由于生长抑素类药物会增加胆道症状及胆结石风险，如果术后预期需要时会用生长抑素类药物，术中可能要考虑施行预防性胆囊切除术。

孤立散发的胃泌素瘤首选手术切除，但对于 MEN-1 相关胃泌素瘤的手术治疗价值尚有争议，肿瘤多发或转移致疗效欠佳，而质子泵抑制剂等抑酸药物可有效控制症状。PHPT 推荐甲状旁腺次全切除或甲状旁腺全切除 + 部分腺体自体移植，以期维持血钙正常。垂体肿瘤的治疗取决于临床类型和功能状态，以手术为主。

根据 MDT 讨论意见，经与患者沟通，于 2014 年 11 月 5 日行胰十二指肠切除术。切除组织内容：胰头肿瘤约 2cm × 2cm，质中，界清；十二指肠降段、水平段 2 枚肿块，大小约 3cm × 2cm，质中；术中见胃有多发息肉，大小约 1cm × 1cm（图 13-4-14）。病理提示脉管内癌栓（+）；神经侵犯（+）；十二指肠切缘（–）；术中送后腹膜切缘（–）；胰腺周围组织侵犯（–）。

标本送病理，病理染色切片检查结果见图 13-4-15。

组织学类型：多发性神经内分泌肿瘤（NET）。

淋巴结转移情况：0/ 11。

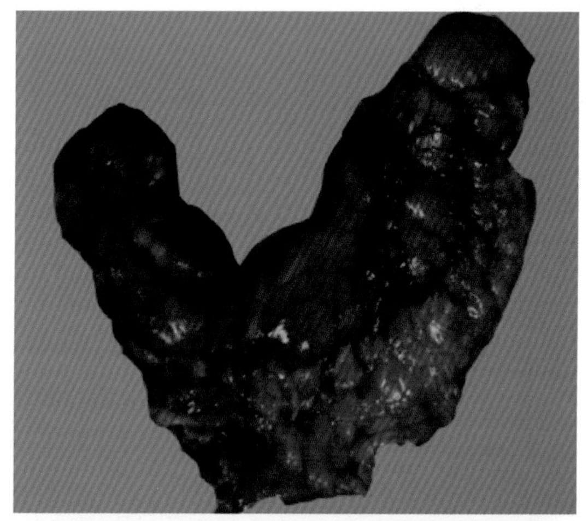

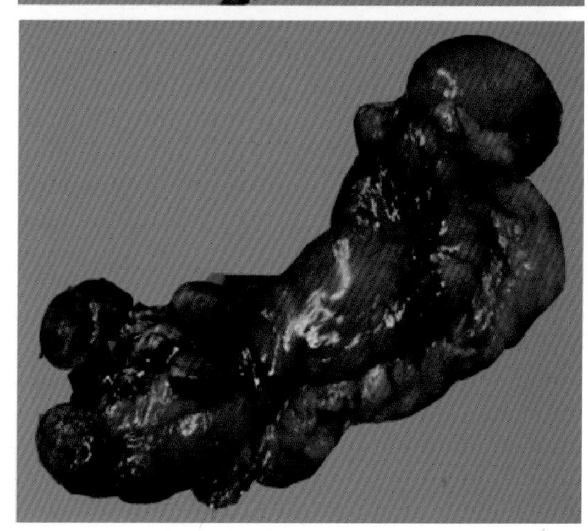

图 13-4-14 患者于 2014 年 11 月 5 日行胰十二指肠切除术后切除的组织

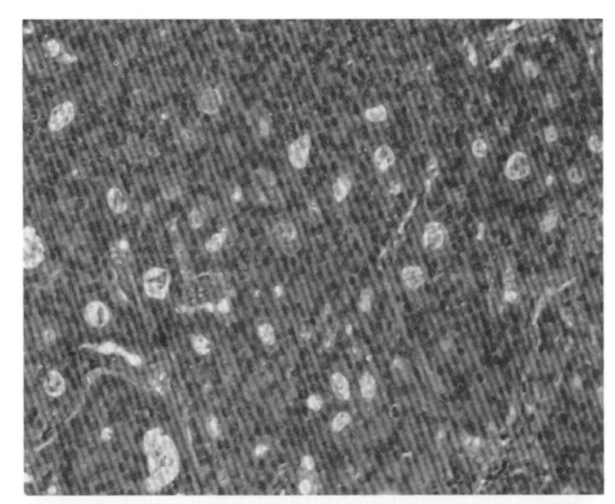

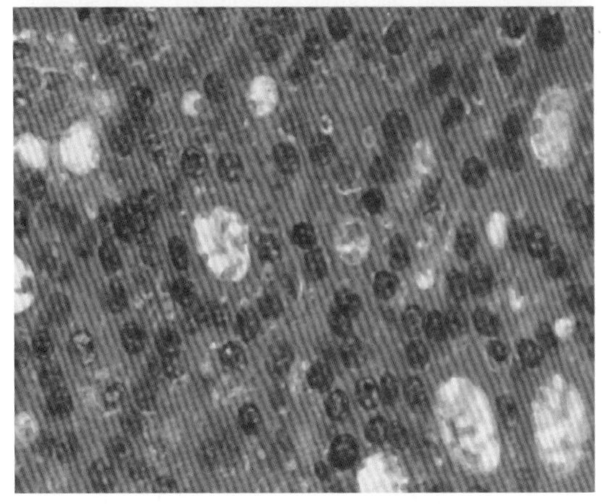

图 13-4-15　患者标本所做的病理切片

3. 关于后续随访

（1）MDT 整合诊疗团队组成：由来自放射科、病理科、核医学科、内镜科、肿瘤内科、胰腺外科等科室的专家组成 MDT 专家组。

（2）讨论意见：术后随访建议：NCCN 建议，所有 MEN-1 患者都应随访观察 MEN-1 相关肿瘤的发生发展，无论之前是何种肿瘤或如何治疗。与散发性甲状旁腺功能亢进相比，家族性甲状旁腺功能亢进症（包括 MEN-1）、孤立性家族性甲状旁腺功能亢进症或伴有颌骨肿瘤综合征的甲状旁腺功能亢进症更可能复发，患者也更可能患有或出现新的甲状旁腺恶性肿瘤、胰腺神经内分泌肿瘤、垂体肿瘤和（或）支气管 / 胸腺肿瘤。

专家组建议每年检查血钙水平来筛查甲状旁腺肿瘤。如果血钙水平升高，应测量血清 PTH 和 25-OH 维生素 D 水平，并应进行颈部超声和（或）甲状旁腺核医学成像（sestamibi）。还可考虑颈部增强 CT 或 MRI。

MEN-1 相关的胰腺神经内分泌肿瘤的监测可以通过随访症状相关或之前就已经升高的血清激素水平。对于 MEN-1 患者，也可考虑每 1 ～ 3 年进行一次腹部 / 盆腔 CT 或 MRI 或连续 EUS 的横断面影像学检查。

对垂体瘤的监测包括每 3 ～ 5 年进行一次垂体肿瘤的脑部 MRI 检查。应每 3 ～ 5 年评估催乳素、胰岛素样生长因子 -1 及其他以前异常的垂体激素水平，或相关症状出现时也应评估这些激素水平。对于支气管或胸腺类癌的监测，专家组建议每 1 ～ 3 年进行一次增强胸部 CT。MEN-1 患者的所有直系亲属应接受遗传咨询，并应考虑基因检测。

（三）案例处理体会

MEN 是一种累及多种内分泌器官的伴有常染色体显性遗传的遗传性肿瘤综合征，临床表现多样，两个或两个以上的内分泌腺体同时或先后发生功能性肿瘤，引起相应激素过剩的临床症候群。本病分为 MEN-1 型、MEN-2A 型、MEN-2B 型、MEN-1 和 MEN-2 混合型四型。MEN-1 型：与 *MEN1* 基因突变有关。其特征是主要累及甲状旁腺、胰腺、垂体前叶、肾上腺皮质、胸腺等内分泌组织的多灶性内分泌肿瘤，其中肾上腺皮质疾病占 20% ～ 40%，常为双侧增生性、无功能性病变。

MEN-1 患病率约 1/30 000，多见于西方国家，在亚洲，中国、日本、韩国呈散在报道。MEN-1 与位于染色体 11q13 的 *MEN1* 基因突变有关，突变类型多种多样，绝大多数会造成其编码的蛋白质 menin 的缺如或截断，从而导致转录异常、多种内分泌肿瘤的发生。一般认为如在 3 个最常见的内分泌器官肿瘤（甲状旁腺、胰肠内分泌腺和垂体）中患有两个即可诊断为 MEN-1 型。 少数患者可累及三个以上脏器。原发性甲状旁腺功能亢进症：发生率约 90%，分泌甲状旁腺素。胰腺、十二指肠内分泌肿瘤：发生率为 30% ～ 75%。主要是胰岛素瘤、胃泌素瘤、胰高血糖素瘤等，有时一种内分泌肿瘤细胞可分泌多种激素。胃泌素瘤多为恶性，约 50% 诊断时已有转移。垂体前叶肿瘤：发生率为 20% ～ 40%，除促性腺素瘤外的所有前叶肿瘤均有报道。肾上腺病变：以双侧无功能性肾上腺皮质增生或肿瘤常见。胸腺类癌多见于男性，支气管类癌多见于女性，一般无功能。

绝大多数患者有高钙血症（> 90%），但约70% 的病例是无症状的，骨痛、骨质疏松、骨折和泌尿系统结石提示甲状旁腺功能亢进症，生化检查血钙和甲状旁腺素升高。低血糖是 MEN-1 型次常见的表现，腹痛、腹泻、多发溃疡或不典型部位的溃疡（Zollinger-Ellison综合征）也颇为多见，为胰肠肿瘤分泌胰岛素、胃泌素、血管活性肠肽等所致。垂体是第 3 个易累及的腺体，以泌乳素瘤的闭经、不育、溢乳为多见；也可表现为肢端肥大症、库欣综合征等。肾上腺皮质增生或肿瘤多无症状，罕见表现为醛固酮增多症和库欣综合征。

在治疗方面，胰岛素瘤应积极手术治疗，需注意有多发肿瘤可能。孤立散发的胃泌素瘤首选手术切除，但对于 MEN-1 相关胃泌素瘤的手术治疗价值尚有争议，肿瘤多发或转移致疗效欠佳，而质子泵抑制剂等抑酸药物可有效控制症状。PHPT 推荐甲状旁腺次全切除或甲状旁腺全切除 + 部分腺体自体移植，以期维持血钙正常。垂体肿瘤的治疗取决于临床类型和功能状态，以手术为主。

（龙 江 徐 近 王 峰 肖志文）

参考文献

陈洛海，陈洁，2019. 胰腺神经内分泌肿瘤的药物治疗及其进展. 中国实用外科杂志，39(9): 929-934.

黄素明，纪元，2019. 胰腺神经内分泌肿瘤病理学分级诊断. 中国实用外科杂志，39(9):897-900.

李颖，于江媛，夏艳飞，等，2019. 胰腺神经内分泌肿瘤的影像学诊断. 中国实用外科杂志，39(9): 900-907.

张太平，邱江东，冯梦宇，等，2018. 胰岛素瘤的诊治经验与思考. 中华外科杂志，56(11): 801-804.

中国临床肿瘤学会神经内分泌肿瘤专家委员会，2016. 中国胃肠胰神经内分泌肿瘤专家共识（2016 年版）. 临床肿瘤学杂志，21(10): 927-946.

Allror. WHO classification of tumors: pathology and genetics of tumors of endocrine organs Lyon: IARC Press, 2017.

Batukbhai B D O, de Jesus-Acosta A, 2019. The molecular and clinical landscape of pancreatic neuroendocrine tumors. Pancreas, 48(1): 9-21.

Caplin ME, Pavel M, Ćwikla J B, et al. 2014. Lanreotide in metastatic enteropancreatic neuroendocrine tumors. N Engl J Med, 371(3): 224-238.

Cives M, Kunz PL, Morse B, et al, 2015. Phase II clinical trial of pasireotide long-acting repeatable in patients with metastatic neuroendocrine tumors. Endocr Relat Cancer, 22(1): 1-9.

Clark OH, Benson AB, Berlin JD, et al,2009. NCCN Clinical Practice Guidelines in Oncology: Neuroendocrine tumors.J Natl Compr Canc Netw, 7(7):712-747.

Dasari A, Shen C, Halperin D, et al, 2017. Trends in the incidence, prevalence, and survival outcomes in patients with neuroendocrine tumors in the United States. JAMA Oncol, 3(10): 1335-1342.

Faivre S, Niccoli P, Castellano D, et al, 2017. Sunitinib in pancreatic neuroendocrine tumors: updated progression-free survival and final overall survival from a phase III randomized study. Ann Oncol, 28(2): 339-343.

Falconi M, Eriksson B, Kaltsas G, et al, 2016. ENETS consensus guidelines update for the management of patients with functional pancreatic neuroendocrine tumors and non-functional pancreatic neuroendocrine tumors. Neuroendocrinology, 103(2): 153-171.

Garcia-Carbonero R, Capdevila J, Crespo-Herrero G, et al, 2010. Incidence, patterns of care and prognostic factors for outcome of gastroenteropancreatic neuroendocrine tumors (GEP-NETs): results from the National Cancer Registry of Spain (RGETNE). Ann Oncol, 21(9): 1794-1803.

Halfdanarson TR, Rabe KG, Rubin J, et al, 2008. Pancreatic neuroendocrine tumors (PNETs): incidence, prognosis and recent trend toward improved survival. Ann Oncol, 19(10): 1727-1733.

Has Simsek D, Kuyumcu S, Turkmen C, et al, 2014. Can complementary 68Ga-DOTATATE and 18F-FDG PET/CT establish the missing link between histopathology and therapeutic approach in gastroenteropancreatic neuroendocrine tumors. J Nucl Med, 55 (11): 1811-1817.

Hashim YM, Trinkaus KM, Linehan DC, et al, 2014. Regional lymphadenectomy is indicated in the surgical treatment of pancreatic neuroendocrine tumors (PNETs). Ann Surg, 259(2): 197-203.

Hollenbach AD, McPherson CJ, Mientjes EJ, et al, 2002. Daxx and histone deacetylase II associate with chromatin through an interaction with core histones and the chromatin-associated protein Dek. J Cell Sci, 115(Pt 16): 3319-3330.

Ji SR, Yang WT, Liu J, et al, 2018. High throughput gene sequencing reveals altered landscape in DNA damage responses and chromatin remodeling in sporadic pancreatic neuroendocrine tumors. Pancreatology, 18(3): 318-327.

Jutric Z, Grendar J, Hoen HM, et al, 2017. Regional metastatic behavior of nonfunctional pancreatic neuroendocrine tumors: impact of lymph node positivity on survival. Pancreas, 46(7): 898-903.

Lopez-Aguiar AG, Zaidi MY, Beal EW, et al, 2019. Defining the role of lymphadenectomy for pancreatic neuroendocrine tumors: an eight-institution study of 695 patients from the US neuroendocrine tumor study group. Ann Surg Oncol, 26(8): 2517-2524.

Luo GP, Javed A, Strosberg JR, et al, 2017. Modified staging classification for pancreatic neuroendocrine tumors on the basis of the American joint committee on cancer and European neuroendocrine tumor society systems. J Clin Oncol, 35(3): 274-280.

Luo GP, Jin KZ, Cheng H, et al, 2017. Carbohydrate antigen 19-9 as a prognostic biomarker in pancreatic neuroendocrine tumors. Oncol Lett, 14(6):6795-6800.

Luo GP, Liu ZQ, Guo M, et al, 2015. A comprehensive comparison of clinicopathologic and imaging features of incidental/symptomatic non-functioning pancreatic neuroendocrine tumors: a retrospective study of a single center. Pancreatology, 15(5): 519-524.

Luo G, Liu Z, Guo M, et al,2014. ^{18}F-FDG PET/CT can be used to detect non-functioning pancreatic neuroendocrine tumors. Int J Oncol, 45(4): 1531-1536.

Mafficini A, Scarpa A, 2019. Genetics and epigenetics of gastroentero-pancreatic neuroendocrine neoplasms. Endocr Rev, 40(2): 506-536.

Norton JA, Harris EJ, Chen Y, 2011. Pancreatic endocrine tumors with major vascular abutment, involvement, or encasement and indication for resection. Arch Surg, 146(6): 724-732.

Partelli S, Bartsch D K, Capdevila J, et al, 2017. ENETS consensus guidelines for the standards of care in neuroendocrine tumours: surgery for small intestinal and pancreatic neuroendocrine tumours. Neuroendocrinology, 105(3): 255-265.

Pavel M, O'Toole D, Costa F, et al, 2016. ENETS consensus guidelines update for the management of distant metastatic disease of intestinal, pancreatic, bronchial neuroendocrine neoplasms (NEN) and NEN of unknown primary site. Neuroendocrinology, 103(2): 172-185.

Perren A, Couvelard A, Scoazec J Y, et al, 2017. ENETS consensus guidelines for the standards of care in neuroendocrine tumors: pathology - diagnosis and prognostic stratification. Neuroendocrinology, 105(3): 196-200.

Raymond E, Dahan L, Raoul J L, et al, 2011. Sunitinib malate for the treatment of pancreatic neuroendocrine tumors. N Engl J Med, 364(6): 501-513.

Rindi G, Klimstra D S, Abedi-Ardekani B, et al, 2018. A common classification framework for neuroendocrine neoplasms: an International Agency for Research on Cancer (IARC) and World Health Organization (WHO) expert consensus proposal. Mod Pathol, 31(12): 1770-1786.

Sahani DV, Bonaffini PA, Fernández-Del Castillo C, et al, 2013. Gastroenteropancreatic neuroendocrine tumors: role of imaging in diagnosis and management. Radiology, 266(1): 38-61.

Sakin A, Tambas M, Secmeler S, et al, 2018. Factors affecting survival in neuroendocrine tumors: a 15-year single center experience. Asian Pac J Cancer Prev, 19(12): 3597-3603.

Scarpa A, Chang DK, Nones K, et al, 2017. Whole-genome landscape of pancreatic neuroendocrine tumours. Nature, 543(7643): 65-71.

Scott AT, Howe JR, 2019. Evaluation and management of neuroendocrine tumors of the pancreas. Surg Clin North Am, 99(4): 793-814.

Strosberg JR, Mizuno N, Doi T, et al, 2019. Pembrolizumab treatment of advanced neuroendocrine tumors: Results from the phase II KEYNOTE-158 study. J Clin Oncol, 37(4_suppl): 190.

Strosberg J, El-Haddad G, Wolin E, et al, 2017. Phase 3 trial of 177Lu-dotatate for midgut neuroendocrine tumors. N Engl J Med, 376(2): 125-135.

Tang LH, Untch BR, Reidy DL, et al, 2016. Well-differentiated neuroendocrine tumors with a morphologically apparent high-grade component: a pathway distinct from poorly differentiated neuroendocrine carcinomas. Clin Cancer Res, 22(4): 1011-1017.

Ter-Minassian M, Chan JA, Hooshmand SM, et al, 2013. Clinical presentation, recurrence, and survival in patients with neuroendocrine tumors: results from a prospective institutional database. Endocr Rela Cancer, 20(2): 187-196.

Tirosh A, Sadowski SM, Linehan WM, et al, 2018. Association of VHL genotype with pancreatic neuroendocrine tumor phenotype in patients with von hippel–lindau disease. JAMA Oncol, 4(1): 124-126.

Triponez F, Dosseh D, Goudet P, et al, 2006. Epidemiology data on 108 MEN 1 patients from the GTE with isolated nonfunctioning tumors of the pancreas.Annals of Surg, 243(2):265-272.

Uccella S, La Rosa S, Volante M, et al, 2018. Immunohistochemical biomarkers of gastrointestinal, pancreatic, pulmonary, and thymic neuroendocrine neoplasms. Endocr Pathol, 29(2): 150-168.

WHO Classification of Tumours, 2019. Digestive system tumours. 5th edition.World Health Organization Press.

Xiao ZW, Luo GP, Liu ZQ, et al, 2016. Roux-en-Y pancreaticojejunostomy reconstruction after deep enucleation of benign or borderline pancreatic lesions: a single-institution experience. HPB, 18(2): 145-152.

Yao JC, Pavel M, Lombard-Bohas C, et al, 2016. Everolimus for the treatment of advanced pancreatic neuroendocrine tumors: overall survival and circulating biomarkers from the randomized, phase III RADIANT-3 study. J Clin Oncol, 34(32): 3906-3913.

Yao JC, Shah MH, Ito T, et al, 2011.Everolimus for advanced pancreatic neuroendocrine tumors. N Engl J Med, 364(6):514- 523.

第五节　神经内分泌肿瘤临床诊疗中整合医学的思考

神经内分泌肿瘤是一类相对少见的肿瘤，以胃肠胰神经内分泌肿瘤最为常见。随着筛查手段的发展，其检出率逐渐升高，引起临床医师的广泛关注。近年间，该领域无论是病理学分类与分级、影像学检查与治疗方法或是药物的开发都取得重大进展，多种药物可应用于临床。尽管如此，临床医师在诊治方面依然存在诸多困惑及未能满足临床需求。

（一）流行病学

神经内分泌肿瘤的流行病学数据大多来自欧美国家。最新的美国 SEER 数据报告，神经内分泌瘤发病率在持续上升，近 40 年增长了 6.4 倍。神经内分泌瘤发病部位以肺最常见，其次为消化系统。在消化系统 NEN 中最常见的发病部位依次为小肠、直肠和胰腺，胃排第四。我国在神经内分泌肿瘤领域相对欧美国家关注较晚，目前尚无基于全国肿瘤登记中心的数据发布。尽管如此，基于国内单中心或多中心的病例资料显示，中国神经内分泌肿瘤在发病部位上与欧美国家有所不同，在中国，胃肠胰神经内分泌瘤排名前三的为直肠、胰腺和胃，而小肠为少见部位。

据悉，国家癌症登记中心的部分登记点从 1988 年开始收录神经内分泌肿瘤患者的数据，2003 年以后几乎所有登记点都开始收集这类患者的数据，基于这部分数据，有望了解中国神经内分泌肿瘤的发病率、变化趋势、患者总体及分病种的生存情况、最近 10 年和 20 年生存率变化，并对患者的性别、地区、年龄分布特点及相对于欧美患者的特点进行分析。

（二）病理诊断

精准的病理诊断是临床医生做出正确治疗策略的前提，对于神经内分泌瘤这类少见肿瘤，规范化的病理诊断尤其重要。通过近年来大家对神经内分泌瘤的持续关注，神经内分泌肿瘤的意识得到提高，误诊、漏诊越来越少。WHO 胃肠胰神经内分泌肿瘤的病理分类分级 2019 年已经更新到第 5 版，新版将分化良好的 G3 级肿瘤（NET G3）从神经内分泌癌（NEC）中区分出来，解决了多年来临床和病理医师的质疑，统一了认识，为临床精准治疗提供了有效帮助。但有关划分 NET-G1 与 NET-G2 的界值，目前仍是 3%，是否存在更好的预测预后的界值，仍需大宗病例数据去研究探索。

（三）多学科精准诊断

胃肠胰神经内分泌肿瘤，在内镜表现、临床症状、CT/MRI、核医学检查及肿瘤标志物方面与普通癌症均有很大不同，因此，定期组织多学科整合诊疗团队讨论，不断积累经验，提高疾病意识，可防止漏诊、误诊。对于怀疑神经内分泌肿瘤的患者，应尽量取得组织活检，明确病理诊断。

内镜检查在 GEP-NEN 的诊治中应发挥积极作

用。分化好的胃肠道 NET 具有典型的内镜下表现，如 1 型胃 NET 多在胃底体萎缩性胃炎的背景上发现多发性息肉样小病灶，2 型胃 NET 的多发息肉样病灶发生在肥厚性胃炎伴糜烂、溃疡的背景上。直肠部位以 NET 为主，内镜下经典长相：小蘑菇、甜面圈，NEC 少见。消化科及内镜科医师应了解这些特征表现，有助于判断神经内分泌肿瘤，对疑诊患者行规范活检病理诊断。分化差的 NEC 与相应部位的腺癌在内镜下的表现无异。

在肿瘤标志物方面，神经内分泌肿瘤通用的血清标志物 CgA，多年来因为物价、政策等原因国内并未常规开展，CgA 对某些部位的神经内分泌肿瘤敏感度和特异度不高，因此探索新的肿瘤标志物有迫切的临床需求。NETest 作为近几年开发出来的新兴液体活检标志物，对 NET 的检出率明显高于传统的血清 CgA， 未来有望使用 NETest 取代血清 CgA 的检测。

核医学在神经内分泌瘤的诊治中扮演着重要角色。无论是 ^{68}Ga-SSA-PET/CT 对分化好的 NET 的诊断、分期价值，还是 ^{18}F-FDG-PET/CT 于分化差的 NEC 及 PRRT 用于治疗生长抑素受体阳性的晚期 NET，核医学医师参与了 NEN 从诊断到治疗的全过程。但目前国内由于相关法律法规的限制，具备这些特殊检查和治疗设施的医院并不多。但因为这是一类少见肿瘤，建议资源共享，可将患者推荐到相关 NET 中心进行诊治。

对于常规影像检查如 CT/MRI，分化良好的神经内分泌肿瘤往往具有富血供的特点，放射诊断科医师可根据 CT/MRI 的某些特征性表现，做出疑似神经内分泌肿瘤的诊断，提示临床进一步病理证实。一方面增强意识，防止漏诊。另一方面，随着神经内分泌肿瘤的热度增高，也要防止过度诊断甚至错误诊断，应结合病史，注意鉴别诊断，减少误判。

总之，对于胃肠胰神经内分泌肿瘤，精准诊断，需要多学科整合诊治团队的协作，包括消化科及内镜科医师、外科医师、放射科医师、超声科医师、病理科医师和核医学科医师。基于神经内分泌瘤各自学科的特点，不同原发部位，相关辅助检查方法进行有机整合，有利于最终的精准诊断和分期评估。

（四）多学科治疗原则

影响治疗决策的因素有很多，包括肿瘤的分级分期分型，患者的体力状态及年龄、家庭经济状况及患者对治疗的期望值等。在肿瘤的不同阶段，合理利用现有治疗方法，并结合患者体质及其治疗意愿，提倡多学科参与，强调规范化基础上的个体化整合治疗，最大限度地延长生命，维护患者生命质量。神经内分泌肿瘤作为少见瘤种，尤其需要多学科整合诊疗，建议至少在大型医院应建设、培育神经内分泌肿瘤 MDT 整合诊疗团队，有益于延长患者的生存期。

（五）内镜下治疗和外科治疗

很多神经内分泌肿瘤患者发现时属于早期，如大部分胃 NET、直肠 NET 及部分胰腺 NET，通过外科手术或内镜下切除可以获得治愈。目前临床存在的情况不是外科医师或内镜科医师技术的强劣，而是对外科治疗（或内镜下治疗）适应证的把握问题。不时看到有 1 型胃 NET 患者被实施全胃切除术，或者直肠神经内分泌肿瘤已有淋巴结转移，未经影像学评估而直接行内镜下切除的现象。为了避免治疗过激或治疗不足，临床医生需要不断地了解 NET 这类罕见病知识，因为它们与癌症的临床病理特征及治疗方式不尽相同。

有 50% 左右的 3 型胃 NET 是可以通过内镜下治疗或外科手术治愈的。外科治疗包括肿瘤局部切除和根治性胃切除加淋巴结清扫术，选择肿瘤局部切除还是根治性手术，目前仍缺乏相应的研究以预测淋巴结转移风险，建议对 3 型胃 NET 患者术前影像学精准评估，确认无淋巴结转移，可考虑行肿瘤局部切除术。

对于胰腺 NET 根治术后是否行辅助治疗，一直有争议，不同专家观点不一。解决这个问题其实包括两个方面：第一，如何筛选具有高危复发因素的患者。理论上，高危患者最有可能从术后辅助治疗中获益。第二，针对这些具有高危复发因素的患者，采用何种药物治疗方案可降低疾病复发。对于第一个问题，目前有一些回顾性的分析提示淋巴结转移、较高的 G2、切缘阳性、脉管瘤栓、神经侵犯等为复发高危因素，但这些研究多为小样本的研究，结果也不完全一致，存在一些争议；要回答第二个问题，就必须开展前瞻性的对照研究，期望我国能够在这个研究领域做一些积极的研究工作，改变当前临床实践不统一的状况。

（六）内科药物治疗

据美国 SEER 数据库数据，神经内分泌肿瘤的发病率和患病率近 40 年在持续上升，可能归因于早期患者检出率的提高。同时，随着时间的推移，所有部位 NET 的 5 年生存率都得到改善，在晚期胃肠胰神经内分泌瘤改善更为明显，反映了近 20 年药物开发所致的治疗进步。目前治疗晚期 GEP-NET 常用药物包括 SSA、依维莫司、舒尼替尼、索凡替尼、CAPTEM 化疗等。这些不同类别的药物适应证不尽相同，疗效和不良反应也有差别，应根据肿瘤分级（Ki-67 指数的高低）及肿瘤负荷大小、患者年龄和体力，结合患者及其家属的意愿，医患共同决策，给予恰当的药物和整合治疗方案。

对于分化差的 GEP-NEC，生存期短，预后差，长期以来是临床治疗的难点，如何提高疗效也是临床研究的热点。晚期 NEC 患者首选 EP/EC 化疗，二线化疗可考虑 FOLFOX、FOLFIRI、CAPTEM 等。以 PD-1/PD-L1 抑制剂为代表的免疫治疗单用在 NEC 疗效有限，整合治疗包括双免疫检查点联合、免疫治疗联合抗肿瘤血管靶向治疗等正在临床试验中，期望新的临床试验结果，能给这类患者带来生存期延长的益处。

（七）中西医整合治疗

中医和西医是两套不同的医学理论体系，中西医整合主要体现在治疗上的整合，中西医取长补短，优势互补，起到协同作用。中医病机的核心是辨证，包括脏腑辨证、气血阴阳辨证等。不同的疾病可以出现相同的证型，同一种疾病不同患者可以出现不同证型。基于辨证给予治疗用药，就是中医的“辨证施治”。中医药治疗肿瘤古籍早有记载，近 50 年在老一辈中西医整合肿瘤专家的努力下，中医药在减轻放化疗毒副作用及辅助晚期患者带瘤生存、改善症状、延长生存期等方面，积累了丰富的经验，取得了可喜的成绩。

中医药治疗神经内分泌肿瘤，在如下几方面具有优势，并积累了一定的临床经验：①晚期胃肠胰神经内分泌肿瘤，G1 或 G2 级，肿瘤负荷较小，或年老体弱者，可考虑单纯中药治疗。因为这类患者肿瘤发展缓慢，生存期较长，尤其适合中医药治疗，扶正抑瘤，稳定病情。另外，对于这类发展缓慢的 NET 患者如肿瘤负荷较大，可以给予整合治疗，如中药联合 SSA、中药联合靶向药物、中药联合肝介入治疗等，达到中西医协同作用。②胰腺神经内分泌肿瘤根治术后，部分具有高危因素的患者可能出现复发，术后可给予中药长期治疗以减少复发。③ 1 型胃神经内分泌肿瘤，胃内多发、反复复发的患者，适合中药治疗，可减少复发，并改善消化不良症状。④低分化 NEC 患者，极少使用纯中药治疗，因为这类患者肿瘤快速进展，常需要化疗来控制肿瘤生长，临床建议中西医结合治疗，化疗为主，中药为辅，中药可减轻化疗不良反应，改善食欲，增进体力。

（八）医学研究

在神经内分泌肿瘤领域，与常见癌症相比需要探索的地方更多。比如前面谈到的 NEN 血清生物标志物研究、NEN 分子影像学研究等；临床治疗方面，现有药物治疗尚有未能满足的需求，是否可开发新型的 SSA 进一步提高疗效，依维莫司似乎对部分患者有效，能否找出预测疗效的生物标志物？如何克服抗肿瘤血管靶向药物的耐药问题？如何改造现有的化疗药物以提高疗效？在基础研究方面，国外主要聚焦于胰腺及小肠神经内分泌肿瘤的分子机制研究，对胃神经内分泌肿瘤的研究相对较少，相应的细胞系和动物模型也缺乏。这就给中国学者带来了机遇和挑战。同时，欧美国家胸腺神经内分泌肿瘤的基础及临床研究均较少，可能与其发病率低有关。不同部位神经内分泌肿瘤发病率存在地域差异，因此不同国家的研究重点也不一样。充分利用我国丰富的罕见病资源，借鉴现代先进的研究方法和前沿技术，积极开展创新性的基础和整合医学研究，是每一位投身于神经内分泌肿瘤研究者的使命和责任。

（谭煌英　聂勇战　李远良）

第 14 章 皮肤恶性肿瘤

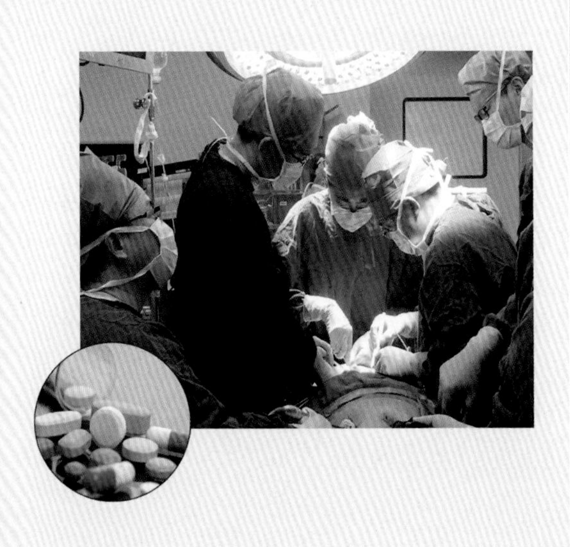

第一节　恶性黑色素瘤

• 发病情况及诊治研究现状概述

恶性黑色素瘤（malignant melanoma，MM）是一种高度恶性肿瘤，多发生于皮肤，其次为眼部和肛肠部位，也可发生于心脏、消化道、呼吸道等部位。恶性黑色素瘤的发病率占皮肤恶性肿瘤的第三位，为 6.8% ～ 20%。恶性黑色素瘤是皮肤恶性疾病致死的主要原因，具有发病快、恶性程度高、早期转移率高等特点，越来越受到临床重视。

• 相关诊疗规范、指南和共识

- 黑色素瘤诊疗规范（2018 年版），中华人民共和国国家卫生健康委员会
- 中国黑色素瘤诊治指南（2019 版），中国临床肿瘤学会
- 中国黑色素瘤规范化病理诊断专家共识（2017 年版），《中国黑色素瘤规范化病理诊断专家共识（2017 年版）》编写组—中国肿瘤科相关专家小组
- NCCN 肿瘤临床实践指南：皮肤黑色素瘤（2020.V2），美国国家综合癌症网络
- 黑色素瘤分期标准（2016 年第 8 版），美国癌症联合委员会（AJCC）
- 2020 CCO 临床实践指南：成人皮肤或黏膜黑色素瘤复发高危患者的全身辅助治疗，加拿大安大略癌症治疗中心
- 2019 ESMO 临床实践指南：皮肤黑色素瘤的诊断、治疗与随访，欧洲肿瘤内科学会
- 2019 欧洲多学科共识指南：黑色素瘤的诊断，欧洲皮肤病学论坛
- 2019 欧洲多学科共识指南：黑色素瘤的治疗（更新版），欧洲皮肤病学论坛、欧洲皮肤肿瘤协会
- 2019 JDA 指南：皮肤黑色素瘤（概述），日本皮肤病协会
- 2019 CCA 循证临床实践指南：恶性雀斑样痣患者的管理，澳大利亚癌症委员会

【全面检查】

（一）病史特点

恶性黑色素瘤是一种恶性程度极高的肿瘤，全球每年新发皮肤恶性黑色素瘤 20 余万例，中国每年新发病例达 2 万余例。发病人群主要为 30 岁以上成年人，尤以老年人为多，男性较女性更常见，男女比例约为 3 ∶ 2，男性患者预后更差。皮肤恶性黑色素瘤好发于白种人，在我国的发病率相对较低，但有调查显示，随着我国人口疾病谱的变化，皮肤恶性黑色素瘤在我国的发病率呈逐年上升趋势，严重威胁人类的健康。

恶性黑色素瘤的早期损害常表现为正常皮肤上出现黑色损害或在原有色素痣的基础上迅速扩大生长，色素加深且不均匀。随肿瘤生长，逐渐隆起为斑块或结节，甚至表现为蕈样生长或呈菜花样生长。表面可破溃、出血，甚至出现感染。肿瘤周边可见卫星状病灶。如向皮下组织生长，皮下可出现肿块、结节等。大部分恶性黑色素瘤是新发生的，在其原位放射生长期临床表现常为扁平的皮损。新近发生的恶性黑色素瘤早期可有如下表现：①皮损直径＞ 6mm；②皮损边缘不规则，常为扇形；③色素沉着不规则不均一；④皮损形态不对称。根据肿瘤形态，常分为以下类型：

1. 原位黑色素瘤　又被称为表皮内恶性黑色素瘤，病变局限于表皮内，又可分为以下三种类型。

（1）恶性雀斑样痣：又名 Hutchinson 黑素雀斑，是一种较为少见的恶性黑色素瘤。在美国，恶性雀斑样痣占全部皮肤恶性黑色素瘤的 4%，其患病率与年龄的增长呈正相关，好发于 40 岁以上人群，发病高峰在 70 ～ 80 岁，多发生在老年人头面部等曝光部位，颈部、前臂等暴露部位也可发生，皮损常为单发，也有多发，是一种生长缓慢的原位黑色素瘤。临床表现皮损多为黄褐色、黑褐色或黑色的非对称斑片，色素不均匀，边缘呈花边状不规则并离心性向外扩大，常含有网状的色素沉着，在自行消退区域可见色素减退。

（2）浅表扩散性原位黑色素瘤：此型是恶性黑色素瘤中最常见的类型，又称为原位黑色素瘤，占比约为 70%；可发生于体表任何部位，常见于非暴露部位，女性多发生于胫前，男性多发生于躯干，中年人为主要发病群体，平均发病年龄为 50 岁。病损发病早期表现为直径 0.3cm 或更小的类圆形黑色或黑褐色斑点，先在表皮水平扩大，此后再垂直生长，渐浸润至真皮。1 ～ 5 年后形成＞ 2cm 边界不清、形态不规则的浸润性斑块。表面颜色深浅不一，可表现为夹杂有褐色、黑色、暗红色或淡白色，表面可有糜烂、出血、溃疡，可有结节。

（3）肢端原位黑色素瘤：又称为肢端雀斑样黑色素瘤，约占黑色素瘤的 5%；常发生于中年人，西班牙人、美国土著人、黑种人、日本人及中国人最为常见，发病部位多集中于手足部位，如掌跖、指间、趾间、甲周或甲下。疾病初期表现为黑褐色斑疹，若生长于甲下，多呈纵行条带状分布。此后发展为浸润性斑块、结节，发生于甲下者，可见甲板断裂、肥厚、破坏。此型黑色素瘤不但呈水平放射状生长，同时可垂直性生长，而且原位生长时间段很快出现垂直生长，预后较差。疾病晚期，可出现蓝色或黑色结节，表面可有糜烂、溃疡，邻近部位可发生骨转移或淋巴结转移。

2. 侵袭性恶性黑色素瘤　主要分为四型。

（1）恶性雀斑样黑色素瘤：此型是由恶性雀斑样痣发生侵袭性生长而来。故老年人面部较为常见，常在原有损害基础上出现一个或数个蓝黑色结节，生长相对缓慢，转移较晚，多倾向局部淋巴结。故 5 年生存率较高，可有 80% ～ 90%。

（2）浅表扩散型恶性黑色素瘤：顾名思义此型由原位浅表扩散型原位黑色素瘤侵袭性生长而来，多表现为原有斑块基础上出现结节、溃疡、糜烂、出血等。5 年生存率较高，可达 70%。

（3）肢端黑色素瘤：此型由肢端原位黑色素瘤侵袭性生长而来。多表现为原有色素斑上出现丘疹、结节、破溃等，转移较早，此型 5 年存活率较低，约 29%。

（4）结节性恶性黑色素瘤：此型发病率较低，约占黑色素瘤的 3%；此型肿瘤无放射状生长期，多见于 50 ～ 60 岁，男性较女性多发，好发于四肢与躯干部位，开始为隆起性斑块或结节，颜色多为黑色或青黑色，迅速增大，发生转移较早，因此预后较差。部分肿瘤表面可发生溃疡，可表现为菜花状或蕈样。

3. 变异型黑色素瘤

（1）无黑色素性黑色素瘤：此种损害常被误诊为化脓性肉芽肿，与其他类型黑色素瘤的主要区别是黑色素缺乏，颜色多表现为粉红色、红色或肉色。

（2）息肉状黑色素瘤：此型黑色素瘤主要表现为息肉状，可有蒂，较少侵袭至真皮。

（3）疣状黑色素瘤：顾名思义，肿瘤呈疣状外观，表面可角化过度。

（4）炎症性黑色素瘤：主要表现为肿瘤及周边组织红肿疼痛等炎症表现，预后差，短期内可广泛转移。

（5）结缔组织增生性肿瘤：此型老年男性常

见，常继发于雀斑样痣，临床表现为无色素性，浸润深。病理可见梭形细胞及胶原细胞。

（二）组织病理

不同类型的恶性黑色素瘤的组织学稍有差异，但除先天性巨大色素痣外，所有的黑色素瘤均有以下病理表现：表皮和真皮交界处黑色素细胞增生活跃，并出现有丝分裂，伴有淋巴细胞和（或）浆细胞增多，以及肿瘤破坏导致的真皮改变。由于皮肤恶性黑色素瘤既可呈放射性生长，也可以呈现垂直均匀性生长，还可发生移行性或局部淋巴结转移，故不同病期病理表现略有不同。

皮肤恶性黑色素瘤组织病理学早期可表现为表皮与真皮交界处有不典型的黑色素细胞，随着病情进展，黑色素细胞增生，真皮、表皮的边界逐渐模糊。在表皮与真皮交界处，可见黑色素细胞聚集形成的细胞巢。而交界处则逐渐出现虫蚀样外观。当肿瘤细胞垂直状生长侵袭向真皮时，可发生转移。无黑色素性黑色素瘤，虽然在HE染色中无明显黑色素，但银染色和多巴反应阳性。

（三）影像学诊断

早期未发生转移时恶性黑色素瘤X线、CT或磁共振检查意义不大，若发生转移可根据患者出现的其他系统症状进行X线、CT或MRI的筛查。

皮肤镜下恶性黑色素瘤常表现为不典型色素网、不规则条纹、不规则点和球、不规则污斑、蓝白结构。偏振光下恶性黑色素瘤的血管征象表现为点状不规则血管、不规则发夹状血管、粉红色区域。虽然皮肤镜作为皮肤科最新的诊疗仪器，可以对恶性黑色素瘤进行早期的判断，但皮肤活检后病理诊断仍为恶性黑色素瘤的金标准。

要点小结

- 完整的诊断内容包括肿瘤部位、分级、分期、分型及皮损形态。
- 不同病期恶性黑色素瘤组织浸润深度不同。
- 早期恶性黑色素瘤的诊断中皮肤镜较之皮肤活检更能被患者接受。

【整合评估】

（一）评估主体

恶性黑色素瘤的MDT整合诊疗的组成学科主体主要为皮肤科、病理科、肿瘤科，若发生转移还可涉及神经内科、消化科、呼吸科等相关科室。

人员组成及资质：①医学领域成员（核心成员）：皮肤科医师2名、肿瘤内科医师2名、组织病理学医师1名、其他专业医师若干名（根据MDT需要加入），所有参与MDT讨论的医师应具有副高级以上职称，有独立诊断和治疗能力，并有一定学识和学术水平。②相关领域成员（扩张成员）：临床护师1～2名和协调员1～2名。所有MDT参与人员应进行相应职能分配，包括牵头人、讨论专家和协调员等。

（二）分期评估

目前国际通用的临床及组织学分期分类是美国癌症联合委员会（AJCC）2010年版本，此分期分类系统根据肿瘤（T）、淋巴结（N）、转移（M）临床及组织学分类进行评估，指导对黑色素瘤的预后评估及治疗处理（表14-1-1）。

表14-1-1 肿瘤（T）、淋巴结（N）、转移（M）临床及组织学分类评估

原发肿瘤（T）	肿瘤厚度（mm,Breslow）	溃疡/有丝分裂象
Tis	NA	NA
T1	≤ 1.00	（1）无溃疡或有丝分裂象＜ 1/mm^2; （2）有溃疡或有丝分裂象≥ 1/mm^2
T2	≤ 2.00	（1）无溃疡 （2）有溃疡
T3	2.01 ～ 4.00	（1）无溃疡 （2）有溃疡
T4	＞ 4.00	（1）无溃疡 （2）有溃疡
区域淋巴结（N）	**转移淋巴结的数目**	**淋巴结转移**
N0	0	NA
N1	1	（1）微转移 （2）肉眼可见的转移

续表

区域淋巴结（N）	转移淋巴结的数目	淋巴结转移
N2	2～3	（1）微转移 （2）肉眼可见的转移 （3）移行转移 / 卫星灶不伴转移的淋巴结
N3	4+ 转移淋巴结，或成簇淋巴结或移行转移 / 卫星灶伴转移的淋巴结	
转移（M）	部位	血清 LDH 水平
MO	无远处转移	NA
M1a	远处皮肤、皮下或淋巴结转移	正常
M1b	肺转移	正常
M1c	所有其他内脏转移 任何远处转移	正常 升高

（三）疼痛评估

恶性黑色素瘤后期虽伴有疼痛，但剧烈的癌性疼痛相比其他肿瘤，相对较少，故本文对恶性黑色素瘤的疼痛评估不做赘述。

（四）病理评估

目前恶性黑色素瘤的分期评估根据肿瘤侵袭厚度，Clark 分级法组织学上可将黑色素瘤分为五级，具体分级如下。

Ⅰ级：指原位黑色素瘤，黑色素瘤未侵入真皮，集中于表皮及其附属器内。

Ⅱ级：黑色素瘤细胞侵入真皮乳头层，肿瘤厚度≤ 1mm。

Ⅲ级：黑色素瘤细胞侵入并充满真皮乳头层，肿瘤厚度为 1 ～ 2mm。

Ⅳ级：黑色素瘤细胞侵入真皮网状层，肿瘤厚度为 2 ～ 4mm。

Ⅴ级：黑色素瘤细胞侵入皮下组织，肿瘤厚度＞ 4mm。

（五）鉴别诊断

皮肤恶性黑色素瘤应与色素性基底细胞癌、脂溢性角化病、化脓性肉芽肿、色素痣、甲下外伤性出血等相鉴别。通过皮肤镜镜下表现及皮肤病理可与之鉴别。

要点小结

- ◆ 肿瘤的病期与病理分级是决定预后的关键因素。
- ◆ 应注意与其他皮肤恶性肿瘤相鉴别。

【整合决策】

（一）外科治疗

手术治疗是目前治疗恶性黑色素瘤的主要方法，特别是早期病变，手术治疗的主要术式为 Mohs 手术及一般外科手术。前哨淋巴结清扫作为恶性黑色素瘤的治疗手段曾广受关注，然而 2018 年美国临床肿瘤学会（ASCO）会议上，研究者报道了Ⅲ期 DECOG-SLT 的最终结果：前哨淋巴结活检（sentinel lymph node biopsy，SLNB）阳性患者中，淋巴结清扫术（central lymphnode dissection，CLND）和超声随访观察在总生存上并无差异。DECOG-SLT 研究发现，CLND 组和观察组 5 年的无复发生存时间（relapse-free survival，RFS）无明显差异，分别为 65% 和 68%（HR=1.0；*P*=0.65）。5 年的无远处转移生存（distant metastasis-free survival，DMFS）与前哨淋巴结瘤负荷相关，但针对前哨淋巴结瘤负荷进行分层研究后发现，两组的 DMFS 无差异。

手术切除范围：原位者应在肿瘤边缘旁开 0.5 ～ 1cm；皮损厚度＜ 2mm，则旁开 1.0cm；若皮损厚度＞ 2mm，应该旁开 3cm；头颈部及掌跖部切开部位应该更大些，至少旁开 1.5cm。皮损厚度＞ 1.5mm 者，可加做淋巴结清扫术，但争议较大。

内科治疗，包括化学治疗、靶向治疗、免疫治疗、营养治疗、中医药治疗、镇痛姑息治疗的方案及其利弊，相关适应证、禁忌证、采用原则，必要时涉及新药介绍和较成熟整合治疗方案的应用。

（二）化学治疗

根据 NCCN 指南，一线治疗推荐达卡巴嗪（DTIC）单药、替莫唑胺（TMZ）单药治疗，或

DTIC/TMZ 联合顺铂；二线治疗一般推荐紫杉醇联合卡铂治疗。新的治疗药物，如替莫唑胺和福莫斯汀可透过血 - 脑屏障，欧美国家应用较多。

（三）干扰素治疗

经典的干扰素辅助治疗可降低复发风险，然而干扰素治疗带来的副作用一直广受争议，也限制了其应用。

（四）免疫治疗

随着单抗投入临床应用，纳武利尤单抗（NIVO）与伊匹木单抗也开始逐步应用于恶性黑色素瘤的治疗，近期的研究发现纳武利尤单抗治疗效果明显优于伊匹木单抗。

（五）靶向治疗

BRAF 基因突变使 MAPK 通路过度激活，是导致黑色素瘤发生及侵袭转移的重要机制之一，BRAF 抑制剂（BRAF inhibitor，BRAFi）联合 MEK 抑制剂（MEK inhibitor，MEKi）用于 *BRAF* 突变的晚期黑色素瘤患者，起效快速明显，并能有效提高患者的无进展生存期。随着新型 BRAFi 联合 MEKi 问世，Ⅲ期临床研究发现新型 BRAFi 联合 MEKi：恩可非尼（Encorafenib）+ 比尼替尼（Binimetinib）将 PFS 从过去的 9 ~ 11 个月延长到近 15 个月，中位 OS 达到 3 年，进一步提高了靶向治疗的疗效。但靶向治疗的短板即临床疗效持续时间较短及暴发耐药的问题，仍是目前的挑战。

（六）放射治疗

放射治疗效果不甚理想，目前主要应用于骨转移或神经系统转移患者，常用方式有粒子束照射、高能量 X 线等。

（七）其他治疗

1. *冷冻治疗*　相比其他治疗方法，冷冻治疗伤口相对美观，治愈率与手术相当，且不破坏肿瘤抗原。但因其复发率高，并不作为常规治疗。有研究者主张冷冻术后局部使用博来霉素以防止复发，但此方法尚有待进一步证实。

2. *电干燥术与刮除术*　局部麻醉后选择合适的刮匙刮除病变组织，然后使用电灼仪烧灼病变四周组织及基底，之后刮除焦灼组织，虽然伤口较为美观，但无法确定病变组织是否刮除干净，故临床应用也较少。

3. *中医中药治疗*　辨证论治，如气滞血瘀证可使用桃红四物汤加减，瘀毒炽盛证可给予五味消毒饮加减，气血两亏证则给予八珍汤加减，肾气亏损证给予六味地黄丸汤加减，可辅以艾灸、针灸、中药熏蒸等传统治疗。

（八）顶层设计

对于皮肤恶性黑色素瘤的治疗，手术仍然是主要治疗手段，临床上多采用手术结合免疫治疗的整合治疗方法，该方法可以提高患者的生命质量，改善患者的预后。根据肿瘤分期，标准治疗方案如下。

0 期：切除。

Ⅰ期：切除，伴或不伴淋巴结清扫。

Ⅱ期：切除，伴或不伴淋巴结清扫。

可切除的Ⅲ期：切除，伴或不伴淋巴结清扫。可辅以其他治疗如免疫治疗、靶向治疗等。

无法切除的Ⅲ期、Ⅳ期、复发的黑色素瘤可采用免疫治疗、靶向治疗、化学治疗、姑息放疗、中医中药治疗等方法。

颅脑已经转移的患者可采用外电子束照射。由于恶性黑色素瘤化疗效果欠佳，一般多采用达卡巴嗪（DTIC）单药、替莫唑胺（TMZ）单药治疗，或 DTIC/TMZ 联合顺铂化疗。

要点小结

- 外科手术仍然是目前恶性黑色素瘤的主要治疗方式。
- 恶性黑色素瘤手术后辅以化疗、靶向治疗、免疫治疗等整合治疗方式逐渐成为新的治疗方案。
- 恶性黑色素瘤晚期可采取放疗、中医中药等姑息治疗以改善患者生命质量。

【康复随访及复发预防】

（一）总体目标

定期规范随访，减少复发，提高患者生命质量，减轻心理压力，延长生存期。

（二）整合管理

1. 建立、完善健康档案。
2. 制定恶性黑色素瘤双向转诊标准。
3. 关注患者术后心理状态，定期给予心理疏导。
4. 实行医院 - 社区 - 家庭三位一体照护。
5. 强化恶性黑色素瘤患者的健康教育。

（三）严密随访

因为恶性黑色素瘤转移发生较早，预后欠佳，复发风险高，国内外已有研究显示，不同肿瘤浸润深度皮肤，MM 患者的预后存在明显差异。因此需要根据患者的肿瘤分期进行长期随访。具体随访时间如下。

0 期：建议患者每年至少随访 1 次，并教育患者学会自行检查自身皮肤。持续终身。

ⅠA 期：每 3 ～ 12 个月进行病史和体格检查，主要是皮肤和淋巴结，持续 5 年，此后保持每年至少 1 次皮肤检查。持续终身。教育患者学会每月自行检查自身皮肤及淋巴结。

ⅠB ～Ⅳ期：即使没有复发的临床表现，仍然每 3 ～ 6 个月进行病史和体格检查，重点为皮肤和淋巴结的检查，连续 2 年，此后根据临床指征每年 1 次，持续终身。并且每 6 ～ 12 个月进行 X 线胸片、LDH、血常规的检查。必要时完善 CT 或磁共振扫描，有复发或转移风险者可考虑 CT 筛查。保持每年至少 1 次皮肤检查，持续终身。教育患者自行检查自身皮肤及淋巴结。

（四）常见问题处理

恶性黑色素瘤术后患者常出现如焦虑与抑郁，观察发现，恶性黑色素瘤患者术后心理状态与生命质量呈负相关。术后 4 周内患者焦虑及抑郁评分较高，此后逐渐降低。因此，术后的心理疏导十分必要。

（五）积极预防

恶性黑色素瘤来源于黑色素细胞，源于部分黑色素瘤由色素痣恶变而来，因此除美容需求外不建议刺激或处理色素痣。若出于美容需求，较小的表皮痣可给予激光治疗，较大者或皮内痣、交界痣建议手术切除。若体表的色素痣在短时间内出现迅速扩大，表面色素不均匀，边界不清或边界不规则，甚至破溃、出血，并伴有疼痛、瘙痒等自觉症状，建议及时切除并完善病理检查，排除色素痣癌变。而对于掌跖、腰背、关节、肩颈等易摩擦部位的色素痣，必要时可给予切除，以防止恶变。尤其避免对体表色素痣搔抓、灼烧、化学腐蚀等刺激。

要点小结

- 皮肤恶性黑色素瘤术后的随访至关重要。
- 应密切关注恶性黑色素瘤患者术后心理状态。
- 若发现体表色素痣疼痛、瘙痒或迅速增大等情况，应尽早排除色素痣恶变为恶性黑色素瘤。

【典型案例】

足底恶性黑色素瘤伴腹股沟淋巴结转移整合性诊疗 1 例

（一）病例情况介绍

1. 基本情况　患者，男性，56 岁，以“左侧足底色素痣 5 年，增长迅速伴破溃 3 个月，外院切取活检术后 1 周”为主诉入院。患者 5 年前无明显诱因出现左侧足跟部色素痣，黑褐色，约 1.0cm × 1.0cm 大小，无明显不适，未经诊治。色素痣逐渐增大，表面略突出，行走时略有不适。3 个月前肿物增长至 2.5cm × 3.0cm 大小，行走后出现破溃，少许血性渗出，伴有行走疼痛。1 周前就诊于外院皮肤科，于局部麻醉下行皮肤色素痣切取活检术，病理提示恶性黑色素瘤。现为求进一步系统诊治收入院。患者既往体健，无恶性肿瘤病史。

2. 入院查体　左侧足跟部色素痣，约 2.5cm × 3.0cm 大小，黑褐色，浓淡不均，边缘不整，略突出皮面，中央部局部破溃。色素痣周围未见卫星色素痣；左侧腹股沟触及多发肿大淋巴结，最大者约 2.0cm × 2.0cm，质韧、活动差、压痛（ ± ），左侧腘窝区未触及肿大淋巴结。

3. 辅助检查　CT：双肺部未见明显异常；左侧腘窝区无肿大淋巴结、左侧腹股沟多发肿大淋巴结，考虑淋巴结转移瘤。

4. 入院诊断　左侧足底恶性黑色素瘤；左侧髂腹股沟淋巴结转移瘤（T3bN2bM0 Ⅲ期）。

（二）整合性诊治过程

1. 关于诊断及评估

（1）MDT 团队组成：肿瘤外科医师、肿瘤内科医师、病理科医师、修复重建外科医师、康复科医师、主管护师、协调员，所有参与 MDT 医师具有副高以上职称，协调员为患者主治医师。

（2）讨论意见：入院后完善相关检查基础上，患者主治医师召集组建 MDT 团队，进行 MDT 讨论，形成诊治意见，具体如下。

肿瘤外科医师：足跟部恶性黑色素瘤诊断明确，外科手术治疗需要达到广泛切除外科边界，包括肿瘤及周围正常组织全层的切除。切除后足跟部皮肤及软组织缺损较大，需要软组织修复覆盖，否则影响患者术后行走功能。CT 提示腹股沟区淋巴结肿大，考虑淋巴结转移瘤可能性较大，建议髂腹股沟淋巴结清扫术。

肿瘤内科医师：足跟部恶性黑色素瘤是黄色人种尤其是中国人常见的恶性黑色素瘤亚型，具有发现晚、诊断迟、预后差的临床特征。在肿瘤临床分期上需要了解局部病灶情况，结合区域淋巴结转移情况对患者进行明确的临床分期，有利于制订综合诊疗方案，包括辅助化疗、免疫治疗及靶向治疗。

修复重建外科医师：足跟部恶性肿瘤广泛切除术后局部软组织缺损较大，负重区不宜采用游离植皮修复，血供差，愈合慢且不耐磨，可采用䟡展肌带蒂肌皮瓣修复足跟部软组织缺损处，用植皮修复供区。

病理科医师：依据术后标本确定肿瘤侵及厚度及分级。

护理团队护师：患者术后患肢长期制动，卧床，注意预防术后下肢深静脉血栓形成，预防压疮、坠积性肺炎、泌尿系感染等并发症。保持病房清洁环境，降低植皮及皮瓣感染概率，定时翻身叩背咳痰及雾化吸入，做好肢体气压治疗以预防深静脉血栓形成。

康复科医师：皮瓣及植皮愈合后指导患者功能康复锻炼，患者长期卧床，需注意下肢肌力训练，包括足的背伸及跖屈、股四头肌等长收缩锻炼，避免患者下地后站立不稳。

诊治意见小结：该患者术前诊断为左侧足底恶性黑色素瘤；左侧髂腹股沟淋巴结转移瘤（T3bN2bM0 Ⅲ期）。分型为浅表扩散型恶性黑色素瘤，肿物边界不清，形态不规则，颜色不均匀，呈浸润性生长，局部呈结节状，表面破溃出血。手术切除应在肿瘤边缘外 1cm 进行，切除厚度应包括切除范围内的皮肤、皮下组织及深筋膜。切除后足跟部皮肤及软组织缺损面积约 4cm × 5cm 大小，采用䟡展肌肌皮瓣修复足跟部缺损，供区采用植皮修复。术后依据病理确定肿瘤侵及厚度及分级。

2. 治疗过程　完善检查后综合 MDT 团队意见，在全麻下行左足跟部恶性黑色素瘤广泛切除䟡展肌肌皮瓣修复植皮、左腹股沟左髂窝淋巴结清扫术。手术过程顺利，术后皮瓣及植皮在护理团队配合下愈合良好，在康复科指导下行功能康复锻炼。术后依据病理结果给予患者白细胞介素免疫治疗，未行辅助化疗、靶向治疗。

手术中情况（图 14-1-1 ～图 14-1-10）：

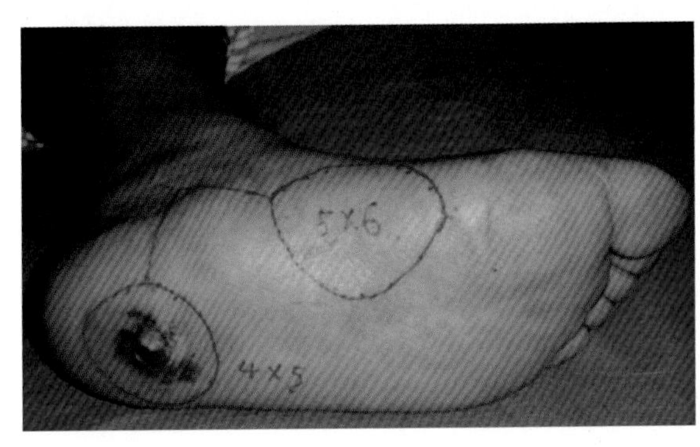

图 14-1-1　足跟部恶性黑色素瘤手术设计

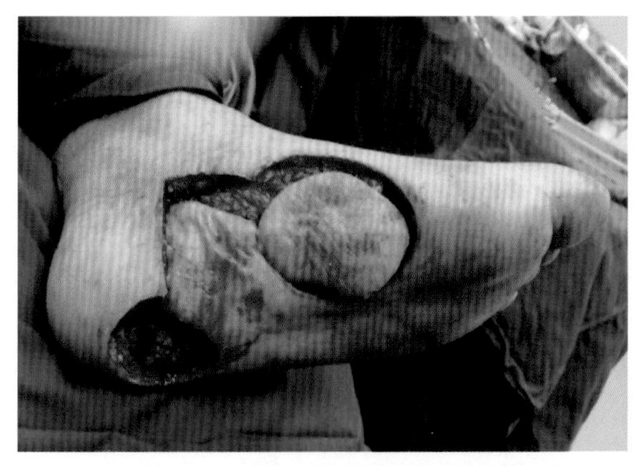

图 14-1-2　恶性黑色素瘤病灶广泛切除

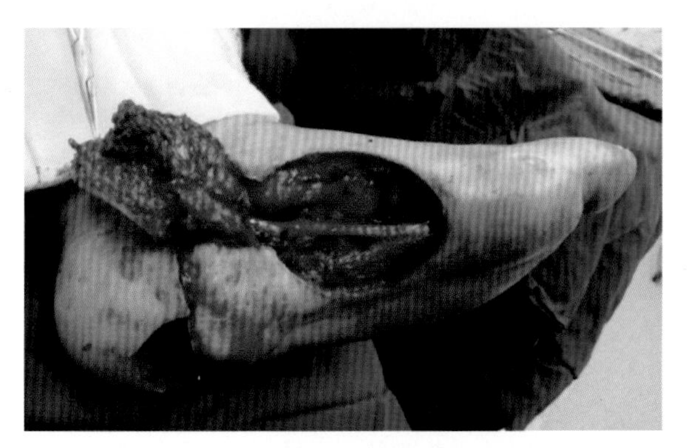

图 14-1-3　踇展肌肌皮瓣逆行切取

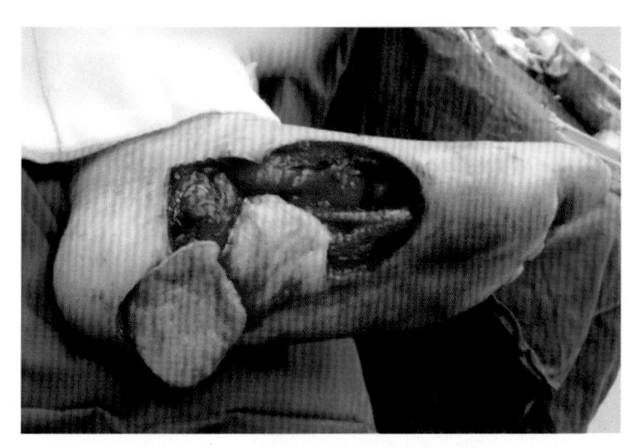

图 14-1-4　踇展肌肌皮瓣转移修复

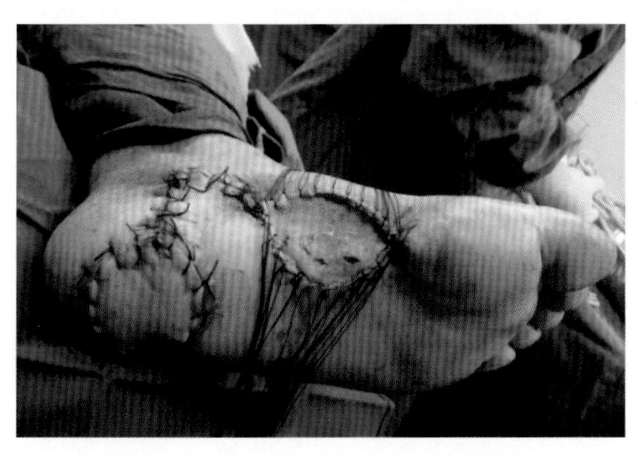

图 14-1-5　肌皮瓣供区游离植皮修复

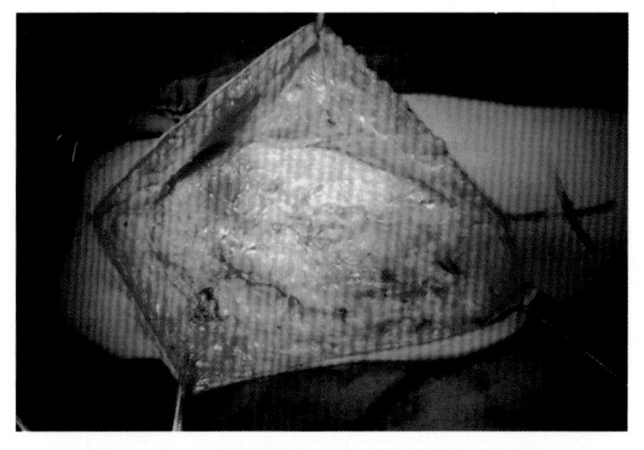

图 14-1-6　髂腹股沟淋巴结清扫切口显露

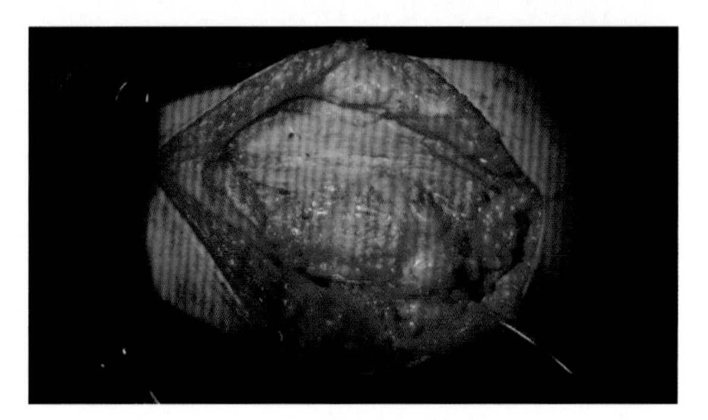

图 14-1-7　腹股沟浅组转移淋巴结

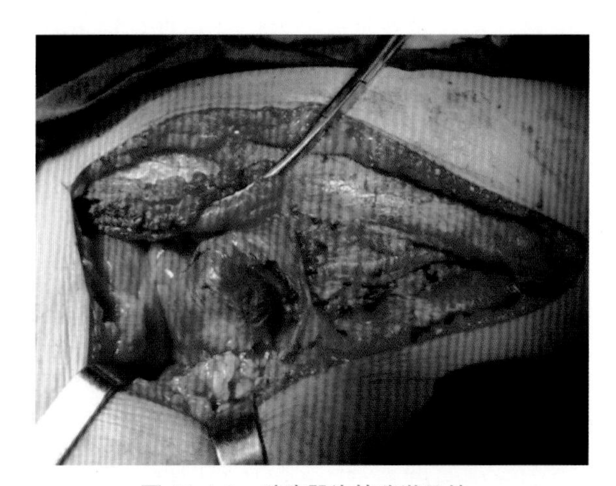

图 14-1-8　髂腹股沟转移淋巴结

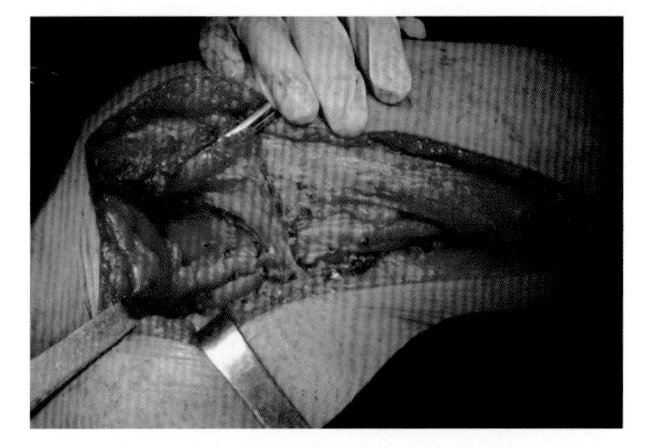

图 14-1-9　髂腹股沟清扫术后股血管

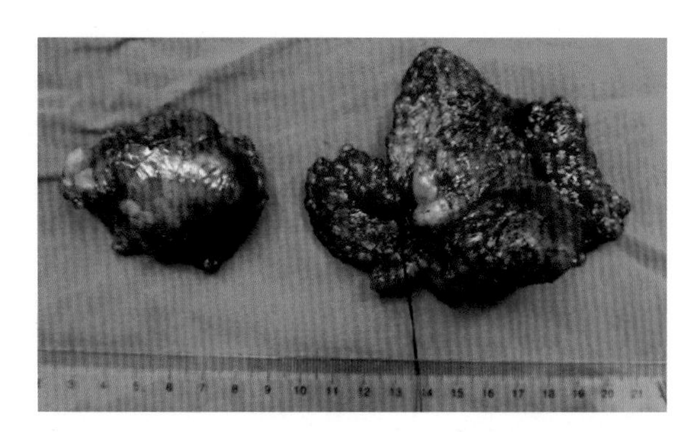

图 14-1-10 髂窝及腹股沟转移淋巴结

（三）案例处理体会

恶性黑色素瘤是一种恶性程度极高的皮肤恶性肿瘤，严重危害患者的健康。广泛切除手术在皮肤恶性黑色素瘤治疗方面扮演了重要的角色，局部 R0 切缘及早期区域淋巴结的彻底清扫对于已发生区域淋巴结转移的恶性黑色素瘤患者的预后改善起到了极大作用。

足跟部软组织缺损由于其经常摩擦且承受身体重量，植皮修复往往因为此处软组织血运较差而失败，即使植皮愈合良好，在后期功能锻炼过程中亦会因难以耐受足跟部受力、反复摩擦而破损，导致患者远期功能不良。踇展肌肌皮瓣以足底内侧动脉供血，且位于足底非负重区，采用踇展肌肌皮瓣修复足跟部受力区软组织缺损可以完整重建足跟部功能，采用游离中厚皮片移植修复供区不影响患者足部负重区功能，术后临床效果良好。

本例患者转移部位包括腹股沟浅组淋巴结和髂窝深部淋巴结，术前完善增强 CT 有助于评估淋巴结与股血管的关系，完整彻底的淋巴结清扫可降低患者的复发转移率，改善其预后。

多学科综合诊治在本病例中体现出其重要优势，各学科针对自己领域内对于疾病的认识提出建议，实现了患者的全流程管理，包括术前设计、术中操作、术后患者康复、进一步治疗方案。从整体上提高对于疾病的理解，改善临床疗效。

（孙乐栋　商冠宁）

参考文献

陈花花，吕大伦，虞佳其，等，2019. 皮肤恶性黑色素瘤患者预后的影响因素分析癌症进展，17(8): 936-938.

刘施佳，谢云青，龚福生，等，2017. 树突状细胞联合细胞因子诱导杀伤细胞治疗术后恶性黑色素瘤的疗效分析 . 福建医科大学学报，51(4): 217-222.

刘引引，2017. 恶性雀斑样痣临床研究进展 . 中国中西医结合皮肤性病学杂志，16(5): 472-473.

穆庆霞，张常娥，马文宇，2019. 原发性恶性黑色素瘤患者术后心理状况、生活质量调查 . 徐州医科大学学报，39(11): 851-854.

齐忠慧，斯璐，2019. 恶性黑色素瘤的免疫治疗进展 . 医药导报，38(8): 997-1003.

秦进，张超，李莎，2017. 重离子治疗恶性黑色素瘤的临床研究现状 . 现代肿瘤医学，25(1): 146-150.

孙秋宁 . 刘洁，2015. 协和皮肤镜图谱 . 北京：人民卫生出版社 .

叶兴东，彭学标，孙乐栋，等，2019. 实用皮肤性病的诊断与治疗 . 北京：科学技术文献出版社 .

张璇，2017. 原发性皮肤恶性黑色素瘤的特征及预后影响因素分析 . 解放军预防医学杂志，35(7): 790-792.

赵辩，2017. 临床皮肤性病学 . 2 版 . 南京：江苏凤凰科学出版社 .

《中国黑色素瘤规范化病理诊断专家共识 (2017 年版)》编写组，2018. 中国黑色素瘤规范化病理诊断专家共识 (2017 年版). 中华病理学杂志，47(1): 7-13.

Eggermont AMM, Chiarion-Sileni V, Grob JJ, et al,2015.Adjuvant ipilimumab versus placebo after complete resection of high-risk stage Ⅲ melanoma(EORTC 18071): a randomised, double-blind, phase 3 trial. Lancet Oncol, 16(5): 522-530.

Damianov N, Tronnier M, Koleva N, et al, 2017. Verrucous-keratotic malignant melanoma (VKMM). Open Access Maced J Med Sci, 5(4): 547-548.

Dummer R, Ascierto P A, Gogas H J, et al, 2018. Overall survival in patients with BRAF-mutant melanoma receiving encorafenib plus binimetinib versus vemurafenib or encorafenib (COLUMBUS): a multicentre, open-label, randomised, phase 3 trial. Lancet Oncol, 19(10): 1315-1327.

Guo J, Qin S K, Liang J, et al, 2016. Chinese guidelines on the diagnosis and treatment of melanoma (2015 edition). Chin Clin Oncol, 5(4): 57.

Holmes E C, Clark W, Morton D L, et al, 1976. Regional lymph node metastases and the level of invasion of primary melanoma. Cancer, 37(1): 199-201.

Leiter U, Stadler R, Mauch C, et al, 2016. Complete lymph node dissection versus no dissection in patients with sentinel lymph node biopsy positive melanoma (DeCOG-SLT): a multicentre, randomised, phase 3 trial. Lancet. Oncol, 17(6): 757-767.

Long G V, Hauschild A, Santinami M, et al, 2017. Adjuvant dabrafenib plus trametinib in stage III BRAF-mutated melanoma. N Engl J Med,

377(19): 1813-1823.

Situm M, Bolanca Z, Buljan M, 2010. Lentigo maligna melanoma: the review. Coll Antropol, 34 Suppl 2: 299-301.

Sosman J A, Kim K B, Schuchter L, et al, 2012. Survival in BRAF V600–mutant advanced melanoma treated with vemurafenib. N Engl J Med, 366(8): 707-714.

Weber J, Mandala M, Del Vecchio M, et al, 2017.Adjuvant nivolumab versus ipilimumab in resected stage III or IV melanoma. N Engl J Med, 377(19): 1824-1835.

第二节　基底细胞癌

• 发病情况及诊治研究现状概述

基底细胞癌（basal cell carcinoma，BCC）又名基底细胞上皮瘤（basal cell epithelioma），主要由间质依赖性多潜能基底样细胞组成，是向表皮或附属器分化的低度恶性肿瘤。BCC是人类最常见的皮肤癌，男性发病率普遍高于女性，且发病率随年龄增加而增长。本病好发于头皮、面部等暴露部位，多见于户外工作和浅色皮肤者。BCC生长速度缓慢，极少转移，预后较好。但近年来，BCC在各国的发病率越来越高。其主要治疗方法首选手术治疗，治愈率高，平均治愈率为90%～91%。现有新兴技术如Mohs显微外科手术（Mohs microsurgery，MMS）、氨基酮戊酸光动力疗法等使整合治疗逐渐用于临床，可以增加治愈率，避免复发，提高美容度。

• 相关诊疗规范、指南和共识

- NCCN肿瘤临床实践指南，皮肤基底细胞癌临床：美国国家综合癌症网络

【全面检查】

（一）病史特点

1. 基底细胞癌的高危因素

（1）环境因素：间断阳光暴露、PUVA治疗、离子射线、化学物质。

（2）个体色素表型：Fitzpatrick Ⅰ型皮肤、雀斑、红发。

（3）合并遗传性疾病：着色性干皮病、Bazex综合征和Rombo综合征、Muir-Torre综合征、眼-皮肤白化病、痣样基底细胞癌综合征。

（4）易感的临床疾病：皮脂腺痣。

（5）免疫抑制：器官移植。

2. 基底细胞癌相关的临床表现　本病好发于身体暴露部位，特别是面部，主要在眼眦、鼻部、鼻唇沟和颊部多见，而非暴露部位少见。其损害多为浅表性皮疹。早期为一表面光亮的具有珍珠样隆起边缘的圆形斑片，表皮较薄，常可见少数扩张的毛细血管，仔细观察尚可见雀斑状小黑点。也可表现为淡红色珍珠样苔藓丘疹或斑块。表面稍有角化，或伴有小而浅表的糜烂、结痂或浅表溃疡。发育成熟的损害通常可分为下列几型。

（1）结节溃疡型：较常见。损害一般为单个，黄豆大小，浅褐色或淡灰白色，半透明状，质硬，表面常有少数扩张的毛细血管，轻微外伤后易出血。结节通常缓慢增大，中央凹陷，常形成糜烂或溃疡。溃疡基底部呈颗粒状或肉芽状。易出血并覆以浆液性分泌物或棕色结痂，故典型的皮损为缓慢扩大的溃疡周边绕以珍珠样隆起边缘，呈蜡样或珍珠样外观的小结节，参差不齐并向内卷起，此即所谓侵蚀性溃疡。溃疡时愈时破，并向周围或深部侵袭，边缘可继续扩大。严重者破坏局部软组织和骨骼，造成毁形。

（2）色素型：与结节溃疡型不同点在于皮损有黑褐色色素沉着，自灰褐色至深黑色，但不均匀，边缘部分较深，中央部分呈点状或网状分布，有时易误诊为恶性黑色素瘤。

（3）硬斑病样或纤维化型：罕见，多见于青年人，好发于头面部，尤其是颊部、前额、鼻部、眼睑、颧部等，在颈部或胸部也可发生。常发生于外观正常皮肤或不适当治疗的基础上，表现为一种单发性、大小不一、数厘米至整个面额、呈扁平或稍隆起的局限性硬化斑块，边缘不清或清楚，呈不规则形或匐行性浸润，灰白色至淡黄色，生长缓慢。表面平滑且长期保持完整，似局限性硬皮病，少有破溃，最后才发生溃疡。

（4）浅表型：较少见，多见于青年男性，好发于躯干等非暴露部位，特别是背部，也见于面部和四肢，表现为一个或数个，甚至达百个以上的红斑或脱屑性斑片，边界清楚，稍有浸润。生长缓慢，其大小由于向周围扩展而慢慢加大，斑片周围至少有一部分绕以细小珍珠样边缘或连续成线条样，呈线形、匐行性蜡样堤状边缘。斑片表面通常可见小的浅表糜烂、溃疡和结痂，愈后留瘢痕。

（5）其他基底细胞瘤中还可见某些罕见型：瘢痕性基底细胞瘤，常发生于面部，为浅表性结节状斑块，生长缓慢，中央或周围部分产生萎缩性疑痕。另外，还有纤维上皮瘤、基底细胞痣综合征等罕见型。

（二）实验室检查

1. 电子皮肤镜　BCC在皮肤镜下具有特征性表现：①皮损血管模式，分为不规则且弥漫分布的散在血管模式和皮损内无血管的无血管模式。②局部皮肤镜特征表现为15项，分别是蓝灰色卵圆形巢；多发性蓝灰色小球或小点；枫叶状结构；轮辐样结构；出血溃疡；分支状血管；毛细血管扩张；逗号样血管；螺旋状血管；不典型血管；无结构区；红白背景下无结构区；色素减退区；乳红色小球；乳红色小点。皮肤镜作为无创性初筛技术可显著提高BCC的诊断率。

2. 共聚焦显微镜　又称皮肤CT，具有动态、快速、适时、无创、可重复操作等特点，能够较好地区别良恶性肿瘤。BCC在共聚焦显微镜下的表现与组织病理具有相似性，可见表皮细胞排列紊乱及单个核的癌细胞形成癌细胞肿瘤团块，其拉长的细胞核呈轮辐状排列出现细胞极性，中央间杂折光度较低的间质为黏蛋白，还可见扩张的毛细血管及炎细胞浸润。其中表皮和（或）真皮内折光的肿瘤细胞团块及轮辐状排列的肿瘤细胞具有特征性，被认为是BCC的诊断依据。共聚焦显微镜对BCC的诊断具有较高的敏感性和特异性，灵敏度可高达100%，特异度为89%，但因其检查的深度仅限于真皮浅层，常用于BCC的早期筛查及术后随访。

3. 组织病理学检查　为BCC诊断的金标准。组织病理典型特点为嗜碱性基底样细胞肿瘤团块。边缘细胞呈栅栏状排列，边界清楚，肿瘤与周围组织出现明显的收缩间隙，可见核分裂，异型性明显。

【整合评估】

（一）评估主体

对患者进行全面的皮肤检查，排除卫星灶，确定准确的位置和大小，与下面组织是否有联系，确定肿瘤边缘是否清晰，既往是否有过治疗。评估患者心肺功能、凝血功能、血压、血糖等情况。

（二）病理评估

1. 浅表型基底细胞癌　瘤体表浅，与表皮相连，自表皮下呈芽蕾状侵入真皮，可有多个瘤体，又称浅表多中心型。

2. 结节型基底细胞癌　瘤体一般较大，位于真皮内，可不与表皮相连，瘤体外围细胞呈栅栏状排列，与周围组织裂隙明显。

3. 结节囊型基底细胞癌　瘤体内可见大的囊腔。

4. 微小结节型基底细胞癌　由无数个小结节组成。

5. 腺样型基底细胞癌　肿瘤细胞排列似腺体结构，呈条索状。

6. 色素型基底细胞癌　肿瘤表现为结节型或浅表型，肿瘤细胞内有较多的色素颗粒。

7. 硬化型基底细胞癌　肿瘤呈条索状，形状各异，周围有纤维组织增生。

8. 纤维上皮瘤样型基底细胞癌　自表皮向真皮生长，相互连接成网状。

（三）复发危险因素评估

皮肤基底细胞癌复发危险因素评估见表 14-2-1。

表 14-2-1　皮肤基底细胞癌复发危险因素评估

	低危	高危
位置 / 大小	L 区＜ 20mm	L 区≥ 20mm
	M 区＜ 10mm	M 区≥ 10mm
	H 区＜ 6mm	H 区≥ 6mm
界线	清楚	不清
原发 / 继发	原发	继发
免疫抑制	无	有
肿瘤部位放射治疗史	无	有
肿瘤部位慢性炎症	无	有
肿瘤生长迅速	无	有
亚型	结节型、浅表型	微结节型、浸润型、硬化型

①低复发危险区域（L 区）：躯干、四肢；②中复发危险区域（M 区）：颊部、前额、颈部、头皮；③高复发危险区域（H 区）：面部中央、眼睑、眉、眶周、鼻、唇、下颌、耳前、耳后、生殖器、手和足。

要点小结

◆ 皮肤基底细胞癌治疗前首先应评估患者一般情况及是否有高危因素，组织病理学检查是重点。

【整合决策】

（一）外科治疗

1. 标准手术治疗　近年来一些新兴治疗技术发展迅速，但早期手术仍是 BCC 的首选治疗方法。标准外科切除对大部分原发性 BCC 都有效；但对复发性 BCC 和高危解剖部位 BCC，治愈率低于莫氏（Mohs）手术。已证实，对于直径＜ 2cm 的非硬斑病型 BCC，98% 的病例切除 4mm 边缘已足够。对于面部皮损，单纯的狭小边缘的切除是不充分的。

2. 莫氏外科手术的优点　在于经组织学确认完全去除，可允许最大限度地保留组织，莫氏手术治疗 BCC，超过 5 年的复发率仅为 1%。对所有的肿瘤类型，莫氏手术有最高的治愈率。莫氏手术对于硬斑病型、复发性、界线不清、高危型（早期）、不能完全去除的 BCC 或必须要组织保留而又需要可靠的“干净”边缘的情况是首选治疗手段。

（二）非手术治疗

1. 冷冻治疗　其原理为温度下降到 0℃以下，细胞内、外的组织液形成冰晶，冰晶数量大小达到一定程度，超过细胞承受能力，达到冰晶撑破细胞的效果以破坏肿瘤细胞。冷冻疗法还可以增强细胞免疫，抗原呈递细胞（如树突细胞）将其呈递给 T 细胞产生效应，促进全身特异性细胞免疫。在临床上适用于社区医院或医疗条件差的地区，同样适用于不适合手术、年龄较大及肿瘤直径＜ 3cm 的患者。冷冻范围控制在超出肿瘤边缘 1 ～ 2mm，至少 3 个冻融周期。当皮损较深或范围较大时，可适当增加冷冻次数及范围。当皮损直径＞ 3cm 或侵犯鼻软骨时，不适合选择此治疗方法。

2. 药物治疗　局部药物治疗包括氟尿嘧啶、咪喹莫特、干扰素、白细胞介素 2、维 A 酸等。作用于局部可对表浅的 BCC 有一定治疗作用。咪喹莫特软膏不直接抑制肿瘤细胞的生长，通过产生多种内源性细胞因子而提高机体免疫力。BCC 对化疗药物不敏感。但少数药物如 Vismodegib、Odomzo、伊曲康唑通过影响 Hh 信号通路对控制 BCC 起关键性作用。新型靶向药物 Hedgehog 抑制剂 Vismodegib 可以使肿瘤缩小，甚至完全消失。特殊性 BCC、高龄并具有多个并发症及不宜手术治疗者。

3.5-盐酸氨酮戊酸光动力疗法　近年来，5-盐酸氨酮戊酸光动力疗法广泛用于临床，被视为局部无创或微创治疗皮肤恶性肿瘤的一种快速有效的方法。基本原理是将光敏剂注入人体，在一定时间后，用特定波长照射病变组织，激活内源性、外源性化学物质而产生光动力作用，并使肿瘤细胞发生不可逆损伤，以达到治疗目的。当光敏剂进入人体时，它对肿瘤细胞有很高的亲和力，肿瘤细胞中光敏剂的含量是正常组织的 12 倍，这使得 5- 盐酸氨酮戊酸光动力疗法对正常组织作用较小，病变组织可选择性吸收起治疗作用，而对正常组织无杀伤作用。不良反应有少量皮肤发红、烧灼感、刺痛，但不影响治疗效果。5-盐酸氨酮戊酸光动力疗法浸润深度仅为 1.0cm 左右，因而对浅表型 BCC 可以完全缓解，适用于老年患者。对于色素型 BCC，预后相对较差，单独使用易复发。当肿瘤为隆起性皮损时可采用铱激光联合光动力疗法。铱激光联合光动力疗法治疗 BCC 的优势在于铱激光将头面部 BCC 逐层清理，再用光敏剂封包，这种处理后的残存肿瘤细胞能更好地吸收光敏剂，从而使肿瘤细胞得到很好的消除。

4. 其他治疗方法　①激光治疗：常用的为 CO_2 激光及氦氖激光治疗，适用于早期、表浅、皮损小（直径＜ 2cm）且分化良好的 BCC。优点是患者痛苦小、对美容影响较小、操作简单易行等。但有一定的局限性，范围不易掌握，易复发。②放疗：可用于单独放疗或外科手术的辅助治疗。BCC 对放射线敏感度较高，常用的有软 X 线、超软 X 线等。其中，重离子加速器是利用碳离子束流进行照射的一种放疗，它是未来放疗趋势的代表性技术，对于肿瘤的治疗有较好的应用前景，具有较常规放疗时间缩短的优势，适用于各年龄阶段的人群，不留瘢痕。③基因治疗：指向有功能缺陷的细胞导入具有相应功能的外源基因，以纠正或补偿其基因缺陷而达到治疗目的。BCC 的发生与多基因突变有关，包括 *H-ras*、*N-myc*、*nm-23*、*C-erb2*、*Ptchl*、*smo* 等。

5. 整合治疗　BCC 皮损多样化、局部破坏性强，且多位于曝光部位，严重影响患者的美观度及生命质量，因此制订整合治疗方案显得尤为重要。常用小范围外科手术联合光动力疗法，适用于 BCC 直径＜ 3cm 特殊部位的皮损，效果明显。联合治疗除光动力联合咪喹莫特软膏、铱激光联合光动力治疗外，还包括外科手术联合咪喹莫特软膏、光动力联合高频电灼、外科手术联合药物或放疗，5- 盐酸氨酮戊酸光动力疗法、手术治疗及咪喹莫特软膏三联疗法等。有报道指出，手术联合光动力疗法治疗硬斑病样 BCC 不易复发，且美观度较好。

要点小结

◆ 皮肤基底细胞癌治疗首选手术治疗，对于无法手术治疗的患者应行整合治疗以达到更好的治疗效果。

【康复随访及复发预防】

（一）总体目标

随访的主要目的是及时发现复发皮损及潜在转移皮损，尽早干预，改善患者生命质量及避免形成损容性破坏。

（二）随访及患者教育

1. 术后 6 ～ 12 个月随访一次，持续终身。

2. 教育患者养成防晒习惯，出门戴口罩、帽子，外用防晒霜；并且养成自我皮肤检查的习惯。

要点小结

◆ 随访时应仔细检查局部皮损有无复发情况。

（孙乐栋）

【典型案例】

基底细胞癌整合性诊疗 1 例

基底细胞癌在我国的发病率逐年增高，农村地区居多，由于患者不重视、基层医院诊疗水平有限，目前我国对皮肤基底细胞癌无系统规范的诊疗共识，应建立我国自有的基底细胞癌整合诊疗规范，加强基层医生对皮肤基底细胞癌的认识，加强患者的健康教育和健康科普，做到早诊断，早治疗。

（一）病例情况介绍

病史：患者，男性，65 岁，农民，无防晒习惯，否认长期接触放射及其他有害物质史。因“左侧耳郭结节渗液结痂 6 年余”来我院就诊。患者 6 年前发现左侧外耳郭一结节，未重视，近年来结节增大速度明显加快且出现渗液，反复结黑色痂壳，痂壳去除后出血又迅速形成新的痂壳，偶感疼痛，无其他不适。否认高血压、糖尿病等其他疾病。

（二）整合性诊治过程

体格检查：一般情况可，生命体征平稳，左侧耳前耳后未触及肿大淋巴结，左侧耳郭见一直径约 1.5cm 大小的结节，上覆黑色痂壳，痂壳下为灰白色结节，表面可见扩张毛细血管，结节周围见灰黑色围堤状隆起（图 14-2-1）。

组织病理检查：瘤组织由基底样细胞组成，瘤体较大，位于真皮内，瘤体外围细胞呈栅栏状排列，与周围组织之间可见收缩间隙（图 14-2-2）。

评估：完善术前凝血、血常规、肿瘤标志物、肝肾功能、心电图、X 线胸片、组织病理检查，综合评估该患者一般状况可，心肺功能无异常，无手术禁忌证，患者皮损发生在耳郭，直径为 1.5cm，界线清楚，为原发性，无使用免疫抑制剂史，无放射史，组织病理为结节型。综合评估有高危因素，常规手术设计切除范围扩大 5mm。

治疗：选择常规手术治疗（图 14-2-3）。

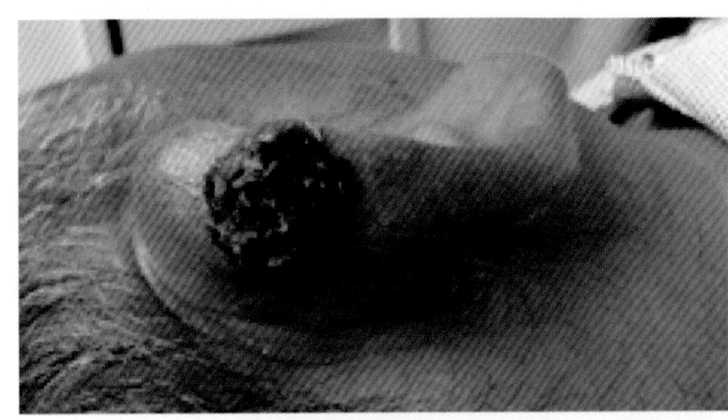

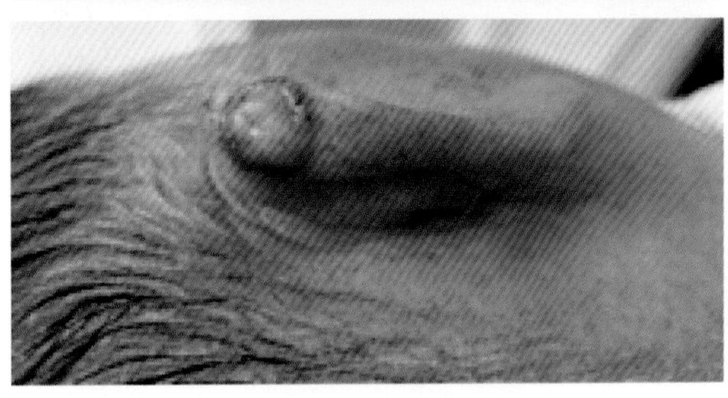

图 14-2-1　耳郭基底细胞癌

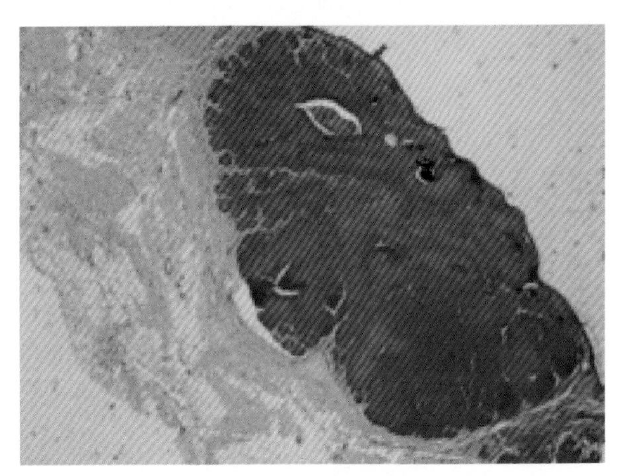

图 14-2-2　组织病理

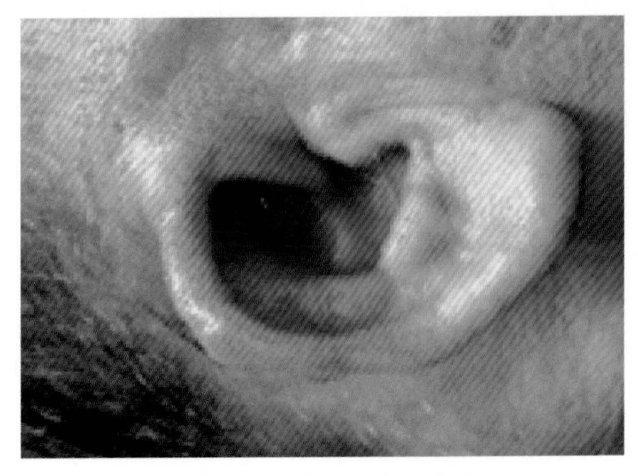

图 14-2-3　术后 1 个月效果

（三）案例处理体会

患者皮肤在耳郭上，比较隐蔽，提示查体要仔细，避免漏诊。患者平时在家自查需要仔细检查易忽略的地方，耳郭成半环形，设计楔形切口去除部分耳软骨后直接缝合，效果佳。

（孙乐栋）

参考文献

常建民，2018. 皮肤病理简明图谱. 北京：中国科学技术出版社：280-288.

康康，韩明辉，丛明，等，2018. 艾拉光动力联合咪喹莫特对基底细胞癌患者免疫指标的影响. 肿瘤药学，8(2): 258-262.

诺华抗癌药 Odomzo 获欧盟批准治疗局部晚期基底细胞癌. 中国新药杂志，2015，(16): 1805.

唐春雷，解德升，冯柏年，2013. 基底细胞癌新型治疗药物 vismodegib. 中国新药杂志，22(10):1111-1114.

王彦，2019. 慢 Mohs 显微外科手术治疗皮肤基底细胞癌的临床观察. 中国医疗美容，9(7):39-42.

魏翠萍，2016. 氨基酮戊酸光动力疗法、手术及咪喹莫特联合治疗皮肤基底细胞癌的疗效. 科技视界，(22): 272, 255.

张娅，王明刚，周杭城，2017. 面部基底细胞癌临床病理分析及安全切缘的关系. 临床与实验病理学杂志，33(1): 68-72.

钟连生，金鑫，权晟，等，2013. 基底细胞癌的共聚焦激光扫描显微镜图像特征. 中国皮肤性病学杂志，27(7): 683-685.

Andersen LK, Davis MDP, 2016. Sex differences in the incidence of skin and skin-related diseases in Olmsted County, Minnesota, United States, and a comparison with other rates published worldwide. Int J Dermatol, 55(9): 939-955.

Bakshi A, Chaudhary SC, Rana M, et al, 2017. Basal cell carcinoma pathogenesis and therap involving hedgehog signaling and beyond. Mol Carcinog, 56(12): 2543-2557.

Jean LB, Joseph LJ, Ronald PR, 2015. 皮肤病学. 朱学骏，王宝玺，孙建方，等译. 北京：北京大学医学出版社.

Kim DJ, Kim J, Spaunhurst K,et al,2014.Open-abel,exploratory phase II trial of oral itraconazole for the treatment of basal cell carciNoma.Clin Oncol, 32(8): 745-751.

Lomas A, Leonardi-Bee J, Bath-Hextall F, 2012. A systematic review of worldwide incidence of nonmelanoma skin cancer. Br J Dermatol, 166(5): 1069-1080.

Trigoni A, Lazaridou E, Apalla Z, et al, 2012. Dermoscopic features in the diagnosis of different types of basal cell carcinoma: a prospective analysis. Hippokratia, 16(1): 29-34.

第三节　鳞状细胞癌

• 发病情况及诊治研究现状概述

鳞状细胞癌（squamous cell carcinoma，SCC），通常简称“鳞癌”，又名表皮样癌（epidermoid carcinoma），系起源于表皮或附属器角质形成细胞的一种恶性肿瘤。癌细胞倾向不同程度的角化。SCC 发病率近几十年在世界范围各人群逐年增长，估计每年递增 3% ～ 10%，SCC 相关的死亡率在白种人和老年人中更高。SCC 死亡率男性是女性的 3 倍。耳、唇和外阴的 SCC 死亡风险更高。皮肤 SCC 的治疗方法包括标准手术切除、Mohs 显微切除、放疗、光动力疗法、冷冻治疗、局部药物治疗、全身化疗及细胞毒性药物治疗等。临床上常用的方法主要以手术切除为主，同时结合其他疗法的整合治疗。

• 相关诊疗规范、指南和共识

- NCCN 肿瘤临床实践指南：皮肤鳞状细胞癌，美国国家综合癌症网络（2019 年版）

【全面检查】

（一）病史特点

1. 皮肤鳞状细胞癌发病相关高危因素

（1）环境因素：阳光暴露、PUVA 治疗、离子射线、化学物质、人乳头瘤病毒、吸烟。

（2）个体色素表型：Fitzpatrick Ⅰ型皮肤、雀斑、红发。

（3）合并遗传性疾病：着色性干皮病、营养不良型大疱性表皮松解症、Muir-Torre 综合征、眼-皮肤白化病。

（4）易感的临床疾病：慢性不愈伤口、长期盘状红斑狼疮、汗孔角化病。

（5）免疫抑制：器官移植、HIV。

2. 皮肤鳞状细胞癌相关临床表现　原位鳞状细胞癌（SCC in situ）通常被称为鲍恩病（Bowen's disease）。原位 SCC 最常见的表现是红斑鳞屑性斑片或轻度隆起性斑块，发生于老年人光暴露部位皮肤。鲍恩病可为原发性，也可在老年角化病基础上发生。最常见的部位是头和颈、四肢和躯干。侵袭性鳞状细胞癌主要发生于老年人，50 ～ 60 岁为发病高峰，40 岁以下较少见，男性多于女性，好发于头皮、面、颈和手背等暴露部位，少数为非暴露部位，多继发于原有皮疹的基础上，很少发生于正常皮肤。最早表现是浸润性硬斑，以后可为斑块、结节或疣状损害，质地坚实，损害迅速增大，表面菜花状增生，或中央破溃形成溃疡。基底部浸润边界不清，触之有坚实感。肿瘤周围组织往往充血，边缘呈污秽暗黄红色。分化较好的肿瘤呈乳头瘤状，早期表现往往有结痂，以后可脱落而形成溃疡，呈火山口样，有宽而高起的边缘，外翻如菜花状，溃疡底面高低不平，易出血，上覆污灰色痂，有腥臭的脓性分泌物和坏死组织，发展较快，向深层组织浸润。软组织处的肿瘤自觉症状常轻微，如侵及深部组织，尤其是骨膜及骨质时，则有剧痛。生长在活动部位，如口唇或生殖器，往往表现为小溃疡，反复出现，不易治愈。鳞癌易于转移，尤其是沿淋巴转移，故局部淋巴结可肿大，晚期可出现全身症状，如发热、消瘦、恶病质等。

（二）实验室检查

1. 常规检测　血常规、凝血功能、肝肾功能、血糖、乙肝、丙肝、HIV、梅毒、心电图、X线胸片等，评估患者一般身体状况。

2. 病理检查　原位鳞状细胞癌表现为全层出现不典型表皮角质形成细胞，可见有丝分裂及核异型性。侵袭性鳞状细胞癌可见癌组织向下生长，突破基底膜带并侵入真皮，呈不规则的团块状或束条状，由正常鳞状细胞和非典型的鳞状细胞组成。前者分化好，有的形成角质细胞，而后者分化不好，即所谓癌细胞。已分化的鳞状细胞胞体较大，呈多边形或不规则形，胞质丰富，部分胞质透明呈空泡化，有细胞间桥，胞核大小及染色深浅不同，并见巨核、多核和有丝分裂象。由于癌细胞向角化方向分化，常见角珠及较多角化不良细胞。未分化或低分化的鳞状细胞胞体较小，无细胞间桥，呈梭形，胞质很少，核深染，有较多不典型有丝分裂象，其中无角化不良细胞。

【整合评估】

（一）评估主体

对患者进行全面的皮肤检查，排除卫星灶，确定准确的位置和大小，与下层组织是否有联系，确定肿瘤边缘是否清晰，既往是否有过治疗。评估患者心肺功能、凝血功能、血压、血糖等情况。

（二）病理评估

通常采用Broders提出的未分化癌细胞所占的百分比将鳞癌分为4级，但需结合癌细胞的非典型程度与损害的侵袭程度进行分级。

1. Ⅰ级鳞癌　所含的非典型鳞状细胞低于25%，癌组织向真皮侵犯，不超过汗腺水平，癌细胞团块边缘在一些部位可见基底细胞排列尚完整，而在另一些部位则排列紊乱，甚至没有基底细胞。此时，癌细胞与周围的间质无明显分界，癌组织的细胞排列不规则，大小不等，有不少角珠。有的中心部位已完全角化，有的仅部分角化。在癌组织周围的真皮内有明显的炎症反应。特别在形成溃疡时更为明显。Ⅰ级鳞癌一般不发生转移。

2. Ⅱ级鳞癌　癌组织向下侵犯，达到真皮深层。癌细胞团块与周围间质的界线不清，非典型鳞状细胞较Ⅰ级为多，为25%～50%，角化情况轻，仅有少数角珠，其中心多见角化不全。周围的炎症反应较Ⅰ级为轻。

3. Ⅲ级鳞癌　有大量的非典型鳞状细胞，为50%～70%，角化情况不明显，或根本见不到。不见角珠，可见个别角化不良细胞。胞核不典型，有丝分裂象明显，周围炎症不明显，说明组织对癌细胞的反应已不强。

4. Ⅳ级鳞癌　几乎整个癌组织的细胞均为非典型鳞状细胞，且无细胞间桥。有丝分裂象多，已完全看不到角化情况，如癌细胞呈梭形时，常呈旋涡状排列，此时鳞癌已很难与肉瘤相鉴别。

（三）诊断及鉴别诊断

临床上若在原先皮损处，如瘢痕、慢性溃疡、角化病等，或外表正常皮肤上发生质地较硬的结节或斑块，边缘似隆起并向四周扩展，增长迅速，应考虑为鳞癌，往往需要病理确诊。通常应与角化棘皮瘤区别。后者生长迅速，并可自愈。但偶然也有临床表现很像角化棘皮瘤，而实际上进展为鳞癌，故病理检查十分必要。做活检时，最好包括病变的边缘及中央，以及病变周围的结缔组织。

（四）复发危险因素评估

鳞状细胞癌复发危险因素见表14-3-1。

表 14-3-1 鳞状细胞癌复发危险因素

	低危	高危
位置 / 大小	L 区＜ 20mm	L 区≥ 20mm
	M 区＜ 10mm	M 区≥ 10mm
	H 区＜ 6mm	H 区≥ 6mm
界线	清楚	不清
原发 / 继发	原发	继发
免疫抑制	无	有
肿瘤部位放射治疗史	无	有
肿瘤部位慢性炎症	无	有
肿瘤生长迅速	无	有
神经症状	无	有
神经周围侵犯	无	有
分化程度	分化良好	中等或差
腺样 / 腺鳞样或结缔组织增生	无	有
深度：Clark 水平或厚度	Ⅰ、Ⅱ、Ⅲ或＜ 4mm	Ⅳ、Ⅴ或≥ 4mm

①低复发危险区域（L 区）：躯干、四肢；②中复发危险区域（M 区）：颊部、前额、颈部、头皮；③高复发危险区域（H 区）：面部中央、眼睑、眉、眶周、鼻、唇、下颌、耳前、耳后、生殖器、手和足。

要点小结

◆ 皮肤鳞状细胞癌治疗前首先应评估患者一般情况及是否有高危因素，组织病理学检查是重点。

【整合决策】

（一）外科治疗

1. 传统标准手术切除法　指在切除肿瘤的同时连同边缘正常皮肤一同切除，切除范围根据病损的程度而定，切除后的标本行病理学检查。该方法适用于分化好、直径＜ 2cm 的低风险肿瘤，切除范围至少距肿瘤边缘 5mm; 对于组织学厚度＞ 6mm 或具有高危特征的肿瘤（分化较差、皮下或周围神经浸润、瘢痕癌、复发肿瘤等），需切除距肿瘤边缘至少 10mm。麻醉方式尽量采取全身麻醉，以防注射局部麻醉药物时因肿瘤界线不明发生医源性种植。对必须要采取局部麻醉的患者，局部麻醉药物注射前，需标明切除范围，且切除范围可适当扩大，避免因局部注射使肿瘤边缘难以辨认，同时可避免引起肿瘤细胞医源性扩散。切除深度至少应达浅筋膜层，若腱膜、软骨膜和骨膜未被侵犯，可予以保留。发生于特殊部位（眼睑、鼻尖等）的肿瘤可适当缩小切除范围，以免影响头面部外观及功能。

2.Mohs 显微切除法　通过精确的定位切除病灶，并进行组织病理学检查或术中使用冷冻切片、石蜡切片，以确定切缘肿瘤细胞阳性的部位。反复进行前述步骤直至病灶切缘病理结果为阴性。该手术方法的目的是在控制病变的同时尽可能地保留正常组织，术后组织缺损的修复同标准手术切除。该手术方式适用于肿瘤直径＞ 20mm 的高复发部位，具有侵袭性组织学特征，以及存在周围神经侵犯的 SCC， 特别是眼睑、鼻、耳、嘴唇等部位。

3. 区域淋巴结清扫　区域淋巴结转移为特定的高风险因素。伴有淋巴结浸润的 SCC 患者，5 年生存率下降至 46%。对于临床怀疑有淋巴结转移或影像学结果为阳性的患者，建议行淋巴结穿刺活检术或淋巴结开放活检术。术后病理结果发现，有淋巴结受累时，首选该区域行淋巴结清扫术。头面部 SCC 最常见的转移部位为腮腺（67% ～ 82%），因头顶部、鬓角、前额、耳郭是头面部 SCC 的好发部位，这些区域的淋巴液首先回流至腮腺区。受累淋巴结大多在腮腺浅叶，但也有深达面神经周围及腮腺筋膜表面的淋巴结受累。对于腮腺浅叶的病灶可行腮腺浅叶切除术，但是对于侵犯皮肤、腮腺深叶或面神经的病灶则需要更广泛的切除。

（二）放射治疗

放射治疗可以作为手术的辅助治疗或单独用于不宜手术治疗的患者，指征取决于患者本身的条件及肿瘤的特点。单纯放射治疗主要适用于面中部病灶（眼睑、上下唇交界处、鼻尖等）＞ 5mm 的肿瘤或肿瘤大小不允许手术治疗的情况，或有其他合并症不允许手术治疗及术后复发者。术前放射治疗可以杀死周边不能被切除的肿瘤细胞，增加手术的准确性。术后在高风险的隐匿区域辅助放射治疗 4 ～ 8 周，可大大降低复发的风险，包括原发灶术后区域放射治疗、淋巴结清扫术后放射治疗及周边未行手术治疗的区域放射治疗。

（三）其他治疗

1. *光动力疗法*（photo dynamic therapy，PDT） 是一种具有选择性细胞毒性的微创、无微痕疗法，作用要素由光敏剂、光源、氧气 3 个基本成分组成。自 1990 年，Kennedy 将 5- 氨基酮戊酸 PDT 试用于临床以来，PDT 对 SCC 及其他非黑色素细胞瘤的治疗效果已被广泛认可。目前，PDT 主要应用于表浅、单一结节 SCC 的治疗（病变深度＜2mm）。PDT 治疗 SCC 的原理：给予特定波长的激光照射病灶区，使组织吸收的光敏剂受到激发，产生活性氧以杀死特定的肿瘤细胞。PDT 的抗肿瘤作用来自 3 个主要机制：直接杀伤肿瘤细胞、间接损伤肿瘤细胞的供血系统及抗肿瘤免疫反应的激活。常用的光敏剂主要有 5- 氨基酮戊酸（5-ALA）及甲基氨基乙酰丙酸（MAL）。

2. *冷冻治疗* 主要适用于经济条件较差或年老体弱不宜手术的患者，但要求皮损＜ 50mm×50mm， 是一种简单、快速、低廉的治疗方式；且医务人员易于掌握，是基层医院可推广的治疗手段。液氮冷冻疗法为最常用的冷冻技术，原理是基于肿瘤细胞的含水量高、代谢旺盛及血供丰富的生存环境，对液氮极冷的低温环境更为敏感，从而更易对其产生杀伤作用。具体方法：将液氮直接接触病灶，使液氮蒸发冻结病灶，破坏浅表组织。治疗时以病灶及周围皮肤组织轻度水肿、发红为度，从而使病灶细胞水肿、变性、死亡以达到治疗目的。主要不良反应包括疼痛、红斑、水疱、痂皮形成及皮肤色素减退、瘢痕形成。冷冻治疗已被证实具有较高的短期治愈率，但效果往往不及手术治疗和光动力疗法，不适用于局部复发及高风险的 SCC。

3. *局部药物治疗* 局部外用药物治疗一般用于病变较小、早期分化良好的浅表性 SCC。SCC 局部常用药物包括咪喹莫特乳膏、α 干扰素（IFN-α）、氟尿嘧啶（5-FU）。咪喹莫特属于咪唑喹啉化合物，是一种免疫刺激分子，诱导合成及释放细胞因子发挥抗肿瘤作用，睡前使用，持续 4 周，最长不超过 8 周。

4. *全身化疗* 常用的化疗药物包括铂衍制剂（即顺铂或卡铂）、氟尿嘧啶、博来霉素、甲氨蝶呤、多柔比星、紫杉类。单独使用或组合吉西他滨或异环磷酰胺。化疗对老年患者不良反应较大，主要包括肝、肾功能损害及造血功能减退等。为减轻不良反应，应适当调整药物剂量，并予以补充造血生长因子、镇痛、止吐等对症治疗。然而大量研究表明，SCC 对全身化疗不敏感。因此，全身化疗在临床上不作为 SCC 首选的治疗手段。

（四）全程管理及整合治疗

皮肤鳞状细胞癌目前首选手术治疗，但对多发性、全身状态差及无法手术治疗的患者当前仍无特效治疗。随着对皮肤鳞状细胞癌的深入研究，新的治疗靶点及药物正在研发，这些都会给未来皮肤鳞状细胞癌的治疗带来更多的选择。

要点小结

- *皮肤鳞状细胞癌治疗首选手术治疗，对于无法手术治疗的患者应整合治疗以达到更好的治疗效果。*

【康复随访及复发预防】

（一）总体目标

随访的主要目的是及时发现复发皮损及潜在转移皮损，尽早干预，改善患者生命质量及避免形成损容性破坏。

（二）随访及患者教育

1. 无转移患者术后 2 年每 3 ～ 6 个月随访一次，第 3 ～ 5 年每 6 ～ 12 个月随访一次，随后终身每年随访一次，随访内容包括术区局部皮肤检查、全身检查及局部淋巴结检查。

2. 局部可触及淋巴结及腮腺内肿块患者 2 年内每 3 个月随访一次，第 3 年每 4 个月随访一次，第 4、5 年每 6 个月随访一次，随后终身每年随访一次。

3. 教育患者养成防晒习惯，出门戴口罩、帽子，外用防晒霜；并且养成自我皮肤检查的习惯。

要点小结

◆ 随访中注意全面检查皮肤及区域淋巴结情况。

皮肤鳞状细胞癌在我国的发病率逐年增高，农村地区居多，由于早期自我症状不明显，基层医院诊疗水平有限，故常待肿瘤生长较大时才就诊，有些患者就诊时已出现转移或者皮损向下及周围侵袭造成毁容等。目前我国对皮肤鳞状细胞癌无系统规范的诊治疗共识，应建立我国自有的皮肤鳞状细胞癌诊疗规范，加强基层医生对皮肤鳞状细胞癌的认识，做到早诊断，早治疗。

（孙乐栋）

【典型案例】

皮肤鳞状细胞癌整合性诊疗 1 例

（一）病例情况介绍

病史：患者，女性，62 岁，因“头皮破溃结痂 5 年”入院。自诉儿时不慎被竹子扎伤左侧枕部头皮后留下瘢痕，5 年前理发时不慎刮破瘢痕处皮肤，此后反复结痂不愈合，2 年前自觉皮损逐渐增大，时感疼痛，无其他不适，未治疗过，否认其他病史。否认长期接触放射及其他有害物质史。

（二）整合性诊治过程

体格检查：一般情况无特殊，左侧枕部见约 3.5cm × 2.5cm 大小不规则黑色斑块、溃疡。未触及淋巴结及腮腺肿大。

组织病理学检查：癌细胞呈团块状、梁索状排列，浸润生长，癌细胞较大、呈梭形，包浆多、核大有异型性、染色深、可见核分裂象，部分癌细胞见细胞间桥。

评估：完善术前凝血常规、血常规、肿瘤标志物、肝肾功能、心电图、X 线胸片、组织病理学检查。

整合评估：该患者一般状况可，心肺功能无异常，无手术禁忌证，患者皮损发生在头皮，大小为 3.5cm × 2.5cm，界线清楚，为原发性，无使用免疫抑制剂史，无放射史，组织病理为中分化鳞状细胞癌，无神经侵犯。患者整合评估有高危因素，常规手术设计切除范围扩大 10mm。

头皮鳞状细胞癌组织病理学术后 1 个月疗效见图 14-3-1。

治疗：选择常规手术治疗。

（三）案例处理体会

患者由原有的外伤瘢痕逐渐发展为皮肤鳞状细胞癌，提示我们注意瘢痕上若出现长久不愈合的溃疡，需提高警惕，瘢痕合并皮肤肿瘤的情况时有发生；头皮移动度非常有限，手术过程中需要充分游离皮瓣下及缺损周围头皮，并且注意层次，避免损坏毛囊。

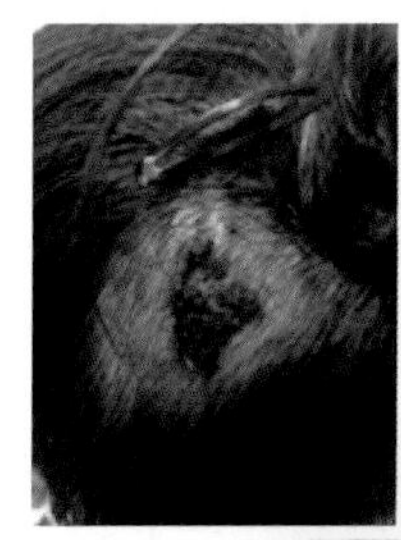
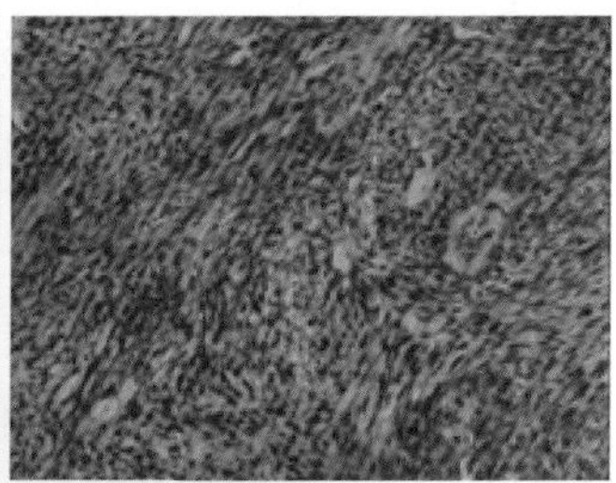
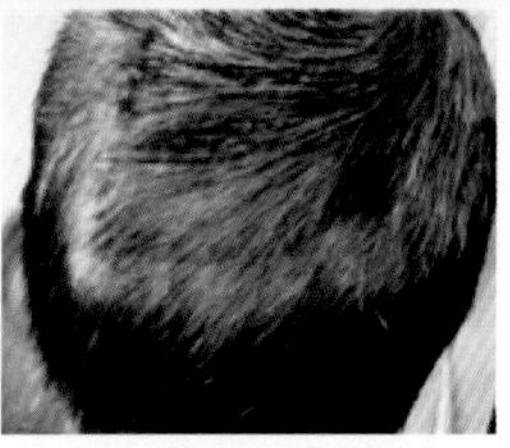

图 14-3-1　头皮鳞状细胞癌组织病理学及术后 1 个月效果

（孙乐栋）

参考文献

颉玉胜，陈燕，彭学标，等，2011. 光动力疗法联合手术治疗面部皮肤肿瘤的临床观察. 中国美容医学，20(9): 97-99.

Bonerandi JJ, Beauvillain C, Caquant L, et al, 2011. Guidelines for the diagnosis and treatment of cutaneous squamous cell carcinoma and precursor lesions. J Eur Acad Dermatol Venereol, 25: 1-51.

Brantsch KD, Meisner C, Schönfisch B, et al, 2008. Analysis of risk factors determining prognosis of cutaneous squamous-cell carcinoma: a prospective study. Lancet Oncol, 9(8): 713-720.

Kallini JR, Hamed N, Khachemoune A, 2015. Squamous cell carcinoma of the skin: epidemiology, classification, management, and novel trends. Int J Dermatol, 54(2): 130-140.

Newlands C, Gurney B, 2014. Management of regional metastatic disease in head and neck cutaneous malignancy. 2. Cutaneous malignant melanoma. Br J Oral Maxillofac Surg, 52(4): 301-307.

Plichta K, Mackley HB, 2013. Radiotherapy for cutaneous malignancies of the head and neck. Oper Tech Otolaryngol Head Neck Surg, 24(1): 59-62.

Stratigos A, Garbe C, Lebbe C, et al, 2015. Diagnosis and treatment of invasive squamous cell carcinoma of the skin: European consensus-based interdisciplinary guideline. Eur J Cancer, 51(14): 1989-2007.

第四节　皮肤肿瘤临床诊疗中整合医学的思考

皮肤由外胚叶和中胚叶分化而来，组织结构异常复杂。在各种因素作用下，各种组织均可异常增生形成肿瘤。皮肤肿瘤在临床上分为良性和恶性两种。恶性皮肤肿瘤发病率较高、可转移，部分甚至威胁患者生命。恶性皮肤肿瘤中最常见的种类为基底细胞癌、鳞状细胞癌和黑色素瘤。

虽然科技不断进步，但皮肤癌的发病率却未见平稳或下降的迹象。皮肤癌在不同种族的发病情况也不相同，种族反映了生物因素、文化因素和地理起源的融合。皮肤癌见于各个种族，无论社会经济和年龄阶段如何，还是地理区域的不同，并可累及整个生命周期。皮肤癌在皮肤白皙的人中更为常见。尽管皮肤癌在有色皮肤的人中较少发生，但是有色人群的发病率和死亡率却不成比例地升高。另外，皮肤颜色的影响可延迟诊断，最终可导致疾病变得更严重（表 14-4-1）。

国内外对皮肤恶性肿瘤开展了大量研究，在发生发展机制（基因组学、表观遗传学、蛋白质组学等）、诊断（早期诊断及提高准确性的辅助诊断）及治疗（手术治疗、靶向治疗、联合用药、纳米技术、植物提取物）等方面都取得了丰硕成果，但目前皮肤恶性肿瘤的发病率仍逐年增高，恶性黑色素瘤的预后仍然较差，是皮肤肿瘤工作者面临的巨大挑战。因此需要投入更多时间、精力到科研工作中，开展多中心、多学科临床研究，结合各种先进技术和计算机模型等进行大数据分析，挖掘更完整更准确的黑色素瘤等恶性皮肤肿瘤发生发展的分子机制，完善相关基因组学、表观遗传学及蛋白质组学等信息。

表 14-4-1　不同种群的基底细胞癌、鳞状细胞癌和黑色素瘤

皮肤肿瘤	发生率	临床表现	危险因素
基底细胞癌	约 80% 的皮肤癌 西班牙裔和亚洲人中最常见的皮肤癌 黑色人种第二常见的皮肤癌	边缘呈滚动状的孤立性丘疹（珍珠状丘疹和毛细血管扩张可能不那么明显） 色素变体更普遍	紫外线、白化病、瘢痕、溃疡、电离辐射、砷摄入、口服甲氧沙林（补骨脂素）、干燥综合征、HIV 和医源性免疫抑制剂
鳞状细胞癌	约 20% 的皮肤癌 黑色人种中最常见的皮肤癌 西班牙裔和亚洲人中第二常见的皮肤癌	病灶清晰、粗糙、粉红色的斑块，有明显的过度角化丘疹或斑块 鳞状棕色或黑色色素沉着斑块、丘疹或结节 色素沉着或斑驳的病灶外观	炎症、HPV、免疫抑制剂、烧伤瘢痕、放射治疗部位、白化病、疣状表皮增生和化学致癌物
黑色素瘤	在黑色人种、亚裔和西班牙裔人中最少见	色素沉着斑或斑块快速变化 发生在手掌、足底、甲床的肢病雀斑样黑色素瘤涉及放射状和垂直生长期	紫外线暴露的作用尚不清楚

国内关于常见高发皮肤恶性肿瘤普查及宣教方面的力度不足，许多皮肤科医生对皮肤恶性肿瘤的认识依然不足，不能及时结合病理组织活检及其他辅助技术如皮肤镜、皮肤 CT、共聚焦显微镜等及早诊断皮肤恶性肿瘤。

皮肤恶性肿瘤的治疗手段包括手术治疗、放疗、化疗和免疫治疗等，其中手术治疗是恶性黑色素瘤等恶性皮肤肿瘤的首选治疗手段，放疗和化疗多不敏感，免疫治疗虽然取得较好的近期疗效，但靶向治疗药物价格昂贵、副作用大、远期疗效和并发症尚未完全明了等原因限制了其临床应用。我国在药物研制方面取得了很大进展，特别是中药提取物，但多停留在实验动物阶段，离临床应用仍有很远的路要走。

皮肤外科是以医学人体美学理论为基础，运用医学审美与外科技术相整合的手段，对皮肤肿瘤造成的人体损害完全清除并加以修整和重塑，以达到治疗和美观相结合的目的。局部软组织缺损的修复重建是治疗的重点和难点，可能严重影响外科手术的彻底性、修复的完整性和外观的美容性。皮肤肿瘤软组织缺损皮瓣修复重建的最终目标是在确保手术切除外科边界的前提下，通过皮瓣修复局部软组织缺损，尽量达到修复缺损、重建组织功能、外观美容化的目标，提高皮肤肿瘤的外科手术效果和临床预后。但皮肤恶性肿瘤的缺损修复重建治疗涉及多个专业，技术规范性差、修复方式不尽统一，外科手术水平参差不齐，导致最终皮肤肿瘤外科临床预后仍有待提高。应针对皮肤恶性肿瘤的外科切除原则，组织缺损修复重建治疗的适应证评估、修复方式选择、术后并发症的预防与处理、术后随访提出规范化治疗策略推荐，旨在提高全国皮肤恶性肿瘤外科修复重建诊疗水平。随着精准医疗时代的来临，皮肤恶性肿瘤外科也必将迈向功能修复、生物重建的诊疗模式，在多学科的共同协作下进一步强化规范化手术治疗原则，坚持个体化的修复重建策略将促进皮肤恶性肿瘤外科的学科进步。

目前皮肤恶性肿瘤，特别是黑色素瘤的发病率不断增高，患者对美的要求越来越严格，皮肤肿瘤外科从业者越来越多，对促进皮肤肿瘤诊治规范化发展，实现皮肤恶性肿瘤特别是黑色素瘤的早期诊断、精准美学治疗，减少转移复发和提高预后水平至关重要。但降低皮肤恶性肿瘤的发生、提高早期诊断率、实施精准治疗、减少转移复发、提高预后水平的任务任重道远。我们有义务在不同区域、不同阶层开展更多的义务宣教活动，提高群众及基层临床医生对各种皮肤恶性肿瘤的认知水平，促进患者早就诊、提高就诊率和早期诊断准确率，实现治疗方案的优选和提高治疗水平。我们有义务投入更多的时间、精力到科研工作中，开展多中心、多学科临床研究，挖掘更完整、更准确的分子机制，完善基因组学、表观遗传学及蛋白质组学等信息，结合各种先进技术和计算机模型用于大数据分析；在诊断方面，需要提高临床医生对各种辅助诊断工具的熟练度及疾病判断水平，促进对疑难病例实施多种检查手段，推动多学科整合诊疗以减少疾病的误诊率；在治疗方面，对转移的恶性肿瘤开展靶向药物和中医中药治疗十分关键，有必要加速将科研成果转化成临床试验，对靶向药物和中医中药实施更为广泛的人群研究，特别是在药物安全性、预测药物敏感性、降低不良反应、使用纳米技术增加局部药物浓度等方面。

（孙乐栋）

参考文献

中国抗癌协会皮肤肿瘤专业委员会，孙乐栋，商冠宁，2020. 皮肤恶性肿瘤组织缺损修复重建策略专家共识 (2020). 中国肿瘤外科杂志，12(2): 93-99.

Battie C, Gohara M, Verschoore M, et al, 2013. Skin cancer in skin of color: an update on current facts, trends, and misconceptions. J Drugs Dermatol, 12(2): 194-198.

Biray Avci C, Kaya I, Ozturk A, et al, 2019. The role of EGFR overexpression on the recurrence of basal cell carcinomas with positive surgical margins. Gene, 687: 35-38.

Bradford PT, 2009. Skin cancer in skin of color. Dermatol Nurs, 21(4): 170-177, 206; quiz 178.

Brennan-Crispi DM, Overmiller AM, Tamayo-Orrego L, et al, 2019. Overexpression of desmoglein 2 in a mouse model of gorlin syndrome enhances spontaneous basal cell carcinoma formation through STAT3-mediated Gli1 expression. J Invest Dermatol, 139(2): 300-307.

Corbie-Smith G, Henderson G, Blumenthal C, et al, 2008. Conceptualizing race in research. J Natl Med Assoc, 100(10): 1235-1243.

Flohil S, Vries E, Neumann H, et al, 2011. Incidence, prevalence and future trends of primary basal cell carcinoma in the Netherlands. Acta Derm Venereol, 91(1): 24-30.

Gupta AK, Bharadwaj M, Mehrotra R, 2016. Skin cancer concerns in people of color: risk factors and prevention. Asian Pac J Cancer Prev, 17(12): 5257-5264.

Hogue L, Harvey VM, 2019. Basal Cell Carcinoma, Squamous Cell Carcinoma, and Cutaneous Melanoma in Skin of Color Patients. Dermatol Clin,37(4): 519-526.

Kim, AL, Back JH, Chaudhary SC, et al, 2018.SOX9 Transcriptionally Regulates mTOR-Induced Proliferation of Basal Cell Carcinomas. J Invest Dermatol, 138(8): 1716-1725.

Kuonen F, Surbeck I, Sthearin KY, et al, 2018. TGF β, fibronectin and integrin α5β1 promote invasion in basal cell carcinoma. J Inves Dermatol, 138(11): 2432-2442.

Liopyris K, Navarrete-Dechent C, Yélamos O, et al, 2019. Clinical, dermoscopic and reflectance confocal microscoAssociationpy characterization of facial basal cell carcinomas presenting as small white lesions on Sun-damaged skin. Br J Dermatol, 180(1): 229-230.

Lomas A, Leonardi-Bee J, Bath-Hextall F, 2012. A systematic review of worldwide incidence of nonmelanoma skin cancer. Br J Dermatol, 166(5): 1069-1080.

Longo C, Pampena R, Bombonat OC, et al, 2019. Diagnostic accuracy of ex vivo fluorescence confocal microscopy in Mohs sur): 1235-1243gery of basal cell carcinomas: a prospective study on 753 margins. Br J Dermatol, 180(6): 1473-1480.

Maglic, D,Schlegelmilch K, Dost AFM, et al, 2018. YAP-TEAD signaling promotes basal cell carcinoma development via a c-JUN/AP1 axis. EMBO J, 37(17): e98642.

Sternberg C, Gruber W, Eberl M, et al,2018.Synergistic cross-talk of hedgehog and interleukin-6 signaling drives growth of basal cell carcinoma : HH-IL6 signal cooperation in BCC.Int J Cancer, 143(11): 2943-2954.

第 15 章
家族遗传性肿瘤

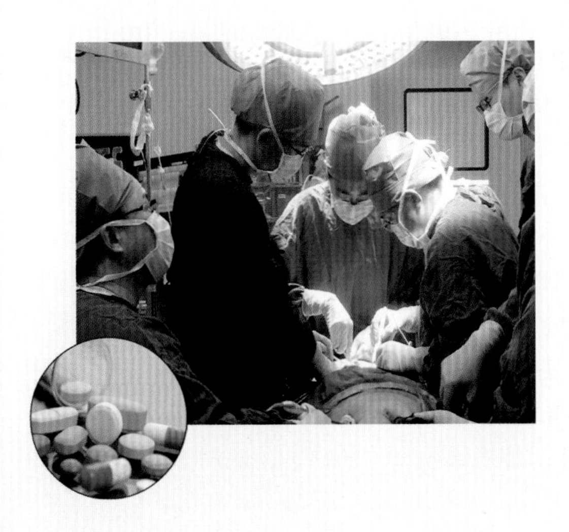

第一节 概 述

• 发病情况及诊治研究现状概述

家族性肿瘤（familial cancer）是指肿瘤在家族中呈聚集现象，多个具有血缘关系的亲属患有同一种或某几种特定肿瘤，占所有肿瘤人群的 15% ～ 25%。这种肿瘤的家族聚集现象可能是由饮食、生活方式、环境等因素导致的，也可能是通过从上一代遗传了易感基因的致病突变而来的。后一种类型被称为遗传性肿瘤（hereditary cancer）。根据不同肿瘤类型，发病率在 0.1% ～ 10%。与同类型散发性肿瘤相比，家族性 / 遗传性肿瘤具有发病年龄早、多发肿瘤病灶等临床特点。遗传性肿瘤在上下代的传递符合孟德尔遗传规律。遗传性肿瘤在家族中的聚集现象多数符合常染色体显性遗传方式，如遗传性乳腺癌卵巢癌综合征；少数为常染色体隐性遗传，如 MUTYH 相关性息肉病。随着近年来分子研究技术的提高和肿瘤易感基因的发现，通过遗传咨询和基因检测，可指导家族性或遗传性肿瘤家系制订个体化的医疗决策：对携带致病突变的肿瘤患者，可以进行包括靶向治疗在内的精准医疗；对无症状携带者，可以进行早期干预，以大大提高携带者的生存率和生命质量；以及满足优生优育的选择。

• 相关诊疗规范、指南和共识

- 中国乳腺癌患者 BRCA1/2 基因检测与临床应用专家共识（2018 年版），中国医师协会、精准治疗委员会乳腺专业委员会、中华医学会肿瘤学分会、乳腺肿瘤学组、中国抗癌协会乳腺癌专业委员会
- 遗传性结直肠癌临床诊治和家系管理中国专家共识，中国抗癌协会大肠癌专业委员会遗传学组
- 中国前列腺癌患者基因检测专家共识（2019 年版），中国抗癌协会泌尿男性生殖系肿瘤专业委员会、中国临床肿瘤学会前列腺癌专家委员会
- BRCA 数据解读中国专家共识，中华医学会病理学分会
- NCCN 肿瘤临床实践指南：遗传 / 家族高风险评估 - 乳腺，卵巢和胰腺（2020.V1），美国国家综合癌症网络
- NCCN 肿瘤临床实践指南：遗传 / 家族高风险评估 - 结直肠癌（2020.V2），美国国家综合癌症网络
- 2019 USPSTF 建议声明：BRCA 相关癌症的风险评估、遗传咨询和遗传检测，美国预防医学工作组
- 2017 ACOG 实践简报、遗传性乳腺癌和卵巢癌综合征（NO.182），美国妇产科医师学会
- ESMO 临床诊疗指南：BRCA 突变携带者以及其他乳腺 / 卵巢遗传性肿瘤综合征的预防与筛查（2016），欧洲 ESMO
- ESMO 临床诊疗指南：家族性风险 - 结肠癌遗传性结肠癌综合征（2013），欧洲 ESMO

- 2013 NICE 指南：家族性乳腺癌，英国国家卫生与临床优化研究所
- 2015 ACG 临床指南：遗传性胃肠道肿瘤综合征的管理和基因检测，美国胃肠病学院

【肿瘤遗传学和相关基因组学基础知识】

（一）基因组学基本知识

肿瘤本质上是一种遗传学疾病（genetic disease）。在肿瘤细胞中发生的遗传学变异有基因内的碱基替换、插入、缺失和基因扩增等；染色体的数量和结构改变，如易位、倍体数目改变等；表观遗传学变化，如 DNA 甲基化改变、组蛋白修饰等。这些改变导致抑癌基因失活和癌基因激活，所产生的恶性表型通过有丝分裂在细胞世代传递。

基因组内存在两类与肿瘤相关的基因：一类基因直接调控细胞增殖与凋亡，参与细胞的信号转导、运动与黏着等，在维持正常细胞的自稳性上起主要作用。这些基因缺陷造成上述过程失衡，随着细胞各种恶性特征的积累，最终导致肿瘤发生。这些基因包括癌基因和抑癌基因，属于驱动基因（driver gene）；另一类基因并不直接调控细胞的增殖与凋亡，而是伴随驱动基因发生突变的同时而发生，可能会影响突变细胞的表型代谢等，称为乘客基因，如参与细胞代谢及修饰的基因等。

（二）肿瘤遗传学基础知识

肿瘤有遗传和散发两种形式，都是由一系列遗传学变异所引起的。这些遗传学改变如果都发生在体细胞，是散发性肿瘤的发生模式，占所有肿瘤的绝大多数。而遗传性肿瘤在胚系细胞已经存在与肿瘤发生相关的一次遗传学“打击”，可以是亲本遗传的，也可以是新发生的，导致个体具有发生癌变的易感性，但不足以使细胞发生恶变，还要在体细胞发生两次以上的“打击”，才能启动癌变过程。流行病学研究认为，完整的癌变过程需要 3 ～ 7 次“打击”，一般实体肿瘤多于血液肿瘤。同时，癌变过程也受内外环境的影响，故不同的遗传性肿瘤或同一种遗传性肿瘤在不同家族，可有不同的外显率（penetrance）。

【肿瘤遗传咨询】

（一）开展肿瘤遗传咨询的重要性

遗传咨询（genetic counselling）是遗传咨询专家与患者或其亲属就病因、发病风险、遗传方式和可采取的防治措施等进行一系列宣教、讨论和建议的过程。肿瘤遗传咨询的目的是降低肿瘤的发病率和死亡率，减轻社会和家庭的疾病负担，优化人群的遗传素质。随着肿瘤遗传学和基因诊断技术的发展，尤其是常见恶性肿瘤如结肠癌、乳腺癌遗传易感基因的发现，使症状前检出致病基因突变成为可能，为这些肿瘤的防治提供了新的方向。尽管遗传性乳腺癌和结肠癌仅占这类肿瘤的 5% ～ 10%，但由于是常见癌种，发病基数较高，故仍有大量潜在的高风险家庭。因此为这些家庭提供肿瘤遗传咨询服务，已成为肿瘤遗传学的重要任务。在欧美等西方国家于 20 世纪 80 年代就已开设了专门的肿瘤遗传或家族性肿瘤咨询门诊，并对肿瘤遗传咨询、基因检测、遗传学筛查的效果及其对社会心理学的影响进行了广泛的研究。但在国内，作为专门的肿瘤遗传咨询门诊仅在个别单位初步开展，因此这一研究领域在我国开拓与发展十分需要。

（二）家族遗传性肿瘤病史收集的特殊性

家族遗传性肿瘤最明显的临床特征是家族史，即在同一个家族的数代中，有多个肿瘤的先证者和患者。收集准确、完整的肿瘤个人史和家族史，是遗传咨询重要的第一步，有助于明确肿瘤病因、遗传咨询和临床处理。有关肿瘤易感基因的研究虽取得重大进展，但目前仅有少数基因具有临床干预价值并被批准用于临床基因检测，同时家族遗传性肿瘤仍占整体肿瘤人群的少数，什么样的家族成员需要进行什么样的基因检测，首先需要

获得翔实的家族史以作判断。同时在收集家族史的同时，从中可了解求询者家系的各种信息，如求询目的、精神心理状态、家庭成员关系和态度等，必要时还需要高危的家庭成员协同合作。此外，使用家系分析应注意可能存在的局限性：当家族成员较少，没有或很少有受累家属的信息时，家系分析仅能提供有限的信息；对一些常见的癌种如肺癌，在一个大家族中也可能有多个患者；许多肿瘤通常发病较晚，可能有些有风险的亲属在采集家族史时仍是健康的，故需要长期的随访和更新信息。

（三）病史收集的常用工具

1. 遗传性肿瘤风险评估问卷　大部分的遗传性肿瘤综合征已经建立了相应的临床诊断标准，应根据个人和家系临床特征设计或选择合适的风险评估问卷。临床医师或遗传咨询师采集的信息至少需要包括原发肿瘤的病理类型、部位、确诊年龄、家系三代以内成员组成和健康状况、死亡年龄、死亡原因等。对于已有基因检测结果的，还需记录基因检测的情况并注明突变状态。收集家族史信息可能占用大部分的咨询时间，临床医师或遗传咨询师可以使用统一、规范的风险评估问卷或工具，使工作更有效率。国内外已经开发了多个快速收集家族史的肿瘤风险评估问卷或工具，如用于乳腺癌/卵巢癌遗传风险评估的the International Breast Cancer Intervention Study instrument、7-Question Family History Screening Tool等，用于结肠癌遗传风险评估的FHS-7、Lynch syndrome risk assessment tool。除了现有众多的书面问卷，某些风险评估问卷或工具可以通过程序或网页化的形式获得。

2. 基因、肿瘤遗传综合征、肿瘤对应表　见表15-1-1。

3. 家系图基本系谱符号的使用　家系图是临床医师进行风险评估与提供临床诊断建议的基础。应用醒目、规范的符号绘制家系图来展现家系信息。图中先证者（proband）用箭头指出，先证者是指通过他或她发现所在家族的个体。通常一个家系只有一个先证者，先证者通常是患病个体（图15-1-1）。

表15-1-1　基因、肿瘤遗传综合征、肿瘤对应表

肿瘤遗传综合征	相关肿瘤类型	致病基因
Bloom 综合征	白血病、淋巴瘤、皮肤鳞癌	*BLM*
Carney 综合征	黏液瘤、内分泌肿瘤、甲状腺癌	*PRKAR1A*
Cowden 综合征	错构瘤、神经胶质瘤、前列腺癌、子宫内膜癌	*PTEN*
Li-Fraumeni 综合征	乳腺癌、肉瘤、肾上腺皮质癌、神经胶质瘤	*TP53*
Lynch 综合征	结肠癌、子宫内膜癌、卵巢癌	*MLH1*、*MSH2*、*MSH6*、*PMS2*
MUTYH 相关性息肉病	结肠癌	*MUTYH*
von Hippel-Lindau 综合征	肾癌、血管瘤、嗜铬细胞瘤	*VHL*
Werner 综合征	骨肉瘤、脑膜瘤	*WRN*
多发性内分泌腺瘤	甲状旁腺瘤、垂体瘤	*RET*、*MEN1*
黑斑息肉综合征	空肠错构瘤、卵巢癌、睾丸癌、胰腺癌	*STK11*
家族性恶性黑色素瘤	黑色素瘤	*CDK4*、*CDKN2A*
家族性副神经节瘤	副神经节瘤	*SDHAF2*、*SDHB*、*SDHC*、*SDHD*
家族性肾母细胞瘤	肾母细胞瘤	*WT1*
家族性视网膜母细胞瘤	视网膜母细胞瘤、肉瘤、乳腺癌、小细胞肺癌	*RB1*
家族性胃肠道间质瘤	胃肠道间质瘤	*KIT*
家族性腺瘤性息肉病	结肠癌、胰腺癌、硬纤维瘤、肝母细胞瘤、神经胶质瘤、其他中枢神经系统肿瘤	*APC*
结节性硬化症	错构瘤、肾癌、结节性硬化症	*TSC1*、*TSC2*

续表

肿瘤遗传综合征	相关肿瘤类型	致病基因
毛细血管扩张性共济失调	白血病、淋巴瘤、髓母细胞瘤、神经胶质瘤	ATM
多发性神经纤维瘤病	神经纤维瘤	*NF1*、*NF2*
遗传性弥漫性胃癌	胃癌	*CDH1*
遗传性平滑肌瘤病和肾细胞癌	平滑肌肉瘤、肾癌	*FH*
遗传性乳腺癌卵巢癌综合征	乳腺癌、卵巢癌	*BRCA1*、*BRCA2*
幼年性息肉病	消化道息肉	*BMPR1A*、*SMAD4*
着色性干皮病	皮肤基底细胞癌、皮肤鳞癌、黑色素瘤	*XRCC2*、*XRCC3*、*XRCC4*、*XRCC5*、*XPA*、*XPC*
痣样基底细胞癌综合征	皮肤基底细胞癌、髓母细胞瘤	*PTCH1*

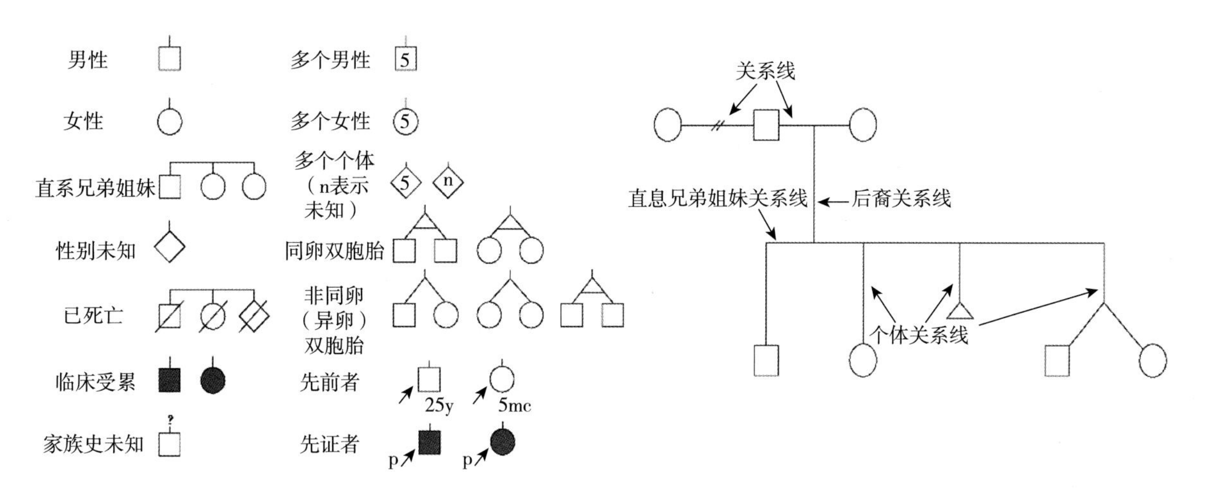

图 15-1-1　家系图常用绘制符号

（四）肿瘤遗传易感基因的检测

肿瘤遗传易感基因的检测主要基于 DNA 水平的基因检测（gene testing）。对于高外显率易感基因及其病因明确的家族性肿瘤综合征，应使用可靠的 DNA 检测技术，鉴定家系成员的突变状态（纯合子、杂合子和正常个体），从而明确各成员特别是无症状个体的发病风险。目前一些易感基因的检测如 *BRCA1*、*BRCA2*、*APC* 等已成为相应肿瘤遗传综合征的诊断标准。家系成员的基因检测结果提供了更多的临床处理依据，甚至可以选择性推荐预防干预措施和优生优育。但同时，基因检测也面临新的易感基因的发现、遗传异质性、结果的不确定性等理论和技术问题。基因检测还带来一系列问题，如临床基因检测的标准化、家系信息管理的伦理和隐私问题、社会心理效应等。

（解云涛　孙　洁）

参考文献

陈竺，2010. 医学遗传学 . 2 版 . 北京：人民卫生出版社 .

施奈德，2016. 肿瘤遗传咨询 . 张学，季加孚，徐兵河，译 . 北京：人民卫生出版社 .

吴旻，2004. 肿瘤遗传学 . 北京：科学出版社 .

Bennett R,French KS,Uhrich SB, et al, 1995. Recommendations for standardized human pedigree nomenclature. Pedigree Standardization Task Force of the National Society of Genetic Counselors. Am J Hum Genet, 56(3): 745-752.

Biesecker LG, Green RC, 2014. Diagnostic clinical genome and exome sequencing. N Engl J Med, 370(25): 2418-2425.

Brandt DS, Shinkunas L, Hillis SL, et al, 2013. A closer look at the recommended criteria for disclosing genetic results: perspectives of medical genetic specialists, genomic researchers, and institutional review board chairs. J Genet Couns, 22(4): 544-553.

Ginsburg D, 2011. Genetics and genomics to the clinic: a long road ahead. Cell, 147(1): 17-19.

National Society of Genetic Counselors' Definition Task Force, Resta R, Biesecker BB, et al, 2006. A new definition of Genetic Counseling: National Society of Genetic Counselors' Task Force report. J Genet Couns, 15(2): 77-83.

Ponder BA, 2001. Cancer genetics. Nature, 411(6835): 336-341.

Smerecnik CMR, Mesters I, Verweij E, et al, 2009. A systematic review of the impact of genetic counseling on risk perception accuracy. J Genet Couns, 18(3): 217-228.

Swanson A, Ramos E, Snyder H, 2014. Next generation sequencing is the impetus for the next generation of laboratory-based genetic counselors. J Genet Couns, 23(4): 647-654.

Trepanier A, Ahrens M, McKinnon W, et al, 2004. Genetic cancer risk assessment and counseling: recommendations of the national society of genetic counselors. J Genet Couns, 13(2): 83-114.

Turnpenny PD, Ellard S, 2012.Emery's Elements of Medical Genetics: The cellular and molecular basis of inheritance.14th ed. Churchill: Livingstone.

US Preventive Services Task Force, Douglas K. Oulens, Lori Pbert, 2019. Risk Assessment, Genetic Counseling, and Genetic Testing for BRCA-Related Cancer: US Preventive Services Task Force Recommendation Statement. JAMA, 322(7): 652-665.

Warren NS, 2011. Introduction to the special issue: toward diversity and cultural competence in genetic counseling. J Genet Couns, 20(6): 543-546.

第二节 遗传性乳腺癌卵巢癌综合征

• 发病情况及诊治研究现状概述

遗传性乳腺癌卵巢癌综合征（hereditary breast-ovarian cancer syndromes，HBOC）是一种癌症综合征，在其家族成员中，乳腺癌和卵巢癌聚集发生，为最常见的遗传相关的乳腺癌发病形式。癌症在家族中呈常染色体显性遗传。患者临床特征表现为发病年龄较小，双侧器官发病多，或乳腺、卵巢相继发病，亦可表现为家族中多人发生乳腺癌、卵巢癌。遗传性乳腺癌卵巢癌占乳腺癌或卵巢癌发病总数的 10% ～ 15%，其发病与家族成员携带遗传性乳腺癌卵巢癌易感基因 *BRCA1*（OMIM*113705，NM_007294）、*BRCA2*（OMIM*600185，NM_000059）的种系突变有关。由于地域和种族差异，*BRCA1* 和 *BRCA2* 种系致病突变发生率有很大差别。在美国，*BRCA* 基因突变率约为 1 / 400，而德系犹太人 *BRCA1* 和 *BRCA2* 基因的突变率高达 1% ～ 1.5%。

携带 *BRCA1* 或 *BRCA2* 基因种系突变将导致女性携带者乳腺癌和卵巢癌发病风险高。发生乳腺癌的终身风险为 41% ～ 90%，发生对侧乳腺癌的风险也高，发生卵巢癌的终身风险为 8% ～ 62%。携带者发病年龄早，双侧器官发病或单侧器官见多个原发病灶。*BRCA1* 突变的乳腺癌以 TNBC 多见。TNBC 患者中 *BRCA1* 的突变率为 7% ～ 28%。携带 *BRCA1* 或 *BRCA2* 基因种系突变将导致第二种恶性肿瘤风险高，包括男性携带者乳腺癌和前列腺癌发病风险增高。特别是 *BRCA2* 突变能增加携带者 2 ～ 6 倍的前列腺癌发病风险。携带者胰腺癌和黑色素瘤的发病风险也增高。

• 相关诊疗规范、指南和共识

- 中国乳腺癌患者 BRCA1/2 基因检测与临床应用专家共识（2018 年版），中国医师协会精准治疗委员会、中华医学会肿瘤学分会、乳腺肿瘤医学组、中国抗癌协会乳腺癌专业委员会
- BRCA 数据解读中国专家共识，中华医学会病理学分会
- NCCN 肿瘤临床实践指南：遗传 / 家族高风险评估：乳腺 - 卵巢和胰腺（2020.V1），美国国家综合癌症网络
- 2019 USPSTF 建议声明：BRCA 相关癌症的风险评估、遗传咨询和遗传检测，美国预防医学工作组
- 2017 ACOG 实践简报，遗传性乳腺癌和卵巢癌综合征（No.182），美国妇产科医师学会
- ESMO 临床诊疗指南：BRCA 突变携带者以及其他乳腺 / 卵巢遗传性肿瘤综合征的预防与筛查（2016），欧洲肿瘤内科学会（ESMO）
- 2013 NICE 指南：家族性乳腺癌，英国国家卫生与临床优化研究所

【整合评估】

（一）评估主体

遗传性乳腺癌卵巢癌综合征特别需要 MDT 整合诊疗团队讨论评估，其组成包括乳腺外科、妇科、肿瘤内科、放射治疗科、诊断科室（分子诊断实验室、病理科、影像科、超声科、核医学科等）、护理部、遗传学专家、心理学专家、营养支持及社会工作者（临终关怀）等。

人员组成及资质：①医学领域成员（核心成员）：乳腺外科医师 2 名、妇科医师 2 名、肿瘤内科医师 1 名、放射诊断医师 1 名、组织病理学医师 1 名、分子诊断实验室专业技术人员 1 名、其他专业医师若干名（根据 MDT 需要加入），所有参与 MDT 讨论的医师应具有副高级以上职称，有独立诊断和治疗能力，并有一定学识和学术水平。②相关领域成员（扩张成员）：临床护师 1 ～ 2 名和协调员 1 ～ 2 名。所有 MDT 参与人员应进行相应职能分配，包括牵头人、讨论专家和协调员等。

HBOC 临床诊疗过程通常包括以下环节：①先证者通常以乳腺癌 / 卵巢癌的常见症状就诊。问诊时应详细询问先证者的病史及其家族史。②注意先证者及其亲属中癌症患者的发病年龄，是否存在继发第二肿瘤的现象，是否存在双侧乳腺癌 / 卵巢癌患者；家族中是否有男性乳腺癌患者。③选择应用乳腺癌 / 卵巢癌临床常规辅助诊断技术。④对于临床拟诊 HBOC 患者，进行遗传咨询，知情同意后实施 *BRCA1*、*BRCA2* 基因种系突变检测。⑤对遗传学确诊的病例，知情同意后，以在先证者检出的 *BRCA1* 或 *BRCA2* 突变为靶点，对其家族成员进行分子检测和乳腺癌 / 卵巢癌症状出现前的基因诊断。⑥根据患者疾病状况制订治疗方案。

（二）分期评估

乳腺癌、卵巢癌等相关肿瘤分期推荐使用美国癌症联合委员会（AJCC）和国际抗癌联盟（UICC）联合制订的分期，详见乳腺癌章节。

（三）精确诊断

1. 定性诊断　HBOC 相关肿瘤的定性诊断，详见乳腺癌章节。

2. 分级分期诊断　详见乳腺癌章节。

3. 分子诊断　HBOC 的确诊，除原发病灶的组织病理学确诊后，还需要采用 DNA 测序等分子遗传学检测方法明确先证者是否携带有 *BRCA1* 或 *BRCA2* 基因的杂合胚系突变。

具有下列情况之一者应考虑 HBOC 且进行 *BRCA1/2* 检测：

（1）家族中已知存在 *BRCA1/2* 基因突变。

（2）≤ 45 岁的乳腺癌患者。

（3）≤ 50 岁的乳腺癌患者且

1）有另一原发乳腺癌，如对侧乳腺癌。

2）≥ 1 例近亲罹患乳腺癌或胰腺癌或前列腺癌。

（4）≤ 60 岁的三阴性乳腺癌患者（ER-，PR-，HER2-）。

（5）乳腺癌患者且

1）≥ 2 例近亲罹患乳腺癌、胰腺癌、前列腺癌。

2）≥ 1 例近亲≤ 50 岁时罹患乳腺癌。

3）≥ 1 例近亲罹患卵巢癌。

4）近亲罹患男性乳腺癌。

（6）卵巢癌患者。

（7）男性乳腺癌患者。

（8）前列腺癌患者，且有卵巢癌、乳腺癌、胰腺癌、前列腺癌家族史。

（9）胰腺癌患者，且有卵巢癌、乳腺癌、胰腺癌、前列腺癌家族史。

（10）胰腺癌患者，且有德裔犹太血统。

（11）仅有一、二级亲属符合以上标准或仅有≥ 2 名三级亲属罹患乳腺癌和（或）卵巢癌，且至少 1 人的发病年龄≤ 50 岁。

要点小结

- HBOC 是最常见的遗传性乳腺癌，呈常染色体显性遗传。
- *BRCA1/2* 的胚系致病突变是 HBOC 的遗传致病基因。
- HBOC 患者乳腺癌的发病年龄早，对侧或双侧乳腺癌风险高。*BRCA1* 突变的乳腺癌以三阴性乳腺癌多见。

◆ 对于临床拟诊 HBOC 的患者，进行遗传咨询，满足特定条件下及知情同意后实施 *BRCA1*、*BRCA2* 基因胚系突变检测。

【整合决策】

根据 HBOC 原发肿瘤及分子分型等的不同，选择相应的治疗手段，由于缺乏高质量的临床证据，目前 HBOC 患者主要的治疗原则与散发性肿瘤的处理原则基本相同，详见乳腺癌章节。

（一）外科治疗

对于携带 *BRCA1/2* 致病性突变的乳腺癌患者，*BRCA1/2* 突变非保乳手术的绝对禁忌证，但应告知患者单侧新发病灶和对侧乳腺癌增加的风险。当存在发病年龄早、乳腺癌家族史等其他高危因素时，应和患者讨论预防性对侧乳房全切术的选择与利弊。卵巢癌和其他相关肿瘤的外科治疗与散发性肿瘤的处理原则相似。

（二）内科治疗

1. 化学治疗　临床前实验提示，*BRCA* 突变的细胞系对铂类药物敏感。多项临床研究也支持，对于携带 *BRCA1/2* 致病性突变的卵巢癌患者，对以铂类为基础的化疗有更高的反应率并可以提高无进展生存和总生存；对于携带 *BRCA1/2* 致病性突变的进展期乳腺癌患者，铂类的化疗疗效优于紫杉类方案。但目前的临床研究由于样本量小和随访时间短，需要高质量的证据进一步支持。

2. 靶向治疗　PARP 抑制剂是治疗携带 *BRCA* 致病突变肿瘤的有效靶向药物，其作用是通过联合致死效应，抑制 DNA 损伤修复，导致不可逆转的 DNA 损伤从而引导肿瘤细胞死亡。奥拉帕尼（Olaparib），一种 PRAP 抑制剂，已在临床试验中表现出良好的靶向治疗携带 *BRCA* 致病突变的多种恶性肿瘤的效果，包括乳腺癌、胰腺癌、前列腺癌等。2014 年奥拉帕尼成为第一个被 FDA 批准的用于四线治疗携带 *BRCA* 突变的晚期卵巢癌。随后的临床研究评估了其用于一线治疗后维持治疗的效果，进而 FDA 又加速批准了奥拉帕尼用于携带种系或体细胞 *BRCA* 突变且已接收二线治疗的晚期卵巢癌患者。对于一线铂类化疗敏感的患者，无论是否携带 *BRCA* 种系突变，奥拉帕尼和尼拉帕尼均可用于维持治疗，而携带 *BRCA* 种系突变的此类患者使用 PARP 抑制剂疗效更佳。在一项Ⅲ期临床试验中，与常规标准化疗方案相比，奥拉帕利对携带 *BRCA* 种系突变且 HER2 阴性的转移性乳腺癌患者疗效和预后均有显著提高。此外，一项Ⅱ期临床试验，3 例携带 *BRCA2* 种系突变，4 例携带 *BRCA2* 体细胞突变的转移性去势抵抗前列腺癌患者均对奥拉帕利治疗有响应。目前，多个经 PARP 抑制剂治疗携带 *BRCA* 突变的乳腺癌、胰腺癌、前列腺癌和卵巢癌Ⅲ期临床试验正在进行中。

（三）放射治疗

目前没有证据表明放疗可以增加 *BRCA1/2* 突变携带者的毒副作用或对侧乳腺癌风险。故对于携带 *BRCA1/2* 致病性突变的乳腺癌患者，在需要接受保乳手术或乳房全切手术后放疗时，*BRCA1/2* 突变非放疗的禁忌证。

要点小结

◆ 目前 HBOC 患者主要的治疗原则与散发性肿瘤的处理原则基本相同。

◆ *BRCA1/2* 突变非保乳手术和放疗的绝对禁忌证，但应告知患者单侧新发病灶和对侧乳腺癌增加的风险。

◆ PARP 抑制剂治疗 *BRCA* 突变的多个癌种的临床试验初期结果良好，并已批准作为一线药物用于晚期卵巢癌、晚期乳腺癌的治疗。

【康复随访及复发预防】

（一）总体目标

对于 *BRCA1/2* 致病性突变的健康携带者，应严密筛查和干预，提供早诊早治，降低发病率。

对于携带BRCA1/2致病性突变的肿瘤患者，应定期规范随访，减少复发，延长生存期，提升患者生命质量。

（二）整合管理

1. 建立、完善患者健康档案，包括病历资料和家系资料。

2. 制订HBOC患者遗传门诊-肿瘤专科双向转诊标准。

3. MDT整合诊疗团队要紧密协作开展持续性管理。

（三）严密随访

对于HBOC患者相关肿瘤的随访，详见乳腺癌卵巢癌章节。需要注意的是，对于HBOC患者，除了原发肿瘤的随访，随访复查项目还应监测与HBOC相关的第二原发肿瘤部位等情况。

对于*BRCA1*或*BRCA2*种系突变携带者建议：

1. 女性携带者

（1）18岁开始乳腺自检。

（2）25岁开始，每6～12个月进行一次乳腺专科体检。

（3）乳腺检查：25～29岁的携带者，每年进行一次双侧乳腺MRI或乳腺X射线摄影检查。

30～75岁的携带者，每年进行一次双侧乳腺MRI检查。

＞75岁的携带者，依据个人情况进行检查。

对于罹患乳腺癌的携带者，每年按照上述指导进行乳腺MRI和X射线摄影检查。

（4）探讨乳腺预防性切除，能降低90%的乳腺癌发病风险。

（5）推荐卵巢预防性切除，特别是35～40岁已完成生育的携带者，能降低80%的卵巢癌发病风险和50%左右的乳腺癌发病风险。

（6）对于未进行卵巢预防性切除的携带者，在30～35岁时考虑进行针对卵巢癌的超声检查。

（7）考虑乳腺癌、卵巢癌的药物预防。

2. 男性携带者

（1）35岁开始乳腺自检，每12个月进行一次乳腺专科体检。

（2）45岁开始，*BRCA1*突变携带者考虑前列腺癌筛查，推荐*BRCA2*突变携带者进行前列腺癌筛查。

无论男性还是女性携带者都应考虑筛查黑色素瘤和胰腺癌。

（四）常见问题处理

对于HBOC患者肿瘤复发、耐药、药物副作用和并发疾病的处理，要充分了解患者的肿瘤原发病灶病理组织学特性、分子分型、临床分期、现有治疗手段后，进行个体化处理，详见乳腺癌章节。

（五）积极预防

1. 筛查　对于*BRCA1/2*致病性突变的健康携带者，早期乳腺筛查建议在18岁开始，每个月进行一次乳腺自查；25岁起每半年进行一次临床乳腺筛查。25～29岁时，建议每年进行影像学筛查，即增强MRI或X射线摄影（首选增强MRI）。30～75岁，每年建议进行X射线摄影和增强MRI筛查。乳腺与X射线摄影MRI联合筛查策略相比单一X射线摄影筛查手段，可有效提高肿瘤鉴别能力，并且更易发现早期肿瘤。由于现有检测手段的局限性，目前临床对于卵巢癌的筛查还面临很大挑战。对*BRCA*致病突变携带者来说，每年进行阴道超声或检测肿瘤抗原125的筛查手段具有一定局限性，此方法的敏感度和阳性预测值均不理想。

2. 预防

（1）预防性手术：对无肿瘤病史的*BRCA1/2*致病突变携带者，双侧预防性乳腺切除可有效降低90%的乳腺癌风险。此外，*BRCA1/2*致病突变携带者进行预防性输卵管、卵巢切除是预防输卵管癌或卵巢癌的有效策略。有证据表明，预防性输卵管、卵巢切除术可降低80%的卵巢癌风险及未绝经女性约50%的乳腺癌风险。美国国家综合癌症网络（NCCN）、美国妇科肿瘤学会（SGO）及美国妇产科医师学会（ACOG）推荐对35～40岁已生育的，*BRCA1*、*BRCA2*及其他可干预易感基因致病突变的携带者提供预防性输卵管、卵巢切除术，而由于*BRCA2*致病突变携带者50岁累积卵巢癌患病风险仅为1%，此类人群推荐进行预防性手术的年龄可适当延后至 45 岁。

（2）药物预防：许多随机对照临床试验发现，女性服用雌激素受体调节剂（如他莫昔芬）或芳香化酶抑制剂，可降低乳腺癌风险，但此类研究对象鲜有 *BRCA* 致病突变携带者。在一项探索他莫昔芬药物预防乳腺癌效果的随机双盲临床研究中，6.6% 的受试者携带 *BRCA* 基因致病突变，结果显示预防性服用他莫昔芬可降低仅携带 *BRCA2* 致病突变女性患乳腺癌风险的趋势，而不同于 *BRCA1* 的是，*BRCA2* 致病突变引起的乳腺癌病理特征大多为 ER 阳性，因此，他莫昔芬可能成为预防 *BRCA2* 致病突变携带者的潜在药物。由于口服避孕药可有效降低近 30% 的卵巢癌患病风险，因此相关研究对象扩展到了 *BRCA* 基因致病突变携带者。一项观察性研究显示，口服避孕药可降低 *BRCA* 基因致病突变携带者 40% 的卵巢癌风险，且并未提高乳腺癌风险。鉴于此，口服避孕药可能成为携带 *BRCA* 致病突变，尚未生育或不接受预防性手术人群的降低卵巢癌风险的选择。但是目前口服避孕药与 *BRCA* 突变携带者患乳腺癌风险的关系尚有争议，尽管一些研究结果显示口服避孕药并不显著增加 *BRCA1* 或 *BRCA2* 突变携带者的乳腺癌发病风险，但也有报道显示口服避孕药可能增加潜在的乳腺癌风险，特别是服用 5 年以上者。

要点小结

- 对于 *BRCA1/2* 致病性突变的健康携带者，应严密筛查和干预，提供早诊早治。乳腺 MRI 在年轻高危乳腺癌人群的敏感性高；阴道超声或检测肿瘤抗原 125 可用于卵巢癌的筛查手段，但具有一定局限性。
- 对于携带 *BRCA1/2* 致病性突变的肿瘤患者，定期规范随访。
- 与高危患者讨论预防性乳房切除术和预防性卵巢双附件切除术的利弊。

（徐　晔　孙　洁）

【典型案例】

家族遗传性右乳浸润性导管癌整合性诊疗 1 例

（一）病例情况介绍

1. 基本情况　患者，女性，38 岁，因“自觉右乳肿块半年，近 2 个月增大明显”入院。患者半年前无意中发现右乳内上象限一直径 1cm 左右肿块，近 2 个月来增大明显，现直径约 3cm。发病以来，患者食欲、睡眠、大小便正常，体重无明显变化。患者 12 岁初潮，既往月经规律，无激素替代治疗史。24 岁时生育一女，母乳喂养 18 个月。既往无慢性疾病史，无手术外伤史。询问家族史，患者的母亲 45 岁时死于卵巢癌；患者的一个姐姐 40 岁时患双侧乳腺癌，目前健在。

2. 入院查体　患者双乳对称，皮肤无红肿、破溃、凹陷；双侧乳头等高、无凹陷。右乳内上象限距乳头 3cm 处可扪及一直径约 3cm 肿块，质地硬、活动度差，边界不清，肿块与皮肤无明显粘连，无触痛。左乳未及明确肿块，右腋下可及肿大淋巴结一枚，直径约 2cm，双侧锁骨上未及异常肿大淋巴结。

3. 辅助检查　乳腺 B 超：右侧乳腺外上象限可见一大小 26mm×18mm 低回声肿块，位于 10 点钟方向，形态不规则，边界不清，边缘呈毛刺状。右腋窝见多发肿大淋巴结，最大直径约 23mm。双锁骨上未见明显异常肿大淋巴结。乳腺 X 射线摄影：右乳外上象限约 2cm 大小不规则占位及不规则成簇细小钙化；右腋下多发肿大淋巴结。右乳肿块空芯针穿刺活检确诊低分化浸润性导管癌，雌激素受体阴性，孕激素受体阴性，人表面生长因子受体 2（HER2）（+）。右腋窝细针穿刺示淋巴结腺癌转移。胸腹 CT 及骨扫描未见明显异常。*BRCA1/2* 基因检测发现一个致病性的 *BRCA1* 胚系突变。

4. 入院诊断　右乳浸润性导管癌 cT2N2M0 Ⅲ a 期。

（二）整合性诊治过程

1. 关于诊断及评估

（1）MDT 整合诊疗团队组成：乳腺中心、家族遗传性肿瘤中心、影像科、病理科、检验科、分子诊断中心。

（2）讨论意见：①根据患者的症状体征、辅助检查和病理结果，乳腺癌诊断明确。② *BRCA1/BRCA2* 突变检测的适应证是什么？

据估计，约 5% 的乳腺癌患者携带高外显率的癌症易感基因 *BRCA1* 和 *BRCA2* 的突变。在欧美国家，*BRCA1/2* 突变的携带者到了 70 岁有 50% ～ 80% 的乳腺癌累积发病率，有 40% ～ 60% 的卵巢癌发病风险。中国研究的数据也显示，*BRCA1/2* 突变的携带者到了 70 岁有近 40% 的乳腺癌累积发病率。

目前 NCCN、NICE、ESMO 等指南对于 *BRCA* 基于乳腺癌检测人群的选择主要基于以下因素：发病年龄早，有高风险家族史，以及三阴性乳腺癌、男性乳腺癌患者等，但对于具体标准仍存在较大差异（如年龄、家族史的定义等）。中国医师协会在 2018 年也出台了《中国乳腺癌患者 *BRCA1/2* 基因检测与临床应用专家共识》，但由于国内数据有限，主要的原则仍是基于国外的标准。依据这位患者的家族史和她在 40 岁之前查出的三阴性乳腺癌，符合目前国内外的指南或专家共识的检测条件，建议转诊到专业的肿瘤遗传门诊就诊或咨询有肿瘤遗传专业背景的临床医师，与患者进一步探讨进行 *BRCA* 基因检测的益处和局限性。

2. 关于治疗方案

（1）MDT 整合治疗团队组成：乳腺中心、家族遗传性肿瘤中心、影像科、病理科、检验科、分子诊断中心。

（2）讨论意见

1）这位患者最优的系统治疗方案是什么？直到今天，由于缺少胚系 *BRCA* 突变影响治疗效果，同时很难及时获取 *BRCA* 突变结果来改变治疗选择，因此，携带 *BRCA* 突变的早期乳腺癌患者接受的还是和没有突变者一样的常规系统治疗。该患者术前临床分期为 cT2N2M0 Ⅲ a 期，且分子分型属于三阴性乳腺癌，故首先考虑蒽环类联合紫杉类方案的新辅助化疗，给药方式为密集方案化疗。根据新辅助化疗的疗效评估，了解化疗药物敏感性，并达到肿瘤降期的目的。

BRCA 携带者是否可以从铂类药物获益是近年来提出的研究热点。致病性 *BRCA* 突变携带者有 DNA 同源重组的修复缺陷，而铂类药物可以引起 DNA 的交联。因此，有学者推论与未携带 *BRCA* 突变的癌症相比，携带此突变的癌症对铂类药物更敏感。三阴性乳腺癌患者的一系列临床试验如 TNT、GeparOcto 也表明，与未携带此突变的患者相比，携带 *BRCA* 突变的患者更能从卡铂治疗中获益。到目前为止，由于样本量太小和随访时间短，更深入调查铂类药物对 *BRCA* 突变和三阴性乳腺癌疗效的临床试验正在进行中。

多聚（二磷酸腺苷核糖）聚合酶（PARP）抑制剂是作用于 DNA 修复的一类靶向药物，它可以使带有 *BRCA* 突变的细胞不能进行有效 DNA 修复，进而促使突变的肿瘤细胞死亡，PARP 抑制剂已经证明在携带 *BRCA* 突变的卵巢癌治疗中有效。OlympiAD、EMBRACA 两项研究结果证明，乳腺癌患者也能从 PARP 抑制剂中获益。截至目前，美国 FDA 已批准 Olaparib 和 Talazoparib 两种 PARP 抑制剂用于携带 *BRCA1/2* 突变的复发或转移性的 HER2 阴性乳腺癌的治疗，而 NCCN 指南更是支持除了 HER2 阴性，所有亚型的 *BRCA* 突变的复发或转移性乳腺癌患者都可以考虑使用 PARP 抑制剂。

2）为这位患者推荐乳腺外科手术时，应该考虑什么？外科手术计划应经多学科整合会诊充分讨论，最终的决定要看临床反应的等级，兼顾治疗的目标，同时需要尊重患者的选择。对于已知携带 *BRCA* 突变的患者还有下面一些额外的问题需要考虑：①如果行保乳术，会存在患侧乳腺新发肿瘤和复发肿瘤的风险；② 对侧乳腺新发肿瘤的风险。与常规乳腺癌患者人群相比，*BRCA* 突变的携带者具有更高的二次原发乳腺癌的风险。携带 *BRCA* 突变的女性患者中 10 年间对侧乳腺癌发病风险是 10% ～ 42%；其中，年轻未筛查的乳腺癌患者远处发病的风险总体上要高于对侧和患侧的新发肿瘤风险。因此，对携带 *BRCA* 突变患者的外科处理来说，尽管预防原位复发和新发疾病非常重要，但重点却是原发疾病的管理，这些都需要经过适当评估和讨论才能决定。

本案例中，若患者在新辅助化疗后显示出影像学上的完全缓解，如果患者是一个非 *BRCA* 突变患者，多学科整合治疗讨论可能会建议进行乳房保留手术。但考虑到本患者复发和二次原发肿瘤的风险很高，因此，必须和患者进行充分讨论，如保乳术后放疗，每年进行乳腺 X 射线摄影和(或)MRI 检查，并且存在以后患者仍要进行乳房切除手术的可能。告知单侧或者双侧乳腺切除术的受益和风险，并且进行多个方案的比较。*BRCA* 突变患者对放疗并不禁忌，但可能会引起乳房重建选择的延迟。乳房切除和重建手术的意义也必须讨论。

3. 关于后续随访

（1）MDT 整合诊疗团队组成：乳腺中心、家族遗传性肿瘤中心、影像科、病理科、检验科、分子诊断中心。

（2）讨论意见

1）对于这位患者，非乳腺部位肿瘤的发病风险和处理是什么？*BRCA1/2* 突变携带者的卵巢癌风险一般从 40 岁开始累积计算，预计在剩余生命中每 10 年的风险是 10% ～ 15%。卵巢癌一般发病较迟，但有比乳腺癌更高的死亡率。研究表明，双侧输卵管卵巢切除术能够降低绝经前 *BRCA* 突变女性患卵巢癌和乳腺癌的风险及与其相关的死亡率。预防性双侧输卵管卵巢切除术能够降低 *BRCA1/2* 携带者超过 96% 的卵巢癌风险。对于 *BRCA1* 突变携带者，一般建议患者在 35 ～ 40 岁且完成生育后再进行双侧输卵管卵巢切除术，这种决定必须在一个多学科整合会诊中和患者共同讨论后决定，会诊包括临床遗传学家、妇科肿瘤医师和肿瘤科医师。所有患者均须告知其手术后会导致绝经和绝育的结果。

2）*BRCA1/2* 突变的发现，对于其他家族成员的提示是什么？*BRCA1/2* 突变是以常染色体显性的方式遗传的，因此 *BRCA1/2* 突变携带者的子女都有 50% 的携带风险。患者应尽早进行遗传咨询并与相关家庭成员共享信息。在这个家庭中，具有血缘关系的任何家属都应该了解突变信息及其临床意义，讨论进行遗传检测的必要性。

（三）案例处理体会

对于携带 *BRCA1/2* 突变的乳腺癌患者的治疗是一个涉及多学科的复杂问题，应尽可能进行全面的 MDT 讨论。患者应提供所有必要的信息且参与所有决定。对于患者来说，应尽早进行遗传咨询，来帮助其和家庭成员一起讨论患病风险、基因测试并制订临床治疗或干预方案。对于 *BRCA* 突变患者治疗方案的研究进展迅速，如 PARP 抑制剂类的靶向治疗为这些患者提供了更多的治疗选择。铂类化疗药物在 *BRCA* 突变患者中的地位，需进行更深入的研究来确立。外科治疗计划可能很复杂，必须进行多学科整合讨论。对这类患者进行外科治疗应考虑多个因素，包括原发肿瘤的治疗、复发风险、预防性手术和患者的意愿等。双侧输卵管卵巢切除术必须在妇科肿瘤医师的参与下讨论，同时必须考虑到在合适的时间点进行。

（解云涛　孙　洁）

参考文献

Breast Cancer Linkage Consortium T, 1999. Cancer risks in BRCA2 mutation carriers. J Nat Cancer Inst, 91(15): 1310-1316.

Castro E, Goh C, Olmos D, et al, 2013. Germline BRCA mutations are associated with higher risk of nodal involvement, distant metastasis, and poor survival outcomes in prostate cancer. J clin Oncol, 31(14): 1748-1757.

Committee on Practice Bulletins-Gynecology, Committee on Genetic, Society of Gynecologic Oncology, 2017. Practice Bulletin No 182: Hereditary Breast and Ovarian Cancer Syndrome. Obstet Gynecol, 130(3): e110-e126.

Couch FJ, Nathanson KL, Offit K, 2014. Two decades after BRCA: setting paradigms in personalized cancer care and prevention. Science, 343(6178): 1466-1470.

Couch FJ, Johnson MR, Rabe KG, et al, 2007. The prevalence of BRCA2 mutations in familial pancreatic cancer. Cancer epidemiology, biomarkers & prevention : a publication of the American Association for Cancer Research, cosponsored by the American Society of Preventive Oncology,16:342-346.

Daly M B, Pilarski R, Berry M, et al, 2017. NCCN guidelines insights: genetic/familial high-risk assessment: breast and ovarian, version 2.2017. J Nat Comp Canc Ne, 15(1): 9-20.

Domchek SM, 2010. Association of risk-reducing surgery in BRCA1 or BRCA2 mutation carriers with cancer risk and mortality. JAMA, 304(9): 967.

Ellisen LW, 2011. PARP inhibitors in cancer therapy: promise, progress, and puzzles. Cancer cell,19(2): 165-167.

Evans DGR, Susnerwala I, Dawson J, et al, 2010. Risk of breast cancer in male BRCA2 carriers. J Med Gene, 47(10): 710-711.

Hartmann LC, Lindor NM, 2016. The role of risk-reducing surgery in hereditary breast and ovarian cancer. N Engl J Med , 374(5): 454-468.

Hartmann LC, Sellers TA, Schaid DJ, et al, 2001. Efficacy of bilateral prophylactic mastectomy in BRCA1 and BRCA2 gene mutation carriers. J Nat Cancer Inst, 93(21): 1633-1637.

Havrilesky LJ, Gierisch JM, Moorman PG, et al, 2013.Oral contraceptive use for the primary prevention of ovarian cancer. Evid Rep/Technol Assess, (212): 1-514.

Kauff ND, Domchek SM, Friebel TM, et al, 2008. Risk-reducing salpingo-oophorectomy for the prevention of BRCA1- and BRCA2-associated breast and gynecologic cancer: a multicenter, prospective study. J Clin Oncol, 26(8): 1331-1337.

Kaufman B, Shapira-Frommer R, Schmutzler RK, et al, 2015.Olaparib monotherapy in patients with advanced cancer and a germline BRCA1/2 mutation. J Clin Oncol: official journal of the American Society of Clinical Oncology,33(3): 244-250.

King MC, Wieand S, Hale K, et al, 2001.Tamoxifen and breast cancer incidence among women with inherited mutations in BRCA1 and BRCA2: National Surgical Adjuvant Breast and Bowel Project (NSABP-P1) Breast Cancer Prevention Trial.JAMA, 286: 2251 - 2256.

Kote-Jarai Z, Collaborators TU, Leongamornlert D, et al, 2011. BRCA2 is a moderate penetrance gene contributing to young-onset prostate cancer: implications for genetic testing in prostate cancer patients. Br J Cancer, 105(8): 1230-1234.

Kuchenbaecker KB, Hopper JL, Barnes DR, et al, 2017. Risks of breast, ovarian, and contralateral breast cancer for BRCA1 and BRCA2 mutation carriers. JAMA, 317(23): 2402-2416.

Lee JM, Ledermann JA, Kohn EC,2014. PARP Inhibitors for BRCA1/2 mutationassociated and BRCA-like malignancies. Ann Oncol: official journal of the European Society for Medical Oncology / ESMO,25:32-40.

Mateo J, Carreira S, Sandhu S, et al, 2015. DNA-repair defects and olaparib in metastatic prostate cancer. N Engl J Med, 373(18): 1697-1708.

Mavaddat N, Barrowdale D, Andrulis IL, et al, 2012.Pathology of breast and ovarian cancers among BRCA1 and BRCA2 mutation carriers: results from the Consortium of Investigators of Modifiers of BRCA1/2 (CIMBA). Cancer epidemiology, biomarkers & prevention : a publication of the American Association for Cancer Research, cosponsored by the American Society of Preventive Oncology,21(1): 134-147.

McClain MR, Palomaki GE, Nathanson KL, et al, 2005. Adjusting the estimated proportion of breast cancer cases associated with BRCA1 and BRCA2 mutations: public health implications. Genet Med, 7(1): 28-33.

Meehan RS, Chen AP, 2016. New treatment option for ovarian cancer: PARP inhibitors. Gynecol Oncol Res Pract, 3: 3.

Mersch J, Jackson M, Park M, et al, 2015. Mersch j, Jackson ma, park m, nebgen d, Peterson sk, singletary c, arun bk and litton jk. cancers associated with BRCA1 and BRCA2 mutations other than breast and ovarian. cancer. 2015;121: 269-275. Cancer, 121(14): 2474-2475.

Phi XA, Houssami N, Obdeijn IM, et al, 2015. Magnetic resonance imaging improves breast screening sensitivity in BRCA mutation carriers age ≥ 50 years: evidence from an individual patient data meta-analysis. J Clin Oncol, 33(4): 349-356.

Pruthi S, Gostout BS, Lindor NM, 2010. Identification and management of women with BRCA mutations or hereditary predisposition for breast and ovarian cancer. Mayo Clin Proc, 85(12): 1111-1120.

Rebbeck TR, Friebel T, Lynch HT, et al, 2004. Bilateral prophylactic mastectomy reduces breast cancer risk in BRCA1 and BRCA2 mutation carriers: the PROSE study group. J Clin Oncol, 22(6): 1055-1062.

Rebbeck TR, Kauff ND, Domchek SM, 2009. Meta-analysis of risk reduction estimates associated with risk-reducing salpingo-oophorectomy in BRCA1 or BRCA2 mutation carriers. J Nat Cancer Inst, 101(2): 80-87.

Rebbeck TR, Lynch HT, Neuhausen SL, et al, 2002. Prophylactic oophorectomy in carriers of BRCA1 or BRCA2 Mutations. N Engl J Med, 346(21): 1616-1622.

Roa BB, Boyd AA, Volcik K, et al, 1996. Ashkenazi Jewish population frequencies for common mutations in BRCA1 and BRCA2. Nat Genet, 14(2): 185-187.

Robson M, Im SA, Senkus E, et al, 2017. Olaparib for metastatic breast cancer in patients with a germline BRCA mutation. N Engl J Med, 377(6): 523-533.

Samadder NJ, Giridhar KV, Baffy N, et al, 2019. Hereditary cancer syndromes-A primer on diagnosis and management: part 1: breast-ovarian cancer syndromes. Mayo Clin Pro, 94(6): 1084-1098.

Stirling D, Evans DGR, Pichert G, et al, 2005. Screening for familial ovarian cancer: failure of current protocols to detect ovarian cancer at an early stage according to the international federation of gynecology and obstetrics system. J Clin Oncol, 23(24): 5588-5596.

Tung NM, Boughey JC, Pierce LJ, et al, 2020. Management of hereditary breast cancer: American society of clinical oncology, American society for radiation oncology, and society of surgical oncology guideline. J Clin Oncol, 38(18): 2080-2106.

Warner E, Hill K, Causer P, et al, 2011. Prospective study of breast cancer incidence in women with a BRCA1 or BRCA2 mutation under surveillance with and without magnetic resonance imaging. J Clin Oncol, 29(13): 1664-1669.

Woodward ER, Sleightholme HV, Considine AM, et al, 2007. Annual surveillance by CA125 and transvaginal ultrasound for ovarian cancer in both high-risk and population risk women is ineffective. BJOG: an International Journal of Obstetrics & Gynaecology, 114(12): 1500-1509.

第三节 遗传性结直肠癌

• 发病情况及诊治研究现状概述

遗传性结直肠癌根据有无息肉大致可分为 2 类：第 1 类是以息肉病为特征，包括家族遗传性腺瘤息肉病（familial adenomatous polyposis，FAP）、遗传性色素沉着消化道息肉病综合征（Peutz-Jeghers syndrome，PJS）、幼年息肉综合征（juvenile polyposis syndrome，JPS）和锯齿状息肉病综合征（serrated polyposis syndrome，SPS）等；第 2 类为非息肉病性结直肠癌，Lynch 综合征是其中的重要代表。

结直肠癌的遗传易感性包括 Lynch 综合征、FAP 和 *MUTYH* 基因相关息肉病（*MUTYH*-associated polyposis，MAP）等，这些疾病均已发现相关致病基因，如 *MLH1*、*MSH2*、*MSH6*、*PMS2*、*EPCAM*、*APC* 和 *MUTYH* 等。

Lynch 综合征（Lynch syndrome）是最常见的结直肠癌易感性肿瘤综合征，2% ～ 4% 的结直肠癌是由 Lynch 综合征导致的。Lynch 综合征遵循常染色体显性遗传规律，已被证实由 DNA 错配修复（*MMR*）基因种系突变引起。*MMR* 基因负责对 DNA 复制后产生的错误进行修正，从而保证基因组序列的正确性和完整性，因此 *MMR* 基因功能缺陷与肿瘤组织微卫星高度不稳定的临床表型密切相关。Lynch 综合征患者终身患结直肠癌和子宫内膜癌的风险分别为 80% 和 60%，均显著高于普通人群。此外，Lynch 综合征的肿瘤易感性还表现在其他组织器官中，包括胃、小肠、胆道、胰腺、输尿管、肾、膀胱、卵巢和脑（脑胶质瘤），Lynch 综合征患者还有患皮脂腺瘤和角化棘皮瘤的风险。Lynch 综合征患者临床常表现为近端结肠出现同时和异时的腺瘤。此类患者不同于息肉病类症状，终身只出现少量腺瘤。此外，结肠以外其他组织器官（如子宫、胃、小肠、胰胆管、上尿路和卵巢等）也可能发生恶性肿瘤。另外，Lynch 综合征患者也被报道会提高患胰腺癌、乳腺癌、前列腺癌、肾上腺癌的风险。携带不同的 *MMR* 基因种系突变会使 Lynch 综合征患者临床表现和患各类肿瘤的风险产生一定差异。

FAP 是一类罕见的常染色体显性遗传病，其典型临床表现为结直肠内数百枚息肉，如不进行适当干预和处理则患者终身患癌风险可达 100%。轻表型家族腺瘤性息肉病（attenuated familial adenomatous polyposis，AFAP）临床表现相对较轻，出现息肉年龄较晚，且数量较少，为 0 ～ 100 枚，且其患结直肠癌的风险降低至 70%。除结直肠肿瘤外，结肠切除的 FAP 患者仍有风险患十二指肠癌，其患病风险为 12%。此外，胃息肉也常见于 FAP 患者，但其高级别非典型增生和癌变的风险较低，此类患者终身患胃癌的风险仅为 1%。FAP 患者终身患甲状腺癌的风险相较普通人群提高约 2%，且病理类型多为乳头状癌。

MAP 这一综合征概念正式出现于 2002 年，此综合征遵循常染色体隐性遗传规律，因此患者

可能携带 *MUTYH* 基因种系纯合突变或复合杂合突变。MAP 患者终身患结直肠癌的风险可达 80%，此外，MAP 患者还有患十二指肠癌的风险。携带 *MUTYH* 基因杂合性致病突变人群的患癌风险尚存争议。MAP 的临床表型与 AFAP 十分相似，一般表现为十到百枚结直肠腺瘤息肉及早发结直肠癌。

PJS、*PTEN* 错构瘤综合征（PTEN hamartoma syndrome，PHS）和 JPS 是三个罕见的遗传性消化道错构瘤综合征，每种综合征的发病率约为 1/10 万，三种遗传性肿瘤综合征均遵循常染色体显性遗传规律，且均有相应基因功能丧失性突变（*STK11* 为 PJS 易感基因，*PTEN* 为 PHS 易感基因，*SMAD4* 和 *BMPR1A* 为 JPS 易感基因）。PJS 主要临床病理特征为特定部位（口唇、颊黏膜、生殖器、手指或足趾）皮肤黏膜色素沉着、胃肠道多发错构瘤息肉和家族遗传性。JPS 一般以胃肠道（结直肠为主）多发幼年性息肉为主要临床病理特征。PHS 患者主要临床病理特征为毛囊根鞘错构瘤产生的面部丘疹，且最常见的息肉类型为结肠增生性息肉。此外，锯齿状息肉病综合征（SPS）是一种以结肠内多发和（或）较大锯齿状息肉为临床特征的遗传疾病。

• 相关诊疗规范、指南和共识

- 遗传性结直肠癌临床诊治和家系管理中国专家共识，中国抗癌协会大肠癌专业委员会
- NCCN 肿瘤临床实践指南：遗传/家族高风险评估-结直肠癌（2020.V2），美国国家综合癌症网络
- ESMO 临床诊疗指南：家族性风险-结肠癌遗传性结肠癌综合征（2013），欧洲肿瘤内科学会（ESMO）
- 2015 ACG 临床指南：遗传性胃肠道肿瘤综合征的管理和基因检测，美国胃肠病学院

【整合评估】

（一）评估主体

我国目前除几家肿瘤专科医院和少数综合医院已开展遗传性结直肠癌的筛查诊疗工作外，尚缺乏较系统的遗传性结直肠癌登记筛查模式，现阶段遗传性结直肠癌的初步临床诊断和评估主体一般为临床医生，医生可参考 2018 年中国抗癌协会大肠癌专业委员会遗传学组和中国临床肿瘤学会（CSCO）发表的《遗传性结直肠癌临床诊治和家系管理中国专家共识》和《CSCO 结直肠癌诊疗指南》进行遗传性结直肠癌相关的临床诊断与治疗。

（二）精确诊断

1. 非息肉病性综合征（Lynch 综合征、家族性结直肠癌 X 型） 传统的鉴别 Lynch 综合征高危人群的方法是通过肿瘤个人史和家族史进行判断。1991 年 Amsterdam 诊断标准 I 被提出用于鉴别可能携带 Lynch 综合征相关错配修复基因种系突变人群，随后考虑到 Lynch 综合征易患肿瘤不仅局限于结直肠癌，1999 年对此标准进行了修订，将结直肠癌外其他肿瘤纳入标准，同时引入 Lynch 综合征相关肿瘤概念。1996 年，基于对 Lynch 综合征临床和组织特征的理解，Lynch 综合征患者肿瘤大多表现为微卫星高度不稳定（microsatellite instability high，MSI-H），美国国家癌症研究所（NCI）国际研讨会提出，为鉴别需要进行微卫星不稳定性（microsatellite instability，MSI）检测的结直肠癌，制定贝塞斯达标准（Bethesda criteria）。2002 年在贝塞斯达举办的另一届国际研讨会提出，基于对 Lynch 综合征遗传特征的更多理解，Lynch 综合征由 *MMR* 基因种系突变引起，因此推荐修改贝塞斯达标准，并推荐使用此标准作为鉴别个体是否进行基因检测，作为筛查 *MMR* 基因种系突变的临床诊断标准。

尽管贝塞斯达标准能够更加有效地鉴别 Lynch 综合征患者是否应进行基因检测或 MSI 检测，为更好地鉴别 Lynch 综合征高危人群，纳入更全面的癌种及更准确地鉴别 *MMR* 基因种系突变携带者，经讨论后对其进行修订，提出了修订版贝塞斯达标准（revised Bethesda criteria）。结合两个标准及 MSI/IHC 检测手段制订临床诊疗策略，形成了一套国际上被广泛认可的 Lynch 综合征临床诊疗策略（图 15-3-1）。

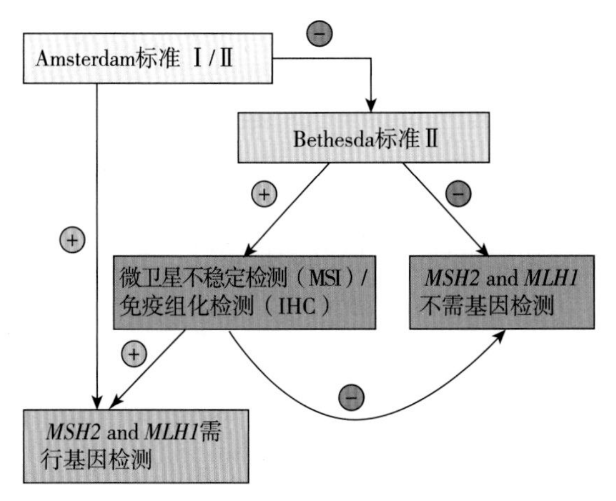

图 15-3-1　疑似 Lynch 综合征家系癌症患者基因检测策略

50 岁前确诊为结直肠癌的患者符合 Amsterdam 诊断标准Ⅰ或Ⅱ，则推荐其直接进行 *MMR* 基因种系突变检测。不符合 Amsterdam 诊断标准的患者继续应用修订版贝塞斯达标准评估，符合标准者则被推荐进行 MSI/IHC 检测，检测结果阳性者则推荐进行 *MMR* 基因种系突变检测。（摘自：Umar A，Risinger JI，Hawk ET，et al. Testing guidelines for hereditary non-polyposis colorectal cancer. Nature reviews Cancer，2004，4:153-158.）

此外，2003 年我国遗传性大肠癌协作组针对在中国计划生育国策影响下出现的家庭规模小型化特征的背景下，提出了中国人群 HNPCC 家系标准（后改为中国人 Lynch 综合征家系标准）。Lynch 综合征诊断标准的比较见表 15-3-1。

子宫内膜癌是除结直肠癌外最常见的发生于女性 Lynch 综合征患者中的肿瘤，因此对此类患者进行相关知识普及至关重要，如出现绝经后出血或功能失调性子宫出血等症状，都是疑似子宫内膜癌的信号，需引起高度重视并及时进行临床检查。每年一次的子宫内膜活检已被证实对筛查子宫内膜癌具有高度灵敏性，是临床诊断子宫内膜癌的重要依据。此外，阴道超声检查和 CA125 虽然敏感度相对较低，但也可作为常规筛查手段之一。

家族性结直肠癌 X 型（familial colorectal cancer type X，FCCTX）是指符合 Amsterdam 诊断标准但肿瘤组织微卫星状态稳定或未检测到 *MMR* 基因胚系致病突变的患者。由于此亚型异质性较大，部分遵循单基因病模式，但另一部分符合多基因病遗传模式，其病因尚不明确。

表 15-3-1　Lynch 综合征诊断标准的比较

诊断标准	家系描述	附加条件
中国人 Lynch 综合征家系标准	家系中至少有 2 例组织病理学明确诊断的结直肠癌患者，其中 2 例为父母与子女或同胞兄弟姐妹的关系（一级血亲）	符合以下任一条件：①至少 1 例为多发性结直肠癌患者（包括腺瘤）；②至少 1 例结直肠癌发病年龄＜50 岁；③家系中至少 1 例患 HNPCC 综合征相关肠外恶性肿瘤（包括胃癌、小肠癌、输尿管和肾盂癌、卵巢癌和肝胆系统癌）
Amsterdam 标准Ⅰ	家系中至少 3 例确诊的结直肠癌患者	同时满足以下所有条件：①其中 1 例为其他 2 例的一级亲属；②至少累及连续的两代人；③至少 1 例发病年龄＜50 岁；④除外 FAP
Amsterdam 标准Ⅱ	家系中至少有 3 例确诊为 Lynch 相关肿瘤（结直肠癌、子宫内膜癌和小肠癌等）	同时满足以下所有条件：①其中 1 例为其他 2 例的一级亲属；②至少累及连续的两代人；③至少 1 例发病年龄＜50 岁；④除外 FAP

HNPCC：遗传性非息肉性结直肠癌；FAP：家族遗传性腺瘤息肉病。

摘自：中国抗癌协会大肠癌专业委员会遗传学组．遗传性结直肠癌临床诊治和家系管理中国专家共识．实用肿瘤杂志，2018，33（1）：3-16.

2. 息肉病性综合征

（1）FAP、AFAP 可由 *APC* 基因种系突变导致。

2018 年版《遗传性结直肠癌临床诊治和家系管理中国专家共识》建议，FAP 临床诊断标准需同时满足以下 3 个条件：①患者结直肠腺瘤性息肉＞100 枚，且发病年龄较早（通常 10 ～ 20 岁长有息肉，并在 20 岁后出现胃肠道症状）；②伴有肠外表现，如 CHRPE、骨瘤和硬纤维瘤等；③遵循常染色体显性遗传规律。

AFAP 临床诊断标准：家族中至少 2 例患者发病年龄＞30 岁，且发病时有 10 ～ 99 枚结直肠腺瘤；或家族中有 1 例患者发病年龄＜30 岁，且有 10 ～ 99 枚腺瘤，同时 1 例及一级亲属有结直肠癌合并腺瘤病史。满足上述标准须排除家族成员中有＜30 岁发现＞100 枚结直肠腺瘤的情况。

美国梅奥医学中心建议患者如符合以下临床表现之一，应对其进行 *APC* 基因种系突变检测：①患者在结肠或直肠中出现超过 20 枚息肉；②家族中有已知的FAP患者；③单次结肠镜发现10枚以上息肉。此外，其他临床表现，如胃底息肉病、十二指肠腺瘤性息肉、骨瘤、先天性视网膜色素上皮肥大、硬纤维瘤及肝母细胞瘤，均可能提示*APC*基因突变。

由于FAP患者患结直肠癌的风险高达100%，因此针对此类患者的临床监测和管理尤为重要。结肠镜是降低患者结直肠癌风险的有效手段，FAP患者一般始于10～12岁，应每年进行一次结肠镜检查。如家族中存在年龄较早的患者，则应考虑将结肠镜检查年龄适当提前。

AFAP的临床特征为息肉多发于近端结肠，且息肉负担出现较晚，因此，结肠镜检查时间可适当推迟至青少年后期，而筛查频率也可调整为每1～2年一次。AFAP与FAP临床特征相似，因而临床处理方式大体相同，包括考虑根据息肉数量、大小和异型增生组织学特征，推荐患者在20～25岁进行预防性结肠切除联合回直肠吻合。而一些息肉负担较轻的AFAP患者可通过常规结肠镜进行监测，此外，还需对胃和十二指肠进行定期监测。

根据2018年版《遗传性结直肠癌临床诊治和家系管理中国专家共识》，MAP目前没有十分明确的临床诊断标准，一般考虑对无显性遗传家族史，息肉数＞10枚或有相关肠外表现患者进行MUTYH胚系突变基因检测，用以辅助诊断MAP。此外，符合结直肠多发息肉、骨瘤及软组织肿瘤三大特征的患者临床可确诊为Gardner综合征；结直肠多发腺瘤合并脑肿瘤可作为Turcot综合征的临床诊断参考标准。

由于MAP与AFAP临床表型相近，因此，针对此类临床特征的遗传易感基因检测应常规包含*APC*和*MUTYH*基因，两个基因可同时检测，也可考虑依次顺序检测。美国梅奥医学中心建议，当发现患者出现以下临床特征时，提示应考虑进行*MUTYH*基因检测，并可参照NCCN指南：①累计在结肠或直肠中发现多于20枚腺瘤；②家族中有已知确诊的MAP患者；③一次结肠镜发现10枚以上腺瘤；④符合锯齿状息肉病综合征诊断标准且息肉中伴有腺瘤。此外，MAP患者（双等位基因突变）应建议自25～30岁开始进行结肠镜检查，如未见异常则每2～3年进行一次检查，如发现息肉则检查间隔需缩短至1～2年一次。由于*MUTYH*单等位基因种系突变携带者终身患结直肠癌风险尚未达成共识，因此目前推荐此类人群，尤其是有结直肠癌家族史的健康人，自40岁起每5年进行一次结肠镜检查。

（2）PJS、JPS和SPS：2003年全国遗传性大肠癌协作组推荐的PJS临床诊断标准为胃肠道多发错构瘤息肉伴皮肤、黏膜色素沉着。针对JPS的诊断，临床上多采用Jass诊断标准，符合以下条件之一者即可诊断为JPS：结直肠幼年性息肉数目≥5枚；全胃肠道有幼年性息肉；有家族史的幼年性息肉（无须考虑息肉数目）。

WHO推荐的SPS临床诊断标准为乙状结肠相邻部位至少≥5枚锯齿形息肉，且其中2枚直径＞10mm；乙状结肠邻近部位出现任何数量锯齿状息肉，且其一级亲属罹患锯齿状息肉病；结肠有＞20枚锯齿状息肉。

要点小结

- Lynch综合征的诊断可参考Amsterdam标准和Bethesda标准形成的国际上被广泛认可的策略。此外，也可参考2003年全国遗传性大肠癌协作组提出的《中国人群HNPCC家系标准》（后改为《中国人Lynch综合征家系标准》）。而息肉病性综合征可参考2018年版《遗传性结直肠癌临床诊治和家系管理中国专家共识》进行临床诊断。

【整合决策】

（一）外科治疗

1. Lynch综合征　2018年版《遗传性结直肠癌临床诊治和家系管理中国专家共识》推荐符合Lynch综合征诊断的患者，初诊结直肠腺癌可选择两种治疗方案：①部分结肠切除合并每1～2年肠镜检查；②全结肠切除回肠直肠吻合术（IRA）加直肠监测。女性Lynch综合征患者，考虑到其子宫内膜癌和卵巢癌发生风险显著高于普通人群，特别是有子宫内膜癌或卵巢癌家族史的患者，推荐其在完成生育后行预防性子宫和双附件切除。

美国梅奥医学中心指出：临床诊断明确为 Lynch 综合征后，患者需在 20 ～ 25 岁或早于家族中结直肠癌患者的诊断年龄，每 2 ～ 5 年进行一次结肠镜检查。另外，NCCN 指南推荐结肠镜检查频率为 1 ～ 2 年。已确诊为结直肠癌的 Lynch 综合征患者需与临床医生协商是否进行结肠全切联合回直肠吻合用以消除未来再次罹患结直肠癌的风险。此外，如可保证每 1 ～ 2 年进行一次术后监测，也可考虑选择部分切除。已育子女的患者可考虑通过预防性腹式子宫切除和双侧输卵管卵巢切除有效降低子宫内膜癌和卵巢癌的发病风险。

2. FAP、AFPA、MAP　2018 年版《遗传性结直肠癌临床诊治和家系管理中国专家共识》提出，目前临床对 FAP 的结直肠腺瘤性息肉仍主要采取外科手术治疗，且术式大概分 3 类：全大肠切除术（TPC）联合回肠末端造瘘术、TPC 联合回肠储袋肛管吻合术（ileal pouch-anal anastomosis，IPAA）及全肠切除术（total abdominal colectomy，TAC）联合回肠直肠吻合术（ileorectal anastomosis，IRA）。

美国梅奥医学中心指出，结肠切除术是针对 FAP 患者的主要临床管理措施，患者如满足以下任意条件则应考虑给予结肠切除：①患者诊断为结直肠癌；②高级别组织学特征（绒毛状或高级别非典型增生）；③腺瘤性息肉＞ 1cm；④息肉数量过多无法进行内镜切除（一般为 20 ～ 40 枚腺瘤性息肉）。目前，两种可选择的手术方案是直肠结肠切除联合回肠储袋 - 肛管吻合及全结肠切除联合回直肠吻合。上述两种手术方案的确定应基于患者直肠中病灶数量和患者进行年度筛查的可行性进行选择。回直肠吻合患者仍具有较高的患直肠癌的风险，因此需要每 6 ～ 12 个月进行一次内镜检查，而回肠储袋 - 肛管吻合患者则需要定期内镜监测。Spigelman 评级方式可根据息肉数量、大小、组织形态和异形增生程度来量化 FAP 患者患十二指肠癌的风险，可用于指导临床制订内镜方案监测的周期。Spigelman 评级为Ⅳ期的患者患十二指肠癌的风险显著提高，此类患者建议行胰十二指肠切除术。此外，患者应在 25 ～ 30 岁时或在结肠切除术前进行内镜检查。由于壶腹及其周围部患十二指肠癌的风险最高，因此需要在常规前视内镜检查时额外使用侧视内镜进行检查。

MAP 患者的手术策略与 FAP 相似，息肉数量过多导致无法内镜切除或已发展为恶性肿瘤的患者应考虑结肠切除。由于 MAP 患者有很大的风险罹患十二指肠癌，因此应考虑 30 ～ 35 岁开始进行上消化道内镜检查，并根据基线检查结果妥善安排后续检查周期。

3. PJS、JPS、SPS　2018 年版《遗传性结直肠癌临床诊治和家系管理中国专家共识》提出了外科解救治疗 + 内镜局部治疗 + 内科药物预防治疗的 PJS 整合治疗模式（图 15-3-2）。

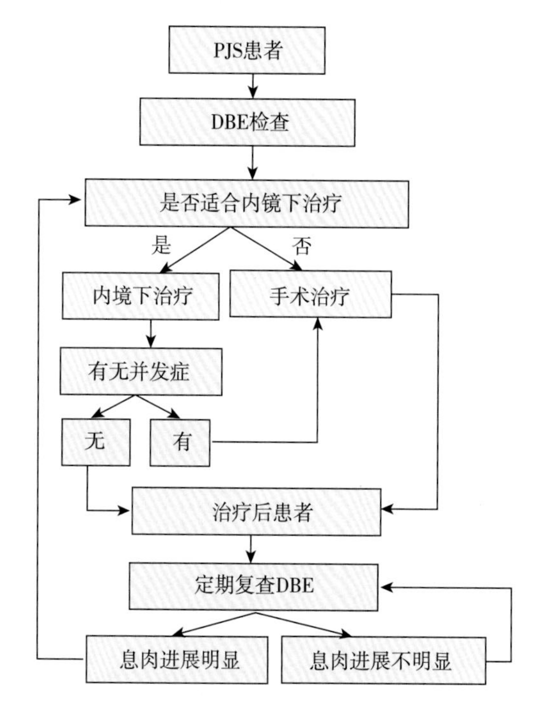

图 15-3-2　PJS 综合诊疗模式

PJS. 遗传性色素沉着消化道息肉病综合征；DBE. 双气囊小肠镜

摘自：中国抗癌协会大肠癌专业委员会遗传学分组 . 遗传性结直肠癌临床诊治和家系管理中国专家共识 . 实用肿瘤杂志，2018，33(1)：3-16.

根据 2018 年版《遗传性结直肠癌临床诊治和家系管理中国专家共识》，目前临床治疗 JPS 的主要手段是手术结合内镜治疗，且治疗重点为清除胃肠道息肉，防治继发肠套叠、梗阻、出血等严重并发症。

此外，SPS 因继发结直肠癌风险较高，外科治疗仍以内镜下清除结肠内锯齿状息肉为主，如因息肉大小、数目原因导致结肠镜不能全部清除，或患者不耐受结肠镜检查，抑或结肠镜检查中发现息肉恶变，则应建议患者行 TAC+IRA。

（二）内科治疗

Lynch 综合征　2018 年版《遗传性结直肠癌临床诊治和家系管理中国专家共识》指出，由于 Lynch 综合征患者肿瘤常表现为 MSI-H 的微卫星状态，因此内科治疗与散发结直肠癌稍有不同，对Ⅱ期 MSI-H 的患者应尽可能避免氟尿嘧啶单药辅助治疗，且 MSI-H 晚期患者可能从抗 PD-1/PD-L1 药物中获益。基于多项针对具有 dMMR 和 MSI-H 分子特征的结直肠癌患者使用 PD-1 单抗的临床研究结果，专家共识推荐对常规治疗失败的 dMMR/MSI-H 转移性 Lynch 综合征患者，应积极参加免疫检查点抑制剂相关临床研究。

要点小结

◆ 遗传性结直肠癌的内外科治疗可参考 2018 年版《遗传性结直肠癌临床诊治和家系管理中国专家共识》及美国梅奥医学中心撰写的“*Hereditary Cancer Syndromes A Primer on Diagnosis and Management*, *Part 2 Gastrointestinal Cancer Syndromes*”。

【康复随访及复发预防】

（一）筛查与随访

1. Lynch 综合征　2018 年版《遗传性结直肠癌临床诊治和家系管理中国专家共识》提出了分别基于检测 MSI 状态和免疫组化 MMR 蛋白表达特征的临床筛查模式（图 15-3-3，图 15-3-4），用于指导 Lynch 综合征临床诊断和鉴别 *MMR* 基因胚系突变携带者，从而达到肿瘤个体化防治和早诊早治的目的。

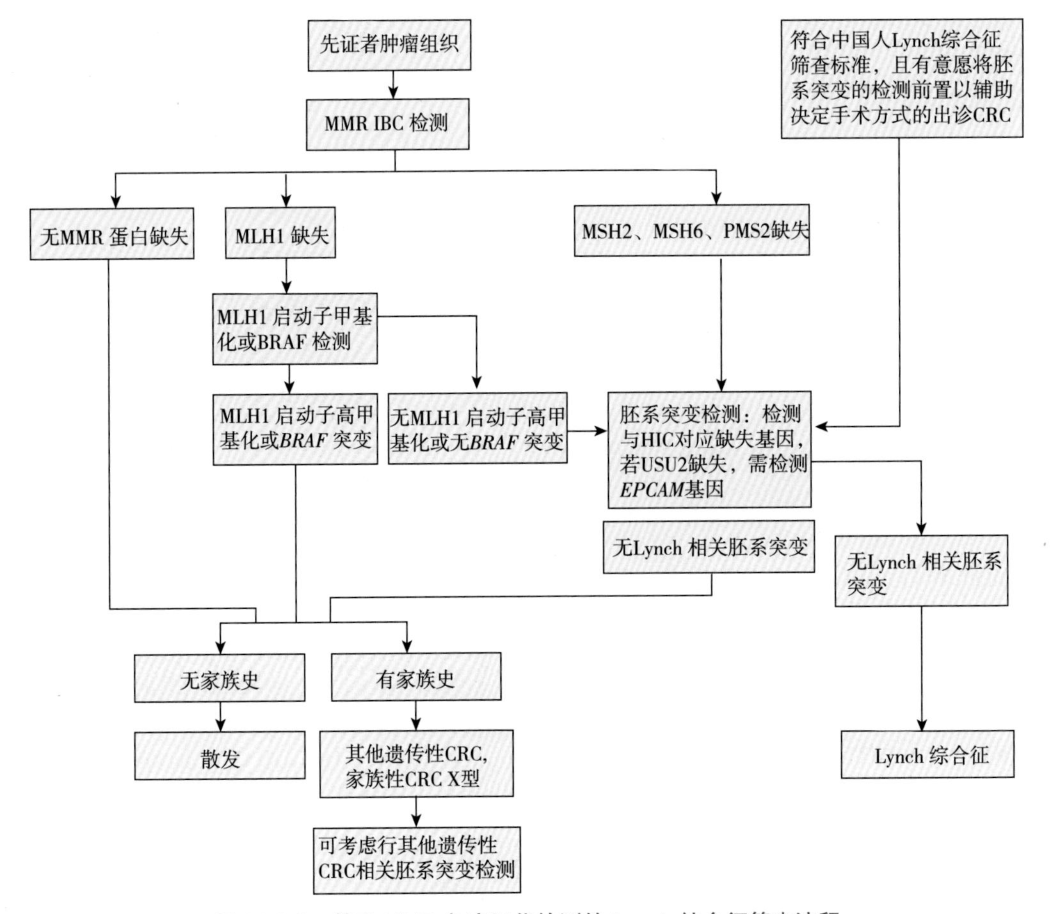

图 15-3-3　基于 MMR 免疫组化检测的 Lynch 综合征筛查流程

摘自：中国抗癌协会大肠癌专业委员会遗传学分组. 遗传性结直肠癌临床诊治和家系管理中国专家共识. 实用肿瘤杂志，2018，33（1）：3-16.

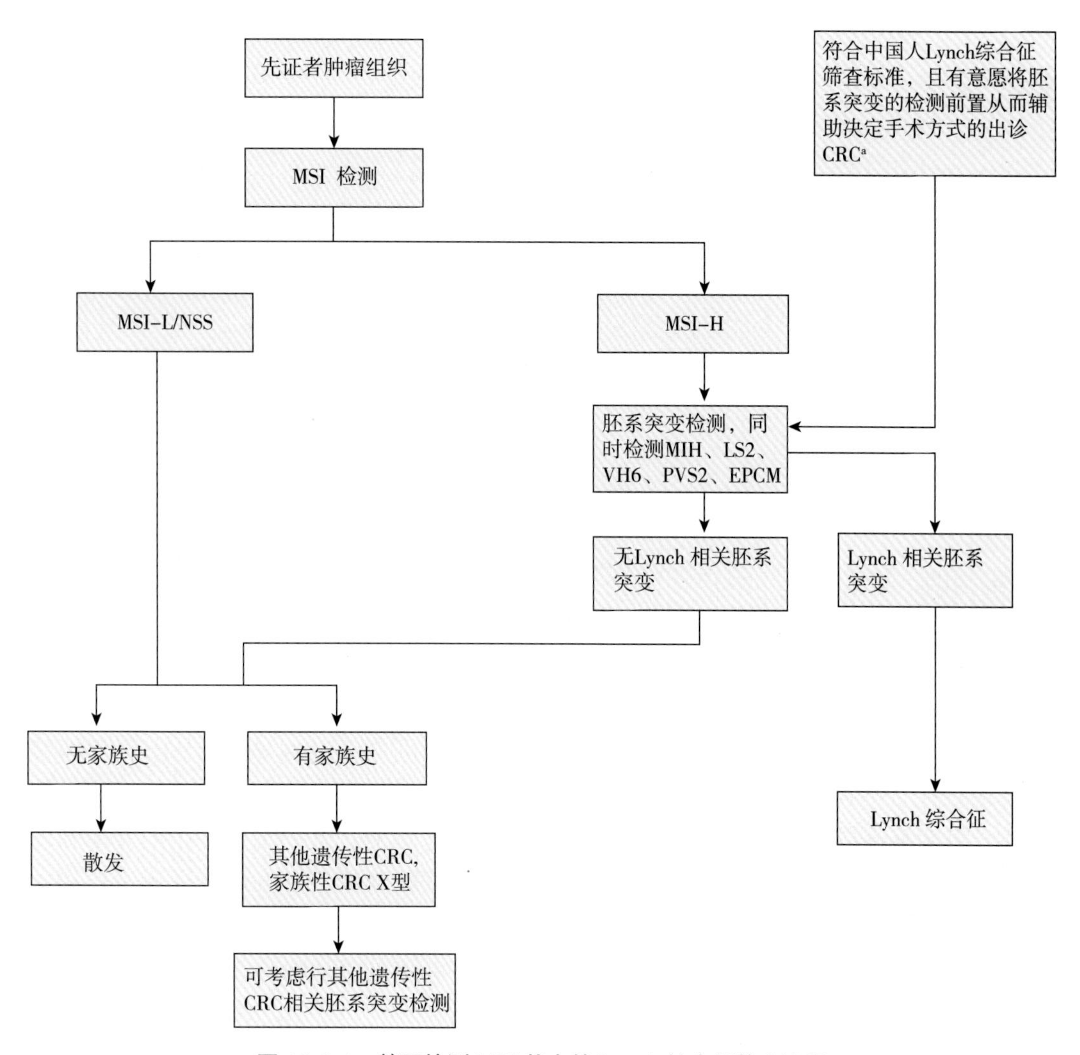

图 15-3-4 基于检测 MSI 状态的 Lynch 综合征筛查流程

摘自：中国抗癌协会大肠癌专业委员会遗传学分组．遗传性结直肠癌临床诊治和家系管理中国专家共识．实用肿瘤杂志，2018，33（1）：3-16.

由于 *MMR* 基因胚系突变携带者相比普通人群有更高的风险罹患结直肠癌、子宫内膜癌及其他恶性肿瘤（包括胃癌和卵巢癌等），2018 年版《遗传性结直肠癌临床诊治和家系管理中国专家共识》提出了针对不同癌种进行随访和监控的健康管理策略（表 15-3-2）。

2.FAP、AFAP、MAP 2018 年版《遗传性结直肠癌临床诊治和家系管理中国专家共识》提出，腺瘤性息肉病综合征的患者和相关肿瘤易感基因突变携带者推荐从 10 ～ 15 岁开始每年进行一次乙状结肠镜或结肠镜筛查，并于 25 ～ 30 岁开始随访肠外相关肿瘤。此外，甲状腺检查应从 10 岁开始，且每年进行一次甲状腺超声检查。每年进行腹壁触诊检查是否疑似出现腹内纤维瘤，如患者有显影症状或有纤维瘤家族史，则肠切除术后 1 ～ 3 年应进行一次腹部 MRI 或 CT 检查，并在此后间隔 5 ～ 10 年检查一次。对于基因检测阴性的非突变携带者家系成员，其筛查策略同普通人群，但对未行基因检测的家系成员，建议从 10 ～ 15 岁开始，每年进行一次乙状结肠镜或结肠镜筛查，直至 24 岁。而对基因检测阴性成员，推荐 24 ～ 34 岁每 2 年进行一次乙状结肠镜或结肠镜筛查、35 ～ 44 岁每 3 年进行一次、＞ 44 岁每 3 ～ 5 年进行一次。AFAP 相比 FAP 发病年龄较晚，因此肿瘤易感基因胚系突变携带者可从 18 ～ 20 岁起每 1 ～ 2 年进行一次乙状结肠镜或结肠镜筛查。MAP 患者在 IRA 后可根据息肉负荷进行 6 ～ 12 个月的直肠内镜下检查。此外，建议患者从 30 ～ 35 岁开始进行上消化道内镜检查，并每年体检。

表 15-3-2　Lynch 家系中携带有错配修复基因胚系突变成员的随访监控策略

监测肿瘤类型	随访监控策略
结直肠癌	① MLH1 或 MSH2 突变携带者：20 ~ 25 岁开始行结肠镜检查，每 1 ~ 2 年复查；若家族中结肠癌患者的初发年龄< 25 岁，则筛查初始年龄较其提前 2 ~ 5 年；② MSH6 或 PMS2 突变携带者：25 ~ 30 岁开始行结肠镜检查，每 1 ~ 2 年复查；若家族中结直肠癌初发年龄< 30 岁，则筛查初始年龄提前 2 ~ 5 年
子宫内膜癌和卵巢癌	①已生育的可考虑子宫和双附件预防性切除术；②未行预防性手术者，当无临床症状时，建议每 1 ~ 2 年行子宫内膜活检以排除子宫内膜癌的风险，定期经阴道子宫附件超声及血清 CA125 检测等排除卵巢癌风险
胃癌和小肠癌	从 30 ~ 35 岁开始每 1 ~ 2 年进行胃十二指肠镜检查
尿路上皮癌	从 25 ~ 30 岁开始每年进行常规尿液检测
中枢神经系统肿瘤	从 25 ~ 30 岁开始每年进行常规神经系统检查
胰腺癌	缺乏有效的筛查手段
乳腺癌	常规乳腺癌筛查

3.PJS、JPS、SPS　2018 年版《遗传性结直肠癌临床诊治和家系管理中国专家共识》建议对临床诊断为 PJS 的患者定期进行内镜（优先小肠镜）随访观察，并对> 1cm 的息肉行镜下治疗。如患者息肉数多、体积大、分布密，则应每年进行一次小肠镜检查，否则可每 2 ~ 3 年复查一次小肠镜。此外，患者家系成员应进行 *STK11* 基因胚系突变检测，且 *STK11* 基因胚系突变携带者推荐每 2 年进行一次小肠镜随访监测。对临床诊断为 JPS 的患者和家系成员均应行 *BMPR1A* 和 *SMAD4* 基因胚系突变检测，建议 JPS 确诊患者定期行肠镜检查，并对较大息肉行内镜下治疗。对于 SPS 患者，由于其继发结直肠癌的风险较高，因此建议患者每 1 ~ 2 年进行一次结肠镜或染色内镜检查以切除所有息肉。

（二）化学药物预防

1. Lynch 综合征　阿司匹林已被多个研究证实可有效降低患癌人群结直肠癌发生风险，且已被美国预防医学工作组作为预防结直肠癌的推荐用药。CAPP2（colorectal adenoma/carcinoma prevention programme 2）随机对照临床研究是首个以阿司匹林作为预防性化学药物对 Lynch 综合征患者进行干预，以肿瘤发生为主要终点，并评估其预防肿瘤效果的临床试验。在对平均随访期为 56 个月的患者进行分析后发现，每天随机给予高剂量阿司匹林的 Lynch 综合征患者相比对照组，其结直肠癌发生风险降低了约 40%，但此临床试验未能确定最佳给药剂量，因此在实际临床应用中，应整合考虑可能出现的出血风险，从而根据患者情况来确定实际给药剂量。2018 年版《遗传性结直肠癌临床诊治和家系管理中国专家共识》指出 2013 年启动的 CAPP3 研究拟评估不同剂量阿司匹林对 *MMR* 基因突变携带者结直肠癌的预防作用的研究主题是 *MMR* 突变携带者，而非已患结直肠癌患者，因此专家共识不推荐已患结直肠癌的 Lynch 综合征患者服用阿司匹林等药物的化学预防方式，而携带 *MMR* 基因胚系突变人群则可能从阿司匹林治疗中获益。

2.FAP、AFAP、MAP　2018 年版《遗传性结直肠癌临床诊治和家系管理中国专家共识》指出，应用于息肉病的药物目前主要有 NSAID、EPA 和 EGFR 抑制剂安罗替尼，但对息肉病进行化学药物预防的价值目前尚存争议，因此临床医师需在充分解释药物获益和风险的前提下酌情推荐高危人群使用。

要点小结

- 遗传性结直肠癌的化学预防可参考 2018 年版《遗传性结直肠癌临床诊治和家系管理中国专家共识》及美国梅奥医学中心撰写的“*Hereditary Cancer Syndromes A Primer on Diagnosis and Management*，*Part 2 Gastrointestinal Cancer Syndromes*”。

（贾淑芹　冯　懿）

【典型案例】

遗传性结直肠癌整合性诊疗 1 例

（一）病例情况介绍

患者，女性，52 岁，2016 年结肠镜检查发现结肠占位，被北京某医院收治入院。肠镜活检病理结果显示结肠中分化腺癌。腹部 CT 显示横结肠壁增厚约 14mm，肠周围伴有部分淋巴结肿大，直径约 7mm。癌胚抗原和 CA724 分别升高至 15.17ng/ml 和 20.88U/ml。经腹腔镜检查发现肿瘤位于结肠肝曲处，大小为 6cm × 5cm。询问肿瘤家族史，患者母亲（图 15-3-5 Ⅱ 2）10 年内两次原发结肠癌（54 岁，61 岁），其兄（图 15-3-5 Ⅲ 6）曾于 57 岁患结肠癌，其姐（图 15-3-5 Ⅲ 5）有子宫内膜癌和结肠癌病史，确诊年龄分别为 54 岁和 61 岁。经 MDT 整合诊疗团队讨论，并与患者充分沟通后，对其进行腔镜辅助下结肠切除术联合回肠结肠吻合术，围术期内未见并发症。手术标本病理回报溃疡型中分化腺癌，癌组织侵透肠壁肌层达周围纤维脂肪组织，肿瘤分期 pT3N0M0，免疫组化结果 MLH1（–），MSH2（+），MSH6（+），PMS2（个别 +），肿瘤微卫星状态为 MSI-H。经 MDT 团队评估临床病理特征和家族史，患者符合 Amsterdam Ⅱ标准，提示其可能携带 *MMR* 基因种系致病变异，遂对患者进行肿瘤遗传易感基因检测前遗传咨询，绘制家系图，告知其检测目的、意义、局限性及可能出现的结果，患者签署知情同意后，对其进行 Lynch 综合征相关易感基因检测，结果显示患者携带 MLH1 种系致病变异 c.1852_1854delAAG（p.K618del）。随后对患者进行肿瘤遗传易感基因检测后遗传咨询，完善家系图绘制，解释基因检测结果，提出健康管理措施。在遗传咨询中了解到患者姐姐曾于 1 个月前进行腹部 CT 检查，并发现结肠肿物（图 15-3-6），外院肠镜活检病理会诊结果提示结肠腺癌，后在北京某医院行右半结肠切除术，术后病理回报为溃疡型中分化腺癌，pT3N0，免疫组化结果 MLH1（–），MSH2（+ > 75%），MSH6（+ > 75%），PMS2（–），提示 dMMR，微卫星检测结果为 MSI-H。此外，其兄在外院已确诊结肠癌，患病部位同为结肠肝曲，免疫组化显示 MLH1（–），MSH2（–），MSH6（–），提示 dMMR。鉴于此，我院分子诊断中心建议对患者一级亲属，即患者已患癌的哥哥、姐姐，以及患者 25 岁健康的儿子（图 15-3-5 Ⅲ 5，Ⅲ 6，Ⅳ 8）进行 *MLH1* 种系致病变异基因检测，结果回报三人均携带与患者相同的 *MLH1* 种系致病变异。因患者哥哥、姐姐均确定携带 *MLH1* 基因种系致病变异，分子诊断中心建议患者 2 名健康的外甥（图 15-3-5 Ⅳ 6，Ⅳ 7）继续行 *MLH1* 种系致病变异基因检测（结果回报两人均不携带 *MLH1* 种系致病变异），并

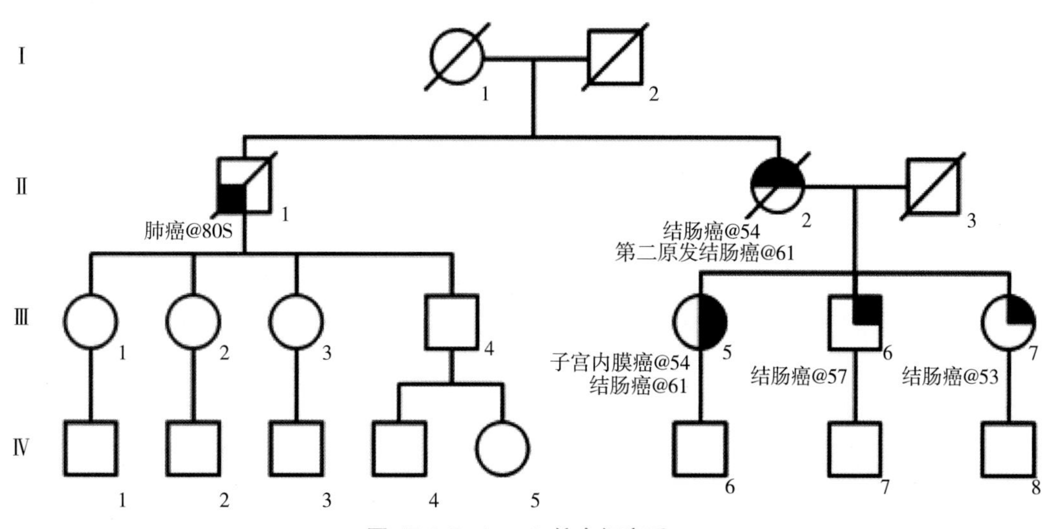

图 15-3-5 Lynch 综合征家系

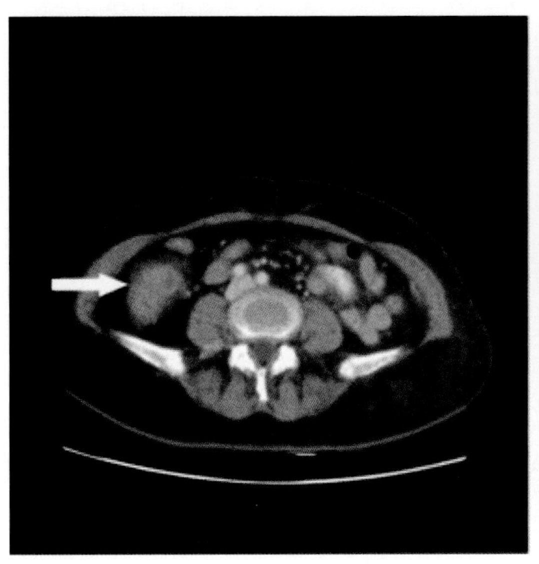
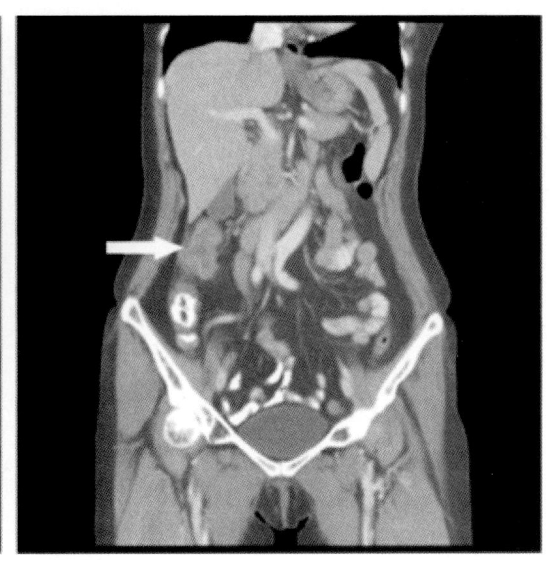

图 15-3-6 腹部 CT 提示结肠肿物（白色箭头所示）

为携带 *MLH1* 种系致病变异的儿子提供个性化健康管理建议：25 岁起每年进行结肠镜检查和每隔 3 ～ 5 年进行一次胃镜检查。此外，为该家族中 *MLH1* 致病变异携带者制订了长期随访方案和健康管理措施。

（二）整合性诊治过程

患者，女，52 岁，肠镜活检病理结果显示结肠中分化腺癌。腹部 CT 显示横结肠壁增厚约 14mm，肠周围伴有部分淋巴结肿大。经腹腔镜检查发现肿瘤位于结肠肝曲处。经 MDT 讨论，并与患者充分沟通后，对其进行腔镜辅助下结肠切除术联合回肠结肠吻合术，围术期内未见并发症。术后病理回报溃疡性中分化腺癌，癌组织侵透肠壁肌层达周围纤维脂肪组织，肿瘤分期 pT3N0M0，免疫组化结果 MLH1（－），MSH2（＋），MSH6（＋），PMS2（个别＋），肿瘤微卫星状态为 MSI-H。后经 MDT 团队评估临床病理特征和家族史，患者符合 Amsterdam II 标准，可能携带 *MMR* 基因种系致病变异，遂对患者进行肿瘤遗传易感基因检测前遗传咨询，结果显示患者携带 *MLH1* 种系致病变异 c.1852_1854delAAG (p.K618del)。随后对患者进行肿瘤遗传易感基因检测后遗传咨询，完善家系图绘制，解释基因检测结果，提出健康管理措施。

（三）案例处理体会

1. 临床诊疗时需注意家族遗传性肿瘤患者的两大特征：①发病年龄早；②呈现家族聚集性。

2. 符合肿瘤易感基因检测标准患者在基因检测前需进行遗传咨询，遗传咨询涉及内容包括：家系图绘制，检测原因、目的和局限性，不宜检测情况，检测周期，质控点等，此外，还应使患者充分了解基因检测的临床价值和意义。

3. 如发现患者携带肿瘤易感基因胚系变异，需对携带者进行检测后遗传咨询，并告知和解释其所携带变异的临床意义、外显率、遗传性、遗传模式（常染色体显性 / 常染色体隐性）、遗传概率、是否与性别相关，此外还应明确患者家系中的建议筛查人群和变异携带者健康管理措施，根据临床医师建议和自身情况有针对性地进行常规筛查。

4.Lynch 综合征具有肠道肿瘤发病年龄早和易发生肠外器官恶性肿瘤的特点，除密切随访和有限的外科预防手段外，药物的化学预防，特别是非甾体消炎药（NSAID）可能成为有效的预防治疗手段［摘自：中国抗癌协会大肠癌专业委员会遗传学分组．遗传性结直肠癌临床诊治和家系管

理中国专家共识 . 实用肿瘤杂志，2018，33（1）：3-16. ］。

（贾淑芹　冯　懿）

参考文献

Aaltonen LA, Salovaara R, Kristo P, et al, 1998. Incidence of hereditary nonpolyposis colorectal cancer and the feasibility of molecular screening for the disease. N Eng J Med, 338(21): 1481-1487.

Bülow S, Alm T, Fausa O, et al, 1995. Duodenal adenomatosis in familial adenomatous polyposis. Int J Colorectal Dis, 10(1): 43-46.

Burn J, Bishop DT, Mecklin JP, et al, 2008. Effect of aspirin or resistant starch on colorectal neoplasia in the lynch syndrome. N Engl J Med, 359(24): 2567-2578.

Burt RW, Leppert MF, Slattery ML, et al, 2004. Genetic testing and phenotype in a large kindred with attenuated familial adenomatous polyposis. Gastroenterology, 127(2): 444-451.

Church JM, McGannon E, Hull-Boiner S, et al, 1992. Gastroduodenal polyps in patients with familial adenomatous polyposis. Diseases of the Colon & Rectum, 35(12): 1170-1173.

Gibbons DC, Sinha A, Phillips RKS, et al, 2011. Colorectal cancer: no longer the issue in familial adenomatous polyposis?. Familial Cancer, 10(1): 11-20.

Jasperson KW, 2012. Genetic testing by cancer site. Cancer J, 18(4): 328-333.

Jasperson KW, Tuohy TM, Neklason DW, et al, 2010. Hereditary and familial colon cancer. Gastroenterology, 138(6): 2044-2058.

Jenkins MA, Croitoru ME, Monga N, et al, 2006. Risk of colorectal cancer in monoallelic and biallelic carriers of MYH mutations: a population-based case-family study. Cancer epidemiology, biomarkers & prevention: a publication of the American Association for Cancer Research, cosponsored by the American Society of Preventive Oncology,15(2): 312-314.

Knudsen AL, Bisgaard ML, Bülow S, 2003. Attenuated familial adenomatous polyposis (AFAP). A review of the literature. Familial cancer, 2(1): 43-55.

Knudsen AL, Bülow S, Tomlinson I, et al, 2010. Attenuated familial adenomatous polyposis: results from an international collaborative study. Colorectal Dis: the official journal of the Association of Coloproctology of Great Britain and Ireland,12(10): e243-249.

Rodriguez-Bigas MA, Boland CR, Hamilton SR, et al, 1997. A national cancer institute workshop on hereditary nonpolyposis colorectal cancer syndrome: meeting highlights and Bethesda guidelines. J Nat Cancer Inst, 89(23): 1758-1762.

Rondagh E, Gulikers S, Gómez-García E, et al, 2013. Nonpolypoid colorectal neoplasms: a challenge in endoscopic surveillance of patients with Lynch syndrome. Endoscopy, 45(4): 257-264.

Samadder NJ, Baffy N, Giridhar KV, et al, 2019. Hereditary cancer syndromes: a primer on diagnosis and management, part 2: gastrointestinal cancer syndromes. Mayo Clin Proc, 94(6): 1099-1116.

Sieber OM, Lipton L, Crabtree M, et al, 2003. Multiple colorectal adenomas, classic adenomatous polyposis, and germ-line mutations inMYH. N Engl J Med, 348(9): 791-799.

Syngal S, Brand RE, Church JM, et al, 2015. ACG clinical guideline: genetic testing and management of hereditary gastrointestinal cancer syndromes. Am J Gastroenterol, 110(2): 223-262.

Umar A, 2005. RESPONSE: re: revised Bethesda guidelines for hereditary nonpolyposis colorectal cancer (lynch syndrome) and microsatellite instability. J Nat Cancer Instit, 97(12): 937-938.

Umar A, Risinger JI, Hawk ET, et al, 2004. Testing guidelines for hereditary non-polyposis colorectal cancer. Nat Rev Cancer, 4(2): 153-158.

Vasen HFA, Watson P, Mecklin JP, et al, 1999. New clinical criteria for hereditary nonpolyposis colorectal cancer (HNPCC, Lynch syndrome) proposed by the International Collaborative Group on HNPCC. Gastroenterology, 116(6): 1453-1456.

第四节 家族遗传性肿瘤临床诊疗中整合医学的思考

家族遗传性肿瘤具有独特的致病机制、临床表现和生物学行为。近半个世纪以来，随着分子生物学和肿瘤遗传学等学科的发展，特别是肿瘤易感基因及其他肿瘤相关基因的发现，才逐渐对肿瘤发生的遗传因素及各类家族遗传性肿瘤有了较深入的认识。目前已在乳腺癌、卵巢癌、结直肠癌、胃癌、胰腺癌及肾癌等常见肿瘤和一些少见肿瘤的高发家族中，鉴定出多个肿瘤易感基因，这些基因的突变频率为 0.2% ～ 0.6%，归因于这些基因的病例占所有病例的 5% ～ 10%。然而，余下的大部分家族性肿瘤的致病机制尚未明确，随着基因组学、转录组学等多组学的蓬勃发展，可以更好地诠释肿瘤发生发展的分子机制。

肿瘤遗传咨询是家族遗传性肿瘤病例诊疗过程中的重要一步。通过肿瘤遗传咨询和检测肿瘤易感基因的胚系突变，可以预估不同人群的肿瘤发病风险，指导肿瘤高危人群或个体进行针对性的预防，同时避免对大量的低危人群应用昂贵和有风险的筛查措施。目前家族性肿瘤的遗传筛查，多用于发病基数较高的遗传性乳腺癌和遗传性结直肠癌，尤其是对乳腺癌的研究较为深入。随着高通量测序技术的迅猛发展，不仅可将其用于单基因及多基因突变导致的遗传性肿瘤的筛查与检测，也可用于未知病因或病因复杂的遗传性、家族性肿瘤的研究和临床检测，并对复杂和罕见肿瘤的发生风险在一定程度上做出评估。目前，针对家族遗传性肿瘤的基因检测主要分为两种，即只检测针对单一遗传肿瘤综合征的少数基因，以及同时检测多种与遗传肿瘤综合征相关的基因。在临床应用时，应根据患者的实际情况和需求进行检测。通过检测与遗传性肿瘤相关的基因并建立相应的数据库，有利于发现新的致病基因，提高早期发现肿瘤的可能，使肿瘤的预防更精准、更有效。但在我国，肿瘤遗传咨询尚处于起步阶段，目前的肿瘤遗传咨询工作主要在医院开展并由普通临床医师兼任。在临床实践中面临一些挑战，如普通临床医师缺乏一定的医学遗传背景及培训；家系信息采集不完整；遗传信息解读和个体化医疗指导不充分；此外还有潜在的伦理风险等。

目前，由于对家族遗传性肿瘤的认识仍有限，除少数肿瘤综合征外，对于家族遗传性肿瘤的临床诊疗流程仍是基于散发性肿瘤的标准。但是对靶器官的治疗无法达到祛除病因的作用，治疗后仍有肿瘤复发和新发的风险，如何达到提前预防、延缓病程甚至完全抑制肿瘤易感性将是今后临床研究努力的目标。国外已有报道应用化学预防的临床试验结果，如针对高危乳腺癌妇女应用三苯氧胺的预防试验 NSABP P-1，结果表明，三苯氧胺（20mg/d，5 年）可以降低高危妇女的 49% 浸润性乳腺癌的风险，但针对明确致病突变人群的作用未明。预防性手术也是一种可选择的预防手段，但效果在不同的家族性肿瘤综合征间有相当大的差异。例如，对于家族性腺瘤性息肉病，因其 *APC* 突变携带者 40 岁前 100% 发生癌变，少数携带者甚至在 10 岁前就可以出现癌前病变，预防性结肠切除已成为临床推荐的标准治疗流程。但对于 Lynch 综合征、遗传性乳腺癌卵巢癌综合征等，由于肿瘤的外显率不一、临床异质性、手术残留组织仍可癌变和术后不良反应等原因，预防性手术的疗效尚不明确。美国 NCCN 建议，携带 *BRCA1/2* 突变的妇女在生育后或最晚 35 ～ 40 岁施行预防性输卵管卵巢切除术，但选择手术前应告知患者，术后 1 ～ 27 年仍有罹患原发性腹膜癌的风险。肿瘤易感基因不仅是预测肿瘤发病风险的因素，也成了靶向药物治疗的理想靶点。多项临床研究已证实，在 *BRCA1/2* 突变型的晚期乳腺癌和卵巢癌患者中，联合应用 PARP 抑制剂能达到“化学合成致死”的疗效。尤其是对于晚期卵巢癌患者，Study19、SOLO 系列研究等结果表明，无论是初治还是铂敏感复发，奥拉帕利作为维持疗法或多线治疗后的单药治疗都可以带来显著的无疾病进展生存获益。近期在胰腺癌、前列腺癌等人群的临床试验，也取得了积极的结果。

当前对于特定的家族遗传性肿瘤的诊疗，欧美国家已经形成较为完整的指南和共识体系，但证据级别总体不高，而国内相关的诊疗亟待规范。由于家族遗传性肿瘤涉及多学科多专业、国内分子检验机构基因检测质量参差不齐、中国人群的基因遗传信息数据库欠缺，因此目前临床上迫切需要满足诊疗要求的相关规范化培训和多学科多专业的合作。此外，临床以外的系统性工作亟待开展，患者及其家属在医疗保险、法律隐私、社会心理支持等方面亟待得到有力的保障和服务。

随着生物医学技术的快速发展，特别是人类基因组图谱绘制成功后，对相关基因研究的不断深入，给家族遗传性肿瘤学科发展带来了机遇，但同时我国家族遗传性肿瘤诊疗工作也面临许多挑战。首先是遗传易感基因测序结果的解读，目前高通量测序技术的发展远远超越了对基因的认识，面对浩瀚的基因检测结果如何提取出对患者预防和诊疗有价值的准确信息，需要今后大量基础和临床研究提供理论依据和数据支持。其次，对于家族高风险人群如何提高早诊率、采取何种干预方式、突变患者治疗策略的选择及遗传家系的管理等需要大量工作完善。最后，相比于欧美国家，我国家族遗传性肿瘤在基础研究、遗传咨询、诊疗规范、专家共识等方面起步较晚，需要联合利用高通量测序技术和大样本临床数据，参考国外相关诊疗指南，基于中国人群的研究数据建立适合中国人群的家族遗传性肿瘤诊疗规范，相信在未来 5 ～ 10 年家族遗传性肿瘤的临床诊疗将取得重大进展。

（解云涛　贾淑芹）

第16章
整合肿瘤心脏病

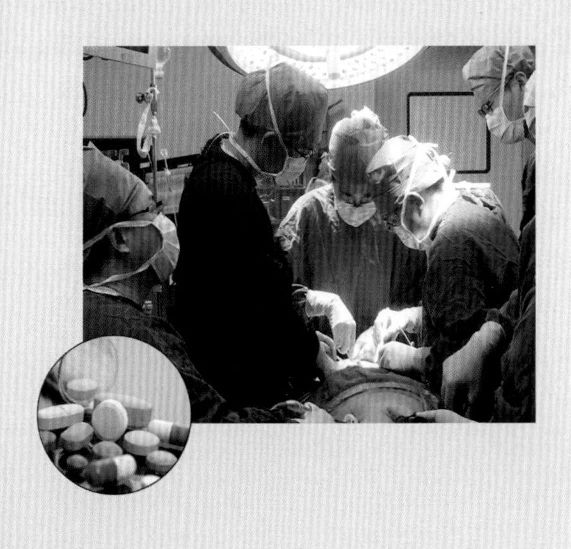

第一节 常见抗肿瘤药物与心力衰竭

• 发病情况及诊治研究现状概述

肿瘤心脏病学（cardio-oncology 或 oncocardiology）是整合了心血管疾病和肿瘤的一个新的交叉领域，内容包括抗癌治疗所致心血管并发症的防治、肿瘤合并心血管疾病的管理、肿瘤与心血管疾病共同的危险因素及干预、心脏肿瘤等。抗肿瘤治疗引起的心脏不良反应主要包括心功能不全和心力衰竭、冠状动脉疾病、心脏瓣膜疾病、心律失常、高血压、血栓塞疾病、外周血管疾病和卒中、肺动脉高压及其他心血管并发症九大类，其中以心力衰竭较为常见和受关注。抗肿瘤治疗引起的心力衰竭也就是临床中常说的抗肿瘤治疗引起的"心脏毒性"，目前对于心脏毒性尚无统一定义，核心含义是抗肿瘤治疗所导致的左心室射血分数（left ventricular ejective fraction，LVEF）下降，伴或不伴有心力衰竭的症状和体征。

心力衰竭（heart failure）是由于任何心脏结构或功能异常导致心室充盈或射血能力受损所致的一组复杂临床综合征，其主要临床表现为呼吸困难和乏力（活动耐量受限），以及液体潴留（肺淤血和外周水肿）。根据心力衰竭的发展过程，可分为 A、B、C 和 D 共 4 个时期（表 16-1-1）。《中国心力衰竭诊断和治疗指南 2018》中明确指出，接受心脏毒性药物治疗的患者已处于心力衰竭 A 期，是心力衰竭的高风险人群。

表 16-1-1 心力衰竭的分期

分期	临床表现
A 期	有心力衰竭的高危因素（如动脉粥样硬化、高血压、糖尿病、肥胖、代谢综合征、应用心脏毒性药物、心肌病家族史、酗酒等），无结构性心脏疾病或心力衰竭症状
B 期	有结构性心脏病（如心肌梗死病史、左心室重构、LVEF 下降、无症状的瓣膜疾病），但无心力衰竭症状或体征
C 期	有结构性心脏疾病，且既往或目前有心力衰竭症状
D 期	顽固性心力衰竭，静息时有明显的心力衰竭症状，即使优化治疗仍因为心力衰竭反复住院

绝大多数抗肿瘤药物如蒽环类药物（anthracyclines）、抗人表皮生长因子受体 2（human epidermal growth factor receptor 2，HER-2） 药物、抗血管内皮生长因子（vascular endothelial growth factor，VEGF）靶向药物、蛋白酶抑制剂等均可以诱发心力衰竭。蒽环类药物心脏毒性最高者甚至可达 48%，HERA 研究 8 年随访结果显示：使用曲妥珠单抗 1 年出现相关心脏毒性（trastuzumab-induced cardiotoxicity，TIC） 而停药的患者占患者总数的 5.2%，使用曲妥珠单抗 2 年者停药率为 9.4%；出现严重的充血性心力衰竭，发生率均为 0.8%；确诊的 LVEF 降低分别占 4.1%、7.2%。不同药物引起心力衰竭发病率详见表 16-1-2。除了化疗、靶向治疗、免疫治疗等可引起心力衰竭之外，放疗也可诱发心功能不全。与正常人相比，接受放疗的霍奇金淋巴瘤幸存者其充血性

心力衰竭风险增加了 4.9 倍。一项对于 1820 名接受蒽环类药物化疗、胸部放疗或二者兼有的儿童肿瘤成人幸存者中，仅接受放疗的患者中 22% 出现舒张功能障碍的迹象。

表 16-1-2 不同抗肿瘤药物心力衰竭发生率

化疗药物	发生率（%）	化疗药物	发生率（%）
蒽环类（剂量依赖）		抗微管药物	
多柔比星（阿霉素）		多西他赛	2.3 ～ 13
400mg/m²	3 ～ 5	紫杉醇	＜ 1
550mg/m²	7 ～ 26	单克隆抗体	
700mg/m²	18 ～ 48	曲妥珠单抗	1.7 ～ 20.1
去甲氧基柔红霉素（＞ 90mg/m²）	5 ～ 18	贝伐珠单抗	1.6 ～ 4
表柔比星（＞ 900mg/m²）	0.9 ～ 11.4	帕妥珠单抗	0.7 ～ 1.2
米托蒽醌（＞ 120mg/m²）	2.6	小分子酪氨酸激酶抑制剂	
脂质体多柔比星（＞ 900mg/m²）	2	舒尼替尼	2.7 ～ 19
烷化剂		帕唑帕尼	7 ～ 11
环磷酰胺	7 ～ 28	索拉非尼	4 ～ 8
异环磷酰胺		达沙替尼	2 ～ 4
＜ 10g/m²	0.5	甲磺酸伊马替尼	0.2 ～ 2.7
12.5 ～ 16g/m²	17	拉帕替尼	0.2 ～ 1.5
抗代谢药物		尼洛替尼	1
氯法拉滨	27	其他	
蛋白酶体抑制剂		依维莫司	＜ 1
卡非佐米	11 ～ 25	坦罗莫司	＜ 1
硼替佐米	2 ～ 5		

以往将抗肿瘤药物引起的心脏毒性分为Ⅰ型（不可逆）和Ⅱ型（可逆），Ⅰ型以蒽环类药物为代表，Ⅱ型以曲妥珠单抗为代表。蒽环类药物的心脏毒性依据发病时间可分为三型：①急性或亚急性型：在蒽环类药物治疗中或治疗后几天至数周发生，通常与蒽环类药物剂量无关。②早发型：通常是指发生在化疗结束后 1 年以内的心脏损伤，此类型在临床上最为常见，其发生率与总剂量、峰值水平及是否同时合用其他具有心脏毒性的抗肿瘤药物有关。③迟发型：见于化疗结束 1 年以后，与药物累积量及用药次数呈正相关。蒽环类药物引起的心力衰竭与药物的累积剂量、给药速度、合并用药均有关，联合放疗使心力衰竭风险明显增加。以往的认识中蒽环类药物心脏毒性一旦发生就无法逆转，但近期临床研究结果提示早期发现心脏毒性，及时干预，LVEF 可以部分甚至完全逆转。

• 相关诊疗规范、指南和共识

- 2018 中国心力衰竭诊断和治疗指南，中华医学会心血管病学分会心力衰竭学组，中国医师协会心力衰竭专业委员会，中华心血管病杂志编辑委员会
- 2016 CCS 指南：癌症治疗心血管并发症的评估和管理，加拿大心血管学会
- 2012 ESMO 欧洲化疗、放疗及靶向药物所致的心脏毒性临床实践指南，欧洲肿瘤内科学会
- 2016 ESC 意见书：癌症治疗与心血管毒性，欧洲心脏病学会
- 2016 年 ESC 急性和慢性心力衰竭诊断和治疗指南，欧洲 ESC
- 2017 年成人癌症幸存者心功能障碍预防和监测临床实践指南，美国 ASCO
- 乳腺癌诊疗指南（2018.V1），中国临床肿瘤学会

【全面检查】

（一）病史特点

1. 肿瘤治疗史：详细询问患者罹患何种肿瘤，接受过何种抗肿瘤治疗方案，具体药物、疗程、累积剂量，是否接受胸部放疗，心脏受到的辐射剂量等。

2017 年美国临床肿瘤学会（ASCO）《成人癌症幸存者心功能障碍预防和监测临床实践指南》明确指出蒽环类药物所致心力衰竭的高风险人群：①治疗方案包含以下之一：高剂量蒽环（如多柔比星＞ 250mg/m²，表柔比星＞ 600mg/m²）、高剂量放疗（≥ 30Gy）而心脏在照射野内、低剂量蒽

环（如多柔比星 < 250mg/m^2，表柔比星 < 600mg/m^2）联合低剂量放疗（< 30Gy）而心脏在照射野内。②低剂量蒽环方案（如多柔比星 < 250mg/m^2，表柔比星 < 600mg/m^2）或单独应用曲妥珠单抗并合并以下中的一条：> 2 个心血管病危险因素如吸烟、高血压、糖尿病、高脂血症和肥胖；年龄 > 60 岁；潜在心功能受累（如临界 LVEF50% ~ 55%，心肌梗死病史，中度以上瓣膜性心脏病）。③低剂量蒽环方案（如多柔比星 < 250mg/m^2，表柔比星 < 600mg/m^2）序贯曲妥珠单抗。

2. 既往心血管病危险因素和疾病史：仔细询问患者既往是否存在个人心血管疾病危险因素如吸烟、饮酒、肥胖等，心血管疾病如高血压、冠心病、瓣膜病、心律失常等，其他疾病史如糖尿病、甲状腺疾病等，以及家族性心血管疾病史。

3. 仔细询问是否存在感染、血容量增加、过度体力消耗或情绪激动、原有心血管药物不当停药及原有心脏病变加重等情况。

4. 临床表现：根据病情发展速度可将心力衰竭分为急性心力衰竭和慢性心力衰竭；根据部位，心力衰竭可分为左心衰竭、右心衰竭和全心衰竭，以左心衰竭更为常见。

（1）左心衰竭

1）表现为不同程度的呼吸困难：①劳力性呼吸困难：是左心衰竭最早出现的症状，因回心血量增加，左心房压力升高，加重肺淤血。②端坐呼吸：肺淤血达到一定程度时患者不能平卧，平卧时回心血量增多且膈肌上抬导致呼吸更为困难，需高枕卧位、半卧位甚至坐位方可好转。③夜间阵发性呼吸困难：患者入睡后突然因呼吸困难而惊醒、被迫采取坐位，重者肺内可闻及哮鸣音，端坐后可自行缓解，也称为“心源性哮喘”。④急性肺水肿：是左心衰竭呼吸困难最严重的形式，是“心源性哮喘”的进一步发展。

2）咳嗽、咳痰、咯血：咳嗽、咳痰开始常于夜间发生，坐位或立位时咳嗽减轻，咳白色浆液性泡沫样痰，偶可见痰中带血丝。急性肺水肿时可出现粉红色泡沫样痰。长期慢性肺静脉压力升高导致肺循环和支气管血液循环之间形成侧支，在支气管黏膜下形成扩张的血管，血管破裂可引起大咯血。

3）乏力、疲倦、头晕、心慌：由于心排血量不足、器官和组织灌注不足而出现代偿性心率加快而引起。

4）少尿及肾功能损害：严重的左心衰竭出现时血液再分配，肾血流量明显减少，患者可出现少尿。长期慢性的肾血流量减少可出现血尿素氮、肌酐升高并可以出现肾功能不全的相应症状。

（2）右心衰竭

1）化道症状：是右心衰竭最常见的症状，因胃肠道及肝脏淤血而引起腹胀、食欲缺乏、恶心和呕吐等。

2）劳力性呼吸困难：对于继发于左心衰竭的右心衰竭，呼吸困难已经存在。单纯性右心衰竭由分流性先天性心脏病或肺部疾患所致，均有明显的呼吸困难。

（3）全心衰竭：右心衰竭继发于左心衰竭进而形成全心衰竭，当右心衰竭出现之后，右心排血量减少，因此阵发性呼吸困难等肺淤血症状反而有所减轻。全心衰竭者可出现右心衰竭及左心衰竭的症状。

（二）体检发现

1. 肺部湿啰音　肺毛细血管压增高，液体渗出到肺泡而出现湿啰音。随着病情的由轻到重，肺部啰音可从局限于肺底部直至全肺，低垂侧湿啰音较多。

2. 心脏体征　除基础心脏病的固有体征外，慢性左心衰竭的患者一般均有心脏扩大（单纯舒张性心力衰竭除外）、肺动脉瓣区第二心音亢进及舒张期奔马律。右心衰竭时可因右心室显著扩大而出现三尖瓣关闭不全的反流性杂音。

3. 水肿　体静脉压力升高使皮肤等软组织出现水肿，其特征为首先出现于身体最低垂的部位，常为对称性、凹陷性。体静脉压力增高可引起胸腔积液，双侧多见，单侧以右侧更为多见，可能与右侧膈下肝淤血有关。

4. 颈静脉征　颈静脉搏动增强、充盈和颈静脉怒张是右心衰竭时的主要体征，肝颈静脉反流征阳性更具特征性。

5. 肝大　肝脏因淤血肿大常伴压痛，持续慢性右心衰竭可致心源性肝硬化，晚期可出现黄疸、肝功能受损及大量腹水。

（三）实验室检查

1. 血浆利钠肽　B 型脑钠肽（brain natriuretic peptide，BNP）或 N 末端 B 型脑钠肽前体（N-terminal pro B-type natriuretic peptide，NT-proBNP）测定可用于因呼吸困难而疑为心力衰竭者的诊断和鉴别诊断，也可用来评估慢性心力衰竭的严重程度和预后。BNP ＜ 100pg/ml 通常可排除急性心力衰竭诊断，而＞ 400pg/ml 可以基本确诊为心力衰竭。NT-proBNP 通常的血浆浓度受到肾脏功能、年龄影响，＜ 300pg/ml 可排除急性心力衰竭；年龄＜ 50 岁时，NT-proBNP ＞ 450pg/ml 诊断为心力衰竭；年龄＞ 50 岁时，NT-pro BNP ＞ 900pg/ml，年龄＞ 75 岁时，NT-proBNP ＞ 1800pg/ml 诊断为心力衰竭。

2. 心肌损伤标志物　肌酸激酶同工酶（CK-MB）、肌钙蛋白 I（troponin I，TnI）或肌钙蛋白 T（troponin T，TnT）可用于诊断是否合并其他心血管疾病如急性心肌梗死（acute myocardial infarction，AMI）。

（四）影像学检查

1. 超声心动图　是最常用的评价心脏功能的方法，LVEF 反映左心室功能，临床中出现病情变化或评估治疗效果时应重复测量，推荐采用改良 Simpson 法，其测量的左心室容量及 LVEF 与造影或尸检结果比较相关性较好。

2. 心电图　可判断是否有心肌梗死、左心室肥厚、广泛心肌损害及心律失常等心血管疾病。心力衰竭患者常合并心动过速，但部分患者并非仅出现心力衰竭这一种不良反应，所以需要完善心电图整合考虑。

3.X 线胸片　可明确有无心脏增大、肺淤血、肺水肿及原有肺部疾病的信息。

4. 心脏磁共振检查（cardiac magnetic resonance imaging，CMR）　在检测心腔容量、心肌质量和室壁运动的准确性和可重复性方面被认为是金标准。经超声心动图检查不能做出诊断时，CMR 是最好的替代影像学检查。

5. 核素心室造影及核素心肌灌注和（或）代谢显像　前者可准确测定左心室容量、LVEF 及室壁运动。后者可诊断心肌缺血和心肌存活情况，并对鉴别扩张型心肌病或缺血性心肌病有一定帮助。

要点小结

- 接受有心脏毒性的抗肿瘤药物治疗，即处于心力衰竭 A 期，蒽环类药物和抗 HER2 治疗是主要的心脏毒性药物。
- 既往肿瘤治疗史、心血管危险因素、心血管疾病史是诊断抗肿瘤药物引起心力衰竭的重要依据。
- 抗肿瘤治疗引起的心脏毒性与传统病因所致心力衰竭症状体征一致。

【整合评估】

（一）常用评估方法及意义

1. 心脏标志物　包括特异性差的心肌酶谱（CK、CK-MB、AST、ALT、LDH）、肌红蛋白和特异性强的 TnI 或 TnT、利钠肽如 BNP 或 NT-proBNP。心肌酶谱和肌红蛋白在抗肿瘤药物引起的心脏毒性中无应用意义；如除外其他原因引起的肌钙蛋白升高，则提示存在亚临床心肌损伤，蒽环类药物治疗过程中出现 TnI 升高与远期心血管风险增加密切相关，曲妥珠单抗治疗过程中肌钙蛋白升高意义尚不确定；BNP 和 NT-proBNP 预测心脏毒性的意义尚不明确，在《2016 ESC 急慢性心力衰竭诊断和治疗指南》中明确推荐接受心脏毒性药物治疗过的患者，如出现呼吸困难且疑诊心力衰竭时，应常规检测 BNP 或 NT-proBNP 用于排除心力衰竭或辅助诊断心力衰竭。

2.LVEF　是不同机构、学术组织和临床研究在心脏毒性的界定中均出现的核心指标，可通过多种影像学方法测得，如超声心动图、CMR、核素心室造影等（表 16-1-3）。超声双平面 Simpson 法测得的 LVEF 较为准确，应作为标准方法，虽然 3D LVEF 更为准确，但普及性较差。由于超声心动图简便易行且价格低廉，同时能对心脏的大小、结构、瓣膜形态、活动度、收缩与舒张情况、心功能等做出较为准确的评价，因此纵然存在一定的局限性，如受检查者操作影响，且随容量负荷状态发生变化，仍然是目前最常用的心脏毒性监测手段。多门电路核素心肌灌注显像特点是无创检查方法，受到人为因素干扰较小、重复性好，能够较准确地测定左心室功能，在评价心功能异常患者的心脏功能方面占据重要的地位。美国心脏病学院基金会（American College of Cardiology Foundation，ACCF）/ 美国心脏协会（American Heart Association，AHA）发布的心力衰竭诊断和治疗指南将放射性核素心室显像评价 LVEF、左心室容积作为Ⅰ类推荐。CMR 可同时对心脏内外的解剖结构进行显像，并能进一步进行心脏功能、心肌血液灌注及心肌代谢的评估，由 CMR 测定的 LVEF 准确性更高，已成为评估心脏结构、形态和功能的“金标准”。

表 16-1-3　不同学术组织 / 机构 / 临床研究对于抗肿瘤治疗引起心脏毒性的定义

	定义
美国国家癌症研究所（NCI）	可引起左心室功能不全和心力衰竭等影响心脏的不良事件，根据严重程度可分为五级：1 级即生化标志物升高或影像学检查异常；2 级和 3 级为轻度和中度症状；4 级包括严重的、危及生命的症状，需要血流动力学支持；5 级即死亡
美国食品药品监督管理局	蒽环类药物的心脏毒性为基线 LVEF 正常时，LVEF 降低＞ 20%；或基线 LVEF 不正常时 LVEF 下降＞ 10%
心脏病评审委员会	出现全身或严重症状者，LVEF 下降≥ 5% 且＜ 55% 伴随心力衰竭症状或体征；或者 LVEF 下降≥ 10% 且＜ 55% 不伴心力衰竭症状或体征
BCIRG 研究	LVEF 较基线下降＞ 10% 且有左心室功能不全症状
美国超声心动图学会（ASE）和欧洲心血管病成像协会（EACVI）	抗肿瘤治疗相关心脏功能不全定义为 LVEF 下降＞ 10% 且反复测定后＜ 53%
HERA 研究	LVEF 较基线下降≥ 10% 且＜ 50%，合并心力衰竭症状
蒽环类药物心脏毒性防治指南（2013 年版）	具有下面的一项或多项：① LVEF 降低的心肌病，表现为整体功能降低或室间隔运动明显降低。②充血性心力衰竭（CHF）相关的症状。③ CHF 相关的体征，如第三心音奔马律、心动过速，或两者都有。④ LVEF 较基线降低至少 5% 至绝对值＜ 55%，伴随 CHF 的症状或体征；或 LVEF 降低至少 10% 至绝对值＜ 55%，不伴有症状或体征

LVEF 是诊断心脏毒性的核心指标和必要指标，LVEF 明显降低多发生于心脏毒性晚期，无法起到早期预警的作用。左心室整体纵向应变（global longitudinal strain，GLS）是近年来应用于肿瘤心脏病学的新指标，可在 LVEF 出现下降前即出现改变，因而能早期发现心肌损伤。部分研究显示，GLS 较基线下降超过 15% 也提示心脏毒性风险增加，但不能用于心脏毒性的诊断，也不能作为判断是否终止化疗的依据。

（二）评估的动态性

1. *抗肿瘤治疗前评估*　在进行任何抗肿瘤治疗方案前应完善个人史、病史采集和体格检查，并结合基线超声心动图、心电图、心肌标志物，必要时额外完成动态心电图、冠状动脉 CTA 或冠状动脉造影，进行风险评估。上述检查除作为治疗前风险评估外，也作为此后复查时的基线对照，比较动态改变，方能做出合理决策。

（1）蒽环类药物心脏毒性的危险因素：累积剂量、女性、年龄（＞ 65 岁或＜ 18 岁）、肾衰竭、同时或既往接受心脏放疗、联合化疗（使用烷基化剂、抗微管剂、靶向治疗、免疫治疗）、既往史（与室壁应力增加相关的心脏病、动脉高压和遗传因素）。

（2）抗 HER2 药物心脏毒性的危险因素：先前或同时进行的蒽环类药物治疗（蒽环类药物和抗 HER2 治疗之间的间隔较短）；年龄＞ 65 岁；身体质量指数（body mass index，BMI）＞ 30；既往左心室功能障碍；高血压；既往放疗史。

（3）VEGF 抑制剂心脏毒性的危险因素：①贝伐珠单抗和雷莫芦单抗：既往心力衰竭病史、明显的冠状动脉疾病、左心瓣膜疾病、慢性缺血性心肌病、既往使用蒽环类药物。②酪氨酸激酶抑制剂：高血压、既往心脏疾病史。

2. *抗肿瘤治疗中心脏毒性监测和疑似心脏毒性判定*　蒽环类药物治疗过程中心脏毒性监测可采取心肌标志物和 LVEF 综合评估。在接受蒽环类药物治疗的每个周期均应常规监测 TnI，至少 2 ～ 3 个月进行影像学 LVEF 监测，以发现无症状性 LVEF 下降。

接受抗 HER2 药物的患者治疗期间应该每 3

个月监测一次 LVEF，若患者有无症状性 LVEF 下降，监测频率应更高（如每 6 ～ 8 周一次）。

VEGF 抑制剂引起的心力衰竭出现时间不同，最佳监测策略仍不明确。如果患者基线心力衰竭风险很高，建议在开始靶向治疗（如舒尼替尼、索拉非尼或帕唑帕尼）后的 2 ～ 4 周就开始临床随访，但后续如何进行随访并无定论。目前，每 6 个月进行一次超声心动图检查被认为是合理的，直至 LVEF 稳定为止。另有一项观察研究建议每 2 ～ 3 个月行肌钙蛋白或 NT-proBNP 检测一次。

如出现疑似心脏毒性即心力衰竭的症状和体征，可通过利钠肽进行初步判定，如利钠肽正常，可排除药物引起的心力衰竭；如利钠肽升高，则进一步通过 LVEF 判定。

3. 抗肿瘤治疗后心脏毒性监测和判定

（1）接受蒽环类药物治疗过程中 TnI 为阳性的患者，化疗结束时，化疗结束后第 3、6、9、12 个月时进行超声心动图的检查，随后 5 年内每 6 个月进行一次超声心动图检查。

（2）如果患者在化疗期间 TnI 未升高则在化疗结束时复查超声心动图，如果无左心室功能障碍，则第 3、6、9、12 个月时复查超声心动图，均无异常时以后每年复查一次，如果出现异常则进行治疗。对于接受高剂量蒽环类药物（累积剂量≥ 300mg/m^2）或已经发生心脏毒性药物治疗患者在结束化疗后需要在完成肿瘤治疗疗程后 3 个月、6 个月、12 个月、第 1 年和第 5 年再次行超声心动图评估心功能，而且需要进行长期规律的监测。

如出现疑似心脏毒性即心力衰竭的症状和体征，可通过利钠肽进行初步判定，如利钠肽正常，可排除药物引起的心力衰竭；如利钠肽升高，则进一步通过 LVEF 判定。

（三）评估结论

综合心肌标志物、LVEF 和症状，可将其分为：①亚临床心肌损伤：患者仅有肌钙蛋白升高，无心力衰竭的症状和体征，也无 LVEF 下降；②亚临床心脏毒性，指无症状性 LVEF 下降≥ 10 个点且低于正常值下限（＜ 53%）；③临床心脏毒性，指患者出现症状性心力衰竭伴 LVEF 降低≥ 5 个点且低于正常值下限（＜ 53%）。因此诊断抗肿瘤治疗引起的心脏毒性核心和必要指标是 LVEF 下降，此时可伴或不伴心力衰竭症状和体征。

临床心脏毒性，即对于心功能状态的评估可参考美国纽约心脏病协会（New York Heart Disease Association，NYHA）心功能分级（表 16-1-4）。

表 16-1-4　NYHA 心功能分级

Ⅰ	活动不受限。日常体力活动不引起明显的气促、疲乏或心悸
Ⅱ	活动轻度受限。休息时无症状，日常活动可引起明显的气促、疲乏或心悸
Ⅲ	活动明显受限。休息时可无症状，轻于日常活动即引起显著的气促、疲乏、心悸
Ⅳ	休息时也有症状，任何体力活动均会引起不适。如无须静脉给药，可在室内或床边活动者为Ⅳa 级；不能下床并需静脉给药支持者为Ⅳb 级

要点小结

- ◆ 心脏标志物有助于识别早期亚临床心肌损伤，LVEF 是诊断心脏毒性的必要条件。
- ◆ 对心脏毒性的评估分为治疗前、治疗中和治疗后的动态评估。

【整合决策】

（一）预防和减弱心脏毒性的基本策略

抗肿瘤治疗前应该：①纠正心血管病危险因素如戒烟、戒酒、减重等；②治疗现有心血管疾病，如规范治疗冠心病，良好控制血压、血糖、血脂；③对心脏毒性高风险人群或拟用大剂量蒽环方案的患者，可考虑使用脂质体多柔比星以降低远期风险；④由于循证医学证据尚不充分，不推荐对所有接受蒽环类治疗的患者都应用血管紧张素转化酶抑制剂或血管紧张素Ⅱ受体拮抗剂、β 受体阻滞剂、醛固酮受体拮抗剂、他汀类等，仅在患者同时合并心脑血管疾病时，可选择此类药物应用；⑤存在蒽环类药物禁忌证的患者，考虑应用不含蒽环类药物的方案；⑥经 MDT 讨论认为存在极高风险的患者，可考虑首次诊疗前就开始预防性应用右雷佐生。

抗肿瘤治疗过程中应该：①尽量限制蒽环类

药物累积剂量，如多柔比星超过300mg/m^{2}或表柔比星超过540mg/m^2，则需要预防性应用右雷佐生；②将推注蒽环类药物改为静脉滴注，大剂量蒽环类药物通过延长输注时间方式有助于降低心脏毒性风险；③病情许可情况下规律适量运动。

（二）蒽环类药物心脏毒性分级管理

1. 亚临床心肌损伤：接受蒽环类药物治疗过程中患者出现肌钙蛋白升高（心血管内科医师会诊排除其他原因所致），无须暂缓或终止化疗，可予以依那普利10mg每日一次，服用12个月可预防LVEF下降和心脏重构。部分研究显示，GLS较基线下降超过15%也提示心脏毒性风险增加，但不能作为延缓或终止化疗的标志，目前也不能确定是应当进行药物干预的时机，利钠肽升高亦不能用于指导临床决策。

2. 亚临床心脏毒性为心力衰竭B期，需暂缓化疗，邀请心血管内科医师会诊，谨慎解读结果，予以ACEI和（或）卡维地洛口服；经治疗后LVEF恢复至≥50%后重启蒽环类药物，继续应用ACEI和（或）卡维地洛，考虑提前应用右雷佐生以预防LVEF进一步下降，增加LVEF监测频率；LVEF下降至＜40%则永久终止蒽环类药物化疗；40%＜LVEF＜50%需要根据蒽环类药物疗效、是否存在替代方案、是否因原有心血管疾病恶化所致，经MDT讨论，并与患者协商后决定，如决定重启蒽环方案，需增加LVEF监测频率。

3. 临床心脏毒性为心力衰竭C期，需暂缓化疗，邀请心血管内科医师会诊，分析是否原有心血管疾病进展所致，并按照心力衰竭指南规范治疗。待症状改善后是否永久终止或重启蒽环类药物，需要根据蒽环类药物疗效、是否存在替代方案、是否因原有心血管疾病恶化所致、LVEF是否恢复等因素，经MDT整合诊疗团队讨论，并与患者协商后决定。

（三）抗HER2药物的心脏毒性管理

使用曲妥珠单抗的患者，如LVEF≥50%则开始使用曲妥珠单抗，如＜40%则暂停治疗，每3周复查超声心动图。LVEF在40%～50%时，如果较基线下降未超过10%则继续抗肿瘤治疗，如果超过10%则暂停使用曲妥珠单抗，每3周复查超声心动图，如果LVEF＞45%或是升至40%～50%时可重启曲妥珠单抗，如果仍＜40%则停用曲妥珠单抗。对于使用抗HER2治疗的患者，如果LVEF绝对值下降≥16%或LVEF低于正常且绝对值下降≥10%，建议停用抗HER2治疗并加用ACEI或β受体拮抗剂，停药4周后重新评估心脏功能。若LVEF恢复正常或绝对值下降≤15%，可以在继续应用ACEI或β受体拮抗剂并密切检测LVEF的情况下，恢复曲妥珠单抗的使用。若LVEF绝对值下降≥16%持续8周以上，建议永久停止曲妥珠单抗治疗，改用其他替代方案。如果没有其他替代方案且预估继续治疗获益显著，可以尝试再次应用。

（四）与其他原因引起的呼吸困难或水肿进行鉴别

部分类型肿瘤进展或出现并发症时也可出现呼吸困难、腹胀、水肿等表现，如肺部转移、肺部感染、肺不张、胸腔积液、心包积液、上腔静脉压迫、下肢静脉血栓、低蛋白血症等。需要仔细鉴别上述表现是否由真正的心脏毒性引起，避免做出错误决策。

要点小结

- 在进行抗肿瘤治疗前应纠正心血管病危险因素、改善不良生活方式、规范治疗现有心血管疾病。
- 根据心脏损伤的严重程度进行个体化的毒性管理策略。

【康复随访及复发预防】

对于接受抗肿瘤治疗的患者，应在开始治疗时就告知他们抗肿瘤治疗可能出现的不良反应，包括心血管疾病的风险，根据不同患者的情况给予合理的、个体化的建议。当患者发现自己有心血管疾病的一些早期症状和体征时也应及时告知医生、立即就医。对肿瘤幸存者如何进行心脏功能监测，应在整合考虑患者的年龄、并发疾病、有潜在心脏毒性药物的累积剂量、心脏亚结构接受放疗的体积与剂量、个体的遗传易感性等各种因素的基础上，制订个体化整合治疗方案。

（一）总体目标

早期预防、早期发现，评估风险与获益后尽可能确保患者获得最佳的肿瘤治疗效果，治疗期间及治疗后密切监测心脏功能，及早预防蒽环类药物的心脏毒性，将心脏毒性的发生率降至最低水平，学科间应加强沟通。

（二）随访方式、内容、追踪项目及频率

对于抗肿瘤治疗引起的心力衰竭随访方式与前文中动态评估部分相同。抗 HER2 治疗者应每 3 个月监测一项 LVEF，使用 VEGF 抑制剂者早期进行临床随访，后期每 6 周复查一次超声心动图直至 LVEF 恢复正常，蒽环类药物随访如图 16-1-1 所示。

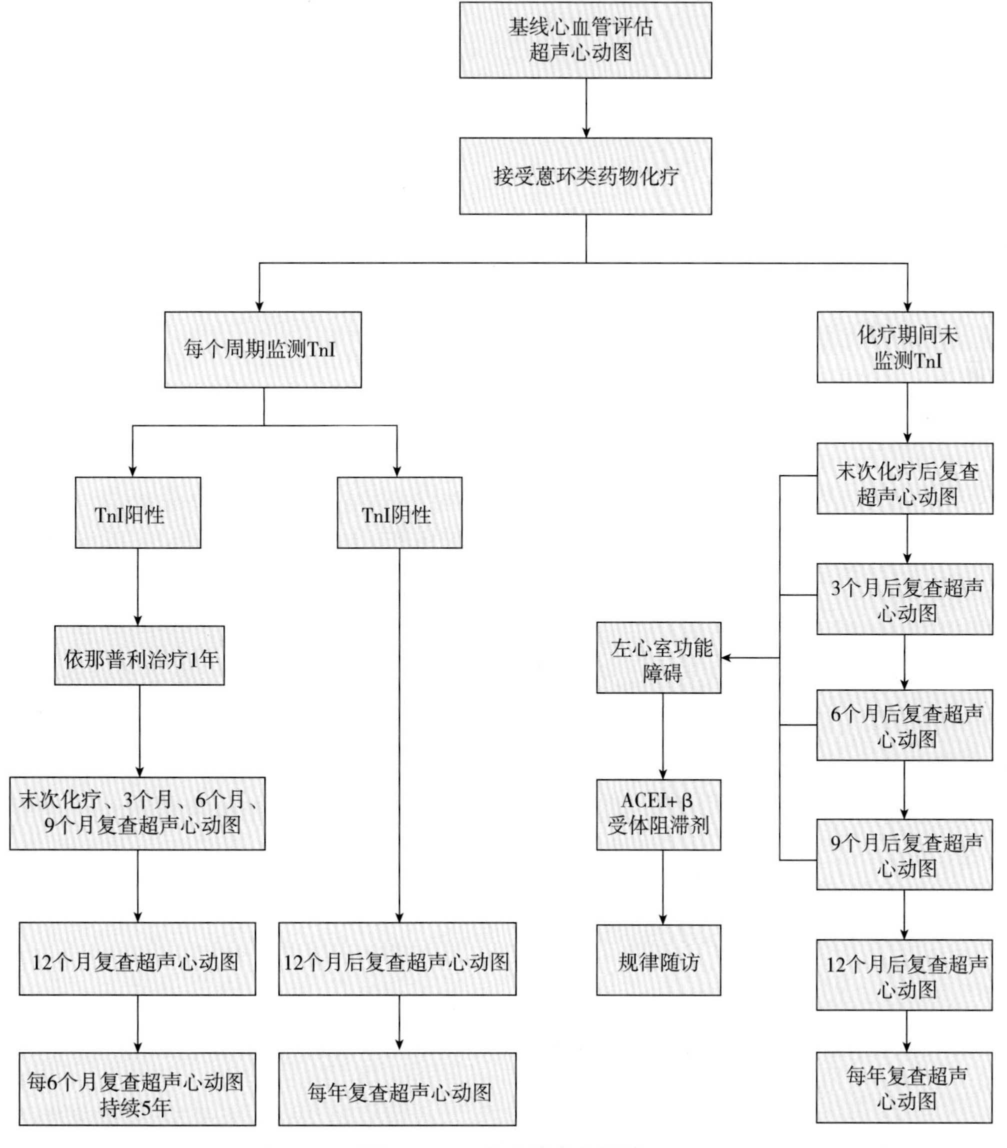

图 16-1-1 蒽环类药物随访

引自：Curigliano G, Cardinale D, Suter T, et al. Cardiovascular toxicity induced by chemotherapy, targeted agents and radiotherapy: ESMO Clinical Practice Guidelines[J]. Ann Oncol, 2012, 23(7): 155-166.

（三）积极预防

对于顺利完成抗肿瘤治疗的幸存者，仍可能在远期出现心血管事件，需要对患者进行健康教育，使之学会自我识别心血管疾病，特别是心力衰竭的早期症状，及时就医。终身进行积极预防，包括改善生活方式如戒烟、戒酒、减重和加强体育锻炼。纠正基础心血管疾病：控制血压、血糖、血脂，纠正基础心血管疾病。

要点小结

- 抗肿瘤治疗心脏毒性需要长期随访，早期发现心血管损伤，及时干预。
- 生活方式调整是不可或缺的方式。

（张志仁）

【典型案例】

蒽环类药物所致顽固性心力衰竭整合性诊疗1例

（一）病例情况介绍

1. 基本情况　患者，女性，22岁，2013年7月6日，患者因“阵发胸闷气短伴乏力5日”入院。患者5日前受凉后出现阵发胸闷、气短，伴乏力，夜间平卧位气短加重，端坐位好转。患者2010年因“急性淋巴细胞白血病（acute lymphoblastic leukemia，ALL）”，给予化疗（诱导+巩固+维持），诱导化疗已达CR，后巩固及维持化疗共3年。因其他医院诊治资料无从查据，患者及其家属仅提供2011年11月14日及以后共6次化疗用药情况。2011年11月14日：MTZ，10mg，第1～3天；Ara-C，100mg，第1～7天。2012年2月10日：DNR，60mg，第1～3天；Ara-C，200mg，第1～7天。2012年5月19日：VP16，100mg，第1～3天；Ara-C，100mg，第1～3天。2012年8月14日：CTX，1200mg，第1天；VCR，2mg，第1天；MTZ，10mg，第1～3天；Ara-C，100mg，第1～7天。2012年12月4日：DNR，60mg，第1～3天；Ara-C，200mg，第1～7天。2013年5月7日：CTX，1200mg，第1天；VCR，2mg，第1天。MTZ，10mg，第1～3天；Ara-C，100mg，第1～7天。

2. 入院查体　一般状态欠佳，神清语利，血压100/60mmHg，脉搏124次/分，体温36.3℃，呼吸18次/分，急性病容，表情痛苦，体位自主；结膜无苍白，皮肤色泽正常、皮温正常；浅表淋巴结未触及肿大；颈部对称，气管居中，双侧甲状腺未触及肿大；胸廓对称无畸形，双肺呼吸音清，未闻及干、湿啰音，心律齐，心界向左下扩大，未闻及病理性杂音及额外心音；腹软，全腹无压痛及反跳痛，肌紧张（-），肝脾肋下未触及，未触及包块，双下肢无水肿，两侧桡动脉搏动正常，两侧足背动脉搏动正常。

3. 辅助检查　心电图：窦性心动过速，ST-T改变。超声心动图：全心增大，左心为主，室壁运动弥漫性减低，前壁为著，EF 25%。实验室检查：TnI 0.108ng/ml，NT-proBNP 9155pg/ml，血清K^+ 2.96mmol/L，WBC 10.60×10^9/L，NEU 7.56×10^9/L。

4. 诊断　蒽环类药物所致心肌病，心律失常，窦性心动过速，心力衰竭C期，心功能Ⅲ级，电解质紊乱，低钾血症。

（二）整合性诊治过程

1. 此次治疗过程　纠正心力衰竭治疗：吸氧、监护、强心、利尿、扩血管、改善循环、抗炎、纠正电解质紊乱等，症状缓解后给予β受体阻滞剂、ACEI、螺内酯长期治疗，经过积极治疗后患者症状好转出院。

2. 后续病情变化　患者反复因为心力衰竭入院，2013年7月至2016年1月，共住院13次。化验显示NT-proBNP持续高于正常水平，超声心动图示左心增大，EF波动于25%～40%。患者家属也曾在本院并走访国内多家医院，积极寻求过心脏移植治疗。心外科医生意见：结合患者的病史及目前的状态，不适宜行心脏移植手术治疗。直至2015年患者病情逐渐加重，每次入院间隔时间逐渐缩短，进展为心力衰竭 D 期，顽固性心力衰竭。2016 年 1 月 8 日，患者再次因心力衰竭入院治疗。患者近一日出现胸闷、气短伴乏力、咳嗽、咳痰、头晕，食欲差，夜间不能平卧，病程中饮食、睡眠差，大便正常，小便量少。查体：一般状态差，神清语利，血压 90/60mmHg，脉搏 94 次 / 分，体温 36.6℃，呼吸 24 次 / 分，急性病容，表情痛苦，口唇发绀，双肺可闻及湿啰音，心界扩大，心律齐，未闻及病理性杂音及额外心音，腹软，肝脾肋下未触及，双下肢无水肿。2016 年 1 月 8 日 22:10 患者突然意识丧失，心电监护出现室性逸搏，2016 年 1 月 9 日 00:45，患者临床死亡。

（三）案例处理体会

本病例是典型的蒽环类药物引起心脏毒性导致严重后果的病例，因早期病历数据不全面，因此无法计算患者用药的累积剂量。既往临床诊疗过程中对于抗肿瘤引起的心脏疾病并无认识，在治疗的过程中未对患者进行心肌损伤标志物和超声心动图的监测，发病即为心力衰竭 C 期，病情无法逆转到临床死亡。

（张志仁）

参考文献

中国临床肿瘤学会 ,2018. 乳腺癌诊疗指南 (2018.V1).

Advani PP, Ballman KV, Dockter TJ, et al, 2016. Long-term cardiac safety analysis of NCCTG N9831 (alliance) adjuvant trastuzumab trial. J Clin Oncol, 34(6): 581-587.

Armenian SH, Lacchetti C, Lenihan D, 2017. Prevention and monitoring of cardiac dysfunction in survivors of adult cancers: American society of clinical oncology clinical practice guideline summary. J Oncol Prac, 13(4): 270-275.

Cardinale D, Ciceri F, Latini R, et al, 2018.Anthracycline-induced cardiotoxicity:A multicenter randomised trial comparing two strategies for guiding prevention with enalapril:The International CardioOncology Society-one trial.ICOS-ONE Study Investigators.Eur J Cancer, 94:126-137.

Cardinale D, Colombo A, Bacchiani G, et al, 2015. Early detection of anthracycline cardiotoxicity and improvement with heart failure therapy. Circulation, 131(22): 1981-1988.

Curigliano G, Cardinale D, Suter T, et al, 2012. Cardiovascular toxicity induced by chemotherapy, targeted agents and radiotherapy: ESMO Clinical Practice Guidelines. Ann Oncol, 23: 155-166.

Dang CT, Yu AF, Jones LW, et al, 2016. Cardiac surveillance guidelines for trastuzumab-containing therapy in early-stage breast cancer: getting to the heart of the matter. J Clin Oncol, 34(10): 1030-1033.

de Azambuja E, Procter MJ, van Veldhuisen DJ, et al, 2014. Trastuzumab-associated cardiac events at 8 years of Median follow-up in the herceptin adjuvant trial (BIG 1-01). J Clin Oncol, 32(20): 2159-2165.

Denduluri N, Somerfield MR, Wolff AC, 2016. Selection of optimal adjuvant chemotherapy regimens for early breast cancer and adjuvant targeted therapy for HER2-positive breast cancers: an American society of clinical oncology guideline adaptation of the cancer care Ontario clinical practice guideline summary. J Oncol Pract, 12(5): 485-488.

Długosz-Danecka M, Gruszka AM, Szmit S, et al, 2018. Primary cardioprotection reduces mortality in lymphoma patients with increased risk of anthracycline cardiotoxicity, treated by R-CHOP regimen. Chemotherapy, 63(4): 238-245.

Gulati G, Heck SL, Ree AH, et al, 2016. Prevention of cardiac dysfunction during adjuvant breast cancer therapy (PRADA): a 2 × 2 factorial, randomized, placebo-controlled, double-blind clinical trial of candesartan and metoprolol. Eur Heart J, 37(21): 1671-1680.

Heck SL, Gulati G, Hoffmann P, et al, 2018. Effect of candesartan and metoprolol on myocardial tissue composition during anthracycline treatment: the PRADA trial. Eur Heart J Cardiovasc Imaging, 19(5): 544-552.

Huang P, Dai SJ, Ye ZM, et al, 2017. Long-term tolerance and cardiac function in breast cancer patients receiving trastuzumab therapy. Oncotarget, 8(2): 2069-2075.

Huang S, Zhao Q, Yang ZG, et al, 2019. Protective role of beta-blockers in chemotherapy-induced cardiotoxicity: a systematic review and meta-analysis of carvedilol. Heart Fail Rev, 24(3): 325-333.

Janbabai G, Nabati M, Faghihinia M, et al, 2017. Effect of enalapril on preventing anthracycline-induced cardiomyopathy. Cardiovasc Toxicol, 17(2): 130-139.

Mokuyasu S, Suzuki Y, Kawahara E, et al, 2015. High-sensitivity cardiac troponin I detection for 2 types of drug-induced cardiotoxicity in patients with breast cancer. Breast Cancer (Tokyo, Japan), 22(6): 563-569.

Pituskin E, MacKey JR, Koshman S, et al, 2016.Abstract PD5-03: Prophylactic beta blockade preserves left ventricular ejection fraction in HER2-overexpresssing breast cancer patients receiving trastuzumab: Primary results of the MANTICORE randomized controlled trial// Poster Discussion Abstracts. Am Association for Cancer Research, 76(4Supplement): PD5-03-PD5-03.

Ponikowski P, Voors AA, Anker SD, et al, 2016.2016 ESC Guidelines for the diagnosis and treatment of acute and chronic heart failure:The Task Force for the diagnosis and treatment of acute and chronic heart failure of the European Society of Cardiology(ESC)Developed with the special contribution of the Heart Failure Association (HFA) of the ESC.Eur Heart J, 37(27): 2129-2200.

Slamon D, Eiermann W, Robert N, et al, 2010.Phase III randomized trial comparing doxorubicin and cyclophosphamide followed by docetaxel (AC → T) with doxorubicin and cyclophosphamide followed by docetaxel and trastuzumab (AC → TH) with docetaxel, carboplatin and trastuzumab (TCH) in Her2neu positive early breast cancer patients: BCIRG 006 study//General Session Abstracts. American Association for Cancer Research,69(24 Supplement) : 62.

Thompson KA, 2015. Early increases in multiple biomarkers predict subsequent cardiotoxicity in patients with breast cancer treated with doxorubicin, taxanes, and trastuzumab. Breast Diseases: A Year Book Quarterly, 26(3): 257-259.

Trippett TM, Schwartz CL, Guillerman RP, et al, 2015.Ifosfamide and vinorelbine is an effective reinduction regimen in children with refractory/ relapsed Hodgkin lymphoma, AHOD00P1:a children’s oncology group report.Pediatr Blood Cancer, 62(1): 60-64.

van Nimwegen FA, Schaapveld M, Janus CPM, et al, 2015. Cardiovascular disease after Hodgkin lymphoma treatment. JAMA Intern Med, 175(6): 1007.

Virani SA, Dent S, Brezden-Masley C, et al, 2016. Canadian cardiovascular society guidelines for evaluation and management of cardiovascular complications of cancer therapy. Can J Cardiol, 32(7): 831-841.

Wang XX, Chen YJ, Hageman L, et al, 2019. Risk prediction of anthracycline-related cardiomyopathy (AC) in childhood cancer survivors (CCS): a COG-ALTE03N1 and CCSS report. J Clin Oncol, 37(15_suppl): 10015.

Yancy CW, Jessup M, Bozkurt B, et al, 2016. Correction to: 2016 ACC/AHA/HFSA focused update on new pharmacological therapy for heart failure: an update of the 2013 ACCF/AHA guideline for the management of heart failure: a report of the American college of cardiology foundation/American heart association task force on clinical practice guidelines and the heart failure society of America. Circulation, 134(13): e298.

Zamorano JL, Lancellotti P, Rodriguez Muñoz D, et al, 2016.2016 ESC Position Paper on cancer treatments and cardiovascular toxicity developed under the auspices of the ESC Committee for Practice Guidelines. Eur Heart J, 37(36): 2768-2801.

第二节　恶性肿瘤与静脉血栓栓塞症

• 发病情况及诊治研究现状概述

静脉血栓栓塞症（venous thromboembolism，VTE）包括深静脉血栓形成（deep venous thrombosis，DVT）和肺动脉血栓栓塞症（pulmonary thrombosis embolism，PTE）。恶性肿瘤患者合并VTE又称为肿瘤相关性静脉血栓栓塞症（tumor-associated venous thromboembolism，TAVTE）。

肿瘤患者为VTE发生的高危人群，发病率为4%～20%。流行病学研究显示，在首次发生VTE的病例中20%～30%和肿瘤相关，而肿瘤患者VTE的发生率比非肿瘤患者高4～7倍，接受手术的肿瘤患者术后VTE发生风险仅次于关节置换术患者。在美国1979～1999年住院的患者中，肿瘤患者的VTE发生率逐年升高，且均明显高于非肿瘤患者，不同肿瘤VTE的发生率也不同，其中胰腺癌VTE比例可高达4.3%。一项关于丹麦肿瘤患者的研究中，肿瘤合并VTE者第一年存活率仅12%，肿瘤不伴VTE者第一年存活率为36%。肿瘤合并VTE者死亡率是不伴VTE者的2倍。因而VTE是肿瘤的常见并发症，同时也是导致肿瘤患者死亡的重要原因。

虽然有效药物预防可以明显降低TAVTE发生率，但临床实践中肿瘤患者接受药物预防的比例却很低。TAVTE的治疗药物有普通肝素（unfractionated heparin，UHF）、低分子肝素（low molecular weight heparin，LMWH）、磺达肝癸钠、华法林和非维生素K拮抗剂口服抗凝药（non-vitamin K antagonist oral anticoagulants，NOAC）。

• 相关诊疗规范、指南和共识

- 肿瘤相关静脉血栓栓塞症预防与治疗指南（2019版），中国临床肿瘤学会肿瘤与血栓专家委员会
- 肺血栓栓塞症诊治与预防指南（2018版），中华医学会呼吸病学分会肺栓塞与肺血管病学组
- NCCN肿瘤临床实践指南：癌症相关性静脉血栓栓塞性疾病（2020.V1），美国国家综合癌症网络
- 深静脉血栓形成的诊断和治疗指南（第三版），中华医学会外科学分会血管外科学组

【全面检查】

（一）病史特点

1. 危险因素

（1）恶性肿瘤相关因素：原发肿瘤部位是TAVTE的独立危险因素，胰腺癌、胃癌及颅内肿瘤发生VTE的风险较高，肺癌、生殖系统肿瘤及肾细胞癌VTE发病率次之，而乳腺癌及前列腺癌

合并 VTE 的发病率较低。同时恶性肿瘤患者静脉血栓形成的风险与肿瘤分期密切相关，在Ⅰ、Ⅱ、Ⅲ、Ⅳ期肿瘤患者中调整相对危险度分别为 2.9、2.9、7.5 和 17.1，但并不是静脉血栓形成的独立危险因素，也可能与恶性肿瘤晚期患者一般状况较差及活动受限有关。恶性肿瘤初步诊断后的最初 3 个月内静脉血栓的发生率最高，3 ～ 12 个月发病率稍有降低。

（2）患者相关因素：Khorana 等通过对住院患者的静脉血栓形成的危险因素、频率及趋势的回顾性研究发现，年龄＞ 65 岁是静脉血栓形成的独立危险因素，而 BMI ≥ 35 是 TAVTE 的风险预测因素。目前为止，并未有研究证实恶性肿瘤患者深静脉血栓形成的风险与性别、种族有关，但在不同的恶性肿瘤中可能也有所差异。

VTE 有近 60% 由遗传因素控制，遗传因素决定不同个体对血栓形成的易感性不同，而且这种易感性终身存在，在某种诱发因素下导致血栓形成。具有 VTE 病史的恶性肿瘤患者比无 VTE 病史患者的 VTE 风险高 6 ～ 7 倍。

（3）治疗相关因素：接受化疗的恶性肿瘤患者血栓形成的风险升高 6.5 倍，无论贝伐珠单抗的剂量高低均增加血栓形成的风险，且因肿瘤类型不同而风险不同。接受沙利度胺治疗的肿瘤患者静脉血栓发病率高达 27%。多种化疗药物（如环磷酰胺、甲氨蝶呤、丝裂霉素）可导致血管壁急性损伤、血管内皮非急性损伤、自然凝血抑制物减少（如蛋白 S、蛋白 C 及抗凝血酶Ⅲ）及血小板活化。

术中创伤会导致血小板凝聚能力增强，纤维蛋白溶解能力下降，血液处于高凝状态；麻醉药物可使周围静脉扩张，血流缓慢；术后卧床会导致深静脉回流不畅，以上多种因素导致手术均会增加肿瘤患者 VTE 的风险概率明显增加。约有 40% 的术后静脉血栓形成发生在 21 天以后，而恶性肿瘤患者术后 90 天静脉血栓形成的风险至少是非肿瘤患者的 2 倍。

经外周静脉置入中心静脉导管（peripherally inserted central catheters，PICC）合并静脉血栓发生率为 35% ～ 60%，绝大多数的血栓发生在置管后 14 天内，其中乳腺癌患者 PICC 血栓的发生率最高，导管类型、静脉选择及导管尖端位置被认为是 PICC 相关血栓的危险因素。

2. 临床表现　DVT 的临床表现和血栓形成部位及静脉阻塞程度有关，可以无任何症状，也可为患肢的突然肿胀、疼痛、跛行，较重的患者临床表现为下肢极度肿胀、剧痛，甚至可出现休克。

PTE 的临床表现缺乏特异性，可以无任何临床症状，也可表现为猝死，典型临床症状包括胸痛、咯血、呼吸困难三联征，但比较少见，可能有以下症状之一或多个症状组合，如呼吸困难、胸痛、咳嗽、晕厥、咯血、心悸、烦躁不安、惊恐甚至濒死感。

（二）体检发现

1.DVT　患肢呈凹陷性水肿、软组织张力增高、皮肤温度增高，小腿后侧、大腿内侧、股三角区和患侧髂窝有压痛，发病 1 ～ 2 周后患肢可出现浅静脉显露或扩张。血栓位于小腿肌肉静脉丛时，可表现出 Homans 征（患肢伸直且足被动背屈引起小腿后侧肌群疼痛）和 Neuhof 征（压迫小腿后侧肌群引起局部疼痛）阳性。较重的患者可以表现出股青肿，皮肤发亮呈青紫色、皮温低伴有水疱，足背动脉搏动消失，全身反应强烈，体温升高。

2.PTE　体征同样缺乏特异性，可能有以下表现如呼吸增快、心率增快、发绀、发热（＞ 38.5℃）、颈静脉充盈或搏动、胸腔积液体征、肺部可闻及哮鸣音或细湿啰音，肺动脉瓣区第二心音亢进或分裂、低血压甚至休克。

（三）实验室检查

1.D- 二聚体　是交联纤维蛋白在纤溶系统作用下产生的可溶性降解产物，为特异性继发性纤溶标志物，血栓形成时因血栓纤维蛋白溶解导致 D- 二聚体浓度升高。阴性可以排除深静脉血栓和肺栓塞，但阳性预测价值较低，不能用来确诊 VTE。D- 二聚体一般采用酶联免疫吸附法测定，界值通常设为 500μg/L，诊断特异性与年龄有关，按照年龄调整诊断界值可以提高诊断的准确性。

2.FDP　D- 二聚体在阴性排除上应用价值非常高，但由于其作为免疫反应存在一定的假阳性，对临床造成一定程度的误导。由于 FDP 包含 D-二聚体，可以通过 D-二聚体与 FDP 的联合应用，排除一部分 D-二聚体的假阳性，一般两者同步增高，当出现 D-二聚体≥ FDP 时，大部分情况为 D-二聚体假阳性。

3. 肌钙蛋白　包括肌钙蛋白 T 或肌钙蛋白 I，是反映心肌损伤的标志物，可以正常或轻度升高，与 PTE 面积有关，肌钙蛋白升高的患者死亡风险增加，因而是危险分层的重要指标。

4.BNP 或 NT-proBNP　与心室扩张或压力增加有关，在小面积肺栓塞可以正常，大面积肺栓塞时升高，其升高和死亡风险增加有关，同样是危险分层的重要指标。

5. 动脉血气　急性肺栓塞时最常见的改变为低氧血症、低碳酸血症及肺泡 - 动脉血氧分压差增大，但部分患者的血气分析结果也可正常。

（四）影像学检查

1. 血管超声　可以直接观察到血栓部位、血管阻塞情况，有利于明确诊断，是诊断 DVT 最简便的方法。

2. 心电图　最常见的改变是窦性心动过速，对大部分患者不具有特异性，当肺动脉和右心压力升高时，典型表现是 $S_{Ⅰ}Q_{Ⅲ}T_{Ⅲ}$ 综合征，V_1 ～ V_2 甚至 V_4 的 ST 段异常和 T 波倒置，完全或不完全性右束支传导阻滞、肺型 P 波、电轴右偏及顺钟向转位等。

3. 超声心动图　超声变化取决于肺栓塞面积，严重 PTE 患者，可发现右心室功能障碍的一些表现。检查符合下述两项指标时即可诊断右心室功能障碍：

（1）右心室扩张。

（2）右心室壁运动减低。

（3）吸气时下腔静脉不萎陷。

（4）三尖瓣反流压差＞ 30mmHg。若在右心房或右心室发现血栓，同时患者临床表现符合 PTE，即可做出诊断。超声检查偶可因发现肺动脉近端的血栓而确诊。

4. 肺动脉 CTA　是目前 PTE 最常用和最重要的确诊方法，能直接发现段以上肺动脉内血栓。PTE 的直接征象有肺动脉内的低密度充盈缺损，部分或完全包围在不透光的血流之间（轨道征），或者呈完全充盈缺损，远端血管不显影；间接征象有肺野楔形密度增高影，条状高密度区或盘状肺不张，中心肺动脉扩张及远端血管分支减少或消失。

要点小结

- 肿瘤患者具有多个 VTE 危险因素，是 VTE 的高危人群。
- TAVTE 的症状和体征变异性大，可能缺乏典型表现。
- D-二聚体是 TAVTE 排除诊断工具，肺动脉 CTA 是 PTE 首选的诊断方法。

【整合评估】

（一）评估主体

MDT 整合诊疗团队的学科组成包括心内科、呼吸科、肿瘤科、影像科等。人员组成及资质：肿瘤内外科、心内科或血管外科、超声科、磁共振室，其他专业医师若干名（根据 MDT 需要加入），所有参与 MDT 讨论的医师应具有副高级以上职称，有独立诊断和治疗能力，并有一定学识和学术水平。

（二）DVT 的诊断和分期评估

1. DVT 的临床可能性评估：应用 Wells 评分（表 16-2-1）。

表 16-2-1　Wells 评分表

病史及临床表现	评分
肿瘤	1
瘫痪或近期下肢石膏固定	1
近期卧床＞ 3 天或近 12 周内大手术	1
沿深静脉走行的局部压痛	1
全下肢水肿	1
与健侧相比，肿胀小腿周径长＞ 3cm	1
既往有下肢深静脉血栓形成病史	1
凹陷性水肿（症状侧下肢）	1
有浅静脉的侧支循环（非静脉曲张）	1
类似或与下肢深静脉血栓形成相近的诊断	-2

临床可能性：低度≤0；中度1～2分；高度≥3分。若双侧下肢均有症状，以症状严重的一侧为准［引自《深静脉血栓形成的诊断和治疗指南》（第三版）. 中华医学会外科学分会血管外科学组］。

2. DVT的诊断流程：根据Wells评分表可能性评分，行血D-二聚体检测或超声检查明确下一步诊治，具体诊断流程见图16-2-1。

3. 根据DVT的发病时间可以将其分为急性期（发病14天以内）、亚急性期（发病15～30天）、慢性期（发病30天以后），早期DVT是指急性期和亚急性期的DVT。

（三）PTE诊断和危险分层评估

1.PTE评估和诊断流程　对于临床上怀疑PTE的患者，可以使用简化Wells评分表（表16-2-2）或修订版Geneva评分表（表16-2-3）进行PTE可能性评估，有助于提高PTE诊断的准确性。

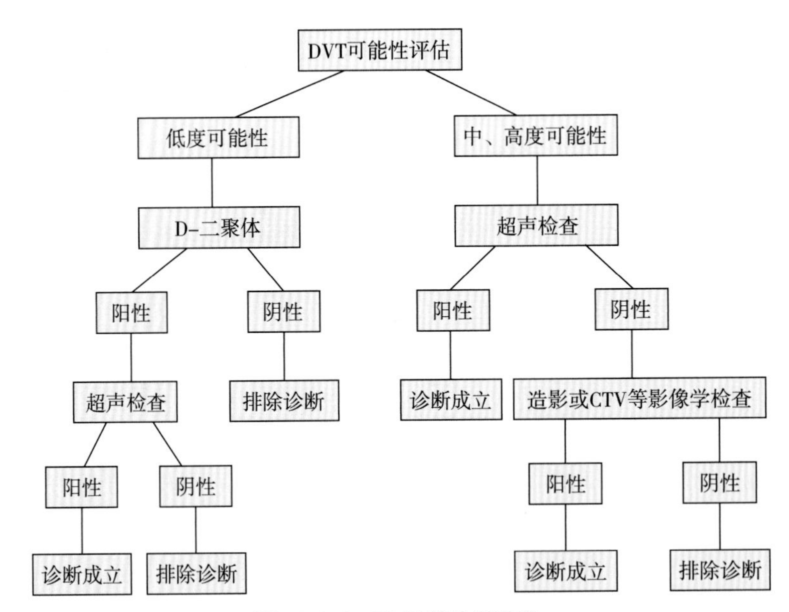

图16-2-1　DVT的诊断流程

引自：《深静脉血栓形成的诊断和治疗指南》（第三版）. 中华医学会外科学分会血管外科学组

表16-2-2　简化Wells评分表

项目	分值
既往肺栓塞或DVT病史	1
心率≥100次/分	1
过去4周内有手术或制动病史	1
咯血	1
肿瘤活动期	1
DVT临床表现	1
其他鉴别诊断的可能性＜肺栓塞	1

临床可能性：低度可能0～1分；高度可能≥2分。

表16-2-3　修订版Geneva评分表

项目	分值
既往肺栓塞或DVT病史	1
心率	
75～94次/分	1
≥95次/分	2
过去1个月内手术史或骨折	1
咯血	1
肿瘤活动期	1
单侧下肢痛	1
下肢深静脉触痛和单侧肿胀	1
年龄＞65岁	1

低度可能0～1分；中度可能2～4分；高度可能≥5分。

目前急性PTE的诊断与处理主要基于疑诊(应用上述 2 个评分表，联合 D- 二聚体检测进一步筛查。对于临床评估低度可能的患者如 D- 二聚体阴性可排除诊断，阳性者建议行确诊检查；对于临床评估高度可能患者建议直接行确诊检查）、确诊（疑诊 PTE 的患者根据是否合并血流动力学障碍采取不同诊断策略，如图 16-2-2、图 16-2-3 所示）、求因、危险分层（对于确诊的急性 PTE 患者进行危险分层）的策略。

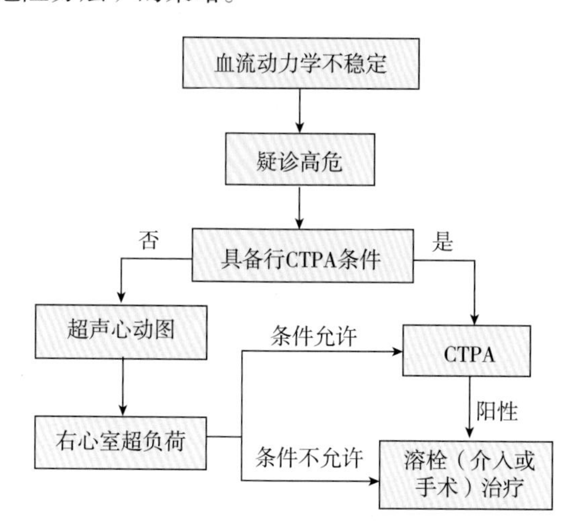

图 16-2-2　高危肺栓塞诊断流程

引自：《肺血栓栓塞症诊治与预防指南》（2018 版）. 中华医学会呼吸病学分会肺栓塞与肺血管病学组

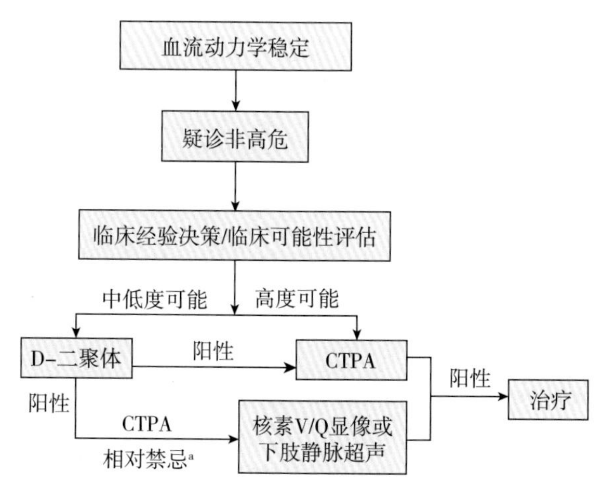

图 16-2-3　非高危肺栓塞诊断流程

CTPA 为 CT 肺动脉造影；V/Q 为肺通气 / 灌注；a 为碘剂过敏者、肾功能不全者、孕妇

引自：《肺血栓栓塞症诊治与预防指南》（2018 版）. 中华医学会呼吸病学分会肺栓塞与肺血管病学组

2. 确诊后危险分层

（1）低危：是指患者血流动力学稳定（无低血压或休克），也无右心功能不全证据（既无右心室功能不全的临床表现，也无右心室功能障碍的影像学表现），同时利钠肽和肌钙蛋白均在正常范围内。

（2）中低危：血流动力学稳定，右心功能不全或者心肌损伤两者仅存其一。

（3）中高危：血流动力学稳定，右心功能不全和心肌损伤两者同时存在。

（4）高危：临床上以休克和低血压为主要表现，即体循环动脉收缩压＜ 90mmHg 或较基础值下降幅度≥ 40mmHg，持续 15min 以上，患者病情变化快，预后差，需积极救治。

要点小结

- VTE 的诊断首先使用可能性评估工具，根据评估结果依据诊断流程图指导下一步诊疗。
- 确诊 PTE 后需要依据临床表现、影像学改变和心肌损伤标志物综合进行危险分层。

【整合决策】

（一）DVT 的治疗

1.DVT 的微创介入治疗　DVT 的微创介入治疗手段有：①导管接触性溶栓（catheter directed thrombolysis, CDT），将溶栓导管置入静脉血栓内，使溶栓药物直接作用于血栓，对于急性期 DVT 有效。②手术取栓，是清除血栓的有效治疗手段，可以迅速清除静脉阻塞。通常使用 Fogarty 导管经股静脉用挤压驱栓或顺行取栓清除髂静脉或股腘静脉血栓。③经皮机械性血栓清除术(percutaneous mechanical thrombectomy，PMT)，采用旋转涡轮或流体动力的原理打碎或抽吸血栓，迅速清除静脉血栓，解除静脉阻塞。

对于急性期中央型或混合型 DVT，全身状态较好，预期生存时间超过一年，出血风险较小的患者，可首选 CDT。出现股青肿时，应立即行手术取栓或 PMT、CDT 等手段。对于病史 7 天以内的中央型或混合型 DVT 患者，全身状态较好，无重要器官功能障碍，也可行手术取栓治疗。

2.DVT 的内科治疗

（1）抗凝治疗：抗凝是 DVT 的基础方案和核心方案，可以抑制血栓进展、有利于血栓自溶和管腔再通。抗凝治疗前应测定基础活化部分凝血酶时间（APTT）、凝血酶原时间（PT）及血常规（含血小板计数、血红蛋白），排除抗凝禁忌证。常用抗凝药物有肝素类（UHF、LMWH）、磺达肝癸钠、华法林、NOAC（直接凝血酶抑制剂、Xa 因子抑制剂）等。

1）肝素类：UHF 常采用负荷剂量静脉注射后，持续静脉给药，使用时必须监测 APTT，以确保达到有效治疗剂量。UHF 可引起血小板减少症（heparin-induced thrombocytopenia，HIT）。LMWH 使用时无须监测，且 HIT 发生率低于 UHF（1% vs. 5%），除特殊情况外（如严重肾功能不全）临床上已经基本替代 UHF。常用剂量为依诺肝素 1mg/kg，每 12h 一次皮下注射，严重肾功能不全者禁用。

2）磺达肝癸钠：是一种人工合成的戊糖，选择性抑制凝血因子Ⅹa，结合于抗凝血酶Ⅲ（antithrombin Ⅲ，AT Ⅲ）后活性明显上升，对凝血因子Ⅹa 的抑制速率增加约 300 倍。对于严重肝肾功能不全、体重偏轻的患者及年龄＞ 75 岁的患者，不推荐使用磺达肝癸钠。

3）华法林：是双香豆素的衍生物，能够抑制肝脏生成活化型维生素 K 依赖性凝血因子。华法林不单独用于 DVT 的急性期治疗，常与 LMWH 或 UFH 同时使用数日，直至国际标准化比值（international normalized ratio，INR）达到 2 ～ 3 后，停用肝素类药物，维持华法林治疗。长期使用时必须监测 INR，根据结果调整华法林剂量，避免抗凝不足或药物过量。华法林的抗凝效果受多种食物和药物的相互影响，特别是和部分抗癌药物存在相互作用，可以增强其抗凝活性，增加出血风险，使用时需加以注意。

4）NOAC：利伐沙班、阿哌沙班等，利伐沙班是口服Ⅹa 因子抑制剂，该药物 33% 经肾代谢，轻中度肾功能不全患者可以使用，其优点是治疗窗宽，无须监测凝血常规，在 NCCN、ASCO、CSCO 和 ISTH 等相关指南中推荐利伐沙班作为肿瘤合并 VTE 单药治疗方案之一，从急性期即可开始使用。利伐沙班的治疗推荐剂量是前 3 周 15mg，每日 2 次，之后 20mg，每日 1 次，维持治疗 3 ～ 6 个月。

（2）溶栓治疗：可迅速溶解部分或全部血栓。溶栓适应证：急性近端 DVT（髂、股、腘静脉）；全身状况好；预期生命＞ 1 年和低出血并发症的危险。溶栓（局部或全身给药）绝对禁忌证：结构性颅内疾病、出血性脑卒中病史、3 个月内缺血性脑卒中、活动性出血、近期脑或脊髓手术、近期头部骨折性外伤或头部损伤、出血倾向（自发性出血）。相对的溶栓禁忌证：年龄＞ 75 岁、收缩压＞ 180 mmHg、舒张压＞ 110 mmHg、近期无颅内出血、近期侵入性操作、近期手术、3 个月或以上缺血性脑卒中、口服抗凝药物（如华法林）、创伤性心肺复苏、心包炎或心包积液、糖尿病视网膜病变、妊娠。最常用的溶栓药物是尿激酶（UK），优点是起效快、效果好、过敏反应少。一般首剂 4000U/kg，30min 内静脉注射，继以 60 万～ 120 万 U/kg 维持 72 ～ 96h，必要时可延长至 5 ～ 7 天。

3. 下腔静脉滤器　滤器置入并不能治疗 DVT，仅可以预防和减少 DVT 患者发生 PE。滤器置入的适应证为存在抗凝禁忌证或出现抗凝并发症，或在充分抗凝治疗的情况下仍发生 PE 的患者。临床首选可回收滤器或者临时滤器，待发生 PE 的风险解除后再将滤器取出。

（二）PTE 的治疗

PTE 的治疗应根据患者的危险分层、是否存在抗凝及溶栓禁忌、医院的救治能力等综合考虑，做出个体化决策。高危 PTE 患者，应该尽快进行再灌注治疗，如静脉溶栓或导管抽吸血栓或血栓摘除术等，中低危患者则选择抗凝治疗，中高危患者首选抗凝治疗，如病情恶化则转为溶栓治疗。

1. 内科治疗　抗凝治疗仍然是治疗 PTE 的基础方案和核心方案，具体药物及用法用量同上述 DVT 治疗没有差别。

溶栓治疗能够快速溶解深静脉和肺动脉血栓，降低高危 PTE 患者死亡率，PTE 的溶栓时间窗一般为 14 天内。可以选择尿激酶、链激酶或 rt-PA，其中 rt-PA 50mg 持续静脉滴注 2h，溶栓效果不亚于国外推荐的 100mg，而安全性更好。溶栓后每隔 2 ～ 4h 监测一次 APTT，当其水平降至正常值 2 倍以内时，可启动规范的抗凝治疗。

2. 介入及外科治疗　无论介入治疗还是外科治疗都不是治疗 PTE 的常用方法，介入治疗使用肺动脉导管碎解和抽吸血栓，也可以同时进行局部溶栓，需要在较高的技术和条件下实施；而肺动脉血栓摘除术，仅适用于经内科治疗或导管介入治疗无效的急性高危 PTE，对技术、经验和条件要求更高。

3. 下腔静脉滤器　滤器置入并不能治疗 PTE，适应证和滤器选择与 DVT 相同。

要点小结

- VTE 治疗需要全方位评估，根据抗凝禁忌、血栓负荷、危险分层等，综合个体化选择治疗方案。
- 抗凝治疗是 VTE 治疗的基础方案和核心方案，下腔静脉滤器不是 VTE 的常规治疗手段。

【康复随访及复发预防】

（一）总体目标

通过定期随访和个体化调整肿瘤合并 VTE 患者的抗凝方案，达到挽救生命、减少复发、避免并发症、延长生存期的目的。

（二）严密随访

VTE 患者出院后每个月需进行一次随访，评估用药依从性，是否出现血栓复发或抗凝并发症，服用华法林者需监测 INR，DVT 患者可以每个月复查血管超声，PTE 患者 3 个月时复查肺动脉 CTA。同时注意询问患者是否更换抗癌药物，判断新应用的抗癌药物与抗凝药物之间是否有药物相互作用以便及时调整方案。

（三）常见问题处理

1.VTE 复发的处理　需要：①确认患者用药的依从性；②排除肝素诱导的血小板减少症、抗磷脂抗体综合征等。如原来使用 VKA 和 NOAC，可改为 LMWH；原来使用低剂量的 LMWH，可增加剂量（原剂量 1.2 ～ 1.3 倍）或者改为按体重调整的治疗剂量；仍无改善的患者，应考虑抗 Xa 因子活性测定以便于进一步调整 LMWH 剂量；有抗凝禁忌的患者置入下腔静脉滤器；已经置入下腔静脉滤器但抗凝禁忌消失的患者需要恢复抗凝治疗。

2. 合并血小板减少　TAVTE 患者合并血小板减少并不少见，因多种化疗药物可以导致骨髓抑制，对这类患者也需排除肝素诱导的血小板减少症。分析血小板减少的原因、严重程度、预计持续时间、可逆性及其他出血危险因素，结合 VTE 病程，可按表 16-2-4 做出管理。

表 16-2-4　合并血小板减少 TAVTE 患者的抗凝管理

VTE 病程	血小板数量	处理策略
＜1 个月，1 ～ 3 个月，＞3 个月	≥ 50 × 10^9/L	无须输注血小板，使用治疗剂量的依诺肝素抗凝
＜1 个月	＜ 50 × 10^9/L	输注血小板维持其≥ 50 × 10^9/L，使用治疗剂量的依诺肝素抗凝
＞1 个月	（25 ～ 50）× 10^9/L	使用 50% 治疗剂量或预防剂量的依诺肝素
	＜ 25 × 10^9/L	中断抗凝治疗，血小板回升后继续抗凝

3. 合并出血　评估出血严重程度和可逆性，轻微出血（鼻出血、牙龈出血）严密观察下继续抗凝；对于大出血或威胁生命的出血，需要停用抗凝药，必要时输血及外科干预止血，仍处于急性和亚急性阶段的 VTE 患者置入下腔静脉滤器；充分止血后，取出可回收滤器，启动或恢复抗凝治疗。

（四）抗凝时长

理想抗凝疗程仍未确定，应该根据患者的肿瘤病情、出血与血栓复发风险，综合分析，做出个体化决策，并定期重新评估。

新的指南倾向低出血风险且肿瘤未治愈的 TAVTE 患者无限期抗凝，如 NCCN 指南推荐抗凝疗程至少 3 个月，近端 DVT 或 PE 患者及晚期或转移癌症患者建议 6 个月，对于非导管相关的 VTE，如癌症处于活动状态、治疗中或复发的危险因素持续存在时，推荐无限期抗凝治疗；欧洲心脏病学会肺栓塞指南推荐无限期延长抗凝治疗或直到肿瘤治愈；ASCO 指南推荐对转移性肿瘤或正在接受化疗的患者，考虑抗凝疗程应超过6个月；ACCP指南推荐无高出血风险，延长抗凝治疗（无停止日期限制），而非3个月的治疗。

综上，对于肿瘤合并VTE的患者应接受3～6个月以上的抗凝治疗，甚至终身抗凝。

要点小结

- TAVTE患者需要定期随访，评估VTE复发与出血风险，抗凝疗程至少3～6个月。
- 合并血小板减少的TAVTE患者需要根据血小板水平和VTE病程调整抗凝强度。

（邵　群）

【典型案例】

肺癌患者治疗中合并肺栓塞整合性诊疗1例

（一）病例情况介绍

1. 基本情况　患者，男性，70岁，2017年11月27日以“咳嗽、咳痰带血，乏力数日”为主诉入院。患者于2015年9月25日以左肺上叶占位收入我院外科，行CT引导下肺穿刺，病理显示非小细胞低分化癌。全面检查后发现淋巴结转移、脑转移。行*EGFR*基因检测，无突变，无法手术。2015年10月21日行TC方案化疗一周期，后于外院伽马刀治疗脑转移一周期。2015年11月20日行TC方案化疗第二周期，2015年12月15日给予GC化疗方案一周期，2016年1月13日给予GC化疗方案一周期，2016年2月17日行顺铂增敏化疗后行左肺病灶放疗，剂量200cGy/36F。2016年5月12日行NP方案化疗一周期，2016年8月4日行NP方案化疗第二周期，2017年3月9日行NP方案化疗一周期，2017年4月27日行CT引导下肺穿刺取病理。病理：左肺非小细胞低分化癌，结合免疫酶标，符合低分化腺癌。2017年5月15日行培美曲塞联合卡铂方案化疗一周期，行*EGFR*基因检测及ALK检测未见突变，2017年6月9日行培美曲塞联合卡铂方案化疗一周期，2017年7月10日行基因检测显示：*T790M*、*TP53*基因突变，口服奥希替尼靶向治疗。2017年8月29日行头部转移灶放疗。既往糖尿病病史3个月，否认高血压、心脏病、乙型肝炎、艾滋病病史，无药物、食物过敏史。

2. 入院查体　浅表淋巴结未触及，左肺呼吸音弱，心律齐，各瓣膜听诊区未闻及杂音，腹软，未触及明显包块，无压痛、反跳痛及肌紧张，叩诊移动性浊音（–），双下肢无水肿。

3. 辅助检查　2017年11月27日凝血五项：血浆D-二聚体18.17mg/L，其余项无异常；肿瘤标志物CEA＞1000ng/ml，CA125 Ⅱ 89.21U/ml；胸部CT（图16-2-4）显示左肺癌治疗后改变，纵隔及左肺门淋巴结肿大，双肺多发转移瘤，双肺慢性炎症，左侧胸膜增厚；头颅MRI显示脑内多发转移瘤治疗后改变。

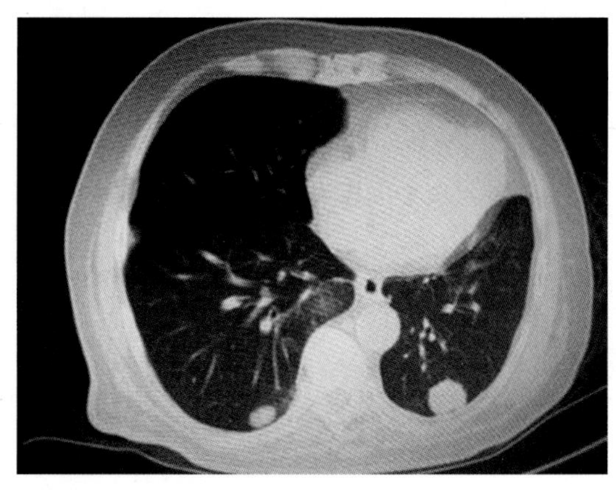

图16-2-4　2017年11月27日肺CT

4. 入院诊断　左肺癌，淋巴结转移，脑转移，双肺转移瘤，糖尿病。

5. 病情变化　2017年11月28日15时患者出现胸闷气短、心悸头晕，心电监测显示：心率95次/分，异常Q波，偶发室性期前收缩，ST-T改变；血压117/75mmHg，血氧饱和度98%，呼吸20次/分。心脏超声报告（图16-2-5）：右心室稍大（内径31.0mm），主动脉硬化、主动脉瓣钙化，主动脉瓣轻度反流，左室壁向心收缩不协调，心动过速，左室舒张功能减低（LVEF57%）。动脉血气分析显示pH 7.5，PO_2 61mmHg。2017年11月29日头部CT平扫显示右额叶及左枕叶转移瘤治疗后改变。

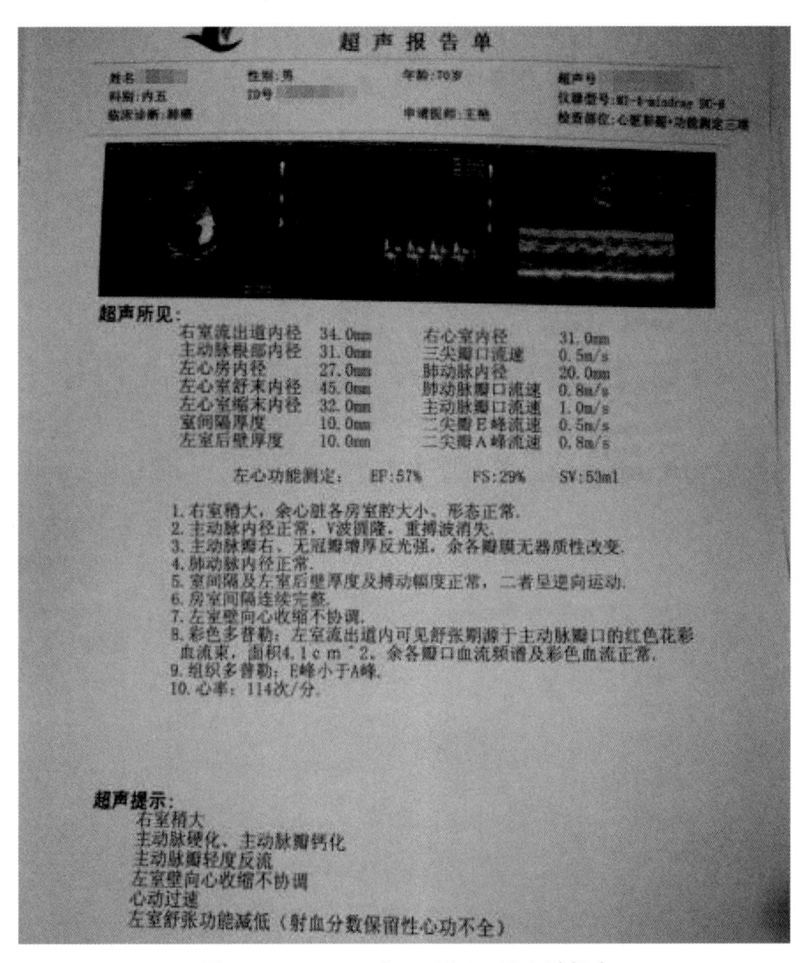

超声报告单

性别：男　年龄：70岁
科别：内五　ID号
临床诊断：肺癌

超声所见：

右室流出道内径	34.0mm	右心室内径	31.0mm
主动脉根部内径	31.0mm	三尖瓣口流速	0.5m/s
左心房内径	27.0mm	肺动脉内径	20.0mm
左心室舒末内径	45.0mm	肺动脉瓣口流速	0.8m/s
左心室缩末内径	32.0mm	主动脉瓣口流速	1.0m/s
室间隔厚度	10.0mm	二尖瓣E峰流速	0.5m/s
左室后壁厚度	10.0mm	二尖瓣A峰流速	0.8m/s

左心功能测定：　EF:57%　FS:29%　SV:53ml

1. 右室稍大，余心脏各房室腔大小、形态正常.
2. 主动脉内径正常，V波圆隆，重搏波消失.
3. 主动脉瓣右、无冠瓣增厚反光强，余各瓣膜无器质性改变.
4. 肺动脉内径正常.
5. 室间隔及左室后壁厚度及搏动幅度正常，二者呈逆向运动.
6. 房室间隔连续完整.
7. 左室壁向心收缩不协调.
8. 彩色多普勒：左室流出道内可见舒张期源于主动脉瓣口的红色花彩血流束，面积4.1cm^2。余各瓣口血流频谱及彩色血流正常.
9. 组织多普勒：E峰小于A峰.
10. 心率：114次/分.

超声提示：
右室稍大
主动脉硬化、主动脉瓣钙化
主动脉瓣轻度反流
左室壁向心收缩不协调
心动过速
左室舒张功能减低（射血分数保留性心功不全）

图 16-2-5　2017 年 11 月 28 日心脏超声

（二）整合性诊治过程

关于诊断及评估

1. 肺栓塞诊断流程　①可能性评估，修订版 Geneva 评分表为 4 分，中度可能；②血流动力学稳定的非高危患者先行 D- 二聚体检测，结果＞ 5000ng/ml；③立即行肺动脉 CTA（图 16-2-6）：右肺动脉多发栓塞，左肺动脉及各支受压变窄，左肺癌治疗后改变，纵隔及左肺门淋巴结转移，双肺多发转移瘤，左肺炎症，左侧胸膜增厚，肝 S2 段占位考虑转移瘤，左侧肾上腺占位考虑转移瘤。

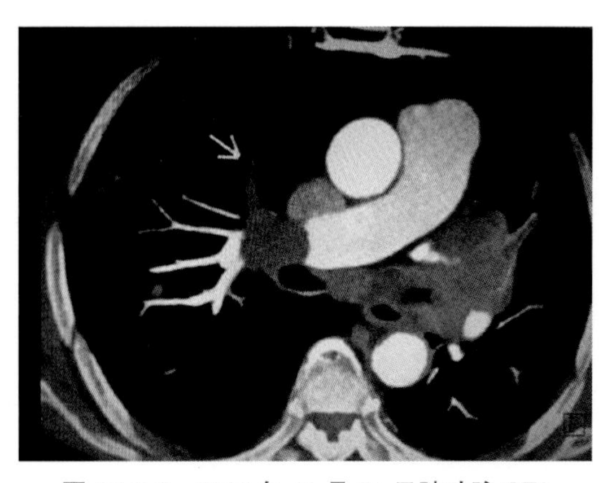

图 16-2-6　2017 年 11 月 28 日肺动脉 CTA

2. 肺栓塞的危险分层　患者血流动力学稳定，临床及影像学检查无右心功能障碍表现，肌钙蛋白 I（0.47ng/ml）和 B 型钠尿肽（467pg/ml）均升高，故属于中低危患者。

3. 治疗策略　中低危肺栓塞患者无须溶栓，以抗凝为主，脑转移瘤并非抗凝禁忌，故给予抗凝治疗，依诺肝素，1mg/kg，12h 一次皮下注射，患者胸闷逐渐缓解，出院后继续依诺肝素抗凝治疗。

（三）案例处理体会

患者具有多个血栓形成的危险因素，如肺癌、铂类药物化疗和TKI类药物治疗，出现疑似肺栓塞症状，依据可能性评估和诊断流程图做出最终诊断，然后根据危险分层决定整合治疗策略。

（邵　群）

参考文献

葛均波，徐永健，王辰，2018. 内科学 . 9 版 . 北京：人民卫生出版社 .

静脉血栓栓塞症抗凝治疗微循环血栓防治共识专家组，2017. 静脉血栓栓塞症抗凝治疗微循环血栓防治专家共识 . 中华老年多器官疾病杂志，16(4): 241-244.

杨苏乔，2018.《肺血栓栓塞症诊治与预防指南》解读：关于 VTE 治疗的更新 . 中国医刊,53(10): 1076-1078.

中国临床肿瘤学会肿瘤与血栓专家共识委员会，2015. 中国肿瘤相关静脉血栓栓塞症预防与治疗专家指南 (2015 版). 中国实用内科杂志，35(11): 907-920.

中华医学会心血管病学分会肺血管病学组，2016. 急性肺栓塞诊断与治疗中国专家共识 (2015). 中华心血管病杂志，44(3): 197-211.

Chan WS, Rey E, Kent NE, et al, 2014. Venous thromboembolism and antithrombotic therapy in pregnancy. J Obstet Gynaecol Can, 36(6): 527-553.

Kearon C, Akl EA, Ornelas J, et al, 2016. Antithrombotic therapy for VTE disease: CHEST guideline and expert panel report. Chest, 149(2): 315-352.

Key NS, Bohlke K, Falanga A, 2019. Venous thromboembolism prophylaxis and treatment in patients with cancer: ASCO clinical practice guideline update summary. J Oncol Pract, 15(12): 661-664.

Khorana AA, Noble S, Lee AYY, et al, 2018. Role of direct oral anticoagulants in the treatment of cancer-associated venous thromboembolism: guidance from the SSC of the ISTH. J Thromb Haemost, 16(9): 1891-1894.

Kirsch J, Brown RKJ, Henry TS, et al, 2017. ACR Appropriateness Criteria Acute Chest Pain-Suspected Pulmonary Embolism.J Am Coll Radiol, 14(5): S2-S12.

Konstantinides SV, Barco S, Lankeit M, et al, 2016.Management of PulmonaryEmbolism:An Update.J Am Coll Cardiol, 67(8): 976-990.

Shirley M, Dhillon S, 2015. Edoxaban: a review in deep vein thrombosis and pulmonary embolism. Drugs, 75(17): 2025-2034.

Timp JF, Braekkan SK, Versteeg HH, et al, 2013. Epidemiology of cancer-associated venous thrombosis. Blood, 122(10): 1712-1723.

Wang TF, Zwicker JI, Ay C, et al, 2019. The use of direct oral anticoagulants for primary thromboprophylaxis in ambulatory cancer patients: Guidance from the SSC of the ISTH. Thromb Haemost, 17(10): 1772-1778.

Young AM, Marshall A, Thirlwall J, et al, 2018. Comparison of an oral factor xa inhibitor with low molecular weight heparin in patients with cancer with venous thromboembolism: results of a randomized trial (SELECT-D). J Clin Oncol, 36(20): 2017-2023.

第三节 抗血管生成治疗与高血压

• 发病情况及诊治研究现状概述

癌症合并高血压是临床的常见情况，抗血管生成药物包括血管内皮生长因子（vascular endothelial growth factor，VEGF）单抗和血管内皮生长因子受体（vascular endothelial growth factor receptor，VEGFR）抑制剂，两者合称血管内皮生长因子信号通路抑制剂（vascular endothelial growth factor signaling pathway inhibitor，VSPI），均可诱发或加重原有高血压，不同抗血管生成药物所致高血压的发生率为 14% ～ 69.5%（表 16-3-1）。

表 16-3-1 不同抗血管生成药物所致高血压发生率

药物类型	药品名	高血压发生率	3 级及以上高血压发生率
针对 VEGF 单克隆抗体	贝伐珠单抗	14% ～ 22%	5% ～ 11%
VEGFR 酪氨酸激酶抑制剂	索拉非尼	17.5% ～ 40.6%	2.8% ～ 9.7%
	舒尼替尼	20.9% ～ 26%	3.8% ～ 7%
	凡德他尼	32% ～ 47%	9% ～ 18%
	瑞格非尼	36% ～ 48.5%	3% ～ 23%
	阿帕替尼	40% ～ 69.5%	6.5% ～ 8%
	替拉替尼	20.8% ～ 36%	11.3% ～ 28%
	阿西替尼	40%	11% ～ 13%
	帕唑帕尼	36% ～ 46%	4% ～ 7%
	卡博替尼	32% ～ 37%	8% ～ 15%

VSPI 诱导高血压定义为由 VSPI 抑制血管内皮生长因子信号途径引起的以血压升高为临床表现的抗肿瘤治疗相关药物不良反应，即收缩压（systolic blood pressure，SBP）≥ 140mmHg 和（或）舒张压（diastolic blood pressure，DBP）≥ 90mmHg，或舒张压上升≥ 20mmHg。其定义参照美国国家癌症研究所（National Cancer Institute，NCI）推荐的 2 个评价标准，分别是全国心肺血液学会联合委员会主办的全国高血压教育项目（Joint National Committee of the National Heart、Lung，and blood Institute-sponsored National High Blood Pressure Education Program，JNC）评价标准（表 16-3-2）和不良事件通用术语标准（Common Terminology Criteria for Adverse Event，CTCAE）不良反应评价标准（表 16-3-3）。两个标准与美国国家高血压教育计划分类标准相匹配，互相参考且取长补短，对于高血压的管理具有重要的指导作用。

表 16-3-2 JNC 高血压分级标准

JNC 血压分级	标准
成人正常血压值	＜ 120/80mmHg
高血压前期	120 ～ 139/80 ～ 89mmHg，如果伴有心血管系统高危因素需要干预
高血压 1 级	140 ～ 159/90 ～ 99mmHg，需要降压治疗
高血压 2 级	≥ 160/100mmHg，需要立即进行降压治疗，必要时强化治疗

表 16-3-3 CTCAE 药物引起的高血压分级标准

CTCAE 血压分级	定义
高血压 1 级	收缩压为 120 ～ 139mmHg 或舒张压为 80 ～ 89mmHg
高血压 2 级	收缩压为 140 ～ 159mmHg 或舒张压为 90 ～ 99mmHg
高血压 3 级	收缩压≥ 160mmHg 或舒张压≥ 100mmHg
高血压 4 级	恶性高血压，暂时或持续的神经功能缺失，高血压危象
高血压 5 级	死亡

随着靶向药物价格调整至患者可承受区间，接受此类药物治疗的患者明显增加，由此诱发高血压的病例也日益增多。与原发性高血压治疗相比，药物引起的高血压可能需要较长时间的抗癌药物、降压药物调整且多种降压药物整合才能获得稳定控制，因此难度较大，费时费力，肿瘤医师囿于专业所限，如血压无法控制，常做出放弃原有抗癌方案的决定。

• 相关诊疗规范、指南和共识

- 2016 ESC 意见书：癌症治疗与心血管毒性，欧洲心脏病学会
- 中国高血压防治指南（2018 年修订版），《中国高血压防治指南》修订委员会、中国高血压联盟、中华医学会心血管病学分会、中国医师协会高血压专业委员会、中国医疗保健国际交流促进会高血压分会、中国老年医学学会高血压分会
- 2016 CCS 指南：癌症治疗心血管并发症的评估和管理，加拿大心血管学会

【全面检查】

（一）病史特点

对于接受 VSPI 治疗的每一个患者在开始 VSPI 治疗之前均应对其进行详细的病史询问、全面心血管风险及并发症评估。评估必须包括至少两次独立的、相隔至少 3min 以上不同时段的标准规范的血压测量。病史内容：①家族史：有无高血压、脑卒中、糖尿病、血脂异常、冠心病或肾脏病的家族史，包括一级亲属发生心脑血管病事件时的年龄。②高血压病史：初次发现或诊断高血压的时间、场合、血压最高值。如已接受降压药治疗，说明既往及目前使用的降压药物种类、剂量、疗效及有无不良反应。③症状及既往史：询问目前及既往有无脑卒中或一过性脑缺血、冠心病、心力衰竭、心房颤动、外周血管病、糖尿病、痛风、血脂异常、性功能异常和肾脏疾病等症状及治疗情况。④继发性高血压的线索：如肾炎史或贫血史；肌无力、发作性软瘫等；阵发性头痛、心悸、多汗；打鼾伴有呼吸暂停；是否长期应用升高血压的药物。⑤生活方式：盐、酒及脂肪的摄入量，吸烟状况、体力活动量、体重变化、睡眠习惯等情况。⑥心理社会因素：包括家庭情况、工作环境、文化程度及有无精神创伤史。⑦服药后血压水平的变化，与抗癌药物服用时间和剂量的关系，其他合并用药情况，如激素、非甾体消炎药、促红素等。

患者可出现高血压引起的一系列症状，如头晕、头痛、恶心、呕吐、结膜充血等，也可无症状，仅在测量血压时发现。血压急剧升高可出现高血压危症，如面色苍白、烦躁不安、多汗、心悸、心率增快、手足震颤、尿频、视物模糊、偏瘫、失语和少尿等。部分出现恶心、呕吐等胃肠道症状时首先考虑药物的胃肠道不良反应，此时也应警惕高血压的发生。

（二）体检发现

血压升高：收缩压≥ 140mmHg 和（或）舒张压≥ 90mmHg。其他体格检查重点还应包括脉率、腰围及臀围，听诊颈动脉、胸主动脉、腹部动脉和股动脉有无杂音，触诊甲状腺，全面的心肺检查，检查腹部有无肾脏增大或肿块，在某些肿瘤（如肾细胞癌）患者更易出现血压升高，检查四肢动脉搏动和神经系统体征。

诊室血压测量步骤：要求受试者安静休息至少 5min 后开始测量坐位上臂血压，上臂应置于心脏水平。 推荐使用经过验证的上臂式医用电子血压计，水银柱血压计将逐步被淘汰。使用标准规格的袖带（气囊长 22 ～ 26cm、宽 12cm），肥胖者或臂围大者（＞ 32cm）应使用大规格气囊

袖带。首诊时应测量两上臂血压，以血压读数较高的一侧作为测量的上臂。测量血压时，应相隔1～2min重复测量，取2次读数的平均值记录。如果收缩压或舒张压的2次读数相差5mmHg以上，应再次测量，取3次读数的平均值记录。老年人、糖尿病患者及出现直立性低血压情况者，应该加测站立位血压。站立位血压在卧位改为站立位后1min和3min测量。在测量血压的同时测量脉率。

（三）实验室检查

1. 生化　包括血钾、血钠、空腹血糖、血脂、血尿酸和肌酐，还可以选择性地行血浆肾素活性或肾素浓度、血和尿醛固酮、血和尿皮质醇、血游离甲氧基肾上腺素及甲氧基去甲肾上腺素、血或尿儿茶酚胺检测。行生化相关检测有助于明确有无继发性高血压因素，或者对于接受抗肿瘤治疗的患者有无肾功能损伤。

2. 尿常规　明确有无肾损害，如出现尿蛋白阳性、尿隐血阳性等。

（四）其他检查

1. 动态血压监测　有助于发现隐匿型高血压、白大衣高血压，避免漏诊、误诊。

2. 超声心动图　对于既往已有高血压患者行超声心动图可明确有无心脏损害，进行抗肿瘤治疗后也可评估心功能状态，也可通过左心房大小和室间隔厚度判断是否为短期血压升高。

3. 双肾、肾上腺超声　明确有无多囊肾、萎缩肾、肾上腺占位等肾脏或肾上腺病变。

4. 血管超声　双侧肾动脉彩超可明确有无肾动脉狭窄。主动脉超声可明确有无主动脉疾病。

要点小结

- 对于接受VSPI治疗的每一位患者在开始VSPI治疗之前均应详细询问病史、全面评估心血管风险及并发症。
- 诊室血压测量需正确且准确，必要时进行动态血压监测，避免漏诊与误诊。

【整合评估】

（一）评估主体

肿瘤科医师和心血管科医师、患者本人均应充分意识到血压情况及可能伴随的心血管事件风险，必须在开始VSPI治疗之前就给予足够重视和管理（表16-3-4）。正确、客观地采集诊室血压，明确血压基础状态是血压管理的基石。值得注意的是，癌痛、焦虑等其他因素也可引起血压升高，尽量鼓励患者多次测量血压或进行动态血压监测以利于仔细评估和区分。

表16-3-4　高血压相关并发症危险因素

危险因素
主要危险因素：
收缩压≥160mmHg或舒张压≥100mmHg
糖尿病
确诊的心血管疾病（包括病史）
缺血性卒中、脑出血或短暂性脑缺血发作
心肌梗死、心绞痛、冠状动脉血运重建或心力衰竭
外周血管疾病
视网膜出血或渗出、视盘水肿
确诊的或亚临床肾脏疾病
微量白蛋白尿（＞30mg/24h）
血肌酐值（男性＞133μmol/L，女性＞124μmol/L）
肾小球滤过率＜60ml/（min·1.73m²）
亚临床器官损害
心电图或心脏彩超显示左心室肥厚
颈动脉彩超显示颈动脉壁增厚或斑块形成
次要危险因素：
年龄（男性＞55岁，女性＞65岁）
吸烟
血脂异常（满足其中一项：总胆固醇＞4.9mmol/L，低密度脂蛋白＞3.36mmol/L，高密度脂蛋白男性＜1.03mmol/L、女性＜1.19mmol/L，三酰甘油＞1.7mmol/L）
空腹血糖＞5.5mmol/L
早发心血管疾病家族史（男性＜55岁，女性＜65岁）
腹型肥胖（东亚人群腰围男性＞79cm，女性＞69cm）

3个次要危险因素等同于1个主要危险因素。

（二）高血压分级评估

根据血压升高水平，常规将高血压分为1级、2级和3级（表16-3-5）。

表 16-3-5 血压分级

分级	SBP（mmHg）	DBP（mmHg）
正常血压	＜ 120 和	＜ 80
正常高值	120 ～ 139 和（或）	80 ～ 89
高血压	≥ 140 和（或）	≥ 90
1 级高血压（轻度）	140 ～ 159 和（或）	90 ～ 99
2 级高血压（中度）	160 ～ 179 和（或）	100 ～ 109
3 级高血压（重度）	≥ 180 和（或）	≥ 110
单纯收缩期高血压	≥ 140 和	＜ 90

当 SBP 和 DBP 分属于不同级别时，以较高的分级为准。

（三）其他影响因素评估

1. 癌痛评估　疼痛是癌症患者的常见症状，高达 80% 的癌症患者在病程中出现癌痛，其中爆发痛的发生率可达 33% ～ 95%。疼痛不仅严重影响患者的生活质量，同时也可升高血压。应用癌痛评估量表，有助于了解患者癌痛级别，予以及时充分的镇痛。需要注意的是，非甾体消炎药也可引起肾毒性和促使血压升高，在难以控制的高血压中应该避免应用。

2. 心理评估　肿瘤患者情绪更易出现紧张、抑郁和焦虑等，长期精神压力也是高血压的危险因素，因其可激活交感神经从而使血压升高。睡眠质量差可导致血压升高及血压突升至极高值，其机制与交感神经系统和肾素 - 血管紧张素 - 醛固酮系统的活动有关。可采取焦虑抑郁评分量表，评估患者心理状态，给予合理的心理干预甚至药物治疗。

3. 生存期评估　生存期是制订合理降压目标的重要参考，除了高血压急症和亚急症外，高血压对人体的损害通常为慢性经过，故而对预计生存期短的患者，目标血压可适度放宽。

要点小结

- ◆ 在使用 VSPI 前明确血压的基础状态及心血管疾病的危险因素有助于提高警惕。
- ◆ 肿瘤患者癌痛、情绪因素均可影响血压，必要时需给予药物治疗。

【整合决策】

（一）VSPI 诱导高血压的评估及管理流程

经 VEGF 信号通路抑制治疗的肿瘤患者血压的初步评估、监测及管理可以遵循美国国家癌症研究所（NCI）建议（图 16-3-1）。

1.VSPI 治疗前的评估及筛查

（1）进行标准的血压测量，测量值为非同日两次测得的血压值。

（2）通过病史采集、问诊及体格检查，评估特定的心血管危险因素。

（3）更详细的实验室及物理检查有助于对危险因素的全面评估，如血脂系列化验、心电图检查。

（4）根据上述检查的结果决定在抗瘤治疗期间血压监测频度及控制的力度。

（5）积极治疗已经存在的高血压并处理合并症，通过全面的管理，延长患者生命，尽可能地为强化抗肿瘤治疗创造好身体条件。

2.VSPI 治疗期间的血压监测　在抗瘤治疗的第一阶段需要积极监测血压和经常性的评估（当预测血压值可能会升高时），当第一阶段抗瘤治疗结束后，每 2 ～ 3 周监测一次血压。

3.VSPI 诱导高血压的管理

（1）VSPI 抗瘤治疗期间发展为高血压的患者血压＞ 140/90mmHg，或是收缩压高于基础水平≥ 20mmHg，首次的降压治疗是让现有的治疗剂量达到最佳剂量或增加一种降压药。目标是使 VSPI 治疗患者的血压最高不超过 140/90mmHg。

（2）积极治疗高血压可以有效防止并发症，在控制血压时，应注意选择合适的降压药种类、剂量，以及制订全面的随访计划，尽量减少抗高血压治疗的不良反应。

（3）当血压达标困难时，有必要向高血压专科医师进行咨询和申请会诊。

（4）舒张压升高，且无法达标时，应考虑间断使用 VSPI 或减少 VSPI 的剂量。

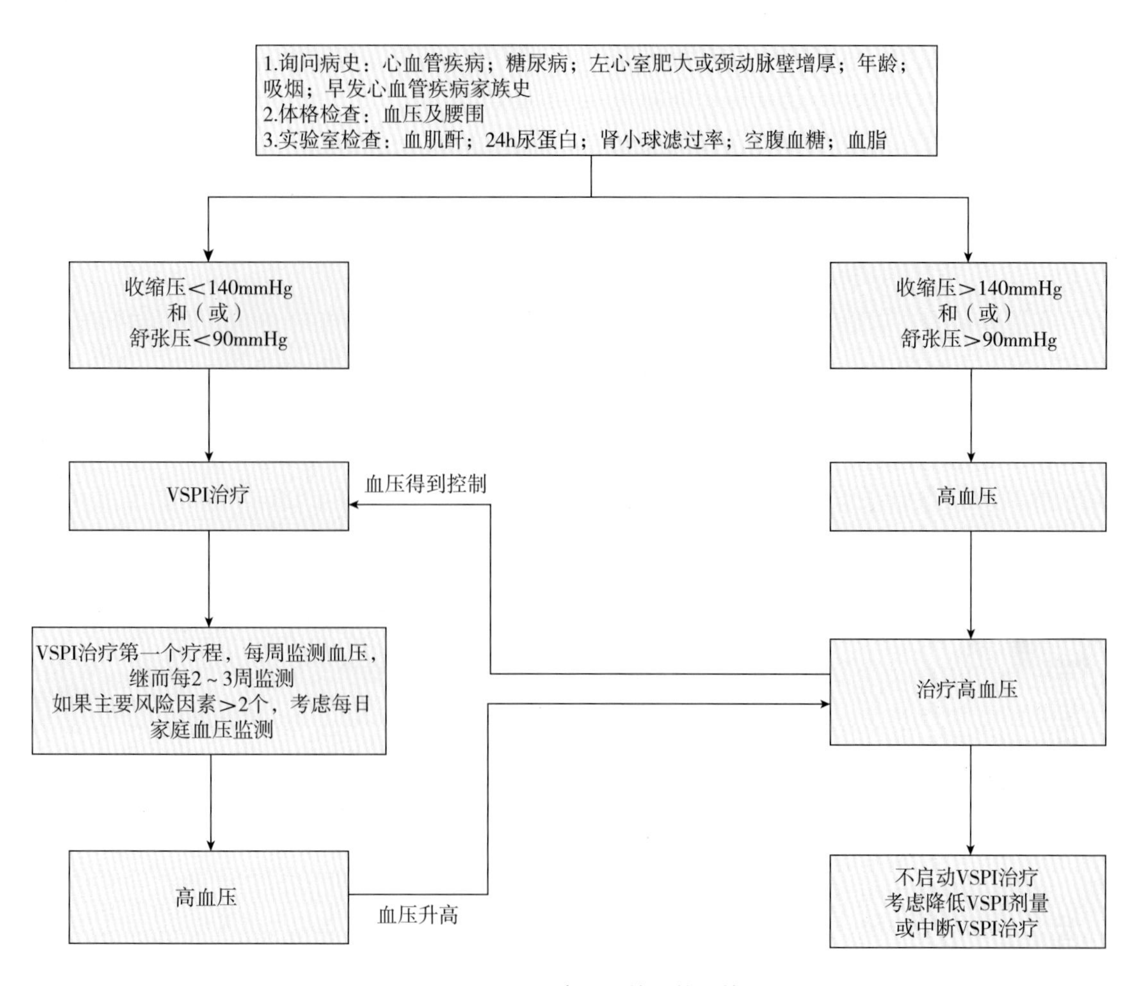

图 16-3-1　VSPI 诱导高血压的评估及管理流程

（二）药物治疗

绝大多数 VSPI 所致高血压是可以控制的，要避免因高血压而放弃 VSPI 治疗。正确地选择降压方案和用药剂量可以在接受抗血管生成治疗的同时最大限度地避免过长时间血压升高带来的其他靶器官损害，减少心血管不良事件的发生。在接受抗肿瘤治疗的患者出现难以控制的血压升高甚至心血管事件时，应及时与心血管内科医师或高血压专科医师协同治疗。

用于治疗抗血管生成药引起的高血压药物种类与常规使用降压药物种类相同，目前尚无明确证据显示某一种降压药物在治疗 VSPI 引起的高血压中显著优于其他种类，因此根据患者的心血管危险因素及自身临床特性个体化选择降压药物尤为重要。

1. 血管紧张素转化酶抑制剂（angiotensin-converting enzyme inhibitor，ACEI）和血管紧张素Ⅱ受体拮抗剂（angiotensin Ⅱ receptor blocker，ARB）　适用于 1 ～ 2 级高血压，尤对合并慢性心力衰竭、心肌梗死、心功能不全、糖尿病肾病、非糖尿病肾病、代谢综合征、蛋白尿的患者有益，具有靶器官保护作用，对于糖、脂代谢无不良影响。ACEI 可能使肌酐升高，应注意监测肌酐水平，肾功能异常者最好选择肝肾双通道排泄的 ACEI。ACEI 类药物不良反应是干咳，ARB 可用于 ACEI 引起咳嗽而不能耐受的患者。

双侧肾动脉狭窄、妊娠、高血钾者禁用。单侧肾动脉狭窄且对侧肾功能正常时可以使用 ACEI，但要严密监测肌酐变化。

2. 二氢吡啶类钙通道阻滞剂（calcium channel blockers，CCB）　适用于大多数类型高血压，具有耐受性较好、降压作用明确、降压迅速和个体差异较小的优点，对离子、糖脂代谢基本无不良影响，尤适用于老年高血压、单纯收缩期高血压、冠状动脉粥样硬化、肾动脉狭窄、周围血管病患者，可单药或与其他降压药物联合应用于糖尿病、冠心病、呼吸系统疾病及脂质代谢紊乱的肾脏病患者。伴有心动过速者应慎用CCB。不影响慢性心力衰竭预后的二氢吡啶类CCB仅有非洛地平及氨氯地平。非二氢吡啶类CCB（维拉帕米和地尔硫䓬）能抑制细胞色素P450 3A4，由于许多VEGF抑制剂是这种同工酶的底物，这种结合导致VEGF抑制剂药物血浆水平增加，因此应避免使用。

3. β 受体阻滞剂　适用于高血压伴左室功能障碍、心肌梗死后、冠心病、心绞痛、快速性心律失常、慢性心力衰竭或伴有交感神经活性增高及高动力状态的高血压患者，对心血管高危患者的猝死有预防作用，但对于糖脂代谢有一定影响。肿瘤患者常心理压力较大、精神压力高而处于焦虑状态，此时患者交感神经活性增加、儿茶酚胺含量增高、小动脉收缩且心率增快，可以使血压进一步升高，影响降压疗效。由于一氧化氮信号转导降低在高血压发病中起着关键作用，增加一氧化氮信号转导的药物，如 β_1 受体阻滞剂奈必洛尔可能是治疗高血压的一个有价值的选择。具有血管舒张作用的 β 受体阻滞剂如卡维地洛也可以考虑使用。在肺癌或肺转移瘤患者合并哮喘、慢性阻塞性肺疾病急性发作、心力衰竭失代偿期时应谨慎使用。β 受体阻滞剂长期服用后不可突然停药，以免发生撤药综合征。

4. 噻嗪类利尿剂　是难治性高血压的基础药物之一，对老年高血压、单纯收缩期高血压、心力衰竭患者有一定益处，可与ACEI或ARB、CCB合用。VEGF抑制剂可导致严重腹泻和潜在脱水，利尿剂有引起离子紊乱和继发QT延长的风险，建议谨慎使用且不推荐为一线治疗药物。下列情况慎用：痛风、高钙血症、低钾血症或与引起QT间期延长的药物同时使用时。

5. 联合治疗　如果高血压只是VSP治疗出现的唯一副作用，应考虑两种或两种以上降压药物足量联用以尽可能地使患者可以耐受最大剂量的抗肿瘤治疗。优先推荐以下组合方案：①二氢吡啶CCB联合ACEI；②二氢吡啶CCB联合ARB；③二氢吡啶CCB联合小剂量 β 受体阻滞剂。如果经上述方案足量治疗后血压仍不达标，推荐3种降压药的联合方案。如加用小剂量噻嗪类利尿剂，仍不达标可考虑加用醛固酮拮抗剂。

6. 特殊情况下的药物选择　对于转移性肾细胞癌优选ACEI或ARB类药物，此方案对于肾癌患者无进展生存期和总生存期有显著改善作用。应用舒尼替尼者应慎用非二氢吡啶类CCB，因为非二氢吡啶类CCB可影响舒尼替尼的血药浓度。VSPI诱导的难治性高血压应选择长效硝酸酯类药物，考虑与一氧化氮的减少有关。对于联合应用顺铂或培美曲塞治疗的患者应慎用ACEI或ARB，顺铂和培美曲塞经肾代谢，ACEI和ARB可影响肾小球滤过率。应用凡德他尼、卡博替尼、舒尼替尼等明显延长QT间期的药物应慎用利尿剂，避免离子紊乱使得QT间期进一步延长。

（三）其他治疗

对血压难以控制达标的患者，需充分考虑到其他升高血压的可能因素，包括疼痛及继发睡眠障碍、因食欲减退而增加食盐摄入、紧张或焦虑及其他非抗肿瘤药物（非甾体消炎药、肾上腺类固醇激素、红细胞生成素等）的影响。针对上述情况予以处理，选择适合的镇痛药、抗焦虑药、利尿剂，必要时使用催眠药有利于控制血压，个别患者不仅需要多药联合，还需倍增药物剂量。

（四）顶层设计

肿瘤患者选择降压药物时应考虑的因素包括：①肿瘤本身及肿瘤治疗带来的特异性慎用及禁忌证；②在整体医疗方案中优先选用某一特定药物；③在整体医疗方案中慎用或避免某一特定药物；④滴定至目标血压的时间。对于使用VSPI后血压升高患者降压目标仍是140/90mmHg，但对于大量蛋白尿患者则低于140/90mmHg，合并糖尿病、慢性肾脏病、肾移植后慢性肾脏病、心力衰竭、稳定性缺血性心脏病和外周动脉疾病患者推荐降压目标为130/80mmHg。

如果血压未得到有效控制，可以考虑加强降

压治疗的剂量或停止使用血管内皮生长因子抑制剂。一旦血压得到控制，血管内皮生长因子抑制剂应重新启动以达到最大的癌症疗效。

要点小结

- 绝大多数 VSPI 所致高血压是可控的，避免因高血压而放弃 VSPI 治疗。
- 对于 VSPI 引起的高血压，降压药物的选择基本原则与普通人群高血压基本相同。
- VSPI 和降压药物同时使用时应注意药物间相互作用及药动学。

【康复随访及复发预防】

（一）总体目标

在尽可能控制良好血压，降低患者急性心血管事件风险和远期心血管损伤的同时，避免因高血压终止抗癌治疗，通过多学科整合会诊为患者制订个体化的治疗方案，以总生存期为根本目标。

（二）整合管理

疼痛和焦虑是肿瘤患者不可避免的两个问题，这两个问题会影响患者的情绪，进而出现血压升高、睡眠质量下降、免疫力降低等情况。建议肿瘤患者尽早于疼痛科或者心理科就诊。患者或家属对于疼痛药物和精神类药物的认识可能存在误区，医护人员和家属应给予积极的鼓励和正确的认识，以便让患者接受合理的治疗，提高生命质量。

（三）严密随访

对于既往已有高血压的肿瘤患者在启动抗血管生成药物之前应控制血压至目标范围，合理调整降压方案并坚持服用，纠正基础心血管疾病。接受抗血管生成药物治疗后监测并记录血压变化，必要时可进行动态血压监测。

对于既往无高血压病史的患者应充分理解抗血管生成药物的不良反应，对于可能出现的血压升高情况应提高警惕，建议于家中自测血压。

（四）常见问题处理

ACEI 类药物常见的不良反应为干咳，可改为使用 ARB 类药物。使用 ACEI 或 ARB 时如肌酐较基线升高超过 30% 时可减量或停用，待明确原因后再决定是否继续使用。除非患者有射血分数减低的心力衰竭或醛固酮增多症，ACEI 或 ARB 应该避免与螺内酯合用，否则可能导致血钾和肌酐升高。噻嗪类和袢利尿剂可引起离子紊乱，应注重监测离子，及时纠正。

三种降压药物足剂量联合应用不能满意控制血压是常见情况，此时可根据患者情况，采取剂量倍增策略或再联合其他一线降压药物或二线降压药物，如 α 受体阻滞剂、可乐定等多药联合策略。注意 ACEI 和 ARB 类药物不宜联合应用。

个别患者即使合理充分使用降压药物也无法使血压达标，考虑到高血压对人体的损害通常为慢性经过，此时应根据患者预期寿命及合并心脑肾等疾病情况，适当放宽血压要求，不必强求血压降至目标范围，也不应该因此而放弃 VSPI 治疗。晚期肿瘤患者即使血压未能达标，维持 VSPI 治疗的净获益仍然可能会延长生存期。

（五）积极预防

干预生活方式在任何时候对任何高血压患者都是合理、有效的治疗基础，有助于降低血压和预防其他疾病的发生。高血压患者应当减少钠盐摄入、增加钾摄入，合理均衡饮食，控制体重，戒烟、避免被动吸烟，不饮或限制饮酒，增加运动，减轻精神压力，保持心理状态稳定。

要点小结

- 多学科整合会诊，制订个体化整合降压方案，以总生存期为降压和抗癌平衡的最终目标。
- 控制钠离子摄入、减重、戒烟、戒酒或限酒等生活方式的改善有助于降压。

（张志仁）

【典型案例】

培唑帕尼致高血压整合性诊疗 1 例

（一）病例情况介绍

1. 基本情况　患者，女性，63 岁，于 2019 年 4 月 15 日因“肾癌术后 6 年，服用培唑帕尼后血压升高 8 日”就诊。患者于 2013 年行右肾透明细胞癌切除，术后未行放化疗，2018 年行脑转移瘤切除术，2019 年 3 月 7 日行 PET/CT 检查显示肺部有小结节，肿瘤内科医生建议其口服培唑帕尼 400mg/d。患者既往高血压病史 30 年，口服苯磺酸氨氯地平片 5mg 每日 1 次，血压控制在 130 ～ 140/90mmHg。8 日前，即服用培唑帕尼 4 日后出现血压较平时升高，多于下午出现，早 6：30 口服 5mg 苯磺酸氨氯地平片，中午 12：30 口服 1 片厄贝沙坦氢氯噻嗪片（150mg/12.5mg），4 月 10 日血压最高达 180/110mmHg，伴耳鸣，血压下降后耳鸣缓解，4 月 11 日停用培唑帕尼。

2. 入院查体　体温 36.3 ℃，血压 155/75mmHg，心率 79 次 / 分，BMI 22.45。一般状态良好，步入病房，神清语明，双肺呼吸音清，未闻及干、湿啰音，心律齐，心率 79 次 / 分，各瓣膜区未闻及病理性杂音及额外心音，腹平软，右侧腰部可见 10cm 手术瘢痕，愈合良好，未见肠型及蠕动波，无压痛、反跳痛及肌紧张，叩诊移动性浊音（–），肝脾肋下未触及，双下肢无水肿，四肢活动自如，生理反射存在，病理反射未引出。

3. 辅助检查　入院后行各项化验检查，见表 16-3-6，心脏超声示室间隔高值，左心室舒张功能减低，例表 16-3-7，心电图检查结果显示窦性心律不齐。

表 16-3-6　入院后血常规、电解质、肝功能部分化验结果

WBC（$\times10^9$/L）	NEU（$\times10^9$/L）	NEU（%）	LYM（%）	TBIL（μmol/L）	DBIL（μmol/L）	K^+（mmol/L）
2.69	1.01	37.5	49.8	22.6	4.5	3.4

表 16-3-7　心脏超声

左心房内径（mm）	左心室舒张末内径（mm）	室间隔厚度（mm）	左心室后壁厚度（mm）	LVEF（%）
32.0	46.0	12.0	10.0	64

4. 入院诊断　右肾癌术后，脑转移瘤切除术后，高血压1级，白细胞减少症，粒细胞缺乏症，低钾血症。

（二）整合性诊治过程

1. 在院治疗过程　给予苯磺酸氨氯地平片 5mg，每日 1 次，口服；坎地沙坦酯片 4mg，每日 1 次，口服；富马酸比索洛尔 2.5mg，每日 1 次，口服控制血压。地榆升白片 300mg，每日 3 次，口服升白细胞治疗。氯化钾片 1g，每日 3 次，口服等。入院后血压变化见表 16-3-8。给予上述降压方案治疗 2 日后血压降至正常范围，于 2019 年 4 月 18 日开始服用 400mg 培唑帕尼，每日 1 次，服用当晚血压达 180/97mmHg，次日早晨血压 155/95mmHg，给予苯磺酸氨氯地平片 5mg，每日 2 次，口服；坎地沙坦酯片 4mg，每日 2 次，口服；富马酸比索洛尔 5mg，每日 1 次，口服。治疗 3 日后，血压仍不理想，波动于 140 ～ 150/90 ～ 100mmHg，于 2019 年 4 月 22 日停富马酸比索洛尔，加用卡维地洛 10mg，每日 2 次，口服；吲达帕胺缓释片 1.5mg，每日 1 次，口服。复查血常规示：WBC 2.74 × 10^9/L，NEU 0.91 × 10^9/L，NEU 33.10%，LYM 55.5%，给予重组人粒细胞刺激因子 100μg 皮下注射。2019 年 4 月 24 日患者血压降至 107/67mmHg，出院随访。

表 16-3-8　入院后每日血压变化

日期	4-15	4-16	4-17	4-18	4-19	4-20	4-21	4-22	4-23	4-24
早晨血压（mmHg）	155/75	126/80	134/82	134/82	155/95	151/90	130/90	132/92	-	107/67
晚间血压（mmHg）	158/96	144/81	136/90	180/97	153/100	160/105	155/100	147/96	150/98	-

2. 关于后续随访　患者出院 1 周后随访，血压多低于 140/90mmHg，停吲达帕胺缓释片并监测血压变化。1 个月后随访，口服苯磺酸氨氯地平片 5mg、卡维地洛 10mg、坎地沙坦酯片 4mg 联合降压，每日 6:30 和 17:00 各一次，9:00 服用 400mg 培唑

帕尼，血压维持在140～150/80～90mmHg。

（三）案例处理体会

该患者血压变化与服用培唑帕尼有明确相关性，且可导致3级高血压，需要联合多种药物，且处方较大剂量方能控制血压，最终达到一个相对平衡点，确保不会因高血压出现急性心脑血管事件，患者能够继续培唑帕尼治疗肿瘤。

（张志仁）

参考文献

中国高血压防治指南修订委员会高血压联盟（中国），中华医学会心血管病学分会，中国医师协会高血压专业委员会，等，2019. 中国高血压防治指南(2018年修订版). 中国心血管杂志，24(1): 24-56.

中国抗癌协会癌症康复与姑息治疗专业委员会难治性癌痛学组，中华医学会疼痛学分会癌痛学组，2019. 癌性爆发痛专家共识(2019年版). 中国肿瘤临床，46(6): 267-271.

Choueiri TK, Escudier B, Powles T, et al, 2015.Cabozantinib versus Everolimus in Advanced Renal-Cell Carcinoma. N Engl J Med, 373(19): 1814-1823.

Copur MS, Obermiller A, 2011. An algorithm for the management of hypertension in the setting of vascular endothelial growth factor signaling inhibition. Clin Colorectal Cancer, 10(3): 151-156.

de Jesus-Gonzalez N, Robinson E, Moslehi J, et al, 2012.Management of antiangiogenic therapy-induced hypertension.Hypertension , 60(3): 607-615.

Escudier B, Bellmunt J, Négrier S, et al, 2010. Phase III trial of bevacizumab plus interferon Alfa-2a in patients with metastatic renal cell carcinoma (AVOREN): final analysis of overall survival. J Clin Oncol, 28(13): 2144-2150.

Funakoshi T, Latif A, Galsky MD, 2013. Risk of hypertension in cancer patients treated with sorafenib: an updated systematic review and meta-analysis. J Hum Hypertens, 27(10): 601-611.

Hall PS, Harshman LC, Srinivas S, et al, 2013. The frequency and severity of cardiovascular toxicity from targeted therapy in advanced renal cell carcinoma patients. JACC: Heart Failure, 1(1): 72-78.

Izzedine H, Derosa L, Le Teuff G, et al, 2015.Hypertension and angiotensin system inhibitors: impact on outcome in sunitinib-treated patients for metastatic renal cell carcinoma. Ann Oncol, 26(6): 1128-1133.

Izzedine H, Ederhy S, Goldwasser F, et al, 2009. Management of hypertension in angiogenesis inhibitor-treated patients. Ann Oncol, 20(5): 807-815.

Izzedine H, Rixe O, Billemont B, et al, 2007.Angiogenesis inhibitor therapies: focus on kidney toxicity and hypertension. Am J Kidney Dis, 50(2): 203-218.

Maitland ML, Bakris GL, Black HR, et al, 2010. Initial assessment, surveillance, and management of blood pressure in patients receiving vascular endothelial growth factor signaling pathway inhibitors. J Nat Cancer Instit, 102(9): 596-604.

Maitland ML, Bakris GL, Black HR, et al, 2010.Initial assessment, surveillance, and management of blood pressure in patients receiving vascular endothelial growth factor signaling pathway inhibitors. J Natl Cancer Inst, 102:596-604.

Mancia G, Fagard R, Narkiewicz K,et al, 2013.2013 ESH/ESC guidelines for the management of arterial hypertension: the Task Force for the Management of Arterial Hypertension of the European Society of Hypertension(ESH) and of the European Society of Cardiology (ESC) . Eur Heart J, 34(28): 2159-2219.

Milan A, Puglisi E, Ferrari L, et al, 2014. Arterial hypertension and cancer. Int J Cancer, 134(10): 2269-2277.

Qi WX, He AN, Shen Z, et al, 2013. Incidence and risk of hypertension with a novel multi-targeted kinase inhibitor axitinib in cancer patients: a systematic review and meta-analysis. Br J Clin Pharmacol, 76(3): 348-357.

Ranpura V, Pulipati B, Chu D, et al, 2010.Increased risk of high-grade hypertension with bevacizumab in cancer patients: a meta-analysis. Am J Hypertens, 23(5): 460-468.

Rini BI, Halabi S, Rosenberg JE, et al, 2010. Phase III trial of bevacizumab plus interferon Alfa versus interferon Alfa monotherapy in patients with metastatic renal cell carcinoma: final results of CALGB 90206. J Clin Oncol, 28(13): 2137-2143.

Wang Z, Xu J, Nie WW, et al,2014. Risk of hypertension with regorafenib in cancer patients: a systematic review and meta-analysis. Eur J Clin Pharmacol, 70(2): 225-231.

Wu SH, Chen JJ, Kudelka A, et al, 2008. Incidence and risk of hypertension with sorafenib in patients with cancer: a systematic review and meta-analysis. The Lancet Oncology, 9(2): 117-123.

Zamorano JL, Munoz DR, Victor A, et al,2017. 2016 ESC Position Paper on cancer treatments and cardiovascular toxicity developed under the auspices of the ESC Committee for Practice Guidelines: The Task Force for cancer treatments and cardiovascular toxicity of the European Society of Cardiology (ESC). Eur J Heart Fail, 19(1): 9-42.

第四节 免疫检查点抑制剂所致心肌炎

• 发病情况及诊治研究现状概述

免疫检查点抑制剂（immune checkpoint inhibitor，ICI）为患者带来显著生存获益的同时，其对各器官的免疫毒性成为临床中不可回避的新问题。文献报道，ICI相关心肌炎发生率为0.21%～3.3%，死亡率可高达39.7%～67%，在所有器官免疫毒性中致死性最高，成为导致患者短期内死亡的重要原因。

• 相关诊疗规范、指南和共识

- NCCN肿瘤临床实践指南：免疫治疗相关毒性的管理（2020.V1），美国国家综合癌症网络
- 2018 CCO临床实践指南：免疫检查点抑制剂毒性管理，加拿大安大略癌症治疗中心
- 2018 ASCO免疫检查点抑制剂相关不良事件的处理，美国临床肿瘤学会临床实践指南
- 2017ESMO诊断、治疗和随访的临床实践指南：免疫治疗毒副反应的处理，欧洲肿瘤内科学会
- SITC免疫检查点抑制剂相关毒性管理专家共识，美国肿瘤免疫治疗学会
- 免疫检查点抑制剂相关心肌炎监测与管理中国专家共识（2020版），中国抗癌协会整合肿瘤心脏病学会

【全面检查】

（一）病史特点

接受ICI治疗后出现心肌炎的时间差异很大，为21～75天，中位发病时间为用药后34天，81%的心肌炎出现在用药治疗的3个月内；另一项研究101例心肌炎病例的报告显示，76%的心肌炎出现在用药治疗的前6周，平均发病时间为27天。ICI相关性心肌炎的临床表现形式广泛且缺乏特异性，如疲劳、乏力，也可能出现胸痛、气短、下肢水肿、肺水肿、心律失常等相对特异的心血管疾病症状或体征，也可出现严重的心脏停搏、室性心律失常、多器官功能衰竭甚至猝死，部分患者可无症状，仅表现为心脏标志物升高。

另外，ICI相关心包炎、心包积液、心脏压塞等也有报道，机制尚不明确。

（二）体检发现

轻症心肌炎患者可以无阳性体征，部分患者心率可增快，重症患者可闻及第三、第四心音或奔马律。危重症患者血压下降，皮肤湿冷，呈心源性休克表现。

（三）实验室检查

1. 心脏标志物　肌钙蛋白、利钠肽、肌酸激酶及其同工酶、乳酸脱氢酶、天冬氨酸氨基转移酶通常会升高，最常用的标志物是心脏肌钙蛋白和利钠肽。在所有的标志物中，肌钙蛋白通常是诊断心肌炎最敏感的标志物，90%的ICI相关性心肌炎患者存在肌钙蛋白升高，较高的血清cTn水平可能与主要心血管不良事件（MACE）的高风险及预后恶化有关，因此，肌钙蛋白水平不仅有助于诊断，而且有助于评估预后。B型利钠肽和N末端利钠肽前体（BNP和NT-proBNP）是公认的有助于诊断心力衰竭的生物标志物，在发生ICI相关性心肌炎患者中，有66%的BNP或NT-proBNP水平升高，但利钠肽的升高不能预测MACE。上述心脏标志物对ICI相关性心肌炎没有特异性，应结合临床表现和影像学检查确定诊断。

2. 病情评估所需的其他化验检查　血常规、尿常规、肝功能、肾功能、离子、凝血功能等，这些检查是了解患者一般情况、制订整合治疗方案所必需的检测内容。

（四）心电图和影像学检查

1. 心电图　对ICI相关性心肌炎没有特异性，但有助于提示心肌炎，对于接受ICI治疗的患者，如果发现以下任何情况，应考虑心肌炎的可能性：新出现的PR间期延长、房室传导阻滞、室性心律失常、频发的室性期前收缩、ST段压低或弥漫性T波倒置。当然，必须排除导致这些心电图异常的其他原因，如急性冠状动脉综合征。

2. 超声心动图　超声心动图检查是辅助诊断ICI相关性心肌炎的重要工具，部分患者的LVEF正常，也有可能出现局部室壁运动异常，严重者可能会出现LVEF降低。

3. 心血管磁共振　目前诊断心肌炎最有效的无创性手段是心血管磁共振（CMR），CMR中有不同的成像技术已被证实可用于评估心肌炎，如T_2加权成像、晚期钆增强（LGE）、细胞外体积分数、T_1 Mapping和T_2 Mapping，这些技术可以通过显示伴随的心肌水肿和瘢痕/损伤来提供心肌炎症的证据。

（五）病理学检查

心肌活检被认为是诊断心肌炎的金标准，ICI相关性心肌炎的炎症浸润表现与移植心脏的排斥反应相似，尸检显示，心肌有大量淋巴细胞浸润，主要是$CD4^+$和$CD8^+$T细胞。心肌内膜活检有其自身的技术局限性，特别是在斑块性或局灶性ICI相关性心肌炎的病例中。在右室壁进行心内膜活检的传统方法可能会漏掉受影响的心肌。

要点小结

◆ ICI相关性心肌炎的临床表现不典型，辅助检查特异性差。

【整合评估】

（一）评估主体

ICI相关性心肌炎MDT整合诊疗团队的学科组成包括肿瘤科医师、心脏科医师、影像科室医师（如超声诊断医师、磁共振诊断医师）、临床药师、其他可能涉及的器官系统免疫不良反应的科室医师等。

人员组成及资质：

1. 医学领域成员（核心成员）　肿瘤内科医师2名、心脏科医师1名、放射诊断医师1名、组织病理学医师1名、其他专业医师若干名（根据MDT需要加入），所有参与MDT讨论的医师应具有副高级以上职称，有独立诊断和治疗能力，并有一定学识和学术水平。

2. 相关领域成员（扩张成员）　临床护师1～2名和协调员1～2名。所有MDT参与人员应进行相应职能分配，包括牵头人、讨论专家和协调员等。

（二）诊断及分型

基于能够获得的临床资料可将ICI相关性心肌炎分为明确的心肌炎、可能性较大的心肌炎、有可能的心肌炎及亚临床心肌损伤，见表16-4-1。

表16-4-1 ICI相关性心肌炎分类

诊断分层	诊断标准
明确的心肌炎	符合以下任何一条：①心肌炎的组织病理学诊断（如EMB或尸检）。②CMR表现符合心肌炎并伴有符合心肌炎的临床综合征和以下其中一项：心脏损伤生物标志物升高；心肌-心包炎的心电图证据。③超声心动图新出现不能用其他诊断（如ACS、应激性心肌病、脓毒症）解释的室壁运动异常并满足以下所有条件：临床综合征符合心肌炎，心脏损伤标志物升高，心肌-心包炎的心电图证据，血管造影或其他检查排除阻塞性冠状动脉疾病
可能性较大的心肌炎	符合以下任何一种情况且不能用其他诊断（如ACS、外伤、应激性心肌病）解释：①CMR表现符合心肌炎，但无以下任何一项：临床综合征符合心肌炎；心脏损伤生物标志物升高；心肌-心包炎的心电图证据。②CMR非特异性表现提示心肌炎，伴以下任何一项：临床综合征符合心肌炎，心脏损伤生物标志物升高，心肌-心包炎的心电图证据。③超声心动图新出现室壁运动异常伴符合心肌炎的临床综合征，并有以下中的一项：心脏损伤生物标志物升高，心肌-心包炎的心电图证据。④符合有可能的心肌炎诊断标准（见下文），18-氟脱氧葡萄糖正电子发射断层显像发现不完整的心脏氟脱氧葡萄糖摄取，且不能用其他疾病解释
有可能的心肌炎	符合以下任何一种情况且不能用其他诊断（如ACS、创伤、应激性心肌病）来解释：①CMR非特异性表现提示心肌炎，但不伴以下任何一项：临床综合征符合心肌炎，心脏损伤生物标志物升高，心肌-心包炎的心电图证据。②超声心动图新出现室壁运动异常伴以下任何一项：临床综合征符合心肌炎，心肌-心包炎的心电图证据。③新升高的心脏损伤生物标志物（超过基线）和以下任何一项：临床综合征符合心肌炎，心肌-心包炎的心电图证据
亚临床心肌损伤	仅有心脏损伤生物标志物升高（排除其他疾病所致），伴或不伴利钠肽升高，而无临床症状、心电图、超声心动图或CMR改变

根据病情严重程度，建议将ICI相关性心肌炎分为四个类型（图16-4-1）：①亚临床心肌损伤；②轻症型心肌炎，临床情况介于亚临床损伤与重症型心肌炎之间，cTn与利钠肽轻度升高；③重症型心肌炎，如二度房室传导阻滞、束支传导阻滞、节段性室壁运动异常、LVEF < 50%或心功能分级Ⅱ～Ⅲ级，cTn与利钠肽明显升高；④危重型心肌炎，如血流动力学不稳定、心功能Ⅳ级、心电图多个导联QRS波增宽、完全性房室传导阻滞或室性心动过速或心室颤动、多器官功能衰竭等，cTn与利钠肽显著升高。

（三）鉴别诊断

本病的鉴别诊断尤为重要，因是否确诊为ICI所致心肌炎直接影响到患者能否继续接受ICI治疗，由于心肌炎缺乏特异的临床表现及实验室和影像学检查，因此需要排除已知心血管疾病或非心脏疾病可解释的上述症状或检查异常，主要的鉴别诊断如下。

1. 急性冠状动脉综合征：包括不稳定性心绞痛、非ST段抬高型心肌梗死和ST段抬高型心肌梗死，在症状、心电图和心脏损伤标志物变化等方面可能与心肌炎重叠，需要请心血管专科医师会诊，根据危险分层决定是否需要冠状动脉造影或冠状动脉CTA进行鉴别，其中心电图表现为ST段抬高时需要呼叫胸痛中心进行急诊冠状动脉造影明确诊断，因ST段抬高型心肌梗死的首选治疗措施为在限定时间内尽快完成再灌注治疗。

2. 肺栓塞：肺栓塞和心肌炎在症状（胸痛、气短或呼吸困难、心悸）、心电图表现（如窦性心动过速、胸前导联T波倒置、新发右束支传导阻滞等）和心脏标志物异常（肌钙蛋白升高、利钠肽升高）方面存在重叠，因而患者出现上述临床表现或检验检查异常，在疑诊心肌炎的同时，一定要与肺栓塞进行鉴别，D-二聚体阴性有助于排除肺栓塞，如D-二聚体阳性，需要遵循肺栓塞诊断流程图，结合血气分析、心脏彩超、静脉超声，必要时加做肺动脉CTA检查做出确定性诊断。

3. 其他原因所致的心力衰竭：如既往心血管病进展或应用其他导致心力衰竭的药物（如铂剂、蒽环类药物），此时一般利钠肽升高明显，肌钙蛋白无升高或轻度升高，心电图很少出现传导阻滞和QRS波增宽等，必要时CMR有助于鉴别。

4. 其他原因所致的心律失常（其他抗癌药物、离子紊乱、自身心血管病进展、肿瘤挤压效应等），患者可出现房性期前收缩、室性期前收缩、心房颤动等心律失常，此时通常肌钙蛋白无升高，部分心律失常患者可能有利钠肽轻度升高。

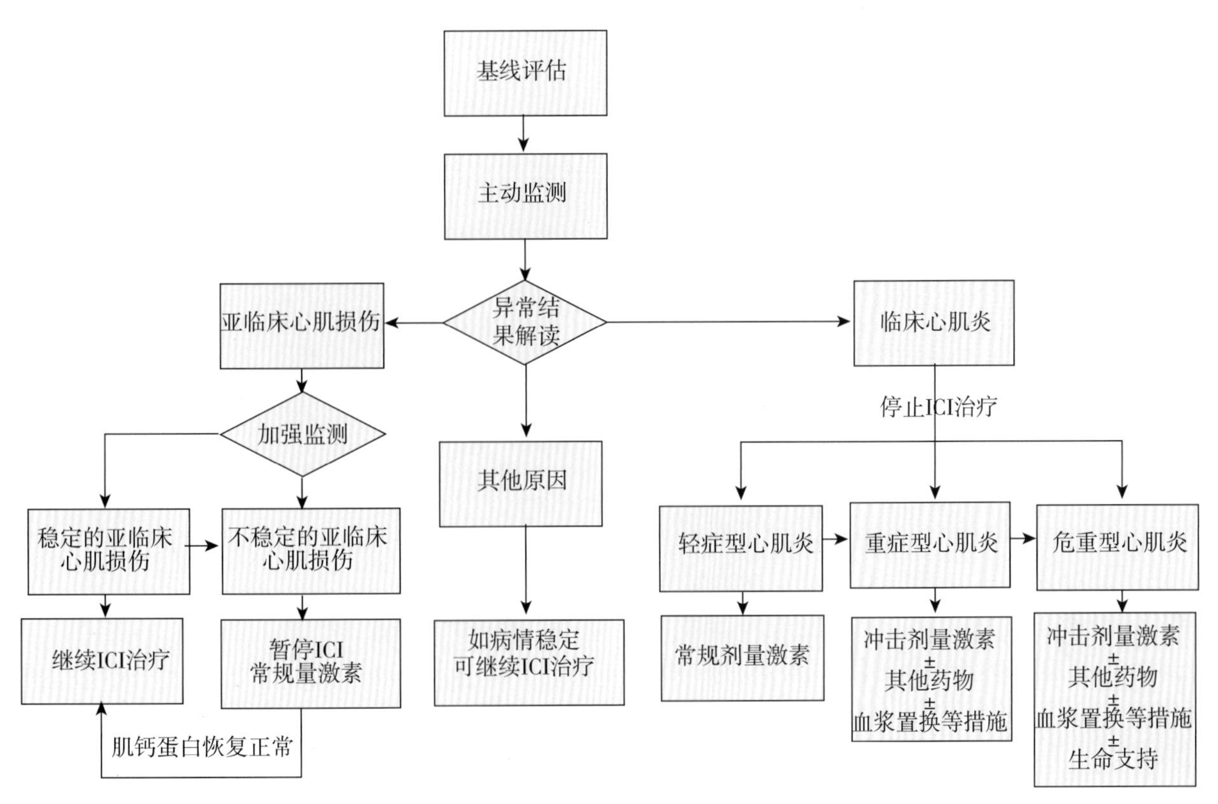

图 16-4-1　ICI 相关性心肌炎管理流程

5. 其他原因所致的肌钙蛋白和利钠肽轻度升高（肾衰竭、心律失常、原有心脏病、败血症等）。

6. 其他原因所致的心肌炎，如病毒、细菌、真菌、螺旋体、立克次体、原虫、蠕虫等感染性心肌炎，或结缔组织病、巨细胞心肌炎或结节病等非感染性心肌炎。鉴于患者接受 ICI 这一确切的致心肌炎因素，除非患者有确切的病毒感染史或临床信息提示其他原因所致心肌炎可能，否则无须鉴别其他原因所致的心肌炎，对于确诊为心肌炎的患者均可按照 ICI 所致心肌炎进行治疗和后续管理，如果治疗无效，则考虑是否需要进一步鉴别其他原因所致心肌炎 。

要点小结

- 完整的诊断包括根据临床症状、实验室检查及影像学检查分级。
- 因心肌炎症状、体征不典型，需要与其他心脏病相鉴别。

【整合决策】

1. ICI 相关性心肌炎的治疗主要基于糖皮质激素的使用，足量的糖皮质激素与预后相关，包括口服泼尼松和静脉注射甲泼尼龙。常用剂量为甲泼尼龙 1 ～ 2mg/（kg · d）或等效泼尼松，严重病例需要甲泼尼龙冲击治疗（1g/d）3 ～ 5 天，至心功能恢复到基线状态，然后 4 ～ 6 周逐渐减量停用。

2. 如果使用类固醇疗效不明显，可考虑使用其他免疫调节剂，如免疫球蛋白、霉酚酸酯、英夫利昔单抗、他克莫司、血浆置换等，对于已经使用大剂量类固醇治疗，但临床表现及肌钙蛋白水平无明显改善的患者，建议在类固醇之外使用至少一种此类药物。

3. 急性心力衰竭，使用静脉利尿剂、正性肌力药和机械循环支持治疗。对于缓慢性心律失常，特别是三度房室传导阻滞，需要临时置入起搏器。

要点小结

◆ 足量的糖皮质激素与疗效密切相关，重症病例常需要合用其他药物。

◆ 危重患者需要起搏器、循环支持等治疗。

【康复随访及复发预防】

（一）总体目标

避免因心肌炎导致患者死亡，兼顾其他系统可能同时存在的不良反应，避免在激素减量或停药过程中心肌炎复发，及早发现问题并及时干预处理，改善患者生命质量。目前尚无高级别循证医学证据支持何种随访策略为最佳，应根据具体情况，为患者制订个体化、人性化的随访方案。

（二）整合管理

1. 营养治疗：对于接受ICI治疗的患者首先要正确评定营养状况，及时治疗。

2. 及时评估患者的心理状态，如焦虑、抑郁、恐慌等，及时给予合理的心理指导。

3. 评估和处理其他器官的免疫不良反应。

（三）严密随访

密切监控1个月，注意有无心脏毒性复发，观察患者症状缓解情况，LVEF、肌钙蛋白、传导异常是否恢复正常。

（四）常见问题处理

定期随访复查能够及时评估免疫抑制剂相关性心肌炎恢复情况，长期或高剂量糖皮质激素治疗的患者存在发生糖尿病和骨质疏松的风险，应接受维生素D和钙补充剂。

（五）积极预防

积极预防亦称临床预防，主要预防免疫抑制剂相关性心肌炎的进展和复发，提高患者生命质量，延长寿命，降低病死率，主要是对症治疗和康复治疗。

要点小结

◆ 随访的主要目的是避免因心肌炎导致患者死亡，兼顾其他系统可能同时存在的不良反应，避免在激素减量或停药过程中心肌炎复发。

◆ 同时给予心理疏导，提高患者生命质量。

（邵　群）

【典型案例】

ICI相关性心肌炎整合性诊疗1例

（一）病例情况介绍

1. 基本情况　患者，男性，44岁，2017年3月15日无诱因出现面部水肿，在当地服用中药半个月，水肿无缓解，2017年5月20日外院行胸部增强CT检查示：①右心缘旁及前纵隔占位，考虑为恶性病变可能性大；②上腔静脉、右心房、心耳内低密度，考虑为栓塞；③右肺下叶炎症；④右侧胸腔积液。2017年6月5日我院行活检取病理示：纵隔上皮源性恶性肿瘤，免疫组化结果支持鳞状细胞癌。IHC:P63（+），CK7（+），TTF-1（–），Napsin-A（–），Syn（–），CgA（–），Ki-67（+约25%）。诊断：肺癌，上腔静脉、右心房、右心耳占位（癌栓或血栓？）。6月22日开始免疫检查点抑制剂Nivolumab+紫杉醇+卡铂方案化疗第一周期治疗，7月11日接受第二周期治疗，8月1日入院拟行第三周期治疗。入院前一周有胸闷气短伴下肢近端肌痛、乏力，无胸痛。否认高血压、糖尿病、心脏病病史，否认家族遗传史，否认乙型肝炎史、艾滋病病史，否认药物、食物过敏史，否认应用他汀类药物。

2. 入院查体　体温36.4℃，心率119次/分，呼吸 18 次 / 分，血压 121/81mmHg，颜面水肿，颈静脉充盈，双肺未闻及干、湿啰音，心率 119 次 / 分，心律齐，各瓣膜未闻及病理性杂音，双下肢无水肿。

3. 辅助检查

（1）实验室检查：见表 16-4-2，表 16-4-3。

表 16-4-2　2017 年 8 月 1 日生化系列或血常规和甲功

生化系列		血常规	
丙氨酸氨基转移酶（U/L）	100.0 ↑	淋巴细胞百分率（%）	7.53
天冬氨酸氨基转移酶（U/L）	192 ↑	中性粒细胞百分率（%）	79.33 ↑
肌酸激酶（U/L）	3456 ↑	单核细胞百分率（%）	12.66 ↑
α- 羟基丁酸脱氢酶（U/L）	327 ↑	嗜酸性粒细胞百分率（%）	0.39
乳酸脱氢酶（U/L）	588 ↑	单核细胞绝对值（10^9/L）	0.68 ↑
肌酸激酶同工酶（U/L）	87 ↑	白细胞计数（10^9/L）	5.34
尿酸（μmol/L）	458 ↑	红细胞计数（10^{12}/L）	4.66
二氧化碳结合力（mmol/L）	32.4 ↑	血红蛋白（g/L）	135.6
$β_2$ 微球蛋白（mg/L）	3.25 ↑	甲功	
血清总胆红素（μmol/L）	28.93 ↑	TSH（uIU/ml）	3.93
血清间接胆红素（μmol/L）	21.10 ↑	FT_4（pmol/L）	19.84
血清直接胆红素（μmol/L）	7.83 ↑	FT_3（pmol/L）	5.20
肌酐（μmol/L）	99.0		

表 16-4-3　2017 年 8 月 4 日心功能五项

项目	肌红蛋白（ng/ml）	肌钙蛋白 I（ng/ml）	肌酸激酶同工酶（ng/ml）	D- 二聚体（ng/ml）	BNP（pg/ml）
检测值	500 ↑	7.71 ↑	80 ↑	2050 ↑	160 ↑
参考值	0 ～ 107	0 ～ 0.05	0 ～ 3.6	0 ～ 600	0 ～ 100

（2）心电图：见图 16-4-2。

4. 入院诊断　ICI 相关性心肌炎。

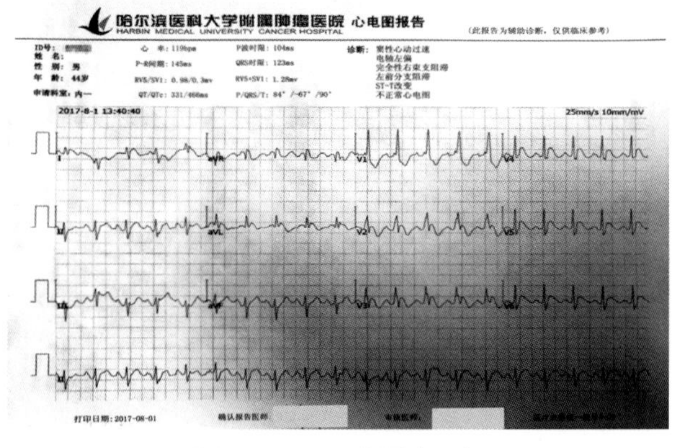

图 16-4-2　心电图（一）

（二）整合性诊疗过程

1. 关于诊断及评估

（1）MDT 整合诊疗团队组成：肿瘤内科医师、心内科医师、临床药师。

（2）讨论意见：ICI 相关性心肌炎、ICI 相关性肌炎。

2. 关于治疗方案　建议：①继续药物复律，必要时电复律；②栓子不适合外科手段取出；③补液、碱化尿液、利尿预防肾功能进一步恶化；④检验肌炎 16 项、ANA；⑤加大甲泼尼龙剂量 1mg/（kg · d）静脉滴注。

3. 病情变化过程　8 月 5 日开始给予甲泼尼龙 40mg，每日 1 次，静脉滴注，8 月 6 日晚患者持续性胸闷，复查心电图为室性心动过速，转入心内科，体温 36.5℃，心率 160 次 / 分，呼吸 20 次 / 分，血压 110/90mmHg，查体神清语明，双肺无干湿啰音，心律齐，未闻及杂音，双下肢无水肿，先后应用艾司洛尔、胺碘酮复律均未能转复。8 月 7 日起尿量减少，白天约 200ml，呈茶色，补液、碱化尿液、利尿后夜间仍无尿。8 月 8 日 08:00 患者躁动，监护显示血氧饱和度 79%，查体：呼吸 34 次 / 分，心率 130 次 / 分，血压 79/49 mmHg，意识模糊，呼吸深快，卧位，双肺呼吸音粗，心律齐，心率 130 次 / 分，各瓣膜听诊区未闻及病理性杂音，腹部平软，无压痛、反跳痛及肌紧张，叩诊移动性浊音（–），双下肢无水肿。考虑急性肾衰竭，急性酸中毒，呼吸衰竭，转入 ICU，立即给予气管插管，呼吸机辅助呼吸，建立静脉通路。血气分析结果显示严重代谢性酸中毒，患者血压持续下降，予以纠正酸中毒，升压，电复律，转复窦律后 1 ～ 2min 再次转为室性心动过速，先后应用利多卡因、胺碘酮、艾司洛尔，并多次尝试电复律均未能转复，多种升压药物联合应用，血压难以维持，持续休克，抢救无效死亡。

4. 血气分析　见表 16-4-4。

表 16-4-4　血气分析

血气分析	08:16	09:10	10:18
PO_2（mmHg）	90	52	53
PCO_2（mmHg）	24	32	16
pH	6.99	7.12	7.24
K^+（mmol/L）	4.8	4.7	4.9
Lac（mmol/L）	＞15	＞15	＞15
HCO_3^-（mmol/L）	5.8	10.4	6.9
BE（mmol/L）	-24.3	-17.8	-18.2

5. 心电图　见图 16-4-3。

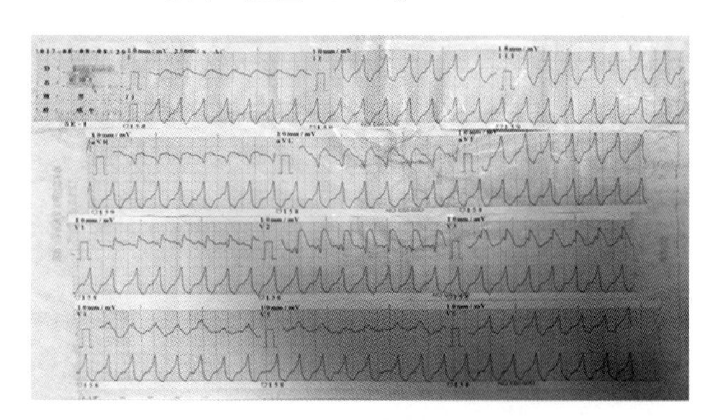

图 16-4-3　心电图（二）

6. 心脏超声　见表 16-4-5。

表 16-4-5　心脏超声

右心室流出道内径	30.0mm	右心室内径	24mm
主动脉根部内径	31.0mm	三尖瓣口流速	0.5m/s
左心房内径	35mm	肺动脉内径	20mm
左心室舒末内径	57mm	肺动脉口流速	0.8m/s
左心室缩末内径	43mm	主动脉口流速	1.0m/s
室间隔厚度	9mm	二尖瓣 E 峰流速	0.5m/s
左心室后壁厚度	9mm	二尖瓣 A 峰流速	0.6m/s
右心房大小	57mm×47mm	EF	39%

超声提示：右心房轻度肿大、左心室轻度肿大，室间隔及后壁厚度正常，搏动幅度明显减弱，前后壁运动不同步，左室壁向心收缩明显减弱，心肌运动不协调，三尖瓣中度反流、二尖瓣轻度反流、右侧颈内静脉及头臂静脉栓子形成。

（三）案例处理体会

患者 44 岁，男性，基线心电图、心脏彩超正常，CK 正常，无心血管疾病史，应用 Nivolumab 两个周期后出现胸闷、气短、下肢近端肌痛、乏力，TnI 明显升高，1 周内迅速死亡，辅检显示心肌、骨骼肌同时受累，符合目前文献报道中该药物所致不良反应特点。

ICI 所诱发心肌炎治疗的核心方案是糖皮质激素治疗，足量的糖皮质激素与预后相关。在可疑心肌炎时也应足量使用糖皮质激素，本例在怀疑 ICI 相关性心肌炎时糖皮质激素初始用量不足，未控制住病情的迅速进展。

鉴于 ICI 诱导心肌炎的高致死风险，推荐对拟接受 ICI 治疗的患者进行药物不良反应教育，以早期自我识别包括心血管不良反应在内的相关症状和体征，并在就诊时及时告知接诊医生接受 ICI 治疗史。

推荐接受 ICI 的患者采取主动监测策略，监测内容包括症状体征、心电图和心脏标志物。

（邵　群）

参考文献

美国国家综合癌症网络，2019. NCCN 临床实践指南：免疫治疗相关毒性的管理 (2020.V1).

徐伟仙，李海燕，2019. 免疫检查点抑制剂相关心肌炎研究进展 . 中国新药杂志，28(17): 2095-2099.

中华医学会呼吸病学分会肺栓塞与肺血管病学组，中国医师协会呼吸医师分会肺栓塞与肺血管病工作委员会，全国肺栓塞与肺血管病防治协作组，2018. 年肺血栓栓塞症诊治与预防指南 . 中华医学杂志，98(14): 1060-1087.

加拿大安大略癌症治疗中心，2018. 2018 CCO 临床实践指南：免疫检查点抑制剂毒性管理 .

张志仁，2020. 免疫检查点抑制剂相关心肌炎监测与管理中国专家共识 . 中国专家共识 . 中国肿瘤临床，47(20): 1027-1038.

Bonaca MP, Olenchock BA, Salem JE, et al, 2019. Myocarditis in thesetting of cancer therapeutics: proposed case definitions for emerging clinical syndromes in cardio-oncology. Circulation,140(1): 80-91.

Brahmer JR , Lacchetti C , Thompson JA, et al, 2018. Management of immune- related adverse events in patients treated with immune checkpoint inhibitor therapy: american society of clinical oncology clinical practice guideline. J Clin Oncol, 36(17): 1714–1768.

Brahmer JR, Lacchetti C, Thompson JA, et al, 2018. Management of immune-related adverse events in patients treated with immune checkpoint inhibitor therapy: american society of clinical oncology clinical practice guideline. J Oncol Pract, 14(4): 247-249.

Caforio ALP, Pankuweit S, Arbustini E, et al, 2013. Current state of knowledge on aetiology, diagnosis, management, and therapy of myocarditis: a position statement of the European Society of Cardiology Working Group on Myocardial and Pericardial Diseases. Eur Heart J, 34(33): 2636-2648.

Dasanu CA, Jen T, Skulski R, 2017. Late-onset pericardial tamponade, bilateral pleural effusions and recurrent immune monoarthritis induced by ipilimumab use for metastatic melanoma. J Oncol Pharm Pract, 23(3): 231-234.

de Almeida DVP, Gomes JR, Haddad FJ, et al, 2018. Immune-mediated pericarditis with pericardial tamponade during nivolumab therapy. J Immunother. 41(7): 329-331.

Ederhy S, Voisin AL, Champiat S, 2017. Myocarditis with immune checkpoint blockade. N Engl J Med, 376(3): 290-291.

Escudier M, Cautela J, Malissen N, et al, 2017. Clinical features, management, and outcomes of immune checkpoint inhibitor–related cardiotoxicity. Circulation, 136(21): 2085-2087.

Guo X, Wang H, Zhou J, et al, 2019.Clinical Diagnosis and Treatment Recommendations for Cardiac Adverse Reactions Related to Immune Checkpoint Inhibitor . Zhongguo Fei Ai Za Zhi,22(10): 627-632.

Haanen JBAG, Carbonnel F, Robert C, et al, 2017. Management of toxicities from immunotherapy: ESMO Clinical Practice Guidelines for diagnosis, treatment and follow-up. Ann Oncol, 28: iv119-iv142.

Heinzerling L, Ott PA, Hodi FS, et al, 2016. Cardiotoxicity associated with CTLA4 and PD1 blocking immunotherapy. J Immuno ther Cancer, 4: 50.

Johnson DB, Balko JM, Compton ML, et al, 2016. Fulminant myocarditis with combination immune checkpoint blockade. N Engl J Med, 375(18): 1749-1755.

Lurz P, Luecke C, Eitel I, et al, 2016. Comprehensive cardiac magnetic resonance imaging in patients with suspected myocarditis. J Am Coll Cardiol, 67(15): 1800-1811.

Mahmood SS, Fradley MG, Cohen JV, et al, 2018. Myocarditis in patients treated with immune checkpoint inhibitors. J Am Coll Cardiol, 71(16): 1755-1764.

Matlock DD, Curtis AB, Myerburg RJ, et al, 2018. 2017 AHA/ACC/HRS guideline for management of patients with ventricular arrhythmias and the prevention of sudden cardiac death: Executive summary. Heart rhythm: the official journal of the Heart Rhythm Society, 15(10): e190-e252.

Moslehi JJ, Salem JE, Sosman JA, et al, 2018. Increased reporting of fatal immune checkpoint inhibitor-associated myocarditis. The Lancet, 391(10124): 933.

Moslehi JJ, Salem JE, Sosman JA, et al, 2018. Increased reporting of fatal immune checkpoint inhibitor-associated myocarditis. The Lancet, 391(10124): 933.

Puzanov I, On Behalf of the Society for Immunotherapy of Cancer Toxicity Management Working Group, Diab A, et al, 2017. Managing toxicities associated with immune checkpoint inhibitors: consensus recommendations from the Society for Immunotherapy of Cancer (SITC) Toxicity Management Working Group. Journal for ImmunoTherapy of Cancer, 5: 95.

Salem JE, Manouchehri A, Moey M, et al, 2018. Cardiovascular toxicities associated with immune checkpoint inhibitors: an observational, retrospective, pharmacovigilance study. The Lancet Oncology, 19(12): 1579-1589.

Spieker M, Haberkorn S, Gastl M, et al, 2017. Abnormal T2 mapping cardiovascular magnetic resonance correlates with adverse clinical outcome in patients with suspected acute myocarditis. J Cardiovasc Magn Reson, 19: 38.

Wang DY, Joe-Elie S, Cohen JV, et al, 2018.Fatal Toxic Effects Associated With Immune Checkpoint Inhibitors: A Systematic Review and Meta-analysis. JAMA Oncol, 4(12): 1721-1728.

Wang, DY, Salem JE, Cohen JV, et al, 2018. Fatal toxic effects associated with immune checkpoint inhibitors: a systematic review and Meta-analysis. JAMA Oncol, 4(12): 1721-1728.

Zimmer L, Goldinger SM, Hofmann L, et al, 2016. Neurological, respiratory, musculoskeletal, cardiac and ocular side-effects of anti-PD-1 therapy. Eur J Cancer, 60: 210-225.

第五节　肿瘤心脏病学发展中整合医学的思考

虽然在19世纪70年代就已经发现蒽环类药物可以导致充血性心力衰竭，但彼时肿瘤患者生存率很低，因此治疗肿瘤是面临的首要问题。随着肿瘤诊断和治疗手段的不断进步，肿瘤幸存者增多，生存时间延长，观察发现同时罹患两类疾病在临床中较为常见。与此同时，抗癌治疗诱发或加重多种心血管疾病，如心功能不全、高血压、血栓性疾病、动脉粥样硬化、心肌炎等，肿瘤幸存者的心血管问题成为影响其生命质量和导致其死亡的重要原因。

WHO在癌症治疗规划中指出："癌症诊断和治疗规划的主要目标是治愈或大幅度延长患者生命，并确保癌症存活者的生活质量达到可能最佳程度"。这一目标和肿瘤心脏病学的理念不谋而合，肿瘤患者越来越需要心血管疾病管理，以获得肿瘤预后和心血管预后的双赢，肿瘤心脏病学作为新出现的交叉领域日益受到关注。

肿瘤与心血管疾病看似两类疾病，但是近年来的研究发现，两者之间存在千丝万缕的联系：CANTOS研究中意外发现，白细胞介素1β抑制剂、卡纳单抗在降低心血管事件的同时可降低肺癌的发生率和死亡率；英国近百万人的队列研究提示，长期服用血管紧张素转化酶抑制剂可能增加肺癌风险；肿瘤和心血管疾病不仅存在诸多共同危险因素如高血压、糖尿病、吸烟、酗酒、肥胖和不良生活方式等，而且可能存在共同的发病机制。由此可见，肿瘤学与心脏学的整合是疾病谱演变和临床实际需要所决定的，是医学发展的必然趋势。

现阶段临床面对的主要问题可分为两大类：①肿瘤和心血管病共存时的管理；②抗癌治疗诱发心血管并发症的预防、监测和治疗，后者既是本章讨论的主要内容，也是医学界重要的研究方向。

解决上述问题，无疑需要肿瘤与心脏的整合诊疗思维。这种跨器官、跨系统、跨病种的整合对临床医师提出更高的要求，临床医师既要与时俱进，了解这一交叉领域的研究成果，又要能在临床工作中发现问题和提出问题，但仅凭个人的知识无法完全解决肿瘤心脏病的实际问题，必须组建包括肿瘤医师、血液学医师、心血管医师、放射医师、临床药师、影像医师、护师（包括但不限于上述各专业）等多学科整合诊疗团队，依据2C2D（communication，collaboration，discussion，decision）即交流、合作、讨论、决定的理念，紧密合作，共同做出整合医学决策。

目前在绝大多数肿瘤专科医院中，心血管医师在肿瘤患者诊治中基本处于缺失状态，实际上应扮演更重要的角色，不仅局限于评估心血管疾病，而且必须在癌症治疗之前、之中和之后都参与其中，以预防、预测、筛查并最终治疗一系列心血管疾病。正确的心脏监测手段、专业的检查结果解读和合理的心脏保护措施不但在短期内对避免癌症治疗中断至关重要，而且从长远来看，有望提高整体生存率。

肿瘤患者的心血管问题通常非常复杂，进行个体化的管理和治疗至关重要，总生存期获益应予以优先考量，在此基础上，肿瘤与心脏整合诊疗思维需要做到以下几个平衡：①短期风险和长期风险的平衡；②心血管预后和肿瘤学预后的平衡；③心血管药物与抗癌药物相互作用的平衡；④医疗现状与患者诉求的平衡。值得警惕的是，随着肿瘤心脏病学理念的逐渐普及，出现仅仅因担心短期或长期心血管风险，为追求安全性而放弃一线抗癌方案的现象，这并非真正的整合医学思维，而是与其背道而驰，在抗癌治疗的任何阶段，每个决定都需慎重，平衡而非侧重某一方向才可能让患者预期寿命和生命质量真正双重获益。

虽然不同抗癌治疗手段可以诱发某种心血管问题已有较为明确的了解，但是对具体病理生理机制却缺乏深入认识，尚有众多临床问题需要回答，亟待深入研究。未来肿瘤心脏病学的发展需要：

1. 通过对抗癌治疗诱发心血管并发症的发病机制进行深入的基础研究，促进毒性更小的新型药物研发和治疗手段的改进，利用新的影像技术、组学技术和分子成像技术寻找心血管病风险预警标志物。

2. 开展中国原创性临床研究，进一步明确心血管毒性的分类和定义，完善风险评估模型，丰富循证医学证据，寻找有效预防、早期检测和管理措施。

3. 继续推动在综合医院内设立肿瘤心脏病门诊和肿瘤专科医院内组建肿瘤心脏病团队；建立患者参与的多学科决策体系，通过线下或线上多学科整合治疗，推行2C2D的理念；优化不同医院间的医疗资源配置，建设肿瘤心脏病远程会诊平台，为不具备建设肿瘤心脏病团队条件的肿瘤专科医院提供服务支撑。

4. 制订中国自己的诊疗指南或共识，以规范临床实践，开展线上肿瘤心脏病医师培训课程和患者教育课程，使我国肿瘤患者获得与国际接轨的、优质的、规范的肿瘤心脏病诊疗服务。

（张志仁　邵　群）

参考文献

邵群，张志仁，2018. 肿瘤心脏病学在中国的发展与展望. 中华心力衰竭和心肌病杂志（中英文），2(3): 187-189.

邵群，张志仁，2019. 肿瘤心脏病学在中国的挑战与期盼. 肿瘤综合治疗电子杂志，5(3): 1-3.

de Boer RA, Meijers W, van der Meer P,et al,2019. Cancer and heart disease: associations and relations. Eur J Heart Fail,21(12): 1515-1525..

Dreyfuss AD, Bravo PE, Koumenis C, et al, 2019. Precision cardio-oncology. J Nucl Med, 60(4): 443-450.

Hicks B, Filion KB, Yin H, et al,2018. Angiotensin converting enzyme inhibitors and risk of lung cancer: population based cohort study. BMJ Clinical Research, 363: k4209.

Meijers WC, Moslehi JJ, 2019. Need for multidisciplinary research and data-driven guidelines for the cardiovascular care of patients with cancer. JAMA, 322(18): 1775.

Ridker PM, MacFadyen JG, Thuren T, et al, 2017. Effect of interleukin-1β inhibition with canakinumab on incident lung cancer in patients with atherosclerosis: exploratory results from a randomised, double-blind, placebo-controlled trial. The Lancet, 390(10105): 1833-1842.

Thuny F, Huttin O, Ederhy S, 2019. Cardio-oncology: Clinical and imaging perspectives for optimal cardiodetection and cardioprotection in patients with cancer. Arch Cardiovas Dis, 112(10): 550-558.

第17章 多原发和原发不明肿瘤

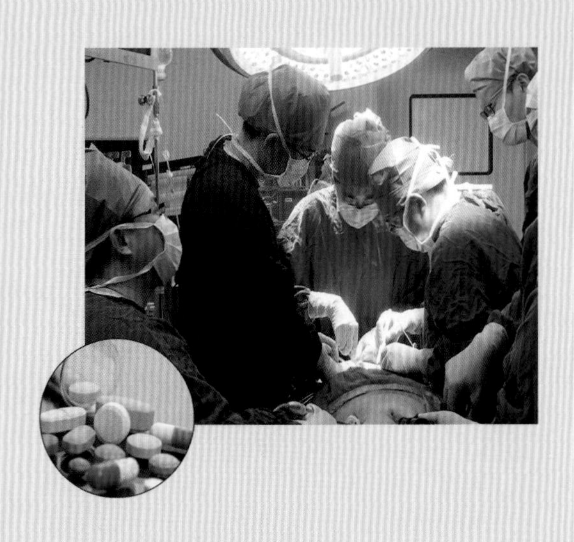

第一节 多原发肿瘤

多原发肿瘤（multiple primary cancer，MPC）是指同一个体内的单个或多个器官、组织同时或异时性发生两种或两种以上的原发性恶性肿瘤。多原发恶性肿瘤以双原发恶性肿瘤为多见，少数患者有3个原发病灶，4个及以上原发恶性肿瘤比较罕见。多原发恶性肿瘤易误诊为复发或转移性肿瘤，然而其疗效显著好于转移性肿瘤。脑转移和肝转移的肿瘤患者，由于不知道转移来自哪一个原发肿瘤，易引起误诊误治。

根据第二肿瘤与首发肿瘤发生的时间间隔，可将多原发恶性肿瘤分为同时性多原发恶性肿瘤（synchronous multiple primary cancer，SMPC）和异时性多原发恶性肿瘤（metachronous multiple primary cancer，MMPC）。一般认为，两个原发肿瘤发生的时间间隔小于6个月者为同时性多原发恶性肿瘤。例如，在食管癌中发现同时性消化道其他部位原发肿瘤多见。一般认为，两个原发肿瘤发生的时间间隔大于6个月者为异时性多原发恶性肿瘤。目前的数据表明，异时性多原发恶性肿瘤较同时性多原发恶性肿瘤更多见。各项研究报道两个原发肿瘤的间隔时间不同，但5年内发生率比较高。Utada等在研究乳腺多原发恶性肿瘤中发现时间间隔多为2年。Chen等在对1000多例骨髓瘤多原发恶性肿瘤患者的随访中发现5年内高发。更明确的好发时间间隔还需要多中心大数据统计发现。

• 发病情况及诊治研究现状概述

随着诊断技术的进步、整合治疗的发展，恶性肿瘤患者的生存期延长，多原发恶性肿瘤的发病率逐渐升高。出现多原发恶性肿瘤的原因可能有宿主易感性，放、化疗后，免疫低下，遗传因素，诊断技术的提高等。多原发肿瘤占所有恶性肿瘤的0.4%～10.7%。在所有恶性肿瘤患者中，多原发恶性肿瘤的发生比例报道不一。在一篇纳入了大量癌症患者的研究报道中，多原发恶性肿瘤的发生比例为0.73%～11.7%。根据美国国家癌症研究所（NCI）的监测，第二原发恶性肿瘤的发生比例从1975～1979年的9%增加到了2005～2009年的19%。Utada等报道，日本的发生比例为8.1%。而国内文献报道的发生比例仅为0.4%～2.4%。造成这种差别的原因可能与多种因素有关，包括种族差异、当地医疗水平、对多原发恶性肿瘤的认识水平不足造成的误诊误治、统计方法和癌症登记制度等。

多原发恶性肿瘤可发生在人体不同器官或同一器官。发生在不同器官的多原发恶性肿瘤，约占多原发肿瘤的80%。可发生在全身各处不同部位，如乳腺和肺双原发、胃和肠双原发等。发生在同一器官的多原发恶性肿瘤，约占多原发肿瘤的20%。常见于肺（多原发肺癌）、结直肠（多原发结直肠癌）、乳腺（多原发乳腺癌）等。例如，多原发肺癌（multiple primary lung cancer，MPLC）是指在同一患者一侧或双侧肺内不同部位，同时或先后发生两个或两个以上的原发性肺癌，其组织学类型可以相同或不同。以前认为原发性肺癌患者中 MPLC 并不常见。然而随着诊断技术的进步、肺癌高危人群的筛查及肺癌患者术后生存期的延长和密切随访，近年来发现 MPLC 的发病率逐渐升高。据统计，非小细胞肺癌（NSCLC）患者中约 8% 为多发病灶，其中 7% ～ 64% 是 MPLC，尤以多原发肺腺癌多见。临床上，MPLC 易与肺癌的复发转移相混淆，容易造成误诊误治，而 MPLC 与肺内转移癌的临床治疗及预后截然不同，前者经手术有治愈的可能，而后者基本无治愈机会，远期生存率低，因此 MPLC 患者中明确诊断对合适的治疗至关重要。

发生在乳腺的多个病灶需进行区分。多灶性乳腺癌（multiple focal breast cancer）是指发生在同一个象限的多个病灶，假定是来源于同一个肿瘤。相对于单灶性乳腺癌，更易发生淋巴结转移，但是不影响总生存期。多中心乳腺癌（multicentric breast cancer）是指在同一个乳腺的不同象限的多个病灶，应按多原发肿瘤处理。另外，分子分型完全不一样的同一个乳腺的两个乳腺癌病灶，一般是多原发肿瘤，不应按一个原发癌处理。

统计数据表明，年龄越大，多原发恶性肿瘤的发生率越高，最常见的发生年龄为 50 ～ 60 岁。不同文献报道多原发恶性肿瘤的好发部位不一致。Gursel 等报道第一原发恶性肿瘤的好发部位依次为喉、膀胱和乳腺，第二原发恶性肿瘤好发部位依次为肺、乳腺和结肠。Utada 等的研究发现，第一原发恶性肿瘤主要位于食管、喉、卵巢、下咽、口咽等; 第二原发恶性肿瘤的好发部位为甲状腺、食管、乳腺、结肠。部分特定肿瘤容易出现多原发恶性肿瘤，这可能与多原发恶性肿瘤发生的病因有关。例如，如果第一原发恶性肿瘤是口咽 / 下咽癌，第二原发恶性肿瘤多为食管癌，反之如果第一原发恶性肿瘤是食管癌，第二原发恶性肿瘤是口咽 / 下咽癌的概率也最大。同样，乳腺癌、子宫癌和卵巢癌间，胃癌和结直肠癌间也容易发生多原发恶性肿瘤。

目前引起多原发恶性肿瘤的病因尚不明确，普遍认为是多种因素共同作用所致。可能的病因包括以下几方面。

1. *治疗相关因素* 目前已有大量文献证实医源性因素包括放疗和化疗具有致癌性。放疗可导致第二原发肿瘤发生已得到确认，尤以头颈部、甲状腺、乳腺、皮肤、骨和软组织多见。放疗引起的第二原发肿瘤具有以下特点：患者既往接受过放疗；第二肿瘤位于放射野内；放疗和第二肿瘤发生之间有一定的潜伏期。这个潜伏期大部分认为在 3 年以上，也有研究认为在 6 个月以上。Hashibe 等在口腔癌病例研究中发现，经过放疗后发生第二原发肿瘤的风险明显高于单独手术者，且多发生在照射野内。前列腺癌患者接受放疗后膀胱癌和结直肠癌的发生率增加 1.7 倍和 1.8 倍，其与外照射有关，但与近距离放疗无关。放疗致癌的机制可能是放射线照射导致自由基形成和 DNA 损伤，而基因修复系统未能在短时间内修补损伤的 DNA，导致癌基因激活所致。

放疗相关性肉瘤（radiation-associated sarcoma，RAS），也称为放疗后肉瘤（post-radiation sarcoma，PRS），于 1922 年首例报道，发生率为 0.03% ～ 0.8%。距首发肿瘤的时间报道不一，大部分在放疗后 5 年。病理类型与原发肿瘤相关，如乳腺癌放疗后容易出现血管肉瘤，淋巴瘤放疗后容易出现多形性未分化肉瘤，鼻咽癌放疗后容易出现纤维肉瘤。一项对 296 577 名乳腺癌患者的分析发现，乳腺癌诊断时患者中位年龄为 58 岁（18 ～ 97 岁），诊断后中位随访时间 7.7 年（0 ～ 28.1 年）。未接受放疗的患者（n = 111 754）均未发生血管肉瘤，接受放疗的患者（n = 184 823）发生乳房胸壁放疗相关血管肉瘤 209 例（发生率 1.13‰）。年龄越大，放疗相关血管肉瘤发生风险越高（HR 1.05；95%CI 1.04 ～ 1.06）。从乳腺癌治疗至发生放疗相关血管肉瘤的中位潜伏期为 8 年（3 ～ 20 年）。

对于大部分组织，发生第二原发肿瘤的风险随着放射剂量的增加呈线性增长，当然各个组织发生风险的大小是不同的。例如，霍奇金淋巴瘤放疗后每 Gy 的相对危险度在胃癌是 0.09（95% 可信区间 0.04 ～ 0.21），在肺癌是 0.15（95% 可信区间 0.06 ～ 0.39），在乳腺癌是 0.15（95% 可信区间 0.04 ～ 0.73）。鼻咽癌患者 5 年生存率超过 80%，放疗剂量大（平均 66Gy），远高于被认为增加放疗相关肿瘤风险的 55Gy。鼻咽癌放疗后第二原发肿瘤位于头颈部原照射野区域内，病理类型以鳞癌最多，其次为肉瘤，另外还可能发生腺癌、基底细胞癌、恶性黑色素瘤、嗅神经母细胞瘤、甲状腺癌、恶性淋巴瘤等，40 岁以下患者肉瘤发生风险最高。

大部分放疗相关性肿瘤发生在接受放疗的 3 年后，并且随着时间的延长风险逐渐增高。这也提示要关注肿瘤患者的长期随访，尤其是接受过放疗的患者。近几十年，新的放疗技术如调强放疗和质子重离子治疗等应用于临床，这些新技术具有剂量低、放射野小的优点，但与第二原发肿瘤发生的关系尚未明确，有待进一步研究。

全身性抗肿瘤治疗包括化疗、激素治疗和免疫治疗等，可导致继发性恶性肿瘤的发生。化疗药物致癌机制可能与化疗药物致 DNA- 蛋白质交联和（或）引起 DNA 链断裂、细胞转化、突变及染色体畸变等有关。化疗继发的恶性肿瘤以白血病多见。早在 1990 年，Curtis 等就发现乳腺癌患者化疗后易诱发白血病，作者随访了 13 734 例患者，其中 24 例发生急性白血病，较正常人群的发生率（2.1/ 万）明显提高。但总体上乳腺癌辅助化疗是获益的。60 岁以上的 I 期激素受体阳性早期乳腺癌患者，术后 10 年的死亡风险是 12.3%，采用 4 个疗程含蒽环类方案的辅助化疗提高生存率 1.8%，而白血病发病风险仅增加了 0.5%。

最易引起继发性恶性肿瘤的致癌药物有烷化剂、拓扑异构酶Ⅱ抑制剂和抗代谢药物。一些抗肿瘤新药如紫杉类药物、单抗、小分子酪氨酸激酶抑制剂等，在临床上提高了疗效，延长了患者生存期，但同时导致了较大的累积剂量。它们与第二原发肿瘤发生的关系尚不明确，需要大样本、更长时间的随访研究。

激素也可导致多原发恶性肿瘤，多篇文献证实乳腺癌患者易伴发妇科恶性肿瘤。Angurana 等在对大于 4000 例乳腺癌患者的随访中发现，应用他莫昔芬的患者发生子宫内膜癌的风险是不用此药患者的 4 倍。激素不仅刺激第一原发肿瘤的发生，同时刺激第二原发肿瘤，可能受到的刺激不同，发生时间也有差异。

综合治疗的运用如放化疗联合等，在延长患者生存期的同时是否会提高第二原发肿瘤的发生率，至今无相关循证学证据，有待进一步研究。

2. 基因和遗传易感性　有些临床综合征与多原发恶性肿瘤相关，包括遗传性乳腺癌、遗传性视网膜母细胞瘤、神经纤维瘤病、痣样基底细胞癌、Li-Fraumeni 综合征、遗传性非息肉病性大肠癌（Lynch 综合征）、多发性内分泌腺瘤、Bloom 综合征、着色性干皮病等。Lynch 综合征是由 DNA 错配修复基因（*MMR*）胚系突变引起的常染色体显性遗传肿瘤易感性疾病，包括 *MLH1*、*MSH2*、*PMS1* 和 *MSH6* 异常。Lynch 综合征患者不仅患有结肠癌，同时易并发其他部位的恶性肿瘤，包括卵巢癌、胃癌、膀胱癌、腹腔侵袭性纤维瘤病等。这可能是由于基因错配修复引起 DNA 序列错误，而在全身多器官发生突变，导致多部位肿瘤发生。遗传性乳腺癌与 *BRCA1* 或 *BRCA2* 基因突变有关；视网膜母细胞瘤与位于染色体 13q14 的 *RB1* 基因胚系突变有关，这些儿童癌症幸存者易继发放射相关性肉瘤、白血病、黑色素瘤等第二肿瘤；Li-Fraumeni 综合征与位于染色体 17q13 的 *TP53* 基因胚系突变有关，其乳腺癌、肉瘤、白血病、脑肿瘤和肾上腺皮质癌的发生风险增加；而 Bloom 综合征、着色性干皮病是与 DNA 修复有关的罕见疾病，可以导致白血病、淋巴瘤、皮肤肿瘤和软组织肉瘤等多原发恶性肿瘤。

Siolek 等发现，*CHEK2* 基因突变与甲状腺癌和乳腺癌多原发恶性肿瘤的发生相关，作者对 468 例甲状腺乳头状癌和 468 例无癌患者进行对照研究发现，甲状腺癌患者 *CHEK2* 基因突变更明显（15.6% vs. 6.0%，$P < 0.001$），在 11 例甲状腺癌伴乳腺多原发恶性肿瘤的患者中有 7 例存在 *CHEK2* 突变（63.6%，$P < 0.001$）。此外，在不同肿瘤中还发现很多分子标志物和基因突变，如 p21、p53、Rho 家族和 NF-κB 等，由于某个或某几个基因的突变，引起多个因子的变化，从而导致肿瘤的发生。

一些研究提示基因不稳定性与癌症患者的特定临床病理特征相关，可导致在不同器官发生多原发恶性肿瘤。一项关于多原发胃癌的研究发现，年龄超过 60 岁或高度微卫星不稳定（microsatellite instability-high，MSI-H）状态的患者多原发癌发病率较高。肾细胞癌和胃肠道间质瘤（gastrointestinal stromal tumor，GIST）的乳头状改变，可能会导致与 *c-met* 突变和 *c-kit* 原癌基因突变相关的家族性肿瘤。

3. 生活方式及环境 一些因素如不良生活方式及环境暴露如烟草、乙醇、紫外线、肥胖等，均为致癌因素。因为必须同时考虑到遗传因素、首发癌后的治疗风险等，很难证实这些因素是否会诱发多原发恶性肿瘤。最近的研究发现，在绝对风险方面，烟草和乙醇相关的多原发恶性肿瘤约占 35%。

大部分人认为大量吸烟、饮酒是呼吸系统及消化道多原发恶性肿瘤的致病因素。Slaughter 等提出“区域癌化”学说，即长期暴露于烟酒等致癌因素的上呼吸道和消化道黏膜易在本系统内发生多个原发肿瘤灶或多个部位的癌前病变。Hori 等在食管鳞癌患者中，对口腔、下咽和食管进行碘染色观察，发现黏膜存在散在多发碘染不着色区域的病例。长期暴露在辐射、工业污染等环境中，不同部位的不同组织暴露在相同的致癌环境中，也易患多原发恶性肿瘤。环境因素、生活方式和放化疗等共同导致基因的突变，最终导致多原发恶性肿瘤的形成。

• 相关诊疗规范、指南和共识

- 多原发肿瘤国际命名与编码（ICO-0）（2005 年版），欧洲癌症预防杂志
- 国际肺癌研究协会（IASLC）肺癌分期计划：对于多原发肺癌 TNM 分期的修订（2016 年版），胸部肿瘤学杂志
- 美国癌症学会乳腺癌幸存者护理指南（2016 年版），临床肿瘤学杂志

【全面检查】

临床医师对于肿瘤患者应详细询问病史，认真体格检查。了解各个肿瘤复发转移的生物学规律，在肿瘤诊治全程中警惕多原发肿瘤的可能，以避免将多原发肿瘤诊断为复发转移性肿瘤。

（一）病史特点

多原发恶性肿瘤的症状多不明显，一旦发现症状，要进行详细检查，特别是发生在非转移肿瘤的好发部位，或者治疗后不同部位肿瘤变化明显不一致，应考虑是否发生多原发恶性肿瘤。包括对症状进行详细的评估，了解既往肿瘤史、已有的影像学检查、肿瘤家族史等。遗传性非息肉病性结肠癌等家族史很可能提示患者对多原发恶性肿瘤的易感性。多原发恶性肿瘤常发生在首发肿瘤 5 年内，所以术后应密切随访。在治疗效果较好、生物学特性较好、存活期较长的肿瘤，如宫颈癌、乳腺癌、大肠癌、鼻咽癌、甲状腺癌等患者中更多出现第二原发肿瘤。超过 80% 的多原发恶性肿瘤发生在单独的或独立的器官系统。新发肿瘤和原发肿瘤在同一组织或器官的约占 13.2%，最常见的是乳腺（要区分多中心和多灶性癌）、结肠、肺、皮肤（黑色素瘤），另外有 3.8% 起源于原发肿瘤的邻近组织或器官。儿童癌症幸存者风险较成人高，较多见于肉瘤、霍奇金淋巴瘤、造血干细胞移植。

一项研究纳入了 297 例多原发恶性肿瘤患者，结果显示 53% 有 2 个同时性肿瘤，43% 有 2 个异时性肿瘤，2% 有 3 个同时性肿瘤，1% 既有同时性肿瘤又有异时性肿瘤，1% 有 3 个异时性肿瘤。另一项研究纳入了 1684 例多原发肿瘤患者，其中 95% 有 2 个肿瘤，4% 有 3 个肿瘤，1% 有 4 个及以上肿瘤，异时性肿瘤占 78%。目前报道最多的是 8 个肿瘤。59.8% 的多原发肿瘤患者是男性，但性别上的差异无统计学意义。50 岁以上的患者更易患多原发肿瘤。在异时性肿瘤患者中，2 个肿瘤发生的平均间隔时间是 44.4 个月。最常见的第二原发肿瘤部位依次为结肠、前列腺、胃、乳腺和膀胱。不同文献的报道有所差异，可能与不同肿瘤在不同地域和人群发病率不同有关，且关于多原发肿瘤的研究均为回顾性研究，各中心诊断技术的差异也会导致数据不同。

（二）体检发现

临床上应对所有可体检的病灶进行详细的全身检查，包括浅表淋巴结（颈部、锁骨上、腋下、腹股沟淋巴结等）、肛指检查等，以帮助诊断和鉴别诊断。多原发肿瘤的体征与各个原发肿瘤相关，并无特异性。

（三）实验室检查

实验室检查包括血常规、肝肾功能、电解质、乳酸脱氢酶、尿常规、粪常规、粪隐血检查等。肿瘤标志物检查通常不具有特异性，不能用来诊断多原发肿瘤。但出现某些特征性标志物异常时要考虑到相应的原发肿瘤可能。例如，甲胎蛋白（AFP）与肝癌和非精原细胞的生殖细胞肿瘤有关；前列腺特异性抗原（PSA）与前列腺癌有关；CA125 常与女性卵巢癌有关。临床上，肿瘤患者常有多种肿瘤标志物的非特异性升高，通过检测肿瘤标志物的动态变化可以监测患者对治疗的反应。

（四）影像学检查

1.CT 检查　颈胸腹盆腔增强 CT 检查（根据病变部位选择）是多原发恶性肿瘤患者初步检查的常规选择。CT 检查可初步判定病变范围，提示原发病灶，区别原发性肿瘤或转移性肿瘤等。

例如，在 MPLC 中，胸部 CT 检查有助于鉴别诊断。

（1）MPLC 的结节阴影多具有原发性肺癌的特点：大多呈孤立的圆形或类圆形结节状阴影，单发，可有分叶和毛刺征，边缘不光整、密度不均匀，常伴支气管狭窄或肺不张；而复发转移癌常为多发球形阴影，无分叶及毛刺征，边缘光滑，密度均匀，很少出现肺叶或肺段不张。

（2）原发癌进展较缓慢（肿瘤倍增时间长），而复发转移癌进展较快，患者一般情况较差。

（3）两肺同时出现孤立性块影，且无淋巴结转移和远处转移，应考虑有 MPLC 的可能。

（4）病灶位于肺外周带，临床症状不明显，纤维支气管镜、痰脱落细胞学检查阴性，应考虑转移性肺癌的可能。

（5）肺癌患者术后 2 年再次出现肺内的孤立性肿块影和肺不张，恶性病变的可能大，应高度怀疑 MPLC。

2.MRI 检查　MRI 检查比 CT 检查有更好的软组织分辨率。在乳腺、肝脏等部位病变的检出中有重要意义。如原发性肝癌和转移性肝癌具有不同的 MRI 表现，不同原发肿瘤发生肝转移时可能也有不同的 MRI 强化方式。

3. 其他　双侧乳腺 X 射线摄影、B 超、内镜等可帮助诊断乳腺癌。B 超检查对于良恶性肿块可进行初步鉴别。腔内超声如超声胃镜可发现黏膜下病灶或小的胰腺肿瘤等。B 超引导下穿刺检查可用于病理诊断。怀疑食管或胃的病灶时可行食管造影检查或上消化道造影 X 线检查。如有相应症状，则应行相应脏器内镜检查。

4. 核素检查　18- 氟脱氧葡萄糖（^{18}F-FDG）正电子发射断层摄影（PET/CT）是将 PET 和 CT 有机结合，将肿瘤的糖代谢显像与能提供精准定位及精细解剖信息的 CT 图像融合，能发现更多的其他常规检查尚未发现的转移灶，在多原发恶性肿瘤的诊断、分期等中有重要作用。其具有全身扫描及灵敏度高的特点，可使肿瘤患者的多种原发肿瘤同时显像，在多原发恶性肿瘤的诊治中具有很大的优势。Malik 等对 591 例食管癌患者行 PET/CT 检查，发现多原发恶性肿瘤 55 例（9.3%）。

其他的核素检查在不同的肿瘤中也有意义。雌激素受体 PET/CT（FES-PET）显像可通过检测病灶对雌激素的摄取情况，来判别肿瘤病灶是否有雌激素受体表达，帮助鉴别激素受体阳性乳腺癌；五价锝 DMSA 能定位甲状腺髓样癌转移灶；奥曲肽显像能进行神经内分泌瘤的诊断和分期。

（五）病理学检查

病理学检查是诊断多原发恶性肿瘤的金标准，对于疑似多原发肿瘤可行病理活检。

1. 细胞病理学检查

（1）细针穿刺：对体表肿块进行细针穿刺活检（FNA）通常用于对多原发患者的初始定性诊断，或者用于患者不能进行组织病理学检查时。

现在细针穿刺细胞块标本也可试行免疫组化检测。但是细针穿刺通常不能保证有足够的标本进行组织病理学检查。

（2）脱落细胞检查：偶可用来发现第二原发病灶。如怀疑肺部肿瘤时可行痰脱落细胞检查，怀疑食管肿瘤时可行食管脱落细胞检查，怀疑泌尿系统来源肿瘤时可行尿液脱落细胞检查等。

2. 组织病理学检查

（1）光镜下分类：对肿瘤活检或手术标本进行组织病理学检查仍是多原发恶性肿瘤诊断的金标准。临床医师须和病理医师密切沟通以保证足够的活检标本。多原发恶性肿瘤光镜下可表现为同样的组织学类型或不同的组织学类型。如光镜下看到原位癌成分，支持多原发癌的诊断。如为不同的组织学类型，如癌和肉瘤、癌和恶性黑色素瘤、鳞癌和腺癌等，比较好区分为多原发恶性肿瘤。如为同样的组织学类型，如同为腺癌，比较难区分为多原发恶性肿瘤，需要进一步行免疫组化或分子检测等鉴别。

（2）免疫组化检查：免疫组化染色法（immuno histo chemical staining，IHC）是在肿瘤的分类中最广泛应用的特异性技术。通常可以在固定的、石蜡包埋的组织中进行染色，这就扩大了它的适用性。对于光镜下无法明确诊断的肿瘤均需进一步行免疫组化检查。

IHC 可以确定组织来源（癌、肉瘤、淋巴瘤、恶性黑色素瘤等）。在同样组织学类型的肿瘤中可能有助于鉴别器官来源。例如，GCDFP15 和乳腺球蛋白（mammaglobin）提示乳腺癌，TTF1 和 CK7+CK20– 提示肺癌，HEPAR1$^+$ 提示肝癌，RCC 提示肾癌，甲状腺球蛋白（thyroglobulin，TG）/TTF1 提示甲状腺肿瘤，PLAP/OCT4 提示生殖细胞肿瘤，CDX2 加上 CK7–CK20+ 提示结直肠癌，WT1/PAX8 提示卵巢癌，嗜铬颗粒蛋白 A（chromogranin A，CgA）和突触素（synaptophysin，Syn）提示神经内分泌肿瘤，白细胞共同抗原（leukocyte common antigen，LCA）提示淋巴瘤或者白血病。Chen 等利用免疫组化方法检测 p53、p16、p27 和 c-erbB2 四个蛋白在肺癌病灶中的差异性表达来鉴别 MPLC 和肺内转移，四个蛋白表达率差值总和＞ 90% 诊断为 MPLC，≤ 90% 则诊断为肺内转移。癌组织 EB 病毒阳性（EBER）提示鼻咽癌或 EB 病毒相关淋巴瘤等，HPV 阳性（P16）提示口咽部肿瘤或者宫颈癌。

（六）分子检测

目前有许多基于分子生物学和分子遗传学水平的辅助诊断方法，包括特异的分子标记、微卫星不稳定和杂合性缺失分析、第二代基因测序、微阵列比较基因组杂交（array comparative genomic hybridization， aCGH）等。转移和复发性肿瘤与原发肿瘤有着相似的遗传学特征而第二原发癌与首发癌的遗传学特征可能不同。目前的分子诊断多基于这一理论。例如，在多原发肺癌中通过检测 *EGFR* 基因突变及 *ALK* 基因重排来区别 MPLC 和肺内转移癌。Shen 等对 5 例 MPLC 和 7 例肺内转移癌患者，利用 6 个多态微卫星标记的等位基因变异的分子分析，结果显示多态性微卫星标记在 MPLC 表现出不一致的趋势，而在转移癌和原发癌之间表现出一致的趋势。Arai 等利用 aCGH 分析转移癌和多原发癌的基因拷贝数变化的一致率，结果发现转移癌和多原发癌的一致率具有差异，分别为 55.5% 和 19.6%，且与病理诊断的一致率高达 83%。

要点小结

- 临床医师应了解各个原发肿瘤和复发转移性肿瘤的生物学规律，在肿瘤诊治全程中警惕多原发肿瘤的可能，以避免将多原发肿瘤诊断为复发转移性肿瘤。
- 对于多原发肿瘤患者应尽量明确每个转移病灶的原发肿瘤。初始评估包括：完整的病史和体格检查，特别是乳腺、泌尿生殖道、盆腔、直肠等部位的检查；了解既往肿瘤史、治疗史；常规实验室检查，包括血常规、肝肾功能、电解质、粪隐血；症状相关的内镜检查；CT；PET/CT 等。
- 病理学检查包括组织形态学检查和免疫组化染色，是诊断多原发恶性肿瘤的金标准。

【整合评估】

（一）评估主体

多原发肿瘤 MDT 整合诊治团队的学科组成包括肿瘤内科、外科、放射治疗科、诊断科室（病理科、影像科、超声科、核医学科等）、内镜中心、护理部等。

人员组成及资质：

1. 医学领域成员（核心成员） 肿瘤内科医师 1 名、外科医师 1 名、放射诊断医师 1 名、核医学科医师 1 名、组织病理学医师 1 名、细胞病理学医师 1 名、其他专业医师若干名（根据 MDT 需要加入），所有参与 MDT 讨论的医师应具有副高级以上职称，有独立诊断和治疗能力，并有一定学识和学术水平。

2. 相关领域成员（扩张成员） 临床护师 1 ～ 2 名和协调员 1 ～ 2 名。所有 MDT 参与人员应进行相应职能分配，包括牵头人、讨论专家和协调员等。

（二）分期评估

目前还没有针对多原发肿瘤统一的分期方法。

（三）精确诊断

Warren 和 Gates 最早制订了多原发癌症的诊断标准：①每一个肿瘤在组织学上必须都是恶性；②每一个肿瘤有各自的病理形态；③每一个肿瘤发生在不同的部位或器官，但必须排除转移或复发。第三版《国际疾病分类肿瘤分册》对多原发癌症的诊断标准做了进一步描述：①多原发癌的存在不取决于时间；②每一个原发癌起源于一个组织或部位，而不是侵袭、复发或转移；③多灶性肿瘤，如膀胱癌被认为是单一的肿瘤；④可能涉及许多不同的器官系统（或灶）的肿瘤，如卡波肉瘤和造血系统肿瘤只能算一个肿瘤，而有些肿瘤具有不同的形态特征，即使它们在同一个部位也应算作多原发癌。根据这些诊断标准，大部分肿瘤都能明确诊断，但是也有特殊情况，如病理类型相同的肿瘤鉴别比较困难，而免疫组化和分子生物学的发展解决了部分难题。

多原发恶性肿瘤涉及全身多个器官，与转移瘤的鉴别有难度。多原发恶性肿瘤与转移瘤的主要鉴别点为：转移瘤多发生在骨、肺和肝等，而多原发恶性肿瘤有相对应的位置；在影像学中，转移瘤多为多发、密度均匀、轮廓清晰的圆形灶，而多原发恶性肿瘤为孤立、边界不清的病灶；当首发恶性肿瘤无复发，也无周围淋巴结转移，发现其他部位肿瘤时，应考虑多原发恶性肿瘤；原位癌成分和分化程度变好往往提示异时性多原发恶性肿瘤。

多原发肿瘤的诊断书写目前较混乱，笔者单位规定如下：首先写目前癌累及的部位；接着按时间顺序写原发部位，最近的写在最前面；加术后 / 放疗后提示原发灶已经治疗过。例如，腹膜后淋巴结和盆腔转移、卵巢癌术后、肺鳞癌术后。如果转移来源诊断明确，可分别写，如：右肺癌肝、骨转移；左乳腺癌术后。

要点小结

- 多原发恶性肿瘤容易引起误诊，原因可能包括：对多原发恶性肿瘤的认识不足；第二原发癌的临床表现往往与首发癌相混淆，或被首发癌的表现掩盖；异时性癌的第二原发癌发生时间多在首发癌术后 1 ～ 3 年，此时也往往与首发癌复发与转移的时间相吻合，易考虑为复发或转移；对异时性多原发癌在首发癌治愈后，在排除复发或转移情况下，诊断考虑为非肿瘤性疾病。
- 多原发肿瘤患者 MDT 整合会诊非常重要，需要多学科的专家为患者制订合理的整合诊治计划。

【整合决策】

多原发肿瘤的治疗效果好于复发、转移癌。关键在于临床医师对多原发肿瘤的认识和警惕。治疗上按每一个原发肿瘤的治疗原则处理。按照每个原发肿瘤的生物学行为和分期，决定治疗的先后顺序。首先处理恶性程度高和分期较晚的肿瘤。多原发肿瘤应尽量明确每一个转移灶的原发病灶。

（一）外科治疗

多原发恶性肿瘤的手术治疗受患者的一般情况、年龄、相关的合并症、第二原发癌的临床分期、首发癌的治疗方式等多种因素影响。若患者无手术禁忌证，应积极选择手术治疗。如果为同时性多原发恶性肿瘤，能同时行手术切除，可经内镜或开放手术同时切除，若切除范围较大也可行分期手术。如果不能手术切除，较为合理的治疗需兼顾两者并以恶性程度较高者为主。

Hamaji 等报道异时性多原发肺癌术后 5 年生存率和首发癌术后 5 年生存率基本相同，对异时性多原发肺癌能否进行手术的评估方法与首发癌的评估方法相同，分期为早期且有足够生理功能储备的可行手术治疗。

（二）内科治疗

如果恶性肿瘤已经广泛转移，或者患者身体状况不能耐受手术治疗，可给予全身治疗。化疗方案或靶向治疗药物的选择根据各个原发肿瘤的类型而定。内科治疗方案须兼顾多个原发肿瘤，而且药物之间至少有证据提示无拮抗作用。治疗方案须考虑既往放疗、化疗的毒副作用。如鼻咽癌治疗后局部的第二原发肿瘤，恶性程度高，须考虑出血、脑脊液外漏等可能性。不同原发肿瘤的疗效评价要分开描述，如肺癌和乳腺癌双原发患者，需分别进行肺癌的疗效评价和乳腺癌的疗效评价。如临床上遇到不同部位肿瘤的退缩明显不一致，需要重新做活检，明确病变的性质和起源。

（三）放射治疗

患者身体状况不能耐受手术治疗，或者第二原发肿瘤不能手术根治性切除，可以考虑放疗。或者对于异时性多原发恶性肿瘤，由于第一原发肿瘤治疗后粘连、解剖改变等原因，难以进行二次手术，可以对第二原发肿瘤采用放疗。

（四）其他治疗

对于不能切除的肝脏病变（腺癌或神经内分泌瘤）可考虑局部治疗，如肝动脉灌注、化疗栓塞、射频消融等、中医中药治疗等。

（五）顶层设计

现阶段尚无对多原发恶性肿瘤特殊的治疗方案，治疗上按每一个原发肿瘤的治疗原则处理。大部分文献支持根据肿瘤部位、病理分期、全身情况选择手术、放化疗为主的根治性治疗方法，术前、术后可辅助放化疗。一旦确诊为多原发恶性肿瘤，对待第二、三原发癌应与第一原发癌相同，行根治性治疗，治疗原则同第一原发癌。多原发癌患者的生存期取决于恶性程度最高的肿瘤，与多原发肿瘤的个数无关，因此应首先处理恶性程度高的肿瘤。故有些患者虽同时患多个肿瘤，但仍能长期生存。

要点小结

- 多原发肿瘤的治疗按每一个原发肿瘤治疗原则处理。按照每个原发肿瘤的生物学行为和分期，决定治疗的先后顺序，首先处理恶性程度高和分期较晚的肿瘤。
- 对于不能局部治疗的多原发肿瘤患者，内科治疗方案须兼顾多个原发肿瘤，而且药物之间至少有证据提示无拮抗作用。治疗方案须考虑既往放疗、化疗的毒副作用。
- 多原发肿瘤应尽量明确每一个转移灶的原发病灶。不同原发肿瘤的疗效评价要分开描述。

【康复随访及复发预防】

（一）总体目标

定期规范随访，对于局限期患者减少复发，对于转移性患者延长生存期，提升患者生命质量。

（二）整合管理

1. 建立、完善患者健康档案。

2. 制订多原发肿瘤患者双向转诊标准。
3. MDT 整合诊疗团队协作开展持续性管理。
4. 实行医院 - 社区 - 家庭三位一体照护。
5. 强化多原发肿瘤患者健康教育和心理咨询。

（三）严密随访

对于多原发肿瘤患者，治疗结束后应密切随访以监测肿瘤进展情况，一般每 3 个月随访一次。对于接受根治性手术患者，治疗结束 2 年后可半年随访一次。一般而言，多原发恶性肿瘤的治疗效果好于复发、转移性肿瘤。但患有多原发恶性肿瘤患者的预后普遍比单发恶性肿瘤患者预后差，可能的原因包括：①多原发恶性肿瘤多发生在老年人（老年人体质较差，对疾病和治疗的耐受力差）；②多原发恶性肿瘤好发于消化道、头颈部和肺等；③误诊误治、部分肿瘤发现较晚、首发癌的治疗影响了第二原发肿瘤的治疗。

目前还没有大样本研究对多原发恶性肿瘤的治疗及预后进行综合分析，对预后的影响因素尚不明确。Lee 等的研究随访了 8204 例乳腺癌患者，发现多原发恶性肿瘤会影响乳腺癌预后，特别是影响早期乳腺癌预后。他们的研究中所有患者均行乳腺癌根治性手术治疗，其中 858 例患有多原发恶性肿瘤。伴有多原发恶性肿瘤的 0 ～ Ⅰ 期乳腺癌患者较不伴多原发恶性肿瘤患者的生存率明显降低（$P < 0.001$），而对于Ⅱ～Ⅲ期乳腺癌伴和不伴多原发恶性肿瘤患者的生存率差异无统计学意义（$P > 0.05$）。Kim 等研究了肺癌伴多原发恶性肿瘤的患者，根据肺癌分期、患者全身情况分别行保守治疗、手术治疗、放疗和化疗。结果发现，影响患者预后的主要因素为肺癌本身。因此，影响多原发恶性肿瘤患者预后的主要因素为多原发恶性肿瘤中分期预后更差的那一种。

多原发恶性肿瘤如能早期发现，其预后明显优于单原发恶性肿瘤的复发或转移，文献报道多原发恶性肿瘤患者的 10 年生存率为 69%。而同时性和异时性多原发肿瘤的生存期存在显著差异。Ikeda 等报道同时性多原发肿瘤组 10 年生存率为 40%，异时性多原发肿瘤组为 75%，异时性多原发肿瘤组中两种肿瘤发生的时间间隔越长，预后越好。

（四）常见问题处理

多原发肿瘤患者临床上易误诊误治，从而影响治疗效果。各级医师应提高对多原发肿瘤的警惕。

（五）积极预防

目前对于多原发肿瘤本身并没有有效的预防措施，应贯彻“三级预防”理念，提倡采取以“合理膳食和适度运动”为核心的健康生活方式，早发现，早治疗。对于恶性肿瘤患者特别是儿童和青少年患者治疗时需合理选择治疗方式，减少第二原发恶性肿瘤的发生。对于恶性肿瘤患者要加强随访，警惕第二原发肿瘤的发生。有研究显示，在首次诊断出癌症后停止吸烟会延长新的恶性肿瘤发生和确诊前的时间，以及首次诊断出癌症后的总生存时间。

要点小结

- 早期诊断和治疗是影响多原发肿瘤患者生存的主要因素。对于易感人群如儿童癌症幸存者、免疫缺陷患者、有家族遗传史者要加强长期随访，以早期发现第二原发肿瘤。
- 对于恶性肿瘤患者特别是儿童和青少年患者治疗时需合理选择治疗方式，注意放化疗的剂量和药物等，减少第二原发恶性肿瘤的发生。

随着多原发恶性肿瘤发生率的增加，多原发恶性肿瘤的诊治是一个很大的挑战。如何早期、正确诊断多原发恶性肿瘤对于避免误诊误治，改善患者预后具有重要意义。在治疗第一原发恶性肿瘤时要注意在尽量根治肿瘤的基础上，合理选择治疗方式，减少第二原发恶性肿瘤的发生，特别是在儿童和青少年患者中。肿瘤诊治过程中，需考虑到多原发肿瘤的可能，避免将多原发肿瘤诊断为复发转移性肿瘤。对于恶性肿瘤患者要加强随访，特别是长期幸存者中，要警惕第二原发肿瘤的发生。现阶段针对多原发恶性肿瘤分子机制的研究还很少，应深入了解分子层面，筛选出多原发恶性肿瘤的易感基因，了解基因的致病通路，从分子水平进行早期诊断和干预。

（刘 欣 张晓伟 朱明宇 邵以琳
罗志国 胡夕春）

【典型案例】

肝、乳腺、胃多原发肿瘤整合性诊疗 1 例

（一）病例情况介绍

1. 基本情况 患者，女性，49 岁。主诉“发现右腋下肿块 2 月余，肝占位 1 个月”。患者于 2017 年 8 月触及右腋下肿块，质硬，活动性差，右手活动不便。2017 年 9 月触及右锁骨上肿块，约 2cm 大小，质硬，无压痛。2017 年 10 月 6 日外院 B 超：右侧乳腺内结节（BI-RADS：4A），右侧腋下及锁骨上低回声，肿大淋巴结可能。肝内多发实性占位，考虑转移性癌可能。2017 年 10 月 10 日外院 CT：右乳占位，右侧腋窝淋巴结明显肿大。两肺下叶粟粒小结节。肝内多发异常强化，考虑转移可能，肝左内叶病灶，腺瘤？转移瘤？右肾小囊肿。2017 年 10 月 18 日外院行右乳肿块穿刺活检：右乳肿块 IDC，Ⅱ级，免疫组化：ER，PR（-）HER2（++），E-CAD（+），Ki-67（+约 20%），P63（-），SMA（-）。FISH:HER2/CEP17 ＜ 2.0 无扩增。2017 年 10 月 7 日患者稍有腹部不适，外院查胃镜：浅表性胃炎伴糜烂，胃窦溃疡。胃窦活检病理示：（胃窦）低分化腺癌（印戒细胞癌）。IHC：肿瘤细胞：CK（+），CK7（部分 +），CK20（+），CDX2（+），HER2-，P53 弱（+），Ki-67 （50%+）。为进一步诊治，患者来我院就诊。

2. 入院查体 ECOG1，右乳外上象限可触及一肿块，2cm 大小，质硬。右腋下及右锁骨上触及多发肿大淋巴结，质硬，活动性差，最大约 2cm 大小，无压痛。肝脾肋下未及。

3. 辅助检查 2017 年 10 月 17 日外院行肝内占位穿刺活检，病理：倾向转移性低分化腺癌，倾向胃肠来源。IHC：CEA（+），CK（+），CK20-，CK7（+），GCDFP-；HER2-，ER-，PR-，Ki-67 50%。2017 年 11 月 13 日我院病理会诊咨询意见：（右乳）浸润性癌，Ⅱ级，伴神经内分泌分化。ER+（10%，中等），PR-，HER2（+），Ki-67（+）（约 20%），Syn（+），E-cadherin（+）。（胃窦，活检）腺癌，部分为印戒细胞癌。（肝穿刺）低分化腺癌，结合酶标结果及临床，符合胃癌转移。CK7（+），CK20（-），Arg-1（+/-），Hep-1（-），PAX8（-），CEA（多抗 +），CD10（-），HER2（-），Ki-67（+ 约 30%）。

4. 入院诊断 肝、右腋下、右锁骨上淋巴结转移，右乳浸润性导管癌（luminal 型），胃癌。

（二）整合性诊治过程

1. 关于诊断及评估

（1）MDT 整合诊疗团队组成：患者参加了我院多原发和不明原发肿瘤（CMUP）多学科讨论。MDT 团队包括肿瘤内科、外科、放疗科、介入科、内镜科、影像科、核医学科、细胞室、病理科等多学科的专家。

（2）讨论意见：患者为同时性双原发癌，肝转移灶是来自乳腺癌还是胃癌？经多学科讨论后认为该患者肝脏转移病灶 CT 表现存在乏血供和富血供两种类型，不排除还存在乳腺转移可能，建议行肝脏富血供病灶穿刺活检。

2. 关于治疗方案 2017 年 11 月 21 日我院行肝脏富血供病灶穿刺活检，病理示：（肝占位，活检）浸润性癌，结合免疫组化结果及病史，符合乳腺癌转移。AE1/AE3（+），Arg-1（-），CD10-OPT（-），CD34（脉管 +），CDX2（-），CK19（+），CK20（-），CK7（+），GATA3（+），GCDFP15（少量 +），Hep-1（-），Mammaglobin（-），MUC1（+），MUC5AC（-），P40（-），ER［+（弱，10%）］，PR［+（强，20%）］，HER2（+），Ki-67（+40%）。该患者最终诊断为胃低分化腺癌，肝转移；右乳浸润性癌，肝、右腋下、右锁骨上淋巴结转移。2017 年 11 月开始给予患者兼顾胃癌和乳腺癌的多西他赛联合顺铂方案化疗。

3. 关于后续随访 患者多西他赛联合顺铂方案化疗 6 周期后胃癌和乳腺癌的疗效评价均为

PR。后续给予卡培他滨维持治疗。2018 年 7 月乳腺和肝脏转移病灶进展。

（三）案例处理体会

对于肿瘤患者的诊治过程应警惕多原发肿瘤的可能。对于多原发肿瘤患者，肝脏转移灶可由多个原发病灶同时转移而来，临床上需注意诊断和鉴别诊断。

（刘　欣　张晓伟　朱明宇　邵以琳
罗志国　胡夕春）

参考文献

侯晶晶，王慧娟，张国伟，等，2015. 多原发肺癌的诊断与治疗．中国肺癌杂志，18(12): 764-769.

李敏，2017. 多原发恶性肿瘤研究进展．中国癌症杂志，27(2): 156-160.

李营，韩宝惠，2014. 多原发肺癌诊治新进展．临床肿瘤学杂志，19(10): 953-956.

赵洁敏，吴昌平，2016. 多原发癌症的研究进展．癌症进展，14(12): 1195-1198.

Bernstein JL, Concannon P, Group WSC, 2017. ATM, radiation, and the risk of second primary breast cancer. Int J Radiat Biol, 93(10): 1121-1127.

Chen C, Huang XJ, Peng MY, et al, 2019. Multiple primary lung cancer: a rising challenge. J Thorac Dis, 11(S4): S523-S536.

Donin N, Filson C, Drakaki A, et al, 2016. Risk of second primary malignancies among cancer survivors in the United States, 1992 through 2008. Cancer, 122(19): 3075-3086.

Goldfarb M, Rosenberg AS, Li Q, et al, 2018. Impact of latency time on survival for adolescents and young adults with a second primary malignancy. Cancer, 124(6): 1260-1268.

Goto T, Hirotsu Y, Mochizuki H, et al, 2017. Mutational analysis of multiple lung cancers: Discrimination between primary and metastatic lung cancers by genomic profile. Oncotarget, 8(19): 31133-31143.

Hessol NA, Whittemore H, Vittinghoff E, et al, 2018. Incidence of first and second primary cancers diagnosed among people with HIV, 1985–2013: a population-based, registry linkage study. The Lancet HIV, 5(11): e647-e655.

Keegan THM, Bleyer A, Rosenberg AS, et al, 2017. Second primary malignant neoplasms and survival in adolescent and young adult cancer survivors. JAMA Oncol, 3(11): 1554.

Lee JS, DuBois SG, Coccia PF, et al, 2016. Increased risk of second malignant neoplasms in adolescents and young adults with cancer. Cancer, 122(1): 116-123.

Lyu JM, Xiong HC, Wu B, et al,2018.Clinical analysis of 138 multiple primary cancers diagnosed of digestive system malignant tumor initially. Zhonghua zhong liu za zhi [Chinese journal of oncology],40:147-150.

Romaszko-Wojtowicz A, Buci ń ski A, Doboszy ń ska A, 2018. Impact of smoking on multiple primary cancers survival: a retrospective analysis. Clinical and Experimental Medicine, 18(3): 391-397.

Rombouts AJM, Huising J, Hugen N, et al, 2019. Assessment of radiotherapy-associated angiosarcoma after breast cancer treatment in a Dutch population-based study. JAMA Oncol, 5(2): 267.

Su VYF, Liu CJ, Chen YM, et al, 2017. Risk of second primary malignancies in lung cancer survivors – the influence of different treatments. Targeted Oncol, 12(2): 219-227.

Takahashi Y, Shien K, Tomida S, et al, 2018. Comparative mutational evaluation of multiple lung cancers by multiplex oncogene mutation analysis. Cancer Sci, 109(11): 3634-3642.

Travis LB, Demark WW, Allan JM, et al,2013.Aetiology, genetics and prevention of secondary neoplasms in adult cancer survivors. Nat Rev Clin Oncol, 10(5): 289-301.

Utada M, Ohno Y, Hori M, et al, 2014. Incidence of multiple primary cancers and interval between first and second primary cancers. Cancer Sci, 105(7): 890-896.

Weir HK, Johnson CJ, Ward KC, et al, 2016. The effect of multiple primary rules on cancer incidence rates and trends. Cancer Causes & Control, 27(3): 377-390.

Working Group Report, 2005. International rules for multiple primary cancers(ICD-0 third edition). European Journal of Cancer Prevention : the Official Journal of the European Cancer Prevention Organisation,14(4): 307-308.

Yamamura K, Hashimoto D, Kitano Y, et al, 2018. Multiple primary cancers in patients with pancreatic cancer. Am Surg, 84(12): 514-516.

Zakaria D, 2018. The impact of multiple primary rules on cancer statistics in Canada, 1992 to 2012. J Registry Manag, 45(1): 8-20.

Zhang WL, Zhu ZL, Huang MC, et al,2019. Susceptibility of multiple primary cancers in Patients with head and neck cancer: nature or nurture?.Front oncol,9:1275.

第二节　原发不明肿瘤

原发不明肿瘤（cancer of unknown primary，CUP）是指转移灶经病理确诊为恶性肿瘤，治疗前经过标准的评估未能明确其原发病灶。CUP是一类异质性肿瘤，临床表现各异。共同的特征是早期播散、侵袭性强、预后较差。中位生存时间在8～12个月，根据预后因素不同生存期不一，部分具有良好预后因素的患者中位生存时间为12～36个月。

• 发病情况及诊治研究现状概述

CUP在男女中发病率大致相似，中位发病年龄在60岁左右。CUP占全部肿瘤病例的3%～5%，在发达国家中为十大最常见肿瘤之一。在美国，2019年诊断为CUP的患者数约为31 480例，约占所有癌症登记病例的2%。其他国家报道CUP占所有癌症登记病例的2.3%～7.8%。由于许多患者被诊断为其他疾病而进行癌症登记，原发不明肿瘤准确的发病率并不可知。1973～2008年，对SEER数据库的分析发现，被诊断为原发不明肿瘤患者的比例一直在下降。不幸的是，这期间CUP患者的中位生存时间并没有得到改善。

临床上找不到原发灶的原因可能有检测手段不够充分，病理采样不足，原发灶已去除，肿瘤广泛转移致使原发灶难以辨认，肿瘤播散方式特殊，原发灶太小，原发灶发生自发消退等。在自然病程中，潜在的原发病灶可能会出现，但并不常见。在20%～50%的患者中，即使死后进行尸检也确定不了原发病灶。大多数CUP是散发的，约有2.8%是家族性的（如父母和后代都被诊断为原发不明肿瘤）。

• 相关诊疗规范、指南和共识

- NCCN肿瘤临床实践指南：不明原发肿瘤（2020.V1），美国国家综合癌症网络
- 2018 ASCO EDUCATIONAL BOOK | asco.org/edbook
- ESMO Minimum Clinical Recommendations for diagnosis，treatment and follow-up of cancers of unknown primary site （CUP）. Annals of oncology : official journal of the European Society for Medical Oncology，2005， 16 Suppl 1:i75-76.

【全面检查】

大多数CUP患者在转移部位出现症状或体征，被诊断时多为晚期。患者之后的临床过程通常以转移灶的表现为主，约5%的患者潜伏的原发病灶在之后的病程中会显现出来。

（一）病史特点

CUP 患者具有高度异质性，其临床表现多种多样。患者的症状以转移灶的症状为主，包括淋巴结肿大、疼痛、肝转移或其他腹部表现、骨痛或病理骨折、呼吸系统症状、中枢神经系统症状等。全身症状可有发热、体重减轻等非特异性表现。肿瘤通常早期播散、侵袭性高。常见的转移部位为肝、肺、骨、淋巴结。超过 50% 的患者病灶累及多个部位，约 1/3 的患者有多于 3 个器官受累。有一些特定的转移模式提示可能的原发病灶，如左锁骨上内侧淋巴结转移提示在腹腔寻找原发肿瘤。但是，原发不明肿瘤可发生任何部位的转移。因此，根据原发清晰恶性肿瘤的淋巴转移模式可以提示进一步寻找可能的原发病灶，但 CUP 转移机制并不完全相同，因此不能完全依赖其进行诊断。

80% 的 CUP 患者预后较差，中位 OS 仅有 6 个月。不良预后因素包括：男性；高龄（≥ 65 岁）；PS 评分差；多个合并症；累及多个脏器（如肝、肺、骨）的腺癌；非乳头状恶性胸腔积液（腺癌）；腹膜转移；多发脑转移（腺癌或鳞癌）；多发肺 / 胸膜或骨转移的腺癌。对于这些患者，推荐进行经验性治疗，但是获益并不明确。

20% 的 CUP 患者预后较好，预后良好的因素包括：单个、小的、潜在可切除的肿瘤；沿中线分布的低分化癌；累及颈部淋巴结的鳞癌（占所有 CUP 的 2% ～ 5%）；孤立的腹股沟淋巴结鳞癌；分化差的神经内分泌癌；女性腹腔乳头状腺癌；女性仅累及腋下淋巴结的腺癌；男性 PSA 升高伴有成骨性转移的腺癌。对于有预后良好因素的患者，个体化的治疗方案，如局部治疗或特异性化疗方案（如对于可疑肠道原发用氟尿嘧啶为基础的方案，可能的生殖细胞肿瘤用顺铂为基础的方案），可能会带来临床获益、提高生存率。另外，一项 179 例 CUP 患者的回顾性研究发现，PS 评分好、血浆白蛋白水平高、乳酸脱氢酶水平低的患者更可能从化疗中获益。

（二）体检发现

CUP患者临床上应特别重视详细的体格检查，以发现可能的原发病灶。对于浅表淋巴结的体检，需注意为哪侧（左侧 / 右侧 / 双侧）、部位（颈部分为上颈 / 中颈 / 下颈 / 锁骨上）、大小、质地等。对于腹股沟淋巴结肿大的患者，需行肛指检查排除肛管癌，还需进行会阴部皮肤的检查，是否有湿疹样改变，以排除 Paget’s 病。对于头颈部肿瘤，需注意鼻咽和口腔的体检。少数扁桃体癌患者内镜检查扁桃体并无异常，但体格检查时可触摸到扁桃体表面质硬粗糙。

（三）实验室检查

实验室检查包括血常规、肝肾功能、电解质、乳酸脱氢酶、尿常规、粪常规、粪隐血检查等。疾病局限于骨骼或主要病灶位于骨骼的患者需行蛋白电泳和尿本周蛋白检测以排除单发性或多发性骨髓瘤。肿瘤标志物检查通常不具有特异性，不能用来诊断原发灶。常见有五种肿瘤标志物在诊断和治疗中有潜在价值：人绒毛膜促性腺激素（β-HCG），与非精原细胞的生殖细胞肿瘤有关，可用来诊断和随访；甲胎蛋白（AFP），与肝癌和非精原细胞的生殖细胞肿瘤有关；前列腺特异性抗原（PSA），与前列腺癌有关，临床表现为腺癌和成骨转移的男性患者，推荐进行 PSA 检查，腺癌或有骨骼转移者 PSA 升高提示前列腺癌，必要时对活检组织行 PSA 免疫组化染色，以检出不典型的前列腺转移癌；癌胚抗原（CEA），CEA 升高的 CUP 患者其原发灶大多集中在肠、肺、胰腺、卵巢、胆管等；CA125，常与女性卵巢癌有关，对原发灶不明的女性恶性肿瘤患者而言，CA125 升高通常提示可以用卵巢癌的化疗方案来治疗本病。但是在临床上，CUP 患者有多种肿瘤标志物的非特异性升高，对肿瘤组织起源提示作用不大。肿瘤标志物更重要的作用为通过检测肿瘤标志物的动态变化来监测患者对治疗的反应。

（四）影像学检查

1.CT 检查　胸腹盆腔增强 CT 检查是 CUP 患者初步检查的常规选择，对有颈部病变的患者可行颈部增强 CT 检查。CT 检查可初步判定病变转移范围，寻找原发病灶，指导活组织检查取材部位等。怀疑肺部原发病灶的患者建议行胸部薄层 CT 扫描检查。

2.MRI 检查　乳腺磁共振成像扫描对于孤立腋窝淋巴结转移和可疑隐匿性乳腺癌患者具有重要临床意义。怀疑鼻咽病灶或头颈部病灶时磁共振检查比 CT 有更好的软组织分辨率。对于 CT 造影剂过敏的患者也推荐行 MRI 检查。

3. 其他：钼靶、B 超等　在所有患 CUP 的女性患者中，隐匿性乳腺癌所占的比例不高（4% ～ 8%），鉴于乳腺癌对局部和系统治疗有着较好效果，双侧乳腺 X 射线摄影应成为常规检查。B 超检查对于良恶性肿块可进行初步鉴别。腔内超声如超声胃镜可发现黏膜下病灶或小的胰腺肿瘤等。B 超引导下穿刺检查可用于病理诊断。怀疑食管或胃的病灶时可行食管造影检查或上消化道造影 X 线检查。核素扫描一般不作为常规检查，但有助于评价疾病的范围，对有骨骼疼痛的患者，骨骼核素扫描对分期有价值。

4.PET/CT 在原发不明肿瘤中的应用　18- 氟脱氧葡萄糖（^{18}F-FDG）正电子发射断层摄影（PET/CT）是将 PET 和 CT 有机结合，将肿瘤的糖代谢显像与能提供精准定位及精细解剖信息的 CT 图像融合，不仅提高了 CUP 患者的原发灶的检出率，而且还能发现更多的其他常规检查尚未发现的转移灶，在原发不明肿瘤的诊断、寻找原发灶、分期、了解肿瘤分布、指导治疗选择、疗效观察中有重要作用。PET/CT 检查具有中度特异性和高度敏感性。综合 11 项研究的荟萃分析入组了 433 例患者，结果显示 37% 的患者经 PET/CT 检查发现了原发灶，敏感度和特异度均为 84%。

在颈部淋巴结转移性鳞癌的 CUP 患者中，^{18}F-FDG PET/CT 的作用更为重要。一项研究 246 例颈部淋巴结转移的 CUP 患者的研究中，PET/CT 检查的原发肿瘤检出率为 44%，敏感度为 97%，特异度为 68%。另一项 Meta 分析提示，在颈部淋巴结转移性鳞癌的 CUP 患者中，CT 检查能发现 22% 的原发灶，MRI 检查的发现率为 36%，而 ^{18}F-FDG PET/CT 发现率为 25% ～ 57%。Breuer 等对 ^{18}F-FDG PET/CT 预测 CUP 患者预后中的作用进行了研究，结果提示检查未发现恶性病变或病变为局限性的 CUP 患者 1 年生存率明显优于病变广泛者，而 SUV 值的差异与预后无显著性相关。

^{18}F-FDG PET/CT 对识别原发灶不明的颈外肿瘤的原发部位有一定作用。在原发不明的颈外肿瘤患者中，PET/CT 能够检测出约 39% 的原发病灶，检测到的最常见的肿瘤原发部位是肺（约 50% 的患者）。笔者的一项研究收集了 2015 年 1 月至 2017 年 10 月在复旦大学附属肿瘤医院进行 ^{18}F-FDG PET/CT 检查发现有骨转移但无内脏转移的原发灶明确癌症患者。共入组了 290 例患者，其中头颈部原发肿瘤患者 28 例，胸部原发肿瘤患者 178 例，腹部原发肿瘤患者 49 例，盆腔原发肿瘤患者 35 例。102 例患者（35%）只有单发骨转移，188 例患者（65%）有多处骨转移。结果发现，胸腔肿瘤患者较其他肿瘤患者更容易出现胸部骨骼转移（81%vs. 67%，P=0.007）；横膈以上肿瘤患者较其他肿瘤患者更容易出现颈椎或胸椎转移（82% vs. 66%, P=0.002）。在单发骨转移的患者中，头颈肿瘤患者的颈椎转移率高于其他患者（25%vs. 2%，P=0.03），胸部肿瘤患者的胸部骨骼转移率高于其他患者（56%vs. 35%，P=0.035），盆腔肿瘤患者盆腔骨转移的发生率高于其他患者（78% vs. 27%，$P < 0.001$）。原发明确肿瘤患者中的这种规律对于骨转移的原发不明肿瘤患者寻找原发灶可能具有一定提示作用，值得进一步研究。

^{18}F-FDG PET/CT 检查也具有一定的局限性。对于摄取低的肿瘤准确度有限，分化良好、生长缓慢的肿瘤如前列腺癌、神经内分泌肿瘤的 ^{18}F-FDG 代谢低，敏感性受到了限制。PET/CT 也难以发现很小的原发肿瘤，可联合应用 CT 薄层扫描或 MRI 扫描。PET/CT 检查对于 ^{18}F-FDG 代谢高的部位（如脑部、泌尿系统）和空腔脏器（如胃肠道）也容易有假阴性。因此，对于 PET/CT 检查阴性但临床上高度怀疑的部位需行进一步的检查。

因此，虽然 PET/CT 扫描可能对某些患者有用，但在 CUP 患者的初始评估中，PET/CT 检查并不是一个必须做的常规检查。目前 PET/CT 在头颈部的原发不明鳞癌患者中作用确切。PET/CT 扫描还可用于诊断出仅有单发转移病灶的肿瘤患者，并采用局部治疗，还可以作为主要累及骨的肿瘤患者的随访手段。由于尚缺乏前瞻性研究，目前 PET/CT 检查在 CUP 患者的 NCCN 指南中推荐证据为 2B 级，其作用值得进一步研究。将来技术的进步可能揭示出更多原发灶不明转移癌的原发部位，例如，乳腺局部的PET/CT可提高对乳腺肿块的空间分辨率，有可能检出直径数毫米的原发病灶；雌激素受体PET/CT显像可通过检测病灶对雌激素的摄取情况，来判别肿瘤病灶是否有雌激素受体表达。

（五）内镜检查

对于无症状的CUP患者，内镜检查并不推荐为常规检查项目。对颈部淋巴结转移性鳞癌患者，内镜检查（鼻咽镜、喉镜等）是必需的。另外，如有相应症状，则应行相应脏器内镜检查，如有咳嗽、痰血、胸闷等症状，应行气管镜检查。如有腹部症状，应行胃肠镜检查。如有左锁骨上淋巴结转移性腺癌的患者，也应注意行胃肠镜检查。如有血尿等症状的患者，需行膀胱镜检查。

（六）病理学检查

1. 细胞病理学检查

（1）细针穿刺：对体表肿块进行细针穿刺活检（FNA）通常用于对CUP患者的初始定性诊断，或者用于患者不能进行组织病理学检查时。现在细针穿刺细胞块标本也可试行免疫组化检测。但是细针穿刺通常不能保证足够的标本进行组织病理检查。

（2）脱落细胞检查：偶可用来寻找原发病灶。如怀疑肺部肿瘤时可行痰脱落细胞检查，怀疑食管肿瘤时可行食管脱落细胞检查，怀疑泌尿系统来源肿瘤时可行尿液脱落细胞检查等。

2. 组织病理学检查　对肿瘤活检或手术标本进行组织病理学检查仍是CUP患者初始评估的金标准。临床医师须和病理科医师密切沟通以保证足够的活检标本。组织病理学检查的流程：确定组织样本中是否包含肿瘤细胞。确定肿瘤的大类，是来源于上皮组织的恶性肿瘤，还是来自结缔组织的肉瘤，或是淋巴瘤，抑或是黑色素瘤。大部分CUP来源于上皮组织。进一步缩小范围，确定肿瘤的亚型，是属于腺癌、鳞癌、神经内分泌瘤、生殖细胞瘤或者间皮瘤。最终通过形态检查和免疫组化标志物，确认原发位点。

（1）光镜下分类：广义分类上，CUP在光镜下大致可分为五类：高中分化腺癌（60%）、低分化腺癌或未分化癌（25%～30%）、鳞癌（5%）、低分化恶性肿瘤（5%）和原发不明神经内分泌肿瘤（1%）。肉瘤和恶性黑色素瘤偶尔因找不到明显的原发病灶而诊断为原发不明肿瘤。这些组织学分类在一定程度上可以区分具有不同临床特征、诊断评估、治疗和预后的CUP患者，提供了一个可用于后续评价的实用分类系统。

1）高中分化腺癌（well- or moderately differentiated adenocarcinoma）：分化良好和中度分化的腺癌是CUP患者中最常见的肿瘤类型，约占60%。腺癌的诊断是基于光学显微镜下的特征，特别是肿瘤细胞腺样结构的形成。由于所有部位的腺癌具有共同的特征，因此组织病理学检查通常不能决定原发性肿瘤的部位。某些组织病理学特征通常与特定的肿瘤类型有关，例如，浆液性乳头状特征常见于卵巢癌，印戒样细胞常见于胃癌。然而，这些特性还不具有足够的特异性，不足以作为诊断组织起源的决定性证据。

高中分化腺癌的CUP患者通常为老年人，并且有多个病灶的转移性肿瘤。常见的转移部位包括淋巴结、肝、肺和骨。转移部位决定了患者的临床表现。

2）低分化腺癌或未分化癌（poorly differentiated adenocarcinoma or undifferentiated carcinoma）：低分化癌（poorly differentiated carcinomas，PDC）占CUP患者的25%～30%，包括低分化腺癌和未分化癌。这些患者中的1/3可发现腺癌分化特征（低分化腺癌）。其中一些患者为非常敏感的肿瘤类型，因此，仔细的病理评估至关重要。所有的PDC都应该进行额外的病理检查以区分被误认为是癌的其他肿瘤类型（如淋巴瘤、肉瘤、恶性黑色素瘤）；区别神经内分泌肿瘤；确定肿瘤组织起源。这些病理研究主要包括免疫组化染色和MTP分析，必要时行电镜检查和染色体核型/细胞遗传学分析。然而即使对这些肿瘤进行仔细的病理评估，一些对治疗敏感的肿瘤（如生殖细胞肿瘤、淋巴瘤）也只是偶然被发现。能区分化疗敏感肿瘤和化疗不敏感肿瘤的组织病理学特征尚不明了。

PDC患者的中位发病年龄较轻，通常表现出肿瘤的快速生长。这些患者更多出现纵隔、后腹膜和周围淋巴结的转移。尽管存在一些临床差异，但低分化腺癌患者的临床特征与未分化癌患者的临床特征有明显的重叠。

3）鳞癌（squamous cell carcinoma，SCC）：约占 CUP 患者的 5%。对鳞癌的明确诊断通常是组织学检查。在低分化鳞癌患者中，特别是临床表现不典型的情况下，应考虑行进一步的病理研究，包括免疫组化染色和 MTP 分析。大部分的原发不明鳞癌患者都有特异的临床症状，可以有效的治疗，因此，适当的临床评估很重要。

4）低分化恶性肿瘤（poorly differentiated neoplasms of unknown primary site）：如果病理医生不能区别肿瘤的大体分类（如癌、淋巴瘤、恶性黑色素瘤、肉瘤），这种情况下肿瘤被分类为低分化恶性肿瘤。大概 5% 的 CUP 患者在标准的组织学评估后诊断为低分化恶性肿瘤。对这类患者进行更精确的诊断非常必要，因为这类患者中有部分患者可能为化疗敏感肿瘤。有报道指出，35% ～ 65% 的低分化恶性肿瘤为淋巴瘤，后者对化疗非常敏感。剩下的大部分为癌，包括低分化神经内分泌瘤。恶性黑色素瘤和肉瘤占比不到 15%。随着过去 30 年免疫组化染色、电镜检查和基因表达判断组织来源及相关技术的进步，低分化恶性肿瘤这个分类可能会越来越少。

5）原发不明神经内分泌肿瘤（neuroendocrine tumors of unknown primary）：具有多种多样的临床和组织学特征，约占所有 CUP 患者的 1%。随着病理诊断方法的改善，已认识到神经内分泌肿瘤发生率的增加和肿瘤谱的扩大。通过组织学特征可把神经内分泌肿瘤分为两个亚型。低级别的神经内分泌肿瘤与类癌和胰岛细胞瘤具有相同的组织学特征，并可能分泌出生物活性物质。MTP 分析可能判断其组织起源，明确组织来源在某些情况下（如胰腺起源）具有治疗意义。第二个组织学亚型具有典型的神经内分泌特征和组织学高级别表现（被称为小细胞癌、非典型类癌或分化差的神经内分泌癌）。还有少部分的神经内分泌肿瘤由于神经内分泌特征缺失，在组织学检查中不能被识别，这些肿瘤在组织学上表现为分化较差的肿瘤或低分化癌。进一步的鉴别需要结合免疫组化染色和 MTP 分析，必要时进行电子显微镜检查。

（2）免疫组化检查：CUP 免疫组化染色法应用的前提是原发灶和转移灶的表达谱具有一致性。免疫组化染色法是在肿瘤的分类中最广泛应用的特异性技术。通常可以在固定的、石蜡包埋的组织中进行染色，这就扩大了它的适用性。大多数的 IHC 抗体是针对在肿瘤转化过程中保留下来的正常细胞蛋白。越来越多的组织特异性蛋白抗体的不断发展，使得这一诊断病理学成为一个动态的、不断发展的领域。

IHC 染色在肿瘤中具有分级诊断的作用。第一级为确定组织来源（癌、肉瘤、淋巴瘤、恶性黑色素瘤等）。通常可以识别出分化较差的恶性肿瘤的正确谱系。第二级为辨别可能的原发部位。不同类型的细胞表达不同的蛋白标志物，并且表达强度不同，利用过氧化物酶标记的特异性肿瘤抗体可以判断特异性蛋白的表达量，进而缩小范围或者确定原发位点。例如，GCDFP15 和乳腺球蛋白（mammaglobin）提示乳腺癌，TTF1 和 CK7+CK20– 提示肺癌，HEPAR1 提示肝癌，RCC 提示肾癌，甲状腺球蛋白（thyroglobulin，TG）/TTF1 提示甲状腺肿瘤，PLAP/OCT4 提示生殖细胞肿瘤，CDX2 加上 CK7–CK20+ 提示结直肠癌，WT1/PAX8 提示卵巢癌，嗜铬颗粒蛋白 A（chromogranin A，CgA）和突触素（synaptophysin，Syn）提示神经内分泌肿瘤，白细胞共同抗原（leukocyte common antigen，LCA）提示淋巴瘤或者白血病。癌组织 EB 病毒阳性（EBER）提示鼻咽癌或 EB 病毒相关淋巴瘤等，HPV 阳性（P16）提示口咽部肿瘤或者宫颈癌。第三级为检测影响治疗决策的指标，如 HER2 表达的免疫组化检测、错配修复蛋白（MMR）等。

免疫组化检测也有一定的局限性：肿瘤细胞的抗原性会影响检测结果。对免疫组化染色结果的解释是主观的，可能存在观察者解读不一致，需要有经验的病理学家。染色的异质性，任何染色中都可能会出现假阳性和假阴性结果。例如，一些癌出现 vim 染色，一些肉瘤出现细胞角蛋白染色，还有各种各样的癌，并不总是表现为预期的染色模式。一些经典的染色模式可能与其他癌的染色模式重叠，不能指向明确的原发病灶。

免疫组化标记的选择通常需要在临床特征的指导下进行（如转移的部位、患者性别）。在活检标本中常规进行多个未选择的免疫组化染色是不可行的，研究显示过多的（＞12个）免疫组化染色不能提高诊断的准确率。临床医师和病理科医师需充分沟通以准确执行这些测试。在大多数情况下，染色的结果必须结合临床和组织学特征进行解释。一个例外是前列腺特异性抗原（PSA）染色，这是前列腺癌的特异性抗原。

在大多数CUP患者的诊断中，4个染色（CK7、CK20、TTF1、CDX2）是免疫组化的基础，通常是活检标本中初始要做的染色指标。在表17-2-1中总结了提示可能原发部位的染色。使用一系列染色可以提高诊断的特异性；一些经典的染色模式通常被用来对起源组织的诊断（如在肺腺癌上的CK7+/CK20–/TTF1+，结直肠癌中CK7–/CK20+/CDX2+）。IHC发现了可能提示进一步诊断的检查，如支气管镜、肠镜等以发现可能的原发病灶。

表17-2-1 肿瘤类型和免疫组化染色

肿瘤类型	免疫组化染色
癌	pan-cytokeration AE1/3（+），EMA（+），S100（–），CLA（–），Vimentin（–），CK7，20可变
淋巴瘤	LCA（+），pan-cytokeration AE1/3（–），EMA（–），S100（–）
恶性黑色素瘤	S100（+），HMB45（+），melan-A（+）（可变），pan-cytokeratin（–），CLA（–）
肉瘤	Vimentin（+），desmin（+），CD117（+），myogen（+），factor Ⅷ antigen（+）（可变），pan-cytokeratin AE1/3（通常–），S100（通常–），LCA（–），HMB45（–），melan-A（–）
神经内分泌肿瘤	Epithelial stains（+），chromogranin（+），synaptophysin（+），CD56（+）（可变）
胃肠道间质瘤	CD117（+），CD34（+），DOG1（+）
间皮瘤	Calretinin（+），CD5/6（+），WT1（+），mesothelin（+）
肠癌	CK20（+），CK7（–），CDX2（+）
肺腺癌	CK7（+），CK20（–），TTF1（+），Napsin A（+）
肺鳞癌	CK7（+），CK20（–），P63（+），CK5/6（+）
肺神经内分泌肿瘤	TTF1（+），chromogranin（+），synaptophysin（+），CD56（+）
乳腺癌	CK7（+），ER（+），PR（+），GCDFP-15（+），HER2/Neu（+），mammaglobin（+），GATA3（+）（可变）
卵巢癌	CK7（+），ER（+），WT1（+），PAX8（+），mesothelin（+）（可变）
膀胱癌（移行细胞）	CK20（+），CK5/6（+），P63（+），GATA3（+），urothelin（+）（可变）
前列腺癌	PSA（+），CK7（–），CK20（–）
胰腺癌	CK7（+），CA19-9（+），mesothelin（+）
肾癌	RCC（+），PAX8（+），CD10（+），pan-cytokeratin AE 1/3（+）（可变）
肝癌	Hepar1（+），CD10（+）
肾上腺皮质癌	Alpha-inhibin（+），melan-A（+），CK7（–），CK20（–）
生殖细胞肿瘤	PLAP（+），OCT4（+）
甲状腺/滤泡状/乳头状癌	Thyroglobulin（+），TTF1（+），PAX8（+）

（七）分子检测（MTP）

肿瘤的基因表达或分子分析源自约20年前的DNA微阵列分析，随后的研究扩大了对肿瘤基因组的理解。一项关于癌症分类的关键研究报告由Golub等发表，首次证明了基因表达的模式可以区分急性髓系白血病和急性淋巴细胞白血病。其他研究人员证明，通过检测不同的基因表达，可以精确地对许多癌症进行分类。转移灶肿瘤的基因表达谱（gene expression profile，GEP）如mRNA、DNA、RNA、miRNA等表达与转移部位组织的基因表达谱存在差异，而与其原发部位组织的基因表达谱更相似，提示肿瘤在其发生、发展和转移的过程中，始终保留其组织起源（tissue of origin）的基因表达特征。

近年来，随着生物技术的飞速发展，研究人员可同时检测肿瘤组织中成千上万个基因的表达水平，从中发现与肿瘤组织起源相关的基因及特定的表达模式。癌细胞通常保留一些其组织起源特异的功能特征，并且可以通过它们的基因表达谱来识别。识别特定癌症类型的分子分析的基础是识别负责合成特定正常细胞功能所需的蛋白质的基因，或在人类许多不同的正常细胞类型中相对特异的细胞质microRNAs。因此，分子肿瘤分析旨在确定癌症类型，检测与细胞谱系相关的基因表达，而不是癌症特异的分子异常。

CUP 患者是一个大的异质性群体，临床原发肿瘤解剖部位不明确，是分子分析分型的理想候选对象。数个分子检查已经在已知的癌症鉴定中得到了验证，并在 CUP 中进行了研究。Talantov 等通过 RT-qPCR 测定 10 个基因的表达水平，判别原发位点是否来源于肺、乳腺、结肠、卵巢、胰腺和前列腺。在 260 个已知原发位点的转移性肿瘤样本中准确率为 78%。Ma 等采用 RT-qPCR 检测 92 个基因的表达水平，可识别 32 种肿瘤的原发部位，该方法准确率为 87%。Rosenfeld 等则通过检测 48 个 microRNAs 的表达水平，识别 22 种肿瘤的组织起源，准确率为 89%。Park 等采用 10 个免疫组化标志物组合鉴别转移性肿瘤的原发位点，准确率为 75%，提示分子分析较免疫组化标志物具有更高的准确率。对超过 100 个肿瘤的两项研究分别比较了 IHC 和分子检测在确定原发灶已知肿瘤组织起源中的准确性。这些双盲研究通常有大量的组织样本进行检测，并允许参与的病理学家做多个 IHC 染色。结果显示，分子检测诊断的准确性优于 IHC，特别是在肿瘤分化较差的情况下，或者是在 IHC 染色后诊断仍不清楚的情况下。此外，分子诊断需要更少的肿瘤组织。这些数据支持进一步评估分子检测在 CUP 中的意义，特别是当 IHC 染色不确定或活检组织有限的情况下。

因此，相比于影像学和组织病理学诊断方法，分子标志物检测具有灵敏度和特异度高、结果判读客观等优势，在欧美一些发达国家已作为辅助手段应用于 CUP 原发位点的诊断。目前国外有两种用于分子检测的商业化试剂盒。其中一种是 92 基因反转录聚合酶链反应（RT-PCR）mRNA 分析（Cancer TYPE ID；bioTheranostics，Inc.），而另一种是使用微阵列方法来检测组织特异的 microRNAs（Cancer of Origin Test，Rosetta Genomics）。

目前国内分子检测的研究也在开展。复旦大学附属肿瘤医院病理科王奇峰等采用实时定量聚合酶链反应（real-time quantitative polymerase chain reaction，RT-qPCR）检测 96 个基因在 4% 甲醛溶液固定石蜡包埋（formalin-fixed paraffin embedded，FFPE）样本中的特异性表达。该研究整合 ArrayExpress 和 Gene Expression Omnibus 数据库中肿瘤类型明确的生物芯片数据，构建涵盖 22 大类肿瘤、5800 例样本的基因表达谱数据库；从中筛选出 96 个组织特异性基因，建立肿瘤分类模型；并通过优化 RNA 提取方法及 PCR 探针引物设计，实现在 FFPE 样本中定量检测上述基因的表达水平。在 206 例 FFPE 样本中，182 例的基因分型结果与病理诊断结果一致，分类准确率达 88.4%。在我国男性和女性最常见的十大肿瘤中，96 基因模型的分类准确率分别达到 95.5% 和 93.2%。该研究显示，96 基因 RT-qPCR 检测对于不同肿瘤的 FFPE 样本具有较好的判别能力，展现出其在 CUP 患者临床诊断中的潜在价值。

另外一个热门的研究领域是用二代测序（next-generation sequencing，NGS）对 CUP 的基因组进行检测。NGS 检测有可能会发现潜在的治疗靶点，但是基于分子检测的靶向治疗在 CUP 中的获益并不明确。近来一项对 200 例 CUP 标本的 NGS 检测发现，在 85% 的 CUP 标本中至少有一个潜在可治疗的基因改变。*ERBB2*、*EGFR* 和 *BRAF* 的突变和（或）扩增在原发不明腺癌中（分别为 10%、8% 和 6%）多于非腺癌 CUP（分别为 4%、3% 和 4%）。另外，RTK/Ras 信号通路相关的改变在 CUP 腺癌和非腺癌中分别为 72% 和 39%。检测临床相关的基因组改变可能会影响治疗方案，然而，需要更多来自前瞻性试验的数据来评估根据 CUP 患者分子研究结果进行治疗的有效性。

要点小结

- 只有在通过详尽的临床评估和病理学检查后仍无法明确肿瘤原发灶的患者才能被诊断为 CUP。
- 对于 CUP 患者进行评估的目的是找到解剖原发病灶或者可能的组织起源。初始评估包括完整的病史和体格检查，特别是乳腺、泌尿生殖道、盆腔、直肠等部位的检查；了解既往肿瘤史、活检、病灶切除、自发退缩的病灶、已有的影像学检查；常规实验室检查，包括血常规、肝肾功能、电解质、粪隐血；症状相关的内镜检查；CT；PET/CT 等。

◆ 病理学检查包括组织形态学检查和免疫组织化学染色。CUP在光镜下大致可分为五类：高中分化腺癌、低分化腺癌或未分化癌、鳞癌、低分化恶性肿瘤和原发不明神经内分泌肿瘤。

◆ 肿瘤组织起源基因检测有助于寻找可能的肿瘤起源，NGS检测有助于寻找潜在的治疗靶点，但两者是否能提高CUP患者的疗效还不明确，有待进一步研究。

【整合评估】

（一）评估主体

CUP MDT整合诊疗的学科组成包括肿瘤内科、外科、放射治疗科、诊断科室（病理科、影像科、超声科、核医学科等）、内镜中心、护理部等。

人员组成及资质：

1. 医学领域成员（核心成员） 肿瘤内科医师1名、外科医师1名、放射诊断医师1名、核医学科医师1名、组织病理学医师1名、细胞病理学医师1名、其他专业医师若干名（根据MDT需要加入），所有参与MDT讨论的医师应具有副高级以上职称，有独立诊断和治疗能力，并有一定的学识和学术水平。

2. 相关领域成员（扩张成员） 临床护师1～2名和协调员1～2名。所有MDT参与人员应进行相应职能分配，包括牵头人、讨论专家和协调员等。

（二）分期评估

目前还没有针对CUP统一的分期方法。

（三）精确诊断

对原发不明肿瘤进行诊断的目的是确定解剖的原发部位，如果解剖学原发部位不能找到，确立组织起源；确定特定的预后好的亚组；明确病变范围，是局限性病灶还是播散性病灶，其治疗方法有所不同；指导治疗决策。对于CUP诊断的书写现在较混乱，笔者单位按此规则进行书写：原发不明肿瘤，接着癌累及的部位，可能的原发部位。例如，原发不明腺癌，骨、腹膜后淋巴结转移，卵巢原发？如卵巢有病灶，不明确是否为原发，写卵巢原发可能；如卵巢未看到病灶，临床或病理怀疑卵巢来源，写卵巢来源可能。

临床医师必须结合患者的年龄、性别、疾病部位及个人史和家族史，考虑到特定患者中最常见的癌症类型；而且必须排除最可治疗的疾病，如女性患者的乳腺癌和年轻男性患者的睾丸癌。CUP患者中预后良好亚组包括以下类型。

1. 女性腹膜转移癌 女性患者中引起广泛腹膜病变的腺癌，尤其是浆液状腺癌，可能是卵巢癌的典型表现，尽管来自胃肠道、肺或乳腺的癌有时也会产生这种临床症状。有时，广泛腹膜转移癌的女性患者在剖腹手术时没有发现卵巢或腹部其他部位的原发病灶。这些患者经常有典型的卵巢癌的组织学特征，如乳头状浆液状结构或砂粒体，也有共同的临床特征，如血清CA125水平升高。这些肿瘤在有卵巢癌家族史的女性中更为常见，而预防性卵巢切除术并不一定能保护她们免生这种肿瘤。就像卵巢癌一样，有*BRCA1/2*突变的女性患原发性腹膜癌的概率增加。

现在很清楚的是，这些癌中有许多发生于腹膜表面（原发性腹膜癌）或发生于输卵管的末端。这些肿瘤很多具有特征性的IHC发现（卵巢模式）或MTP诊断。由腹膜（间皮）表面或输卵管发生的癌与卵巢癌具有共同的血统（苗勒管起源）和生物学行为。其基因表达谱与卵巢癌几乎完全相同进一步了支持这一假说。用标准的卵巢癌方案对这些女性进行治疗（外科细胞减灭术，之后给予紫杉类联合铂类的化疗）所取得的结果和卵巢癌类似。男性患者中很少见到这种情况。

2. 女性腋下淋巴结转移 女性患者出现腋下淋巴结转移癌需怀疑乳腺癌。男性隐匿性乳腺癌患者也可出现这种情况，但非常罕见。乳腺X射线摄影检查正常的患者中，磁共振检查和PET/CT检查偶可发现乳腺原发病灶。淋巴结活检标本应做乳腺相关的免疫组化标记。如果为阳性，将强有力地支持乳腺癌的诊断。MTP分析也有助于这种诊断。在接受乳房切除术后，有44%～80%的患者发现了浸润性乳腺癌。原发肿瘤的直径通常＜ 2cm，有些可能只有几毫米。偶尔在乳房切除术标本中发现非浸润性的肿瘤病灶。

如果除了腋下淋巴结没有其他地方的转移，这部分患者可能是Ⅱ期的隐匿性乳腺癌，经过合适的治疗后具有潜在可治愈性。即使体格检查和乳腺 X 射线摄影检查正常，也推荐行腋窝淋巴结清扫加乳腺改良根治术。治疗后患者的预后与Ⅱ期乳腺癌患者的预后相似。在腋窝淋巴结清扫后，对乳房的放疗联合化疗也是一种合理的替代疗法。在这种情况下，需要遵循 Ⅱ期乳腺癌的治疗指南，给予新辅助或辅助系统治疗。

除腋下淋巴结外，有其他部位转移的女性患者，特别是在 IHC 和（或）MTP 分析支持乳腺癌诊断的情况下，应作为转移性乳腺癌进行治疗。激素受体和 HER2 状态在这些患者中尤其重要，因为她们可能从激素治疗、化疗或 HER2 靶向治疗中获得益处。

3. 血清前列腺特异性抗原升高或前列腺特异性抗原肿瘤染色阳性的男性　男性患者出现原发部位不明的腺癌时，需检测血清前列腺特异性抗原（PSA）浓度。肿瘤标本也可进行 PSA 染色。即便患者的临床特点（如转移模式）不支持前列腺癌的诊断，如果出现 PSA 阳性（血清或者肿瘤染色）也可尝试进行去雄激素治疗。在一些患者中，前列腺穿刺活检可能证实原发部位。成骨性骨转移的患者在没有明确的原发灶和其他部位转移的情况下，也可尝试经验性的激素治疗，而不考虑 PSA 的结果。在这部分患者中分子检测分析也可能提供一个明确的诊断。

4. 性腺外生殖细胞癌综合征　最初于 1979 年被描述。完整的综合征非常罕见，包括以下特征：发生在＜ 50 岁的男性；肿瘤主要位于中线（纵隔、后腹膜）部位或多发肺部结节；症状的持续时间短（＜ 3 个月），肿瘤生长迅速；血清 HCG、AFP 水平升高；对之前的放疗或化疗敏感。这些肿瘤可由 IHC 染色和（或）MTP 分析或通过检测特定的 12 号染色体异常而确定诊断。如果诊断不确定，具有这种综合征的患者仍可能有非典型的生殖细胞肿瘤，并推荐使用以顺铂为基础（BEP 方案或 EP 方案）的化疗，一些患者有可能获得治愈。

5. 单发的肿瘤病灶　临床上发现单一转移（脑、肝、肾上腺、皮下组织、骨、肠、淋巴结、皮肤或其他部位）的患者通常都有其他未发现的病灶。PET/CT 扫描可能有助于诊断其他未被怀疑的转移病灶。当只发现一个单发的肿瘤病灶时（如单个淋巴结区、单个肿块），需考虑到模仿转移性疾病的不寻常原发肿瘤。几种不同寻常的原发肿瘤可能以这种方式出现而被误认为是转移性癌，包括 Merkel 细胞神经内分泌瘤、皮肤附件肿瘤（如汗腺癌、皮脂腺癌）、肉瘤、黑色素瘤或淋巴瘤。这些患者中，有些人的单发病灶可能为原发肿瘤。

病灶局限，没有其他部位转移的患者应该接受积极的局部治疗，因为少数患者可有长期的无疾病生存。如果 IHC 或 MTP 确定其组织来源，那么在新辅助治疗或辅助治疗中应考虑部位特异性的全身化疗。

只有单个小的转移病灶的患者，无论其组织起源是什么，都可以存活 1 年或更长的时间，因此可以代表一个好的预后亚组。在报告的一组原发不明单发脑转移患者中，在明确的治疗后 5 年里，15% 的患者仍未出现任何进展。另一项研究中治疗并跟踪了 36 例单发转移的患者。所有的患者都接受局部治疗（手术切除加或不加放疗），而且大多数患者还接受了经验性的化疗方案。这组患者的中位生存时间为 17 个月；1 年、2 年和 3 年生存率分别为 65%、40% 和 28%。

6. 鳞癌累及颈部或锁骨上淋巴结　鳞状上皮癌最常见的表现为单侧颈部淋巴结的累及。推荐的临床评估可在近 85% 的患者中发现头颈部的原发病灶。在没有明确的解剖学原发病灶时，可能存在头颈部隐匿的原发病灶。

当没有发现原发病灶时，应给予累及的颈部局部治疗。对 1400 多名颈部原发不明转移癌的患者进行回顾分析，研究主要来自单一机构回顾性的经验，并以多种局部治疗方式进行治疗。在这组许多病例中，有很大一部分患者患有低分化癌或腺癌。在接受局部治疗的患者中，30% ～ 40% 的患者获得了长期无疾病生存。亚组分析显示使用根治性颈部清扫术、高剂量放疗或手术联合放疗得到的结果类似。

颈部肿瘤负荷的大小影响患者的预后，N1 或者 N2 患者的治愈率显著高于 N3 或颈部大肿块的患者。在这些患者中，低分化癌是一个不良的预后因素。单独手术切除时，20% ～ 40% 的患者在随后的病程中会出现头颈部的原发病灶。当使用放疗时，原发病灶出现的机会小一些，这可能是因为在放疗野内隐匿的原发病灶得到了根治。放疗剂量和技术应与原发头颈部癌患者相似，鼻咽、口咽和喉咽应该包括在放疗野内。

目前，在原发不明颈部淋巴结转移癌患者中，化疗的作用已被普遍接受。目前还没有进行随机的研究，但是一项非随机的比较研究结果显示，化疗加放疗优于单纯的局部治疗（中位生存时间分别为 37 个月和 24 个月）。目前，在局部进展期头颈部癌患者中同步放化疗是标准的治疗方法，并且也应该是颈部淋巴结转移性鳞癌患者的治疗选择。

下颈部和锁骨上淋巴结转移的患者预后较差，因为隐匿的原发肿瘤常常位于肺，皮肤、宫颈、食管和肛管也是可能的原发部位。分子分析可能有助于预测原发部位。没有锁骨下病灶的患者应该接受积极的局部治疗，10% ～ 15% 的患者可以长期无疾病生存。同时也应考虑对这些患者进行联合化疗。

7. 鳞癌累及腹股沟淋巴结　大多数腹股沟淋巴结转移性鳞癌患者中，在会阴部可找到原发病灶。对于不能确定原发病灶的患者，腹股沟淋巴结切除加或不加腹股沟区域放疗有时会带来长期生存。MTP 分析可能可以诊断出组织来源，并提示适当的治疗方法。这些也应考虑进行新辅助治疗或辅助化疗，因为隐匿的原发病灶位于子宫颈或肛管的患者可能会对化疗敏感。

8. 低级别神经内分泌肿瘤　这些肿瘤通常表现出惰性生物学行为，可能在数年内缓慢进展。这类患者应参照已知原发部位的转移性类癌或胰岛细胞瘤的诊治指南处理。这些肿瘤通常对全身化疗不敏感，以顺铂为基础的化疗缓解率低。某些细胞毒性药物（链脲霉素、多柔比星、氟尿嘧啶、卡培他滨、替莫唑胺）有一定的抗肿瘤活性。长效（LAR）奥曲肽治疗可延长患者的疾病进展时间，而毒性较低。在胰腺神经内分泌瘤患者中靶向药物（舒尼替尼、依维莫司）具有良好的结果。根据患者的临床情况，适当的管理可能还包括局部治疗（孤立转移灶的切除、肝动脉结扎或栓塞、冷冻治疗、射频消融术）。

9. 高级别神经内分泌癌　侵袭性神经内分泌癌，要么是小细胞癌或低分化癌（通常是大细胞），要么是 IHC 检查出现神经内分泌染色，要么是 MTP 的诊断。在这类不寻常的患者群体中，研究数据仍然有限。有这些组织学的肿瘤通常对联合化疗敏感，患者应该考虑接受全身治疗。目前的一线化疗应该包括用于小细胞肺癌的以铂类为基础的治疗方案。对于单发病灶的患者，可在化疗的基础上联合局部治疗（放疗或手术切除）。在一些患者中，MTP 分析可能会诊断出组织起源，但尚不确定明确组织起源是否可以改善高级别神经内分泌癌患者的治疗效果。原发病灶位于胃肠道者可能会对 FOLFOX 方案有效。

对 99 例低分化的神经内分泌癌患者进行了初步报告，其中 94 例采用联合化疗。这些患者的临床特征为肿瘤快速生长和多发转移。在 87 名可评估患者中，59 人（68%）接受基于铂类的联合治疗方案后出现肿瘤缓解。19 名患者（22%）出现完全缓解（CR），13 名患者在治疗结束后的 2 年时间里仍然保持持续的无疾病生存。

使用紫杉醇、卡铂和口服依托泊苷联合治疗 48 例患者的前瞻性临床试验结果已经公布。这些患者中的大多数最初被诊断为低分化癌（约 20% 是小细胞癌），后来被 IHC 染色或电子显微镜检查诊断为神经内分泌癌。这些患者通常有多处转移病灶，转移病灶通常位于骨、肝和淋巴结（特别是后腹膜和纵隔淋巴结）。结果显示，紫杉醇、卡铂和口服依托泊苷联合治疗后总体缓解率为 55%，有 6 例 CR（13%）。中位生存时间为 14 个月，10 例患者存活超过 2 年（2 ～ 6 年）。

10. 低分化癌（poorly differentiated carcinoma，PDC）　低分化癌患者包括一个大的、异质性的群体，自 20 世纪 70 年代末以来，人们认识到在这一群体中，有一些预后良好的患者，这些患者的肿瘤高度可治。当时观察到几位患有纵隔肿瘤的年轻男性在接受联合化疗后，出现疾病完全缓解。在这些年轻男性中，血清 HCG 或 AFP 的水平升高很常见。虽然没有组织学诊断，但这些患者被认为具有组织学非典型的性腺外生殖细胞肿瘤。随后也发现了低分化癌患者中其他一些特定的癌症类型［如胸腺肿瘤、神经内分泌肿瘤、中线癌伴有 t（15：19）、肉瘤、黑色素瘤、淋巴瘤］，还有其他不能精确分类的肿瘤。

多年来的研究进一步证实低分化癌患者中的确存在一些敏感性肿瘤。基于 1976 ～ 1978 年对少数患者治疗有效的鼓舞作用，人们前瞻性地研究了以顺铂为基础的化疗用于低分化癌患者。在一系列报告中，少部分患者有高的缓解率，一小群患者（5% ～ 10%）是长期无疾病的幸存者。其他研究人员也揭示了一些低分化癌患者的高度敏感性，这些患者为之前讨论的预后良好亚组或其他已知的敏感性肿瘤患者。这些肿瘤包括性腺外生殖细胞综合征，非特异的低分化肿瘤，被误诊为癌的间变性淋巴瘤，胸腺癌，原发性腹膜癌，低分化的神经内分泌癌，主要累及后腹膜、纵隔和外周淋巴结的癌转移。对于诊断为低分化癌的原发不明肿瘤患者，进一步的诊断评估应该考虑到这些可能性。在这些亚组被排除之后，剩下的患者与大部分原发不明腺癌患者有相似的预后。这些患者应以与腺癌患者相同的方式进行评估，尤其要考虑使用 IHC 和（或）MTP 来确定组织来源。

11. 结直肠癌　随着更有效的细胞毒药物和靶向治疗的出现，转移性结直肠癌患者的中位生存期从 8 个月增加到 24 个月以上。因此，为了选择合适的治疗，在 CUP 患者中鉴别出结直肠癌患者是很重要的。对结直肠癌的 IHC 染色特异性的改进，再加上最近的 MTP 分析，有助于鉴别这部分患者。这些患者接受结直肠癌方案化疗的效果与已知晚期结直肠癌患者相似。因此，这部分患者是预后良好的 CUP 亚组。

典型的临床特征（肝、腹膜转移）、组织学表现与下消化道原发肿瘤相一致，典型的 IHC 染色［CDX2+ 和（或）CK20+/CK7-］的患者被定义为具有结直肠癌的特征。Varadhachary 等描述的这类患者在使用结直肠癌的治疗方案时，有极佳的缓解率和生存期。一项研究中，共有 172 名具有结直肠癌特征的 CUP 患者接受了结直肠癌特异的治疗方案。客观缓解率高于 50%，所有这些患者的平均存活时间为 26 个月。虽然这些数据在很大程度上是回顾性的，但结果远比预期的 CUP 经验性化疗（在结直肠癌中无效）的疗效要高得多，而且与已知的转移性结直肠癌患者相似。进一步的前瞻性研究可以证实这些结果。

现在大量的数据表明，使用 IHC 染色和（或）MTP 分析可以准确地识别出结肠直肠起源的 CUP 患者。与此同时，这些数据足以建议对 IHC 或 MTP 具有结直肠癌特征的 CUP 患者给予结直肠癌的治疗方案。

要点小结

- CUP 患者一般需要经过包括影像科医师、病理科医师、临床医师等的 MDT 多学科整合诊疗讨论，以制订精确的诊疗方案。
- 目前还没有针对 CUP 统一的分期方法。
- 对 CUP 进行诊断的目的是：确定解剖的原发部位；如果解剖学原发部位不能找到，确立组织起源；确定特定的预后好的亚组。
- CUP 患者总体预后差，但一些特殊类型 CUP，或因相对惰性的生物学行为，或因具备有效的治疗手段而预后良好。

【整合决策】

（一）外科治疗

对于病灶局限，PS 评分好的患者建议行手术治疗，包括孤立腋下淋巴结转移的女性患者、单发淋巴结转移的鳞癌患者、单个小的转移病灶的患者等。

（二）内科治疗

对于病灶播散的原发不明肿瘤患者，化疗是主要的治疗方法。以前的观点认为：原发不明肿瘤虽然具有高度异质性，但是一类独立的疾病。

不论原发部位，其有共同的生物学特性，如快速进展、早期播散等。以往的研究试图寻找所有原发不明肿瘤都有效的标准方案，并开展了多项经验性治疗的Ⅱ期临床研究。但那个年代大多数实体瘤的化疗并没有很好的方案，治疗不同部位肿瘤的化疗方案也有重叠。在这个背景下，开发一种广谱的化疗方案来治疗大部分的CUP患者显得可行。因此，20世纪80年代主要采用以5-FU或DDP为基础的化疗。多项回顾性研究显示，该方案治疗的客观缓解率为20%～35%，mOS为5～10个月。1990～2000年，几种具有广泛的抗肿瘤活性的新型药物的出现，改善了一些常见的上皮癌患者的治疗和预后，同时也改善了CUP经验治疗的效果。许多包含这些新药的组合（紫杉醇、吉西他滨、长春瑞滨、伊立替康、拓扑替康、奥沙利铂），经常与铂类联合，在CUP患者中有一定的疗效，并成为标准的化疗方案。经验性化疗的最佳方案没有明确的定义，一些包含新药的两药组合疗效看起来是相似的。根据一些Ⅱ期或Ⅲ期研究的结果，目前CUP的标准经验性治疗方案多推荐紫杉类联合铂类或吉西他滨联合铂类。

约80%的CUP患者属于预后不好的亚组。在过去，大多数患者都使用了经验性化疗，因为他们的组织来源是无法确定的。有几份关于大宗CUP患者生存的报道有助于确立历史对照，并定义了这类患者的自然病程。这些历史队列包括31 419例患者。因为这些报道是回顾性的，治疗并不一致，一些患者没有接受全身治疗。这些系列研究中CUP患者的平均存活时间为5个月，1年生存率为22%，5年生存率为5%。大多数存活1年或更长时间的患者都具有现在已知的与预后良好相关的临床特征。鳞状细胞癌（通常在颈部淋巴结）和分化良好的神经内分泌肿瘤（类癌、胰岛细胞瘤类型组织学）患者中位生存时间为20个月，1年和5年存活率分别为66%和30%。

MPCRN/SCORC（Minnie Pearl Cancer Research Network/Sarah Cannon Oncology Research Consortium）协作组在CUP患者中完成了10项连续的前瞻性试验（包括692例患者的9个Ⅱ期研究和包括198例患者的1个Ⅲ期研究）。其中在890例具有不利预后特征的患者中，通常将紫杉醇、多西紫杉醇、吉西他滨、吉西他滨/伊立替康、贝伐单抗/厄洛替尼联合铂用于一线或二线治疗。结果显示，692例一线治疗患者的平均存活时间为9.2个月，1年、2年、3年、4年、5年、8年和10年生存率分别为39%、20%、12%、11%、9%、8%和8%。

在过去的15年里，其他的一些经验性化疗的试验显示了类似的结果，其中12个试验的首要研究终点是缓解率或中位生存。所有这些患者的平均存活时间为9.1个月。1年生存率（12项试验中）为25%～52%（平均为34.4%），2年生存率（8项试验中）为5%～18%（平均为12.3%）。只有一项研究报道了3年生存率（11%）。这些生存数据与前述的MPCRN / SCORC报道的692例患者类似。值得注意的是，在所有100名或以上患者的研究中，按照经验疗法的中位存活时间约为9个月。综合1964～2002年的多个前瞻性临床试验的数据，CUP患者的生存曲线已向右移，2年生存率可与历史对照中患者的1年生存率相当。

对大多数患者来说，进行经验性治疗的时代已经接近尾声。改进的IHC染色和MTP分析，在大多数患者中能够准确地鉴别出组织起源，并为治疗的决定提供一个更合理的选择。越来越多的临床数据支持了特异性治疗的优势。在少数仍然没有明确的组织来源的CUP患者中，经验疗法仍然是标准疗法。

1. 原发不明腺癌的化疗　低分化癌和高中分化腺癌对化疗的反应不同。低分化癌（包括低分化腺癌和未分化癌）对顺铂为基础的化疗敏感，ORR为53%～63%，CR率为12%～26%。高中分化腺癌对非铂类为基础的方案，包含吉西他滨、多西他赛等可能耐受性和有效性更好。ORR为40%左右，mOS为10个月左右。

Schneider等报道，在有良好PS评分的患者中，卡铂、吉西他滨和卡培他滨联合治疗原发不明肿瘤患者，平均无进展生存时间（PFS）为6.2个月，1年和2年生存率分别为35.6%和14.2%。在MPCRN的另一项Ⅱ期研究中，卡铂、吉西他滨和紫杉醇联合治疗预后不良的原发不明肿瘤患者，结果显示安全有效。同样地，在Ⅱ期研究中，评估了吉西他滨和奥沙利铂治疗原发不明肿瘤患者。结果显示，中位OS为12.8个月（95%CI 8.5～18个月），中位PFS为3.1个月（95%CI 1.7～6个月），并且耐受性良好。

在随后的研究中，对分子靶向药物治疗原发不明肿瘤患者进行了研究。Hainsworth等报道了贝伐珠单抗和厄洛替尼（单独或联合紫杉醇和卡铂）方案，在原发不明肿瘤患者的一线或二线治疗中具有一定的疗效。在Ⅱ期研究中，贝伐珠单抗联合厄洛替尼治疗，疾病缓解率为10%，疾病控制率为61%，中位生存期为7.4个月（1年生存率：33%）。在一项多中心的Ⅱ期研究中，紫杉醇、卡铂与贝伐珠单抗和厄洛替尼联合治疗原发不明肿瘤患者，结果显示中位PFS为8个月，2年生存率为27%。

根据一些Ⅱ期或Ⅲ期临床研究的结果，以下方案推荐用于原发不明腺癌患者的经验性化疗，包括紫杉醇＋卡铂加或不加VP-16、卡铂/顺铂联合多西他赛、顺铂联合吉西他滨（GP方案）、奥沙利铂联合吉西他滨（GEMOX方案）、吉西他滨联合多西他赛、奥沙利铂联合卡培他滨（XELOX方案）等。

2. *原发不明鳞癌的化疗*　对于播散性的SCC，多采用以铂类为基础的化疗方案。从历史上看，顺铂和5-FU的组合是原发不明鳞癌患者最常用的方案，回顾性研究47例患者，顺铂和5-FU治疗后RR率为54.5%，mOS为10个月。

原发不明鳞癌患者发病率较低，总的来说，只有几项小型研究对原发不明鳞癌患者的化疗进行了评估。一项Ⅱ期研究中，3例鳞癌患者接受CBP+PTX方案化疗后，1例达到了PR。Ⅱ期研究47例原发不明肿瘤患者接受了CBP+TXT方案化疗，RR率为32%，mOS为16.2个月。Ⅱ期研究中37例（鳞癌患者3例）原发不明肿瘤患者接受了DDP+PTX方案化疗，结果显示RR率为42%，mOS为11个月。Ⅱ期研究中45例患者接受了DDP+TXT方案化疗，结果显示RR率为65.1%，mOS为11.8个月。

根据一些Ⅱ期或Ⅲ期临床研究的结果，以下方案推荐用于原发不明鳞癌患者的经验性化疗，包括卡铂/顺铂联合紫杉醇或多西他赛、顺铂联合5-FU、顺铂联合吉西他滨（GP方案）、FOLFOX方案等。

3. *特异性治疗（specific therapy）*　目前的临床数据表明，CUP包含多种多样的癌症种类，在过去的20年里，许多肿瘤类型的治疗方法不仅得到了改善，而且部位也变得更加具有特异性。因此，用同样的经验疗法给高度异质性的CUP患者提供最优治疗方案的想法已不再合适。随着肿瘤学的进步发展，特别是诊断病理学和治疗学的显著进展，现在的观点认为：原发不明肿瘤仍保留可能原发部位的生物学标记，原发不明肿瘤可被视为个体化用药的缩影，可根据每个患者的基因状态进行个体化治疗。CUP患者的预后很大程度上取决于原发肿瘤的生物学特性，因此找出肿瘤的组织起源（tissue-of-origin），采取有针对性的治疗，对于改善患者预后具有重要意义。

CUP代表着多种癌症类型的集合，患者对特异性治疗的反应通常符合预期的方式。最大的经验来自对几个预后良好CUP亚组患者的治疗，其治疗根据假定（但不明确）来源部位肿瘤的治疗指南。比如对累及腹膜的浆液状腺癌的女性按照卵巢癌治疗，有孤立腋下腺癌的女性按照乳腺癌治疗，以及颈部淋巴结鳞癌的患者按照头颈部癌进行治疗。在所有这些亚组中，治疗结果与对应癌症类型的治疗结果相似。

由IHC和（或）MTP进行组织来源判断，并指导部位特异性化疗，可能可以提高CUP患者的治疗效果。如预期的那样，特异性治疗对治疗较敏感肿瘤类型的患者有更大的益处。有相当一部分的CUP患者，因为他们的原发肿瘤类型的治疗效果相对较差，不能从部位特异的治疗方法中获得益处。

MTP预测准确性和预测指导的治疗在各种患者亚组中的结果得到了支持。在115名患者中，该试验预测的肿瘤类型（结直肠、乳房、卵巢、肾脏、前列腺、膀胱、肺、生殖细胞等的肿瘤，以及高级别神经内分泌瘤和淋巴瘤）对标准疗法的反应相对较好，结果这组患者的平均存活时间为13.4个月。在79例患者中，该分析预测的肿瘤类型（胆道、胰腺、胃食管、肝、宫颈、子宫内膜、皮肤、甲状腺、头/颈部、肾上腺等的肿瘤以及肉瘤、间皮瘤、黑色素瘤）对治疗不太敏感时，结果这组患者的平均存活时间仅为7.6个月（*P*=0.04）。此外，还评估了各个癌症类型的患者群体。虽然这些群体病例数很少，但中位生存期一般与相应的癌症类型一致（中位生存时间：乳房来源，28个月；卵巢来源，30个月；非小细胞肺癌来源，15.9个月；结直肠来源，12.5个月；胰腺来源，8.2个月）。这些结果与回顾性研究的结果一致，并提供证据表明，部位特异性治疗提高了对CUP患者的治疗效果。

一项研究中32例患者经分子分析诊断为结直肠来源肿瘤，并给予结直肠肿瘤化疗方案进行治疗，结果显示患者对结直肠肿瘤化疗方案的缓解率与常规Ⅳ期肠癌类似。发表在JCO上的一项前瞻性、非随机Ⅱ期研究对基于MTP分析诊断的部位特异性化疗进行了前瞻性评估。这项研究入组了289例原发不明肿瘤患者，接受基础的预测组织来源和特异性的治疗。在253例成功进行检测的患者中，有242例患者（96%）有单个预测的组织起源。有26个不同的起源组织被诊断出来。结果显示，患者的临床特点和治疗反应与分析结果大体一致。接受特异性治疗（GEP-directed）的患者mOS为12.5个月，优于预设的历史对照（mOS：9个月）。然而由于缺乏随机对照研究和统计偏移等，目前无充分数据表明MTP在治疗选择上的帮助能改善CUP患者的预后，还需要进一步的随机对照研究。考虑到CUP的异质性（在之前的研究中至少有26种癌症类型和更多的亚型），进行Ⅲ期随机研究比较经验性化疗和分析指导的部位特异性治疗非常有挑战性，即使完成研究对结果的解释也是比较困难的。

根据NGS检测结果进行治疗目前尚无前瞻性研究证实其疗效。因为靶向药物在不同肿瘤中疗效差异很大。例如，BRAF抑制剂单药治疗*BRAF V600*突变黑色素瘤具有很好的疗效，但在*BRAF V600*突变肠癌中疗效欠佳。因此，目前的治疗指南不推荐将绝大多数靶向药物用于疗效未经证实的肿瘤类型，即使该肿瘤携带相应的作用靶点。现在已有两药被批准用于不同肿瘤的治疗。派姆单抗（Pembrolizumab）单药可用于治疗所有微卫星不稳定（MSI）的肿瘤；Larotrectinib可用于所有TRK基因融合的肿瘤患者。

（三）放射治疗

对于局限性肿瘤，放疗是一个很好的治疗选择。对于病灶局限于单个淋巴结区或切缘阳性的患者，放疗可用于术后辅助治疗。对于选择性的病灶局限的患者，放疗可用于根治治疗。局限肺转移的患者可也用立体定向放疗。对于骨转移引起骨痛、病理性骨折、脊髓压迫的患者可行骨转移灶的姑息治疗。放疗在头颈部原发不明鳞癌患者中尤为重要。一项研究28例原发不明颈淋巴结转移患者中，71%接受了调强放疗，结果显示3年OS率为76%，黏膜控制率为100%，颈部控制率为93%，无远处转移生存率为88%。另一项回顾性研究中，68例头颈部原发不明鳞癌患者，40%接受了调强放疗（IMRT），56%接受了同期放化疗，结果显示局控率为95.5%，中位至局部复发时间为18个月。

（四）其他治疗

对很多原发不明肿瘤患者，诊断的不确定性可能会导致严重的社会心理痛苦，并且在接受治疗方案上的困难增加。事实上，最近的一次研究发现，在原发不明肿瘤的患者中，包括焦虑在内的精神病学表现和抑郁症，较原发明确的患者更为常见。对这些患者提供社会支持和心理咨询可能会改善这种心理问题。除了社会心理支持外，这部分不能治愈的患者通常需要症状控制和姑息治疗，包括止痛治疗、营养支持等。对于不能切除的肝脏病变（腺癌或神经内分泌肿瘤）可考虑局部治疗，如肝动脉灌注、化疗栓塞、射频消融等。

（五）顶层设计

CUP患者具有高度异质性，有一些患者在适当的治疗后经历了长期的生存，而另一些患者的治疗效果欠佳或对生存没有影响。在临床评估中发现了解剖原发部位的患者应按原发肿瘤类型进行合适的治疗。目前在大多数情况下，即使解剖学上的原发部位没有找到，也可以推测出它们的起源组织。约 20% 的 CUP 患者为前述的预后良好亚组，对于具有预后良好特征的患者，个体化的治疗如手术、部位特异性化疗可能可以提高疗效。而大部分 CUP 患者（约 80%）在适当的临床和病理评估之后，确定为预后不良亚组，有不良预后因素患者的治疗推荐经验性治疗。可通过 IHC 染色和 MTP 分析对肿瘤组织起源进行预测，并指导部位特异性治疗，但尚无前瞻性研究证实可提高疗效，正在进一步研究中。

要点小结

- ◆ CUP 患者如果经过检查发现了解剖原发部位，则按特异原发部位进行治疗。
- ◆ 如果不能发现原发部位，分辨出特定的预后好的亚组，个体化的治疗如手术、部位特异性化疗可能可以提高疗效。预后不良亚组患者的治疗推荐经验性治疗。
- ◆ 正在进一步研究通过 IHC 染色和 MTP 分析对肿瘤组织起源进行预测，并指导部位特异性治疗，可能会提高疗效。

【康复随访及复发预防】

（一）总体目标

定期规范随访，对于局限期患者可以减少复发，对于转移性患者可以延长生存期，提升患者生命质量。

（二）整合调理

1. 建立、完善患者健康档案。
2. 制订 CUP 患者双向转诊标准。
3. MDT 整合诊疗团队协作开展持续性管理。
4. 实行医院 - 社区 - 家庭三位一体照护。
5. 强化 CUP 患者健康教育和心理咨询。

（三）严密随访

对于原发不明肿瘤，治疗结束后应密切随访以监测肿瘤进展情况，一般每 3 个月随访一次。对于少数局限期患者，治疗结束 2 年后可半年随访一次。

（四）常见问题处理

少数 CUP 患者在随访过程中潜在的原发病灶出现，需及时检查以发现原发病灶，进行针对性的治疗。

（五）三级预防

目前对于 CUP 本身并没有有效的预防措施，应贯彻“三级预防”理念，提倡采取以“合理膳食和适度运动”为核心的健康生活方式，早发现，早治疗。

要点小结

- ◆ 大部分原发不明肿瘤患者不可治愈，应密切随访以监测肿瘤进展情况。一旦出现肿瘤进展，需重新评估。少数 CUP 患者在随访过程中潜在的原发病灶出现，需针对性检查。对于 CUP 患者来说，早期发现，早期诊断，早期治疗非常重要。

遗憾的是，对于原发不明肿瘤的协作研究和新方法的研究远落后于其他实体肿瘤。因为原发不明肿瘤的高度异质性，使用传统的、前瞻性Ⅲ期随机化设计来充分回答关于新的治疗方法、免疫组化检测、生物特征和组织来源分子分析中的重要问题具有很大的挑战性。引起 CUP 的生物学现象至今仍是一个谜，基因组和蛋白质技术的进一步应用、创新的试验设计，可能会最终解释 CUP，并为这类患者提供新的靶向治疗方法。而对 CUP 患者治疗的进一步改善和更个体化的治疗进展，也依赖于晚期实体肿瘤治疗的进步，包括免疫疗法（如 CTLA-4、PD-1、PD-L1 抑制剂和基因工程 T 细胞）也值得进一步研究。

（刘　欣　张晓伟　朱明宇　邵以琳
罗志国　胡夕春）

【典型案例】

原发不明肿瘤整合性诊疗 1 例

（一）病例情况介绍

1. 基本情况　患者，男性，62 岁。主诉：发现左颈部淋巴结肿大 3 个月。患者于 2017 年 4 月无意中发现左颈部肿块，2cm 大小，逐渐增大。无咳嗽咳痰，无胸闷胸痛，无发热盗汗等。2017 年 4 月 30 日外院查颈部 CT：双侧颈部及锁骨上淋巴结肿大，甲状腺右叶小结节灶。胸部 CT：右中、下肺叶增殖灶。纵隔、左锁骨上、颈部淋巴结肿大。腹部 CT 未见异常。2017 年 5 月 1 日外院行左颈部淋巴结切除术，术后病理示：（左颈部上）淋巴结转移性低分化非小细胞癌（3/3），（左颈部下）淋巴结转移性低分化非小细胞癌（3/3）。免疫组化：EMA（+），P63（–），CK5/6（–），CK14（–），TTF1（–），Ki-67（+40%），34βE12（+）。2017 年 5 月 9 日外院 PET/CT：①左侧颈部、双侧锁骨上、纵隔多发肿大淋巴结，FDG 代谢异常增高（SUVmax 19），均考虑恶性，淋巴瘤可能性大。②肛门区 FDG 代谢增高灶，考虑痔疮所致可能大。③右侧甲状腺小结节影，FDG 代谢未见明显增高。④右肺叶间胸膜微结节影，FDG 代谢未见增高；左肺上叶、右肺中叶、右肺下叶少许纤维灶。为进一步诊治患者来诊。既往史：20 余年前阑尾炎手术史。个人史：不吸烟，偶饮酒。家族史：父亲因胃癌去世，母亲因多发性骨髓瘤去世。

2. 入院查体　体格检查：ECOG1，双侧锁骨上扪及多枚肿大淋巴结，最大的位于左锁骨上，2cm 大小，质硬，活动差。

3. 辅助检查　肿瘤标志物检查：SCCA、CA19-9、CEA、CYFRA21-1 稍高。胃镜：慢性萎缩性胃炎。肠镜：结直肠黏膜慢性炎。气管镜：未见异常。2017 年 7 月 17 日胸部增强 CT：两侧锁骨区及纵隔多发肿大淋巴结；两肺纤维灶；未见明显骨质异常。病理会诊：左颈上及颈下淋巴结转移性低分化腺癌，免疫组化结果倾向肺癌转移。GATA3（–），CK7（+），PAX8（–），CK20（+），TTF1（+），NapsinA（+），CgA（–），Syn（–），SPA（灶+）。肿瘤组织起源基因检测（ORIGIN–PanCA）：肺癌 59.8 分。基因检测结果：左锁骨上淋巴结：*EGFR* 基因第 18、19、20、21 外显子未见肯定突变。FISH 法检测 t（2p23）（ALK）：（+），即有 *ALK* 基因相关易位。VentanaIHC 检测 ALK 融合蛋白：阳性。

4. 入院诊断　结合患者病史、辅助检查、病理检查和分子检查结果，诊断为原发不明低分化腺癌，左颈、双侧锁骨上、纵隔淋巴结转移，肺来源可能，*ALK* 基因易位。

（二）整合性诊治过程

1. 关于诊断及评估

（1）MDT 团队组成：肿瘤内科、外科、放疗科、介入科、内镜科、影像科、核医学科、细胞室、病理科等多学科专家。

（2）讨论意见：结合患者病史、症状、体征、病理和分子检测结果，虽然患者肺部未发现原发病灶，但肿瘤组织起源为肺癌可能大。可按晚期肺癌予以治疗。

2. 关于治疗方案　2017 年 7 月 18 日开始给予培美曲塞+顺铂方案化疗 6 周期，4 周期后联合局部放疗。后培美曲塞维持治疗。疗效：PR。

3. 关于后续随访　2019 年 6 月 13 日患者因咳嗽、痰血行支气管镜检查，见右主支气管占位，活检为腺癌。患者明确诊断为肺腺癌，淋巴结转移，*ALK* 基因易位。2019 年 6 月 18 日开始口服克唑替尼治疗至今，疗效评价为 PR。

（三）案例处理体会

此例原发不明肿瘤患者虽然肺部未发现原发病灶，但结合患者病史、症状、体征、病理和分子检测结果，肿瘤组织起源为肺癌可能大。按晚期肺癌予以治疗后取得了很好的疗效。2 年后支气管出现了原发病灶，进一步证实了肺癌的诊断。

（刘　欣　张晓伟　朱明宇
邵以琳　罗志国　胡夕春）

参考文献

Bochtler T, Krämer A, 2019. Does cancer of unknown primary (CUP) truly exist as a distinct cancer entity?. Front Oncol, 9: 402.

Conway AM, Mitchell C, Kilgour E, et al, 2019. Molecular characterisation and liquid biomarkers in carcinoma of unknown primary (cup): taking the "u" out of „"up". Br J Cancer, 120(2): 141-153.

Ettinger D, Agulnik M, Cates J, et al, 2011. NCCN Clinical Practice Guidelines in Oncology. Occult Primary. J Natl Compr Canc Netw,9(12): 1358-1395.

Fizazi K, Greco F A, Pavlidis N, et al, 2011. Cancers of unknown primary site: ESMO Clinical Practice Guidelines for diagnosis, treatment and follow-up. Ann Oncol, 22: vi64-vi68.

Hainsworth JD, Rubin MS, Spigel DR, et al, 2013. Molecular gene expression profiling to predict the tissue of origin and direct site-specific therapy in patients with carcinoma of unknown primary site: a prospective trial of the sarah cannon research institute. J Clin Oncol, 31(2): 217-223.

Hayashi H, Kurata T, Takiguchi Y, et al, 2019. Randomized phase II trial comparing site-specific treatment based on gene expression profiling with carboplatin and paclitaxel for patients with cancer of unknown primary site. J Clin Oncol, 37(7): 570-579.

Hemminki K, Bevier M, Hemminki A, et al, 2012. Survival in cancer of unknown primary site: population-based analysis by site and histology. Ann Oncol, 23(7): 1854-1863.

Kerr SE, Schnabel CA, Sullivan PS, et al, 2012. Multisite validation study to determine performance characteristics of a 92-gene molecular cancer classifier. Clin Cancer Res, 18(14): 3952-3960.

Kolling S, Ventre F, Geuna E, et al, 2020. "metastatic cancer of unknown primary" or "primary metastatic cancer"?. Fron Oncol, 9: 1546.

Qaseem A, Usman N, Jayaraj JS, et al, 2019. Cancer of unknown primary: a review on clinical guidelines in the development and targeted management of patients with the unknown primary site. Cureus, 11(9): e5552.

Rassy E, Assi T, Pavlidis N, 2020. Exploring the biological hallmarks of cancer of unknown primary: where do we stand today?. Br J Cancer, 122(8): 1124-1132.

Rassy E, Bakouny Z, Choueiri TK, et al, 2020. The role of site-specific therapy for cancers of unknown of primary: a meta-analysis. Eur J Cancer, 127: 118-122.

Ross JS, Wang K, Gay L, et al, 2015. Comprehensive genomic profiling of carcinoma of unknown primary site. JAMA Oncol, 1(1): 40.

Varadhachary GR, Raber MN, 2014. Cancer of unknown primary site. N Engl J Med, 371(8): 757-765.

Varghese AM, Arora A, Capanu M, et al, 2017. Clinical and molecular characterization of patients with cancer of unknown primary in the modern era. Ann Oncol, 28(12): 3015-3021.

Xu QH, Chen JY, Ni SJ, et al, 2016. Pan-cancer transcriptome analysis reveals a gene expression signature for the identification of tumor tissue origin. Mod Pathol, 29(6): 546-556.

Zhu MY, Liu X, Qu Y, et al, 2019. Bone metastasis pattern of cancer patients with bone metastasis but no visceral metastasis. Journal of Bone Oncology, 15: 100219.

第三节　多原发和原发不明肿瘤临床诊疗中整合医学的思考

多原发肿瘤（multiple primary cancer，MPC）是指同一个体内的单个或多个器官、组织同时或异时性发生两种或两种以上的原发性恶性肿瘤。原发不明肿瘤（cancer of unknown primary，CUP）是指转移灶经病理确诊为恶性肿瘤，治疗前经过标准的评估未能明确其原发病灶。多原发和原发不明肿瘤（cancer of multiple and unknown primaries，CMUP）包括前述的两类肿瘤，它们的共同特点是原发灶不等于1。多原发肿瘤原发灶数目＞1，原发不明肿瘤由于找不到原发病灶，因此可以认为原发病灶为“0”。多原发和原发不明肿瘤由于原发病灶的不确定性，给疾病的诊断和治疗带来极大困难，相比单一原发肿瘤，处理更为棘手。随着肿瘤诊断学和精准治疗的进步，也给多原发和原发不明肿瘤患者的诊治带来了机遇和挑战。整合医学及整合肿瘤学在多原发和原发不明肿瘤疾病诊断、治疗及转归中发挥重要作用，CMUP是最能够体现整合医学及整合肿瘤学精髓的瘤种。多原发和原发不明肿瘤不是单因素、单病因疾病，其治疗也不是单一手段可以解决的。需要根据患者机体状况、肿瘤不同类型和分期、肿瘤的基因表达谱等制订最有效的整合治疗方案，尽可能地延长患者生存时间，并改善患者生命质量，这是对多原发和原发不明肿瘤整合医学的重要命题。自2012年以来，由樊代明院士提出的整体整合医学（简称整合医学）理念逐渐被更多的医学领域同道所了解、熟知。

1. 整合多组学数据，更加准确地揭示多原发和原发不明肿瘤发生发展的分子机制和可能的原发病灶，为肿瘤的精准化和个体化整合治疗及预后判断提供重要依据。

研究人员发现大多数不同组织起源的癌症具有特异性的基因表达谱，反映了在其正常组织起源中也同样具有不同的基因表达谱。这一发现首次在肿瘤诊断中被证实是急性髓细胞性白血病和急性淋巴细胞白血病的基因表达谱差异，可以用于区分这两种肿瘤类型。此外，基因表达谱分析还被证实可用于鉴别多种实体肿瘤，这为CUP的肿瘤组织起源鉴定提供了一种有价值的方法。尤其值得注意的是，肿瘤基因表达谱分析和肿瘤基因突变谱分析在临床应用上存在显著的不同，前者主要检测肿瘤特征基因的表达谱型，进而鉴别其组织起源和类型；后者通常用于检测特定的致癌基因突变及可预测靶向药物反应的分子改变，很少用于鉴别肿瘤类型。

目前，成功商业化的产品主要通过逆转录聚合酶链式反应或基因微阵列技术对肿瘤的基因表达谱进行分析。这些被称为肿瘤分子分型检测(molecular cancer classifier assay，MCCA)的方法能够鉴别超过40种不同的癌症类型及其亚型。在一些已知原发部位肿瘤(活检组织来源于原发和转移部位)的验证性研究中，肿瘤分子分型检测对肿瘤类型预测准确率超过85%。其中，在一项包含 252 例 CUP 患者的前瞻性研究中，CancerTYPE ID 方法通过检测 92 基因的表达谱准确鉴别了 247 例 (98%) 病例，仅有 5 例患者无法被分类。与免疫组化方法相似，由于患者的原发灶很难被发现，这些诊断方法预测 CUP 原发灶的可靠性难以被证实。然而，在一项包含 24 例 CUP 患者的研究中，肿瘤的组织起源在最初诊断后的 2 ～ 79 个月得到确认，其中 18 例 (75%) 患者的原发灶符合肿瘤分子分型检测结果。

在多项临床试验中，研究人员对免疫组化与肿瘤分子分型检测两种方法在 CUP 诊断中的准确性进行了比较。在两项研究中，病理学家在对肿瘤类型不知情的情况下分别采用免疫组化标记和肿瘤分子分型检测方法对已知原发灶的转移性肿瘤进行检测，并对两种方法的结果进行比较。研究结果发现，肿瘤分子分型检测表现出更高的准确率，尤其是在分化程度较低的肿瘤中 (肿瘤分子分型检测和免疫组化的准确率分别为 83% 和 67%)。在 CUP 患者中，免疫组化的诊断符合率 (即判断单一组织起源) 降低至 30% ～ 40%。在一项包含 149 例 CUP 患者的研究中，免疫组化检测仅能对 35% 的患者给出单一原发灶的判别，这其中有 77% 的患者的肿瘤分子分型检测结果与免疫组化结果相符合；在剩余 65% 免疫组化无法给出明确结果的患者中，肿瘤分子分型检测仍然能够提示大部分患者的原发灶。

目前有许多基于分子生物学和分子遗传学水平的辅助诊断方法，包括特异的分子标记、微卫星不稳定和杂合性缺失分析、第二代基因测序、微阵列比较基因组杂交（array comparative genomic hybridization， aCGH）等。这些方法可以用于多原发肿瘤的原发病灶鉴别。转移和复发性肿瘤与原发肿瘤有着相似的遗传学特征，而第二原发癌与首发癌的遗传学特征可能不同。目前的分子诊断多基于这一理论。例如，在多原发肺癌中通过检测 *EGFR* 基因突变及 *ALK* 基因重排来区别第二原发癌和肺内转移癌。

2. 以肿瘤分子分型为基础，整合治疗策略，实现“异病同治”“同病异治”，提高临床疗效。

根据肿瘤起源基因检测和全基因组检测的结果，可对多原发和不明原发肿瘤进行分型，采用特异性治疗，这有别于传统的经验性化疗。由 IHC 和（或）MTP 进行组织来源判断，并指导部位特异性化疗，可能可以提高 CUP 患者的治疗效果。如预期的那样，特异性治疗对治疗较敏感肿瘤类型的患者有更大的益处。有相当一部分的 CUP 患者，因为原发肿瘤类型的治疗效果相对较差，不能从部位特异的治疗方法中获得益处。一项研究中 32 例患者经分子分析诊断为结直肠来源肿瘤，并给予结直肠肿瘤化疗方案进行治疗，结果显示患者对结直肠肿瘤化疗方案的缓解率与常规Ⅳ期肠癌类似。发表在 JCO 上的一项前瞻性、非随机Ⅱ期研究对基于 MTP 分析诊断的部位特异性化疗进行了前瞻性评估。这项研究入组了 289 例原发不明肿瘤患者，接受 92 基因为基础的预测组织来源和特异性的治疗。在 253 例成功进行检测的患者中，有 242 例患者（96%）有单个预测的组织起源。有 26 个不同的起源组织被诊断出来。结果显示，患者的临床特点和治疗反应与分析结果大体一致。接受特异性治疗（GEP-directed therapy）的患者的 mOS 为 12.5 个月，优于预设的历史对照（mOS：9 个月）。然而由于缺乏随机对照研究和统计偏倚等，目前无充分数据表明 MTP 在治疗选择上的帮助能改善 CUP 患者的预后，还需要进一步的随机对照研究。考虑到 CUP 的异质性（在之前的研究中至少有 26 种癌症类型和更多的亚型），进行Ⅲ期随机研究比较经验性化疗和分析指导的部位特异性治疗非常有挑战性，即使完成研究对结果的解释也比较困难。

全基因组检测在 CUP 诊疗中所扮演的角色正在发生快速的演化。使用全基因组分析能够在多种晚期癌症中发现稀有的或低丰度的关键突变用于指导靶向治疗。只要能够检测到关键基因的分子改变，靶向药物往往对于携带该分子异常的肿瘤具有良好的疗效。例如，在结直肠癌 / 唾液腺癌等肿瘤中，HER2 扩增或过表达预示对 HER2 靶向治疗的应答。在非小细胞肺癌、卵巢癌及其他的一些癌症中，存在 *BRAF V600E* 突变预示对 BRAF 靶向药物应答。

对 CUP 患者进行全基因组检测揭示在 CUP 中存在大量潜在的分子改变。在一组包含 200 名

CUP 患者 (125 例为腺癌，75 例为非腺癌) 的研究中，有 169 名患者（85%）检测出潜在可靶向的基因突变。这些肿瘤中的一些突变仅有研究型药物（不确定疗效）可用；一些突变能影响治疗决策，但没有相对应的治疗手段（如 KRAS）。然而，大约 18% 的患者可检测到已批准的靶向药物的作用靶点突变（如 *HER2*、*BRAF*、*EGFR*、*ALK*、*RET*、*BRCA* 和 *ROS1*）。

采用全基因组检测对 CUP 患者进行区分，并且直接指导治疗可能对于将来 CUP 患者的疾病管理具有显著的临床意义。目前，一些零星的报道描述了基于全基因组检测结果进行靶向治疗的成功案例，但这种做法缺乏前瞻性临床研究结果的支持。因此，超出适应证范围的靶向用药会面临无法报销医疗费用的难题。在获得更多的支持性数据之前，加入肿瘤分子分型检测有望对这一问题的解决提供帮助。例如，存在 *EGFR* 突变并通过肿瘤分子分型检测判断为非小细胞肺癌的 CUP 患者，可以在医疗保险覆盖范围内使用 EGFR 抑制剂治疗。

一项多中心合作的随机性临床研究将有助于明确全基因组检测在指导 CUP 患者治疗中所起到的作用。由美国国家癌症研究所发起的 MATCH 研究和美国临床肿瘤学会发起的 TAPUR 研究预计将为许多晚期癌症患者的靶向治疗选择提供更多有益的信息。

根据 NGS 检测结果对多原发和原发不明肿瘤进行治疗目前尚无前瞻性研究证实其疗效。因为靶向药物在不同肿瘤中疗效差异很大。例如，BRAF 抑制剂单药治疗 *BRAF V600* 突变黑色素瘤具有很好的疗效，但在 *BRAF V600* 突变肠癌中疗效欠佳。因此，目前的治疗指南不推荐将绝大多数靶向药物用于疗效未经证实的肿瘤类型，即使该肿瘤携带相应的作用靶点。现在已有两药被批准用于不同肿瘤的治疗。帕博利珠单抗（Pembrolizumab）单药可用于治疗所有微卫星不稳定（MSI）的肿瘤；拉罗替尼（Larotrectinib）可用于所有 *TRK* 基因融合的肿瘤患者。

3. 多原发和不明原发肿瘤抗肿瘤早期加入姑息性治疗策略和心身治疗为基础的整合治疗可改善预后。对很多原发不明肿瘤患者来说，诊断的不确定性可能会导致严重的社会心理痛苦，并且增加在接受治疗方案上的困难。事实上，最近的一次研究发现，在原发不明肿瘤的患者中，包括焦虑在内的精神病学表现和抑郁症，较原发明确的患者更为常见。对这些患者提供社会支持和心理咨询可能会改善这种心理问题。除了社会心理支持外，这部分不能治愈的患者通常需要症状控制和姑息治疗，包括止痛治疗、营养支持、中医药治疗等。

整体观念是中医思维的核心，贯穿于中医诊治的全过程，其主要包含有机整体（人是有机整体）、天人合一（人与环境是共同统一体）、时空统一（人体在不同的生命阶段，呈现出不同的机能状态）三个方面；辨证论治则是整体思维在临床中的具体应用，既体现了中医学对中国传统哲学思想的继承与发展，也体现了中医学运用宏观、联系的思维看待生命健康与疾病的特点。这与现代医学的整合理念高度契合。

4. 整合医学在多原发和原发不明肿瘤诊疗中的展望：多原发和不明原发肿瘤严重威胁患者的身心健康，整合医学即在将患者视为“心身”合一整体的前提下，综合医学、空间环境、时间要素、工程学、信息学等多种因素对患者进行诊治，从而使患者最大程度获益。过去的 40 年里，随着对肿瘤生物学特异性的了解加深，我们对原发不明肿瘤的认识有了重大转变。对于大多数 CUP 患者来说，现在都可以通过 IHC 染色或 MTP 分析来实现对组织起源的准确预测。尽管在组织起源预测后，大多数患者的解剖学原发部位都无法找到，但越来越多的临床经验证实了这些预测能够有效地指导对 CUP 患者进行部位特异性的治疗。在这个治疗策略个体化的时代，原发不明肿瘤的治疗既是机遇，也是挑战。遗憾的是，对于原发不明肿瘤的协作研究和新方法的研究远落后于其他实体肿瘤。因为原发不明肿瘤的高度异质性，使用传统的、前瞻性Ⅲ期随机化设计来充分回答关于新的治疗方法、免疫组织化学检测、生物特征和组织来源分子分析中的重要问题具有很大的挑战性。引起 CUP 的生物学现象至今仍是一个谜，基因组和蛋白质组技术的进一步应用、创新的试验设计，可能会最终解释 CUP，并为这类患者提供新的靶向治疗方法。而对 CUP 患者治疗的进一步改善和更个体化的治疗进展，也依赖于晚期实体肿瘤治疗的进步，包括免疫疗法（如 CTLA-4、PD-1、PD-L1 抑制剂和基因工程 T 细胞）也值得进一步研究。

随着多原发恶性肿瘤发生率的增加，多原发恶性肿瘤的诊治是一个很大的挑战。如何早期、正确诊断多原发恶性肿瘤对于避免误诊、误治，改善患者预后具有重要意义。在治疗第一原发恶性肿瘤时要注意在尽量根治肿瘤的基础上，合理选择治疗方式，减少第二原发恶性肿瘤的发生，特别是在儿童和青少年患者中。肿瘤诊治过程中，需考虑到多原发肿瘤的可能，避免将多原发肿瘤诊断为复发转移性肿瘤。对于恶性肿瘤患者要加强随访，特别是在长期幸存者中，要警惕第二原发肿瘤的发生。

现阶段针对多原发恶性肿瘤分子机制的研究还很少，我们应深入了解分子层面，筛选出多原发恶性肿瘤的易感基因，了解基因的致病通路，从分子水平进行早期诊断和干预。在国人的 CMUP 研究中发现，EBV 病毒和 HPV 感染的人群中，多原发癌的机会较大，但通常治疗疗效较好。后续需要扩大样本研究，力争在整合医学理念的指导下引领这个领域的发展。

整合医学的理念不但体现在中西医的整合，癌症主流治疗与支持治疗、姑息治疗的整合，在 CMUP 中，还要体现在临床表现、辅助检查、实验室检查及精准医疗的有机整合。

（胡夕春）

参考文献

樊代明，2012. 整合医学初探．医学争鸣，3(2): 3-12.

樊代明，2014. 整合医学纵论．医学争鸣，5(5): 1-13.

樊星，杨志平，樊代明，2013. 整合医学再探．医学与哲学，34(5): 6-11, 27.

Bochtler T, Krämer A, 2019. Does cancer of unknown primary (CUP) truly exist as a distinct cancer entity?. Fron Oncol, 9: 402.

Conway AM, Mitchell C, Kilgour E, et al, 2019. Molecular characterisation and liquid biomarkers in carcinoma of unknown primary (cup): taking the ‘u’ out of ‘cup’. Br J Cancer,120(2): 141-153.

Ettinger D, Agulnik M, Cates J, et al, 2011. NCCN Clinical Practice Guidelines in Oncology. Occult Primary. J Natl Compr Canc Netw,9(12): 1358-1395.

Fan DM, 2017. Holistic integrative medicine: toward a new era of medical advancement. Front Med, 11(1): 152-159.

Goto T, Hirotsu Y, Mochizuki H, et al, 2017. Mutational analysis of multiple lung cancers: Discrimination between primary and metastatic lung cancers by genomic profile. Oncotarget, 8(19): 31133-31143.

Hainsworth JD, Greco FA, 2018. Cancer of unknown primary site: new treatment paradigms in the era of precision medicine. Am Soc Clin Oncol Educ Book, (38): 20-25.

Hainsworth JD, Rubin MS, Spigel DR, et al, 2013. Molecular gene expression profiling to predict the tissue of origin and direct site-specific therapy in patients with carcinoma of unknown primary site: a prospective trial of the sarah cannon research institute. J Clin Oncol, 31(2): 217-223.

Hayashi H, Kurata T, Takiguchi Y, et al, 2019. Randomized phase II trial comparing site-specific treatment based on gene expression profiling with carboplatin and paclitaxel for patients with cancer of unknown primary site. J Clin Oncol, 37(7): 570-579.

Keegan THM, Bleyer A, Rosenberg AS, et al, 2017. Second primary malignant neoplasms and survival in adolescent and young adult cancer survivors. JAMA Oncol, 3(11): 1554.

Kerr SE, Schnabel CA, Sullivan PS, et al, 2012. Multisite validation study to determine performance characteristics of a 92-gene molecular cancer classifier. Clinical Cancer Research, 18(14): 3952-3960.

Rassy E, Assi T, Pavlidis N, 2020. Exploring the biological hallmarks of cancer of unknown primary: where do we stand today?. Br J Cancer, 122(8): 1124-1132.

Rassy E, Bakouny Z, Choueiri T K, et al, 2020. The role of site-specific therapy for cancers of unknown of primary: a meta-analysis. Eur J Cancer, 127: 118-122.

Rombouts AJM, Huising J, Hugen N, et al, 2019. Assessment of radiotherapy-associated angiosarcoma after breast cancer treatment in a Dutch population-based study. JAMA Oncol, 5(2): 267.

Ross JS, Wang K, Gay L, et al, 2015. Comprehensive genomic profiling of carcinoma of unknown primary site. JAMA Oncol, 1(1): 40.

Takahashi Y, Shien K, Tomida S, et al, 2018. Comparative mutational evaluation of multiple lung cancers by multiplex oncogene mutation analysis. Cancer Sci, 109(11): 3634-3642.

Varghese AM, Arora A, Capanu M, et al, 2017. Clinical and molecular characterization of patients with cancer of unknown primary in the modern era. Ann Oncol, 28(12): 3015-3021.

后　　记

通读这部《整合肿瘤学》，每小时5000字，每天8小时，足足花了我7个月时间。掩卷长思深受感动，中国抗癌协会集辖下60余个专业委员会，动员了上千名作者，奋战近2年，立足本职对我国肿瘤学界的整合性改造奉献了自己的聪明才智，可歌可泣，我对他们肃然起敬；闭卷再思深受鼓舞，尽管目前问世的这套书距离我们要达成的目标尚差着十万八千里远，但希望的曙光乍现，根深叶茂的未来不就正植根于这小小的萌芽之中吗？

阅后有五点需再次向读者申明，补为后记，祈读者指正。

一、肿瘤危害：一个不容回避的事实

连普通人都知道，一个不容世人忽视的问题已无声无息地摆在了人类面前，那就是恶性肿瘤的发生人数在逐年增多，越来越多。我很爱引用10年以前的数据，因为它已经过时间考验。据2010年中国疾病死亡构成比统计，恶性肿瘤占22.32%，即每死亡5个患者中，就有1个以上死于肿瘤。从全国第三次人口死因调查中得知，恶性肿瘤发生率从1974年的74.2/10万，到1992年的108.2/10万，再到2004年的135.8/10万，即30年内约翻了一番。同样，一个不容常人轻视的问题有根有据地呈现在医生面前，那就是恶性肿瘤的治疗难度在逐渐增加，越治越难。人们似乎认为心、脑、呼吸系统疾病或者外伤更加威胁生命，这好像已成常识。其实这些病症各自的发病率和死亡率均居肿瘤之后。而且与肿瘤相比，后者病因清楚、预防有方、诊断有法、治疗有效。相反，恶性肿瘤却是病因不清、预警不了、早诊不出、治疗不好。肿瘤成此现状，有人谓其原因是人类寿命越来越长，环境污染越来越重，检查方法越来越全，治疗手段越来越精，统计结果越来越细。这样的认为不无道理，但只是表象，绝非本质。在肿瘤防治这个问题上，近百年来世界范围内都在努力，钱没少花、劲没少使、事没少做、书没少写、会没少开。可一个不容回避的事实仍摆在大众面前，那就是根据美国的调查，在过去30年中，心脑血管疾病死亡率在逐年下降，反之，恶性肿瘤的死亡率却依然不降，全球的病死率甚至在逐年增高。

二、肿瘤研究：一个亟待反思的问题

过去的100年，人类对肿瘤的研究可谓如火如荼、此起彼伏、风起云涌。总结起来，其明显的特征是一个从宏观到微观的漫长过程。从开始的整体观察，到器官认识，到组织分析，到细胞研究，一直到分子探索，每一个阶段都有众多堪称里程碑式的发现，每到一个里程碑就认为离肿瘤的本质更进了一步。这种从粗到细的探索，人们一直没有停止过，似乎依此穷追猛打，就可以发现肿瘤的真谛。诚然，探索的结果确实取得了不少成绩，在个别罕见肿瘤的治疗上也有明显进展。但一个不可否认的事实也明显摆在世人面前，那就是耗费了上千亿美元，发现了上万个分子，召开了数十万次会议，发表了数百万篇论文之后，每年仍有近千万患者因肿瘤而死去。我们关注度越高，做的工作越多，展望了越多的价值，然而在临床转化面前这些纸上的东西却似乎总也不能让患者迅速享受研究红利。因而怎样才能做好肿瘤研究，并加速实现临床转化需要体制、机构、人员等多方面的同心协力，值得加强深思。

三、肿瘤标志：一个需要广泛讨论的话题

在分子探索的研究中，我们的研究对象从 DNA 到 RNA 到蛋白质以及调控这些分子的分子；我们的研究方法有基因组学、蛋白质组学、代谢组学、转录组学……我们的认识角度从信号转导，到分子的磷酸化、糖基化、泛素化、甲基化、乙酰化……然后再把这些不同研究对象、不同研究方法、在不同通路发现的不同分子，用到临床、用到现场，其实这些都是为了一个目的，无论是明摆的，还是潜在的，都是想找到一个能代表肿瘤或某一肿瘤并可将其作为预警、早诊或治疗靶标的理想标志物。大家筛来筛去，每一个小组不遗余力，每一次看到黑夜中的亮点，抓到每一个蛛丝马迹都如获至宝。最终结果如何呢？一直到 20 世纪 60 年代初才在结肠癌中发现了 CEA，在肝癌中发现了 AFP；到 20 世纪 80 年代又在胰腺癌中发现了 CA19-9，在卵巢癌中发现了 CA125，在前列腺癌中发现了 PSA……除此之外再没有发现可以与这些媲美的标志物。但是经过广泛的临床应用后，一个不容争议的事实摆在我们面前，那就是这些标志物的特异性及阳性率还存在很大问题，即便是对相应的肿瘤，其阳性率也很低，特异性也不高。即阳性者不一定是肿瘤，因为多数标志物是细胞增生或增生细胞的产物，其在正常生理状态也可以阳性，甚至数值很高。比如 CEA 在孕妇，在吸烟人群都会很高；有的在很多非肿瘤的病理状态甚至会更高，比如 CA19-9 在肝硬化患者血清中就很高。但阴性者却是肿瘤，多数肿瘤标志物在患者血清中的阳性率一般为 30% ～ 40%，多不超过 60%，即便是在晚期病例也不高，在肿瘤组织中，很多病例根本就没有一个肿瘤细胞含有标志物。这说明这些标志物并不能成为代表其本质的肿瘤标志。那么，对此是否值得花如此大的力气去追踪，需要我们审视讨论。

四、分子事件：一个值得深入探究的方向

既然花了那么多力气，费了那么多钱财，下了那么大功夫，我们在寻找理想标志物方面没有成功，是我们的工作量不够大，我们的方法学不够好，还是我们设计的研究路线不够正确呢？目前看来都不是，客观事实越来越明了，恶性肿瘤在其不断发展过程中，可能就没有一以贯之、自始至终都存在的标志物。最为明显的证据是，一种标志物在不同患者的同一类肿瘤、在同一肿瘤的不同细胞群体、在同一群体生长的不同时段，其表达显著不同，可以从高度表达到完全缺失，迥然各异。这种现象，我们称之为肿瘤抗原表达的异质性。

其实，肿瘤细胞溯其根源，都是来源于胚胎时期的一个共同细胞，即父母的受精卵。每一个肿瘤细胞内的所有遗传信息应该是一样的，只是在发育过程中，在癌变过程中，根据人体的总体需要，根据局部组织的整体需要，或在人体分化发育压力下，有的基因关闭了，有的基因开放了。这种时序的变化在不同的细胞并不完全同步，而且不同细胞由于调节机制有所不同，促进细胞增殖的信号通路所涉及的分子可能相同，但也很有可能不同。这种不同步构成的标志物表达的异质性使得我们在一个阶段难以找到一个恒定、能包罗万象的标志物。因为不同细胞群体在不同生长阶段有自己的标志，有自己的通路，肿瘤发生发展过程为何呈现出一个多基因调控、多分子表达的表象，就是因为一条通路不通，可以启动另一条通路最终启动成癌变这个复杂的过程。这个过程实质上涉及很多分子，是一个多分子协同作用构成的事件。这个过程本身是一个规律，只有把涉及这个规律中多条通路中的最主要通路，多个分子中最关键的分子搞清楚了，

我们才有可能真正找到能代表或能包括整个癌变的分子群。只有从这个分子群中找出几个最重要的符合标志物临床使用特征的分子作为标志物使用，才能覆盖不同患者同一种肿瘤、不同细胞群体以及不同细胞生长时段，才能克服异质性及其引发的检测阳性率低和特异性不高的难题。据此，我们在学界提出了一个概念，即癌变相关的关键分子事件（Carcinogenesis Associated Key Molecular Events, CAKMEs）。这里所提到的分子是与癌变过程相关的关键分子，不单指一个分子，而是多个分子的相同作用，有的为因，有的为果；有的在前，有的在后；有的为主，有的为次且相互转换，最终共同促发了一个事件，这个事件的结果就是局部肿瘤的发生。怎样在这个方向上有所推进我们认为值得提请从业者讨论。

五、整体调控：一个大有作为的广阔领域

前面谈到了局部组织的 CAKMEs, CAKMEs 肯定在局部发生癌症中起了非常重要的作用。但是，有了 CAKMEs 就一定会发生肿瘤吗？不是的，人体是一个有机的全身相互调控的整体，同样是“肿瘤患者”，有人把它看成“人长了肿瘤”，这种思维方式聚焦的是肿瘤本身，看重的是局部；但也有人把“肿瘤患者”看成是“长有肿瘤的人”，这种思维看重的是患者的整体，因为不同的患者长了同样的肿瘤，但结局是不一样的，有的肿瘤切了人却死了，有的肿瘤留下来了，人却活着。胃肠道的癌前病变，比如慢性溃疡、Barret 食管、息肉等，一段时间后有的变成了肿瘤，有的保持不变直至终身，还有的甚至消失了。这里除了 CAKMEs 不同外，更主要的是整体的调控因素、调控机制或调控力度不同，这就是我们最近提倡的人体自然力。其中调控因素包括全身的神经体液调控、免疫系统调控、慢性炎症的影响、胃肠道微生物的分布等，这就是我们对肿瘤发生机制的新思考。针对这种新思考，我们对肿瘤的研究应该有新设想、新整合、新路子，如研究和临床的整合，方法和需要的整合，医师和患者的整合，不同科室、不同领域、不同课题间的整合等。走老路可能是没有出路的。

综上，通过大家努力，中国抗癌协会写成了这部《整合肿瘤学》，但这只是完成了一件事情，还没有完成整合肿瘤学的事业。

中国抗癌协会理事长

樊代明

2021 年 1 月 1 日